DER KRANKE HEINE

Heine-Studien
Herausgegeben von Joseph A. Kruse
Heinrich-Heine-Institut der Landeshauptstadt Düsseldorf

Henner Montanus

DER KRANKE HEINE

Verlag J.B. Metzler
Stuttgart · Weimar

Die Deutsche Bibliothek – CIP-Einheitsaufnahme

Montanus, Henner:
Der kranke Heine / Henner Montanus. – Stuttgart; Weimar:
Metzler, 1995
(Heine-Studien)
Zugl: Düsseldorf, Univ., Diss., 1991 u.d.T.: Montanus, Henner:
Die Krankheiten Heinrich Heines
ISBN 3-476-01282-4

Gedruckt auf säure- und chlorfreiem, alterungsbeständigem Papier

ISBN 3-476-01282-4

Satz: Gulde-Druck GmbH, Tübingen
Druck und Verarbeitung: Franz Spiegel-Buch GmbH, Ulm
Printed in Germany

Verlag J. B. Metzler Stuttgart · Weimar

EIN VERLAG DER SPEKTRUM FACHVERLAGE GMBH

Meinen Eltern

Inhaltsverzeichnis

Rückschau

Ich habe gerochen alle Gerüche
In dieser holden Erdenküche;
Was man genießen kann in der Welt,
Das hab ich genossen wie je ein Held!
Hab Kaffee getrunken, hab Kuchen gegessen,
Hab manche schöne Puppe besessen;
Trug seidne Westen, den feinsten Frack,
Mir klingelten auch Dukaten im Sack.
Wie Gellert ritt ich auf hohem Roß;
Ich hatte ein Haus, ich hatte ein Schloß.
Ich lag auf der grünen Wiese des Glücks,
Die Sonne grüßte goldigsten Blicks;
Ein Lorbeerkranz umschloß die Stirn,
Er duftete Träume mir ins Gehirn,
Träume von Rosen und ewigem Mai –
Es war mir so selig zu Sinne dabei,
So dämmersüchtig, so sterbefaul –
Mir flogen gebratne Tauben ins Maul,
Und Englein kamen, und aus den Taschen
Sie zogen hervor Champagnerflaschen –
Das waren Visionen, Seifenblasen –
Sie platzten – Jetzt lieg ich auf feuchtem Rasen,
Die Glieder sind mir rheumatisch gelähmt,
Und meine Seele ist tief beschämt.
Ach, jede Lust, ach jeden Genuß
Hab ich erkauft durch herben Verdruß;
Ich ward getränkt mit Bitternissen
Und grausam von den Wanzen gebissen;
Ich ward bedrängt von schwarzen Sorgen,
Ich mußte lügen, ich mußte borgen
Bei reichen Buben und alten Vetteln –
Ich glaube sogar, ich mußte betteln.
Jetzt bin ich müd' vom Rennen und Laufen,
Jetzt will ich mich im Grabe verschnaufen.
Lebt wohl! Dort oben, ihr christlichen Brüder,
Ja, das versteht sich, dort sehn wir uns wieder.

Heinrich Heine

1. Einleitung

Mit dieser ›Rückschau‹ (96) beschreibt Heine sein Schicksal, seine persönliche Problematik von Wollen und Sein, die Ambivalenz von Leben und Werk eines hochgeschätzten Dichters, einer umstrittenen Gestalt der Literatur und Geistesgeschichte.

Längst muß Heinrich Heine nicht mehr um Achtung vor dem Menschen und Anerkennung für den Dichter Heine ›betteln‹. Er gilt als einer der berühmtesten Persönlichkeiten in der Weltliteratur. Sein literarisches Vermächtnis zeichnet ihn aus als einen der bedeutendsten Dichter, dessen Werk besonders in heutiger Zeit von großer Aktualität und überzeugender Aussagekraft ist.

Exemplarisch für die Entwicklung der Bedeutung und Aktualität Heinrich Heines mag der prägende Einfluß dieses Dichters auf seine Heimatstadt Düsseldorf stehen, in der man ihm Anfang dieses Jahrhunderts noch das mittlerweile erschaffene Denkmal verweigerte. Hier befindet sich aber auch das »Heinrich-Heine-Institut« unter der Leitung von Professor Dr. Kruse, das als ein bedeutendes Zentrum der Heine-Forschung und umfangreicher Hort von Heine-Quellen die literaturgeschichtliche Würdigung des Werkes Heinrich Heines und die Erforschung seiner Biographie bestimmt. In der jetzt »Heinrich-Heine-Universität« benannten Hochschule Düsseldorfs entsteht unter der Redaktion von Professor Dr. Windfuhr eine neue Heine-Ausgabe. So sah sich Professor Dr. Schadewaldt als Leiter des Institutes für Geschichte der Medizin an der aus der ehemaligen medizinischen Akademie hervorgegangenen Heinrich-Heine-Universität veranlaßt, eine bestehende Lücke in den Erkenntnissen der Heine-Forschung mit der hier dankbar aufgegriffenen Anregung zu einer Pathographie Heines zu schließen.

Besonderes Interesse und Bewunderung verdient das persönliche Schicksal Heines, das in unvergleichlicher Weise von psychischen und somatischen Injurien, von Krankheit, Leiden und Tod geprägt war. Die Krankheit wurde von Heinrich Heine nicht nur geduldig ertragen, sondern als Grundbedingung für sein Leben und sein Werk in letzter Konsequenz angenommen, so daß sich hier die besondere künstlerische Individualität und der herausragende Wert des literarischen Werkes begründen und einander bedingen.

Diese Pathographie soll nicht nur vorhandene Lücken in der allgemeinen Biographie Heines schließen und seine Erkrankung diagnostizieren. Die Untersuchung der Krankheit Heines zeigt vielmehr ihren prägenden Einfluß auf die physische und psychische Konstitution des Dichters, die von bedeutender Bestimmung für sein Werk gewesen ist. Die Kenntnis der Pathographie eröffnet damit unabhängig von der letztlich gestellten Diagnose einen neuen Zugang zum Verständnis von Person und Werk.

Ferner werden an dem berühmten Beispiel Heinrich Heine wesentliche Kapitel der Medizingeschichte veranschaulicht durch die Darstellung der Krankheiten

Heinrich Heines, die Vorstellung seiner Ärzte und ihrer Therapie sowie die kritische Betrachtung differentialdiagnostischer Überlegungen der von Heines Lebzeiten bis heute diskutierten Krankheitsbilder.

Die Darstellung der Diskussion um Heines Krankheit gestattet einen wichtigen Einblick in die Rezeptionsgeschichte. Der Überblick über die Geschichte der Heine-Rezeption zeigt, daß Heine wie kaum ein anderer Literat polarisierte und Kritik, Opposition, Schmähungen und Verfolgung erleben mußte. Die Ablehnung des Dichters war häufig verbunden mit der Diskreditierung des Menschen Heinrich Heine. Die oberflächliche und präjudizierte Betrachtung seiner Biographie führte zu besonderem Interesse an seiner Krankheit als zwangsläufige und gerecht strafende Konsequenz seines Lebenswandels. Der Einfluß von Lebensführung und Krankheit auf das Werk wurde oft dargestellt, die biographische Wertigkeit der künstlerischen Aussage jedoch überschätzt. So wenig die moderne, unvoreingenommene Werkinterpretation zu der Aufklärung biographischer Details beitragen kann, so viel trägt die Kenntnis der Lebensumstände Heines zur tiefgreifenden Würdigung des Dichters bei.

Das Verständnis des Werkes von Heinrich Heine und dessen Rezeption setzt die Kenntnis seiner Biographie voraus, will man nicht nur den elitären Wert des literarischen Kunstwerkes bewundern, sondern Mensch und Dichter als Einheit begreifen. Es überrascht bei der Durchsicht der verfügbaren biographischen Sekundärliteratur, daß eine intensive, unter den Prinzipien der Objektivität und Universalität vorgenommene Beschäftigung mit der Pathologie als einen wesentlichen, Leben und Werk, Psyche und Kreativität bestimmenden Teil der Lebensgeschichte bisher nicht erfolgte.

Ziel dieser Arbeit ist es daher, biographische Daten, literarische Kenntnisse und medizinische Fakten zu evaluieren, um die prägende Bestimmung der Krankheit für den Menschen und den möglichen Einfluß auf den Dichter aufzuzeigen. Sie möge so das Verständnis für Heinrich Heine erweitern und den Erkenntnissen der Heine-Forschung einige Aspekte und Fakten hinzufügen.

Als Methode empfehlen sich die sorgfältige Sammlung und kritische Prüfung der Quellen, um einen literaturhistorischen Apparat zur Verfügung zu stellen, der eine medizinische Epikrise erlaubt. Es gilt, biographische Daten und Fakten aus dem Quellenmaterial zu gewinnen, textkritisch zu würdigen, in Biographie und Werksgeschichte einzuordnen, in ihrer anamnestischen und epikritischen Relevanz zu diskutieren und mittels der Erkenntnis der modernen Medizin über Pathogenese, Symptomatik und Progredienz der Krankheiten differentialdiagnostisch zu bewerten. Für diesen methodische Ansatz gilt letztlich die von Humboldt (118) aufgestellte Maxime zur Annäherung an die historische Wahrheit:

> »Speculation, Erfahrung und Dichtung sind aber nicht abgesonderte, einander entgegengesetzte und beschränkende Tätigkeiten des Geistes, sondern verschiedene Strahlseiten derselben. Zwei Wege müssen also zugleich eingeschlagen werden, sich der historischen Wahrheit zu nähern, die ge-

naue partheilose, kritische Ergründung des Geschehens, und das Verbinden des Erforschten, das Ahnden des durch jene Mittel nicht erreichbaren. Wer nur dem ersten dieser Wege folgt, verfehlt das Wesen der Wahrheit selbst, wer dagegen diesen über dem zweiten vernachlässigt, läuft Gefahr sie im Einzelnen zu verfälschen.«

Wilhelm von Humboldt,
»Über die Aufgabe des Geschichtsschreibers«

2. Heinrich Heines hereditäre Belastung

Über chronische Erkrankungen von Heines Mutter und seinen Geschwistern ist nichts bekannt. Der Vater starb wahrscheinlich an einem apoplektischen Insult. Für das unterstellte Anfallsleiden oder einen Tod im Wahnsinn gibt es keine Beweise. In den Mitteilungen der Wissenschaftlichen Gesellschaft für Literatur und Theater vom März 1928 wurden »Akten über die Krankheit von Heinrich Heines Vater« veröffentlicht (257). Hierin wird veröffentlicht ein »Gesuch des Advokaten Rathgen in Hamburg an den König von Dänemark (4. Juli 1820)«, in dem »die Hamburgischen Banquiers Salomon Heine und Henry Heine in Verbindung und mit Zustimmung der Ehefrau ihres blöd und stumpfsinnigen Bruders Samson Heine ...« bitten, »... daß gedachter ihr an einem durch epileptische Zufälle Blöd und Stumpfsinn leidender Bruder Samson Heine, um die Oldesloer Salzbäder fortwährend gebrauchen zu können, als deren fortwährender Gebrauch durch seine Ärzte angerathen ist, sich häuslich in Oldesloe mit seiner Familie niederlassen und zu wohnen begeben dürfe.« Eine wohlwollende Prüfung ihres Besuches durch den Landesherren versprach sich die Familie von der Tatsache, daß Samson Heine nicht das an Juden ungern vergebene Wohnrecht beantragte, um in Oldesloe seinen Geschäften nachzugehen. Allein ein schlechter Gesundheitszustand, so die offizielle Begründung, veranlaßte ihn dazu, und der konnte durch Atteste belegt werden:

Attest des Dr. Cohen vom 3. Juli 1820. (Beilage B) »Endesunterzeichneter attestiert hiermit, daß Herr Samson Heine aus Düsseldorf während der anderthalb Jahre als ich denselben ärztlich bediente sehr oft an einer heftigen Epilepsia gelitten habe. Erwähnte Krankheit war gewöhnlich mit apoplecitischen Zufällen verbunden, die sehr leicht eine förmliche apoplexia bewirken können, indem dessen Gehirn durch die oft erlittenen Erschütterungen so wohl als durch besondere körperliche Anlage, eine vollkommene Disposition zur apoplexia erhalten hat. Nicht weniger ist dessen nach dem Anfall nachgebliebener bewußtloser Zustand und Geistesschwäche zu berücksichtigen: da aus demselben der nachgebliebene Eindruck in sensorium commune mit Gewißheit hervorgeht. Ich habe erwägend die Hartnäckigkeit der Krankheit und die bevorstehende Gefahr derselben mich veranlaßt gefunden, dem obgedachten Herrn Samson Heine den Gebrauch der Salzbäder anzuraten.«

Attest des Dr. Levy vom 3. Juli 1820. (Beilage C). »Ich bezeuge hierdurch, der Wahrheit gemäß, daß der Herr Samson Heine noch immer an seinen epileptischen Zufällen leidet, welche des Tages mit Starrsucht abwechseln, daß er in diesem Zustande der Apathie und des Blödsinnes verharrt, welche jede vernünftige Unterhaltung mit ihm beinahe unmöglich machen, daß folglich auch eine jede Reise gar nicht stattfinden kann und daß für gut (befunden) worden ist, die Salz-Bäder hier in der Nähe zu gebrauchen, um auch diesen Versuch zur etwanigen Heilung, oder auch nur Linderung seiner Zufälle zu machen.« (257, S. 2–3). Auch wenn beide Ärzte von ›epileptischen Anfällen‹ reden, ist in beiden Attesten nicht das typische Krankheitsbild einer Epilepsie beschrieben. Setzt man voraus, daß Samson Heines Erkrankung sich erst im höheren Lebensalter manifestierte, der Erkrankung kein Trauma vorausging und das Leiden nicht die rasche Progredienz eines Hirntumors zeigte, so ist eine Epilepsie auch wenig wahrscheinlich. Vielmehr weisen diese ärztlichen Berichte eindeutig auf das durch gehäufte Reapoplexe geprägte Syndrom bei Multiinfarkthirn hin. Doch ist das differentialdiagnostisch verwertbare Quellenmaterial zu dürftig, um mit genügend großer Sicherheit auch eine Encephalomyelitis disseminata oder eine Autoimmunvaskulitis ausschließen zu können. Jedenfalls wurde es Samson Heine erlaubt, dauerhaft in den Genuß der nach damaligen therapeutischen Vorstellungen besonders bei Erkrankungen durch ›übermäßige Erregung‹ des Nervensystems heilsamen Salzbäder in Oldesloe zu kommen: »Promemoria der Kanzlei an den Statthalter (24. April 1821) Der König ist mit der Übersiedlung Samson Heines »aus Hamburg« unter den genannten Bedingungen einverstanden.« (257, S. 4)

Doch Simon van Geldern (1720–1789), der Großonkel mütterlicherseits, mit dem Heine sehr viel Ähnlichkeit hatte, mit dem er sich in schwärmerischer Zuneigung zeitweilig identifizierte, litt offensichtlich an einer chronischen Erkrankung. In seinen Memoiren finden sich erste Hinweise schon für die Jugendzeit. Mehrfach mußte er die Heiratsangebote einer gutsituierten Verwandten auf Drängen seiner Eltern ablehnen. Er verfiel viele Monate in ein Fieber und mußte das Bett hüten. Fritz Heymann zitierte in seiner Chonik der Juden aus der Biographie Simon van Geldern. Der Patient wurde mit Amuletten eines fahrenden Scharlatans, Efraim Baal Schelm, behandelt, die eine sonderbare Wirkung auf den Patienten hatten: »[…] Ich verfiel in Haluzinationen, sah Geister und Gespenster, bis sie die Amulette von mir nahmen. Der Baal Schelm aber entfloh. Im Monat Nissan schwand das Fieber schliesslich. Doch eine gewisse Schwäche des Beines ist mir zurückgeblieben. Gott in der Fülle seiner Gnade möge mir bald völlige Heilung senden, Heilung des Leibs und Heilung der Seele.« (108, S. 260) Diese »Schwäche des Beins« nötigte ihn, die warmen Bäder der Stadt Aachen zu besuchen, eine heilsame Wirkung blieb jedoch aus. 1751 erkrankte Simon von Geldern in Safed, Israel, erneut. Er glaubte zeitweilig, sterben zu müssen, genas aber nach langer Krankheit und behielt wiederum eine »Schwäche« zurück. Nach Heymann setzte die Erkrankung im Sommer 1756 wieder ein und »Simon fieberte« erneut. Heymann spricht von nur »wenigen lichten Augenblicken« (108, S. 288). Im September 1788 quartierte sich Simon van Geldern gleich bei einem Apotheker ein, denn er fühlte erneut das Nahen der Krankheit. Wenige Tage darauf verstarb er.

Simon van Geldern war seinem Großneffen in vielerlei Hinsicht ähnlich. Auch er hatte ein starkes Selbstwertgefühl, reagierte unkonventionell und emotional, liebte Luxus und Reichtum, war gleichermaßen aber kaufmännisch untauglich, gefiel sich als Frauenheld und Kavalier, wurde leicht seekrank und litt ebenso wie

Heine unter einer rätselhaften Erkrankung, die in Schüben verlief, das Bewußtsein beeinträchtigte und offensichtlich nach Jahren zum Tode führte. Diese Krankheit trat vorwiegend im Sommer auf. Schon Simon van Geldern suchte Heilung im Kurbad. Jeder Schub der Erkrankung ließ eine Schwäche zurück, die einmal recht genau als schlaffe Lähmung des Beines beschrieben wurde. Es ist davon auszugehen, daß die anderen Schwächezustände in gleicher Weise zu deuten sind. Die überlieferten Daten und medizinischen Fakten aus der Biographie Simon van Gelderns sind zu spärlich und ungenau, um eine exakte Diagnose zu stellen. Es läßt sich jedoch feststellen, daß Simon van Geldern viele Jahre seines Lebens an einer chronischen, in Schüben verlaufenden Erkrankung litt und schließlich starb. Im wechselvollen Verlauf dieser Krankheit traten neurologische Anfälle mit zuweilen partieller Remission, krankheitsbedingte Einschränkungen der körperlichen Leistungsfähigkeit sowie psychische und psychiatrische Symptome auf. So erscheint bei vorsichtiger Wertung der überlieferten biographischen Tatsachen die Krankheit des Onkels der Heinrich Heines ähnlicher als die seines Vaters.

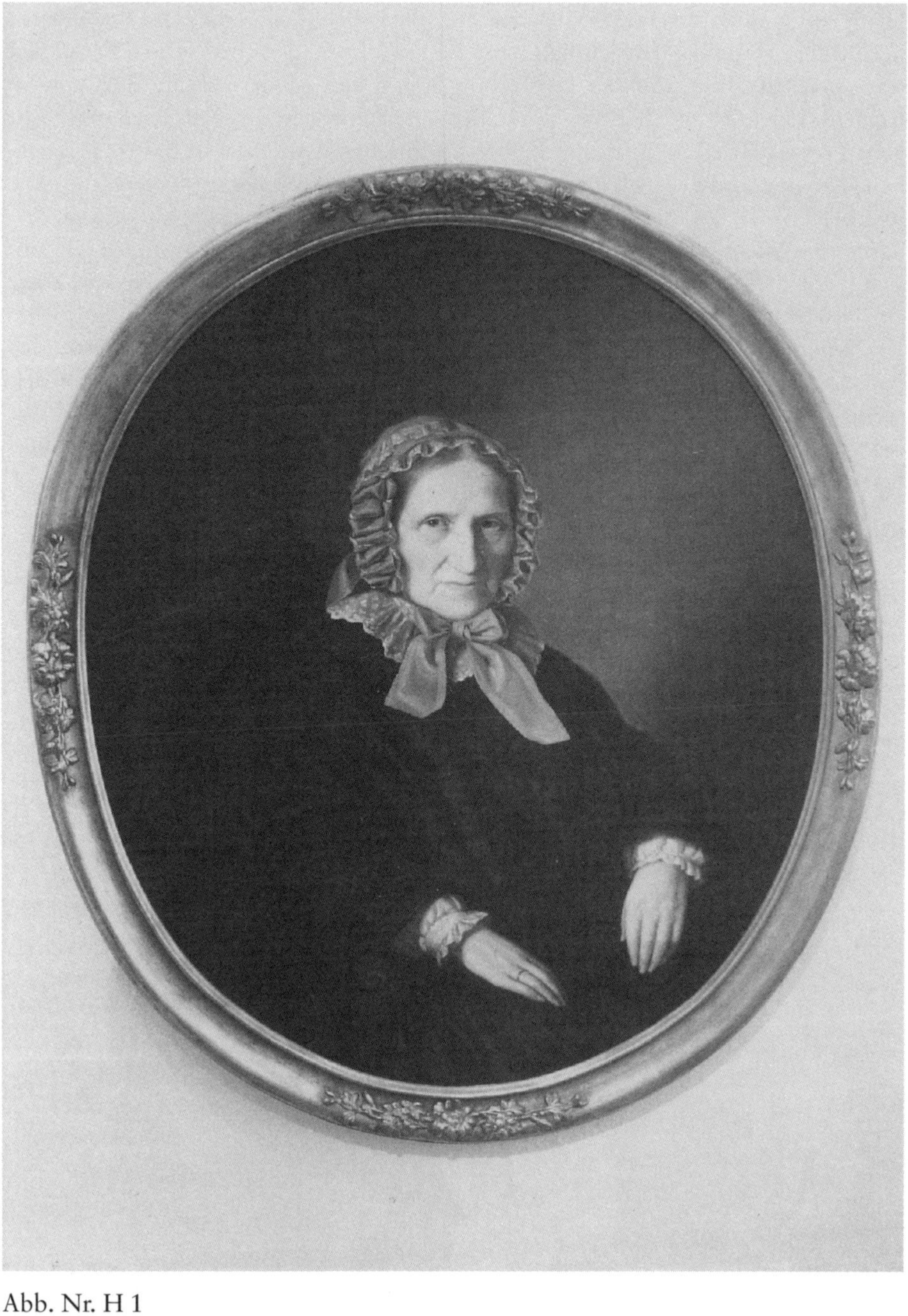

Abb. Nr. H 1
Heines Mutter Betty (Peire), geborene van Geldern
Unbekannter Künstler, Öl auf Leinwand, um 1840, Düsseldorf, Heinrich-Heine-Institut (Leihgabe des Stadtmuseums)

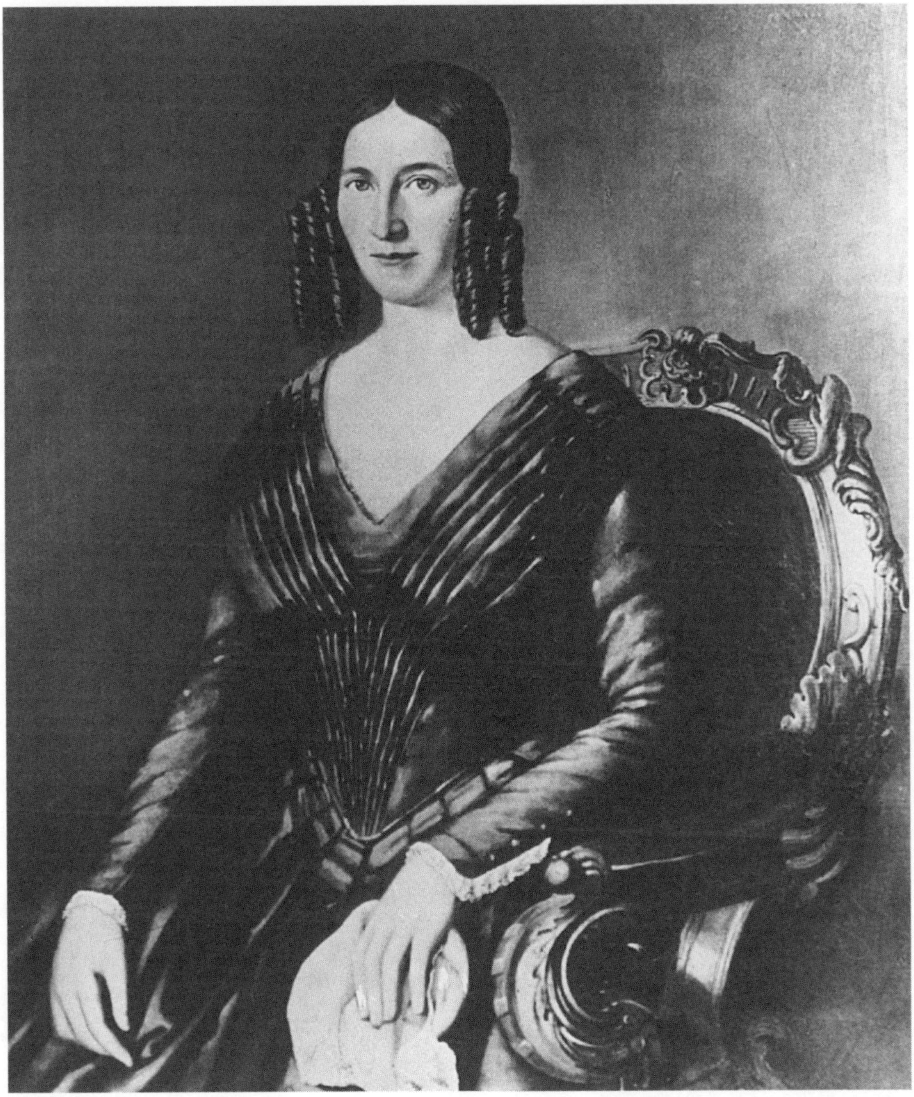

Abb. Nr. H 2
Heines Schwester Charlotte, die den Kaufmann Moritz Embden heiratete
Unbekannter Künstler, Öl auf Leinwand, Verbleib des Originals nicht bekannt, Foto im Heinrich-Heine-Institut Düsseldorf.

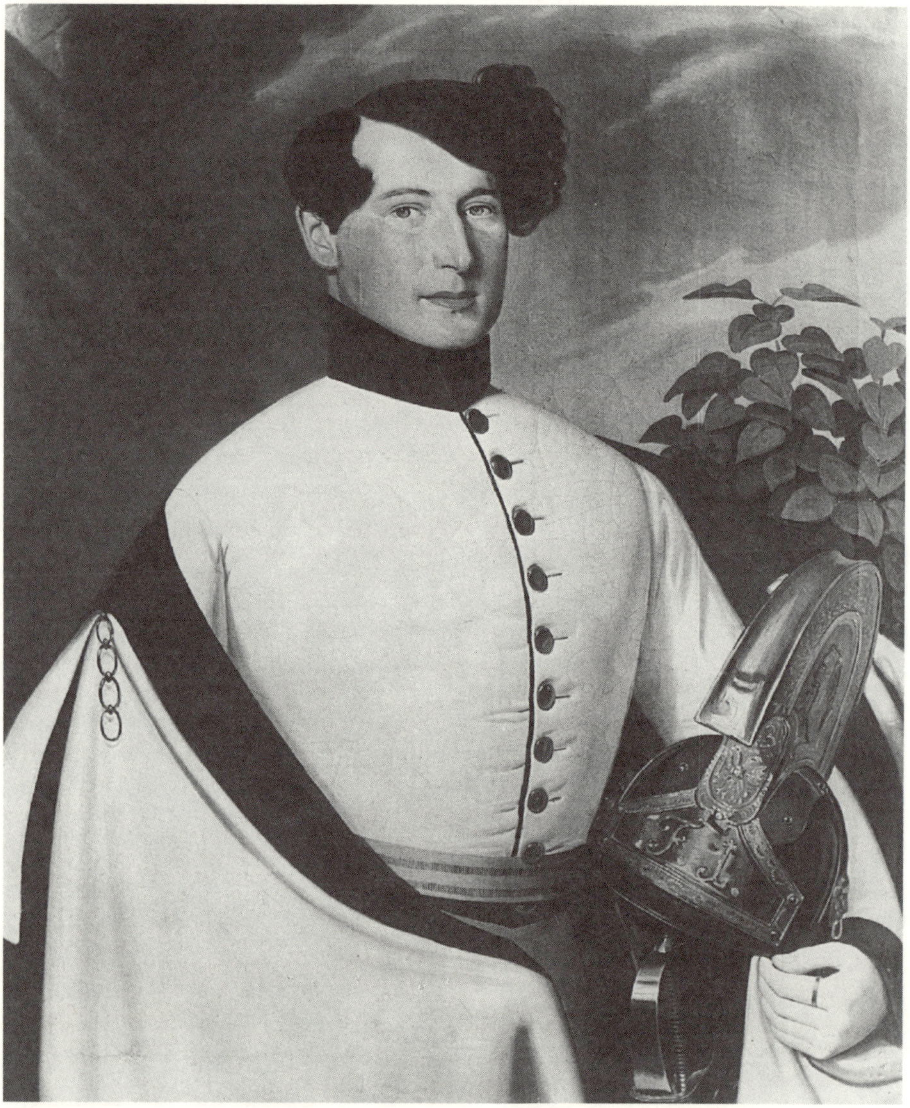

Abb. Nr. H 3
Heines Bruder Gustav in der Uniform eines österreichischen Offiziers
Unbekannter Künstler, Öl auf Leinwand, Verbleib des Originals nicht bekannt, Foto im Heinrich-Heine-Institut Düsseldorf.

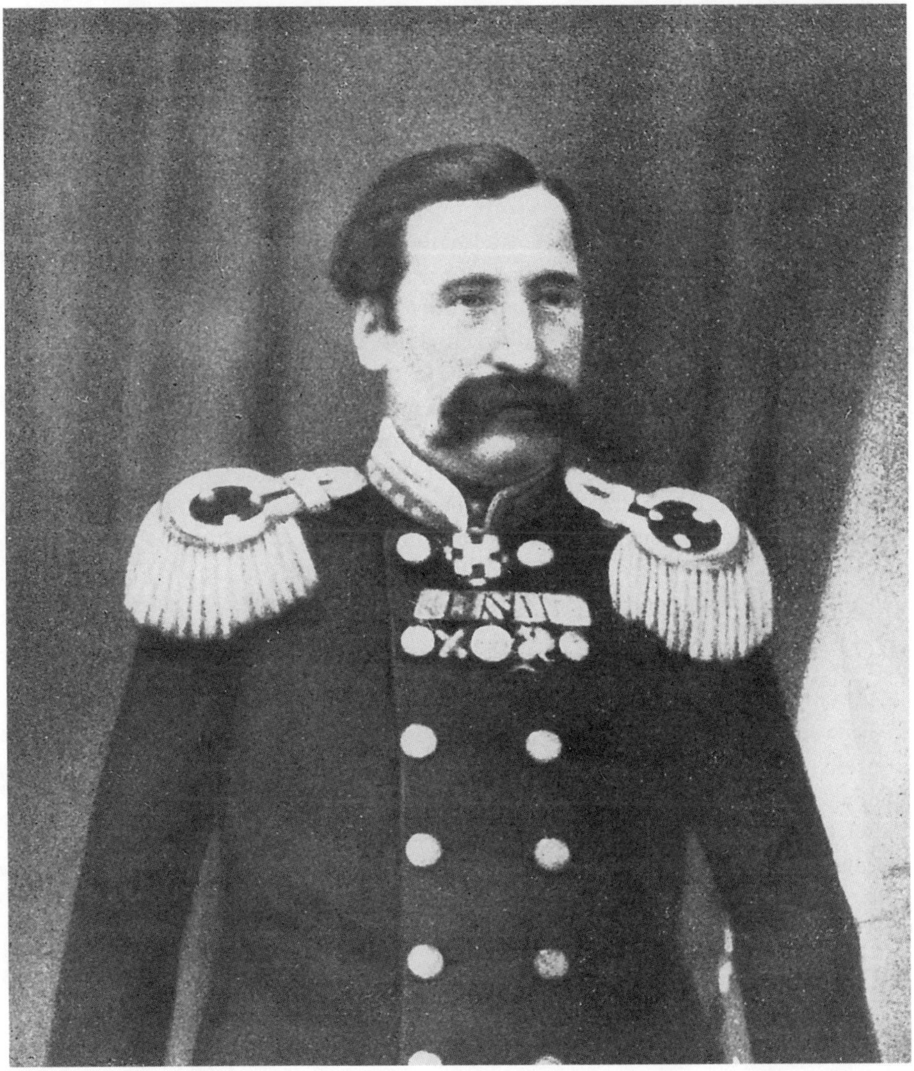

Abb. Nr. H 4
Heines jüngerer Bruder Maximilian, russischer Staatsrat und Leibarzt des Zaren
Unbekannter Künstler, Öl auf Leinwand, Verbleib des Originals nicht bekannt, Foto im Heinrich-Heine-Institut Düsseldorf.

3. Biographie und Anamnese des erkrankten Heinrich Heine

1797–1814

Harry Heine wurde am 13. Dezember 1797 als Sohn des Samson Heine und seiner Frau Betty (Peira) geborene van Geldern, im elterlichen Haus Bolkerstraße 257 in Düsseldorf geboren. Während seiner Kindheit in Düsseldorf zeigten sich bei Harry Heine keine somatischen Symptome eines chronischen Krankheitsprozesses. Harry Heine war vielmehr ein lebhaftes und aufgewecktes Kind mit überschwenglicher Phantasie und einer ausgeprägten Neigung zur Träumerei. Seine Schwester Charlotte über ihn: »Mein Bruder war ein sehr lebhaftes Kind ... Das Lesen lernte er schnell, aber das Stillsitzen wollte ihm nicht behagen.« (Z1/1)

Die erste Krankheit Heines, über die berichtet wird, war eine Kinderkrankheit. Am 19. Juni 1804 erkrankten Harry und seine Schwester gleichzeitig an Masern, die jedoch bei beiden Kindern anscheinend einen normalen Verlauf nahmen und folgenlos abheilten. »Als kleine Kinder wurden wir von der Masern Krankheit heimgesucht«, berichtet Charlotte Embden, geb. Heine, ca. 1866 (Z1/ 1). Über weitere Kinderkrankheiten ist nichts bekannt. Jedoch wissen wir von Heinrich Heines erstem Biographen Adolf Strodtmann, daß Heine von seinem Spielkameraden Joseph Neunzig durch einen Steinwurf kräftig am Kopf verletzt wurde. »Dem Joseph Neunzig z.B. passierte einst das Malheur, Harry beim Spiel durch einen Steinwurf so heftig am Kopf zu verletzen, daß das Blut aus der Wunde floß.« (Z1/16) Über die Folgen dieser Verletzung ist nichts bekannt. Da diesem Vorfall keine weitere Beachtung von der Familie, den Heine-Biographen und vor allem von Heine selbst geschenkt wurde, ist die Annahme einer folgenlos abgeheilten Platzwunde am Kopf wohl berechtigt. Eine mögliche kausale Beziehung zwischen dieser Kopfverletzung und den ab dem 20. Lebensjahr gehäuft und stets stärker werdenden Kopfschmerzen läßt sich durch keine weiteren Fakten belegen.

1815–1820

Die erste Nachricht von Heinrich Heine selbst über seinen Gesundheitszustand stammt aus dem Jahre 1815. Aus Hamburg, wo er kaufmännische Erfahrungen unter der Obhut seines wohlhabenden und sehr erfolgreichen Onkels Salomon Heine machen sollte, berichtete Heine in einem Brief vom 6. Juli an seinen Freund

Christian Sethe in Düsseldorf: »Mir geht's gut ... wahr ist es, es ist ein verludertes Kaufmannsnest hier, Huren genug, aber keine Musen.« (HSA 20/2)

Am 11. Dezember 1819 hatte sich Harry Heine für das Jurastudium an der Universität Bonn immatrikuliert, nachdem er Hamburg, den Ort seiner unglücklichen Liebe zu seiner Kusine Amalie Heine und des Bankrottes seiner ihm von seinem Onkel Salomon Heine eingerichteten Firma »Harry Heine & Comp«, verlassen hatte. Hier in Bonn zeigten sich vielleicht bereits erste vage Symptome einer chronischen Erkrankung. So wird berichtet, daß Heine oft kränkelte und häufig unter Kopfschmerzen litt. Der Student Harry schien bei seinen Kommilitonen nicht besonders beliebt gewesen zu sein. Man sagte ihm Affektiertheit und Überheblichkeit nach und kritisierte seinen oft verletzenden Witz. Auch darf man annehmen, daß Heine sich schon in Bonn wenig in die studentischen Sitten und Gebräuche einfügte, sich vielleicht schon zu sehr einer besonderen Begabung bewußt war und sich daher von seinen Kommilitonen abgrenzte. Aus seiner Studienzeit wissen wir jedenfalls, daß Heine zwar in Gesellschaft häufig nicht sehr guter Stimmung war, wenig Gefallen an Scherzen und Späßen der Studenten fand, selbst aber gerne mit seinem scharfen Witz andere bloßstellte. Das Persönlichkeitsbild des Bonner Studenten Heine und seine äußere Erscheinung lassen sich aus den Beschreibungen seines Bruders und seiner Kommilitonen rekonstruieren. Sein Bruder Maximilian Heine stellte 1819/1820 fest: »Er war sehr milde, sanft und weichherzig, aber in Zorn gebracht, äußerst heftig, selbst gegen seine Gewohnheiten manchmal etwas gewalttätig.« (Z1/30) Das äußere Erscheinungsbild aus dieser Zeit beschrieb Friedrich Steinmann im Herbst 1819: »... das Gesicht fein – weißer Teint, lichtbraunes Haar ... ein kleines Bärtchen unter der Nase, die Gesichtsfarbe fein geröthet.« (Z1/21) Die »kleine, ziemlich muskulöse Gestalt« fiel J. B. Rousseau 1819 auf. Er bemerkte ebenso Heines ungewöhnlichen Gang: »Er schlottert so einen Entengang dahin.« (Z1/22) Es muß erstaunen, daß Heines Körperbau muskulös gewesen sein soll, da Heine sicherlich keinen größeren körperlichen Anstrengungen mit einem Aufbaueffekt für die Muskulatur ausgesetzt war. Mit dem Ausdruck »kleine, ziemlich muskulöse Gestalt« kann jedoch euphemistisch auch ein kleiner, korpulenter Körperbau beschrieben worden sein. Die Betonung »ziemlich« rechtfertigt die Annahme, daß hier tatsächlich eine gut ausgeprägte Muskulatur beschrieben wird. Es bleibt offen, ob es sich hierbei um eine Art »Pseudohypertrophie« der Muskulatur handelte. Besondere Beachtung ist auch dem schlotternden Entengang zu schenken. Hierunter (vgl. Ms. S. 9 [Mitte]) darf man sicherlich einen etwas breitbeinigen, leicht unsicheren Gang mit kleinen Schritten, leicht außenrotierter Fußstellung und dem Gleichgewicht dienende Mitbewegungen des Oberkörpers und der oberen Extremitäten verstehen. Auch eine ausfahrende Bewegung der Hüfte bei jedem Schritt ist denkbar. Vielleicht kann man aus dem Gangbild »des schlotternden Entenganges« auf eine muskuläre Insuffizienz mit leichtem Insuffizienz-Hinken und Trendelenburgschen Phänomen oder auf eine neurologisch bedingte Gangstörung schließen. Jedoch, wie auch immer sich diese Symptome in die Diagnose einordnen lassen, wichtig ist die Tatsache, daß bei Heine schon 1819 nicht nur

Kopfschmerzen, sondern auch andere auffallende Symptome nachweisbar sind. Gesichert ist auch, daß Heine schon damals Brillenträger war. Heine benutzte seine Brille wohl aus Eitelkeit nur dann, wenn er alleine zu Hause arbeitete. In der Öffentlichkeit trug Heine fast nie eine Brille, so daß ihn kaum jemand mit Brille kannte. Natürlich ließ sich Heine auch nie mit Brille porträtieren. Offensichtlich hatte ein Spitzname aus der Bonner Studentenzeit Heine so sehr gekränkt, daß er seine Fehlsichtigkeit in Zukunft verheimlichte. Heines Freund Fritz Mende, der zum Vorstand der Burschenschaft gehörte, in der auch Heine Mitglied, »Fuchs«, war, berichtete aus dieser Zeit, Heine sei nicht sehr beliebt in der Bonner Studentenschaft gewesen und als »Brillenfuchs« verspottet worden. Das Symbol der Ablehnung schien für Heine seine goldene Brille gewesen zu sein, »die ihn bei seiner fabelhaften Häßlichkeit und Aufdringlichkeit noch lächerlicher machte, weshalb man ihn unter dem Namen Brillenfuchs verspottete«. (Z1/24) In einem Brief vom 15. Juli 1820 aus Bonn klagte Heine seinem Freund Friedrich v. Beughem in Hamm seinen angegriffenen Gesundheitszustand: »Du kannst Dir nicht vorstellen, lieber Fritz, wie oft und wie lebhaft ich an Dich denke. Um so mehr, da ich jetzt ein höchst trauriges, kränkelndes und einsames Leben führe.« (HSA 20/8)

Charakteristisch für viele Beschreibungen seines Krankheitszustandes ist die Verbindung von körperlicher Unpäßlichkeit und psychischer Beeinträchtigung. Die Gefühle des Verlassenseins und der daraus resultierenden Traurigkeit scheinen eng mit dem kränkelnden Zustand verknüpft. Es läßt sich nicht mehr feststellen, ob die psychische Alteration Ursache oder Folge des Unwohlseins war. Es ist jedoch auffallend, daß gleichzeitig somatische und psychische Symptome angegeben wurden. Heine mutmaßte persiflierend im selben Brief über die Ursachen seines Unwohlseins: »Seine Obscuranz, der Consistorialrath Bölling, den ich während seiner Krätz-Krankheit vorigen Winter tagtäglich zu bekneipen pflegte ..., besagter Bölling ist Gottlob wieder gesund. Doch sehen wir uns jetzt nur im Universitätsgebäude, da ich es jetzt bin, der krank und teufelsbesessen ist, und er jetzt auf dem Strumpf ist.« (HSA 20/8)

Sein »Kränkeln« hinderte also Heine nicht daran, die Universität zu besuchen. Die psychische Beeinträchtigung schien die schwerwiegendere Alteration gewesen zu sein. Auffällig ist auch, daß Heine einen Kommilitonen mit einem mehrere Monate andauernden Ausschlag täglich besuchte. Der beim Kommilitonen festgestellte Ausschlag ist sicherlich Krätze, Scabies, gewesen. Die Wahrscheinlichkeit, daß dies die richtige Diagnose ist, ist recht hoch anzusetzen, denn die typischen Symptome der Krätze, die bevorzugte Lokalisaion der Milbengänge und vor allem der nächtliche Juckreiz, dürften auch unter Bonner Studenten nicht unbekannt gewesen sein. Zu beachten ist nur, daß Heine sich trotz seiner offensichtlich täglichen Besuche nicht infiziert hat. Er nannte sich »krank und teufelsbesessen«, doch von einem juckenden Exanthem berichtete er nichts. Will man jedoch nicht ausschließen, daß Heine sehr vage andeutet, unter einer ähnlichen Erkrankung wie Bölling gelitten zu haben, sind differentialdiagnostisch auch andere Dermatosen mit Pruritis zu erwägen, die Heine nur für Scabies hielt. So ist auch eine Allergie zu diskutieren. Es ist jedoch unwahrscheinlich, daß hier die harmlose Scabies mit einem Syphilid verwechselt wurde, denn die infektiöses Material enthaltenden Effloreszensen der sekundären Lues jucken nicht. Ende September 1820 wechselte Heine zur Universität Göttingen, wo er am 4. Oktober immatrikuliert wurde. Das Göttinger Studentenleben gefiel Heine gar nicht. Am 30. November geriet er mit dem Studenten Wiebe wegen der Verrufserklärungen durch studentische Verbindungen so in Streit, daß er Wiebe zum Duell forderte. Diese Forderung kam jedoch dem Prorektor zu Ohren. Wiebe und Heine erhielten am 3. Dezember Stubenarrest. Am 4.–8. Dezember wurde der Streit vor dem Universitätsgericht vorläufig beigelegt.

1821

Anfang Januar 1821 wurde die Duellangelegenheit weiter verhandelt und für ein halbes Jahr mit dem consilium abeundi bestraft. Eduard Wedeking gab in seinen Tagebuch-Aufzeichnungen vom 15. Juni 1824 den Grund des consilium abeundi an: »consiliert worden ist er wegen Suiten in der Neujahrsnacht und wegen seiner Forderung.« (Z1/115)

Es darf wohl angenommen werden, daß Heines Verhalten in dieser Duellangelegenheit der Grund für sein consilium abeundi, nicht aber – wie vielfach angenommen – sein angeblich so ausschweifender Lebenswandel war. Mitte Februar besuchte Heine seinen Onkel Salomon Heine in Hamburg, wo er seine unglückliche Liebe Amalie Heine wiedertraf, die sich inzwischen mit J. Friedländer verlobt hatte. Die Wirkung dieses Wiedersehens auf seinen psychischen Zustand zeigt der Brief an Heinrich Straube in Göttingen, datiert Anfang März 1821, aus Oldesloe: »Alle Tollhäuser hatten ihre Wahnsinnsbilder losgelassen und mir auf den Hals gejagt.« (HSA 20/17) Sehr deutlich spricht aus diesem Brief, daß Heine durch das Wiedersehen mit Amalie nicht bloß traurig berührt wurde. Es läßt schon auf eine fast die Grenzen des Gesunden überschreitende, äußerst lebhafte Phantasie, eine zu außerordentlichen Gemütswallungen neigende Psyche schließen, wenn Heine angab, aus enttäuschter Liebe an »Wahnsinnsbildern« gelitten zu haben. Es läßt sich nicht genau ergründen, ob Heine unter »Wahnsinnsbildern« aus allen »Tollhäusern« tatsächlich auch Wahnideen, Halluzinationen, verstanden oder seine Empfindungen nur übertrieben hat. Mit Sicherheit muß er aber zumindest unter einer schweren depressiven Stimmungslage gelitten und Alpträume oder Anfälle tiefster Verzweiflung mit Wahnideen gleichgesetzt haben.

Am 24. April 1821 begann Heine das Sommersemester in Berlin. Aus den Jahren 1821–1823 stammen wichtige Schilderungen zu Heines Erscheinungsbild, seinem Verhalten und seinem Auftreten. Offensichtlich hatte sich in diesen wenigen Jahren Heines Äußere auffallend gewandelt. Bereits 1822, als Heines erster Band »Gedichte« veröffentlicht wurde, einige Artikel erschienen und der »Almansor«

im »Gesellschafter« (Nr. 179–186) abgedruckt wurde, stand Heine durchaus im öffentlichen Interesse. Beachtenswert an den Beschreibungen Heines durch seine Zeitgenossen ist, daß sie sich sehr oft bemühen, in Heines Statur typisch jüdische Züge zu entdecken, um ihn und seinen Charakter zu qualifizieren. Häufig bemerkt der Leser aber die Überraschung, keinen »typischen Juden« in Heine anzutreffen.

So beschrieb Friederike v. Hohenhausen Heine nach Mitteilungen ihrer Mutter Elise v. Hohenhausen: »Er war klein und schmächtig von Gestalt, blond und blaß, ohne irgendeinen hervorstechenden Zug im Gesicht zu haben, doch von eigenthümlichem Gepräge, so daß man gleich aufmerksam auf ihn wurde und ihn nicht leicht wieder vergaß. Sein Wesen war damals noch weich, der Stachel des Sarkasmus noch nicht ausgebildet, der später die Rose seiner Poesie umdornte. Er war selbst mehr empfindlich gegen Spott, als aufgelegt, ihn auszuüben.« (Z1/43) Eduard von Fichte schrieb nach Mitteilungen von Immanuel Hermann von Fichte im Dezember 1858 über den jungen Heine: »Heine ... war in unserem Kreise einer der Jüngsten, jedoch ohne jugendliche Heiterkeit und Frische. Ein körperlich früh verwelkter, geistig blasierter Jüngling ..., namentlich verfolgte ihn Eduard Gas mit schneidendem Hohn und erlaubte sich mit Heines Eitelkeit und Lüsternheit manch kühnen Scherz. Sein Benehmen in Gesellschaft war meist stumm zurückgezogen und ironisch beobachtend, um so dann plötzlich durch dazwischengeworfene beißende Witzworte und Bemerkungen die allgemeine Aufmerksamkeit auf sich zu lenken. ... Seine hohe dichterische Begabung wurde schon damals in unserem Kreise anerkannt, obgleich es nicht an Stimmen fehlte, welche über den Werth der Früchte seines Genius bei einem gewissen Mangel an sittlicher Haltung und Würde Bedenken äußerten.« (Z1/46)

Auch Hermann Schiff beschrieb nach Angaben Adolf Strodtmanns (1865–1866) Auftreten und Erscheinungsbild des jungen Heine: »Heine's Figur war keine imposante. Er war bleich und schwächlich, und sein Blick war matt. Wie ein Kurzsichtiger kniff er gern die Augenlider ein. Alsdann erzeugten sich vermöge der hochstehenden Wangenknochen jene kleine Fältchen, welche eine polnisch jüdische Abkunft verrathen konnten. Im Uebrigen sah man ihm den Juden nicht an. Sein glattgestrichenes Haar war von bescheidener Farbe, und seine weißen zierlichen Hände liebte er zu zeigen. Sein Wesen und Benehmen war ein still vornehmes, gleichsam ein persönliches Inkognito, in welchem er seine Geltung bei anderen verhüllte. Selten war er lebhaft. In Damengesellschaften habe ich ihn nie einer Frau oder einem jungen Mädchen Artigkeiten sagen hören. Er sprach mit leiser Stimme, eintönig und langsam, wie um auf jede Silbe Werth zu legen. Wenn er hie und da ein witziges und geistreiches Wort hinwarf, so bildete sich um seine Lippen ein viereckiges Lächeln, daß sich nicht beschreiben läßt.« (Z1/48)

Friedrich Wilhelm Gubitz schrieb in seiner Kritik zum Gedicht »Der Kirchhof« etwa Ende April, Anfang Mai 1821 über Heine: »In dem Dichter denke man sich eine von schlottriger Kleidung umhüllte, krankhaft schlanke Gestalt mit glattem, abgemagertem Antlitz, dem Spuren zu frühzeitiger Genüsse nicht mangelte, und man wird es natürlich finden, daß jene Verse und der Eindruck des Persönlichen dem Fremden etwas Unheimliches anwehten.« (Z1/39)

Das Urteil über Heine ist in all diesen Berichten unterschiedlich. Auf jeden Fall aber war Heine 1821–1822 nicht eben ein so gesunder, frischer junger Mann, wie er mit knapp 25 Jahren hätte sein können. Die vielleicht schon als anämisch zu bezeichnende Blässe, seine schwächliche Statur, sein matter Blick und seine leise Stimme mit eintöniger und langsamer Artikulation lassen Heine eher als vorgealtert und durchaus von angegriffener Gesundheit erscheinen. Seine Haare, noch 1819 von Friedrich Steinmann (vgl. Z1/21) als »lichtbraun« beschrieben, waren jetzt fahlblond. Seine 1819 noch fein gerötete Gesichtsfarbe war jetzt kränklicher Blässe gewichen. Heine erschien nicht mehr gedrungen und muskulös (vgl. Z1/22), sondern »krankhaft schlank«, so daß seine Kleider um ihn herumschlotterten. Auch aus seiner Physiognomie war der Ausdruck der angegriffenen Gesundheit abzulesen. Wie wertvoll diese Beschreibungen trotz aller persönlicher Färbung sind, zeigt die gute Beobachtung, daß Heine die Augen wie ein Kurzsichtiger zusammenkniff. Da Heine, wie oben aufgezeigt, tatsächlich fehlsichtig war und nur aus Eitelkeit in Gesellschaft keine Brille trug, sind dieses Verhalten und sein matter Blick erklärbar. Seine »schlotternde Kleidung« und angegriffene und schmächtige Statur lassen auf einen größeren Gewichtsverlust in den Jahren 1819–1821 schließen. Diese erhebliche körperliche Beeinträchtigung muß mit einer psychischen Veränderung einhergegangen sein. Wurden Heine noch 1819 ein zuweilen aufbrausendes Temperament, Lebhaftigkeit und Begeisterungsfähigkeit nachgesagt, so wirkte er 1821 scheu, zurückgezogen und antriebsarm. In diesen Berichten fehlt es auch nicht an Anspielungen zur Ätiologie des körperlichen Verfalls Heines. Eine ausschweifende Lebensweise und amoralische Vergnügungen sollen die Krankheit Heines gleichermaßen verursacht und gefördert haben. Die These des allgemeinen Kräfteverfalls durch ungesunde, unkonventionelle und unmoralische Lebensweise wurde in dieser Zeit erstmalig aufgestellt. Sie knüpft an die alten Vorstellungen der körperlichen Auszehrung durch ein Übermaß an Trieb und Triebbefriedigung an. Auf dieser Annahme basiert auch, wie später noch zu zeigen sein wird, die These der Rückenmarksschwindsucht als Folge eines ständigen Verlustes an »weißer Substanz« durch häufige Ejakulationen. Erst später wurde allgemein die syphilitische Infektion als Ursache der Tabes dorsalis erkannt. Die auffallend schlechte psychische Konstitution eines 25jährigen ist aber kaum noch mit körperlicher und geistiger Überlastung, sondern eher durch einen chronischen Krankheitsprozeß zu erklären. Es ist schwer vorstellbar, daß dieser kränkelnde, psychisch kaum belastbare und zudem noch sehr empfindsame Student, der sich im allgemeinen Umgang und speziell in Damengesellschaft so scheu und zurückhaltend gab, intensiv am Nachtleben der Städte Hamburg, Göttingen und Berlin sowie an studentischen Ausschweifungen teilnahm und zu jedem amourösen Abenteuer bereit war.

1822–1823

Das Jahr 1822 gestaltete sich für Heine in vielerlei Hinsicht recht erfolgreich: Der Onkel ermöglicht ihm die Fortsetzung des Studiums, zur gleichen Zeit ist Heine wieder literarisch erfolgreich tätig und erfährt mancherlei Anerkennung, so durch Immermann die Aufnahme in den »Verein für Kultur und Wisenschaft der Juden«. Erst im September 1822 liegt eine Äußerung Heines über seinen Gesundheitszustand vor. Am 1. September besuchte Heine in Begleitung seines polnischen Freundes Breza Gnesen und schrieb an Ernst Christian August Keller nach Potsdam: »Meine Gesundheit ist noch immer im schlechten Zustande, meine Reise wird mich wahrscheinlich nicht auf den Strumpf gebracht haben.« (HSA 20/34) Heine wollte wohl mitteilen, daß er nicht genesen sei, obwohl er sich vor der Reise nach Polen eine rasche Besserung seines Gesundheitszustandes versprochen hatte. Am 25. September kehrte Heine nach Berlin zurück. Im Oktober erhielt Heine die Zusage seines Onkels Salomon, sein Studium für weitere 2 Jahre unterstützen zu wollen. Im gleichen Monat duellierte sich Heine und zog sich dabei eine leichte Verletzung am Bein zu, die aber schnell verheilte. Adolf Strodtmann berichtete 1867 nach Mitteilungen von Hermann Schiff über Heines Geistesgegenwart bei diesem Duell, mit der er seine Ungeschicklichkeit im »Hiebfechten« mehr als ausglich: »Nicht die Duellanten, wohl aber deren Sekundanten schwebten in Gefahr und der ungeschickte Zweikampf endete damit, daß Heine sich mit der rechten Lende an der Schlägerspitze seines Gegners aufrauhte. »Stich!« rief er und sank zu Boden. Ein Stich beim Hiebfechten ist schimpflich, und wer eine solche kommanwidrige Verletzung vor dem Niederfallen mit einem Schrei rügt, hat sich ehrenvolle Genugthuung genommen. Glücklicherweise war die Wunde, trotz starker Blutung von ungefährlicher Art und ein achttägiges Auflegen von kalten Umschlägen genügte, sie zu heilen.« (Z1/52) Aus dem Herbst des Jahres 1822 stammt auch die erste Mitteilung über Heines Überempfindlichkeit speziell für akustische Reize. Heines Berliner Vetter Hermann Schiff, bei dem Heine vorübergehend wohnte, berichtete: »... nur die Wanduhr bat er mich gleich zu hemmen, denn er litt unter nervösen Kopfschmerzen, und der Pendelschlag war ihm störend«. (Z1/63) Auch Heines Kommilitone Wedekind berichtete in seinem Tagebuch, daß Heine sogar das Ticken einer auf dem Tisch liegenden Taschenuhr sehr gestört habe (190, S. 6). Heine mied zu dieser Zeit schon allen größeren Lärm. Im Winter 1822–1823 sollte in der Wohnung Hermann Schiffs ein Duell oder eine Mensur ausgetragen werden. Schiff erinnert sich: »Ich hielt es für meine Pflicht, Heine zu benachrichtigen, daß nachmittags auf meiner Stube etwas vorfallen würde, was nicht ohne Geräusch ins Werke zu setzen wäre.« Heine soll geantwortet haben: »Ich will nicht dabeisein.« (Z1 /63) Auch soll Heine nach Aussagen des Vetters wegen der häufigen Unruhe aus der Wohnung des Vetters schließlich ausgezogen sein.

Heines Klagen über beständige Kopfschmerzen wurden jedoch schon damals für Attitude gehalten. Auch stand Heine im Verdacht, hypochondrisch veranlagt zu sein. So erinnert sich Hermann Schiff: »Wenn Heine zu mir kam, pflegte er sich auf das Sopha zu legen und über Kopfschmerzen zu klagen, es war einmal seine Art so.« (Z1/99) Gleiches berichtet Friedrich Wilhelm Gubitz aus dem Herbst 1821 oder Frühjahr 1822: »Im Herbst 1821 ließ er mich bitten, ihn zu besuchen, er sey krank, als ich zu ihm kam, lag er auf dem Sopha und sah sehr angegriffen aus.« (Z1/40) Für seine Freunde war Heine schon in dieser Zeit »der kranke Heinrich Heine« (Z1/40). Apollonius v. Maltitz erinnert sich in einem Brief an Karl August Varnhagen v. Ense, Weimar, 26. März 1856, daß Heine in den Jahren 1821 bis 1823 an Kopfschmerzen litt: »Ich entsinne mich, daß er zuweilen an betäubenden Kopfschmerzen litt.« (Z1/ 93) Ähnliches berichtet auch Friedrich v. Uechtritz an Hebbel in einem Brief vom 3. Mai 1853 in bezug auf einen Artikel im »Grenzboten« Nr. 11, 1853: »Auch Heine, der damals fast beständig leidend war und gewöhnlich bei unseren Versammlungen über Kopfschmerzen klagend in einer Sofaecke saß, wird hier als Theilnehmer an den dem Kreise vorgeworfenen Ausschweifungen ganz in Unrecht genannt.« (Z1/61) Diesen übereinstimmenden Aussagen einiger Zeitgenossen, mit denen Heine 1822–1823 häufigen Umgang pflegte, widerspricht die nur mit Vorbehalt geäußerte Erinnerung von Levin Braunhardt: »Soviel ich mich zu erinnern vermag, stand Heine zu jener Zeit in der blühenden Jugend. Seine Gestalt war mehr groß als gedrungen, sein schönes, noch jugendliches Gesicht strotzte vor Gesundheit.« Wilhelm von Chezy stellte fest, daß Heines braune Augen »so schwärmerisch im feuchten Glanze schwammen« (Z1/40). Ob es sich hier um die ausdrucksstarke Beschreibung eines spätromantischen Dichters oder um eine »schwärmerisch« mißgedeutete Beobachtung handelt, ist nicht eindeutig zu entscheiden. Die Vermutung liegt jedoch nahe, den »feuchten Glanz« als eine vermehrte Tränensekretion vielleicht einer Konjunktivitis als Begleitreaktion der beständigen Kopfschmerzen zu sehen.

Eindeutig kann nachgewiesen werden, daß Heine seit Ende 1821 unter betäubenden, von unterschiedlich langen Remissionen unterbrochenen Dauerkopfschmerzen litt. Als Begleitsymptom trat eine Überempfindlichkeit vor allem gegenüber akustischen Reizen auf. Schon in diesem Stadium seiner Krankheit war Heine oft vom öffentlichen Leben und vom Umgang mit seinen Kommilitonen ausgeschlossen. Litt er an seinen Kopfschmerzen, lag er wohl lieber auf dem Sofa als an den Vergnügungen teilzunehmen, die Berlin zu bieten hatte. Seine Überempfindlichkeit für Geräusche und erst recht die beständigen Kopfschmerzen erlaubten wohl kaum ein ausschweifendes Leben.

Auch in seinem Studium und bei seinen schriftstellerischen Ambitionen war Heine behindert. Heine schrieb am 24. Dezember 1822 an Karl Immermann in Münster, er habe ihm schon lange schreiben wollen, »aber Krankheit und Unmut ließen mich nicht dazu kommen«. (HSH 20/37)

Heine sprach nun zum ersten Mal nicht mehr nur von einem kränklichen Zustand, sondern von einer Krankheit, die ihn an normalen Tagesgeschäften hindere.

In jene Zeit fiel auch eine Phase des Mißtrauens und der Verachtung gegenüber der Berliner Gesellschaft, denn Heine fühlte sich als Dichter nicht genügend gewürdigt und hinter seinem Rücken verlacht. Im Januar 1823 kam es nach länger andauernden Reibereien und kleinen Zwistigkeiten zum offenen Streit zwischen Heine und Grabbe. Wegen der Drohung Heines, sich an Grabbe mit seiner spitzen Feder zu rächen, geriet Grabbe in diesem Streit so sehr in Zorn, daß er Heine bei einer Begegnung an die Wand drückte und ihn mit vorgehaltenem Messer warnte, ja niemals etwas Negatives über ihn zu veröffentlichen (Z1/74).

Während seiner Berliner Zeit gelang es Heine, seine persönliche Position als Dichter und seine Rolle in der Welt zu finden und zu akzeptieren. Mit wachsendem Bekanntheitsgrad, so sah Heine nun ein, vermehrte sich nicht nur sein Ruhm, sondern auch Kritik, Neid und Anfeindungen wurden zahlreicher. Heine mußte lernen, dies hinzunehmen, ohne seine Position als Dichter und Kritiker des Zeitgeistes aufzugeben. »Der künstlerische Erfolg und das bemerkenswerte Selbstbewußtsein, [...], haben Heine im persönlichen Leben der Berliner Jahre nicht dauerhaft getragen. [...]« (100, S. 106) Berechtigte Kritik und üble Nachrede sind der unabdingbare Preis für die besondere Individualität Heines. »Mit Kopfweh im Sofaeck sitzend: so erleben ihn viele, und manche halten das für Pose, für Hypochondrie. Das ist ein schwerer Irrtum; nur selten und vorübergehend ist Heine frei von Beschwerden, und die Anstrengungen der Arbeit tragen dazu ebenso bei wie die drückenden Zeit-Umstände. Heine hält ihnen zwar stand, er flüchtet niemals in ein Biedermeier-Idyll, aber er zahlt mit gesundheitlicher Anfälligkeit für dieses Standhalten, insofern ist sein Kranksein auch ein gesellschaftliches Übel.« (100, S. 157)

Am 9. Januar 1823 schrieb Heine an Karl August Varnhagen v. Ense in Berlin: »... und entschuldigt sich, daß er wegen Unwohlsein nicht mehr zu Varnhagen kommen könne.« (HSA 20/ 41) In demselben Brief bat Heine Varnhagen um Unterstützung für seinen literarischen Freund Immermann bei dessen Suche nach einem Verleger. Heine legte seinem Brief die Schriften des gleichgesinnten Freundes Immermann bei. Es ist wenig wahrscheinlich, daß für Heine dieses Unwohlsein hier nur Vorwand war, um sich den Weg zu Varnhagen zu ersparen, war doch dieser Brief an Varnhagen Heine offenbar sehr wichtig.

Es darf wohl angenommen werden, daß sich Heines Krankheit im Dezember 1822 verschlimmert hatte und im Januar 1823 noch anhielt. Heine schien selbst zu bemerken, daß mit angegriffener Gesundheit sich sein Wesen, sein Verhalten und seine Urteilskraft veränderten. Am 21. Januar 1823 schrieb er an Karl Immermann in Münster geradezu entschuldigend: »Wenn Sie mich aus einzelnen Ausdrücken und Beschwernissen für einen Kleinlichkeitskrämer halten, so will ich Ihnen gern gestehen, daß ich es bin ... vielleicht rührts her von meinem Gesundheitszustande, vielleicht aber weil ich noch so halb und halb Kind bin. Es ist ein Kniff, daß ich mir gern die Kindheit so lang als möglich erhalte, weil sich im Kinde Alles abspielt.« (HSA 20/44)

Gleichzeitig mit dem Leidensdruck der Krankheit wuchs das Bewußtsein der durch seinen Gesundheitszustand bedingten Isolation; ein Gefühl der Verfolgung keimte auf. Diese erstmals 1823 nach einem bereits über ein Jahr anhaltenden

Krankheitsschub auftretende Verfolgungsidee ist auch in späteren Stadien der Krankheit zu finden. Am 21. Januar beklagte sich Heine bei seinem nach Münster abgereisten Freund Christian Sethe: »Krank, isoliert, angefeindet und unfähig, das Leben zu genießen, so leb ich hier. Ich schreibe fast gar nichts und brauche Sturzbäder. Freunde habe ich fast keine hier, ein Strudel Schurken haben sich mit auf alle mögliche Weise bestrebt, mich zu verderben, verbinden sich mit allen Titularfreunden u.s.w.!« (HSA 20/45) Am 23. Januar erfuhr Heine von der Verlobung seiner Schwester Charlotte mit Moritz Embden. Er schrieb an diesen am 2. Februar 1823, er hoffe, daß ihn die »... verwandtschaftliche Freundschaft, die auch in der Ferne, (ein trüber Unmuth wird mich immer von Hamburg fernhalten), durch gemüthliche Teilnahme, durch verständige Berichtigung und durch liebevolle Aufmunterung mich, der ich noch immer in Verstimmung, Irrthum und Kampf lebe, oft erheitern, belehren, beruhigen wird.« (HSA 20/46) Allerdings erfüllte ihn die bevorstehende Heirat seiner Schwester, zu der er ein besonders inniges Verhältnis hatte, mit dem sehr konservativ gesinnten Embden nicht nur mit Freude. Auch in Berlin sah sich Heine weiteren Angriffen durch die Redaktion der »Zeitung für das Großherzogtum Posen« wegen seines Berichtes »Über Polen« ausgesetzt. Am 29. Februar, 9. und 16. März nahm Heine an den Sitzungen des »Vereins für Kultur und Wissenschaft der Juden« teil. Im Protokoll vom 16. März 1823 wurde vermerkt, Heine habe seinen Auftrag, ein »Circular« zur Beschlußfassung über die Aufnahme von Frauen in den Verein wegen »Unpäßlichkeit« nicht ausführen können (Z1/39). Am 27. April 1823 schrieb Heine an Immanuel Wohlwill in Hamburg: »... und ich will hier nur noch einiges hinzuschreiben, trotz meiner Schmerzen, die wie heißes Bley meinen Kopf durchrieseln und mich zur schneidensten und feindseeligsten Bitterkeit verstimmen.« (HSA 20/40)

Im gleichen Brief schrieb Heine über seine Hamburger Zeit: »... mein inneres Leben war ein brütendes Versinken in den düstern, nur von phantastischen Lichtern durchblitzten Schacht der Traumwelt, mein äußeres Leben war toll, wüßt, cynisch, abstoßend, mit einem Worte, ich machte es zum schneidenden Gegensatz meines inneren Lebens, damit mich dieses nicht durch sein Übergewicht zerstöre.« (HSA 20/40) Sicherlich suchte Heine in den Vergnügungen Hamburgs Zerstreuung und Ablenkung von seinem Liebeskummer und von seiner für ihn unbefriedigenden Tätigkeit als Kaufmann. Die Realität mag ebenso wie der damals noch fehlende Mut, seinen Neigungen und seiner Begabung nachzugehen, sehr belastend gewesen sein. Unter einem »tollen« und »wüsten äußeren Leben« muß sich aber nicht zwangsläufig Genußsucht bis zur Grenze der Ausschweifung verbergen. Die kunstvolle, bilderreiche Sprache dieses Briefes weist auf eine weitgehend literarische Verarbeitung eines früheren Lebensabschnittes hin. Mehr an der Wirklichkeit orientiert ist die abschließende Bemerkung: »Die Hauptsache ist die Herstellung meiner Gesundheit, ohne welche alle Pläne thörigt sind, Gott möge nur Gesundheit geben, für das übrige will ich selbst sorgen. Mein Arzt gibt mir Hoffnung, daß mich das Reisen, besonders das Flußreisen herstellen wird. Meine Sturzbäder habe ich eingestellt, haben mir nichts geholfen und unmenschliches Geld gekostet. Am ärgerlichsten war, daß mir mein Arzt noch bis auf diese Stunde den tugendhaftesten Wandel vorschreibt. Obendrein muß ich mich auch geistigen Anstrengungen enthalten ...« (HSA 20/47) Weiterhin berichtet Heine in diesem Brief von seiner Krankheit und Arbeitsunfähigkeit im Winter 1822–1823: »Für Gesellschaft war ich ungenießbar, gedichtet habe ich wenig, mein historisches Studium hat noch weniger gewonnen und am allerwenigsten mein »historisches Staatsrecht des Germanischen Mittelalters« ... Ich war diesen Winter, und bin auch jetzt in einem so elenden Zustande, um etwas Gutes zu Tage zu fördern.« (HSA 20/47)

Diese fast depressiv zu nennende Stimmung Heines hielt längere Zeit ungemindert an und war von einem allgemeinen Krankheitsgefühl begleitet. Am 10. April 1823 schickte Heine seine »Tragödien« u. a. auch an Friedrich Steinmann nach Münster. Er schrieb Steinmann, er könne sich nicht ausmalen, »... wie trübe und freudenlos es noch in der Brust seines Freundes aussieht ... Aergerliche Stürme, Verlust der Allerliebsten, Krankheit und Unmuth und dergl. schöne Dinge mehr, sind seit zwei Jahren die hervorstehenden Punke in dem Leben Deines Freundes.« (HSA 20/ 49)

Im Brief an Rahel Varnhagen v. Ense vom 12. April 1923 nannte sich Heine einen »kranken, bitteren, mürrischen, poetischen und unausstehlichen Menschen« (HSA 20/50). Auch an Karl Immermann schreibt er am 15. April 1823 von andauernden Kopfschmerzen: »... mein von Schmerz zerdrückter Kopf.« (HSA 20/51) Wenige Wochen später, am 4. Mai 1823, schlug er aus gesundheitlichen Gründen Schottky die Bitte ab, für dessen Zeitschrift einige Beiträge zu schreiben (HSA 20/56).

Heine verließ am 19. Mai Berlin und reiste nach Lüneburg. Von hier aus schrieb er am 23. Mai an seinen alten Freund Moses Moser in Berlin. Er klagte über Kopfschmerzen und berichtete sogar von Alpträumen: »Du siehst, ich habe Mittwoch Nacht in Lupteen geschlafen, wo mich die aller fatalsten Träume plagten. Ich sah eine Menge Menschen, die mich auslachten ... (HSA 20/ 59).

Biographisch läßt sich kein umittelbarer Anlaß für diese Befunde ausmachen. Abgesehen von den o.a. Anfeindungen war Heine schon als junger Mann eine bekannte Persönlichkeit des geistigen Lebens seiner Zeit geworden, dem z.B. das Ehepaar Varnhagen sowie Grabbe und Immermann ihre Reverenz erwiesen. Heine hatte seine »Tragödien« an Tieck, Uhland und sogar Hegel geschickt und eine wohlwollende Beurteilung erhalten. Keineswegs war Heine »von allen Seiten« nur »angefeindet«. Heines Gesundheitszustand war wohl geprägt durch den schon länger als ein Jahr anhaltenden, intensiven Krankheitsschub und dessen Auswirkung auf seine Psyche. Die Gemütslage mit ihren Erscheinungen wie depressive Verstimmung, Antriebslosigkeit oder zeitweilige Aggressivität, Alpträume und Verfolgungsideen sowie Überempfindlichkeit läßt auf eine Psychose Heines schließen. In Lüneburg wollte sich Heine von seiner Krankheit erholen. Er schrieb am 10. Juli 1823 von hier nach Berlin an Friedrich de la Motte Fouqué, er wolle sich von seinem »Krankseyn restaurieren, da mich jetzt meine Krankheit mehr als je niederbeugt« (HSA 20/63). Ebenfalls aus Lüneburg schrieb er am 12. Juli an

Karl Immermann, er sei »in Lüneburg, im Schoße meiner Familie, wo ich so langebleiben will, bis mein kranker Kopf wieder gesund wird. Dieses scheint sehr langsam vonstattenzugehen zu wollen.« (HSA 20/64)

Auch bemerkte Heine selbst, daß der »Zustand der Krankheit« sein Gemüt und damit seine Dichtung beeinträchtigte: »Das ist das traurige Geheimnis meiner poetischen Kraft, mein Unwohlseyn mag meinen letzten Dichtungen auch etwas Krankhaftes mitgeteilt haben – ach Gott!« (HSA 20/64) Der Brief vom 17. Juni an Karl August Varnhagen v. Ense bezeugt dieses: »... ich übersende Ihnen beykommend den versprochenen Artikel über Göthe, den ich nicht früher liefern konnte, weil ich noch immer so sehr krank bin, und erst vorgestern, unter lauter Schmerzen, denselben schrieb. ... ich lebe in diesem Augenblick gänzlich isoliert, abgeschnitten von allem wirklichen Menschenverkehr und dennoch wegen meines Krankseyns ganz unbeschäftigt, und es ist daher ganz natürlich, daß ich den größten Teil des Tages an Sie und Ihre Frau denken, und mir lebendig vorschwebt, wie Sie beyde mir so viel Gutes und Liebes gezeigt, und mich mürrischen, kranken Mann aufgeheitert und gestärkt, und gehobelt und durch Rath und Tath unterstützt und mit Makaroni und Geistesspeise erquickt. Ich habe so wenig wahre Güte im Leben gefunden, und bin so viel mystifiziert worden ..., da jetzt wieder so viel Unreines, Bösartiges und Verwirrtes auf mich eindringt und mein Kopf noch krank ist und mein Herz noch nicht genesen.« (HSA 20/65) Heine wurde nun offensichtlich von Selbstmitleid ergriffen. Die Mißachtung durch seine Hamburger Verwandten, die Abfuhr durch seine Cousine, die erste nicht mehr wohlmeinende Kritik an dem Dichter und Schriftsteller, die Kränkungen – vor allem des Studenten und Juden Harry Heine – beförderten seine Krankheit, verlängerten den Krankheitsschub oder lösten ihn vielleicht sogar erst aus. Während dieses Leidens verzerrten sich Heines Empfindungen für die Realität. Die Neigung, alles auf seine Person zu beziehen und sich ständig für das Ziel aller Angriffe zu halten, zeigt die Überbetonung der eigenen Persönlichkeit.

In dieser wechselseitigen Beeinflussung und gegenseitigen Beförderung von somatischen Symptomen und psychischer Alteration sah Heine selbst eine wesentliche Ursache für die noch ausbleibende Genesung. So brachte er in seinem Brief an Moses Moser vom 18. Juni 1823 aus Lüneburg seine »Verdrießlichkeit« mit seinem »noch immer andauernden Kopfleiden« in Verbindung. »So vieles Schmerzliches taucht jetzt in mir auf und überwältigt mich, und das ist es vielleicht, was meine Kopfschmerzen vermehrt oder besser gesagt in die Länge zieht, denn sie sind nicht mehr so stark wie in Berlin aber anhaltender. Studieren kann ich wenig, schreiben noch weniger. ... es ist sehr unartig von unserem Herr Gott, daß er mich jetzt mit diesen Schmerzen plagt.« (HSA 20/66) Heine bemerkte selbst, wie sehr seine kranke Psyche und Physis auch sein Verhalten seinen Freunden gegenüber negativ beeinflußten. Noch deutlicher räumte er dies in einem Brief an Joseph Lehmann in Berlin ein, dem er am 26. Juni 1823 schrieb: »Es liegt in meinem Charakter oder besser gesagt in meiner Krankheit, daß ich in Momenten des Mißmuths meine besten Freunde nicht schone und sie sogar auf die verletztenste Weise persefliere und malträtiere. ... ich bin wahrlich noch immer sehr krank und folglich verdrießlich, und folglich schreibe ich keine Zeile.« (HSA 20/68)

Wahrscheinlich reiste Heine am 6. Juli von Lüneburg wieder zu seinem Onkel nach Hamburg. Salomon Heine schenkte seinem Neffen zehn Louisdor für eine Erholungsreise. In dem Hause seines Onkels traf Heine aber auch seine unglückliche Liebe Amalie und ihre Schwester wieder. Am 11. Juli 1823 äußerte Heine angesichts seiner trostlosen Krankensituation und nach einem erneuten Anfall von Liebeskummer pathetisch formulierte und daher in letzter Konsequenz wohl nicht ganz ernst zu nehmende Selbstmordabsichten. Er schrieb an seinen Freund Moses Moser: »Ich lechze nach ewiger Nacht.« (HSA 20/71) Noch aber ist sein Wille zur Gesundung stärker als seine Resignation: »... aber meine Kopfschmerzen sind entsetzlich und ich muß alles in der Welt thun, um sie loszuwerden.« (HSA 20/71) Nur neun Tage später konnte Karl August Varnhagen v. Ense etwas gänzlich anderes über Heines Gesundheitszustand erfahren haben. Er schrieb am 20. Juli 1823 an seine Frau Rachel, er habe über Heine gehört: »Es gehe ihm wohl.« (Z1/98)

Um sich mit dem Geld seines Onkels Genesung und Erholung an der See zu verschaffen, reiste Heine am 22. Juli 1823 nach Ritzebüttel. Am 28. Juli berichtet er seiner Schwester Charlotte Embden nach Hamburg: »Ich bin hier. Mehr kann ich Dir wegen Unwohlseyn heute nicht sagen. Ich will die ganze Cour hier mitmachen und cirka 36 Bäder nehmen ... Es sind wenig Menschen hier, alles ist hier triste und ennyant.« (HSA 20/72) Doch schon nach knapp vier Wochen zeigte die Kur an der See erste Erfolge. So Heine am 23. August an seinen Freund Moses Moser: »Das Seebad, das ich hier brauche, bekömmt mir sehr gut, wären nur nicht die fatalen Gemütsbewegungen. Meine Nerven sind sehr gestärkt, und wenn die Kopfschmerzen nachlassen, werde ich noch in diesem Jahr viel Kräftiges schreiben.« (HSA 20/75)

Über seinen Besuch in Hamburg, wo es zu einem Streit mit seinem Onkel Salomon über die finanzielle Unterstützung seines Studiums gekommen war, schrieb Heine in diesem Brief schon nüchterner: »Ich war zu einer schlimmen Zeit in Hamburg. Meine Schmerzen machen mich unerquicklich. Zu gleicher Zeit wirkte die Magie des Ortes furchtbar auf meine Seele.« (HSA 20/75) Während der Kur hob sich seine Stimmung, wuchs die Hoffnung auf Besserung seiner Kopfschmerzen. Betrachtet man Heines Künstlernatur, so wird verständlich, daß nicht so sehr von den Kopfschmerzen selbst, sondern von der depressiven und lähmenden Stimmung die größere Behinderung ausging. So entschuldigt sich Heine am 23. August bei Moser: »Über Deinen Aufsatz schreibe ich Dir nächstens, jetzt wackelt mir der Kopf.« (HSA 20/75) Doch war der Zustand nun so gebessert, daß im Sommer 1823 ein Großteil der 2. Hälfte des Gedichtszyklus »Heimkehr« entstand. Am 2. September fuhr Heine wieder nach Hamburg in das Landhaus seines Onkels in Ottensen. Wegen der Modalitäten der finanziellen Unterstützung kam es erneut zu Differenzen zwischen Onkel und Neffen. Auch Heines kritische Distanz zu den Anhängern des Reformjudentums nährte den Streit. Seit dem 13. September war er bereits wieder in Lüneburg. Er beklagte sich in dem Brief an Moses Moser, datiert vom 30. September 1823: »... ich werde auf vielfache Weise gereizt und gekränkt, und bin ziemlich erbittert jetzt auf jene fade Gesellen, die ihren reichlichen Lebensunterhalt von einer Sache ziehen, für die ich die größten Opfer gebracht und lebenslang geistig bluten muß. Mich, mich muß man erbittern.« (HSA 20/77) Dennoch schien sich die von ihm als »Nervenschwäche« angesehene depressive Verstimmung im Gegensatz zu den Kopfschmerzen gebessert zu haben, denn Heine schrieb: »Mit meiner Gesundheit sieht es eigen aus, gestärkte Nerven aber anhaltender Kopfschmerz. Dieser bringt mich noch immer zur Verzweiflung, da ich jetzt wieder an meiner Juristerey arbeite ... Du siehst mich daher, trotz meiner Kopfschmerzen, in fortgesetztem Studium meiner Juristerey ... Doch es drängt mich meine Tragödien zu schreiben. Es hängt alles von meinem Kopfe ab.« (HSA 20/77)

Heine fühlte sich offenbar bedeutend besser und sah dies als Erfolg des Seeaufenthaltes und der Bäderkur: »Mit meiner Gesundheit sieht es seit drey Tagen viel besser aus, drey Tage ohne Kopfschmerzen, – etwa Nachwirkungen des Bades? Ich fange wieder an Lebenskraft und Hoffnung zu empfinden.« (HSA 20/77) Diese auffällige Besserung nach einem drei Monate anhaltenden sehr heftigen Krankheitsschub teilte Heine auch Joseph Lehmann in Berlin mit (HSA 20/78). Seiner Schwester Charlotte Embden schrieb er aus Lüneburg am 12. Oktober 1823 einen Brief voll neuen Lebensmutes: »Mein Kopf bessert sich täglich.« (HSA 20/79) Sogar die sehr konservative Gesinnung ihres Ehemannes Moritz Embden verärgerte Heine nun nicht mehr: »Wir beide unterscheiden uns darin, daß bey ihm in seinem Kopf die Schrauben sehr fest geschraubt sind, und sie bey mir zu lose geschraubt sind ... doch bin ich vergnügt.« (HSA 20 /79) Heine fühlte sich offenbar wieder fast gesund, und mit der Depression schwanden auch Verzweiflung, Einsamkeit und das Gefühl, verfolgt zu werden.

Ganz beschwerdefrei war Heine dennoch nicht: »Ich befinde mich immer noch nicht ganz wohl, obschon meine Vergnügungsreisen diesen Sommer und der Gebrauch des Cuxhavener Seebades meinen Gesundheitszustand erstaunlich verbessert ... Ich habe in diesem Sommer mich bloß mit meiner Gesundheitsherstellung beschäftigt und keine Zeile geschrieben.« (HSA 20/80)

Doch schien diese Remission nicht von großer Dauer gewesen zu sein. Heine mußte sich eingestehen, weder endgültige Heilung noch dauerhafte Stärkung erlangt zu haben. »Indessen suche ich immer, wo ich kann, mich zurückzuziehen, meine Kopfschmerzen, die noch immer nicht verschwinden, und meine Jurisprudenz beschäftigen mich sehr.« (HSA 20/81) So schrieb er an Charlotte Embden am 6. November 1823. Am selben Tage berichtete er gleiches Moses Moser nach Berlin (HSA 20/82). Bereits am 27. November aber war Heine wieder ganz hoffnungsloser Traurigkeit verfallen. In einem Brief an Ludwig Robert in Berlin beschrieb er seine düsteren Phantasien: »Aber es gibt nichts Neues zu hören, lieber Robert, außer daß ich noch lebe und Sie liebe. Letzteres wird ebenso lange dauern als das erstere, dessen Dauer sehr unbestimmt ist ... Es ist wahrlich eine düstere Stimmung in der ich seit zwey Monathen hinbrüte; ich sehe nichts als offene Gräber, Dummköpfe und wandelnde Rechenexemplare.« Im gleichen Brief beklagte er seine durch Varnhagen erlittene Kränkung. Er gab an, unter heftigen Zahnschmerzen zu leiden. Im Zusammenhang mit der Meinungsverschiedenheit zwischen ihm und Varnhagen bemerkte er: »Ich weiß nicht wie ich mich ausdrücken soll, und in Verzweiflung darüber – sind mir eben die Zahnschmerzen vergangen.« (HSA 20/83) Die psychosomatische Komponente der Schmerzen Heines wird erneut deutlich. Vielleicht sind die Zahnschmerzen bedingt als eine Reizerscheinung des Trigeminus als Folge der Kopfschmerzen zu werten. Das plötzliche Abklingen der Zahnschmerzen spricht ebenso dafür wie der zeitliche Zusammenhang mit den dumpfen Dauerkopfschmerzen. Einen Tag später, am 28. November 1823, schrieb Heine an Moses Moser in Berlin: »Ich arbeite viel, ich werde sehr gelehrt, aber zu poetischen Arbeiten ist mein Kopf zu dumpf und zu sehr von Schmerzen durchzuckt.« Er bat Moser, seinem Freund Gans auszurichten: »Sage ihm, daß ich noch sehr krank sey, jede Zeile macht mir Schmerzen, und darum schreibe ich ihm nicht. Ich bin ein blasser Irrwisch, Gans ist aber ein Licht.« (HSA 20/85) Am 1. Dezember 1823 gab Heine Moser den Auftrag, ihn an der Berliner Universität zu exmatrikulieren und fügte hinzu: »Ich schreibe dies höchst eilig und von Kopfschmerzen zerrissen.« (HSA 20/86) Im Winter des Jahres 1823 herrschte der dumpfe, betäubende Kopfschmerz, ein Druck, der die Arbeit im Studium behinderte, jedoch Heine nicht gänzlich zur Untätigkeit verdammte. Vor allem aus den Briefen von November/Dezember 1823 geht klar hervor, daß Heine Kopfschmerzen nach Schmerzqualität und Dauer differenzieren konnte. Er litt unter einem dumpfen, betäubenden und sich bei geistiger Anstrengung verstärkenden Dauerkopfschmerz, der sich als der therapieresistentere Anteil erwies. Im Zusammenhang mit den Schmerzen traten neuritische Reizerscheinungen auf. Heine beschrieb ferner blitzartig in diese dumpfe Betäubung einschließende Attacken eines hellen Schmerzes, die jegliche Aktivitäten unmöglich machten. Dieser Anteil der Kopfschmerzen, wahrscheinlich im Zusammenhang mit der Angst vor diesen Schmerzattacken und dem Bewußtsein, durch diese Schmerzen zur Passivität verurteilt zu sein, dürften wesentliche Ursachen der depressiven Verstimmung gewesen sein. Hinzu gesellten sich persönliche Probleme Heines und der Leidensdruck eines jungen Mannes, der sich hilflos einem ungewissen Leiden ausgeliefert sah. Glücklicherweise besserten sich diese Symptome unter der Badekur und mit den sich normalisierenden Lebensbedingungen. Mit der Reise nach Lüneburg kehrte Heine auch den Ärgernissen des gesellschaftlichen Lebens in Berlin den Rücken. Die Zusicherung seines Onkels konnte Heine von der Sorge um seine finanzielle Situation vorerst entlasten. Auch gewann er ein besseres Verhältnis zu seinem Onkel. Während seines zurückgezogenen Daseins in Lüneburg verblaßten die schmerzhaften Erinnerungen an seine Cousine im Hause des reichen Onkels. Nur die Differenzen mit Varnhagen lasteten noch auf Heine. So wird verständlich, daß die nach kurzer Remission erneut im Herbst 1823 einsetzenden Kopfschmerzen nicht mehr von einer solchen tief depressiven Stimmungslage begleitet waren wie noch zu Anfang des Jahres. Dies mag Heine ebenso wie die Erkenntnis seiner Unfähigkeit, den Verpflichtungen einer Kulturmetropole Genüge zu tun, bewogen haben, Berlin endgültig zu verlassen.

1824

Im Januar 1824 hielt Heine sich noch in Lüneburg auf. Sein Gesundheitszustand war immer noch schlecht. Heine klagte wieder über andauernden Kopfschmerz von dumpfem und dröhnendem Charakter. Diese Kopfschmerzen gingen wie gewöhnlich mit Niedergeschlagenheit und Arbeitsunfähigkeit einher.

Am 9. Januar 1824 schrieb er an Moses Moser: »Ich bin zu sehr kaputt und mein Kopf dröhnt.« (HSA 20/89) Auch beklagte sich Heine, daß seine Arbeit unter diesen permanenten Kopfschmerzen litt. »Wenn mich auch mein Kopfübel jetzt niederdrückt, so habe ich es dennoch nicht aufgegeben zu wirken.« (HSA 20/89) Heine bat Moser, ihn bei dem gemeinsamen Bekannten Zunz zu entschuldigen, daß er die Korrespondenz mit ihm in letzter Zeit vernachlässigt habe. »Du darfst ihm versichern, daß es nicht meine Faulheit ist, was mich am schreiben hindert, sondern mein armer Kopf. Diese Zeilen schreibe ich sogar unter Schmerzen. Ich muß alle meine Freunde und Verhältnisse vernachlässigen.« (HSA 20/89) Am 11. Januar bedauerte Heine gegenüber seiner Schwester, er sei zu krank, um sein bereits fertig konzipiertes Stück, die »Venezianische Tragödie«, niederzuschreiben (HSA 20/90). Ende Januar verließ Heine Lüneburg und reiste über Celle und Hannover nach Göttingen, wo er am 24. Januar eintraf. Am 30. Januar ließ sich Heine in der Göttinger Universität immatrikulieren. Heine beabsichtigte, sich in Göttingen besonders intensiv seinen Studien zu widmen. Er besuchte dementsprechend häufig juristische Vorlesungen und arbeitete oft in der Göttinger Universitätsbibliothek. Am 2. Februar berichtete Heine seinem Freund Moser über seinen Eifer im Studium (HSA 20/99). Zwar klagte Heine in seinem Brief an R. Christiani am 26. Januar über die Nachwirkungen der anstrengenden Reise, über Abgeschlagenheit und schlechte Gesundheit (HSA 20/99), jedoch fühlte er sich am 31. Januar offenbar besser. Er schrieb seiner Schwester Charlotte: »Was mich betrifft, so geht es mir besser als früher. Ich glaube Lüneburg muß eine schlechte Luft haben, fast keine ganz gesunde Stunden genoß ich dort. ... ich möchte Dir gern mehr schreiben, aber in meinem Kopf ist zu trübe. ...« (HSA 20/93)

Am 25. Februar schrieb Heine an Moses Moser jenen Brief, der zu vielfachen Mutmaßungen über Heines mögliche venerische Infektion geführt hat und der noch genauer untersucht werden muß. In ihm heißt es: »... ich liebe die Medizäische Venus, die hier auf der Bibliothek steht und die schöne Köchin des Hofrath Bauer. Ach! Und beyde liebe ich unglücklich! Die eine ist von Gyps und die andere ist venerisch. Oder ist letzteres etwa Verläumdung? Je le trouverai ...« (HSA 20/96) Am 29. Februar berichtete Heine dann Rudolf Christiani über seine Göttinger Lebensverhältnisse. Er betonte seinen Fleiß im Jurastudium und beklagte das eintönige Leben in Göttingen. Die Lektüre von Victor Hugos Werken verschaffte ihm in der nur Ruhe zum Studium, »Göttinger Bier« und »freye Luft« bietenden Kleinstadt eine gesundheitsfördernde Zerstreuung. So schrieb er aus dem »Nest-Göttingen« am 29. Februar 1824: »... mit H. Heines Gesundheit bessert es sich täglich.« (HSA 20 /97) Über seine Lektüre Victor Hugos bemerkte er: »Und dies ist mir wohltätig, so wie die freye Luft und das Göttinger Bier. Ich arbeite viel und denke wenig. Ich lebe obskur, solide und sogar tugendhaft.« (HSA 20/97) Freilich stehen diese Äußerungen im Gegensatz zu denen des Briefes vom 25. Februar an Moser. Hinter seinem fast erzwungenen »tugendhaften Leben« konnten sich nur schwerlich Liebesabenteuer verbergen. Heine fühlte zwar die Rückkehr seiner Kräfte: »Jetzt da sich wieder viel Kraft bey mir äußert ...«, schrieb jedoch auch im gleichen Brief vom 7. März an Christiani: »mit meiner Gesundheit sieht es wieder schlecht aus ...« (HSA 20/98)

Am 9. März hinderte seine Krankheit ihn, das Haus zu verlassen. »Sobald eine Unpäßlichkeit, die mich jetzt niederdrückt, es erlaubt, bin ich so frei ihnen persönlich meine Aufwartung zu machen.« (HSA 20/99) Über seinen Lebensstil in Göttingen berichtete Heine an Moses Moser, 19. März: »Ich lebe hier sehr still, arbeite viel und werde unausstehlich gelehrt.« Wieder schienen ihn aber auch Kopfschmerzen kräftig zu plagen. Eine »traurige« Verstimmung gesellte sich hinzu. Heine hoffte, sich durch die Ablenkung einer Reise nach Berlin, fort von dem trostlosen Göttingen, Besserung zu verschaffen: »Ja ich hege den Plan, wenn ich mich in 14 Tagen nicht gar so schlecht befinde, nach Berlin zu reisen ... Das Leben hier macht mich bis zur Entsetzlichkeit melancholisch, für meine Kopfschmerzen, die mich wieder anhaltend plagen, ist eine durchrüttelnde Reise heilsam, ... Du wirst sehen, wie es mit meinem armen Kopf aussieht, wie ich besorgt seyn muß ihn vor allen Anreitzungen zu bewahren ... Ich weiß nicht ob man Recht hat mich als ein erloschenes Licht zu betrachten, ich weiß nur, daß ich nichts schreiben will so lange meine Kopfnerven mir Schmerzen machen.« (HSA 20/101) Ähnliches, wenn auch vorsichtiger formuliert, schrieb Heine an seine Schwester Charlotte am 30. März 1824 (HSA 20/103). Am 31. März reiste Heine von Göttingen über Magdeburg, wo er sich einige Tage bei Immermann aufhielt, nach Berlin. Am 6. April kam er dort an. Zuvor hatte er seinen Berliner Freund Moses Moser am 14. April ausdrücklich gebeten, ihm ein ruhiges Zimmer zu besorgen: »Sey jetzt so gut und miethe mir irgendwo ein Zimmer wenn möglich wochenweise, nicht zu theuer aber auch nicht schlecht. Bey keinem Juden, und nirgendwo in der Nähe ein Schlosser oder überhaupt ein klopfender Handwerker wohnt, auch siehe, daß das Zimmer an kein anderes Zimmer grenzt, worin laut gesprochen wird.« Über sein Befinden teilte er mit: »Ich befinde mich sehr unwohl, hab eine traurige Nacht auf dem Harze zugebracht ...« (HSA 20/104) Die Empfindlichkeit gegen jede Art von Geräusch zeigt sich hier wieder. Heines Kopfschmerzen verursachten ihm Schlaflosigkeit. Auch in Berlin ist Heine noch »unwohl«, wie einem Brief an Immermann vom 11. April 1824 zu entnehmen ist (HSA 20 /105). Am gleichen Tag schrieb er an Varnhagen, sich wohl um die Wiederherstellung eines freundschaftlichen Verhältnisses bemühend. Heine urteilte über seine Stimmung im letzten Jahr: »... aber ich war danach sehr gemüthsbeschäftigt und ließ Alles traumhaft an mir vorübergehen, und konnte erst später als ich ruhiger und wachender wurde zum klaren Bewußtseyn gelangen: daß Sie sich mir wirklich auf eine beleidigende Weise gezeigt ...« (HSA 20/106)

Über die Zeit im April/Mai 1824 berichtete Moses Moser Immanuel Wohlwill: »Unser Freund Heine trägt mir herzliche Grüße an Dich auf. Ich erfreue mich seit mehreren Wochen seiner Gegenwart, morgen aber kehrt er nach Göttingen zurück. Seine Gesundheitsumstände haben sich gebessert. Käme er doch bald in eine Lage, die ihm jene ruhige Entwicklung gönnte, aus welcher die bedeutendsten Erzeugnisse hervorgehen müßten ... Ich habe viel von den Hamburgischen Mädchen über ihn gehört und war schwach genug, mich eines üblen Eindrucks nicht ganz zu erwehren.« (Z1 /110) Moses Moser schien einiges über Heines Lebensführung in Hamburg in Erfahrung gebracht zu haben, dennoch diesen Berichten nicht uneingeschränkt glauben zu wollen. Er kannte das Wesen seines Freundes Heine und wußte um die Anfeindungen, denen Heine durch seine lockere Redensart oft ausgesetzt war. So kritisierte er seine eigene Leichtgläubigkeit gegenüber diesen Gerüchten: »Das Wiedersehen aber hat mich auf das eigene Bewußtseyn zurückgeführt. Es ist mir auch ganz einleuchtend, wenn die Natur so leicht einfältig mißverstanden oder bösartig gedeutet werden kann.« (Z1/110)

Am 3. Mai begann das Sommersemester, am 5. Mai verließ Heine Berlin. Seiner Schwester Charlotte berichtete er, »gesund und wohl wieder in Göttingen angelangt« zu sein. Er stellte fest, daß diese Reise ihm »körperlich und geistig heilsam war« (HSA 20/106). In diesem Sommersemester soll Heine auch mehr am studentischen Leben teilgenommen haben. Seine Kopfschmerzen hatten endlich nachgelassen. Freudig teilte Heine am 17. Mai 1824 Moser mit: »Ich befinde mich ziemlich gut, der Kopf ist noch nicht ganz frey aber wenigstens schmerzt er nicht ... Bitte lasse doch meinem Vetter Schiff sagen, daß ich das verlangte Rezept noch nicht gefunden ...« (HSA 20/110) Bei diesem Rezept handelte es sich um eine leider unbekannte Verschreibung gegen Kopfschmerzen, die Heine sich in Berlin geborgt und versehentlich mit nach Göttingen genommen hatte. Heines Vetter Schiff sollte die Rückgabe vermitteln. Außer den bereits erwähnten Sturzbädern und Wasserkuren gebrauchte Heine also spätestens seit Mai 1824 Medikamente gegen seine Kopfschmerzen.

Am 24. Mai 1824 hatte sich Heines Zustand bereits wieder verschlechtert. Er klagte Rudolf Christiani in seinem Brief vom 24. Mai: »... das Wetter ist feucht und dumpf und in meinem Kopf sieht es noch feuchter und dumpfer aus ...« Über seine Stimmung in Berlin bemerkte er: »Ich bin es wirklich nicht werth, daß so viele gute Menschen ihre Geduld übten, indem sie mich ängstlichen, verdüsterten kopfschmerzigen Menschen aufzuheitern und zu ergötzen suchten. Doch muß ich hinzusetzen, daß es mein armer Kopf wirklich nicht erlaubt, daß ich mich in allzu großen Menschenverkehr einlasse ... Nur leide ich noch gar zu sehr an meinen

Kopfschmerzen.« (HSA 20/111) Doch über den Verlauf seiner Beschwerden und die Fortschritte seines Studiums stellte Heine voller Hoffnung fest: »Als dann soll die Darberey recht losgehen, denn im Grunde bessert es sich auch mit meinem Kopfe immer mehr und mehr.« (HSA 20/111)

Am 27. Mai schien jedoch ein neuerlicher Krankheitsschub so weit fortgeschritten zu sein, daß Heine in depressive Stimmungen mit Kopfschmerzen und Geräuschüberempfindlichkeit wie die des vorigen Sommers zurückfiel. Unter dem Eindruck des Todes von Lord Byron, Heines romantischem Vorbild, äußerte Heine in seinem Brief am 27. Mai 1824 gegenüber Friederike und Ludwig Robert in Berlin: »... außerdem bin ich ... ebenfalls sehr verstimmt ... Ich habe betäubende Anwandlungen von Pretismen, Tag und Nacht rappeln in meinem Zimmer die Mäuse, mein Kopfübel will nicht weichen, und in ganz Göttingen ist kein Gesicht, das mir gefällt.« (HSA 20/112)

Im Juni 1824 verkehrte Heine viel mit Eduard Wedekind, der über seine Begegnungen mit Heine Tagebuch führte. Heine besprach mit ihm seine »Memoiren« und auch seine Idee, ein Gegenstück zu Goethes »Faust« zu liefern. In den Tagebüchern Wedekinds finden wir gute Beobachtungen zu Heine, die Heines eigene Aussagen bestätigen. Über Heines Gesundheitszustand hielt Wedekind in seinem Tagebuch fest: »14. Juni 1824 Heine ist sehr kränklich; auf meine Frage, ob er immer oder nur Zeiten poetisch gestimmt sey, antwortete er, so oft er sich wohl befände, dann immer ...« und an anderer Stelle »Umgang hat er wenig« (Z1/115).

Gegenüber Wedekind, der Heine zu seiner Göttinger Zeit kannte, konnte Heine sich nicht mit einem ungezügelten Lebenswandel in Göttingen brüsten. Offenbar nährte Heine aber das Gerücht eines sich über moralische und gesellschaftliche Grenzen hinwegsetzenden, sich in ungezügelter Lebenslust verlierenden Lebensstils, indem er diese Abenteuer nun in seine Bonner Zeit verlegte. Auch Wedekind sollte Heine nicht als kränkelnden, zurückgezogenen, zwischen Beklagen, Romantik, Schweigen und gefährlichem Witz hin und her gerissenen Sonderling kennenlernen. Wedekind glaubte diesen Erzählungen Heines und hielt in seinem Tagebuch fest: »15. Juni 1824 Consiliert worden ist er hier früher wegen Suiten in der Neujahres Nacht und wegen seiner Forderung. Schon von Bonn aus ist er mit den unterschriebenen Consil hierhergekommen. Er sagt, er hätte dort viele Suiten gerissen und wäre alle Abend sehr spät und knüll zu Hause gekommen, so daß seine Wirtin, wenn er etwa schon des Abends um 10.00 Uhr zu Hause gekommen wäre, immer ängstlich zu ihm gekommen sei und ihn gefragt habe ob ihm was fehle.« (Z1/115)

Von Wedekind erfahren wir auch, daß Heine kurzsichtig (Z1/115) und Brillenträger war. In Wedekinds Tagebuch findet sich unter dem Datum »Göttingen, 16. Juni 1824« folgende Eintragung: »Hinter uns saßen ein paar Damen in einer Laube; ich frage ihn, ob er sie schon gesehen hätte. ›Ach‹, sagte er, ›ich bin sehr kurzsichtig‹. – ›Warum tragen Sie denn keine Brille‹ – ›Das sieht so affektiert aus.‹ – ›Wie können Sie mir das sagen?‹ frage ich ihn lachend, ›Da ich doch gerade eine Brille aufhabe.‹ – ›Ach Gott, das habe ich gar nicht gesehen‹, sagte er schnell und entschuldigte sich sehr. Die Geschichte amüsierte uns, wir lachten beide recht darüber.« (Z1/116)

Unter dem 20. Juni ist bei Wedekind zu lesen: »Heine ist fast immer kränklich und leidet sehr an Kopfschmerzen. Daraus erklärt sich wohl seine so sehr abwechselnde Stimmung. Manchmal ist er ganz hypochondrisch, und dann springt er mit einem Male in den feinsten Witz um. Wenn er bei guter Laune, ist er äußerst witzig und kommt man dann auf seine Liebe zu sprechen, fängt er immer an zu parodieren.« (Z1/121) Auch über seine Überempfindlichkeit für das geringste Geräusch wußte Wedekind zu berichten; so am 21. Juni 1824: »Meine Uhr, die auf dem Tisch lag, bat Heine mich wegzulegen; er könne das Pickern nicht vertragen, sagte er.« (Z1/122)

Auch Heines Äußeres, vor allem das Gesicht und die Augen beobachtete und beschrieb Wedekind. Ihm fielen schon 1824 die oft geröteten Augenlider Heines auf. Es könnte sich um eine leichte Konjunktivitis infolge der Anstrengung der Augen beim Sehen ohne korrigierende Brille oder beim langen und anstrengenden Arbeiten gehandelt haben. Denkbar wäre ähnlich wie bei Heines tränenden Augen aber auch eine Reizkonjunktivitis in Verbindung mit den andauernden Kopfschmerzen. Auf jeden Fall schilderte Wedekind gegenüber Adolf Strodtmann (Uslar, 30. 9. 1876) ein Symptom, das schon früher aufgetreten war und offenbar persistierte: »Heine, bekanntlich nur klein u. schmal, sah damals – je nach seinem – Befinden – sehr verschiedenartig aus. In guten Momenten hatte er eine ungemein gewinnende Freundlichkeit, und am interessantesten war sein Gesicht, wenn er irgendeine gutmütige Schelmerei vorhatte. Dann blitzten die kleinen mandelförmigen Augen (oft mit gerötheten Rändern) recht treuherzig – listig.« (Z1/112) Auch Heines wechselnde, für aufmerksame Beobachter gut wahrnehmbare Stimmungsschwankungen, die ihren Einfluß sogar auf sein körperliches Aussehen ausdehnten, wurden von Wedekind beschrieben (vgl. Z1/124).

Heine selbst beklagte am 25. Juni 1824 in einem Brief an Moses Moser die noch immer ausbleibende Besserung und daher anhaltende Behinderung seiner Arbeit: »Ich lebe hier im alten Gleise, d. h. ich habe 8 Tage in der Woche meine Kopfschmerzen ... Auch meinen Rabbi habe ich erst $^1/_3$ geschrieben, meine Schmerzen haben mich auf schlimme Weise daran unterbrochen ... Wenig poetische Ausbeute wird dieses Jahr liefern, ich mache fast gar keine Gedichte, meine Zeit wird von Kopfschmerzen und Studien in Beschlag genommen.« (HSA 20/113) Doch hinderte seine Krankheit Heine nicht an einem Ausflug von Göttingen nach Bovenden, währenddessen er sich nach dem Zeugnis von Wedekind recht vergnügt gezeigt haben soll (Z1/ 127). Letzterem fiel auch auf, daß Heine geradezu stereotyp über seine Krankheit wie über die Angst vor dem Examen klagte. Er bemerkte aber auch, daß Heine leicht etwa durch ein interessantes Gespräch (Z1/154) von seinen Klagen und seiner Krankheit abgelenkt werden konnte. Am 26. Juli 1824 betonte Heine brieflich gegenüber Moser seinen Arbeitseifer trotz anhaltender »Schmerzen« (HSA 20/114).

So erschienen im Juni und Juli 1824 mehrere Gedichte Heines in der »Agrippina«. Am 9. August sprach Heine im Glückwunschschreiben zur Geburt des ersten

Kindes seiner Schwester Charlotte seine Hoffnung auf seine eigene völlige Genesung aus: »Was mich betrifft, so geht es mit meiner Gesundheit immer besser, freylich sehr langsam ... Ich glaube ganz bestimmt, daß ich meine Kopfschmerzen im Laufe einiger Jahre ganz verlieren werde, und daß ich dann mehr als jetzt im Stande seyn werde tüchtig zu wirken und zu leben.« (HSA 20/115)

Ludwig Emil Grimm berichtete im Sommer 1824 an seinen Bruder Ferdinand Grimm: »Ein Dichter, Heinrich Heine, hat mich von Göttingen aus, wo er Jura studiert, besucht, er hat ein gescheites Gesicht und ist auch nicht häßlich und auch just nicht unangenehm. Er schwätzt nur gar nicht viel und über alles, was ihm vorkommt. Er hinkte an einem Fuß, wie er bei mir war, und sagte, er habe die größten Schmerzen; es soll wie er sagte, ihn der Kutscher umgeworfen haben. Es scheint mir aber nicht wahr zu sein.« (Z1/148) Es ist nicht bekannt, ob Grimms Zweifel an Heines Erklärung berechtigt waren. Es kann sich jedoch weder um einen gefährlichen und daher aufsehenerregenden Unfall noch um eine länger bestehende Verletzung gehandelt haben, denn weder von Heine selbst noch von anderen Personen, die ihn kannten und in diesem Sommer sahen, wurde etwas von Heines Gehbehinderung und seinen Schmerzen aus dieser Zeit berichtet. So ist anzunehmen, daß es sich nur um eine flüchtige Erscheinung handelte und kaum im Zusammenhang mit der bereits 1823 beschriebenen Gangstörung (Entengang) als erneut auftretendes, mögliches Symptom einer chronischen Erkrankung diskutiert zu werden braucht.

Am 4. September 1824 klagte Heine wieder über Kopfschmerzen und zum ersten Male in seiner Studentenzeit über die Folgen reichlichen Alkoholgenusses: »... und wahrlich das Schreiben wird mir heute sauer, ich habe mir schon diesen morgen meiner alten Gäste die fatalen Kopfschmerzen erschrieben und habe noch obendrein jene Krankheit von welcher der Dichter spricht ›Perser nennen‹s Bidamagbuden‹.« (HSA 20/116) Heine bezieht sich hier auf Goethes »West-Östlichen Divan«; im »Schenkenbuch« finden sich folgende Verse: »Perser nennen's Bidamagbuden – Deutsche sagen Katzenjammer.«

Mitte September wanderte Heine dann durch den Harz und reiste weiter nach Weimar. Den gesundheitlichen Zweck dieser Reise erwähnte Heine auch gegenüber Goethe, als er Goethe bat, ihn doch zu empfangen. »Außerdem bin ich auch krank, machte deshalb vor 3 Wochen eine Gesundheitsreise nach dem Harze, und auf dem Brocken ergriff mich das Verlangen zur Verehrung Goethen nach Weimar zu pilgern.« (HSA 20/117) Am 2. Oktober 1824 wurde Heine von Goethe empfangen, das Gespräch war jedoch nur kurz und belanglos. Anfang Oktober traf Heine wieder in Göttingen ein. Am 25. Oktober konnte Heine Moses Moser jedoch nicht von Erfolgen der Harz-Reise berichten: »Ich habe einen trüben Sommer verbracht, Jurisprudenz und Kopfschmerzen.« (HSA 120/118) Auch seinen Aufenthalt in Weimar schilderte er nur mit lapidaren Worten: »Ich war in Weimar, es gibt dort sehr gutes Bier.« (HSA 20/118) Im Oktober und November litt Heine unter Kopfschmerzen, wie aus den Briefen an Moser (HSA 20/118) und Friedrich Wilhelm Gubitz (HSA 20/120) hervorgeht. In den gleichen Monaten konnte

Heine jedoch seine »Harz-Reise« schon mehr als zur Hälfte fertigstellen, und auch der »Rabbi von Bacharach« machte Fortschritte. Sylvester feierte Heine mit seinen Studienfreunden. Wedekind hielt über diesen Abend in seinem Tagebuch fest, daß Heine mißmutig und von gedrückter Stimmung gewesen sei.

1825

Am 11. Januar 1825 berichtet Heine an seinen Freund Moses Moser nach Berlin von den Schwierigkeiten, sich konzentrieren und in Göttingen Anschluß finden zu können: »Was die ordinärsten Menschen zu fassen vermögen wird mir schwer. Ich bewundere wie die Menschen das Halbbegriffene, das aus dem Zusammenhang des Wissens gerissene, im Kopf behalten ... Wie oben bemerkt ist, ich arbeite angestrengt an meinem Jus. Lebe übrigens ganz einsiedlerisch. Bin nicht geliebt hier ...« (HSA 20/122) Diese offensichtlichen Schwierigkeiten führte Heine auf seine den Verstand betäubenden und sich wie ein Nebel über die geistigen Anstrengungen legenden diffusen Dauerkopfschmerzen zurück: »Das Schlimmste ist nun zu sehr bestimmt, nemlich daß ich auf eine unerträgliche und geisteshemmende Weise von meinen Kopfschmerzen gequält werde. Z.B. in diesem Augenblick.« (HSA 20/122)

Auch die Arbeit am »Rabbi von Bacharach« machte nur geringe Fortschritte, allerdings konnte Heine im Winter einige Gedichte und einen Artikel veröffentlichen und ein wenig an den »Memoiren« arbeiten. Dies mag Beleg sein für Heines Schwierigkeit, sich über längere Zeit zu konzentrieren und eine größere Arbeit konsequent fortzuführen.

Gegen Ende Februar muß er wieder in besserer Verfassung gewesen sein. Er schrieb am 24. Februar an Karl Immermann in Magdeburg voll Zuversicht: »Es ist aber auch unverzeihlich, daß ich bis jetzt noch immer mehr oder minder an meinem Kopf gelitten und halsstarrig meine Juristerey fortgetrieben. Was den Kopf betrifft so bessert er sich täglich ich hoffe nach einiger Zeit recht klar und gesund zu werden ... Wie gesagt mit meiner Gesundheit bessert es sich, und ich hoffe nächstens manches Gute schreiben zu können ... Wenn ich gesund und frey werde, will ich gern Theil nehmen an jedem literarischen Unternehmen ...« (HSA 20/123)

Auch Ludwig Robert teilte Heine diese erfreuliche Besserung mit. Im gleichen Brief vom 4. März entschuldigte Heine das Nachlassen seiner literarischen Produktivität im letzten Jahr mit diesen Kopfschmerzen (HSA 20/125).

Anfang März plante Heine, sein Jurastudium abzuschließen, um sich endlich wieder seinen literarischen Plänen widmen zu können. Er schrieb im März an Julius Hitzig in Berlin über sein Studium: »... doch werde ich vorher absolvieren, um den Sommer ganz frei zu haben für meine Lieblingsstudien und meine Gesundheit.« (HSA 20/128) Doch bereits Mitte März verschlechterte sich der Gesundheitszustand erneut. Die Kopfschmerzen quälten Heine heftiger als zuvor. Auch verfiel er erneut in seine Antriebslosigkeit, in mürrische Verstimmung und alles überdeckende, von Leiden geprägte Depression. Zudem mußte er wieder erfahren, wie ihn diese für seine Mitmenschen schwer erträgliche Stimmung zusehends in die Isolation trieb. Verzweifelt gab er seinem Freund Moser am 1. April Nachricht von seiner traurigen Lage: »Ich gebe meinen Freunden nicht viel Anregung und bey meiner Grämlichkeit, oder besser gesagt bey meiner Lage wäre es kein sonderliches Wunder, wenn sie sich allmählich von mir wenden – Ich will hiermit gar nichts gesagt haben, denn, bey Gott, ich bin in diesem Augenblick nicht im Stande, an etwas anderes zu denken als an meine physischen Schmerzen. Diese haben mich die letzten 14 Tage gequält, fast so sehr wie ich meine Freunde quäle mit der beständigen Erwähnung dieser Schmerzen ... Meine äußere Lage ist nicht sehr verändert. Ich habe den ganzen Winter an der Jurisprudenz gearbeitet, und habe manche, sehr gesunde Tage gehabt und wenn ich in diesem Augenblick nicht einen so schlimmen Rückfall von Schmerzen hätte, so würde ich mich jetzt zum juristischen Promoviren melden. Doch in diesem Zustand worinn ich mich jetzt befinde kann ich nicht daran denken.« (HSA 20/131) Dennoch glaubte Heine, bald wieder zu gesunden und auch eine bessere Stimmung gewinnen zu können: »Ich habe gute Hoffnung diesen Sommer recht zu gesunden, mein Arzt giebt sich viel Mühe und ich auch. Viel Geldausgaben und Verschlucken unangenehmer Medizinen.« (HSA 20/131) Offenbar hat Heine seine Krankheit nicht bloß aus Scheu vor dem Examen oder aus allgemeiner hypochondrischer Neigung vorgetäuscht, brachte die notwendige medizinische Behandlung Heine doch Unannehmlichkeiten ein und kostete den damals nicht sehr solventen Studenten auch viel Geld, das er sich mühsam bei seinem Onkel Salomon Heine in Hamburg beschaffen mußte, mit dem er doch gar nicht gut stand. Im gleichen Brief schrieb er über sein Verhältnis zu seinem Hamburger Gönner: »Ebenfalls aus Ekel übergehe ich hier diese Eitermaterie. – Bin ich gesund so habe ich Kraft genug alles zu ändern.« (HSA 20/136)

Über die Art der verschriebenen Medizin ist leider nichts bekannt. Der behandelnde Arzt war Dr. F. H. Marx, der Heine in den Jahren 1820/21 und 1824/25 behandelte. Marx widmete sich besonders der Therapie venerischer Infektionen (vgl. unten).

Heines Gesundheitszustand schien sich denn doch schneller gebessert zu haben. Entgegen seinen Befürchtungen konnte Heine sich am 16. April bei Gustav Hugo in Göttingen zur juristischen Promotion vorstellen. In seinem Lebenslauf rechtfertigt er sein langes Zögern, sich zur Promotion zu melden, mit seiner Krankheit: »Gottinga vero jurisprudentiae tantum operam dabam, sed pertinax capitis morbas, quic me duos annos usque ad hoc tempus exeruciat, mere dibilem in modum me semper impediebat, et effecit ut scientiae non repondeant diligentiae studioque meos.« (HSA 20/132)

Am 3. Mai 1825 bestand Heine sein juristisches Examen. Am 15. Mai klagte er in seinem Brief an Friederike Robert nach glücklich bestandenem Examen noch immer über seine Isolation und Abgeschiedenheit vom gesellschaftlichen und studentischen Leben in Göttingen. »Hier ist alles still und trüb, durchaus keine schöne Gesichter, und ich lebe vergraben in Studien.« (HSA 20/135) Am 26. Mai fand er Zeit, seinem alten Freund Rudolf Christiani in Lüneburg einen genauen Bericht über seine physische und psychische Situation zu geben, der als autobiographisches Zeugnis ein abschließendes Urteil über den Winter 1824/25 erlaubt. Ganz offensichtlich ist die Übereinstimmung dieses Briefes in Inhalt und Stil mit anderen Briefen aus den Jahren 1824 und 1825 ein wichtiger Beleg für Heines weder als bloße selbstgewählte Attitüde noch nur als reine Entschuldigung gebrauchte Darstellung seines gesundheitlichen Zustandes. Ein Widerspruch zu früher gemachten Äußerungen ist nirgends zu finden. Heine verwendet im Gegenteil gleichlautende oder gleichsinnige Bezeichnungen wie in den aktuellen brieflichen Äußerungen zu dem Auf und Ab seiner Gesundheit im besagten Winter: »... über dieses Alles will ich nicht zur Entschuldigung gebrauchen, sondern bloß meinen physischen Zustand und dessen Einwirkung auf meine Gemütsstimmung. Ich war nemlich den ganzen Winter krank, und jetzt leide ich an allmählicher Genesung. Im vorherigen Sommer sah es auch nicht sehr glänzend mit meiner Gesundheit aus ...« (HSA 20/136)

Sogar Goethes Teilnahme an seinem Gesundheitszustand stellte Heine jetzt besonders heraus: »Rührend war mir Goethes tiefmenschliche Besorgniß wegen meiner Gesundheit.« (HSA 20/136) Doch dürfte Goethes Sorge nicht allzu tief gewesen sein, denn von Goethe findet sich nur in seinem Tagebuch die lapidare Eintragung, Heine sei dagewesen.

Weiter bekannte Heine seine Neigung zur Übertreibung und zu einer der Wirklichkeit entfremdeten Darstellung: »Das ist der Zwiespalt in mir, daß meine Vernunft in beständigem Kampf steht mit meiner angeborenen Neigung zur Schwärmerey.« (HSA 20/136) Es liegt nahe, in Heines eigener Darstellung seines Gesundheitszustandes zuweilen auch eben diese »Neigung zur Schwärmerey« zu erkennen: »Diesen Winter, theuer Christiany hab ich schrecklich gelitten. Ich war fürchterlich auf dem Hund. Zum Verzweifeln ... ich lebte in Schmerzen und Medizin. Jetzt ist es besser, aber noch immer bin ich sehr leidend, höchst angegriffen von den Leiden dieses Winters, und dieses ist Ursache warum ich vorderhand mich noch nicht von hier fortschieben kann. Lassen Sie dieses aber nicht meine Eltern merken. Trotz schlimmer Zeiten habe ich noch viel gethan ...« (HSA 20/136) Über sein Examen und sein langes Stillschweigen gegenüber Christiani schrieb er: »Diese Last, die mich zum beständigen Ochsen anspornte, sowie meine erwähnte Krankheit verhinderten mich Ihnen zu schreiben; und nun bin ich bey Ihnen entschuldigt.« (HSA 20/136)

Aus dieser Zeit stammt auch eine weitere Beschreibung von Heines äußerer Erscheinung. Georg Knille erinnerte sich in seinen 1873 gemachten »Mitteilungen an Adolf Strodtmann« an seine Begegnung mit Heine im Jahre 1825: »Heine's Statur war kaum mittelgroß und schmächtig. Er hatte eine sanfte, überaus angenehme Stimme, mittelgroße, schalkhafte Augen voll Geist und Leben, die er im Eifer des Gespräches halb zu schließen pflegte, eine schöne, leicht gebogene und scharfgeschnittene Nase, keine ungewöhnliche Stirn, hellblondes Haar und einen Mund, der in steter, zuckender Bewegung war und in dem länglichen, mageren, kränklich blassen Gesichte die Hauptrolle spielte. Seine Hände waren von der zartesten Form, gleichsam durchgeistigt, und alabaster-weiß ... Seine sonst unverwüstlich heitere Laune war schon damals wesentlich durch sein körperliches Befinden bedingt. In guten Stunden wirkte sie wahrhaft bezaubernd auf seine Umgebung.« (Z1/100) Auffallend ist, daß Knille bereits im Jahre 1825 bei Heine das später oft beobachtete und vielfältig gedeutete Zucken des Mundes bemerkt hat. Auch betont Knille in seinen Erinnerungen ausdrücklich Heines »normal gebildete Füße«.(Z1/106)

Am Ende seines juristischen Studiums stand Heine vor dem Problem der gesellschaftlichen Etablierung. Seine Erfahrungen aus der Studentenzeit, der Antisemitismus als wahrscheinlicher Grund für sein Consilium abeundi und der Ausschluß aus der Burschenschaft ließen weitere Hindernisse und Benachteiligungen in der juristischen Karriere erwarten. Es ist anzunehmen, daß Heine diesen entgehen wollte, als er sich christlich taufen ließ. Bei der Taufe legte Heine ein u.a. von den Rektoraten der Universität Bonn, Berlin und Göttingen ausgestelltes persönliches Führungszeugnis vor, das ihm Fleiß und lobenswertes Verhalten attestierte. Dieses Dokument kann daher auch als weiterer Beweis gegen die dem Studenten Heine unterstellten Ausschweifungen gewertet werden (Z1/159). Am 28. Juni 1825 wurde Heine von dem protestantischen Pfarrer Grimm in dessen Wohnung in Heiligenstadt auf den Namen »Christian Johann Heinrich Heine« getauft.

Diese Veränderungen wirkten sich offenbar günstig auf Heines Gesamtbefinden aus. Die Kopfschmerzen ließen mit sich verringernder Anspannung nach. Recht erfreut über diese glückliche Wendung schrieb Heine aus Göttingen an Moser in Berlin am 1. Juli 1825: »Mir geht es so ziemlich. Mein Kopf gesundet allmählich und ich thue alles was dazu förderlich ist. Ich habe mir eine Gartenwohnung gemiethet, gehe des Abends zwischen Rosenbüschen spazieren, und werde Morgens 3/4 auf 6 von den Nachtigallen aus dem Schlaf geweckt. Es ist doch besser, daß dieses durch Nachtigallen als durch Klopfen der Stiefelputzer geschieht.« (HSA 20/138) Heine hatte einen zweimaligen Umzug in Göttingen innerhalb weniger Wochen nicht gescheut, um sich Gesundheit und Erholung zu verschaffen. Immerhin aber zeigte sich auch hier wieder seine Geräuschempfindlichkeit, die aus früheren Zeugnissen bereits geläufig ist.

Am 20. Juli promovierte Heine nach erfolgreicher Disputation mit der Gesamtnote 3 zum Doctor iuris. Am 21. Juli 1825 benachrichtigte er seine Eltern. Auch seinem Onkel Salomon, der Heine wie auch dessen Brüdern das Studium finanziert hatte, teilte er den Abschluß seiner Studien mit, jedoch nicht ohne gleichzeitig den Wunsch nach Erholung in einem Seebad zu äußern. An Moses Moser schrieb er nach Berlin am 22. Juli recht ausgelassen: »... und heute bin ich todt. Erschreck nicht über letztere Worte, ich sprach im figürlichen Sinn.« (HSA 20/139) Zugleich aber setzte Heine hinzu: »Im Ganzen geht es gut mit meiner Gesundheit. Ich werde wohl jetzt nicht lange mehr hierbleiben. In einem Brief an meinen Onkel habe ich meinen Wunsch nach einem Seebade zu reisen durchschimmern lassen ...« Heine betont auch: »Ich bin wie gesagt heute todt und in großer Verwirrung und weiß kaum was ich schreibe.« Auch der Brief an seine Schwester vom 31. Juli 1825, dem Tag, an dem Heine seine Promotion im Freundeskreus mit einem Doktorschmaus feierte, ist im gleichen Ton gehalten: »Ich befinde mich jetzt zwar nicht mehr ganz so schlecht, mit meiner Gesundheit geht es Gottlob viel besser als sonst, doch ich bin noch immer krank genug, um mehr an die Gegenwart als an die Zukunft zu denken.« (HSA 20/141)

Am 6. August reiste Heine über Emden nach Norderney zur Kur, die ihm vom Onkel in Hamburg finanziert worden war. Während dieser Ferienzeit schien sich seine Gesundheit rasch zu bessern. Die Kopfschmerzen und der dumpfe Druck im Schädel hatten offenbar nachgelassen, so daß er übermütig am 14. August an Ferdinand Oesterley nach Göttingen schrieb: »... In Emden habe ich schon den Vorgeschmack des holländischen Wesens genossen, ich wollte mich todtlachen als ich die erste hübsche Holländerin küßte, und die phlegmatisch stillhielt und nichts sagte als ein immerwährendes Myn Her ... Ich soll ja hier an gar nichts denken und bloß des Morgens den Kopf in die schäumenden Wogen der Nordsee sorglos hineinstecken.« (HSA 20/147) Die freudig ersehnte Badekur scheint nicht unbetrübt verlaufen zu sein, denn schon in der letzten Augustwoche war Heine wieder von jener »verdrießlichen und weichen Stimmung« befallen, von der er Sethe am 1. September berichtete und die ihn zur Folgerung veranlaßte: »... ich bin noch immer der alte Narr, der, wenn er kaum mit der Außenwelt Friede gemacht, gleich wieder von inneren Kriegen geplagt wird.« (HSA 20/148) Auch das Wetter hat ihn nicht aufgeheitert: »Es ist ein mißmüthiges Wetter, ich höre nichts als das Brausen der See – o läge ich doch begraben unter den weißen Dünen.« (HSA 20/149) Das seiner Gesundheit abträglich schlechte Wetter und die Entmutigung angesichts der ausbleibenden Erholung verursachten jene depressive Verstimmung. Mitte Sepember verließ Heine Norderney und reiste durch das Wesertal und Westfalen in Richtung Lüneburg. In Minden erkrankte er. Dies geht aus dem an Christian Sethe in Koblenz gerichteten Brief aus Lüneburg vom 12. November 1825 hervor: »Ich lag 6 Tage auf der See, muste doch endlich zu Land gehen, bekam unterwegs die Rose am Bein und muste doch um Geld schreiben u.s.w. ...« (HSA 20/155) Unter »Rose« wird allgemein ein Erysipel verstanden, das durch Streptokokken hervorgerufen wird, denen als Eintrittspforte in die Haut eine Bagatellverletzung oder speziell am Unterschenkel auch eine Tinea pedis, ein Fußpilz, dienen. Sitz des Erysipels sind vor allem Gesicht und Unterschenkel. Nach einer oft nur wenige Tage dauernden Inkubationszeit zeigen sich die charakteristischen Hauterscheinungen, eine entzündliche Röte eventuell mit Bläschen oder sogar Nekrosen mit zungenartigen Ausläufern und begleitender lokaler Lymphangitis. Allgemeinsymptome sind mäßiges bis hohes Fieber und Schüttelfrost. Ein Erysipel der Unterschenkel erscheint als Erkrankung Heines gerade nach einem Badeurlaub durchaus wahrscheinlich. Als wichtigste Differentialdiagnose ist das allergische Kontaktekzem zu nennen. Für diese Differentialdiagnose spricht, daß Heine an keiner Stelle Fieber oder Schüttelfrost erwähnte, die beim Erysipel obligat auftreten, sofern es sich nicht um ein nur wenige Tage dauerndes Rezidiv, ein sogenanntes mitigierendes Erysipel, handelt.

Am 14. Oktober 1825 teilte Heine Rudolf Christiani ganz lapidar mit: »Ich bin ganz trocken, mein Knie ist noch nicht heil.« (HSA 20/154) Heine erwähnte hier sein Knie als befallenen Körperteil, vielleicht weil sein Erysipel am proximalen Abschnitt des Unterschenkels lokalisiert war. Die Betonung des Knies als erkrankter Körperabschnitt lenkt jedoch die Aufmerksamkeit auf das Gelenk und gibt zu der Vermutung Anlaß, daß Heine durch eine Funktionsstörung des Kniegelenkes beeinträchtigt wurde, die aber nicht durch das Erysipel hervorgerufen worden sein konnte. Stand also die Funktionsstörung im Knie im Vordergrund der Beschwerden, ist ein entzündlicher Erguß im Knie zu diskutieren. Dieser Erguß könnte bei entsprechendem Vorschaden der Menisken oder Schwäche des Bandapparates durch ein dem Patienten nicht mehr erinnerliches Bagatelltrauma verursacht worden sein. Wegen der dürftigen und unpräzisen Angaben ist eine genauere Festlegung auf Erguß, Allergie oder Erysipel im einzelnen nicht möglich. Die Klage, ganz »trocken« zu sein, mag jedoch auf eine Exsikkose als Folge einer fiebrigen Erkrankung wie ein Erysipel hindeuten. Die Symptome scheinen bald geschwunden zu sein, da Heine nichts mehr von seiner »Rose am Knie« erwähnte.

Seit Ende September wohnte Heine in Lüneburg bei seinen Eltern. Seinem Freund Moser in Berlin berichtete er von allgemeiner gesundheitlicher Besserung und Wohlbefinden; so am 8. Oktober 1825 (HSA 20/150). Gegenüber Rudolf Christiani, mit dem er in Lüneburg viel verkehrte, erklärte er aber in seinem Brief vom 10. Oktober 1825: »Ich bin ganz marode.« (HSA 20/151) Der objektive gesundheitliche Zustand schien sich im Gegensatz zu Heines psychischer Verfassung, wie aus dem Schreiben an Friederike Robert in Karlsruhe vom 12. Oktober 1825 hervorgeht, dennoch gebessert zu haben (HSA 20/152).

Ende Oktober widmete sich Heine wieder ganz seiner literarischen »Muse«. Auf seine Göttinger Zeit zurückblickend schrieb er am 23. Oktober 1825 an Joseph Lehmann in Berlin: »Die Göttinger Bibliothek, die Juristerei und mein Krankseyn haben nicht zugelassen, daß ich mit besagter Muse viel spielte. Doch jetzt gehts mit meiner Gesundheit viel besser ... Mein äußeres Leben war in Göttingen sehr einförmig, nichts als Studium und Studium.« (HSA 20/154) Dies mag noch einmal verdeutlichen, daß Heine in Göttingen kaum Zeit gefunden haben dürfte, sich in Liebesabenteuer, etwa mit der Köchin des Hofrates Bauer, zu verstricken und es wohl bei der Anschauung der marmornen Venus in der Universitätsbibliothek belassen hatte.

Ende November glaubte Heine noch an den Erfolg seiner Badekur in Norderney, wie aus dem Brief an Friedrich Wilhelm Gubitz nach Berlin am 23. November hervorgeht (HSA 20/156). Bereits wenige Tage später schrieb Heine aus Hamburg am 6. Dezember an Rudolf Christiani: »Schlechtes Leben hier. Regen, Schnee und zu viel Essen. Ich bin sehr verdrießlich.« (HSA 20/157) Heines Verdruß ist verständlich. Am 20. November war Heine in das Haus seines Schwagers Embden in den Neuen Wall Nr. 167 in Hamburg übergesiedelt, um sich in der Hansestadt, wo er viele einflußreiche Verwandte und Freunde hatte, als Advokat niederzulassen. Doch durch Intrigen wußten sein eigener Schwager, Moritz Embden, sowie Halbe und Oppenheimer diesen Plan zu vereiteln. Dennoch beabsichtigte Heine, in Hamburg zu bleiben und wohnte ab Dezember 1825 in der ABC-Gasse. Hier geriet er erneut in eine psychische Krise. Er beklagte sich bei Moser aus dem »verdammten Hamburg« über ausbleibende Nachricht: »... und nie war ich derselben mehr bedürftig als eben jetzt, wo wieder der Bürgerkrieg in meiner Brust ausgebrochen ist, alle Gefühle sich empören – für mich, wider mich, wider die ganze Welt. Ich sage Dir, es ist ein schlechter Spaß ... Da sitze ich nun auf der ABC-Straße, müde vom zwecklosen Herumlaufen, Fühlen und Denken, und draußen Nacht und Nebel und höllischer Spektakel ... So will ich Dir etwas ganz apartes am Weihnacht schenken, nemlich das Versprechen, daß ich mich vorderhand noch nicht todtschlafen will.« (HSA 20/156)

Überraschend schnell hellte sich jedoch Heines Stimmung wieder auf, denn er hatte sich in die jüngere Schwester seiner ersten unglücklichen Liebe, in die Amalien sehr ähnelnde Therese Heine, Tochter Salomons Heines, verliebt. Froh schrieb er an Joseph Klein in Köln Weihnachten 1825: »... Ich bin wieder verliebt.« (HSA 20/159) Und so erfuhr Klein von der sich gleichzeitig bessernden Gesundheit Heines: »... mit meiner Gesundheit geht es besser.« Der Brief zum Jahreswechsel an Karl Simrock läßt wieder viel Zuversicht erkennen, doch deutlich kündigt sich auch hier eine Remission der depressiven Stimmungslage an: »Entschuldigungen habe ich genug. Krankheit, Jurisprudenz und Faulheit. Ersteres hielt mich sehr niedergedrückt, doch jetzt geht es besser. Seit August habe ich Göttingen verlassen, reiste nach der Insel Norderney, wo ich mit Erfolg das Seebad gebrauchte ... Lächle nicht, lieber Simrock, über den mürrischen Ernst der mich anwandelt.« (HSA 20/160)

Ein recht eindruckvolles Bild von Heines Stimmungslage und Verhalten vermittelten die nahezu gleichlautenden Berichte von Ludolf Wienbarg und Adolf Strodtmann über ein Erlebnis, das Julius Campe mit Heine im Winter 1826/27 hatte. Wienbarg schreibt: »Sein leicht erregter Argwohn, seine beständige Furcht vor schlimmen Streichen, die ihn seitens seiner »Feinde«, der von seiner Satyre getroffenen Personen und Körperschaften gespielt werden möchten, hatten, sozusagen, etwas Mittelalterliches, Italienisches und führte zuweilen gar komische Irrungen herbei. Eine heitere Novelle dieser Art hat wohl einigen Anspruch darauf, mitgetheilt zu werden. Sein jovialer Freund und Verleger Herr Campe, ging eines Abends in der Weihnachtszeit seiner Wohnung vorüber und bemerkte in seinem Zimmer im oberen Stockwerke Licht. Guten Abend, Heine! rief er hinauf. Sogleich wurde das Licht ausgelöscht. Vor dem Hause befand sich eine Pfefferkuchenbude. Campe nahm einen Pfefferkuchen und warf damit an's Fenster. Guten Abend Heine! Eine zweite, dritte Pfeffernuß folgte mit begleitendem stärkeren Rufen, doch öffnete sich kein Fenster und alles blieb stumm und dunkel. Herr Campe ließ sich eine Düte mit Pfeffernüssen geben und trat an die Haustür. Sie war verschlossen. Nach längerem Pochen ließen sich Tritte und eine fremde tiefe Stimme vernehmen, die fragte: wer ist da? Machen Sie gefälligst auf, sagte Campe, ich habe eine Bestellung an Herrn Heine. Als die Thür sich zögernd öffnete, überreichte er dem fremden Mann die Düte mit dem Pfefferkuchen und fügte scherzend hinzu, wollen Sie das an Herrn Heine geben, es kommt von Professor Hugo aus Göttingen. – Campe wußte, wie gern er naschte. – Am anderen Abend saßen Dichter und Verleger nebeneinander an einem kleinen Tische im Damenpavillon, in dem sich in gewohnter Weise die damalige literarische Gesellschaft versammelte. Heine erwähnte mit keinem Wort seine Pfefferkuchen von Professor Hugo. Ebenso stumm blieb er darüber den folgenden und dritten Abend, bis Campe mit der Frage losbrach: wie haben Ihnen die Pfeffernüsse geschmeckt? – Sind sie von Ihnen? – schrie Heine. Und nun kam es heraus, daß er sie für ein Geschenk der Danaer gehalten und aus Furcht vor Vergiftung sie nicht berührt hatte. Nun werde ich sie essen, sagte er froh und erleichtert, daß es nicht so teuflich gegen ihn gemeint war.« (Z1/178)

1826

Zu Beginn des Jahres 1826 sah Heine viele seiner Pläne in Hamburg vereitelt, die Beziehung zu seinem Schwager verschlechterte sich zusehends. Mit seinem literarischen Schaffen war Heine unzufrieden. Auch von seiner Krankheit war er noch nicht gänzlich genesen. Dennoch zeigte er sich weniger gedrückt, mut- und hoffnungslos. Vielmehr schien sich bei Heine mehr und mehr die Erkenntnis durchzusetzen, daß sein Groll und seine abweisende Haltung gegenüber seinen Mitmenschen oft gar nicht so sehr durch deren Verhalten ihm gegenüber bedingt, sondern vielmehr ein Spiegelbild seiner seelischen Unausgeglichenheit waren. So bekannte Heine in seinem Brief an Moses Moser vom 9. Januar 1826: »Ich lebe ganz isoliert ... Soviel kann ich Dir vertrauen: Es steht mit mir besser als ich selber weiß. – Wer mich am meisten quält, daß bin ich noch immer selbst. – Im Grunde bin ich jetzt auch innerlich so sehr bewegt, daß ich an nichts äußeres denken kann ... Mit meiner Gesundheit geht es so ziemlich ich leide aber noch immer. Die Wirkung des Norderneyer Seebades scheint heilsam gewesen zu sein.« (HSA 20/162)

Doch bald kehrten Kopfdruck und Resignation zurück. Ein Netz von Intrigen und übler Nachrede, nicht zuletzt von seinem Schwager Moritz Embden und anderen gesponnen, belasteten Heine sehr. Auch mußte er die Hoffnungslosigkeit seiner Schwärmerei für die Töchter im Hause seines Onkels erleben. Er schrieb an Moses Moser am 24. Februar: »Obschon kopfmüde kann ich doch nicht umhin ... zu schreiben ... Ja ich bin rasend ... ich bin ganz krank vor Unmuth. Ich kann fast nicht schreiben. Es ist mir das Buch ganz gleichgültig, wie mir denn überhaupt die meisten Dinge keinen Spaß mehr machen ... Ich habe diese Tage meine Schwester verloren.« Am 28. Februar schreibt er an Moses Moser: »Ich bin zu tode vergnügt, denn ich habe diese Nacht geträumt, ich sey noch am leben.« (HSA 20/165)

In den letzten Wochen dieses Winters gingen die Reisebilder in Druck. Der zweite Teil der Harzreise war bereits vom 1. bis 11. Februar in den Nummern 19 bis 24 des »Gesellschafter« erschienen. So wurde Heines Talent vor allem in der breiten Schicht des Bildungsbürgertums bekannt. Aber nicht nur Anerkennung wurde ihm für seine jüngsten Veröffentlichungen zuteil. Heine sah sich unvermittelt auch einer breiten Front der Ablehnung ausgesetzt. Am 11. März eröffnete Moritz Saphir in der Ausgabe Nr. 30 der »Berliner Schnellpost« einen Angriff auf Heine. Merkwürdigerweise richtete sich Heines Zorn trotz dieser Angriffe nicht so sehr gegen seinen Gegner, sondern erweckten vor allem Selbstvorwürfe und Zweifel an sich selbst, die Heine an den Rand einer schizoiden Identitätskrise brachten, wie aus dem Brief an Moser vom 23. April 1826 hervorgeht: »Verzeih mir den Unmuth, er ist zumeist gegen mich selbst gerichtet. Ich stehe jetzt oft auf des Nachts und stelle mich vor den Spiegel und schimpfe mich aus. Vielleicht sehe ich des Freundes Seele jetzt für einen solchen Spiegel an, aber es kommt mir vor, als sey er nicht mehr klar wie sonst. Sey nicht mürrisch weil ich es bin.« (HSA 20/167) Diese kritische Selbstbetrachtung war sicherlich ehrlich und nicht als bloße mitleidsheischende Geste gemeint, denn Moser in Berlin war zu dieser Zeit fast Heines einziger Halt, den Heine nicht zu verlieren trachtete. Es läßt sich schon als eine für Heine eigentümliche Reaktion deuten, daß er in Zeiten persönlicher Krisen die meisten Hoffnungen und Erwartungen in diejenigen Freunde setzte, die außerhalb der Ereignisse standen und zu weit entfernt waren, um Heine unmittelbar helfen zu können. Besonders von ihnen verlangte Heine rücksichtslose Treue und vorbehaltlose Unterstützung. Er forderte dies alles vielleicht gerade deshalb von ihnen, weil sie ihm am leichtesten aus der Entfernung Zuspruch und Trost spenden konnten. So mußte Heine keine neuen Enttäuschungen fürchten. Der sonst als eitel geltende Heine konnte sich in den Ansprüchen an diese Freunde recht schnell bescheiden, denn er ahnte wohl, daß sein eigenes Verhalten manche Kritik und viele Schwierigkeiten hervorrief. Heine brauchte stets das Gefühl, von entfernten Freunden geschätzt, verehrt und sogar geliebt zu werden, wenn es in der unmittelbaren Umgebung für ihn keine absolute kritiklose Unterstützung geben konnte. Dies erklärte die vielen Briefe, die Heine aus Hamburg an Moses Moser gerade in den letzten Monaten des Winters 1826 sandte, während er in anderen Zeiten nur sporadisch schrieb, ein Versäumnis, das er dann mit Arbeitsüberlastung und Kopfschmerzen zu rechtfertigen pflegte.

Zu dieser Zeit gab es aber nicht nur negative Einflüsse auf die psychische Verfassung Heinrich Heines. Hamburg hatte eine neue Anziehungskraft für Heine, und er urteilte über sein Befinden in einem Brief an Karl August Varnhagen v. Ense vom 14. Mai 1826 ganz anders über seinen Hamburger Aufenthalt als wenige Monate zuvor: »Nur soviel vorderhand: Mit meiner Gesundheit bessert es sich immer mehr und die Luft hier ist mir besonders wohlthätig … Es ist der klassische Boden meiner Liebe, alles sieht mich an wie verzaubert, viel eingeschlafenes Leben erwacht in meiner Brust, es frühlingt wieder in meinem Herzen, und wenn die alte Krankheit mich ganz verläßt, so dürfen Sie noch recht viele gute Bücher von mir erwarten.« (HSA 20/168) Abgesehen von dieser Stimmung hegte Heine neue begründete Hoffnung auf endgültige Genesung. Seine Beschwerden müssen im Frühjahr 1826 geringer denn je gewesen sein. Trotz persönlicher Konflikte in der Familie und in der Hamburger Gesellschaft erlebte Heine eine Remission. Verstärkt konnte er sich seinen literarischen Ambitionen widmen. So erschien Mitte Mai der erste Teil der »Reisebilder«.

Diese günstige Wendung war jedoch nur von kurzer Dauer, denn Ende Mai fühlte Heine sich schon wieder bedeutend schlechter. Die Gefühle der Einsamkeit und der Mißachtung kehrten zurück, wie aus einer Mitteilung an Eduard Hitzig in Berlin vom 22. Mai 1826 hervorgeht (HSA 20/169). Vor allem waren es wohl wieder äußere Umstände, die Heine so sehr beeinträchtigten. An Lehmann schrieb Heine am 26. Mai 1826: »Ich sehe Sie fragen mich: wie ich hier lebe? Oh, lieber Lehmann, nennen Sie es wie Sie wollen, nur nicht leben ... In isolierter Zurückgezogenheit beschäftige ich mich bloß mit den Wissenschaften und der Herstellung meiner Gesundheit. Diese verbessert sich allmählich, und komme ich ganz auf den Strumpf, so dürfen Sie wohl viel Erfreuliches, sowohl im Leben als auch in der Literatur, von mir erwarten.« (HSA 20/176) Es fällt auf, daß die Entwicklung seines psychischen und physischen Wohlbefindens diesmal nicht kongruent waren. Heine mußte erneut das Scheitern einer Liebe erleben, die vielleicht mehr als eine von Sentimentalitäten und von dem Wunsche nach einer sicheren Zukunft getragene Schwärmerei gewesen war. Im Sommer jedoch hatte Heine sich an seine Situation in Hamburg gewöhnt. Der Erfolg seiner »Reisebilder« und die literarische Anerkennung, die er nun in einigen aufgeklärten Kreisen genoß, hellten seine Stimmung auf.

Häufig war er Gast bei den »Assings«. Die Schwester Rahel Varnhagens, Rosa Maria Assing, unterhielt einen künstlerisch-literarischen Zirkel, in dem Heine freundliche Anerkennung genoß. So faßte Heine neuen Mut: »Aber ich wollte warten, bis die trüben Nebel, die meine Seele umhüllten in etwa zerronnen – ich war nämlich lange Zeit krank und elend. Jetzt bin ich es kaum noch zur Hälfte und ein solcher Zustand könnte auf dieser Erde schon ein Glück genannt werden.« Dies schrieb Heine an Wilhelm Müller in Passau am 7. Juni 1826 (HSA 20/177)

Noch immer hielt die heftige Diskussion um die »Reisebilder« an. Nicht nur um den literarischen Wert der für damalige Verhältnisse gewagten neuen Komposition wurde gestritten, sondern die moralische Beurteilung dieses Buches stand im Mittelpunkt vieler Rezensionen. Viele Kritiker fühlten sich in religiösen und sittlichen Anschauungen verletzt, manche auch in den »Reisebildern« persönlich angegriffen. Andere, etwa Gubitz, wollten mit Heine eine alte Rechnung begleichen.

Die 30 Friedrichsdor Vorschuß auf die »Reisebilder II«, die ihm Campe Anfang Juli anwies, kamen Heine gerade recht für die Gestaltung des Sommers, dem Heine schon seit langem ungeduldig entgegensah. Eine erneute Badekur sollte seine

Gesundheit fördern. Am Juli 1826 reiste Heine nach Norderney, wo er sich langsam erholte. Er schrieb an Friedrich Merckel in Hamburg am 28. Juli 1826: »Ich würde Dir heute mehr schreiben, aber das viele Bücken wird mir sauer. Der Tisch der kleinen Fischerhütte, woran ich jetzt schreibend sitze, ist viel zu niedrig ... Ich schreibe Dir nächster Tage mehr – verdammter Tisch ... In diesem Augenblick überfällt mich Sentimentalität – meine Seele ist traurig – ich schließe um so schneller ... ich befinde mich wohl ... ich bin übrigens in Cuxhaven und noch bis heute, sehr stupider Stimmung gewesen.« (HSA 20/179)

Die hier umschriebenen Rückenschmerzen sind ein sekundärer Hinweis darauf, daß Heine im Jahre 1826 recht myop gewesen ist, mußte er sich doch so tief auf die zu niedrige Tischplatte hinunterbeugen, daß ihm Schmerzen bereitet wurden.

Einige Tage nach einer vermutlich stürmischen Überfahrt, das Gedicht »Seekrankheit« dürfte zu dieser Zeit entstanden sein, berichtete Heine am 4. August seinem Freund Merckel über erste Erfolge seines Badeurlaubs: »Das Bad bekömmt mir sehr gut, und das ist die Hauptsache, die ich Dir mitzutheilen habe ... ich lebe hier so vergnügt wie vorig Jahr.« (HSA 20/182) Diese gehobene Stimmung Heines ist wohl auf jene Bekanntschaft zurückzuführen, die er in Norderney im Kurhaus begann und die sich auf gemeinsamen Strandspaziergängen fortsetzte. Heine hatte Carolina Augusta von Anderten kennen-, schätzen- und offenbar ein wenig liebengelernt, denn sie zeigte sich verständnisvoll und einfühlsam und bewunderte den Dichter sehr. Wieweit diese Zuneigung ging, ist nicht bekannt. Offenbar war sie aber am 16. August bereits wieder beendet, wie Heine Merckel nach Hamburg berichtete. In seinem Brief teilt er mit, daß seine Liebesaffäre beendet sei, denn »ich bin trist und niedergedrückt wie zuvor ... ich lebe ganz isoliert, und nicht mahl wie vorig Jahr, mache ich den schönen Weibern die Cour.« (HSA 20/185)

Diese gedrückte Stimmung mochte wohl daher rühren, daß es Heine wohl doch schmerzte, sich Carolina Augusta von Anderten vor allem durch übles Gerede entzweit zu wissen. Heine hatte sich mehr erhofft, als er dem Freund mitteilen wollte. Am 21. August gestand er ein: »Ich habe mich 5 Tage lang sehr unpäßlich gefunden. Heute geht es schon besser, aber noch nicht gut ... Mit der schönen Frau aus Celle bin ich broulliert. Sie sucht mich absichtlich bey jeder Gelegenheit zu kränken. Das verdanke ich den heimtückischen Zwischenschwatzereyen. Ich bin doch noch von ihr verzaubert. Unmuth und Entzücken ergreift mich wenn ich ihre Stimme höre. Ein verteufeltes Gefühl.« (HSA 20/186) Am 28. August waren zwar die Unstimmigkeiten geklärt, aber Carolina von Anderten auch abgereist. Trostlos schildert Heine wieder seinem Freund Merckel die Lage: »... hier ist alles fast weggereist, auch die schöne Frau aus Celle, mit welcher ich zuletzt wieder versöhnt worden. O wie ist sie liebenswürdig gewesen ... ich befinde mich schlecht und werde wohl noch 8 bis 12 Tage hierbleiben müssen. Was soll ich thun; ich kann nicht gegen die Natur.« (HSA 20/187)

Ob es nun um Heine tatsächlich so schlecht bestellt war, ist jedoch zu bezweifeln. Körperlich schien Heine in diesem August weniger beeinträchtigt, denn er lernte schwimmen und machte auch ausgedehnte Bootsausflüge. Vielleicht übertrieb Heine sein schlechtes Befinden, um seinem Freund klarzumachen, wie dringlich er der Erholung bedurfte. Am 21. August hatte er Merckel dringend gebeten, ihm 3 oder 4 Louisdor zu leihen, damit er seinen Urlaub auf Norderney fortsetzen könne. Er beklagte sich, von seinem Verleger immer noch kein Geld erhalten zu haben. Der Verleger Campe hatte jedoch den von Heine am 8. August angeforderten Betrag von 12 Friedrichsdor bereits am 11. August übersandt. Am 14. August faßte Heine nach Spielverlusten den Entschluß, nicht mehr an Glücksspielen teilzunehmen. Es ist daher wahrscheinlich, daß Heine seiner Bitte an Merckel mit seiner Krankheit mehr Nachdruck verleihen wollte. Heine wußte hier den sekundären Krankheitsgewinn für sich zu nutzen, um auf seine Mitmenschen moralischen Druck auszuüben. Dieses Verhalten ist recht typisch für chronisch Kranke. Am 20. September verließ Heine Norderney als einer der letzten Badegäste und reiste nach Bremen. Seinen ursprünglichen Plan, von Bremen nach Holland weiterzureisen, gab er wegen der Berichte über eine in den Niederlanden sich epidemisch ausbreitende fieberhafte Erkrankung auf. So reist er weiter nach Lüneburg. Im Oktober zeigte sich, daß diesmal der Sommerurlaub keinen dauerhaften Erfolg bewirkt hatte. Heine litt wieder verstärkt unter Kopfschmerzen und beklagte sich am 4. Oktober bei Friedrich Merckel: »Leider befinde ich mich noch immer von Kopfschmerzen gequält, obschon das Bad mir erstaunlich heilsam war ... Wenn es sich nur mit meiner Gesundheit etwas bessert ...« (HSA 20/190) Heines Hauptleiden, die nach kurzen Remissionen immer wieder auftretenden heftigen Kopfschmerzen, hatte sich nicht grundlegend gebessert, sondern die Schmerzen traten typischerweise erneut zu Beginn der kalten Jahreszeit auf. Dennoch stellte Heine eine leichte Besserung seines psychischen und physischen Allgemeinzustandes fest, die allerdings nicht von langer Dauer war. Enttäuscht schrieb er am 13. Oktober an Merckel: »Ich befinde mich schlecht und Alles geht langsam.« (HSA 20/191) Allerdings berichtet Heine nur einen Tag später an Karl Immermann nach Magdeburg ganz anders über seinen Gesundheitszustand: »Sie wissen ja wie so einem armen Subjektivling zu Muthe ist, ... schwamm und kreuzte verdrießlich auf der Nordsee herum ... und bin vor 3 Wochen hier im Schoße meiner Familie zurückgekehrt, bedeutend gesünder, aber noch immer krank, kirchhofruhig ... ich kann jetzt wieder fleißiger die Feder führen.« (HSA 20/192)

Am gleichen Tag vervollständigte Heine einen Brief an Moses Moser, den er zwar im August bereits begonnen hatte (der Brief trägt fälschlicherweise das Datum »Norderney, d. 8. July«), aber nicht zu Ende geschrieben und abgeschickt hatte: »Herzinniger Unmuth war Schuld, daß ich zu Norderney meinen Brief an Dich nicht ausschrieb ... Ich befinde mich besser als sonst und meine äußere Lage ist so ziemlich erträglich, leitlich ... Ich habe die letzte Zeit viel gelitten und jetzt fühl' ich mich wieder fähig ruhig zu denken und zu schaffen.« Über seinen Gesundheitszustand auf Noderney hatte er im August geschrieben: »Mit meiner Gesundheit bessert es sich täglich, obschon nicht ganz, doch allmählig und ich vermag jetzt bestimmt auf die Beyhülfe meiner Physis zu rechnen.« (HSA 20/193)

Heines eigene Beurteilung des Heilerfolgs seiner Badekur war zunächst ausgesprochen euphemistisch. Die Hoffnung, ähnlich frappierende Besserung wie vor einem Jahr auch diesmal zu erreichen und der vollständigen Genesung einen Schritt näher zu kommen, ließ alles in einem viel günstigeren Licht erscheinen. Nach einigen Wochen auf Norderney mußte Heine sich eingestehen, daß seine Erwartungen zu hoch angesetzt waren. Unglücklicherweise bekam er auf Norderney auch Ablehnung zu spüren und sah sich dazu von einer Frau zurückgesetzt und enttäuscht. So ist es erklärbar, daß hier in bisher einzigartiger Weise eine psychische Beeinträchtigung parallel zu einer mehr ersehnten, denn reellen Besserung der Physis zu konstatieren ist. Heine neigte selber dazu, einmal mehr die physische, dann die psychische Seite seines Befindens zu betonen. Es ist als Tatsache festzuhalten, daß Heines Gesundheitszustand sich ab Mitte Mai trotz weiter andauernder persönlicher Konflikte und nur vereinzelter Erfolgserlebnisse allmählich besserte. Diese Remission hielt noch bis in den Spätsommer 1826 an, wurde auch durch das Seebad etwas verlängert. Vor allem konnte Heine wieder ungehindert arbeiten. Der alle geistige Tätigkeit lähmende, permanente Kopfdruck schien für eine Weile gewichen zu sein. Aber schon am 17. Oktober 1826 betonte Heine dreimal in seinem Brief an Friedrich Merckel: »Ich befinde mich schlecht.« (HSA 20/195) Auch Karl August Varnhagen von Ense in Berlin erfuhr am 24. Oktober von dem Mißerfolg des Seeaufenthaltes und den schon in Norderney wieder einsetzenden Kopfschmerzen: »Zuerst meine Gesundheit, sie ist noch immer nicht brilliant und verlangt große Opfer. Ich reiste daher nochmals nach Norderney ins Seebad, wo ich fast 2 Monath blieb. Es war mir gewiß sehr heilsam, doch habe ich eine radikale Wirkung noch nicht verspührt und befinde mich noch immer ein Kopfschmerz geplagter Mensch ... Um so mehr ich mich anfänglich in Norderney schlechter befand als gewöhnlich. Nur gegen das Ende meines Aufenthaltes wurde ich mobil ... aber Privatverdruß habe ich die Menge, vieles beklemmt mir das Herz.« (HSA 20/196)

Von einer entscheidenden Besserung konnte im Spätsommer 1826 nicht die Rede sein. Es ist sogar wahrscheinlich, daß Heine sich anfangs selbst in all seinen Hoffnungen auf die Wirkung eines ausgiebigen Kurinselaufenthaltes über das tatsächliche Ausmaß seiner Gesundung täuschte. In den letzten Monaten des Jahres 1826 widmete Heine sich ganz seiner literarischen Tätigkeit und arbeitete am »Buch Le Grand«, an der »Nordsee III« und an den »Reisebildern«. Gesundheitlich fühlte sich Heine allerdings immer noch nicht besser, noch immer litt er unter andauernden Kopfschmerzen, Mattigkeit und Freudlosigkeit. Dies klagte er Merckel am 16. November 1826. Er habe sich gefreut, daß Merckel »laut Nachricht, ganz gesund wohl sey«. Im Vergleich mit seinem eigenen Befinden kam Heine zu dem Schluß: »Dies kann ich nun nicht von mir behaupten. Ich befinde mich größtentheils en misère. Ich schreibe wenig ...« Er bezeichnet sich als »armen, matten Menschen, dessen Kopf in diesem Augenblick so arm und matt ist«. Hier zeigt sich, wie sehr zerebrale Symptome Heines Gesamtbefinden prägten (HSA/200).

Heine wußte aber auch wohl die Wirkung zerstreuender und spannender Lektüre zu schätzen. Louis von Diepenbroik-Grüter hielt in seiner Tagebucheintragung vom 19. November 1826 eine Äußerung Heines über Walter Scott fest, die Heine Christiani gegenüber im November 1826 gemacht haben soll: »Heine versicherte er habe ihn am liebsten krank und brauch ihn als Heilmittel.« (Z1/184)

Die im Herbst und Winter 1826 erneut einsetzenden dumpfen Dauerkopfschmerzen sind als Prodromi für plötzliche, heftige Kopfschmerzattacken zu werten. Einen solchen Anfall scheint Heine am 21. November gehabt zu haben. Er sagte einen Besuch bei Rudolf Christiani in Lüneburg mit der Begründung ab: »Ich habe heute wieder meinen allzu starken Anfall von Kopfschmerzen.« (HSA 20/201) Nach diesem Anfall trat wohl Besserung ein. Anfang Dezember teilte Heine seinem Verleger Julius Campe mit, der befinde sich wohl und langweile sich ein wenig in Lüneburg (HSA 20/202). Ebenso schrieb er Friedrich Merckel am 9. Dezember: »… ich befinde mich la, la.« (HSA 20/203) Heine kündigte Merckel auch an, er werde bald nach Hamburg reisen. Auch Joseph Lehmann erfuhr im Brief Heines vom 16. Dezember 1826 von Arbeitseifer und von der Besserung der Gesundheit. Diese Besserung führte Heine noch immer auf die Wirkung des Seebades zurück: »Jetzt befinde ich mich etwas besser, auch schon in Hinsicht der Gesundheit, die ich in diesem Herbst wieder durch das Norderneyer Seebad gestärkt habe.« (HSA 20/205)

1827

Das neue Jahr fing für Heine nicht besser an, als das alte zu Ende gegangen war. Er schrieb an Friedrich Merckel in Hamburg aus Lüneburg am 1. Januar 1827: »… ich befinde mich ziemlich schlecht.« (HSA 20/207) Am 14. Januar reiste Heine nach Hamburg, um vor allem die Drucklegung der »Reisebilder II« zu überwachen. Hermann Schiff, der Heine längere Zeit nicht gesehen und ihm nie seine dauernden Klagen ganz geglaubt hatte, begegnete Heine zufällig und bemerkte eine auffallende Änderung in Heines Wesen und Gehabe. In seinen Heine-Erinnerungen hielt er 1866 diese Begegnung aus dem Januar oder Februar des Jahres 1827 fest: »Als ich 1826 nach Hamburg kam, traf ich ihn ganz zufällig auf der Straße. Ich wußte gar nicht, daß er hier sei. Eine vorteilhafte Veränderung hatte sich mit ihm begeben. Er war nicht mehr der in sich selbst Zurückgezogene. Sein Benehmen war offener und freier. Er war ein Lebemann geworden, und mehr als das: ein vornehm mißmuthiger Gentleman. Wir embrassierten uns auf offener Straße und er sagte, weil ich ihm Complimente über sein gutes Aussehen machte:« – »Wundere Dich nur. Ich habe mich geändert und schwinge jetzt die Harlekinpeitsche.« (Z1/189) Hermann Schiff belegte seine Auffassung von der bewußt mißmutigen und kränklichen Attitüde Heines noch an einem anderen Beispiel: »Zur Taufe verstand er sich aus Rücksichten und wider seinen Willen. – »Wie befindest Du dich, Heine«, fragte ich eines Tages, weil er stets leidend zu sein oder sich zu stellen und zu klagen pflegte – »Ach wie ist mir zu Muthe!« stöhnte er »Allen Meschumodiin soll zu Muthe sein wie mir.« (Mescumat: Apostat oder Abtrünniger heißt bei den Juden der Getaufte) (Z1/190)

Im Februar kam es zu einer Auseinandersetzung zwischen Campe und Heine, der für den Druck seiner »Reisebilder II« besseres Papier forderte. Am 7. Februar 1827 schrieb Heine in einem Brief an Jeanette Goldschmidt in Hamburg: »Jetzt geht es mir schlecht, ich kann zwar sprechen, aber alles was ich spreche ist bitter, indem alles was ich sehe dunkel ist. Mit einem Wort, ich leide am Spleen.« (HSA 20/220)

Es ist bemerkenswert, daß Heine hier zugibt, an einer weniger organisch bedingten als vielmehr an einer eingebildeten Krankheit zu leiden. Der Spleen ist eine Gemütsverstimmung, eine Überspanntheit als Ausdruck eines verschrobenen Wesens, die dem Namen nach auf eine Erkrankung der Milz zurückzuführen sein soll. Nimmt man Heines Äußerung wörtlich, so fällt die vorsichtige Einschränkung »ich kann zwar sprechen« auf. Man gewinnt den Eindruck, als wolle Heine seine Verwunderung darüber ausdrücken, überhaupt noch sprechen zu können. Doch es gelingt ihm nur, sich »bitter« auszudrücken. Alles Gesagte ist negativ, zynisch und verächtlich, weil Heine keine Hoffnung, keinen Lichtblick mehr sieht, »indem alles«, was er sieht, »dunkel ist«. Heine zeigt hier anscheinend Einsicht in eine an Hysterie grenzende Verhaltensweise. Unter dem Einfluß subjektiv als widrig und bedrohlich gewerteter äußerer Umstände wird physisches Erleben somatisiert und von Heine selbst als sensorisches Konversionssymptom beschrieben: »Indem alles, was ich sehe dunkel ist.« Heine ist erstaunt, daß eine erst vor allem psychisch bedingte Beeinträchtigung der Sensorik nicht auch zu einer Funktionseinbuße der Sprachmotorik führt: »Jetzt geht es mir schlecht, ich kann zwar sprechen, ...«

Selbst wenn Heine hier nur sein eigenes Befinden ironisieren wollte, wäre auch diese Ironie nicht möglich, ohne die Abnormität der Somatisierung psychischer Beeinträchtigung zuzugeben. Sicherlich ist es nicht berechtigt, in diese Mitteilung das Eingeständnis Heines hineinzuinterpretieren, er sei ein Hysteriker. Vorsichtig gewertet, läßt sich doch ein an der Grenze zum Pathologischen angesiedeltes psychoreaktives und hysterisches Verhalten konstatieren. Dieses grenzwertig psychopathologische Verhalten kann sich wie die Hysterie auf dem Boden beliebiger organischer und neurologischer Zustände entwickeln wie z. B. der Encephalitis dissiminata. Die Hysterie kann aber auch als Schutzmechanismus betrachtet werden, der den Betroffenen subjektiv vor schwer tolerierbaren Belastungen und Problemen des täglichen Lebens und der Angst bewahrt. Die typische hysterische Persönlichkeit ist gekennzeichnet durch einen Hang zur Übertreibung, durch einen starken Geltungsdrang und ein großes Bedürfnis nach Zuneigung und Anerkennung. Auch ist es für den Hysteriker typisch, von den ihm gewogenen Personen ein Übermaß an Zuneigung zu fordern. Er neigt dazu, ein persönliches Verhältnis so sehr mit diesem Verlangen zu strapazieren, bis ihm schließlich die Person, von der er Anerkennung verlangt, die Zuneigung entzieht. Es ist offensichtlich, wie sehr Heines Charakter im Grenzbereich von einer normalen zur hysterischen Persönlichkeit angesiedelt ist, was aber rein diagnostisch eine chronische organische Erkrankung im Jahre 1827 weder beweist noch ausschließt. Die Bedeutung von Heines eigener Feststellung, »ich leide am Spleen«, liegt gerade in ihrer Ambivalenz von ironisierender Selbsterkenntnis und psychologisch-diagnostisch relevanter Aussage, die die Einbeziehung von anamnestischen Angaben mit ganz offensichtlich hypochondrischer Natur in die Diagnostik der Krankheit Heinrich Heines notwendig macht.

Anfang März 1827 plante Heine eine Reise nach England. Die Finanzierung dieser Reise versuchte Heine mit seiner Forderung an Campe von 80 Friedrichsdor für die »Reisebilder II« zu sichern. Campe wollte jedoch nur 50 Friedrichsdor zahlen. Um die Reise zu ermöglichen, schenkte Salomon Heine seinem Neffen Anfang April 20 Louisdor und versah ihn zu Repräsentationszwecken mit einem Kreditbrief über 200 Louisdor. Als Dank überreichte Heine seinem Onkel das erste Exemplar der frisch gedruckten »Reisebilder II« mit der ehrfürchtigen Widmung »als Zeichen der Zuneigung und des Gehorsams«. Vor allem das in die »Reisebilder II« aufgenommene »Buch le Grand« und »Die Ideen« waren von solcher politischer Brisanz, daß Heines neues Werk bald darauf in Österreich, Hannover, Mecklenburg und Teilen Preußens auf den Index der verbotenen Bücher gesetzt wurde. So galt Heines Reise nach England nicht nur dem Studium des englischen bürgerlich-demokratischen Staatswesens, zumal zu einer für Heine so ungewöhnlichen Reisezeit, sondern auch der Sicherheit, aus der Entfernung die Aufnahme seines neuen Buches ruhig abwarten zu können. Heine reiste am gleichen Tag nach England, an dem das Buch erschien. Es war jedoch kaum ein Zeichen des Gehorsams gegenüber dem Onkel, als Heine am 16. April die Firma Rothschild in London aufsuchte, um den nur zur Repräsentation gedachten Kreditbrief einzulösen, was später zu einem ernsten Zerwürfnis mit dem Onkel führen sollte. Auch seine Mutter machte ihm deswegen Ende April Vorwürfe, wohl wissend, wie sehr ihre Familie von der Gunst Salomon Heines abhängig war. Heine besuchte in der Folgezeit einige Theateraufführungen und besichtigte die Sehenswürdigkeiten der Stadt, doch fühlte er sich in dem kalten, schneebedeckten London und in seinem Zimmer sehr unwohl,wie er in einem Brief vom 23. April Friedrich Merckel klagte: »Obendrein verdrießlich und krank ... ich friere und leide fürchterlich ... ich bin zu krank, um etwas thun zu können, doch meine nächste Arbeit soll die Vorrede der Gedichte seyn ... als dann gehe ich auf drey Monath nach einem englischen Seebad. Ich habe letzteres durchaus nöthig.« (HSA 20/218)

Im trüben und kalten London wurde aus dem »Spleen« ein Gefühl echter gesundheitlicher Beeinträchtigung, die Heine erneut an der Arbeit hinderte.

Nachdem Julius Campe die Edition der Schriften Heinrich Heines professionalisiert hatte, war das Schreiben für Heine Berufung und Beruf zugleich und damit die Grundlage seiner Existenz geworden. Man kann also von zeitweiliger krankheitsbedingter Berufsunfähigkeit Heines sprechen. In welchem Ausmaß die Bedeutung der Psychopathologie für Leben und Werk Heines wuchs, läßt sich aus dem am 1. Mai 1827 an Karl August Varnhagen v. Ense geschriebenen Brief ablesen: »Ich war seither doch wieder so innerlich und äußerlich beklemmt ... Mit meiner Familie stehe ich auf gutem Fuß. Ich selbst bin darin der einzige, womit ich schlecht stehe. Viel Selbstkummer habe ich in dieser letzten Zeit ertragen, es will sich noch nicht mit meinem Kopfschmerz begeben, und alte Gemüthswunden eitern. In diesem Augenblick hat mich eine starke Betäubung wie ein bleyernes Grab eingeschlossen. Ich fürchte, daß ich nächstens ernstlich krank werde.« (HSA 20/219)

Die Geringschätzung der eigenen Persönlichkeit, Niedergeschlagenheit und der »Selbstkummer« in Verbindung mit den anhaltenden Kopfschmerzen und die hypochondrische Krankheitsangst sind deutliche Hinweise auf eine depressive Erkrankung; denn die von Heine selbst geschilderten Symptome überschreiten sowohl qualitativ wie auch quantitativ die Grenzen der psychologisch als normal anzusehenden depressiven Gefühle als Teil normaler Erlebnisse. Der Antriebsverlust und die quälenden Gedanken an »alte Gemüthswunden« sind weitere diagnostisch wertvolle Indizien für eine gravierende affektive Störung.

Die »starke Betäubung«, die Heine so undurchdringlich wie ein »bleyernes Grab« von seiner Umwelt abschließt und in allen Gedanken und Gefühlen auf seine seelische Krise zurückwirft, mag zwar literarisch eine beängstigende Metapher sein, psychiatrisch gewertet ist die Betäubung aber eher der für eine Depression typischen »wahnhaften Krankheitsidee« zuzuordnen.

Erneut überschritt Heine im Winter 1827 die noch in den Extremen des Normalen angesiedelten Grenzen seiner hysterischen Persönlichkeit und entwickelte psychopathologische Symptome im Sinne einer depressiven Krise. Es soll jedoch betont werden, daß sich diese schwere affektive Störung durchaus auf dem Boden einer objektiv bestehenden organischen Erkrankung entwickelt haben kann. Da die Kopfschmerzen oft noch gravierender waren, wenn Heine sich psychisch weniger beeinträchtigt und sogar hochgestimmt fühlte, ist ausdrücklich festzuhalten, daß Heines Kopfschmerzen im wesentlichen wohl auch eine organische Ursache haben konnten.

Allerdings muß die Einschränkung gemacht werden, daß der recht ausführliche Brief an Varnhagen v. Ense ansonsten keineswegs von Selbstanklage, Angst und dem Gefühl der ungerechten Verfolgung geprägt war. So schrieb Heine über die Gründe seiner plötzlichen Abreise aus Hamburg im Zusammenhang mit der Veröffentlichung seiner »Reisebilder II«: »Es war nicht die Angst, die mich wegtrieb, sondern mehr das Klugheitsgesetz, das jedem ratet, nichts zu riskieren, wo gar nichts zu gewinnen ist.« Außer dieser sachlichen Rationalität liefert der gleiche Brief auch ein Beispiel für Heines typischen Witz: »Unter uns gesagt, einer schönen Frau schreiben scheint mir ebenso töricht, als wenn ich mit einer Straßburger Pastete in Korrespondenz treten wollte. Jedes Ding in der Welt will auf seine eigene Weise genossen sein. Jene schönen Augen, deren Glanz unser Herz erfreut, und jene Trüffelpastete, deren Duft uns begeistert – sie verlieren gar sehr in der Ferne.« (HSA 20/219) Heine beklagt aber an besonderer Stelle des Briefes wiederum seinen Gesundheitszustand. Die Klage setzt unvermittelt ein. Die Schilderung seines Gesundheitszustandes erscheint wie eine Eruption, als ein plötzliches Nachgeben gegenüber dem Bedürfnis, sich mitzuteilen. Sie wirkt gerade deswegen auch glaubhaft.

In seinem Brief an Friedrich Merckel vom 17. Mai beschuldigte Heine vor allem das Klima in London, Ursache für seine schlechte Gesundheit zu sein, die ihn sogar daran hindere, das Parlament zu besuchen (HSA 20/220). Ende Mai besuchte er zwar die Aufführung von Shakespeares »King Richard III« im Dury Lane Theater, aber seine psychische und physische Verfassung schien sich bis zum 1. Juni nicht gebessert zu haben. Dreimal betonte er in einem Brief an Friedrich Merckel: »Bin zu schlecht gestimmt, auch krank und verwirrt, um schreiben zu können. Diese Tage will ich nach dem Seebad reisen ... ich bin jetzt zu sehr en peines äußerlich und innerlich ... Aber ach! ich bin krank, ruiniert und gefesselt ... Ach! ich bin heute sehr verdrießlich, krank und unfähig, gesund aufzufassen.« (HSA 20/221)

Auch in diesem Bericht schildert Heine in kurzen Sätzen klar beschreibend, aber auch nicht ohne Selbstmitleid seine Situation. Von einer hypochondrischen Krankheitsbeschreibung erwartet man gewöhnlich eine ausführlichere Darstellung der Symptome selbst. Es darf auch nicht vergessen werden, daß Heine sich im Jahre 1827 in einer sehr schwierigen Lage mit ungewissen Zukunftsaussichten befand. Nach dem frühzeitigen Scheitern erst seiner kaufmännischen, dann auch seiner juristischen Laufbahn mußte Heine nun um seine schriftstellerische Zukunft aus gesellschaftlichen und politischen Gründen fürchten. Eine Rückkehr aus England und Fortsetzung seiner literarischen Arbeit erschienen ihm ungewiß. So schrieb er an Merckel: »Verzeih mir Merckel, meinen mißmutigen Brief, der sich um lauter gemeine Interessen dreht. Aber eben diese letzteren sind es, welche mich in vielen Mißmut hineinverwirren. Ich lebe hier sehr isoliert, ich will es.« (HSA 20/221)

Ähnlich heißt es in einem Brief an Moses Moser vom 9. Juni: »Ich war in der letzten Zeit ein allzusehr gehetztes Thier ... Wenn ich gesund werde, kann ich jedoch viel thun ... Mit meiner Gesundheit will es sich noch immer nicht ganz bessern, mein altes Kopfleiden will nicht weichen.« Betont frivol und angesichts seiner Verfassung kaum glaubhaft, fügt er in dem Brief an seinen alten Freund hinzu: »Wenn ich lebendig aus England herauskomme, so sind die Weiber nicht schuld dran; sie thun das ihrige.« (HSA 20/222)

Mitte Juni reiste Heine nach Brighton ins Seebad, um wie jeden Sommer Erholung zu suchen. Aber er befand sich auch in Brighton noch gesundheitlich schlecht, wie er Julius Campe mitgeteilt haben soll (HSA 20/223). Schon am 24. Juni fuhr Heine wieder nach London zurück, um bald darauf nach Margate weiter zu reisen. Hier blieb er etwa einen Monat, kehrte kurz nach London zurück und suchte erneut am 28. Juni ein Seebad, diesmal Ramsgate auf, beabsichtigte aber, noch eine Reise durch Holland zu unternehmen und sich dann anschließend auf Norderney seiner angeschlagenen Gesundheit zu widmen.Tatsächlich gelangte er im August über Tilburg und Rotterdam nach Norderney. Seit Ende August befand er sich dann auf Wangerooge. Das Reisen und der daran anschließende Daueraufenthalt schienen seiner Gesundheit förderlich zu sein. Am 11. September schrieb er nicht ohne Wehmut nach Hamburg an Merckel: »Ich langweile mich hier schrecklich, bin ganz allein. Mit meiner Gesundheit geht es besser.« (HSA 20/231)

Am 19. September schrieb Heine an Rudolf Christiani und zitierte am Anfang dieses Briefes aus Goethes »Faust«, 2. Teil, 3. Akt, Innerer Burghof:

»Frauen, gewöhnt an Männerliebe,
Wählerinnen sind sie nicht,
Aber Kennerinnen;
Und wie goldlockigen Hirten,
Vielleicht schwarzborstigen Faunen,
Wie es bringt die Gelegenheit,
Über die schwellenden Glieder
Voll erteilen sie gleiches Recht.« (86)

Heine kommentierte die Verse Goethes in diesem Brief: »Darf man solche Obszönitäten drucken lassen? Meint Goethe etwa, wir verständen ihn nicht? oder hat derjenige, der das Schmutzige am reinsten und fast in Göttersprache aussprechen kann, mehr recht zum Ansprechen als wir plumperen, die wir vom Kote nicht reden, ohne daß auch Kot an den Worten klebe. – Außer jener Stelle gibt es im 3. und 4. Teil der neuen Ausgabe noch manch andere, die ich verstehe. – Im Grunde ist es Gutmütigkeit vom alten Herrn, daß er in seinen Büchern uns auch immer einige Zeilen gibt, die wir verstehen können.« (HSA 20/230) Heine empörte sich über diese Eindeutigkeit Goethes in seinen Versen, kann aber kaum verhehlen, daß er Goethe um seinen Ansehens- und Vertrauensvorsprung beim literarischen Publikum beneidete. So blieb dem Gesundung suchenden Heine nur die lapidare Feststellung: »Goethe ist ein großer Dichter. – Was mich betrifft, so lebe ich in diesem Augenblick ganz allein auf der Insel Wangerooge und bade.« Heine schließt seinen Brief mit den Versen:

»Heut nacht, im Traume, unglücklicherweis',
Tät' ich an der schmutzigsten Magd mich laben,
Und ich konnte doch für den selben Preis
die allerschönste Prinzessin haben.

Das ist die jüngste Begebenheit. Laß meine Eltern wissen, daß ich noch lebe.« (HSA 20/230)

Heine, der schon in Norderney einigen Anfeindungen vor allem wegen der »Reisebilder II« ausgesetzt war, traf am 24. September wieder in Hamburg ein. Dort machte ihm sein Onkel Salomon Heine schwere Vorwürfe über die unerlaubte Verwendung des Kreditbriefes bei Rothschild in London. Um dieser unangenehmen Begegnung auszuweichen, erkundigte er sich bei Varnhagen am 26. September, ob er sich nach Berlin wagen könne. Rahel Varnhagen forderte ihn auf, nach Berlin zu reisen. Doch zur gleichen Zeit erreichte Heine das Angebot einer besseren Stellung aus München. Johann Friedrich Cotta avisierte ihm eine Stellung als Redakteur in den »Neuen Allgemeinen Politischen Annalen«.

Eduard Wedekind erinnerte sich in seinem Artikel über Heine vom 2. Juni 1839 des gerade aus England zurückgekehrten Heine: »Nach zwei Jahren, als Heine von England zurückkam, im Jahre 1827, traf ich ihn unverändert wieder: Er war krank, trug einen weißen Hut, und aß gern Kuchen. Er hatte nun aber schon einen Ruf ...« (Z1/201)

Der lange Aufenthalt im Seeklima hatte offensichtlich keine Veränderung in der physischen Konstitution Heines bewirkt.

Am 30. Oktober 1827 bat Heine von Lüneburg aus seinen Freund Moses Moser um dessen Mitarbeit in den »Annalen«. Gleichzeitig offenbarte Heine seine Furcht vor dem Winter als der Jahreszeit gehäufter Schübe seiner Krankheit: »Meine Gesundheit, die wieder rückgängig, erlaubt mir keine große Thätigkeit. Schrecklich, daß ich trotzdem in bitterer Jahreszeit reisen muß.« (HSA 20/236) Auch Karl August Varnhagen v. Ense erfuhr am gleichen Tage von Heines sich verschlechternder Gesundheit (HSA 20/237).

Im November reiste dann Heine über Göttingen, Kassel, Frankfurt, Heidelberg und Stuttgart, wo er überall Freunde und Bekannte besuchte, nach München. Am 7. November berichtete er Friedrich Merckel über die Strapazen der Reise. Deutlich leide er unter der feuchten kalten Witterung des Herbstes: »Hier (gemeint ist Göttingen) bin ich seit Samstag Nacht, schlecht gestimmt ... Es ist niederträchtig Wetter, und ich hab ehrlich die schönste Jahreszeit verstreichen lassen. Herbstnebel, dürre Bäume, frierende Gesichter, nasse Wege, und ein liebesmüder Mensch.« (HSA 20/243)

In Kassel machte Heine die Bekanntschaft von Jacob und Wilhelm Grimm, in Frankfurt begegnete er Ludwig Börne. Wilhelm Grimm unterrichtete am 16. Dezember 1827 seinen Bruder Ferdinand von seiner Bekanntschaft mit Heine: »Ein Bekannter von Dir, Dr. Heine war auf der Durchreise (er kam aus England und ging nach München), hier beim Louis, und da habe ich ihn auch gesehen; dort will er, wie ich glaube, die Redaktion über eine Zeitschrift oder so etwas übernehmen. Ist er wirklich, wie hier einige behauptet haben, ein Jude oder war er es? Er klagte über anhaltende Kopfschmerzen, die ihm den Aufenthalt hier verbitterten.« (Z1/207)

Mitte November traf Heine in Heidelberg ein. Er besuchte seinen Bruder Maximilian, der dort Medizin studierte. Auf einem Ausflug zur Wartburg bei Weinberg wurde Heine als Verfasser der »Reisebilder« des Landes verwiesen.

Wahrscheinlich am 26. November 1827 traf sich Heine mit Cotta und dessen Frau. Der Verleger bot Heine für seine Arbeit in der Redaktion der »Neuen Allgemeinen Politischen Annalen« ein Jahresgehalt von 2000 Gulden. Heine, der sich noch nicht in München binden wollte, ohne zu wissen, wie er das Klima vertrage, schrieb nach Berlin an Varnhagen: »... Endlich München, ungefähr den 28. Nov. 1827 ..., und um Bewerbungsvisiten zu machen, bin ich zu sehr herz- und kopfkrank ... Gehöre ich auch zu den Unzufriedenen, so werde ich doch nie zu den Rebellen übergehen.« (HSA 20/245)

Im Dezember unterrichtete Heine Julius Campe über sein Anstellungsverhältnis, die Reise, seine Gesundheit und sein Verhältnis zu Witt: »Wußten Sie denn nicht, daß ich, außer Wein und Theater keine Berührungspunkte mit Witt habe und haben will ... Vor einigen Tagen bin ich hier angelangt, halb todt. Ich bin langsam gereist, überall in Cassel, Frankfurt, Heidelberg und Studtgart mich aufhaltend. Ich bin so krank, daß ich hier jetzt fast immer das Zimmer gehütet ... und wenn das Clima wirklich so fürchterlich ist, ... finde ich meine Gesundheit gefährdet, so packe ich meinen Koffer und reise nach Italien ... Doch ich schreibe heute konfus, ich wollte eigentlich sagen, daß ich eben jetzt, wo ich berühmt geworden, das Schicksal deutscher Schriftsteller befürchte, nemlich frühes Hinsterben ... Im Ernst, theurer Campe, ich bin sehr krank ... Ich bin heut ein krank altes Weib und schwatze. Wenn ich kränker werde – ich scherze nicht – ordne ich meine Papiere und adressiere sie an Sie für den Fall meines Absterbens. Dann geben Sie solche heraus, und das Honorar soll meine irdischen Schulden hienieden decken ...« (HSA 20/247)

Julius Campe sah sich nicht besonders beeindruckt, von einem 29jährigen Schriftsteller als Nachlaßverwalter eingesetzt zu werden. Betonte auch Heine ausdrücklich, es sei ihm ernst mit seinen Befürchtungen, so hoffte Campe, daß ein eventuell aus Gesundheitsgründen notwendiger Aufenthalt in Italien inspirierend wirken und neue Reisebilder hervorbringen könnte. Diese Hoffnung äußerte der Verleger in seinem Brief an Karl Immermann vom 14. Januar 1828: »Heine wird Ihnen aus München geschrieben haben. Mit seiner Stellung ist er zufrieden und nun äußerst freundlich gegen mich; nie will er von mir gehen u(nd) was mehr. Er war kränklich und fürchtete sein Ende! Für den Fall sollte ich seine Papiere haben. Wenn das Clima ihm lästig werden will, geht er nach Italien. Ich habe 2 Jahre in diesem Land zu Fuß herumgelaufen, oft mit Heine darüber gesprochen und den Wunsch dahin bei ihm belebt. Unendlich würde es mich ergötzen, ihn dort zu sehen, mit seinem plastischen Blick. Er würde Italien auf eine neue Weise eröffnen; da bin ich überzeugt.« (Z1/208)

Am 26. Dezember hatte Campe Heine trotz dessen offensichtlich schlechter Verfassung zur Arbeit an den »Reisebildern III« gemahnt und ihm dringend geraten, nach Italien zu reisen. Wie ernst es aber um Heine stand, der lange das Zimmer hüten mußte und sich seiner Krankheit ganz ausgeliefert fühlte, zeigt sein Brief an Friedrich Merckel, ebenfalls vom 1. Dezember 1827: »Wenig Worte, denn ich schreibe Dir an einem Abgrund von Misere. Ich bin nemlich bis auf den Tod krank. Ich hab hier alles nach Wunsch gefunden ... Entschuldige mein Gekritzel, ich bin sehr krank, und sehe ich, daß das Clima hier meinen Zustand verschlimmert, gehe ich nach Italien ... Wenn ich nicht sterbe, so lebe ich noch lange und habe noch schöne Tage.« (HSA 20/248)

Zum ersten Male hatte Heine eine in etwa seinen Vorstellungen gemäße, gut dotierte Anstellung gefunden, die zudem sein literarisches Schaffen fördern könnte. Er hatte ein gutes Verhältnis zu seinem Verleger in Hamburg, war in München nicht mehr politischen Verfolgungen ausgesetzt. Die äußeren Umstände konnten nun nicht mehr das auslösende Moment seines erneuten Krankheitsschubes sein. Auch der von Heine immer wieder betonte Einfluß des Klimas auf sein Wohlbefinden darf nicht überbewertet werden, war doch Heines Befinden in Hamburg, auf den Nordseeinseln, in England und in München trotz unterschiedlicher klimatischer Verhältnisse oft in gleicher Weise beeinträchtigt. Allgemein kann nur festgestellt werden, daß sich sein Zustand zumeist im Herbst und Winter verschlechterte. Vielleicht betreffen Heines Befürchtungen über die bayrische Witterung den Föhn, sie zeigen aber auch Heines Bemühungen, seine Krankheit zu rationalisieren und auf äußere Einflüsse zurückzuführen. So schrieb er an Ferdinand Johannes Witt (genannt v. Döring) nach Braunschweig am 12. Dezember 1827: »Was mich betrifft, so ruiniert mich das hiesige schlechte Clima, ich habe noch keine gesunde Stunde gehabt.« (HSA 20/249)

Unklarheit besteht über die Ausprägung dieses erneuten Rezidivs. Es ist jedoch die Annahme berechtigt, daß Heine unter dem gleichen Krankheitsbild mit Kopfschmerzen, mit Kopfschmerzattacken und dumpfem Dauerkopfschmerz, Mattigkeit und Konzentrationsschwäche und starker psychischer Alteration litt, da er wohl bei den Adressaten seiner Briefe die Kenntnis über die Art seines Leidens voraussetzte und es daher unterließ, erneut die Symptome im einzelnen zu schildern. Noch Ende Dezember war Heines Zustand unverändert. Heine beklagte sich bei Friedrich Merkel »am Sylvesterabend« 1827: »... ich wünsche Dir ein gutes Neues Jahr, ein besseres als das welches im Begriff ist abzurollen. Wollt ich könnte mitrollen in das ewige Nichts, denn ich bin sehr krank und schlechter Laune ... Das Clima hier tödtet mich, sonst aber gefällt es mir gut ... Will diesen Sommer wieder ins Bad ... Ich würde ihm einen langen herzigen Brief schreiben, wenn ich nicht todtelend wäre durch das verdammte Clima. Herzenbrand, bey völliger Ermattung des Kopfes.« (HSA 20/251)

Offenbar litt Heine so stark, daß sich Todesfurcht und Todesahnung vermengten. Allerdings nennt er nur wenige Symptome, so seine »schlechte Laune«, »todtelend« zu sein, »Herzensbrand bey völliger Ermattung des Kopfes«. Für sein »Gekritzel« entschuldigt er sich bei Merckel. Bei der Datierung seines Briefes war ihm ein Irrtum unterlaufen. Er mußte noch im gleichen Brief anzeigen, daß dieser Brief nicht am Sylvesterabend, sondern am Abend des 20. Dezember 1827 geschrieben worden war. Zusammenfassend kann man wohl sagen, daß Heines Angaben folgenden Symptomkomplex umfassen: permanenter Spannungskopfschmerz, depressive Verstimmung mit einer Ambivalenz zu Hoffnungslosigkeit und Zukunftsplänen als Ausdruck des starken Willens, endgültig zu genesen, Störung der zeitlichen Orientierung und eine veränderte Handschrift als Ausdruck von sekundärer, rein motorischer und/oder psychomotorischer Beeinträchtigung sowie ein stark gestörtes Allgemeinbefinden. Von »völliger Abgeschiedenheit« kann jedoch nicht gesprochen werden, denn Heine verließ nachweislich mehrfach im Dezember seine Wohnung.

1828

Zu Beginn des Jahres nahm Heine seine Tätigkeit als Redakteur der »Neuen Allgemeinen Politischen Annalen« auf und arbeitete an den »Englischen Fragmenten« für die erste Ausgabe dieser Zeitung. So hatte Heine in München eine ihm gemäße Aufgabe gefunden und fühlte sich in seiner Umgebung recht wohl, weil er unter Gleichgesinnten war und die Möglichkeit hatte, weniger behindert und verfolgt als bisher, seine Meinung zu äußern. Doch Heine litt auch wieder verstärkt unter seinen Kopfschmerzen und seiner Überempfindlichkeit gegen Geräusche. Diese Umstände, die er vor allem auf das Münchener Klima zurückführte, beeinträchtigten ihn sehr. Er schrieb am 12. Januar 1828 an Wolfgang Menzel nach Stuttgart: »Entschuldigung – nemlich daß ich armer Schelm bis jetzt immer ernsthaft krank war. Das hiesige Clima tödtet mich ... Jetzt beschäftigt das Buch sehr stark meinen kranken Kopf ... diese Tage nemlich ziehe in diese neue Wohnung, vor meiner jetzigen wird zu viel Holz gehackt – alle meine Perioden werden zerhackt ... Das Leben hier ist sehr angenehm, und wenn sie eine gute Brust haben und sonst das Clima zu ertragen glauben rathe ich herzukommen.« (HSA 20/236)

Über sein Verhältnis zu München, das im wesentlichen durch die wieder einsetzenden Krankheiten getrübt wurde, berichtete Heine Ferdinand Johannes Witt (genannt v. Döring) am 23. Januar: »... wäre ich gesund und in besseren Umständen ... Ich bin heute ein kranker Mann sonst würde ich die Gesinnungen meines Herzens besser ausdrücken. In besseren Stunden kommen sie wärmer zum Vorschein ... Hier lebt man vergnügt, wohlfeil und ruhig. Leider bin ich noch immer krank.« (HSA 20/253) An Johannes Hermann Detmold in Heidelberg schrieb Heine wenige Wochen später am 15. Februar ähnliches: »... Ich bin jetzt umlagert von Feinden und intrigierenden Pfaffen, – mein schlimmster Feind ist meine schlechte Gesundheit ... München ist nicht gut besetzt, sehr zerstreuend und hat ein niederträchtiges Clima, woran jeder der an der Brust leidet sehr zu tragen hat.« Im gleichen Brief äußerte Heine auch seine Absicht, sich in Italien zu erholen und »sammeln« zu wollen.

Die Wintermonate des Jahres 1828 setzten Heine also sehr zu. Die altbekannten Kopfschmerzen verstärkten sich, Heine war mißgelaunt und reizbar. Auch sah er sich wieder verstärkt den Anfeindungen seiner Gegner ausgesetzt, doch waren Heines Groll, sein Angstgefühl des verfolgten Außenseiters und Abtrünningen subjektiv stärker als die im Januar und Februar 1828 objektiv nachweisbaren Nachstellungen. Bemerkenswert ist, daß gerade aus dieser Zeit ein weiterer Beleg für Heines Überempfindlichkeit gegen Geräusche und konsequente Unduldsamkeit gegenüber Lärm stammt (HSA 20/236).

In den Briefen vom 12. Januar und 15. Februar ist ein sicherer Beleg dafür zu finden, daß Heine in diesem Winter länger als einen Monat an einem Infekt der Luftwege litt. Ohne genauere Angaben zur weiteren Symptomatik beklagt er wiederholt ein Brustleiden, das offensichtlich ohne Fieber und Bettlägerigkeit ein starkes Krankheitsgefühl bewirkte und wohl als anhaltender Husten verstanden werden kann, der ihn seine neurasthenischen Beschwerden fast vergessen ließ.

Heine war sich bewußt, wie sehr er sich durch seine wiederholten Klagen dem Verdacht der Unglaubwürdigkeit aussetzte. In seinem Brief vom 1. März an seinen Freund Friedrich Merckel gestand er: »Ich möchte Dir viel antworten, würde mir das Schreiben nicht allzu sauer. Es sieht überhaupt sehr sauer mit mir aus. Das hiesige Clima hat vollendet, was der Aerger begonnen. Ich klage, ja ich klage, selbst auf die Gefahr hin, daß man mein Klagen nicht glaubt. Wer nichts durch seine Klagen gewinnen kann dem sollte man doch glauben.« (HSA 20/258) Heine war davon überzeugt, nichts von dem erlangen zu können, was moderne Psychologie und medizinische Soziologie als »sekundären Krankheitsgewinn« bezeichnen. Er sah die Gefahr, aufgrund seiner ständigen Klagen als unzufriedener Hypochonder oder als mit Leiden und Unglück kokettierender Romantiker auch bei seinen engsten Freunden angesehen zu werden. Aber gerade das Bewußtsein dieser Gefahr läßt das Bedürfnis Heines erkennen, sich und seine Leiden mitzuteilen und wenigstens Anerkennung in der Krankheit zu gewinnen. Es gelang Heine im offenkundigen Streben nach Glaubwürdigkeit leicht, ernstgemeinte Klagen mit Entschuldigungen oder floskelhafter Höflichkeit zu verbinden. So leitete Heine seinen Brief an Friedrich Cotta vom 14. März dieses Jahres ein: »Ich hoffe, Herr Baron, diese Zeilen finden Sie in heiterem Wohlseyn, was mich betrifft, so muß ich an dem hiesigen Himmel noch immer höllisch leiden.« (HSA 20/259)

Seine Lebensumstände in München und seine Pläne stellte Heine Karl August Varnhagen v. Ense am 1. April ausführlich dar: »Mein Zustand ist noch immer derselbe, und ich mache mich bereit nach Italien zu reisen. Es sieht hier schlecht aus; seichtes kümmerliches Leben. Kleingeisterey. Und gäbe es nicht zuweilen großartige Erscheinungen, z.B. eine Michael Beer'sche und Senk'sche Tragödie, so wäre dieses triviale schlechte Clima nicht zu ertragen. Ich leide so sehr an diesem Clima, daß ich nichts Gescheites schreiben kann und will packen.« (HSA 20/260)

Bemerkenswert ist, daß Heine nunmehr seine häufig vorgebrachte Beschwerde über das schlechte Klima Münchens nicht mehr allein auf die Witterung beschränkt, sondern auch auf die geistigen, vor allem literarischen Verhältnisse in München bezieht. Heines ambivalente Einstellung zu München und damit auch zu seinem die ersten Monate des Jahres 1828 prägenden Befinden werden deutlich in dem gleichen Brief: »Ich denk, Ihnen schon bald mindersaure Briefe zu schreiben, – ich glaube nemlich man kann diesen Zeiten mein grämliches Gesicht ansehen. – Indessen meine Verhältnisse sind hier sehr heiter und liebeswert. – Ich lebe als grand seigneur und die $5^1/_2$ Menschen hier die lesen können, lassen mir auch merken, daß sie mich hochschätzen. Wunderschöne Weiberverhältnisse, indessen diese befördern weder meine Gesundheit noch meine Arbeitslust. Am liebsten bin ich unter jungen Malern, die besser aussehen als ihre Bilder.« Heinrich Heine, sich selbst als »müde Seele« bezeichnend, schloß sein Bekenntnis an Varnhagen v. Ense mit jener schon früher bekannten Melancholie, seinem »englischen spleen«, dabei an die Attitüden eines Lord Byron erinnernd: »Ich mache mir nicht viel mehr aus

Rezensionen, weil ich mir aus dem Leben selbst nicht viel mehr mache ... Ich will schließen. Eine unendliche Betrübnis überfällt mich. Eine dumme Trauer zieht durch meine Seele und ich weiß kaum was ich schreibe. Die Engländer haben mich angesteckt mit ihrem Spleen und ich bin gründlich verdrießlich.« (HSA 20/260)

Trotz Krankheit und Verstimmung arbeitete Heine eifrig an den »Englischen Fragmenten«, die in den »Annalen« publiziert wurden. Finanziell ging es Heine so gut, daß er gegenüber Merckel sogar die Großzügigkeit seines Verlegers Cotta lobte. Ende März kam Heines Bruder Maximilian zur Fortsetzung seines Medizinstudiums nach München. Über eine Zusammenkunft der Brüder oder gar eine Äußerung Maximilians über den kränklichen Zustand seines Bruders ist leider nichts bekannt. Wie mißlich der Münchener Winter jedoch für Heine gewesen sein mußte, zeigen die mißmutigen und zum Teil zornigen Briefe, die Heine noch Mitte April 1828 Friedrich Merckel, Moses Moser und Wolfgang Menzel schrieb und die nicht ganz frei von wohlgefälligem Selbstmitleid, aber auch zuweilen von neuer Hoffnung sind. So schrieb er an Friedrich Merckel am 11. April: »... Wie sehr ich herunter bin an Leib und Seele, magst Du erkennen, wenn Du nächstens im Morgenblatte einen langen Münchener Korespondenzartikel findest, worin ich nahe darin bin, Michael Beer für ein Genie zu erklären ... Ich hoffe, diesen Frühling von meinem Unmuth zu genesen. Ich werde auferstehen.« (HSA 20/264) Drei Tage später fügte er hinzu: »... und oben drein bin ich krank. – lebwohl, beklage Dich nicht über meine Griesgrämigkeit, diese bin ich selbst.« (HSA 20/249) An Moses Moser schrieb er am gleichen 14. April: »... Ich war anfangs sehr malade, jetzt geht es schon besser ... Ich stehe hier allein. Restlich isoliert. Um mich herum nichts als ein Meer von kleinen Seelen ... Ich bin noch immer sehr krank. In 2 Monath geh ich nach Italien ... Grüß mir Zunz. Sag ihm Geschäfte und Krankheit verhindern mich zu schreiben.« (HSA 20/266) Zwei Tage später, am 16. April, an Wolfgang Menzel: »... Bin noch immer krank und sehne mich nach Italien. Schreibe blutwenig. Kalb kann ihnen sagen, wie es mir geht. Hier sieht es schlecht aus. Ein Meer von kleinen Seelen und schlechtes Clima.« (HSA 20/267)

Der auch in München einsetzende Frühling besserte Heines Stimmung. So schrieb er an einen unbekannten Adressaten am 19. April: »... Erst jetzt meldet sich hier in München ein besseres Wetter und in mir eine bessere Gesundheit – ich wollte Ihnen nicht bey schlechtem Wetter und kranker Stimmung schreiben.« (HSA 20/268) An Wolfgang Menzel berichtete er am 2. Mai: »... Diesen Winter war ich fast kopftodt und jetzt zerstreut mich der münchener Frühling.« (HSA 20/269) Unter diesem Eindruck gab Heine seine zurückgezogene Lebensweise auf. Er machte die Bekanntschaft Robert Schumanns, mit dem er die Leuchtenbergische Galerie besuchte. Er las Freunden aus dem »Buch der Lieder« vor, besuchte auch die Gemäldegalerie des Kunstvereins und besuchte eine Aufführung von Meyerbeers Oper »Der Kreuzritter in Ägypten« im Münchener Hoftheater. Gesundheits- und Gemütszustand Heines hatten sich so gebessert, daß er am 6. Juni an Karl August Varnhagen v. Ense schreiben konnte: »... Obgleich mir das Briefschreiben in diesem Augenblick schrecklich sauer ... mit meiner Gesundheit geht es passabel ... Meine ganze Eroberungssucht beschränkt sich vielleicht auf 10 bis 11 Herzen. Ich bin ja ein Mensch der zu seinem Vergnügen lebt.« (HSA 20/272)

Wenige Wochen später, Ende Juli, sollte Heine München verlassen. Über Heines Münchener Zeit urteilt Lew Kopelew in seiner Heine-Biographie: »München gefiel ihm. Er verglich die malerische bayerische Hauptstadt mit dem strengen Berlin, doch erzürnte sein ironisches Lob die bayerischen Patrioten nicht selten ... Den Münchener Winter vertrug er offenbar nicht. Die Kopfschmerzen verstärkten sich, er sehnte sich nach der salzigen Feuchtigkeit der Seeluft. Im Frühjahr wurde es etwas besser ... Mehr als ein halbes Jahr verbrachte er in München. Aber in dieser Zeit der Seßhaftigkeit war er vielleicht noch fahriger, noch unausgeglichener und sogar geschäftiger als auf manchen Wanderungen. Die Arbeit an der Zeitschrift erwies sich als lästig. Ihm lag an einer dauerhaften Stellung. Cotta versprach, sich um eine Professur an der Münchener Universität zu bemühen. Der Rausch des Ruhmes und die folgende Ernüchterung – vor allem das Bewußtsein, er könne unermeßlich viel mehr leisten als bisher – mündeten in Gereiztheit, Verletzbarkeit und den beharrlichen Wunsch, um jeden Preis Erfolg, Geld, Ehre zu erringen ...« (135, S. 188)

Am 28. Juli beantragte Eduard v. Schenk, selbst Dichter und Dramatiker und als bayerischer Staatsminister für das Innere für Bildungs- und Kirchenfragen zuständig, beim bayerischen König offiziell eine außerordentliche Professur für Heinrich Heine, der jedoch, ohne die Verhandlungen abzuwarten, München vermutlich am 4. August verließ, von seinem Bruder Maximilian ein Stück begleitet. Heine reiste durch Tirol nach Trient und Verona, nach Brescia, Bergamo, Monza, Mailand, Pavia und Marengo. Weitere Stationen seiner Reise waren Genua, Pietrasanta und Livorno, wo er sich vom 24. August bis zum 2. September aufhielt. Aus Livorno teilte Heine seinem Fürsprecher Eduard v. Schenk seine weiteren Reisepläne mit. Zugleich auch bekundete er, daß er ungeduldig auf die Münchener Professur warte. Am 5. September wohnte Heine in Bagni Di Lucca, von wo aus er am 6. September an Moses Moser schrieb und in der Erwartung einer gesicherten Zukunft seinen Münchener Aufenthalt verklärte: »In München habe ich ein köstliches Leben geführt und werde mit Freuden dorthin zurückkehren.« Seinen Freunden gegenüber beteuerte er, daß er viel Zeit »mit schönen Frauen schwatze ... und die liebenswürdigsten Aristokratinnen liebe – und von ihnen geliebt werde!« (HSA 20/282) Eduard von Schenk gegenüber schwärmte er in einem Brief Anfang September 1828 von den italienischen Frauen. Über sich selbst jedoch schrieb er sarkastisch: »Bin ich doch selbst eine Ruine die unter Ruinen wandelt.« (HSA 20/285)

Sogar zu einer Aussöhnung mit Salomon Heine in Hamburg war Heine bereit und schrieb einen freundlichen Brief an seinen Onkel, um den alten Streit um die unerlaubte Einlösung des Wechsels bei der Londoner Bank Rothschild beizulegen. Diesen Stimmungswechsel führte Heine selbst auf den mildernden Einfluß des toskanischen Klimas zurück: »In der hohen Bergluft, die man hier einathmet vergisst man seine kleinen Sorgen und Schmerzen und die Seele erweitert sich.« (HSA 20/283)

Eindeutig zeigt sich, daß sich Heines Stimmung in den von körperlichen Beschwerden freien Intervallen zusehends besserte und viel von den kleinlichen Streitsüchteleien und von seinem selbstherrlichen Wesen verblaßte.

In Lucca konnte Heinrich Heine für kurze Zeit hoffen, der von seiner Umgebung geachtete und geschätzte Dichter zu sein, dessen Meinung Gehör und dessen Dichtung Beifall fanden und der ohne Sorgen um seine Existenz frei von Krankheit sich ganz seiner Arbeit widmen konnte. Anfang Oktober erreichte Heine die Nachricht seines Bruders Gustav, daß der Vater lebensgefährlich erkrankt sei. Heine hielt sich in Florenz auf und wartete auf eine Nachricht von v. Schenk. Am 1. Oktober schrieb er an diesen mit kaum verhohlener Ungeduld: »Ich will ihnen freimüthig gestehen, im Boudoir der Mediceischen Venus vergaß ich Schenk und seinen Brief. Es war aber doch nicht die uralte zusammengeflickte Göttin der Liebe, die mich so gewaltig erhob, vielmehr waren's die Augen einer Italienerin, die gar andächtig an sie hinaufsah – ich glaube, die alten Götter werden in Italien immer noch angebetet.« (HSA 20/285) An Campe schreibt Heine aus Florenz, daß er »den Machiavell und die mediceische Venus studiere«. (HSA 20/284) Diese Formulierungen erinnern an den Brief Heines vom 25. Februar 1824 an Moses Moser aus Göttingen. Das hier so bezeichnete »Boudoir der mediceischen Venus« meint nichts anderes als das 1820 vom italienischen Buchhändler und Literaten Gian Peitro Vieusseux mit seiner Frau gegründete Lesekabinett, das ein Treffpunkt florentinischer Künstler und Gelehrten war. Dort fand Erich Löwenthal die Eintragung: »Nous soussignés nous abbonnons au Cabinet Scientifique et Littéraire de Mr J. P. Viesseux Octobre 1: H. Heine Dr Jur. Chez Mme Imbert.« (HSA 20/824, Kommentar)

Diese unverfängliche Lösung mag auch ein Zeichen dafür sein, daß Heine in dem Brief an Moser 1824 aus Göttingen mit der Zweideutigkeit seiner Formulierung gespielt hatte und daß ihm an nichts mehr als an einer gelungenen Pointe damals wie heute gelegen war.

Am 11. November 1828 berichtete Heine seinem Verleger Cotta über seine weiteren literarischen Pläne und seine Absicht, den Winter im südlichen Italien zu verbringen, auch wenn er sogar in diesem Klima mit Beginn der kalten Jahreszeit erneut an heftigen katarrhlichen Beschwerden litt: »Ich hoffe, dieser Brief findet Sie ohne Schnupfen, Husten und ähnliches, Freuden, die jetzt in dem Land, wo die Zitronen blühen, ebenfalls ganz besonders gedeihen und wohlfeiler zu haben sind. Ich armer Schelm bin jetzt in der Blüthe eines Cathar, der es nicht ratsam macht, jetzt über die Alpen zu gehen, ich muß wohl hier überwintern, und Ihnen schreiben ... Ich mache Sie aber nochmals darauf aufmerksam, daß ich in keine Tänzerin verliebt bin ... im Gegenteil, ich bin fleißig.« (HSA 20/288)

Es fällt auf, wie Heine bemüht ist, den naheliegenden Verdacht zu entkräften, er benutze seinen Gesundheitszustand nur als Vorwand, um seinen Aufenthalt in Italien verlängern zu können. Heine, der zu dieser Zeit tatsächlich recht intensiv an der »Reise nach Italien« arbeitete, schien die Abreise aus Italien ängstlich zu meiden, bedeutete sie doch nicht nur die Rückkehr in ein ungesundes Klima, das neue Leiden befürchten ließ. Die wohltuende Distanz zu den Sorgen um seine Zukunft wäre aufgehoben gewesen, und er hätte das Siechtum seines Vaters miterleben müssen. Es ist auffällig, wie wenig Heine auf die bedrohliche Erkrankung seines Vaters reagierte, sei es, weil er als chronisch Kranker das Erlebnis einer zum Tode führenden Erkrankung fürchtete und im Schicksal seines Vaters beängstigende Hinweise auf eine mögliche Progredienz seiner eigenen Erkrankung zu erkennen glaubte, sei es, weil er zu sehr von der Beobachtung seines eigenes Befindens in Anspruch genommen und auf sein eigenes Leiden fixiert war, um der Krankheit anderer überhaupt Beachtung schenken zu können. Zumindest liegen keine Zeugnisse vor, die ein Interesse an oder gar ein Bemühen Heines um den Gesundheitszustand seines Vaters verdeutlichen könnten. Seine wiederholt geklagten, pulmonalen Beschwerden schienen ihm Grund genug, seinen Aufenthalt in Italien zu verlängern, von dessen Klima er sich wohltuende Linderung und vorbeugende Stärkung erhoffte. Neben dem Wunsch, sich einer weiteren psychischen Belastung zu entziehen, war also sein »Brustleiden« das Motiv, Italien noch nicht zu verlassen. Daraus wird die besondere Bedeutung dieser Symptomatik für Heine deutlich. Mitte November erfuhr Heine vom endgültigen Scheitern seiner Münchener Pläne und von dem sich rapide verschlechternden Zustand seines Vaters. Heine verließ Florenz jedoch nicht, um nach Hause zu fahren, sondern er reiste, ohne weitere Nachrichten abzuwarten, vom 24. bis 29. November über Bologna, Ferrara und Padua nach Venedig. Am 2. Dezember erschien im »Morgenblatt« (Nr. 291) die »Reise nach Italien I«, am gleichen Tag starb Samson Heine in Hamburg. Am 4. Dezember verließ Heine Venedig; am 5. Dezember wurde sein Vater auf dem israelitischen Friedhof in Altona bestattet, am 11. Dezember traf Heine in München ein. Nicht der Tod seines Vaters, von dem er noch gar nichts wußte, sondern die endgültige Absage aus München hatte ihn zur Abreise aus Italien bewogen. Mitte Dezember verhandelte Heine in München über die Weiterführung der »Annalen«. Da kein Ergebnis erzielt werden konnte, gab es nun für ihn keinen Grund mehr, sich länger in München aufzuhalten. Jetzt erst reiste Heine in Richtung Hamburg. Am 27. Dezember erfuhr Heine vom Tod seines Vaters, als er in Würzburg Station machte. Heines Abreise aus Italien kann daher nicht unmittelbar im Zusammenhang mit der Erkrankung seines Vaters gesehen werden. Die zeitliche Abfolge der Ereignisse und die Reiseroute erweisen eindeutig die wahren Beweggründe Heines. Sie sind sicher als eigennützig und egozentrisch zu bezeichnen (vgl. 134, S. 195). Erst am 10. Januar 1829 traf Heine in Hamburg ein.

1829

Heine wohnte bei seiner Mutter, die nach dem Tode ihres Mannes nach dem »Neuen Wall« Nr. 28 verzogen war. In seinen Memoiren äußerte sich Heine zum Tode seines Vaters:

»Er war von allen Menschen derjenige, den ich am meisten auf dieser Erde geliebt. Er ist jetzt todt seit länger als 25 Jahren. Ich dachte nie dran, daß ich ihn einst verlieren würde, und selbst jetzt kann ich es kaum glauben, daß ich ihn wirklich verloren habe. Es ist so schwer, sich von dem Todt der Menschen zu überzeugen, die wir so innig liebten. Aber sie sind auch nicht todt, sie leben fort in uns und wohnen in unserer Seele.« (100, S. 216)

Am 20. Februar verließ Heine Hamburg und traf am 23. in Berlin ein. Dort bemühte er sich um eine Anstellung als Privatdozent. Doch auch dieser Versuch, sich eine Zukunft im preußischen Berlin zu sichern, scheiterte. Eine neue depressive Phase kündigte sich an. Am 11. März schrieb Heine an Friedrike Robert in Berlin: »Heute morgen aber ist mein Herz mausetodt, und ich selbst bin nur der wandelnde Fleischsarg meines Herzens ... Aber wie lange wirds dauern, und auch ich muß ins Gras beißen. Bis dahin ...« (HSA 20/291)

Erneut sei darauf hingewiesen, daß viele Zeitgenossen Heines Klagen des öfteren für Übertreibung, selbstgefällige Attitüde oder Hypochondrie gehalten haben. Adolf Bernhard Marx erinnert sich in seinen Memoiren: »Lebhaft steht mir noch das Bild des jungen, fein, ja elegant gebauten Mannes vor der Erinnerung, wie er sich einmal bei Mendelssohn's von der einen Seite des Tisches in unnachahmlicher Grazie träger Müdigkeit und Abspannung nach der anderen, hinüberlehnte, wo Rebecka, die jüngste Tochter des Hauses, saß und zu ihr, die für seine Gedichte schwärmte, in gedehntem, gar nicht heimlichem Tone sprach: »Ich könnte Sie lieben.« (Z1/239) Übrigens berichtet Marx auch von der Reaktion Rebeckas: »Rebecka wandte sich ab, ich weiß nicht, ob um ihr Lachen oder ihren Mädchenzorn zu verbergen.« (Z1/239)

Fanny Mendelssohn schrieb am 22. März 1829 an August Klingemann in Berlin über Heine: »Heine ist hier und gefällt mir gar nicht; er ziert sich. Wenn er sich gehen liesse, müsste er der liebenswürdigste ungezogene Mensch sein, der je über die Schnur hieb, wenn er sich im Ernst zusammennehme, würde ihm der Ernst wohl anstehen, denn er hat ihn, aber er ziert sich sentimental, er ziert sich geziert, spricht ewig von sich und sieht dabei die Menschen an, ob sie ihn ansehen.« (Z1/238)

Rahel Varnhagen v. Ense berichtete aus dem gleichen Monat ihrem Mann Karl August: »Heine sehe ich fast nicht, er wälzt sich so in sich herum, sagt, er muß viel arbeiten, ich bin fast erstaunt, daß ihn so etwas Reelles als des Vaters Tod, der Mutter Leid darüber, betraf; meint, er hätte außerordentlich mit diesem »herrlichen Vater« harmonisiert, sei ganz von ihm verstanden gewesen ... Aussehen thut er eher gesünder; klagt beinahe nicht wieder; aber es ist manche sonst vorüberfliegende Miene festgestellt zwischen seinen Zügen, die ihnen nicht wohlthut; so im Munde ein Zerren, wenn er spricht, was ich sonst – auch schon – fast als kleine Grazie bemerkte, obgleich es nie schön Zeugniß gab ...« (Z1/235) Es ist auffällig, wie genau Rahel Varnhagen ihrem Mann Heines Reaktion auf den Tod des Vaters schildert. Sein inniges Verhältnis zum Vater berichtete Heine in seinen Memoiren ja erst viel später (vgl. 100/216). Wichtiger allerdings ist noch Rahels Beobachtung, Heine habe ein »Zerren« im Mundwinkel, wenn er spreche. Hierbei könnte es sich um einen Tic nerveuse oder eine sonstige, vielleicht durch die Mundbewegungen bei Sprechen getriggerte Myoklonie handeln.

Im März arbeitete Heine vermutlich an den »Reisebildern III« und an den »Memoiren des Herrn Schnabelewopski«. Im folgenden Monat lernte Heine den Komponisten Giacomo Meyerbeer kennen. Am 17. April zog Heine von Berlin nach Potsdam, von wo er der erkrankten Rahel Varnhagen einen Rosenstrauß schickte, um sich mit ihr nach einem Streit, der Anfang des Monats begonnen hatte, wieder zu versöhnen.

Im Frühjahr des Jahres 1829 fühlte sich Heine gesund. Aus Potsdam schrieb er an Moses Moser am 22. April: »Ich befinde mich wohl und denke und arbeite. – Ach Gott! wenn ich bedenke, wie wenig ich seit 6 Monathen gedacht und gearbeitet habe, so habe ich gute Gründe, zu denken und zu arbeiten.« (HSA 20/301) Dieses Wohlbefinden war allerdings nur von kurzer Dauer, schon am 29. April beschrieb Heine Friederike Robert eine drepressive Symptomatik und klagte über Schlaflosigkeit: »Das Wetter ist so schlecht, ich habe diese Nacht so wenig geschlafen, oder besser gesagt so viel gewacht, mein Kopf ist davon so wüßt, fast so wüßt wie mein Herz, ... Schreiben Sie mir bald und erheitern Sie einen Menschen, den ein toller Gram verzehrt.« (HSA 20/302)

Diese Prodomi kündigten einen neuen Krankheitsschub an. »Ich befinde mich schlecht, sehr schlecht. Mein tristes, geisttödtendes Uebel macht mich sogar leseunfähig. Dennoch bin ich erträglicher Laune ..., – ich kann aber kaum die Augen öffnen, viel weniger als den Verstand.«, so schrieb Heine am 18. Mai an Moses Moser in Berlin (HSA 20/308). Später betonte Heine: »Potsdam, ich glaube den 30. May 1829 ... ich befinde zu sehr in Mißstimmung und Arbeit.« (HSA 20/305) Heine beschreibt hier drei wesentliche Symptome: »Mißstimmung«, er sei »leseunfähig« und könne »kaum die Augen öffnen«. Heine berichtet also von Schwierigkeiten beim Lesen, was auf eine starke Störung der Akkomodation schließen läßt. Auch eine rapide Verschlechterung seines Sehfehlers könnte denkbar erscheinen, ist jedoch nicht wahrscheinlich, da die Progredienz einer Fehlsichtigkeit weniger rasch und plötzlich verläuft, aber dafür um so dauerhafter ist. Auch schien Heine hier zum ersten Male unter einer Ptosis zu leiden. Gleichzeitig traten Denkstörungen und Konzentrationsschwierigkeiten auf: »... Ich kann aber kaum die Augen öffnen, vielweniger den Verstand.« Heine konnte so zwar unter großen Mühen arbeiten, die Störungen der inneren und/oder äußeren Augenmuskeln und der sie versorgenden Gehirnnerven waren aber begleitet von einer stark depressiven Stimmungslage. So teilt er Friederike Robert am 30. Mai aus Potsdam mit: »Wenn man seit 5 Uhr am Arbeitstische gehockt und über einem Druckbogen geschrieben hat, so darf man schon um Mittagszeit müd und dumm seyn, um so mehr wenn man kranken Kopfes ist ... Ich armes Ungeheuer, ich armer verwünschter Prinz bin so kummerweich gestimmt, daß ich sterben möchte. Und ach! Wer todt zu seyn wünscht, der ist es schon zur Hälfte ... Ach krank und elend wie ich bin, wie zur Selbstverspottung beschreibe ich jetzt die glänzendste Zeit meines Lebens (gemeint ist seine Reise nach Italien) ... Jetzt, wie bin ich zahm geworden, seit dem Todte meines Vaters ... Ich bin niedergeschlagen, so zusammengedrückt, so beengt« (HSA 20/306) In einem zweiten Brief an Friederike Robert ergänzte er: »Ich befinde mich in jeder Hinsicht schlecht. Bin ich krank? dumm? verliebt? Wer kann das noch unterscheiden.« (HSA 20/307)

Auch im Juni besserte sich Heines Zustand nicht. Er klagte über das Wetter und schrieb in einem kurzen Brief an Moses Moser am 5. Juni: »Das Wetter ist wieder so schlecht ... Ich habe mich seit vorherigem Sonntag äußerst schlecht befunden, und war gezwungen zu Arzt und Apotheke zu schicken. Jetzt gehts leidlich besser ... Ich kann ein wenig arbeiten.« (HSA 20/308) Leider ist weder etwas über den behandelnden Arzt noch über das verordnete Medikament bekannt. Heine ließ sich aber keineswegs von seiner Krankheit überwältigen oder erging sich in Selbstmitleid. Vielmehr bekundete er Johann Friedrich v. Cotta am 7. Juni: »Ich finde jetzt, daß es oft drauf abgesehen ist, mich zu beschränken und zu aviliren, und ich muß mich daher männlicher zu verhärten suchen als mir eigentlich lieb ist.« (HSA 20/309) Zu dieser Zeit hatte Julius Campe, der sich in Berlin und Potsdam aufhielt, Heine auf die persönlichen Angriffe aufmerksam gemacht, die August Graf v. Platen (eigentlich v. Platen-Haltermund bzw. Hallermunde) in seiner satirischen Literaturkomödie »Der romantische Ödipus« gegen Heine und Immermann gerichtet hatte. Doch Heine konnte nicht sogleich reagieren, um sich und Immermann zu verteidigen: »Ich würde Dir mehr schreiben, wenn ich mich nicht seit Sonntag überaus stumpfsinnig befinde, ich habe keine Zeile seitdem geschrieben.« Dies teilte er Moses Moser am 15. Juni mit (HSA 20/310).

Kurz darauf verließ Heine Potsdam, um nach Berlin zurückzukehren. Am 20. Juli reiste er wahrscheinlich in Begleitunmg seines Bruders Maximilian nach Hamburg. Anfang August war er wieder fähig, an den »Reisebildern III« zu arbeiten, suchte aber die dringend notwendig gewordene Erholung auf Helgoland. Von der Insel schrieb er am 6. August wiederum an Moses Moser: »Ich befinde mich, in der Tath recht wohl und heiter. Das Meer ist mein nahverwandtes Ellement und schon sein Anblick ist mir heilsam. Ich bin, jetzt fühl ich es erst, unsäglich elend gewesen als ich mich in Berlin befand. Du hast gewiß darunter leiden müssen. Ein melancholischer Freund ist eine Plage Gottes.« (HSA 20/312) Auch diesmal fühlte sich Heine unter Einfluß des Seeklimas bald besser. Die Hirnnerven-Symptomatik schien schon seit längerer Zeit gänzlich abgeklungen und der beständige Kopfdruck gemildert zu sein, so daß Heine wieder arbeiten konnte. Auch seine Stimmung besserte sich so weit, daß er auf Helgoland am gesellschaftlichen Leben teilnahm, mit einer Engländerin flirtete und wegen einer scharfzüngigen Bemerkung nur knapp einem Duell entging. So schrieb er am 6. September an Johann Gustav Droysen: »… Von Helgoland, wo ich seit 6 Wochen lebe und mir von den Meereswellen den Leib und die Seele heilen lasse.« (HSA 20/313)

Ende September reiste er von Helgoland nach Hamburg. Dort arbeitete er an den »Bädern von Lucca« in seinen »Reisebildern III«, die bereits zum Druck vorbereitet wurden. Mißlich waren die Auseinandersetzungen zwischen Heine und seinem Verleger Campe über die schlechte Qualität des Papieres und das Heine wenig zufriedenstellende Honorar für diese Ausgabe der »Reisebilder«. Zudem kam der Herbst und mit ihm die Zeit der Erkältungskrankheiten und Kopfschmerzen. So schrieb Heine am 13. Oktober an Friedrich Merckel in Hamburg: »Ich bin sehr verschnupft und kopföde.« (HSA 20/314) Ebenso erfuhr Moses Moser in Berlin: »Mein Schnupfen läßt Dich grüßen.« (HSA 20/315) Friedrich Merckel teilte Heine am 24. Oktober mit: »Ich sterbe vor Unmuth.« (HSA 20/316) und am 26. Oktober: »Ich befinde mich heute wieder schlecht und schlecht gelaunt.« (HSA 20/317) Heines Kränkeln, sein ständiges Klagen und seine stets wehleidige Stimmung ließen, wie oben schon angemerkt, selbst bei wohlwollenden Freunden Zweifel aufkommen. Der von Heine lapidar als »Schnupfen« bezeichnete Krankheitszustand hielt zu lange an und ging mit einer so deutlichen Beeinträchtigung des Allgemeinbefindens einher, um nur als bloße Erkältung gelten zu können. In Analogie zu den von Heine unter dem Begriff ›Kopfübel‹ subsummierten Komplex psychoneurasthenischer Beschwerden mag auch hier ein Symptomkomplex des respiratorischen Systems gemeint sein. Es zeigen sich hier weitere Symptome mit Beeinträchtigung des Allgemeinbefindens, welche trotz ihrer Wichtigkeit nicht die beständige und unspezifische Klage Heines über Kopfschmerzen in ihrer subjektiven Bedeutung für den Kranken übertreffen können. So schrieb auch Immanuel Wohlwill am 7. November 1829 an Leopold Zunz mit ironischem Unterton: »Heine hat mich erst einmal besucht. Heute sah ich ihn auf der Straße, da war er natürlich krank.« (Z1/255)

Am 16. November besuchte Heine eine Aufführung von Immermanns »Trauerspiel in Tirol« im Hamburger Schauspielhaus. Sein Theatererlebnis kommentierte er einen Tag später in einem Brief an Karl Immermann in Düsseldorf: »Heute habe ich Kopfschmerzen, da das Theater besonders wenn ich ein ganzes Stück ansehe, mich immer angreift … Durch den Todt meines Vaters war ich lange trübsinnig und erst jetzt komm ich allmählich in bessere Stimmung.« (HSA 20/318) Auch am 25. dieses Monats klagte Heine in seinem Brief an Julius Campe über schlechte Laune (HSA 20/319).

Offensichtlich strengte es Heine sehr an, sich längere Zeit konzentrieren zu müssen. Kopfschmerzen waren die Folge, wenn über eine längere Zeit akustische und visuelle Aufmerksamkeiten gefordert waren. Heine, der anscheinend nicht immer Theaterstücke bis zu ihrem Ende verfolgte, konnte sich ein vorzeitiges Verlassen der Vorstellung in diesem Falle sicherlich nicht erlauben, da Immermann, der Autor dieses Stückes, sein früher Fürsprecher und Freund, nun auch Verbündeter in der Auseinandersetzung mit v. Platen war. So sind Heines Kopfschmerzen, ausgelöst durch die Fülle der optischen und akustischen Reize eines Theaterstückes und die für eine längere Zeit geforderte Konzentration ein wichtiger Hinweis auf die generell auslösenden Ursachen seiner Kopfschmerzen. Ferner darf die Tatsache nicht vergessen werden, daß Heine nach fast einem Jahr den Tod seines Vaters für seine lang anhaltende depressive Stimmung verantwortlich macht. Noch einmal soll daher betont werden, daß, angesichts der schon fast gleichgültig zu nennenden Reaktion auf die Nachricht von der lebensbedrohenden Erkrankung des Vaters und des nur kurzen Aufenthaltes im Trauerhaus, mehr die Absagen aus München und Berlin, die literarischen und persönlichen Angriffe Platens, die Auseinandersetzungen mit Julius Campe und letztlich die kaum verarbeiteten Schuldgefühle gegenüber dem Elternhaus als Auslöser für Heines »Trübsinnigkeit« im Jahre 1829 genannt werden können.

Völlig unvermittelt trat bei Heine am Morgen des 29. November 1829 ein neues Symptom auf, über das er selbst sehr erstaunt schien. An diesem Tag schrieb er an Amalie Friedländer: »Ich habe diesen Morgen schreckliche Kopfschmerzen und Herzstiche (wahrhaftig ich prale nicht) wenn das nicht schlimmer wird sehe ich Sie diesen Mittag bey Ihrem Großvater.« (HSA 20/324) Pektanginöse Beschwerden sind bei einem 32jährigen Mann, der nicht rauchte, der nicht übergewichtig war, der sich aber auch nicht viele körperliche Betätigungen verschaffte, nicht gerade häufig. Vielleicht meint Heine auch nur vorübergehende, orthopädische oder neurologische Beschwerden im Bereich des linken Hemithorax. Es könnten mit dem nicht näher erläuterten Terminus ›Herzstiche‹ aber auch jene stechenden, atemabhängigen Schmerzen gemeint sein, welche bei einer Pleuritis sicca entstehen. Eine zunächst trockene, später feuchte und dann zu diesem Zeitpunkt dann wieder asymptomatische Rippenfellentzündung gilt in diesem Lebensalter noch heute als hochgradig verdächtig auf Tuberkulose.

Um die Weihnachtszeit litt Heine unter Zahnschmerzen, wie er übelgelaunt Friedrich Merckel mitteilte: »Ich habe noch immer Zahnschmerzen, ... Ich habe triste Stimmung – vielleicht aus Ingrimm verschanze ich mich hier, statt in Berlin, und beschreibe meinen Winterfeldzug; ach! ich sehe voraus, man wird mir keine Ruhe lassen.« (HSA 20/325) In solcher Stimmung entstanden die heftige Polemik gegen v. Platen, die »Bäder von Lucca X und XI«, der »Winterfeldzug«. In den »Bädern von Lucca X«, Kapitel X und XI, 3. Band der »Reisebilder«, polemisiert Heine gegen v. Platen und scheut auch nicht die Angriffe auf v. Platens homosexuelle Veranlagung. Heine übernimmt als Motto ein Zitat aus v. Platens Gedichtsammlung »Ghaselen«: »Ich bin wie ein Weib im Manne ...« Zu dieser großen Abrechnung gehörte auch, daß Heine, der des Haderns mit Campe, der die »Reisebilder« verlegen sollte, müde war, am 14. Dezember mit Cotta über die Herausgabe eines neuen Buches verhandelte. Die heftigen Zahnschmerzen dauerten über die Weihnachtsfeiertage an, zumal Heine nicht den Mut fand, einen Arzt aufzusuchen. So klagte er am 26. Dezember Friederike Robert: »... Ich bin unglücklich ... Ich leide nemlich an einem holen Zahn und an einem holen Herz, die beide eben wegen ihrer Hohlheit mir viel Qual verursachen. Leider habe ich nicht die Courage mich der heilsamsten Operazion zu unterziehen, ich meine in Betreff des Zahnes ... Ich sterbe täglich mehr und mehr, ich bin fast ein todter ...« Und im gleichen Brief klagte Heine: »Von der letzten amourischen Bekanntschaft ist nichts übriggeblieben als ein öder Katzenjammer, ein wiederwärtiger Spuk, ein gespenstischer Aerger; manchmal um Mitternacht miaut eine todte Katze in den Ruinen meines Herzens.« (HSA 20/327) Am 30. Dezember schrieb Heine an Moser: »... wünsche Dir alles was mir fehlt. Dazu gehört in diesem Augenblick auch Gesundheit ... – lebwohl, und laß die Ritzen an den Fenstern, wo dein Pult steht, mit Baumwolle verstopfen, die Zugluftt ist bey jetziger Witterung schädlich. Ich habe Zahnschmerzen – folglich darfst Du im Scherze selbst 50% Ernst annehmen.« (HSA 20/328)

1830

Die durch die »Reisebilder« ausgelösten Angriffe auf Heine setzten sich auch im neuen Jahr fort. Heine litt sehr darunter. An Karl August Varnhagen v. Ense schrieb er am 3. Januar: »... der Kopf dumpf, die Brust voll widerwärtigen Schmerz, von tausend Verdrießlichkeiten umringt, schreibe ich Ihnen diesen Brief. Wie trübe beginnt dieses Jahr, wie beängstigend – könnte man nur der Zeit entlaufen wie man einem Ort entläuft! Ach, ich muß dieses ganze Jahr ausdauern ehe ich zu 1831 gelange. Seit meiner Rückkehr aus dem Bade lebe ich hier zurückgezogen.« (HSA 20/329) Auch Johann Peter Lyser in Celle vermittelte Heine seinen Ärger, so schrieb er am 6. Januar: »Stimmung. Ich habe verdammt viel Unangenehmes und Unheimliches um die Ohren ... Ich bin in schlechter Laune.« (HSA 20/330)

Heine sah in der Folgezeit zwar ein, daß er sich durch seinen Angriff auf v. Platen unnötigerweise neue Feinde gemacht hatte, dennoch stand er zu seinen Worten. Er bat viele seiner Freunde, u.a. Lyser, Detmold und Robert, sich wohlwollend über seine »Reisebilder III« zu äußern und ihn in seinem Kampf zu unterstützen, indem er sich weniger von persönlichem Groll als von Empörung gegen eine Richtung in Gesellschaft, Politik und Kunst angetrieben wußte, die in v. Platen nur ihre Symbolfigur hatte (vgl. HSA 20/328). Aus Heines Brief an Friederike Robert vom 15. Januar läßt sich ein Überblick über Heines innere und äußere Verhältnisse gewinnen. Heine, der sich von allen Seiten verfolgt fühlte, war ängstlich darauf bedacht, den für ihn so dringend nötigen Zuspruch von Seiten seiner Freunde zu erhalten. Er brauchte das Gefühl, nicht alleine zu stehen. Heine war in einer ausgeprägten depressiven Stimmung voller Hoffnungslosigkeit, auch litt er weiterhin unter Zahnschmerzen. In dem Brief heißt es: »Sie schreiben mir nicht? Oder glauben Sie ich wäre schon todt ..., aber Privatkrankheit hält mich in diesem Augenblick hier fest. Ich bin wirklich krank und hab dazu viel Verdrießlichkeit um die Ohren. Dazu kommt der noch 3te Theil der Reisebilder und das schlechte Wetter und Zahnschmerzen.« Voller Resignation glaubt Heine seine Feinde »sich einig, nemlich mich umzubringen« (HSA 20/332).

Der ebenfalls von v. Platen heftig angegriffene Karl Immermann war der erste, der Heines »Reisebilder« am 1. Februar 1830 lobte und seine Ansichten unterstützte. Voller Freude schrieb ihm Heine, ohne ganz seine schlechte gesundheitliche Verfassung überspielen zu können, am 3. Februar: »Ich thue jetzt nichts, gehe müßig, singe und trillere, spucke Blut und freue mich des kurzen Heldenlebens. Nur dies kümmert mich, ich verlasse vielleicht die Welt, ohne die Hauptsache gethan zu haben ... Die Kälte hängt mich noch jetzt von einem Abstecher nach Berlin ab.« (HJSA 20/333)

Heines düstere Grundstimmung ist offenbar. Nur beiläufig erwähnt er das sicherlich ernstzunehmende Symptom »spucke Blut«. Heine macht leider keine weiteren Angaben zur Ursache seines »Blutspuckens«. Heine empfand die Kälte als »brennend«, ein Mißgefühl, das jedem unter einer Infektion oder Entzündung des Respirationstraktes Leidenden beim Einatmen kalter Luft bekannt ist. So wenig eine Hämoptoe oder Hämoptyse Zeichen einer banalen Erkältung ist, so bedeutsam wird dieses eher nur beiläufig von Heine erwähnte Symptom für die differentialdiagnostische Beurteilung. Es zeigt im Zusammenhang mit dem offensichtlich schlechten Allgemeinzustand Heines und den dyspnoischen Beschwerden eine schwere Infektion des Respirationstraktes an, die nun schon seit Jahren chronifizierte und in ihrer Progredienz mit dem jetzigen ›Bluthusten‹ einen Höhepunkt erreichte, der als typisches Symptom auf die verbreitetste, chronisch verlaufende Infektionskrankheit der Lunge hinweist, die Tuberkulose. Auch Karl August Varnhagen v. Ense erfuhr von Heines schlechtem gesundheitlichem Zustand, ohne daß Heine jedoch nähere Angaben machte (HSA 20/234). Die These, Heine sei im Februar 1830 an einer fulminant verlaufenden Bronchitis erkrankt gewesen, stützt die Tagebucheintragung Rosa-Maria Assings vom 4. Februar 1830: »Schon vor einiger Zeit hörten wir daß Heine wieder hier sey. Er begegnete bald darauf Assing auf der Straße, der ihn einlud, uns zu besuchen, doch er kam nicht, was mir leid tat. Heute nachmittag traf er unvermutet bei uns ein, heiser, erkältet und an der Brust leidend, um uns zu fragen, ob wir etwas an seinen Bruder zu bestellen hätten, der sich nach uns erkundigt habe, und dem er in diesen Tagen schreiben würde. Eine Stunde verfloß schnell und angenehm unter mancherlei Gesprächen, obgleich er mir sehr leidend schien, so daß ihm Assing sagte, er hätte bei dieser Kälte und scharfem Winde nicht ausgehen sollen.« (Z1/256) Heine war sehr mit der v. Platen-Affäre beschäftigt und auf der Suche nach Freunden und Zuspruch. Erst als Rekonvaleszent widmete er seiner Krankheit mehr Aufmerksamkeit und beschrieb – ein wenig Mitleid heischend – das unglückliche Zusammentreffen der heftigen Angriffe auf seine Person und seine Erkrankung. So liegt der Verdacht nahe, daß Heine, ob nun bewußt oder intuitiv, mag dahingestellt bleiben, psychischen Druck auf seine Freunde ausübte; um Unterstützung von ihnen zu erfahren, versuchte er auch, Mitleid zu erregen. Heine war bereit, jeden auf das schärfste anzugreifen, der sich nicht bedingungslos in diesem schon längst nicht mehr rein literarischen

Streit auf seine Seite stellte, wußte er doch, daß der Verlierer dieser Auseinandersetzung in künstlerische Bedeutungslosigkeit und gesellschaftliche Ächtung fallen würde. Nach den Niederlagen im Kampf um die Sicherung seiner persönlichen Verhältnisse in einem öffentlichen Amt rang Heine nun um seine Anerkennung als freier Literat. So ist sein an Aggressivität grenzendes Engagement in dieser Affäre ebenso wenig verwunderlich wie sein fester Wille, selbst einen so guten Freund wie Moses Moser aufzugeben, weil dieser kritische Anmerkungen zu dem 3. Band »Reisebilder« gewagt hatte.

Heine schrieb am 27. Februar an die beiden Varnhagens: »Liebe Freunde! In diesem schändlichen Ultrawinter, wo jeder honetter liberaler Mensch krank war, habe auch ich sehr gelitten; ich bin jetzt wieder auf die Besserung, nachdem ich vier Wochen lang von Blutigeln, spanischen Fliegen, Apotheken und bedauernden Freunden habe quälen lassen. Ich warf viel Blut, und da ich aus der Literaturgeschichte wußte, was dergleichen bei Versifexen zu bedeuten hat, so wurde ich ängstlich und habe mir aus Angst alle poetischen Gefühle und noch viel mehr alles Poetisieren streng untersagt. Mit der Poesie ist es also aus; öffentlich aber werde ich deshalb um so prosaisch länger leben. In jener kranken Zeit hat mir auch Ihr und Frau von Varnhagens letzter Brief recht wohl getan.« Am 28. Februar setzte Heine den Brief fort: »... und Frau von Varnhagens mich bewog, die Absendung des Briefes aufzuschieben, um noch eine Zeile hinzuzufügen – welches in mir aber sauer wird, da mein armer Kopf im Zustand der ödesten Ermattung ... Entschuldigen Sie mein wirres Schreiben mein Kopf ist so matt ...« (HSA 20/335) Seit Februar 1828 war Heine also brustleidend, zunächst getraute er sich wegen seines ›Brustleidens‹ nicht, das milde Klima Italiens zu verlassen, dann klagte er für Monate ein sich stetig verschlechterndes Allgemeinbefinden und Schwinden der körperlichen Kräfte sowie von ihm selbst als Erkältungssymptome gewerteten anhaltenden Husten und Schnupfen, im November 1828 wahrscheinlich eine Pleuritis sicca, in den ersten Monaten des Jahres 1830 dann eine Hämoptoe oder ein Hämoptyse. Eine mindestens vierwöchige Therapie mit verschiedenen Medikamenten, Blutegeln und spanischer Fliege war notwendig. Für die Dauer von mehr als einem Jahr finden sich die Allgemeinsymptome körperliche Schwäche und vegetative Labilität. An pulmonalen Symptomen sind nachweisbar Husten, Auswurf, Brustschmerz und Dyspnoe. Pleuritis und Hämoptoe oder Hämoptysen als weitere charakteristische Symptome legen die Diagnose einer typisch verlaufenden Tuberkulose im primären oder subprimären Stadium nahe. Die häufig die Tuberkulose begleitende Keratokonjunktivitis oder Periphlebitis kann die Ursache der von Heine ab 1829 beschriebenen Augenbeschwerden sein.

Mitte März ging es Heine wieder besser, obwohl er noch immer über Mattigkeit klagte. Die letzten Monate hatten doch sehr an seinen Kräften gezehrt: »Trotz einer übergroßen Müdigkeit im Kopf und Gliedern schreibe ich Ihnen dennoch ... meine Gesundheit ist zerrüttet und muß wieder in die Ruhe des Landlebens und die Wellen des Meeres ... Ich bin sehr lebensheiterer Stimmung und habe dem siechen Körper diesen Winter manchen Genuß abgetrotzt – eine Folge solchen Trotzes ist meine Müßigkeit im Augenblick … Ich verliere nicht gern Freunde, obgleich ich mir jetzt immer den kleinsten Freund, den ich verliere, gleichweg große Freundinnen anschaffe.« (HSA 20/337)

Aber seine Zeitgenossen glaubten Heines flotten Sprüchen und frivolen Versen über angeblich amouröse Abenteuer nicht mehr so ganz. So schrieb Ludolf Wienbarg über Heine im Frühjahr 1830 in einem Artikel: »Denn das war ja ein Theil des Frappanten an Heine, daß in dem Gedichte auch der Dichter vor uns stand, daß er sich selbst mit seinen inneren und äußeren Erlebnissen so dreist in Scene gesetzt hatte, und daß er trotz dieser Dreistigkeit, Offenheit und Oeffentlichkeit seiner Muse, so viel Schleier übrig ließ, um ihr Emporsteigen aus einem zarten Geheimnis voller Lebensgrunde ahnen zu lassen. Um aufrichtig zu sein, muß ich sagen, daß der Kreis, in dem ich lebte, nicht eben von Heine erbaut war. Man hielt ihn dort für einen ausgezeichneten dichterischen Jongleur, man zweifelte zumal an der Wahrheit seiner Empfindungen und Erlebnisse in bezug auf die Liebe, und es ging auf seine Kosten folgender boshafter Verse:

»Den Gärtner ernähret sein Spaten,
Den Bettler sein hölzernes Bein,
Und ich, ich ernte Dukaten
Für meine Liebespein.« (Z1/261)

Auch die von Adolf Bernhard Marx aus dem März des Jahres 1829 überlieferte Anekdote zeigt, daß Heine gern mit amourösen Anspielungen kokettierte und zu schockieren suchte (vgl. Z1/239).

Seine engsten Freunde waren über die eigentliche Lebensweise Heinrich Heines im unklaren, da er in einem Atemzug sein abgeschiedenes Dasein beklagen und über Liebschaften witzeln konnte. So schrieb er am 5. April 1830 an Karl August Varnhagen v. Ense: »… ich bin so isoliert … Das Bedürfnis der Einsamkeit wird mir nie fühlbarer als beim Anfang des Frühjahres, wenn das Erwachen der Natur sich auch in den Gesichtern der Stadtphilister zeigt und unerträglich gemütliche Grimassen darin hervorbringt … Während des vorherigen Monats, insbesondere seit dem Ende des Carnivals, ist es mir in Hamburg nur allzugut ergangen. Ich hab kein Talent, recht leidend gar zu lange hinzukränkeln, und als ich, außer meinem körperlichen Unwohlseyn auch mit geistigem Mißbehagen, welches größtenteils durch mein letztes Buch verursacht wurde, zu schaffen bekam, griff ich zu meinem ungewöhnlichen Hausmittel, welches darin besteht, daß man nicht mehr zu Hause eingezogen lebt und daß man den kranken, verdrießlichen Leibe so viele Lebensfreuden als möglich abtrozt. Nach Leben pflegt aber mit der Ermüdung auch eine ernste Arbeitssehnsucht bei mir einzutreten, und Leichtigkeit und Gleichgültigkeit, womit ich Hamburgs Fleischtöpfe und Fleischtöpfinnen, seine Theater und Ballvergnügungen, seine guten und schlechten Gesellschaften verlassen habe, um mich in Einsamkeit und Studien zu vergraben, gibt mir die Überzeugung, daß ich doch anders bin – als die anderen.« (HSA 20/340)

Heines Bekunden, dem kränkelnden Körper zweifelhafte Genüsse abgerungen zu haben, wurde und wird für wahr gehalten und angeklagt, es paßt sehr gut in ein

Heine-Bild, von dem man nicht weiß oder nicht wissen will, daß Heine es selbst von sich mit großem Aufwand gezeichnet hat. So malt Lew Kopolew in seiner Heine-Biographie dieses »Bekenntnis« des kranken Dichters aus: »Erst einmal suchte Heine, wie meist Trost in der Gesellschaft von Kumpanen und Freundinnen. Abend für Abend, Nacht für Nacht verbrachte er in Theatern, in Kneipen und Weinstuben, das Morgengrauen traf ihn in den gastlichen Betten der verschiedensten Verführerinnen. War das der Versuch sich zu zerstreuen und von den Sorgen abzulenken?« (135, S. 205)

Tatsächlich fehlen Zeugnise für ein solch ausschweifendes Leben Heinrich Heines. Seine etwas prahlerischen Angaben zu seinem angeblichen Lebenswandel werden »wie meist« interpretiert. Auch die Tatsache, daß Heine bereit war, in Wandsbek ein schlechtes, aber teures Zimmer zu mieten, wenn es nur ruhig war, vermag nicht die allgemein akzeptierte Vorstellung vom Lebenswandel des kranken Dichters zu verändern. So schreibt Lew Kopolew über den Maler und Schriftsteller Johann Peter Lyser, der Heine auf die viel zu hohe Miete für dessen schlechter Wandsbeker Logie aufmerksam machte und sich sehr über dessen Gleichgültigkeit wunderte: »Lyser verstand nicht, daß Heine, wenn er sich vergraben wollte, gerade eine so armselige Unterkunft wählte. Er brauchte Stille ... Je schlechter er sich fühlte, je nervöser er war, desto hellhöriger – sein Gehör war gesteigert – nahm er selbst schwache Geräusche war. Dieses dunkle, düstere Zimmer war das stillste von allen, die man ihm angeboten hatte.« (135, S. 205)

August Lewald, der Heine 1830 des öfteren aufsuchte, erinnerte sich: »Ich hatte nach dieser ersten Entrevue Heine lange nicht gesehen, als er mich einst aus dem Nachmittagsschlummer aufweckte. Ich war überrascht. Er kam, wie er mir sagte, meine Wohnung kennenzulernen, um sie zu miethen, wenn sie ihm convenierte, da er gehört hatte, daß ich sie verlassen wollte. Sie war ihm aber zu geräuschvoll, wie er sich bald überzeugte. Er litt sehr an den Kopfschmerzen, sagte er, und deshalb müsse es stets ganz still um ihn seyn. Dies Kopfnervleiden ist von vielen in Zweifel gezogen worden, man sagte, er kokettierte damit, und sein: »Ach, ich bin sehr krank!«, womit er jedes Gespräch anfängt, habe eigentlich nichts zu bedeuten. Damen wollen sogar behaupten, es geschehe blos um dabei mit der Hand an die Stirn zu fahren, um so diese feine weiße Hand bemerken zu lassen, woraus sich der Dichter nicht wenig einbilde ... Ich glaube an Heines Kopfleiden. Seine Konstitution ist schwächlich, er wird oft plötzlich glühend roth ohne äußere Veranlassung; er ist fast immer in einem gereizten Zustand; seine Art zu leben kann eben nicht für Leute, die ihre Gesundheit sehr in acht zu nehmen haben, zur Nachahmung empfohlen werden. Heine schlief mehrmals bei mir, und nicht nur die Uhr in seinem Schlafzimmer mußte dann entfernt, sondern selbst die im Nebenzimmer gänzlich zum Schweigen gebracht werden. Dies Tick-Tack und Schlagen hätte ihn so stark angegriffen, wie er versicherte, daß er am anderen Morgen das stärkste Kopfweh gehabt haben würde ...« (Z1/257)

Die Tatsache, daß Heine von Hamburg nach Wandsbek übersiedelte und nur gelegentlich, etwa um seinen Onkel Salomon in dessen Landhaus in Ottensen zu besuchen, nach Hamburg fuhr, zeigt ebenso deutlich Heines Verlangen nach Ruhe, wie seine Briefe aus Wandsbek sein abgeschiedenes Dasein in der dörflichen Stille belegen. So schrieb er an Karl August Varnhagen v. Ense nach Berlin am 16. Juni: »..., ich lebte die letzten Monathe isoliert.« (HSA 20/345) Am 22. Juni schrieb er an denselben: »Das ist eine Krankheit, und deren ich mich schähmen muß ... Das Wetter erlaubt mir erst Ende dieser Woche ins Bad zu reisen. Ich befinde mich öde gestimmt, kopfleidend und zu Nichts aufgelegt. Ich habe wüst lieblos fatales Jahr verbracht, möge meine Stimmung und Stellung sich bald ändern.« (HSA 20/396)

Am 25. Juni 1830 reiste Heine endlich nach Helgoland, um dort die lang ersehnte Erholung zu finden. Doch die Gesellschaft der Badegäste, ihre Ferienstimmung und Heiterkeit zerstreuten Heine nicht nur wenig, sondern die Vielfalt der Eindrücke belasteten ihn auch. Erneut stellten sich die drückenden Kopfschmerzen ein: »Ich kann mich der trüben Stimmung, die mich hier belastet, keineswegs erwehren, und lebe im gesellschaftlichen Lebens, das mir nie gut thut, schwatze zu viel, esse zu viel, habe viel Gesumm und Geklopf um die Ohren, und meine Kopfschmerzen sind in ihrer Meister Blüthe.« Heine schrieb dies am 28. Juli an Charlotte Embden (HSA 20/397). Es findet sich hier zum ersten Mal ein Hinweis, daß Heine nicht allein unter einer psychogenen, gesteigerten Sensitivität gegenüber akustischen Reizen litt: »Gesumm und Geklopf um die Ohren« sind recht anschauliche Beschreibungen für einen Tinnitus. Vielleicht verbirgt sich hinter dem »Geklopf« auch ein arterielles Gefäßgeräusch, z. B. ein pulssynchrones Geräusch, hervorgerufen durch eine Hypertonie oder eine Stenose.

Während in Paris die Juli-Revolution wütete, genoß Heine die heilsame Wirkung des Meerwassers auf Helgoland. Er schrieb seiner Schwester Charlotte Embden am 10. August über seine Gesundheit: »Mit der meinigen geht es so ziemlich. Das Baden in der Nordsee ist immer das heilsamste Mittel für mein Übel.« (HSA 20/350) Am gleichen Tage berichtete er Karl Immermann nach Düsseldorf: »... mit meiner Gesundheit sieht es dies Jahr besser aus, und ich bade hier zur Befriedigung der selben. Leider habe ich außer der allgemeinen Weltgeschichte noch so viel private Sachen um die Ohren, daß ich letzten Monat faßt in stupider Betäubung zugebracht. Hier sind die Weiber meine Plage.« (HSA 20/351) Bei einer der ihn umschwärmenden Damen handelte es sich wohl um die Sängerin Elisabeth Schröder, die seit 1827 am Hamburger Stadttheater engagiert war; die andere war vermutlich Klara Siebert, die 1830 dort ein Gastspiel gegeben hatte. Die Äußerung des Ruhe suchenden Heine läßt vermuten, daß er die Nachstellungen der Verehrerinnen als lästig empfand.

Seine ganze Aufmerksamkeit erregte die Nachricht der Juli-Revolution in Frankreich. Ludolf Wienberg schilderte den Zustand, in dem Heine sich befand, als er die Nachricht von den Ereignissen in Frankreich erhielt: »Der Ausbruch der Juli-Revolution warf Heine aus einer mißmüthigen unproductiven Stimmung in eine fieberhafte Aufregung; er fühlte; daß sie auch in seinem Leben einen bedeutsamen Abschnitt bilden würde. Damals recapitulierte er die ältere französische Revolution, namentlich zog ihn der klassische Mignet an. Als ich eines Morgens zu ihm kam – er hatte den Tag vorher seine Wohnung verändert – fand ich ihn recht blaß und leidend, die kleine weiße Hand an das seidene Kopftuch geschmiegt. Meine Frage nach seinem Befinden klang diesmal ohne Spur von Ironie, wie wohl zuweilen, wenn sein ewiges morgendliches Jammern mir ein wenig an Koketterie zu streifen schien. Ich bin abgeschlagen, so sagte er. Das hat man von Mignet und der französischen Revolution. Ich lag diese Nacht noch spät im Bett, nein, ich las nicht mehr, ich sah die Gestalten selbst aus dem Mignet emporsteigen, die edlen Köpfe der Gironde und das Fallbeil, das mit dumpfen Schlag vom Rumpfe trennt und die heulende Volksmeute, da sah ich nieder und mein Blick fällt auf die Bettstelle, auf diese abscheulige rothe Bettstelle da, und ich komm mir vor, als liege ich auch schon auf der rothen Guillotine, und bin mit einem Satz aus dem Bett. Seitdem habe ich kein Ange zugethan. – Mich rührte die nervöse Erregbarkeit der Phantasie des Dichters, die mir in ihrer ungeheuchelten Wahrheit vor Augen lag. Ich wurde seitdem duldsam gegen manche grelle Gefühlspartien in seinen Dichtungen, die man nur zu leicht für künstlich chargirt hält.« (Z1/277)

Was Wienberg hier die »nervöse Erregbarkeit der Phantasie des Dichters« nennt, ist typisch für Heines Veranlagung, Vorgänge in seiner Umwelt zu verinnerlichen und nachzuempfinden. Es zeigt auch Heines emotionale Beteiligung an den Geschehnissen der Zeit und ist ein Beispiel für seine ans Pathologische grenzende Empfindsamkeit. Die hieraus resultierenden ›grellen Gefühlspartien‹ beeinflußten nicht nur seine Dichtungen, sondern sind auch verantwortlich zu machen für seine labile Stimmung. Wie wenig Heine die Veranlagung wahrhaben wollte, geht aus einem Brief an Theodor v. Kolbe vom 28. 10. 1830 hervor: »Ich lebe ganz isoliert, fast gespenstisch abgeschnitten von den Interessen meiner Umgebung.« Seine Kopfschmerzen benutzte Heine im gleichen Brief als Entschuldigungsgrund, Kolbe nicht früher gechrieben zu haben (HSA 20/354).

Heines Begeisterung für die Revolution ließ jedoch bald nach. Krankheit und Mißmut kehrten zurück. Über die vergangenen Monate berichtete Heine Karl August Varnhagen v. Ense am 19. November 1830: »Ich befand mich frisch und gesund und konnte nichts treiben als Revoluzionsgeschichte, Tag und Nacht.« Heine mußte aber hinzufügen: »Seit 8 Tagen plagen mich Kopfschmerz und Aerger. Im Herzen fühlte ich mich sehr frey und frisch und denke noch großes zu thun. Aber täglich verdüstert sich mehr und mehr meine äußere Lage ... Ich habe zu sehr Kopfschmerzen und es ärgert mich zu sehr, sonst würde ich es Ihnen zur Ergötzung erzählen. [...] Mir können Sie es sagen, der ich ebenfalls todt bin und nur noch durch das Essen und den täglichen Aerger mit der lebenden Welt zusammenhänge.« (HSA 20/357) Auch Johann Hermann Detmold klagte Heine seine Schwermut und Einsamkeit (HSA 20/358). Ende November übte Heine in einem weiteren Brief an Varnhagen v. Ense herbe Selbstkritik: »Ich wünschte nur daß Sie die Sorgen kennen mögen, die mich in mißlichen Stunden beängstigen; Aerger, Aerger, über eigene Unbeholfenheit, Fehlgriffe und Dummheit quält mich noch viel mehr als die positive Noth. Sie haben keinen Begriff wie sich alles Verdrießliche bey mir anhäufte.« (HSA 20/359)

1831

Das Jahr 1831 begann für Heine durchaus mit vielen Hoffnungen. So konnte er sich mit seinem Onkel Salomon Heine wieder versöhnen und hatte Aussichten auf eine Syndikusstelle in Hamburg, von der er sich endlich gesellschaftliche Etablierung und finanzielle Sicherheit versprach. Doch seine Hoffnungen zerschlugen sich schon bald. Er wurde als Ratsyndikus abgelehnt. Heine veröffentlichte seine »Nachträge zu den Reisebildern« (»Reisebilder IV«), die jedoch am 21. Janaur als erstes Buch Heines in Berlin verboten wurden. Von nun an hatte er keine Möglichkeit mehr, in Preußen zu publizieren. Auch der Frieden mit seinem Onkel war von kurzer Dauer. Schon im März kam es erneut zu einem neuen, tiefen Zerwürfnis. Unter dem Eindruck der Juli-Revolution begann Heine, sich in die Ideen des französischen Aufstandes mehr und mehr zu vertiefen. Er beschäftigte sich mit dem Saint-Simonismus. So schien es im Frühjahr 1831, als habe Heine in Deutschland sowohl seine literarische als auch seine familiäre und seine politische Heimat verloren. Es zog ihn in das Land der Freiheit, des politischen und literarischen Neubeginns. Seine Hoffnungslosigkeit im von Preußen dominierten Deutschland war stärker als die Angst, mit dem Vaterland auch die Muttersprache des Dichters aufgeben zu müssen. August Lewald erhielt noch vor Heines Abreise Ende April 1831 eine Zeichnung von Lyser, die Heine während seiner Harzreise zeigte. Unter diese Zeichnung schrieb Heine:

»Daß gar zu oft gebetete,
das zu glauben wird mir schwer;
dieses Zucken Deiner Lippen
kommt wohl nicht vom Beten her.« (Z1/291)

Auch 1831 trat also dieses nervöse Zucken der Mundwinkel auf, das Heine hier selbst ironisch anspricht. Es muß auch hier offenbleiben, ob es sich um Heines selbstgewählte Attitüde oder einen nervösen Tick handelte.

Am 13. Mai 1831 wurde Heine von Oppenheim in Frankfurt porträtiert. Hier begegnete er auch Aloys Clemens, der am 29. Oktober 1854 einen Artikel über diese Begegnung veröffentlichte. »Hier sah ich ihn dann zum erstenmal. Dieser blaße junge Mann, mit dem feingeschnittenen Gesichte, den verschwimmenden Augen, den weichen blonden Haaren, den feinen in Glacéhandschuhe steckenden Händen, in eleganter schwarzer Kleidung, eine Rose im Knopfloch, eine andere zwischen den spielenden Fingern, der sich so vornehm nachlässig auf dem Canapé wiegt, der statt zu sprechen nur lispelt und über Alles so vornehm ab-lispelt, dieser Metternich en miniature – das wäre mein jugendlich frischer, frivol kecker Liederdichter! – Daß doch die großen Männer so selten dem Bilde gleichen, das man sich in der Ferne von ihnen entwirft!« (Z1/292) Auch diese Beschreibung Heines ist schwer hinsichtlich ihrer Relevanz für Heines Krankengeschichte zu deuten. Die »verschwimmenden Augen« wurden jedoch schon von anderen erwähnt und deuten erneut auf einen chronischen Reizzustand der Augen hin. Ob Heines nervöse unruhige Finger und sein Lispeln jedoch mehr als nur Zeichen arroganter Vornehmheit waren, muß offenbleiben. Immerhin häufen sich in den Berichten der Zeitgenossen aus dieser Zeit Hinweise auf seine beständige Nervosität. Doch auch dem Lispeln sollte Beachtung geschenkt werden. Als Sigmatismus gewertet, können diesem Sprachfehler organische Ursachen wie Zahnlücken, motorische Störungen der Zunge und ein Verlust des Hochtonhörens zugrundeliegen.

Heines Vergnügen an zweideutigen Scherzen über amouröse Abenteuer fiel in der Frankfurter Gesellschaft auf. So überlieferte Aloys Clemens die folgende Scharade von Heine:

»Die Erste lieb' ich unter mir
Die Zweite über – haupt,
Das Ganze täuschet für und für,
Daß Niemand mehr ihm glaubt.« (Z1/292)

Am 15. Mai verließ Heine Frankfurt und traf am 19. in Paris ein. Die ersten Wochen in Paris nutzte Heine zum Besuch der Sehenswürdigkeiten, zur gesellschaftlichen und politischen Orientierung und vor allem zum Knüpfen neuer Kontakte. Es gelang Heine rasch, bedeutende Persönlichkeiten kennenzulernen und in die Pariser Gesellschaft der Salons und Künstlerzirkel eingeführt zu werden. Er wurde in recht kurzer Zeit von namhaften deutschen Emigranten wohlmeinend aufgenommen, um in die geistige Elite der damals größten Stadt Europas integriert zu werden. Er war bemüht, seine Reputation zu mehren und zu festigen und, vorsichtig zwar, die Gesellschaft französischer Literaten zu suchen, jedoch kaum über französische Literatur zu schreiben. Mit Paris hatte Heine auch die Stadt des politischen Fortschritts und gesellschaftlichen Umbruchs zum Ziel seiner Immigration gewählt. Er wurde Zeuge der politischen und geistigen Erneuerung, lernte Realisten und Utopisten kennen und konnte sich eine dezidierte Meinung über die Saint-Simonisten, die Revolution und die Umwälzung alter sozialer Strukturen bilden. Heine sammelte Erfahrungen, Eindrücke und neue Ideen. Er wurde inspiriert und war produktiver als je zuvor. Seine Bekanntheit und seine neuen Beziehungen trugen zu einem raschen und vielversprechenden Publikationsbeginn in Frankreich bei. Heine war nun fast ausschließlich auf seine Einkünfte als Literat angewiesen, sein aufwendiges Leben in Paris kostete viel Geld. So tat seine Produktivität ein übriges, ihn in seiner neuen Heimat bekannt zu machen. Der Heine-Biograph Wolfgang Hädecke merkt an: »Es wurde viel über den deutschen Dichter und Journalisten geschrieben, auch in der politischen Presse. Sehr viel spärlicher dagegen sind direkte, persönliche Äußerungen der meist erwähnten Literaten und Wissenschaftler über Heine. Die Kargheit über diese Zeugnisse, auf den ersten Blick unerklärlich und überraschend, macht die Grenzen deutlich, die Heines Eindringen in die literarische Szene Frankreichs gesetzt waren: Letzten Endes blieb er deutscher Exil-Autor in Paris: ...« (90, S. 276f.)

Eines dieser kargen Zeugnisse stammt von Hermann Franck (»Le petit«): »Auch ich sah ihn in Paris, wo er sich mit dem politischen Europa und dem todten Kaiser, mit der Europe littéraire der Liberté als deutscher Volksdichter herumtummelt; seine schwache, eingesunkene Gestalt mit den durchsichtigen Augen, die wie Erinnerungen aus dem Grabe hervorspringen, ließ sich weder von dem Schmeerbauch der Doctrinaire noch von den dürren Schenkeln des Juste-Milieu einengen.« (Z1/318)

August Lewald berichtete 1832 über seinen Aufenthalt und sein Zusammentreffen mit Heine in Paris im Herbst 1831: »Ein feingebauter Mann, ganz schwarz und modisch gekleidet, mit bleichem, interessantem Gesichte, kommt nachlässig durch die Menge. Er erkennt mich nicht gleich, und erst nachdem er die Brille, die er in der Hand trug, aufsetzt, verzieht sich sein Mund zu einem ganz eigenthümlichen Lächeln. [...] Im Weitergehen denke ich an Heine, [...] wie er da lag auf dem Sopha und Revolutionsgeschichte studierte in allen Sprachen, und mißmuthig und menschenscheu an nichts Freude hatte, und aus langer Weile Blut spie, und sich einbildete, er müsse sterben – und nun hier, welch ein Wiedersehen nach einem Jahre! Der Mann steht vor mir in der ganzen Zierlichkeit seiner Gestalt, gekleidet wie es die Mode von einem Dichter fordert, elegant und nachlässig zugleich, erwacht zum feinsten Lebensgenusse, sich fühlend in seinem vollen Werthe, und einen ganzen Frühling von neuen Liedern in der gesundeten Brust [...] das Alles ist es, was im Vereine solch wohlthätige Verwandlung in Heines Dichtergemüth hervorbringen konnte. Marceille und Barèges, [...] werden die glückliche Heilung ganz vollenden, [...] und die kranke Brust, und die Revolutionen in allen Sprachen werden dem Dichter bald nur wie ein grauer Traum vorkommen.« (Z1/311)

Das Leben in Paris schien Heine tatsächlich gut zu bekommen. Er klagte weniger über Kopfschmerzen, fühlte sich nicht mehr so ausgeschlossen und mißachtet, vielmehr faßte er neuen Lebensmut und plante für die Zukunft. Aber auch wenn sein Freund Lewald Heine wieder für vollständig gesund hielt, so entgingen diesem aufmerksamen Beobachter eine Reihe von Hinweisen nicht, die die »glückliche Heilung« in Frage stellten. Noch immer war Heines Gesichtsfarbe bleich. Seine Sehkraft schien weiter nachgelassen zu haben. Denn nun mußte Heine schon auf der Straße eine Brille aufsetzen, um seinen Freund erkennen zu können. Auch das »eigenthümliche Lächeln«, zu dem sich sein Mund verzog, bemerkte Lewald. Die Tatsache, daß es häufig unterschiedlichen Beobachtern zu verschiedenen Zeiten aufgefallen war und als Charakteristikum der Beschreibung Heines galt, spricht eher gegen bloße Attitüde, die von Heine sicherlich nicht mit solcher Konsequenz durchzuhalten gewesen wäre. Von besonderer differentialdiagnostischer Bedeutung ist der Hinweis dieses Beobachters auf Heines Brustleiden und seine fortgesetzte Hämoptoe.

Ludolf Wienberg charakterisierte Heine in einem Artikel, dem eine Begegnung mit Heine aus den Jahren 1830/31 zugrunde lag: »Oeffentliche Beredsamkeit war nicht seine Sache, auch wenn sein Organ stärker gewesen wäre. Bei seiner Schüchternheit machte ihn jede größere Versammlung beklemmt. Schon in der gewöhnlichen Unterhaltung lähmte ihm ein etwas barscher Widerspruch oder nur gar ein satyrischer Anfall die Schwingen. Denn seltsam genug erlag er am ersten der Waffe deren Meister er war, sobald sie gegen ihn selbst gerichtet wurde; jener stechende, funkelnde Witz, [...] wurde ihm treulos, wenn er ihm zu augenblicklicher Vertheidigung dienen sollte, desto besser wußte er die Wirkung seiner eigenen witzigen Ausfälle zu würdigen, er überschätzte sie eher als er sie unterschätzte.« (Z1/278)

Ludwig Börne, der zum Gegner Heines geworden war, sah dessen Gefährdung im Mangel an Charakterfestigkeit. »Seine ganze Natur und Geistesrichtung, seine Lüderlichkeit, seine Nervenschwäche und weibische Eitelkeit macht ihn zum geborenen Aristokraten.« Börne warf Heine »Hypochondrie« vor (Z1/339) und fragte: »Was halten Sie von einem solchen eitelen Charakter, immer gemeine Umgebung zu suchen, um überall der erste zu sein? Man merkt es dem Heine deutlich an, wie er immer gern was Besonderes Auffallendes sagen möchte und lieber schweigt, als etwas Gewöhnliches spricht.« (Z1/324) »Ein schwacher Charakter Heines, wie er mir schon aus seinen Schriften hervorleuchtete, muß in Paris völlig ausarten. Ich sehe ihn auf bösem Wege ... Er hat eine Art von Lüderlichkeit, die mir nie, weder in Büchern noch im Leben, vorgekommen ist und die ich mir psychologisch gar nicht erklären kann. Gemeine Sinnlichkeit trifft man häufig; aber doch selten wird ein junger Mensch von seinen gemeinen Ausschweifungen als von etwas Schönem öffentlich sprechen. Romantische Liebe ist immer verschämt und verschwiegen. Heine aber läuft den gemeinen Straßendirnen bei Tag und Nacht nach und spricht in einem fort von dieser häßlichen Gemeinheit, in welcher er ein ästhetisches Vergnügen findet.« (Z1/316) Börne mußte aber noch zugeben, daß Heines »Lüderlichkeit« mehr auf Verbalerotik, denn auf realen Erlebnissen beruhte: »Schade ist es um Heine, daß seine schönste dichterische Begeisterung ihm aus dem Tranke sinnlicher Liebe kömmt, ... Zehen Jahre reifern Alters werden ihm viel von seinem Werte nehmen. Zwar sind Heines erotische Poesie mehr Eingebungen seiner nach- und vorschwelgenden Phantasie als eines gegenwärtigen Genusses, mehr Papiergeld als bare Münze der Liebe; aber mit den reifen Jahren verliert man zugleich mit dem Kredit auch die Kraft zu heucheln, und dann wird Heines poetischer Strom seichter und niedriger fließen!« (Z1/327)

August Lewald schildert als wohlmeinender Beobachter ebenfalls Heines erotische Neugier als eine harmlose Spielart des Voyeurismus: »Sein Lieblingsspaziergang war die Passage der Panorma's, wo man Abends gern vermeidet hindurchzugehen, wenn man eine Dame am Arm führt. [...] Heine schlenderte hier auf und ab, die Hände in den Taschen, den Kopf in den Nacken geworfen, mit aufgesetzter Brille. Hier beobachtete er das Pariser Treiben, und nebenher zogen ihn auch wohl die »Zoen, Aglaen, Desiréen, Clarissen, Amélien, usw.« an, die hier beständig lustwandeln, und denen er die hübschen Lieder gewidmet hat, ...« (Z1/322) Gustav Kolb aber stellte zur gleichen Zeit fest: »Er hat hier viel Bekanntschaft mit Journalisten pp, u(nd) lebt solid.« (Z1/315)

Es ist zu vermuten, daß die Enttäuschung, die sich in den Berichten Börnes widerspiegelt, durch Heines zurückhaltendes Verhalten und seine Vorsicht vor zu engen politischen Bindungen verursacht wurde. Heine distanzierte sich von den Republikanern und zog sich ihren Zorn zu, besonders den ihres Anführers Börne. Die radikalen politischen Immigranten in Paris halfen aus Enttäuschung das Heine-Klischee zu verbreiten, das von seinen reaktionären Gegnern im Deutschland des Biedermeiers entworfen worden war. Mag die emotionale Beurteilung Börnes auch kein wirklichkeitsgetreues Bild geben, so zeigt sie doch, wie die bis heute sich haltenden Vorurteile über Heine begründet, gefestigt und verbreitet wurden.

Heine, der sich neue Feinde schuf, verlor auch alte Freunde, die kein Verständnis für seine Emigration nach Paris aufbringen konnten. So brach Heine im Juni 1831 mit seinem langjährigen Freund Moses Moser. In Paris hatte Heine schon Erfahrungen mit preußischen Spitzelzuträgern machen müssen. Er berichtete Karl August Varnhagen v. Ense am 27. Juni 1831: »Ich bin umgeben von preußischen Spionen ... – obendrein bestehe ich jetzt ganz aus Phosphor und während ich in einem wilden Menschenmeere ertrinke, verbrenne ich auch durch meine eigene Natur. Trübe Ahnungen beklemmen mich ...« (HSA 21/380)

So ganz anhaltend waren Heines Hochstimmung und neues Lebensgefühl wohl doch nicht. Heines materielle Lage in Paris wurde gesichert durch neue Verträge mit seinem Verleger Campe und seine gesteigerte Produktivität. Zudem erhielt Heine am 21. Dezember von seinem Onkel Salomon eine größere Summe als Weihnachtsgeschenk.

1832

Zu Beginn des Jahres 1832 besuchte Heine die Versammlung der Saint-Simonisten, von deren politischen und sozialen Ideen er sich angesprochen fühlte, und veröffentlichte in ihrer Zeitung »Le Globe«. Heine rühmte in einem Brief vom 22. Mai 1832 an Varnhagen (HSA 21/403) das Eintreten der Saint-Simonisten für eine soziale Gerechtigkeit. Am stärksten beeinflußten ihn die neuen religiösen Ideen, die er nicht ohne Abwandlung übernahm. Er distanzierte sich von Börnes Atheismus und bekannte sich zu einem pantheistischen Glauben, der ebenso auf irdisches Glück gerichtet war wie die Religion der Saint-Simonisten. Doch innerhalb seiner pantheistischen Vorstellungen sah er das Göttliche im Menschen selbst und entwarf eine Religion der irdischen Freuden des Genusses und vor allem der Gesundheit, einer harmonischen Einheit von Physis und Psyche. Er suchte so in seinen Vorstellungen seine eigene Tragik des steten körperlichen Angegriffenseins, der physischen Schwäche und seines ungebremsten Geistes zu überwinden. Mit der Erhebung der Einheit von Körper und Geist zum göttlichen Prinzip rehabilitierte er seine eigene Sexualität und schuf sich eine Hilfe, die eigene körperliche Unzulänglichkeit fern dieses Ideals zu akzeptieren. »Das Fleisch ist rehabilitiert, die schöne Freiheit des nackten Leibes – Heine beschreibt dies merkwürdig oft an Marmorstatuen; deutet das schon auf eine Unerfüllbarkeit seiner menschengöttlichen Vision hin? – Die Ekstase der körperlichen Liebe, die Abschaffung der Sünde wird zum religiös verherrlichten Glück.« (90, S. 293)

Diese Antithese zwischen seiner eigenen realen Existenz und seiner idealen Vorstellung personifizierte er als den Gegensatz von »Nazarenern« und »Helenen«. Den Nazarener stellte er als humorlos, prüde, philisterhaft und dem Zeitgeist des Biedermeiers verhaftet dar. Dieser ist kränklich, hager und leidend, während sein Antagonist, der »Helene«, von übersprühender Gesundheit, lebensfroh und hedonistisch ist. Der »Helene« scheint ihm würdig, das Göttliche im Menschen zu repräsentieren.« ... sich selbst hat er zeitweilig als ›Helenen‹ erlebt, menschengöttlich: das war, wie sein weiterer Lebensweg zeigen wird, ein Wunschtraum, der sich nicht erfüllte.« (90, S. 294). Diese weltanschauliche Konzeption Heines hat nicht nur Bedeutung für die Interpretation seiner Werke und die Beurteilung seiner sozialen Einordnung, sie zeigt auch Heines Bemühen, seine Situation zu rationalisieren und sich Kompensationsmöglichkeiten zu schaffen. Ein Zwiespalt wird offensichtlich, der durch sein antithetisches Spannungsfeld zwischen Sein und Wollen psychische Auffälligkeiten erklären helfen kann. Seine körperliche Behinderung versperrte ihm den Weg zu seinem Ideal und diente andererseits als Entschuldigung, wenn er seinen eigenen hohen Ansprüchen nicht genügen konnte. Die Krankheit war ihm Antrieb zur Ersatzbefriedigung und verleitete ihn zu erotischen Prahlereien, die sein durch körperliche Schwäche begründetes Unvermögen geheimhalten sollten. Die Ereignisse dieser Zeit boten ihm genügend Anlaß und Möglichkeit zur künstlerischen und journalistischen Betätigung. Angespornt von den durch seinen aufwendigen Lebensstil verursachten materiellen Bedürfnissen, beobachtete und verarbeitete Heine das Geschehen in Frankreich. Sein Interesse an der politischen Entwicklung war so groß, daß er Paris selbst dann nicht verließ, als am 26. März dort die Cholera ausbrach.

Heines Bedürfnis nach Ruhe und Abgeschiedenheit war auch in der Weltstadt Paris ungemindert. August Lewald erinnerte sich: »Seine Liebe für Ruhe und Stille in seiner Umgebung hat mich [...] oft seinetwegen in Sorgen gesetzt. In Paris wählt er lange bis er eine Wohnung findet, die ihn in der bezeichneten Hinsicht zufriedenstellt. Die einsamsten, entlegensten Straßen sind ihm die liebsten; und nun wählt er wieder einen einsamen, stillen Hof, oft den zweiten, dritten, wenn es seyn kann, weit weg von Geräuschen und Treiben des Lebens; kein Stall, kein Waschhaus, kein Handwerker darf in der Nähe seyn. Dann erst fühlt er sich wohl.« (Z1/342)

August Lewald schreibt auch voller Bewunderung von Heines Verhalten während der Cholera-Epidemie in Paris: »Heine ist einer ächten Aufopferung für seine Freunde fähig. Während der letzten Tage meines Aufenthaltes in Paris, als die Cholera an allen Enden wüthete, ging er – der mehr als andere reizbar und empfänglich war – in die engsten, schmutzigsten Straßen, um ein Geschäft für mich in Ordnung zu bringen, woran mir viel gelegen war. Selbst leidend, kam er mehrmals des Tages zu mir, und warf sich ermattet auf einen Sessel, um mir Nachricht zu bringen. Mit gleicher Aufopferung pflegte er einen kranken Vetter zu jener Zeit und blieb deshalb in Paris zurück, während alle seine Freunde daraus flohen, und ihn aufforderten ihnen zu folgen.« (Z1/342) Heine fürchtete nicht die Möglichkeit einer Infektion und pflegte seinen an Cholera erkrankten Vetter Carl Heine. Es ist erstaunlich, daß der gesundheits-, besser gesagt, krankheitsbewußte Heine eine Ansteckung nicht fürchtete und Paris nicht verließ. Dieses Verhalten darf nicht verleugnet werden, wenn der Versuch unternommen wird, Heine als Hypochonder darzustellen. Heine litt erneut unter den altbekannten Beschwerden und schrieb Mitte Mai an K. A. Varnhagen v. Ense: »Aber da kam unterdessen die vermaladeite Cholera und jetzt leide ich, ungewöhnliche heftig, seit 14 Tagen an meinem Kopfe. […] Mir fehlt jetzt nur Gesundheit und eine sorglose Existenz. […] Sie (Frau v. Varnhagen) weiß, was ich fühle, d.h. leide.« (HSA 21/403)

Heine gab in diesem Brief auch zu, nun auch Feinde in Paris zu haben, die ihm seine politisch indifferente und eigenwillige Haltung verübelten. Das nun wieder gute Verhältnis zu Salomon Heine wurde gefestigt. Der Onkel bedankte sich, daß Heine seinen Sohn Carl während der Cholera-Epidemie so gut gepflegt hatte. Ende Juli reiste Heine an die See nach Le Havre, denn wie immer versprach er sich Besserung durch Seeluft. Im August reiste er weiter nach Dieppe. Von dort schrieb er am 24. August an seinen Freund Friedrich Merckel und teilte diesem in recht unbekümmertem Ton eine gravierende Änderung seines Gesundheitszustandes mit: »Obgleich an einer lahmen und schwachen Hand leidend, bekomme ich doch plötzlich den Drang Dir zu schreiben.« (HSA 21/407)

Wieder nach Paris zurückgekehrt, schrieb er an Ferdinand Hiller am 24. Oktober: »Fragt Sie jemand wie ich mich hier befinde, so sagen Sie: wie ein Fisch im Wasser. Oder vielmehr, sagen Sie den Leuten, daß wenn im Meere ein Fisch den andern nach seinem befinden fragt, so antwortet dieser: ich befinde mich wie Heine in Paris. […] Ich habe wie jedes Jahr, wieder 2 Monath am Meere zugebracht und mich, zum ersten Mahl, am Meere ennuyirt. Ich bin jetzt ein fleißiger Besucher der Oper, ein Anhänger von Ludwig Philippe, meine Backen sind roth, zwey Finger an der linken Hand sind gelähmt, ich trage helle Röcke und bunte Westen. – Sie werden mich kaum wiedererkennen.« (HSA 21/409)

Über diese Lähmung, von der Heine in ironisch-sarkastischer Weise berichtet, ist nichts weiter bekannt, als daß es sich um eine plötzlich aufgetretene Parese von zwei Fingern der linken Hand handelte. Heine, der sich sonst ausführlich über von seinen Zeitgenossen nicht immer ganz ernst genommene geringere Beschwerden geäußert hat, macht hier leider nur sehr oberflächliche Angaben. Wegen fehlender genauerer Angaben kann über die Ursache dieser Parese, sofern es denn wirklich eine schlaffe, motorische Parese war, nur spekuliert werden. Eine periphere, vielleicht traumatische Nervenschädigung ist denkbar, eine einseitige, singuläre, frühe Beteiligung eines peripheren Motoneurons im Rahmen einer neurologischen Systemerkrankung eher unwahrscheinlich. Gerade aber im Zusammenhang mit der vorausgehenden pulmonalen Symptomatik könnte aber ein Plexusschaden durch einen tuberkulösen Lungenspitzenherd die Ursache dieser in Zukunft noch rezidivierenden Beschwerden sein. Es entsteht der Eindruck, als wollte Heine die neuerliche Verschlechterung seines Gesundheitszustandes selbst nicht wahrhaben. Er versagte sich die Beschäftigung mit diesem Symptom, das Zweifel an der Durchführbarkeit seiner Pläne wecken mußte. Bis zum Jahresende blieben diese Mitteilungen die einzigen über seine Krankheit.

1833

Zu Beginn des Jahres 1833 wurde Heine von den Verhandlungen mit seinem Verleger Campe in Anspruch genommen, der die politisch brisante »Vorrede« zu den »Französischen Zuständen« nicht unzensiert erscheinen lassen wollte. Heine stellte vorläufig seine Mitarbeit für die »Augsburger Allgemeine Zeitung« ein und widmete sich mehr literarischen Projekten. Anfang Februar deutete er seinem Vetter Carl finanzielle Schwierigkeiten an und erwähnte seine Lähmung an der Hand, die unverändert andauerte (HSA 21/421). Mitte des Monats mußte Heine erfahren, daß sein Onkel Salomon der Meinung war, genug für ihn getan zu haben und daher glaubte, seine finanzielle Unterstützung einstellen zu können. Am 7. März starb Rahel Varnhagen und wenig später auch Heines Onkel Simon van Geldern, der den jugendlichen Heine so sehr beeindruckt hatte. Unter dem Eindruck dieser Nachrichten schrieb Heine an Varnhagen v. Ense am 28. März 1833: »Ich kann Ihnen noch immer nicht schreiben. So wie ich die Feder ergreife um Ihnen ein Wort zu sagen ist mir der Kopf wie betäubt und die Brust in der schmerzlichen Bewegung! [...] Aber es fallen auch in diesem Augenblick Dinge vor in meinem Leben, die auch einen Stein erschüttern könnten. [...] Ich kann in diesem Augenblick vor Weinen nicht schreiben – ach! wir armen Menschen, mit Thränen in den Augen, müssen wir kämpfen. [...] – Ich leide noch immer an einer paralisierten Hand. Koreff ist mein Arzt. War sehr krank. Dennoch bleibe ich thätig. Ich gebe das Schwert nicht aus den Händen, bis ich hinsinke.« (HSA 21/426)

Anfang Juli erschien die »Vorrede« zu Heinrich Heines »Französischen Zuständen«. Wegen seiner deutlichen politischen Aussage fürchtete er politische Verfolgung und drückte seine Sorge in einem Schreiben an Heinrich Laube am 10. Juli aus. Er schloß seinen Brief mit den oft mißgedeuteten Zeilen, die aber auf das wohl eher platonische Verhältnis Heines zu George Sand anspielten: »Ich schreibe diese Zeilen im Bette meiner schönhüftigen Freundin, die mich diese Nacht nicht fortließ, aus Furcht, daß ich zu Hause arretirt würde.« (HSA 21/434)

Die gleiche Diskrepanz zwischen äußerer Hochstimmung und gravierendem Leiden spricht auch aus dem Brief an Rudolf Christiani, 15. Juli 1833: »Was mich betrifft, so fehlt mir auch nicht an solcher Uebung im Französischen. Was das aber eine große Uebung ist die man durch die Französinnen erlangt, das ist was außerordentliches! Frag mahl meinen Vetter Karl. Die schwierigsten Konjugationen werden einem fast spielend beygebracht. [...] In einigen Wochen reise ich ins Bad meiner armen gelähmten Hand wegen. Bin geistig sehr ermüdet, hab in der letzten Zeit auch zu viel Uebung im Französischen gehabt! Dennoch wirst Du noch viele tapfere Thaten von mir hören!« (HSA 21/436) Ganz ähnlich an Varnhagen v. Ense am 16. Juli: »Es geht mir äußerlich noch immer sehr gut, ja besser als je, auch mein körperliches Unwohlseyn ist in der letzten Zeit nicht so drückend gewesend. Doch muß ich immer gegen mein Nervenübel kämpfen, dieses hindert meine Arbeiten, …« (HSA 21/437) An die Hennesche Buchhandlung in Stuttgart schreibt Heine am 14. August: »Die Grippe die mir seit einigen Tagen das Gehirn verschleimt, erlaubt mir nicht viel zu schreiben …« (HSA 21/443)

Über die Wirkungen seines Badeaufenthaltes in Boulogne-sur-Mer, wo er sich seit dem 24. August aufhielt und Augenzeuge des Untergangs des englischen Deportationsschiffes »Amphitrite« wurde, berichtete er seiner Mutter Betty am 25. Oktober: »Seit 8 Tagen bin ich hier zurück von Bologne, wo ich mich in den letzten 6 Wochen sehr behaglich, gesund und heiter befunden. Das Bad hat nun freylich mir nicht übel gethan, aber auch nicht so gut wie sonst. Ich fühle mich nicht wie sonst gestärkt dadurch an Leib und Geist, muß also ein anderes Heilmittel suchen. […] … ich bin in Sicherheit überall, bin ich leidenschaftslos, ruhig, – und bekomme einen dicken Bauch wie der Burgmüller.« (HSA 21/450)

Am 13. November behauptet er in einem Brief an seinen Vetter Carl, wieder gesund zu sein (HSA 21/454). Ende November klagte er gegenüber seinem Verleger Julius Campe über Zahnschmerzen (HSA 21/460). Die angebliche ›Grippe‹ war wegen der beschriebenen Symptomatik wohl eher ein neuerlicher Hinweis auf sein pulmonales Grundleiden. Mit dem Ausdruck ›Grippe‹ können Krankheitsgefühl, evtl. Bettlägerigkeit und febrile Temperaturen assoziiert werden. Auch der Hinweis auf eine Schleimproduktion fehlt nicht. In diesem Jahr schien Heines »Nervenübel« weiterhin zu bestehen. Die Lähmungserscheinungen an seiner linken Hand hatten sich nicht zurückgebildet. Ganz offensichtlich behinderten die zwei gelähmten Finger der linken Hand den als Rechtshänder bekannten Dichter in seiner Arbeit jedoch nicht weiter. Dieser Umstand erleichterte ihm den Versuch, die Bedrohlichkeit dieser Symptome zu leugnen. Im Unterschied zu den ihn in der vergangenen Zeit sehr behindernden Kopfschmerzen, die er das eine oder andere Mal aggraviert haben mag, dissimulierte Heine nun seine Beschwerden. Der Brief an seine Mutter darf nicht als Beleg für Genesung gewertet werden, denn wie im folgenden noch zu zeigen sein wird, verschwieg er seiner Mutter stets die Ernsthaftigkeit seiner Erkrankung.

1834

Philarète Chasles veröffentlichte am 1. Februar 1835 einen Artikel über Heine, der in romantisierendem Stil den Eindruck schilderte, den Heine auf Chasles 1833 oder 1834 machte. »Son aspect n'avait pas changé; toujours la longue cheveau blonde tombait le long de ses joues fraîches comme celle d'un ange de tableau espagnol; toujours je ne sais quoi de maladif se mêlait à cette sève ardente. Quand ces yeux bleus germaniques riaient de concert avec cette bouche qui mordait, on découvrait l'amertume de tant de gaieté; il était évident que cette santé était malade, et ce sarcasme peint de mélancolie.« (Z1/358)

Zu Anfang des Jahres verkehrte Heine oft mit der ebenso schönen wie geistreichen italienischen Fürstin Christina von Belgiojoso-Trivulzio, die durch Beschlagnahmung ihres Vermögens durch Metternich 1831 als zunächst arme politische Immigrantin nach Paris gekommen war. Nachdem sie ihr Vermögen zurückerhalten hatte, führte sie einen Salon in Paris, an dessen Soireen Heine gerne teilnahm. Es wird Heine zwar ein engeres Verhältnis zur Prinzipessa de Belgiojoso nachgesagt, das aber beruhte wohl mehr auf Bewunderung und rein menschlicher Zuneigung. Zudem stand es mit Heines Gesundheitszustand nicht zum besten. Am 6. Februar teilte er Francois Buloz mit: »Je viens de la recevoir de Specht, mais je suis dans ce moment tellement abimé, je souffre tellement de la migraine, que je ne suis pas en état de recire et collationner ce travail.« (HSA 21/472)

Am Tag darauf klagte Heine Eduard de la Gragne: »Depuis que je ne vous ai pas vu, Monsieur, je suis devenu tout a fait malade et morose. De douloureuses phantaisies m'obsèdent jour et nuit. Je suis accablé d'une tristesse pluis qu'allemande. Je ne lis rien, je n'écris rien, je ne fais rien, sinon de regarder les rues de Paris, la seule chose qui me donne quelque plaisir. J'aime cette ville de Paris, comme un enfant malade aime sa mère, et rien que de la regarder me fait déjà du bien.« (HSA 21/473)

Die von Heine selbst als ›Migräne‹ bezeichneten Krankheitserscheinungen waren demnach so stark, daß ihm jede geistige Tätigkeit fast unmöglich war. Er suchte Zerstreuung und Ablenkung bei seiner Lieblingsbeschäftigung, auf den Straßen von Paris zu flanieren. Obwohl Heine seine Symptome als Migräne deutete, ist die Ähnlichkeit zu den bisher bekannten Kopfschmerzen nicht zu übersehen. Der medizinische Laie Heine hat offenbar den aus dem französischen stammenden Krankheitsbegriff ›Migräne‹ für die französische Benennung seiner Symptome benutzt. Ob auch Lichtscheue und Übelkeit bestanden, muß daher offenbleiben. Daß er außer unter Kopfschmerzen auch unter allgemeinem Krankheitsgefühl und Unwohlsein litt, zeigt sein Ausdruck »malade et morose«. Gleichzeitig schien ihn ein depressiver Zustand zu bedrücken, eine Stimmung, die ihm aus den Zeiten der politischen Verfolgung und persönlichen Angriffe in Deutschland wohl bekannt, aber nun in Paris ohne eigentlichen Anlaß war. Diese Depression bildet zusammen mit den Heine Tag und Nacht bedrückenden schmerzhaften Phantasien den psycho-pathologischen Anteil der Symptomatik. Gerade diese wohl fast schon als Wahnvorstellung zu bezeichnenden Phantasien waren offensichtlich so stark, daß sie Heine auf die Ablenkung und Zerstreuung bietenden Straßen von Paris trieben. Anders ist es nicht zu erklären, daß der sonst zu Zeiten seines Kopfübels besonders lärmempfindliche Heine das Großstadttreiben suchte. Gegenüber seiner Mutter verleugnete Heine jegliche Beeinträchtigung seiner Gesundheit, läßt aber dem aufmerksamen Leser deutlich werden, wie sehr er die Ansprache und Tröstungen seiner Mutter nötig hatte. Er drohte ihr etwas ironisch mit der Cholera, um ihre Aufmerksamkeit zu erregen, sie zu einer raschen Antwort auf seinen Brief zu bewegen. So findet sich hier ein Hinweis auf eine abdominale Symptomatik unklarer Genese: »Aijah! – ich befinde mich wohl und gesund, welches mir im Grunde leid ist; denn wäre ich krank, liebe Mutter, so würde ich es Dir heute schreiben, bloß um Dich zu ängstigen. – Wenn Ihr mich, bey so wichtigen Umständen, öfters ohne Brief läßt, kann ich wirklich krank werden. Ich habe mir fest und steif vorgenommen, recht wirklich krank zu werden, um mich an Dir wegen Deines langen Stillschweigens zu rächen. Ich fühle wirklich schon einige Diarhöe; seit zwey Minuten kullert es mir sehr stark im Bauch. Ist das vielleicht die Cholera?« (HSA 21/480)

Am 21. April suchte Heine bei seinem Bruder und Arzt Maximilian Heine Rat: »... und da in diesem Augenblick mein körperliches und geistiges Mißbehagen mir nichts Besonderes zu thun erlaubt, so will ich auf der Stelle Deine Zeilen erwidern. Rathe mir als Arzt, was ich thue gegen mein Kopfweh, das mich seit zwey Monath stärker als je heimsucht. Es ist vielleicht Folge großer Geistesbewegungen ... Rathe mir, lieber Max, soll ich dieses Jahr wieder ein Seebad besuchen? Schlecht, eigentlich schlecht ist mir die See noch nicht bekommen. Hat mir vorig Jahr nicht viel geholfen ... Hätte ich nur keine Kopfschmerzen?« Daß Heine am Ende des Briefes seine Grüße an den Bruder noch einmal mit dem Ausruf »Hätte ich nur keine Kopfschmerzen« unterbricht, zeigt, wie sehr er ständig gegen diese Krankheit hat ankämpfen müssen. Die Krankheit war nun in ein Stadium getreten, das außer den Schmerzen, die in seinem Kopf wüteten, noch das alarmierende Zeichen der Lähmung aufwies. Heine wußte sich keinen Rat mehr, wußte nicht mehr, ob er auf völlige Genesung hoffen konnte, er zweifelte an der Wirkung seiner Badekuren, da der Aufenthalt am Meer im Jahr vorher die rapide Verschlechterung seines Gesundheitszustandes nicht hatte aufhalten können. Im Mai konnte Heine seine Arbeit wieder aufnehmen. Im Juli reiste er, um keine Chance der Genesung auszulassen, nach Boulogne-sur-Mer und weiter nach Dieppe.

Als er im August wieder in Paris eintraf, erreichten ihn die Mahnungen seines Verlegers Campe, die angekündigten literarischen Arbeiten auch auszuführen. Im Oktober lernte Heine die Schuhverkäuferin Crescence Eugéne Mirat kennen, seine spätere Frau. Wegen ihres für ihn unaussprechlichen Namens nannte er sie »Mathilde«. Crescence Mirat stammte aud dem Dorf Vinot, Department Seine-Marne. Das als unbedarft, schlicht und ein wenig einfältig beschriebene Mädchen war als uneheliche Tochter einer Bäuerin in ärmlichen Verhältnissen ohne jegliche Bildung aufgewachsen und arbeitete noch als Analphabetin im Laden ihrer Tante in Paris für ihren Lebensunterhalt. Aus der flüchtigen Begegnung mit Heine entwickelte sich eine beiderseitige, große Zuneigung, die erste Bindung zu einer Frau, der Heine sich nicht entziehen konnte und die er zu festigen wußte.

Zur gleichen Zeit pflegte Heine den Umgang mit der ebenso schönen wie klugen George Sand. Über das Verhältnis zu dieser außergewöhnlichen, emanzipierten, in Skandale und Affären verwickelten Frau mutmaßt der Heine-Biograph Hädecke: »[...] – eine Liebesbeziehung entstand zwischen ihnen trotz häufigen Zusammentreffens nie, es ist unwahrscheinlich, daß Heine ein Verhältnis gewollt, George Sand ihn jedoch abgewiesen habe.« (90, S. 320)

Gegen Ende des Jahres zeigte sich Heine wieder häufiger in der Öffentlichkeit und intensivierte seine Arbeiten, sei es aus Geldmangel, sei es wegen der Mahnungen seines Verlegers.

1835

Mit Beginn des Jahres setzte in Deutschland eine Welle politischer Verfolgungen gegen das »Junge Deutschland« ein, von der auch Heine durch Verbot seiner Schriften betroffen wurde. Diese bisher radikalsten Zensurmaßnahmen gipfelten in dem Verbot vom 10. Januar 1835 aller, auch zukünftiger Schriften Heinrich Heines. Welch ein schwerer Schlag dies für einen Dichter war, der sich stets engagiert und ohne Zurückhaltung zum Zeitgeschehen geäußert hatte und für seinen Lebensunterhalt auf die Veröffentlichung seiner Schriften angewiesen war, ist unschwer vorstellbar. Angesichts dieser Sorgen fand Heine Trost bei Mathilde – das Verhältnis zu ihr wurde ernsthafter als je zu einer anderen Frau. Er erhielt materielle Unterstützung durch seine Anerkennung als Literat und Journalist in Frankreich. Um das Bedürfnis seiner französischen Freunde und Leser, genaueres über ihn zu erfahren, zu befriedigen, sandte er am 15. Januar an Philarète Chasles eine Autobiographie, in der er fälschlich angab, im Jahre 1800 geboren zu sein. Er erwähnte seine Studienorte und verschwieg nicht, sowohl durch Vergnügungen als auch durch »toutes sortes de maladies« von seinen Studien abgelenkt worden zu sein. Ebenfalls von Bedeutung ist eine weitere Angabe betreffs seiner Lebensgewohnheiten: »Je n'ai jamais fumé, je n'aime pas non plus la bière ...« (HSA 21/513)

Am 22. März berichtete Heine Johann Hermann Detmold von seinen ungeordneten Lebensverhältnissen: »Sie können sich keinen Begriff davon machen, wie viel zerstreuende Erscheinungen mich umwogen, wie viel Noth, Unsinn, Lebenskampf, Liebe, Haß mir um die Ohren saust.« (HSA 21/523)

Im April kam es zu öffentlich ausgetragenen Zwistigkeiten mit seinem Verleger Campe. Im gleichen Monat deutete er August Lewald sein Verhältnis zu Mathilde an und bedauerte, bisher unfähig gewesen zu sein, sich von dieser Frau zu lösen (HSA 21/531). Zu dieser Zeit begeisterte sich Heine für Werke von Paracelsus, die er im Originaltext las (HSA 21/539). Heine verkehrte noch viel mit der Prinzessin Belgiojoso, seine Bindung an Mathilde wurde aber immer enger. Rein äußerlich schien er im Frühjahr dieses Jahres einen gesunden Eindruck gemacht zu haben, wie dem von unverhohlener Bewunderung geprägten Bericht von Oskar Ludwig Bernhard Wolff zu entnehmen ist, der jedoch erst im Frühjahr 1853 erschien: »Selbst körperlich habe ich Heine wenig verändert gefunden. Ihm, dem Dichter, gaben die Götter ewige Jugend und werden sie ihm erhalten. – Er ist von mittlerer Größe, wohlgebaut, rasch, aber keineswegs unstät in seinen Bewegungen; hellbraunes Haar legt sich dicht, doch nicht in Locken um seinen Kopf; unter einer sehr schönen geraden Stirn funkeln ein paar hellbraune auf den ersten Augenblick, weil er kurzsichtig ist, kleinscheinende Augen, sein Mund, auf dem beständig der Zug feiner Ironie ruht, selbst wenn er ernst oder mit Leidenschaft spricht, macht einen höchst angenehmen Eindruck. Die ganze äußere Erscheinung Heine's ist durchaus einfach; [...] auch nicht die mindeste Spur von Gesuchtheit, oder Affectation, dagegen desto mehr Sicherheit.« (Z1/389)

Aus dem Landhaus der Prinzipessa Belgiojoso in Jounchère schrieb Heine über seine Stimmung in der letzten Zeit: »Seit 4 Monathen ist mein Leben so stürmisch bewegt, namentlich in den drey letzten Monaten schlagen mir die Wogen des Lebens so gewaltig über den Kopf ... [...]. Jetzt, dank meiner unverwüstlichen Gemüthskraft ist die Seele wieder beschwichtigt, die aufgeregten Sinne sind wieder gezähmt, und ich lebe heiter und gelassen auf dem Schlosse meiner schönen Freundin ...« (HSA 21/534)

Im Juli reiste Heine nach Boulogne-sur-Mer. Es ging ihm besser, er blieb frei von Migräne-Attacken, ob die Lähmung der Finger an der linken Hand sich zurückgebildet hatte, teilte Heine nicht mit. Eugen Breza erfuhr Ende August: »Ich befinde mich wohl ...« (HSA 21/547) Heines Wohlbefinden war nicht von langer Dauer. Vor allem bedrückte ihn seine Liebesbeziehung zu Mathilde, von der er nicht loskam. Er verglich Mathilde mit der Prinzipessa. Über Mathildes Mangel an Bildung und Intelligenz sowie über seine gesellschaftlichen Schwierigkeiten bei einer dauerhaften Bindung mit ihr war er sich durchaus bewußt. So schrieb er Heinrich Laube am 27. September: »... da ich mich auf dem Land befand, bey Saint-Germain, auf dem Schlosse des schönsten und edelsten und geistreichsten Weibes ... in welches ich aber nicht verliebt bin. Ich bin verdammt nur das niedrigste und thörichste zu lieben ... begreifen Sie wie das einen Menschen quälen muß, der sehr stolz und sehr geistreich ist? [...] Ich bin trübe und bitter heute gestimmt; ...« (HSA 21/549) Seinem Vetter Carl teilte er mit, daß der Aufenthalt am Meer ihm dieses Mal keine Erholung gebracht habe (HSA 21/550). Vielmehr litt Heine wieder unter einer langwierigen Rhinitis, wie er Julius Campe aus Boulogne-sur-Mer am 4. Dezember 1835 berichtete: »Seit sechs Monaten habe ich einen Stockschnupfen, und trotzdem schreibe ich an meinen Büchern.« (HSA 21/555) Ein halbes Jahr dauert natürlich kein banaler Schnupfen, der Terminus ›Stockschnupfen‹ meint wohl eher nicht kartarrhalische Symptome des Respirationstraktes, vielleicht sogar einen anhaltenden, unproduktiven Husten.

Erst Heiligabend kehrte Heine nach Paris zurück.

1836

Am 2. Januar benachrichtigte Campe Heine über die Verbote gegen das »Junge Deutschland«. Zwei Tage später griff Menzel Heine als Führer des »Jungen Deutschland« im »Literatur-Blatt« (Nr. 2) an. Am 12. Januar protestierte Heine noch in einem Schreiben an Campe über die Zensur seiner »Romantischen Schule« und schrieb wohlgelaunt: »Ich befinde mich gesünder und heiterer als jemals, und genieße mit vollsaugender Seele alle Süßigkeiten dieser Lustsaison. Dank den ewigen Göttern!« (HSA 21/558)

Er mußte jedoch erfahren, daß mit dem Bundestagsbeschluß vom 10. Dezember 1835 alle seine Schriften, auch die zukünftigen, verboten worden waren. Im Jahre 1835 waren allein in Preußen 45 Bücher verschiedener Autoren auf den Index gesetzt worden. Ihre Verfasser gehörten vornehmlich zur Gruppe des »Jungen Deutschland«, deren bekannteste Vertreter der Dichter und Literat Ludolf Wienbarg, der Kritiker und Autor Theodor Mundt, die Dramatiker und Publizisten Heinrich Laube und Karl Gutzkow und natürlich Heinrich Heine waren. An die Spitze der Verfolgung dieser Autorengruppe setzte sich Wolfgang Menzel unter anderem deshalb, weil er in der von Gutzkow und Wienbarg geplanten Zeitschrift »Deutsche Revue« eine Konkurrenz zu seinem »Literatur-Blatt« fürchtete. Seit September 1835 sahen sich vor allem Heine und Gutzkow Menzels Angriffen ausgesetzt, die weit über diesen Literaturstreit hinaus Bedeutung erlangten, weil sie bis heute Vorurteile über Heine festlegten. Menzel griff die neuen sozialen und religiösen Ideen des »Jungen Deutschland«, die von Heine in der schon dargestellten individuellen Auslegung vertreten wurden, als unmoralisch und kirchenfeindlich an. Er behauptete, diese Ideen seien »von den Franzosen angesteckt« (die Anspielung auf die »Franzosen-Krankheit« Syphilis ist deutlich), die würden die »religiöse und sittliche Grundlage der Gesellschaft« untergraben, sie bauten »das Haus der Sünde neben dem Tempel«, denn »Unzucht und Gotteslästerung stehen in einer uralten Verbindung«. Diese »Schule der Unsittlichkeit und raffiniertesten Lüge« von Schwächlingen und Wollüstigen hervorgebracht, gelte es, bis zur Vernichtung zu bekämpfen (90).

Die Vorwürfe richteten sich vor allem gegen Heines in seinem »Essays über deutsche Literatur, Religion und Philosophie« geäußerte Gedanken. Verbunden mit diesen Injurien, die Heine Verderbtheit und luische Infektionen unterstellten, waren eindeutig antijüdische Diffamierungen. Im Mittelpunkt dieser antisemitischen Angriffe stand Heine. Sie gipfelten in der Behauptung der »Freiburger Zeitung« vom 1. Dezember 1835, das »Junge Deutschland« sei ein weitgehend von Juden gesteuerter Mörderbund (260).

Es wird deutlich, daß man auch zu seinen Lebzeiten den getauften Harry Heine als Juden betrachtete und seine Krankheit zum Anlaß nahm, ihm syphilitische Infektion vorzuwerfen. Das Gerücht der venerischen Erkrankung sollte von der Umsetzung der erotischen Befreiung, wie sie das »Junge Deutschland« forderte, abschrecken und die Moral des Biedermeiers sichern. Heine selbst wurde als Emigrant, Jude und Syphilitiker verächtlich gemacht. Seine erotischen Prahlereien und Witze lieferten den Rahmen für das Bild des verblühten Halbweltlebemannes, der sich mit spitzer Feder bloß an der Gesellschaft rächen wollte, die ihn diskreditiert und ausgestoßen hatte. Auch heute noch ist der Dichter Heinrich Heine mit diesen Vorurteilen belastet. Als ihm durch das Edikt des Bundestages 1835 die einzige Möglichkeit genommen wurde, sich zu verteidigen, schrieb er einen offenen Brief »An die hohe Bundesversammlung« (93), in dem er um die Aufhebung des Publikationsverbotes bat – ein »kindlich, syroblich, submisser Brief.« (HSA 21/566)

Heines Stimmungen während dieser Zeit waren unterschiedlich. So schrieb er zwar an Henry Heine am 14. März, er sei wohl und heiter trotz aller Verfolgung seiner Schriften (HSA 21/572), doch Julius Campe teilte er am 22. März mit: »Ich bin krank vor Gram. Ich sehe ein, daß auch die Parthey der Gemäßigten eine geschlagene ist.« (HSA 21/573)

Aus einem anderen Schreiben an eine unbekannte Adressatin läßt sich entnehmen, daß Heine Ende März wieder unter Kopfschmerzen litt (vgl. HSA 21/577). Aus den Berichten von August Lewald und Emmanuel Arago wissen wir, daß Heine im Frühjahr 1836 in Gesellschaft einen durchaus wohlgelaunten Eindruck machte. Den Beobachtern fiel außer der modischen Kleidung auf, daß Heine an Leibesfülle beträchtlich zugenommen hatte (vgl. Z1/404, Z1/405), ein indirekter Hinweis auf eine Gewichtsabnahme in den Jahren zuvor.

Im März 1836 litt Heine unter einem weiteren Symptom, einer Kolik, die er leider in seinem Brief an George Sand nicht näher beschrieb. Eine genaue Differenzierung zwischen einer Kolik im Urogenitalsystem, der Gallengänge oder des Magendarmtraktes war zu dieser Zeit für Laien nahezu unmöglich, für Mediziner sehr schwer. Der Fachterminus bezeichnete jedoch eindeutig krampfartige Schmerzen der Abdominalorgane von wellenförmiger Intensität. »Une cholique qui m'a torturé pendant dans toute la nuit et qui se prolonge encore ce matin, ne me permet pas de diner avec vous aujourd'hui. J'en suis réelement desesperé, ma chère cousine. Je suis dans ce moment le plus malheureux des Dieux qui aint jamais existés.« (HSA 21/578)

Ein ganz anderes Bild von Heine konnte sich Franz Grillparzer nur knapp einen Monat später machen. Er fand Heine nicht krank und leidend vor, sondern in pikanter Situation: »... gieng heute zwölf Uhr zu ihm, ... Als ich schellte öffnete mir ein hübscher, runder junger Mann im Schlafrock, ... Es war Heine, ... Tolle Wirthschaft. Denn er wohnt da in ein paar der kleinstmöglichen Stuben mit einer oder zwei Grisetten, denn zwei waren eben da, die in den Betten herumstöberten, von denen er mir eine, eben nicht zu hübsche, als seine petite bezeichnete. Er selbst sieht aber auch wie die Lebenslust und, mit seinem breiten Nacken, wie die Lebenskraft aus. Machte mir einen sehr angenehmen Eindruck, denn mir ist der Leichtsinn nur da zuwider, wo er die Ausübung dessen was man soll, hindert. [...] Seine Laune scheint nie getrübt; was ihm auch in jüngster Zeit Unerwartetes und

Widerwärtiges begegnet, es ist nicht im Stande, ihn zu verstimmen.« (Z1/415) Diese Tagebucheintragung nahm Grillparzer auch in seine Memoiren auf (vgl. Z1/416). Friedrich Wilhelm Rogge, der ebenfalls Ende April mit Heine zusammentraf, konnte den »angenehmen und gewinnenden Eindruck« der »ganzen Fülle jugendlicher Kraft und geistiger Frische« nur bestätigen (Z1/420). Heine selbst freute sich, die letzte Zeit in Paris sehr angenehm verlebt zu haben. Aus dem gleichen Schreiben an August Lewald kann man erfahren, daß Heine sich selbst nicht rasieren konnte und ihm die Rasur durch eine Bäuerin in Coudry, wo er sich mit Mathilde seit dem 2. Mai befand, sehr unangenehm war. »Rasirt bin ich, aber wie! und unter welchen Qualen!« (HSA 21/584)

Vorausgesetzt, daß der bei der Rasur immer auf Hilfe angewiesene Heine sich nicht ausgerechnet diesmal durch eine besonders unerfahrene und ungeschickte Bäuerin hat rasieren lassen, läßt sich mit Einschränkungen aus dieser Quelle auf eine Hyperästhesie im Bereich der sensiblen Nerven des Gesichtes und Halses schließen. Heine beklagte sich gleichfalls über den ihm sehr unangenehmen und penetranten Geruch seiner Stiefel, die mit Tran eingeschmiert worden waren (vgl. HSA 21/584). Bei aller gebotenen Vorsicht und kritischen Würdigung dieser Textstelle ist vielleicht hieraus eine olfaktorische Überempfindlichkeit abzulesen. Zusammen mit der hinreichend belegten Geräuschüberempfindlichkeit, den häufig tränenden Augen, dem oft beschriebenen ›nervösen Zucken‹ des Mundes und der lispelnden, leicht undeutlichen Artikulation läßt sich damit bereits für das Jahr 1836 eine komplexe Störung sensibler, motorischer und vegetativer Funktionen der Hirnnerven nachweisen.

Nach einem kurzen Aufenthalt in Paris kehrte Heine in die ländliche Abgeschiedenheit von Coudry zurück. Er fühlte sich abgespannt, von der Arbeit ermüdet und sehnte sich nach Erholung am Meer (vgl. HSA 21/588). Ende Juli kehrte Heine nach Paris zurück und reiste einen Monat später nach Boulogne-sur-Mer. In Boulogne fand Heine Briefe mit schlechten Nachrichten vor, die ihn sogleich zur Rückkehr nach Paris zwangen. In Paris erkrankte Heine an ›Gelbsucht‹, konnte jedoch bald nach Marseille reisen, wo er am 5. Oktober eintraf. Zwei Tage später schrieb er an Julius Campe: »Liebster Campe! Sie dürfen den Aeskulap einen Hahn opfern! Ich stand schon vor den Pforten des Todtenreiches, aber die ewigen Götter ließen aus besonderer Gnade, mich noch auf einige Zeit am Leben. Als ich Ihnen von Amiens aus schrieb, fühlt' ich schon in mir den Keim der Krankheit, die mich bey meiner Rückkehr nach Paris gleich ergriff; es war eine fürchterliche Gelbsucht mit Kolera – oder sonst fabelhaft scheußlicher Krankheit akkompagniert. Acht Tage lang nicht gegessen, noch geschlafen, sondern nur Erbrechung und Krämpfe. Man hat mich nun hierher nach Marseille geschickt, und vorgestern bin ich hier angelangt, ziemlich wohl, aber die Nerven sehr irritiert, mit Mühe halte ich die Feder. Schwerlich werde ich länger als einige Tage hier bleiben, das Geräusch der schachernde(n) Seestadt wirkt peinigend auf meinen Körper, [...].« Heine entschuldigte sein Versäumnis, dem Verleger bisher noch kein Manuskript für den »Salon« geschickt zu haben: »Aber die nächsten sonnigen Tage, sobald mir nur einige Stralen Gesundheit wieder ins Gemüth fallen, schreibe ich die paar Druckbogen, ... Ich bin wahrlich unschuldig an solcher Verzögerung, schweres unerwartetes Leid betraf mich und wenig fehlte, so hatte meine ganze Schriftstellerey ein frühzeitiges Ende. Entschuldigen Sie mich, daß ich zuerst an mein Leben und erst hiernach an den Salon dachte.« (HSA 21/596)

Von der Stimmung des Rekonvaleszenten berichtete Heines Brief an Franz Liszt vom 12. Oktober: »... ich bedurfte eben der freundschaftlichen Theilnahme. Seitdem habe ich grauenhaft stürmische Tage verlebt, auch krank bin ich gewesen; ich litt an der Gelbsucht, einer Krankheit wovon gewöhnliche Schafsnaturen niemals betroffen werden. Vor 14 Tagen ist es mir endlich gelungen aus Paris zu entschlüpfen und seitdem reise ich in der schönen Provence; aber was hilft es, meine Schmerzen reisen überall mit, das sanfte Clima bildet einen peinigenden Contrast mit meinen Gefühlen, und der klar-blaue Himmel von Marseille, der immer klar und blau ist, mahnt mich an jene blauen Augen der Heimat, deren ungetrübte Ruhe mich so oft in Verzweiflung brachte. [...] Ich bin jetzt so ganz allein, in Marseille kenne ich keine einzige Seele, und diese ungestörte Einsamkeit ist für mich um so unerquicklicher, da ich dieses ganze Jahr in der bewegtesten Zweysamkeit gelebt habe. [...] Ich kann nicht weiter schreiben; man trampelt beständig über meinem Kopf.« (HSA 21/597)

Seit Anfang September, seit seiner Rückkehr von Amiens nach Paris, litt Heine an einer Krankheit, die er wohl nach ihrem führenden Symptom als »Gelbsucht« bezeichnete. Dieser Ikterus, der sicher schon recht ausgeprägt gewesen sein mußte, um von dem medizinischen Laien Heine diagnostiziert werden zu können, war begleitet von Nausea und abdominalen Crampi. Es ist anzunehmen, daß Krämpfe und Erbrechen mit Diarrhoe einhergingen, denn Heine glaubte sich an einer Sonderform der Cholera erkrankt, deren Verlauf er durch die Pflege seines Vetters Carl ja kannte. Die Erkrankung war so heftig, daß Heine schon mit seinem Tod rechnete. Ohne Kenntnis weiterer Befunde ist über die wahre Ursache dieser Gelbsucht nur zu spekulieren. Dieses passagere Symptom kann Ausdruck einer sekundären Erkrankung sein. Als weitere Manifestation seiner Grunderkrankung kann dieser Ikterus allein im Verlauf einer Tuberkulose beobachtet werden. Nicht auszuschließen sind folglich miliarer Befall der Leber, alternativ oder zusätzlich, von Nieren und/oder Peritoneum. Amyloidablagerungen oder Lymphknotenvergrößerungen besonders im Bereich des Leberhilus und der Gallenwege sind ebenfalls als Ursache denkbar. Ende Oktober jedoch war Heine schon wieder soweit genesen, daß er nach Aix-en-Provence reisen konnte. Von dort wollte er ursprünglich nach Neapel weiterreisen. Am 30. Oktober hatte er diese Absicht jedoch aufgegeben, wie dies aus einem Schreiben an Christina de Belgiojoso hervorgeht, da in Paris die Cholera ausgebrochen war und Heine eine erneute Erkrankung befürchtete (vgl. HSA 21/598). Wohl um seiner Ratlosigkeit im Zwiespalt seiner Gefühle für Mathilde und die Prinzipessa Ausdruck zu verleihen, schrieb er: »[...] Princesse, je ne suis que malade dans ce moment, malade d'âme encore plus que de corps; la jaunise est apresent dans mon coeur et tous mes sentiments et mes pensées sont colorés de ce jaune noiratre que vous avez vu sur ma figure la veille de mon depart, …« (HSA 21/598)

Der Brief an Julius Campe vom 5. November gibt ein seltenes Zeugnis darüber, wie häufig Heine auf ärztliche Ratschläge und Hilfe angewiesen war. Das Arzt-Patienten-Verhältnis zwischen ihm und Dr. Koreff war sehr eng, so daß Heine zu Zeiten besonderer labiler Gesundheit die sichere medizinische Versorgung dem angenehmeren Klima in der Provence vorzog. Es ist anzunehmen, daß sich dieses Vertrauen auf Erfolge der Therapie Koreffs gründete. »… Es ist mir nicht möglich, meinem Plane, gemäß hier zu überwintern, die Aerzte sind hier sehr schlecht, und mein Arzt in Paris ist der einzige zu welchem ich Vertrauen hatte. Ich werde einen traurigen Winter verbringen, da ich dieses Jahr keine Seebäder nehmen konnte. […] Schon der Gedanke, daß ich dieses Jahr keine Seebäder nehmen konnte, macht mich ganz elend.« (HSA 21/599)

Vom gleichen Tag datiert ist ein Schreiben an August Lewald mit einem überraschenden, selbstironischen Geständnis einer Neigung zu Hypochondrie: »Liebster Freund, ich war sehr krank, ganz gegen meiner Gewohnheit gar nicht imaginär krank, sondern reell.« (HSA 21/600)

Das Ausmaß seiner finanziellen Nöte zeigte Heines erfolgloser Versuch, von Moses Moser, dem er bereits im Juni 1831 die Freundschaft aufgekündigt hatte, 400 Thaler zu erbitten mit Formulierungen, die eine Schattenseite seines Charakters enthüllen: »Gedacht freylich habe ich oft genug an Dich, und als ich unlängst in Paris todtkrank darniederlag und in schlafloser Fiebernacht alle meine Freunde musterte, denen ich wohl die Exekuzion eines letzten Willens mit Sicherheit anvertrauen dürfte: da fand ich daß ich deren keine zwey auf dieser Erde besitze, und nur auf Dich, vielleicht etwa auch auf meinen Bruder Max, glaubte ich rechnen zu dürfen.« (HSA 21/601) Natürlich blieb dieses Schreiben ohne Antwort.

Ende November traf Heine wieder in Paris ein; noch immer sehr schlechter Stimmung und voller Selbstmitleid: »Ich bin krank von Lyon gekommen, die verdrießlichsten Geldgeschäfte haben gleich alle meine Gedanken in Anspruch genommen … […] Ihre Mitteilungen über Helgoland haben mich gefreut – wie gern wäre ich dort gewesen, froh und heiter! Melancholisch schleppte ich mich unterdessen in der Provence herum. Und eben dieses Jahr, wo ich so viel Kraft bedarf konnte ich nicht in der See baden, wegen der Gelbsucht.« – An Julius Campe, 20. Dezember (HSA 21/606) Auch bei seinen Freunden erregte seine unleidliche Stimmung Ärger. Xavier Marmier schrieb de la Grange: »Heine est revenu de son voyage dans le mide jaune de haine et de colère, criant contre tout le monde …« (Z1/424)

1837

Anfang des Jahres war Heines finanzielle Situation katastrophal, hingegen wurde die Beziehung zu Mathilde immer enger. Seine Gesundheit war noch immer durch die Krankheitsschübe des Vorjahres angegriffen, und Heine hatte noch nicht verwunden, keine Möglichkeit zur Erholung am Meer und im besseren Klima gehabt zu haben. An Johann Georg von Cotta schrieb er am 29. Januar: »Ich hoffe, daß dieser Brief Sie im heitersten Wohlseyn findet – leider kann ich das Gleiche nicht von mir melden, nur mit Mühe erhole ich mich von einer Krankheit, die mich letzten Herbst sehr stark heimgesucht und mir meine schönsten Projekte, namentlich eine Reise nach Spanien, die mir viel literarische Ausbeute versprach, vereitelt hat.« (HSA 21/613)

Eine Mitteilung an August Lewald läßt vermuten, daß Heine Anfang Februar an Grippe erkrankt war. Heine schrieb: »Ich fühle mich endlich ebenfalls erreicht von dieser karakterlosen Juste-milieu-Krankheit, die Ludwig Philipp erfunden zu haben scheint, wodurch man weder leben noch sterben kann, eine Cholera ohne Gefahr und Poesie.« (HSA 21/617) Im Zusammenhang mit der wiederholten Mitteilung von allgemeinem Krankheitsgefühl und respiratorischen Symptomen findet Heine einen Vergleich zu einer Seuche und stellt die Chronifizierung seiner pulmonalen Beschwerden selbst fest. Er scheint den Zusammenhang seines Grundleidens mit der um sich greifenden Krankheit der Bürger und Städter zu ahnen, von Menschen aus einem Milieu, in dem er selbst verkehrte und aus dem sein angesehener Arzt Koreff nahezu als Spezialist seine zum Teil berühmten Patienten rekrutierte, von denen noch zu reden sein wird. Die folgende Passage aus einem Brief an Adolf Fritz Hvass vom 24. Februar ist medizinisch deshalb interessant, weil sie ein Wortspiel mit der Influenza-Grippe enthält: »Was mich betrifft, so leide ich seit 4 Wochen an der Grippe, und ich fürchte, die beykommende Arbeit, die […] hat der Influenz dieser Krankheit nicht entgehen können. (HSA 21/619)

Im Bewußtsein seines Wertes als Schriftsteller und seiner finanziell bedrohlichen Situation führte Heine Verhandlungen über die Herausgabe einer Gesamtausgabe und der »Memoiren«, für die er einen besonders hohen Preis verlangte. Am 1. März nahm er Campes Angebot an, der sogar bereit war, sich mit seinem politischen Widersacher Menzel an Heines Stelle zu duellieren. Am 12. Februar war Heines politischer Gegner in Paris, Ludwig Börne, verstorben. Heine blieb der Beerdigung fern, an der auf dem Friedhof Père la Chaise 3000 Personen teilnahmen. Die Tatsache erhält besondere Bedeutung, daß der an Kopfschmerzen leidende Heine seine Krankheit in den Verhandlungen mit Julius Campe durchaus geschickt zu verwenden wußte, um seinen Verleger hinzuhalten und zu einem höheren Honorar zu bewegen. Er schrieb: »Wie sehr ich mich eben jetzt freundschaftlich gegen Sie erwiesen, will ich Ihnen, obgleich ich heute den rasendsten Kopfschmerz habe, beweisen […] Wenn es mir bey meinem Kopfschmerz möglich ist, so schicke ich Ihnen noch heute einen Contrakt, … […] Hätte ich nicht heute rasenden Kopfschmerz, so würde ich Ihnen über das nächste Buch, das ich herausgebe, das Umständlichste mittheilen. [...] Mein Kopf thut mir zu weh, als daß ich Ihnen heute mehr schreiben könnte, [...]« (HSA 21/622) Erst Ende März signalisierte Heine Campe, daß eine Einigung möglich sei. Er gab an, des Streites müde und noch zu sehr an der Grippe leidend zu sein (HSA 21/625)

Wieder stehen die bekannten Beschwerden seitens des Respirationstraktes, allgemeines, schweres Krankheitsgefühl bewirkend, für Heine im Vordergrund. Im April schloß Heine mit Campe den Vertrag über die Gesamtausgabe ab und erhielt dafür 20000 frcs. Von Hvass erhielt er 500 frcs., den Rest seines Honorars für »Don Quixote«. Seine finanzielle Krise war gemeistert, er erholte sich auch gesundheitlich zusehends. »Was mich betrifft, so habe ich ebenfalls diesen Winter viel gelitten und erst dieser Tage erhole ich mich etwas.« (HSA 21/623)

Doch die persönlichen Schwierigkeiten fanden noch kein Ende; es drohte noch ein Pistolenduell mit einem französischen Literaten: »Hab die letzten vierzehn Tage wenig arbeiten können – Weibergeschichten und Männergeschichten, nemlich Liebesklatschereyen und Duelle [...] Welchen Nöthen, welchen Sorgen! Das Leben ist doch eine beständige Quälerey.« (HSA 21/623)

Auch das Verhältnis zu seinem Onkel in Hamburg hatte sich weiter verschlechtert. Heine hatte sich besonders zur Jahreswende in Erwartung einer finanziellen Hilfe um eine Beilegung aller Streitigkeiten bemüht. Doch der reiche Onkel ahnte wohl Heines Hintergedanken und sah nicht ein, für den Unterhalt seines Neffen zeitlebens aufkommen zu müssen. Auch diesen Umstand machte Heine für seine schlechte Stimmung in einem Schreiben an seinen Verleger Campe verantwortlich (HSA 21/637)

Am 24. Mai reiste Heine zusammen mit Mathilde in die Bretagne zur Erholung und um in Ruhe arbeiten zu können. Am 18. Juli traf Heine wieder in Paris ein, ohne sich so erholt zu haben, wie es wünschenswert gewesen wäre. Er schrieb noch am gleichen Tage an Julius Campe: »Leider habe ich in Granville und Saint-Malo dieses Jahr nicht baden können, wegen einer kleinen Unpäßlichkeit, und ich muß dieses Jahr nochmals ans Meer reisen, um zu baden. [...] Ich habe drey Tage und zwey Nächte durchgereißt, mein Kopf ist noch wie zerbröckelt; Sie werdens diesem Brief ansehen. [...] Ich kann vor Ermüdung heute nicht weiter schreiben.« (HSA 21/651)

Doch war Heine zu dieser Zeit wohl schon von besserer Gesundheit und erholt: »[...] ich bin in schönster Gesundheit, [...]« (HSA 21/652) »In Granville lebte ich 2 Monath froh und glücklich, da ward Mathilde krank und ich mußte, der Vorsorge wegen, wegen Mangel an guten Aerzten mit ihr zurück nach Paris reisen, wo wieder mein altes Elend und ein Bett mich aufnahmen – [...] Ich arbeite ziemlich viel, so viel es meine Wirnisse und Störungen vertragen. [...] Ich habe in Granville nur zwey Bäder genommen und freue mich sehr auf den Wellenschlag von Boulogne. Ich habe das Baden diesmal sehr nöthig; meine linke Hand magert täglich mehr und mehr ab und stirbt zusehens.« (HSA 21/653) Wenige Tage später, am 5. August, schrieb Heine an seinen Bruder Maximilian in Hamburg: »Aber eine Reihe von Verdrießlichkeiten, die mich in Boulogne gleich assaillirten, bewogen mich hierher nach Havre zu reisen, um meine Bäder zu nehmen, die ich, ach! so sehr nöthig habe. […] ich eile Dir dieses zu melden, für den Fall, daß Du mir in Deinem Brief, […] ein Rendez-vous gegeben haben möchtest. Dieses aber betrübt mich unsäglich; ich hätte Dich gern noch ein mahl gesehen, ich sage doch einmal, denn eine schmerzliche Ahnung belastet mich, daß ich aus dieser Welt scheiden werde, ohne Dich wieder mit leiblichen Augen gesehen zu haben. […] denn Du bist der einzige von meiner Familie […] den ich nicht nöthig habe weitläufig auseinanderzusetzen, wie alle Bekümmernisse meines Lebens nicht durch eigene Schuld entstanden sind, sondern sich als nothwendige Folge meiner socialen Stellung und meiner geistigen Begabung erklären lassen. […] Ich bitte Dich von diesem Briefe an Mutter nichts zu sagen, denn sie könnte ob des Tones desselben sich betrüben. […] Zur Zeit als ich von Krankheit (ich hatte dabey noch die Gelbsucht) und unverschuldetes Unglück bis zur äußersten Bitterkeit gestimmt war, schrieb ich an Onkel in einem Tone der ihm Mitleiden als Zorn einflößen mußte, und der dennoch nur seinen Zorn erregte, so daß er die ungerechteste Handlung gegen mich ausübte, […] Ich befinde mich wohl; körperlich leide ich fast gar nicht, außer an meiner linken Hand, deren Lähmung bis an den Ellbogen hinaufsteigt. Ich werde übrigens sehr dick. Wenn ich mich manchmal im Spiegel betrachte, erschrecke ich, ich sehe jetzt aus wie mein seliger Vater aussah, nemlich zur Zeit als er aufhörte hübsch zu seyn. – ich schreibe viel.« (HSA 21/654)

An Maximilian am 25. August: »Nein, ich kann Dir heute nicht schreiben, […], denn theils ist heut mein Kopf trüb und wüßt, infolge eines Kopfschmerzes, der gestern mich bis zur Verzagniß quälte, theils bin ich so verstört, so schwarzmüthig gestimmt, daß Dich mein Brief vielleicht ängstigen könnte.« (HSA 21/655) Nur wenige Tage später, am 29. August: »Mein theurer Bruder! […] meine Badekur ist wieder verpfuscht. Vorig Jahr konnte ich nicht baden, weil ich die Gelbsucht hatte. Dies Jahr vielleicht weil mich während der letzten Zeit so viel Quälereyen heimsuchen, bekommen mir die 15 Bäder die ich bis jetzt genommen habe, sehr schlecht; wieder leide ich an Migränen, die 3 Tage mich quälen und zur Arbeit unfähig machen. Sogar neue Uebel melden sich. Aber ich bin ja seit wir uns nicht gesehen, 8 Jahre älter geworden, und, bey dem gehetzten Leben, das ich führe, bey den geistigen und leiblichen Aufregungen der letzten Jahren, hat sich gewiß die Avantgarde der Decrepitude schon eingestellt.« (HSA 21/657)

An Salomon Heine schließlich schrieb er am 1. September: »Aber, theurer Onkel, es liegt mir sehr viel daran, die Unliebe, womit jetzt Ihr Herz wider mich erfüllt ist, zu verscheuchen und mir Ihre frühere Zuneigung aufs neue zu erwerben. Dieses ist jetzt das schmerzlichste Bedürfniß meiner Seele, und um diese Wohltat bitte ich, bettle ich und flehe ich mit der Unterwürfigkeit, die ich immer Ihnen gegenüber empfunden und deren ich mich nur ein mahl im Leben entäußert habe, nur einmal und zwar zu einer Zeit, als die unverdientesten Unglücksfälle mich grauenhaft erbitterten, als die widerwärtigste Krankheit, die Gelbsucht, mein ganzes Wesen verkehrte, und Schrecknisse in mein Gemüth traten, wovon Sie keine Ahnung haben. […] Sie haben keine Vorstellung davon, wie sehr ich jetzt unglücklich bin, unglücklich ohne meine Schuld; ja, meinen besseren Eigenschaften verdanke ich Kümmernisse die mich zernagen und vielleicht zerstören.« (HSA 21/658)

Obwohl Heine seit vielen Monaten nichts mehr über die Lähmung seiner linken Hand berichtete, hatte sich dieses Leiden stetig verschlimmert. Ausgehend von zwei Fingern war die Lähmung auf die anderen Finger wohl übergegangen, hatte die Grenzen des Handgelenkes überschritten und reichte nun hinauf bis zum Ellenbogen, so daß der komplette Unterarm in seiner Gebrauchsfähigkeit sehr stark eingeschränkt sein mußte. Es handelte sich um eine aufsteigende Lähmung von handschuhförmiger Ausbreitung. Heine machte keine Angaben über Parästhesien, er litt an einer motorischen Parese, einer schlaffen Lähmung. Heine beobachtete, wie seine Hand stetig abmagerte. Er beschrieb mit Sicherheit die der schlaffen Lähmung folgende Muskelatrophie. Gleichzeitig klagte er über einen Verlust der Sensorik. Die Entwicklung einer schlaffen Parese mit Anästhesie beschrieb er treffend mit ›Absterben‹. Der zweite Brief innerhalb weniger Tage an den Arzt und Bruder liest sich fast wie ein Vermächtnis, eine Rechtfertigung vor der Familie und eine Klage über erlittenes Unrecht. Was aufmerksame Beobachter schon früher festgestellt hatten, gab Heine nun auch zu. Er wurde dick und entdeckte in seinem Spiegelbild die Spuren des Alters und der Krankheit, wie sie auch seinen Vater gezeichnet hatten, der, wie Heine selbst vermutete, am Schlaganfall, vielleicht sogar in geistiger Umnachtung, verstorben war. So verdient es schon besonderer Aufmerksamkeit, daß Heine in dieser Situation seines früh, letztlich an ungeklärter Ursache verstorbenen Vaters gedachte. Auch der dritte Brief an Maximilian Heine zeigt eine deutlich depressive Grundstimmung. Heftig, bis zur Resignation war Heine von Kopfschmerzen heimgesucht worden, von denen er noch immer wie benommen war. Wie aus dem Brief zu erfahren ist, dauerten diese von Heine erneut als ›Migräne‹ bezeichneten Schmerzattacken bis zu drei Tagen. Ende August schien es Heine etwas besser zu gehen, denn er schöpfte wieder etwas Hoffnung und suchte seine Leiden als natürliche Zeichen des Alters zu verharmlosen. Erschreckt von der Heftigkeit dieses neuen Krankheitschubes war er sogar bereit, die Aussöhnung mit dem Onkel in Hamburg zu suchen, freilich nicht ohne Selbstmitleid und Selbstgerechtigkeit.

Eine Serie von Briefen aus September/Oktober 1827 schildert relativ präzise ein weiteres Symptom: An Julius Campe, 6. September: »Seit einigen Tagen leide ich schrecklich an den Augen, und das Schreiben geht mir peinlichst mühsam vonstatten.« (HSA 21/659) und am 15. September. »Seit 8 Tagen habe ich Havre verlassen, beängstigt durch ein Augenübel, das sich fast stündlich vergrößerte. Hier angekommen konnte ich mit dem rechten Auge gar nichts und mit dem linken nur wenig sehen. Der beste hiesige Augenarzt, Sichel, hat mich aber soweit hergestellt, daß ich heute ausfahren und schreiben kann. Nur kann ich die Buchstaben noch nicht genau sehen. Bin auch schwach wie eine Fliege; habe täglich Blut gelassen und bis diesen Morgen nichts gegessen […] Begreifen Sie meinen Schrecken, als ich mich erblinden fühlte? Mitten in meiner größten Arbeit! Setzen Sie meinen Bruder von diesem Ereigniß und meiner Genesung in Kenntnis; [...] (HSA 21/660)

An Johann Hermann Detmold, 17. September: »In Havre blieb ich 4 Wochen und wäre vielleicht noch dort, wenn ich nicht plötzlich ein Augenübel bekommen woran ich zu erblinden fürchtete. Ich konnte nicht mehr sehen noch schreiben; doch der Dr. Sichel hir hat mich soweit hergestellt, daß ich beides, schreiben aber nur mit saurer Mühe, wieder vermöge. Indem ich Ihnen schreibe, sehe ich kaum meine Buchstaben. [...] Ich kann heute noch wenig sehen, sonst würde (ich) Ihnen mehr schreiben, besonders in beziehung auf meinen Oheim und Maxens Verwendung by demselben [...] Ihr getreuer halbblinder Freund H. Heine.« (HSA 21/661) An August Lewald, 18. September: »Ich verließ Havre früher als ich beabsichtigte, um so bald als möglich in Paris einen Augenarzt zu konsultiren. In Rouen konnte ich fast gar nichts mehr sehen, die Pupille des rechten Auges war fast so groß wie die ganze Iris, und ich fürchte schon das Schlimmste. Aber durch eine achttägige Cour bin ich hier, unter Behandlung des Dr. Sichel so weit wieder hergestellt, daß ich ganz klar sehe, nur noch an Augenschwäche leide, und wenig lesen und noch weniger schreiben kann. Welch ein schreckliches Unglück ist die Blindheit!« (HSA 21/662) An Jakob Venedey, 18. September: »Ich glaube, liebster Venedey, daß Ihnen die Nachricht von der glücklichen Herstellung meiner Augen Vergnügen machen wird; nur leiden die Pupillen noch an stechenden Schmerzen, welches aber nur Schwäche ist.« (HSA 21/663) An Julius Campe, 20. September: »Eigentlich habe ich Ihnen heute nichts zu schreiben, als daß es mit meinen Augen besser geht und der Schrecken ob eingetretener Blindheit allmählich in meinem Gemühte erlischt [...] – Vielleicht muß ich der nachgebliebenen Schwäche meiner Augen wegen noch mehre Wochen ohne Arbeiten zubringen.« (HSA 21/664) Und am 3. Oktober: »Mit meinen Augen geht es gut, sind fast ganz hergestellt.« An Johann Hermann Detmold, 3. Oktober: »Mit meinen Augen geht es gut, sowie ich mich überhaupt leidlich in jeder Hinsicht befinde; ich besitze jetzt zwey rothe Sammetsessel und ein vortreffliches, selbständiges Bett. Meine Leidenschaftlichkeit für Mathilde wird täglich chronischer; sie führt sich gut auf – jetzt quält sie mich mehr im Traume als in Wirklichkeit – ...« (HSA 21/266)

Zunächst litt Heine an einer Akkomodationsstörung, die ihm das Schreiben sehr erschwerte. Bald setzte auch eine Visusverschlechterung ein, auf dem rechten Auge stärker als auf dem linken, die fast zur Amblyopie auf dem rechten Auge führte. Unter der Therapie des Dr. Sichel, zu der auch tägliche Aderlässe gehörten, konnte Heine rasch geholfen und seine Sehkraft wiederhergestellt werden. Nach acht Tagen verblieben eine Akkommodationsschwäche und eine Unschärfe im Nahbereich. Offenbar fühlte sich Heine sehr geschwächt, auch hatte er längere Zeit keine Nahrung mehr zu sich genommen. Leider bleibt unklar, ob dieses Fasten auf ärztlichen Ratschlag oder aufgrund einsetzender Übelkeit, Erbrechen oder sonstiger abdominaler Symptome geschah. Heine selbst beobachtete eine ausgeprägte Mydriasis des fast blinden rechten Auges. Den Briefen ist die panische Angst des Dichters zu entnehmen, der um sein Augenlicht fürchtete, die Hoffnung zu Zeiten schon aufgegeben hatte und seine Existenz als Schriftsteller aufs äußerste bedroht fühlte. Ab 15. September besserte sich seine Sehkraft fast täglich. Zunächst konnte er wieder sehen, jedoch nur mit Mühe die Buchstaben auf dem Papier dicht vor sich erkennen. Einige Tage später gelang ihm auch dies besser, wenn es auch mit großer Anstrengung verbunden war. Am 18. September war Heine wieder ›hellsehend‹ und klagte noch über eine Schwäche der Pupillen und stechende Schmerzen. Aus Heines Briefen geht hervor, daß sein Arzt ihm wohl zu einer Arbeitspause von mehreren Wochen geraten hatte. Anfang Oktober meinte Heine wieder völlig genesen zu sein.

Zweifellos beobachtete Heine eine Mydriasis, die auf dem rechten Auge stärker als links ausgeprägt war, also eine Anisokorie. Der gleichzeitige Visusverlust, die ›Erblindung‹, deuten auf eine amaurotische Pupillenstarre, eine Störung im afferenten Schenkel der Pupillenbahn der Netzhaut, des Sehnervs oder weiter zentral in der Sehbahn. Auch eine absolute Pupillenstarre mit Störung im efferenten Schenkel ist zu erwägen. Hier kann die Läsion im Sphincter pupillae, im Nervus oculomotorius, an der Fissura orbitalis superior, den parasympathischen Kernen im Mittelhirn lokalisiert sein. Einer einseitigen absoluten Pupillenstarre liegt häufig ein Geschehen im Kerngebiet zugrunde, ein Tumor im Mittelhirn, eine progressive Paralyse, Aneurysmen, Hämatome, Frakturen, entzündliche Herde und auch spezifische, basal-meningitische Veränderungen. Eine reflektorische Pupillenstarre als Hinweis auf das bei Tabes dorsalis häufig anzutreffende Argyll-Robertson-Phänomen mit Störung im Schaltneuron der Pupillenreflexbahn in der prätektalen Region oder im Westphal-Edinger-Kern ist auszuschließen, da hier die Reaktion der meist kleinen entrundeten Pupille auf Licht auch bei Belichtung der Gegenseite gestört ist, gleichzeitig jedoch eine überschießende Engstellung der Pupille bei Naheinstellungsreaktion festzustellen ist. Heine beschrieb aber ausdrücklich weite Pupillen und klagte über Beschwerden beim Lesen und Schreiben, einer Akkommodationsleistung. Hinweise für ein Iristrauma oder eine toxische Mydriasis als Ursache der geklagten Beschwerden fehlen. Eine mittelweite, entrundete und lichtstarre Pupille mit Visusverlust findet sich auch beim Glaukoma congestivum, dem sogenannten Engwinkelglaukom. Dieses verursacht Schwankungen des Augeninnendruckes, vorübergehende Kopfschmerzen und Schmerzen im Auge. Der Patient glaubt Schleier vor den Augen zu sehen und nimmt durch das auftretende Epithelödem Newtonsche Ringe wahr. Durch die Blutfülle sind Konjuktivalgefäße vermehrt gerötet und erweitert, ›kongestiv‹. Die Iris wölbt sich vor. Der akute Anfall zeigt den Übergang in das akute Winkelblockglaukom mit starken Schmerzen am Auge und allgemeinen Kopfschmerzen, mit Schwindel, Übelkeit, Erbrechen und weiteren abdominalen Symptomen, die häufig Anlaß zu Fehldiagnosen sind. Ferner treten auch hier Newtonische Ringe auf, und der Visus ist stark eingeschränkt. Auslöser für ein akutes Winkelblockglaukom sind psychische Erregung und schlechte Lichtverhältnisse. Beides wäre denkbar bei dem sicherlich oft unter schlechten Lichtverhältnissen angestrengt arbeitenden Dichter, der so manche Aufregungen in der letzten Zeit durchlebte. Das Engwinkelglaukom ist also bei den von Heine geschilderten Beschwerden eine bedenkenswerte Differentialdiagnose. Besondere Beachtung verdient der rasche Therapieerfolg Dr. Sichels, von dem wir nur erfahren haben, daß er Aderlässe angeordnet hatte. Die Wiederherstellung der Sehkraft Heines und die Beseitigung der Mydriasis lassen auf Anwendung von Miotika durch Dr. Sichel schließen. Da Heine gleichzeitig unter stark quälenden Kopfschmerzen litt und Dr. Sichel bei ihm eine lange Schmerzanamnese erheben konnte, wäre die Anwendung von Morphium aus damaliger Sicht sicher sinnvoll gewesen, da die miotische Potenz dieses Medikamentes bekannt war. Mit zunehmender Miosis wird auch ein Sehen im Nahbereich wieder möglich. Die tonisierende Wirkung des Morphiums auf die glatte Muskulatur des Magendarmtraktes könnte Heines Nahrungskarenz durch Obstipation und Völlegefühl durch Magenentleerungsstörung erklären. Immerhin bleibt eine nicht abwegige Vermutung, daß Heine durch den Augenarzt Dr. Sichel bereits im Jahre 1837 erstmals Morphium verordnet bekam.

Heine teilte August Lewald am 4. Dezember mit, sehr »fett« geworden zu sein (HSA 21/671). Mitte Dezember schrieb er seinem Verleger in Hamburg: »Das schlimmste Uebel ist Krankheit; das habe ich in den letzten Zeiten gemerkt. Besonders bey Gelegenheit meiner Augen, die seit einigen Tagen sich wieder verdüstern. Ich folge ängstlich den Vorschriften des Arztes und laß das Uebrige den Gott der deutschen Literatur sorgen. – Bis auf eine trübe Gemüthsverstimmung befinde ich mich sonst gesund und rüstig; und kämpfe tapfer den Kampf des Lebens, aber ohne Freude ... [...]

Der Sangesvogel, der ist todt.
Du wirst ihn nicht erwecken!
Du kannst Dir ruhig in den Steiß'
Die goldene Feder stecken [...]

(Wegen Unwohlseyn habe ich mehrere Tage nicht schreiben können ...)« (HSA 21/672) Der Therapieerfolg Sichels war offenbar nicht von langer Dauer. Ende 1837 bat Heine Didier Roth, einen Homöopathen, zu sich.

Aus dem Jahre 1837 stammen aber auch Berichte von Freunden und Bekannten, die Heine ganz anders sehen. So berichtet Theodor Mundt im April 1837 an K. A. von Varnhagen: »Ich fand ihn ziemlich wohlaussehend, und er scheint sich sogar etwas zuzumuten, denn wir gingen gestern bei dem abscheulichen Schnee- und Regenwetter, [...] miteinander im Palais Royal spazieren. Wie er sagt, ist er tätig jetzt, liegt aber freilich auch den ganzen Tag auf der Straße. Gesellschaften besucht er fast gar nicht. [...] Er lebt hier mit einer petite femme und scheint froh und guter Dinge zu sein. [...] Er hat etwas Feines, Elegantes in seinem Wesen, das ich nicht bei ihm suchte, das mir aber auch nicht mißfällt und das von vielem weiblichen Umgang zeugt.« (HSA 21/433)

Ludwig Wihl schrieb im Oktober: »Ich fand Heine weit kräftiger und jugendlicher, als ich ihn gedacht hatte. Das ist nicht ein Mann, den die Wurfscheibe des Lebens zerschmettert, das ist eine eiserne Muskulatur ... [...] Meine Verwunderung daß ich ihn so jugendkräftig fand, that ihm wohl. Nicht wahr, ich sehe noch so ziemlich gut aus? Der tiefe Weltschmerz, den er sich aneignete, scheint mir eine dichterische Erfindung; ... Wenn Prometheus klagt, daß ihm ein Geier die Brust ausweide, dann hat Heine den Geier an sich gelockt, um interessant klagen zu können. [...] Heine geht bei allen Beurtheilungen allzusehr von sich aus.« (Z1/450) Wihl räumte auch mit einem Vorurteil von Heine auf: »Man kann sich Heine wahrlich nur im schönsten Anzug und heiterster Umgebung denken; wir reden uns ein, er fliege von einem Salon in den andern; er käme vor lauter Zerstreuung nicht zur sichern Production, das ist ein lieber, aber ungeheurer Irrthum, nichts thäte ihm mehr Noth als Zerstreuung, ...« (Z1/460)

Heinrich Künzel beobachtete Ende 1837: »Im Verlaufe des Gespräches wird der etwas untersetzte, zur Korpulenz hinneigende Mann, den man für jünger hält, als er ist, lebendiger; [...]; der in Gang und Haltung gewöhnlich phlegmatische Mann wird dann auch im Äußern beweglicher, [...], die Mundwinkel zucken von satyrischem Lächeln.« (Z1/461) Anton Alexander von Auersperg erinnerte sich 1868 A. Strodtmann gegenüber: »Um jene Zeit (1837 auf 1838!) erfreute sich Heine noch seiner ungestörten physischen Gesundheit, ...« (Z1/454). Im Dezember 1837 stellte Auersperg fest: »Zu meinen interesantesten hiesigen Bekanntschaften gehören Dr. Koreff und Heine. [...] Heine ist einer der liebenswürdigsten aber zugleich characterlosesten Menschen, die es gibt, von außerordentlicher Feinheit und Durchdringlichkeit des Geistes und Gefühls, aber ebendaher auch von großer Reizbarkeit und Empfindlichkeit; ... Daß man ihm Immoralität des Lebenswandels vorwirft, zeugt von Seite jener, die es thun, Einseitigkeit und Unbekanntschaft mit hiesigen Sitten und Verhältnissen, oder schwäbische Prüderie. Sein Zusammenleben mit einem Frauenzimmer, das er allerdings aus keinem Kloster empfangen hat, ist durch die Dauer der Jahre fast schon sanctionnirt und nichts anderes als eine auflösbare Ehe, ...« (Z1/453)

Aus diesen Berichten ist zu entnehmen, daß Heine trotz der Ernsthaftigkeit seines Leidens von vielen Freunden und Bekannten für gesund, aber hypochondrisch veranlagt gehalten wurde. Zwar fielen seine zunehmende Leibesfülle, seine Nervosität und das Zucken seines Mundwinkels, nicht aber die Lähmung seiner Hand und seine Sehschwäche auf. So ist erklärlich, daß Heine trotz dieser gravierenden Krankheitserscheinungen bei seinen Zeitgenossen als ein zu übertriebenen Klagen neigender, aber letztlich doch gesunder Egozentriker gelten konnte.

1838

Im Januar erkrankte Mathilde und mußte in ein Krankenhaus eingeliefert werden. Heine ging während dieser Zeit seiner verbesserten Gesundheit und der Abwesenheit der eifersüchtigen Mathilde ein intimes Verhältnis mit zwei anderen Frauen, der Primadonna eines Varieté-Theaters, Caroline Olivier, und Pauline

Treuenthal, ein. So konnte er am 16. Januar Johann Hermann Detmold mitteilen: »Uebrigens ist sie sehr krank. [...] Uebrigens befinde ich mich wohl.« (HSA 21/681)

Heine merkte ferner an, wegen kalter Hände nicht richtig schreiben zu können. Ein Zusammenhang mit den geschilderten Lähmungserscheinungen ist jedoch fraglich. Im Februar plante Heine eine deutsche Zeitung in Paris und suchte, eine günstige Stimmung für sein Projekt bei der preußischen Regierung zu bewirken. Heine hoffte sich mit dieser Zeitung eine politische Plattform und finanzielle Sicherheit zu verschaffen. Dieses Vorhaben konnte jedoch nicht verwirklicht werden. Im Februar erhielt Heine einen warnenden Brief seines Bruders Maximilian, der seine angegriffene Gesundheit auf das ausschweifende Sexualleben zurückführte. Auffälligerweise klagte Heine zu Beginn dieses Jahres über eine frühzeitige Ermüdung beim Gehen. So fiel ihm der tägliche Weg in das Krankenhaus, um Mathilde zu besuchen, recht schwer (vgl. HSA 21/681). Ein andermal scheint er von einem längeren Spaziergang doch sehr angestrengt (HSA 21/682). Diese Klagen erstaunen ein wenig, da Heine als der Wanderer der Harzreise bisher über ähnliche Beschwerden nicht klagte. Allgemein schien sich Heine besser zu fühlen. Mathilde war aus dem Krankenhaus entlassen worden und erholte sich auf dem Lande. Heine versuchte, die Primadonna Olivier durch Giacomo Meyerbeer an der Oper unterzubringen. Dabei schrieb er ihm: »... Es geht mir gar nicht so schlecht wie das Gerücht verbreitet. Mit Ende dieses Jahres werde ich ich aus allen meinen Nöthen herausgezogen haben. ... [...] Ich hingegen will mich nicht von der Chaussée d'Autin entfernen, wo Dr. Sichel wohnt, der mir wenn mein Augenuebel wieder eintreten sollte, gleich Hülfe schaffen kann. Sie haben keinen Begriff davon, wie ich mich vor dem Blindwerden ängstige; Sichel hat mir noch vorgestern gestanden, daß ich immer noch in dieser Gefahr bin und nicht viel schreiben dürfte – – Ach! und nie habe ich mehr zu lesen und zu schreiben gehabt als eben dieses Jahr.« (HSA 21/698) Heine berichtete Meyerbeer, beim Schreiben des Kondulenzbriefes anläßlich des Todes der Tante in Hamburg ohnmächtig geworden zu sein: »Denn ich erinnerte mich, als ich jenen Brief an Carl Heine beendigt hatte, fiel ich ohnmächtig nieder und Mathilde mußte mir mit Essig die Schläfe reiben und um Hilfe rufen. [...] Und nun leben Sie wohl; ich kann heute nicht mehr schreiben, denn meine Augen schmerzen mich unsäglich.« (HSA 21/698)

Es entsteht der Eindruck, als habe Heine hier, abgesehen von der Schilderung seines Augenleidens und seiner Sorge, doch seine Trauer und Bestürzung übertrieben.

Heine suchte zu dieser Zeit die Aussöhnung mit seinem Onkel Salomon und wollte diesem beweisen, wie stark seine familiären Bande nach Hamburg waren und wie sehr er den Onkel schätzte. Gleichzeitig wollte er nicht verhehlen, daß es ihm als Schriftsteller und Journalisten auch aus dem Exil möglich war, als berühmter Neffe durch öffentliche Äußerungen dem geizigen Onkel zu schaden. Nach dem vorläufigen Scheitern des Zeitungsprojektes war Heine wieder besonders auf die Hamburger Geldquelle angewiesen.

Zu Beginn des Frühjahrs schrieb Heine an Campe: »Endlich endlich ist dieser wüste, verschnupfte, vermaledeite, hundvöttische Winter überstanden. Ich hab während der drey letzten Monathen an einer Verstimmung und inneren Verödung gelitten wie ich vorher nie gekannt.« (HSA 21/699) Zu Beginn des Frühjahrs verfiel Heine also wieder in eine depressive Stimmungslage, Melancholie mischte sich mit Hoffnungslosigkeit und Heimweh. Er schrieb ein wortreiches Lamento an Heinrich Laube und beklagte sich auch wieder über Sehstörungen und arge Schwierigkeiten beim Schreiben (HSA 21/700). Weitere Schreiben an Gottschalk, Eduard Guhrauer und August Lewald sprechen ebenfalls von Unwohlsein und Krankheit, ohne nähere Angaben darüber zu enthalten (vgl. HSA 21/704; HSA 21/706). Am 27. April schrieb Heine an Campe und klagte: »Außer dem Schnupfen leide ich wieder an den Augen. Meine Frau ist noch immer krank. Sonst aber geht es mir gut.« (HSA 21/709)

Man darf also davon ausgehen, daß Heine zu Beginn des Jahres eher psychische Auffälligkeiten bot, doch jetzt wieder ein Rezidiv der Augenerkrankung zu befürchten stand. In dieser Situation wollte Heine sich die schon einmal erfolgreiche Hilfe des Arztes Dr. Sichel sichern, blieb daher in Paris und widmete dem Arzt das »Buch der Lieder«. Seine Sehkraft war sehr eingeschränkt. Sein Arzt hatte ihm verboten zu lesen oder zu schreiben. Anfang Juli stellte Heine in einem kurzen Brief an Charles Nisard fest. »Mes yeux vont toujours mal.« (HSA 21/713) Nach vierwöchiger mehr oder weniger streng eingehaltener Lese- und Schreibpause besserten sich seine Beschwerden. So konnte er seinem Verleger am 16. Juni berichten: »Dieses sind die ersten Zeilen die ich seit 4 Wochen geschrieben; mein Augenuebel ist nemlich in verstärktem Grade zurückgekehrt und mein Arzt verbot mir Lesen und Schreiben. Letzteres fällt mir jetzt noch schwer, und ich kann Ihnen nur das Nothwendigste hinkritzeln.« (HSA 21/714)

Heinrich Laube teilte er mit: »Wenn ich […] auch heute nur wenige Zeilen antworte, so ist nicht mein die Schuld; ein böses Mißgeschick hat vor etwa 6 Wochen mich plötzlich überfallen: ich konnte plötzlich nicht mehr sehen, oder vielmehr ich sah alles doppelt und verfließend, ein Zustand der bis heute noch nicht ganz gehoben ist. Mein Arzt verbot mir sowohl Schreiben wie Lesen – beides fällt mir noch sehr schwer.« (HSA 21/715) Mehrere Schreiben Heines vom Juli 1838 enthalten weitere global gehaltene Klagen über Sehstörungen (HSA 21/716 bis 721).

Es bleibt festzustellen, daß Heine erneut ein Rezidiv seines Augenleidens erlitt, an dessen Anfang Schleiersehen und Diplopie standen. Sicherlich wurde die Sehunschärfe bedingt durch eine erneut auftretende Störung der Pupillomotorik, wie sie aus dem Vorjahre eindeutig belegt ist. Durch Einschränkung der Akkommodationsfähigkeit traten die Beschwerden besonders im Nahbereich, also beim Lesen und Schreiben auf. Dies begründet das strikte Verbot Dr. Sichels. Die Entstehung von Doppelbildern kann erklärt werden als monokuläre Diplopie, deren Ursache eine unregelmäßige Brechung im Auge oder ein Akkommodationskrampf sein kann. Wahrscheinlicher ist hier jedoch eine biokulare Diplopie durch Abweichung der Sehachsen, hervorgerufen durch Augenmuskellähmung. Ein solcher Strabismus paralyticus kann durch eine Lähmung des Nervus oculumotorius hervorgerufen werden. Bei einer Lähmung im Kerngebiet des Okulomotorius reagiert die Pupille meist noch normal. Nur bei Unterbrechung des Nerves in seinem Verlauf sind auch die pupillomotorischen Fasern gelähmt. Die Pupille ist dann weit und lichtstarr. Bei Lähmung dieses Nervs zeigt das Auge eine Ptosis, denn der dritte Hirnnerv versorgt den Musculus levator palpebrae motorisch. Beim Heben des Lides weicht dann der Augapfel in typischer Weise nach außen und unten ab. Weder diese Abweichung noch die Ptosis wurden jedoch von Heine oder aufmerksamen Beobachtern beschrieben. Dies mag daran liegen, daß diese Veränderungen zum Teil recht diskret sind und nur dem Fachkundigen offenbar werden. Weiterhin ist eine Lähmung des vierten Hirnnerven, des N. trochlearis, zu berücksichtigen. Bei einer solchen Lähmung ist die Fähigkeit, das Auge in Adduktion zu senken, vermindert. Daher tritt meist ein Höhenschielen auf. Leichtere Lähmungen können durch Kopfneigung und Kopfdrehung ausgeglichen werden. Eine mehr oder weniger ausgeprägte kompensatorische Kopfhaltung, der Torticollis ocularis, ist zu beobachten. Bei der Lähmung des N. abducens steht das Auge spontan in Einwärtsschielstellung. Hier wird der Kopf zur Seite des gelähmten Muskels gedreht. Berichte über diese recht auffallenden, typischen Kopfhaltungen bei Lähmung der Hirnnerven IV und VI fehlen jedoch. Im Zusammenhang aller geschilderten Beschwerden erscheint eine Lähmung des Nervus oculomotorius mit in der Peripherie gelegener Läsion als am wahrscheinlichsten. Die Diagnose einer Ophtalmoplegia externa et interna ist zu stellen. Über die von Dr. Sichel verordnete Therapie ist wenig bekannt. Heine teilte Giacomo Meyerbeer im Juli mit: »Gestern, wo man mir Blutegel setzte, konnte ich nicht zu Ihnen kommen. [...] Meine Augen sind noch immer im bedauernswürdigsten Zustand.« (HSA 21/723)

Im August reist Heine wieder nach Granville. Von hier aus schrieb er an George Sand am 17. August. »Je suis trés triste. Vous ne savez pas tous mes malheurs. A l'heure qu'il est je suis atteint d'une cecité physique qui est aussi affligeante que cet aveuglement moral dont je jouis depuis quatre ans et que vous connaissez.« (HSA 21/727) Einen Tag später konnte Heine Gustav Kolb mitteilen: »Mit meinen Augen geht es besser.« (HSA 21/729)

Auch seinem Vetter Carl berichtete er von der heilsamen Wirkung der Bäder in Granville und der guten Pflege durch Mathilde (vgl. HSA 21/732). Mitte September kehrte Heine nach Paris zurück. Noch nicht erholt von den Mühseligkeiten der Reise, teilte er seinem Verleger Julius Campe optimistisch die Aussöhnung mit seinem Onkel Salomon mit, den er in Paris erwartete (vgl. HSA 21/734). Anlaß des Besuches von Salomon Heine war die Hochzeit seines Sohnes Carl mit Cécile Furtado. Salomon Heine besuchte seinen Neffen, fand Mathilde sympathisch und erklärte sich nach der Vermittlung von Meyerbeer bereit, Heine eine Jahresrente von 4000 frcs. auszusetzen. Zu dieser Zeit schien die Lähmung des Nervus oculumotorius regredient und Heine von allgemeinem Wohlbefinden zu sein. Heine setzte sein intimes Verhältnis zur Olivier fort, schrieb aber an George Sand: »Je me porte assez bien, je suis guerri terriblemente guerri – je ne suis plus amoureux – quel miserable bonheur!« (HSA 21/737) Am 2. Oktober nahm Heine an der Hochzeitsfeier seines Vetters teil, am 3. ließ der Onkel Heine ein Geldgeschenk von 2000 frcs. mit der Bitte zukommen, ihm doch Paris zu zeigen, am 8. reiste Salomon Heine aus Paris ab. Wenige Tage später mußte Heine seinem Onkel wieder von einer Verschlechterung seines Augenleidens berichten (HSA 21/738). Im Dezember schrieb er an Campe: »Wenn ich Ihnen erst heute schreibe, so liegt die Schuld an der Schwäche meiner Augen; ich muß fast immer diktiren und diktirter Unwille sieht weit herber aus, als der eigenhändige.« (HSA 21/739)

1839

Aus dem Frühjahr 1839 stammen Berichte von Zeitgenossen, daß Heine sich relativ wohl fühlte, jedoch durch seine Augenerkrankung sehr beunruhigt war (vgl. Z1/488; Z1/489).

Joseph Mendelssohn beschrieb Heines Äußeres aus der Erinnerung an eine Begegnung im Mai 1839. Auf ihn machte Heine einen kränklichen Eindruck. Er war überzeugt, daß nur Heines sommerliche Seebäder seinen Gesundheitszustand wieder leidlich besserten, der im Winter großen Schaden litt. Auch glaubte Mendelssohn eine Verschlechterung der Kurzsichtigkeit Heines zu bemerken. Erstaunt zeigte er sich von Heines fast schon fettleibiger Konstitution (vgl. Z1/493).

Rudolph Theodor Seeliger hatte jedoch einen anderen Eindruck, er hielt Heines Unwohlsein für größtenteils eingebildet (vgl. Z1/503). Heinrich Laube stellte im Juni sogar eine relative Gesundung Heines fest: »Ich war in Paris und verkehrte täglich mit Heine, welcher damals noch in voller Lebenskraft athmete, lachte, spottete, dichtete. Sogar der heftige Kopfschmerz, der ihn zeitlebens plagte, ließ ihn unbehelligt.« (Z1/508) Laube betonte auch ausdrücklich Heines ›moralischen‹ Lebenswandel. In seinem Nekrolog auf Heine schilderte Laube den Eindruck, den Heine auf ihn 1839 machte: »Als ich ihn 1839 das erste Mal sah, war er ein wohlgenährter, beinahe feister Mann, von kleiner Mittelgröße mit einem Antlitz der feinsten Züge, äußersten schelmischen Augen und feingeschnittenem Munde. Er trug das Haupt leicht vorgebeugt, und da er die kleinen Augen gewöhnlich zur Hälfte zudeckte mit den Augenlidern, so hatte das ganze Gesicht etwas Verschleiertes, welches ungemein interessant war und mit dem schönen Teint unter braunem Haar, mit dem fleischigen Körper und der weißen kleinen Hand an die Abbés im vorigen Jahrhundert erinnerte. Sein Sprachorgan war weich und angenehm. Er litt oft an den Kopfnerven, war aber übrigens ein kerngesunder Mensch und selbst nach einleitender, fast stereotyper Klage über den Kopf verriet er keine Spur mehr von Unwohlsein, sobald sein Geist angeregt wurde. »Ihr Kopfübel« pflegten wir ihm zu sagen, »ist die Furcht vor Langeweile«. Diese Furcht war denn auch allmählich zu einer unangenehmen Manieriertheit ausgeartet, welch ihn für alle

Fremden und alle Menschen, die nicht interessierten, unleidlich machte. Wo er Anregung fand oder auch nur voraussetzte, verschwand diese Manieriertheit vollständig, und derselbe Mann, welcher soeben Augen und Mund kaum geöffnet hatte, blitzte sogleich und sprudelte Geist, wenn der Bann seiner Stimmung gelöst war durch Entfernung eines Menschen oder durch eine Wendung des Gespräches. Demgemäß sprach er auch auffallend ungleich. Oft dergestalt stockend, als ob er keinen Satz bilden, keinen Gedanken finden könne, und im Handumkehren ergiebig nach allen Seiten überraschend ergiebig, fließend, bezaubernd.« (Z1/520)

Es ist bemerkenswert, daß Laube zwar die Ptosis bemerkte, jedoch ihr ebenso wie Heines oft geäußertes Klagen keine Bedeutung als ernst zu nehmende Krankheitssymptome zumaß. Vielleicht mögen die ›stereotypen‹ Klagen Heines und die von ihm häufig selbstgewählten Attitüden im Ausdrucks- und Erscheinungsbild nicht nur bei Laube zu dieser Fehleinschätzung geführt haben. In seinen Memoiren stellt Laube fest, daß Heine, obwohl oft an Kopfschmerzen und an einer argen »Empfindlichkeit des Gemüthes« leidend, so heiter und lebenslustig war wie niemals wieder in den 1839 folgenden Jahren. Laube führte dies auf Heines Verliebtheit zurück (Z1/524). »Kopfweh war seine immer wiederkehrende Noth. Er glich oft einer hysterischen Frau, die ewige Krisen in Migräne durchmacht. Da sprach er dann abgebrochen und würst, die Sätze nur halb fertig, die notwendigsten Worte oft mühsam suchend.« (Z1/533)

Selbst wohlwollende Zeitgenossen konnten sich in diesen Jahren des Verdachtes der Hysterie und Hypochondrie nicht erwehren. Mögen Heines Klagen in dem einen oder anderen Falle auch übertrieben gewesen sein, zum Teil als Entschuldigung für Unlust, Abneigung und das Bedürfnis, sich zurückzuziehen, gedient haben, so entgingen dem aufmerksamen Beobachter doch die durch ›Migräne‹ verursachten Konzentrationsschwierigkeiten und Sprachstörungen nicht. Nicht nur Laube bemerkte in den letzten Jahren wohl Heines rapide Sehschwäche und seine große Kurzsichtigkeit.

1839 erschienen der mit Heines einführendem und kommentierendem Text versehene Bildband »Shakespears Mädchen und Frauen« sowie »Der Schwabenspiegel«. Letzterer rief heftige Reaktionen hervor; ehemalige Freunde Heines wie Karl Gutzkow und Ludwig Wihl schrieben Artikel gegen den Verfasser. Auch verschlechterten sich Heines Beziehungen zu Campe, da Heine seinem Verleger vorwerfen mußte, die Zensur des »Schwabenspiegels« nicht verhindert zu haben. Campe nahm Heine übel, in einem offenen Brief in der »Zeitung für die elegante Welt« unter der Überschrift »Schriftstellernöte« diesen Streit öffentlich ausgebreitet zu haben. Während des ganzen Jahres arbeitete Heine an seinem Buch »Ludwig Börne«. So war Heine im Jahr 1839 mancherlei Streitigkeiten und Verdrießlichkeiten ausgesetzt.

Heine beschrieb Heinrich Laube seine Stimmung: »Ich schreibe Ihnen heute unter den verdrießlichsten aeußeren Verhinderungen. Draußen schneekaltes Sturmwetter, in meinem Zimmer mehr Rauch als Feuer, neben mir ein Papagy der beständig schreit und ein schönes Weib, welches mit einer alten faulen Magd zankt.

Und wie sieht's erst im Innern aus, in der Seele – wie in einem alten Schornstein worin Heeringe getrocknet werden und Hexen auf ihren Besenstielen auf- und absteigen. [...] Ich befinde mich wohl und muthig und baue mir täglich neue Luftschlösser. Mit meinen Augen geht es besser. Ich lebe viel, schreibe wenig und gebe gar nichts heraus.« (HSA 21/743)

Das kalte Winterwetter dürfte auch für den hartnäckigen Schnupfen verantwortlich gewesen sein, von dem Heine Campe am 20. Februar berichtete (HSA 21/746). Anfang März schrieb er an die jungverheiratete Cécile Heine einen freundschaftlichen Brief und klagte über schlechte Stimmung und Langeweile, da Mathilde zur Zeit in einer Pension Umgangsformen, Lesen und Schreiben lernte (vgl. HSA 21/747).

Anfang Mai veröffentlichten Gutzkow einen Artikel gegen Heines »Schwabenspiegel« und Wihl eine Erklärung gegen Heine. Ende Mai teilte Campe Heine seine Empörung über den Artikel »Schriftstellernöte« mit. Mitte Juni entfloh Heine nach Granville. Aus einem Schreiben an Heinrich Laube geht hervor, daß er wahrscheinlich ab dem 17. Juni wieder an Sehstörungen litt. Sein allgemeines Befinden schien aber nicht wesentlich beeinträchtigt gewesen zu sein. »Was mich betrifft, so befinde ich mich wie ein Fisch im Wasser; das Wort in seinem wahren Sinn, denn ich bade schon, ... [...] Ich hoffe daß Sie Ihre Gutkowyade bereits abgeschickt; was die meinige betrifft so muß ich sie noch erst abschreiben, ein langweilig und ödes Geschäft und auch schmerzlich, wegen des Zustandes meiner Augen, die seit 8 Tagen wieder sehr leidend. [...] Ich lebe hier sehr angenehm und glücklich ...« (HSA 21/764)

Am 8. Juli schrieb er an Rose Furtado: »... car depuis dix jours mon mal d'yeux est revenu, et de nouveau je suffre de ces éblounissement qui font vaciller à ma vue tous les objets et leur prêtent une couleur moité grisâtre moitiê argentine; cela me rend bien triste. [...] Grandville est un sejour bien ennuyeux pour moi dans ce moment; car la lecture m'est interdite et c'était ma seule ressource. Je suis assis toute la journeé dans un petit jardin, la tête embragée d'un énourme chapeau de paille, les yeux cachés sous des bésicles vertes, ... [...] Avec tout cela je deviens vieux, et la derniere fois, regardant dans une glase, je m'apperçus que les cheveux gris peussent avec une croissance prodigieuse au coté droite de ma tête ...« (HSA 21/765) Sehr deutlich beschrieb Heine das verschwommene Sehen, hervorgerufen durch Akkommodationsschwäche, und die Lichtempfindlichkeit bei beständiger Mydriasis.

Mitte August kehrte Heine wieder nach Paris zurück. Sein Augenleiden wurde weiterhin von Dr. Sichel behandelt. Anfang Oktober zog er sich eine Halsentzündung zu, wahrscheinlich Angina tonsillaris im Rahmen einer allgemeinen Erkältungskrankheit. Für den Rest des Jahres fehlen weitere Nachrichten von seinem gesundheitlichen Zustand.

1840

Am 15. Januar meldete sich die Krankheit wieder stärker. Heine stöhnte: »Mein Uebel fängt an sehr peinlich zu werden; in einigen Augenblicken wird man mir eine Unzahl Blutegel ansetzen, die mich verhindern heute und vielleicht auch morgen Sie zu sehen. Montag blieb ich den ganzen Tag zu Hause und gestern ging ich nur aus um meinen Arzt zu sehen. – [...] Ich hoffe Sie werden früher hergestellt seyn als ich, der ich wohl 4 Wochen zu leiden habe.« (HSA 21/787)

Trotz seiner Erkrankung arbeitete Heine weiter an dem Manuskript zu »Ludwig Börne«. Er schien also nicht mehr so sehr unter den Augenbeschwerden zu leiden wie noch im vorhergehenden Jahr, vielmehr gesellte sich wieder sein altes Leiden hinzu.

An Julius Campe, 18. Februar: »Just heute, wo periculum in mora ist, wenn ich Ihnen nicht schreibe, habe ich Kopfschmerz. [...] Ich bin heute zu kopftrübe, ...« (HSA 21/795) Während dieser Zeit führte Heine schwierige Verhandlungenm mit seinem Verleger über die Herausgabe des »Ludwig Börne«. Auch schrieb er einige Artikel. Mitte März wurde er von George Sand zum Dinner geladen, mußte ihr jedoch am 17. März absagen, da er schon mehrere Tage bettlägerig war: »Je suis resté au lit toute la journée des dimanche et d'hier, accablé de mon mal de pied, dont je souffre encore.« (HSA 21/798) Leider beschrieb Heine sein ›Fußleiden‹ nicht näher. Aus dem Zusammenhang aber ist zu schließen, daß es ihn am Verlassen des Bettes hinderte. Anscheinend war es schmerzlos und für den Patienten zunächst wenig beunruhigend, denn Heine schenkte ihm wenig Beachtung.

Am 24. März bat Heine Cécile, die Frau seines Vetters Carl in Hamburg, bei seinem Onkel Salomon sich dafür zu verwenden, daß ihm die Jahresrente für einige Jahre im voraus ausgezahlt werde. Er wisse um die Peinlichkeit, die dieses Ansinnen für Cécile bedeuten könne, versichere ihr aber seine große Dankbarkeit. Ferner versuchte er, sie mit der Vorstellung zu überzeugen, die Leiden des »Poète aveugle« erleichtert zu haben (HSA 21/799). Doch Salomon Heine, der den sich ständig in Geldnöten befindlichen Neffen in der letzten Zeit öfters mit teilweise recht beträchtlichen Summen unterstützt hatte, lehnte ab. Inzwischen hatte Campe Heines Honorarforderungen für das Börne-Buch akzeptiert. Durch Vermittlung einflußreicher Freunde war Heine zusätzlich eine Jahrespension in Höhe von 4800 frcs. aus einem Unterstützungsfonds für Immigranten von der französischen Regierung zuerkannt worden. Gesundheitlich schien es Heine jedoch nicht so gut zu gehen, denn er mußte eine Verabredung am 25. März absagen. Es ist nicht ersichtlich, ob Heine gesundheitlich Indispositionen hier nur als Ausrede gebrauchte (HSA 21/800). Einige Tage später konnte er Julius Campe mitteilten: »Ich befinde mich wohl und so heiter, als es möglich ist bey den vielen Arbeiten und Quälereyen, die auf mir lasten.« (HSA 21/803)

Positiv auf Heines Stimmung mag sich ausgewirkt haben, daß er nach Klärung des geschäftlichen Teiles mit gleicher Post Campe das überarbeitete Manuskript des »Ludwig Börne« senden konnte. Nach einer weiteren Auseinandersetzung mit Campe über den Titel dieses Buches konnte dieses sehr umstrittene Werk am 8. August erscheinen. Nicht nur die darin gemachten politischen Aussagen, sondern Heines persönliche Urteile mit dem unglücklich gewählten Titel »Heinrich Heine über Ludwig Börne« schufen Heine viele Feinde. Viele negative Urteile von Zeitgenossen über Heine haben ihre psychologischen Wurzeln in der Empörung über dieses Buch. Neben seine Einlassungen zu August von Platen schadete Heine seinem persönlichen Ansehen durch dieses Buch am meisten. Heine und Börne galten lange Zeit als geistige Führer der antifeudalen Bewegung in Deutschland, bis etwa im Jahre 1832 die Kontroverse zwischen Heine und Börne offenkundig und ihre gegensätzlichen Standpunkte unversöhnlich geworden waren. Für diese Differenzen waren sowohl politische und literarische als auch persönliche Umstände verantwortlich. Vor allem die Enttäuschung Börnes, Heine nicht als einflußreichen und wortgewaltigen Mitstreiter für seine radikale politische Bewegung gewinnen zu können, ließ die Auseinandersetzung persönlich und polemisch werden. Vor diesem Hintergrund sind auch die bereits öfters zitierten Äußerungen Börnes über Heinrich Heines Charakter zu werten. Leider konnte Heine noch drei Jahre nach dem Tod des politischen Gegners nicht auf persönliche, zum Teil sehr intime Angriffe gegen Börne verzichten. Er führte diesen Angriff mit der gleichen Intention und denselben Waffen wie den auf Platen. Er deckte auf und ironisierte die unkonventionellen, zum Teil als amoralisch geltenden persönlichen Veranlagungen und erotischen Bindungen des Gegners. Ziel seines Spottes war das Dreiecksverhältnis zwischen Börne, Jeanette Wohl und deren Ehemann Salomon Strauss. Es verwundert sehr, wie unbekümmert Heine mit zweierlei Maß messen konnte, der doch selbst nichts dabei fand, in nichtlegitimierter Verbindung mit Mathilde zu leben und bei deren Abwesenheit mehrere Liebschaften zu unterhalten. Selbst unter Berücksichtigung der sehr weit gesteckten Toleranzgrenzen der intellektuellen Gesellschaft im Paris des 19. Jahrhunderts, offenbart sich hier erneut ein Charakterzug Heines, der bei psychopathologischer Wertung Bedeutung gewinnen kann. Mehrere Deutungen sind möglich.

Heine verstand es, die Wirkungen solcher Enthüllungen auf seine Leserschaft im Deutschland des Biedermeiers geschickt zur Diffamierung seiner Gegner zu benutzen. Die Erfahrungen aus den vielfältigen Angriffen auf seinen Lebenswandel dienten ihm, ein allgemeingültiges Werturteil über seinen Gegner und dessen politische oder literarische Aussage zu fällen. Heine war unfähig, sein eigenes Denken und Handeln moralisch zu kontrollieren und zu werten. Er kannte keine Selbstkritik. Heine hatte erfahren müssen, wie die Lebensumstände einer im öffentlichen Interesse stehenden Persönlichkeit mißdeutet, verfälscht und in polemischer, diffamierender Weise von Gegnern als Mittel der Auseinandersetzung mit Werk und Person mißbraucht werden konnten. Erst diese Erfahrung verleitete ihn zum Gegenschlag auf gleichem Niveau. Sicher ist, daß während der langen Planungszeit für dieses Buch über Börne weder taktische Bedenken noch moralische Skrupel Heines Aussagen milderten. Doch sein Börne-Buch ist nicht allein eine Abrechnung mit dem Gegner und Urheber vieler Klischees über ihn. Er verwarf das Gedankengut Börnes als nur pseudo-revolutionär, als kleinlich, als wahnhaft politisch verblendet. Heine stellt den Ideen Börnes eine andere, umfassendere Konzeption der Revolution entgegen, die sowohl ökonomische als auch politische Aspekte der Revolution berücksichtigte. Er präzisierte seine Vorstellung von den Grundtypen des Menschen, den »Nazarenern« und »Helenen«. Für die erste Gruppe diente ihm Börne als Symbolfigur. Er selbst wäre so gern der gottähnlichen Helene, der die Einheit von Spiritualismus und Sensualismus verkörperte. Er wollte sein Börne-Buch als Parteimaxime für die Anhänger dieser allumfassenden Revolution verstanden wissen. Aber – »Heine stand allein. Da er auch immer kränker wurde, der Gott-Mensch aber gesund sein sollte, verwundert es nicht, daß er schon im Börne-Buch selbst zu zweifeln begann, ob seine strahlende Vision je Wirklichkeit werden könne ...« (100, S. 369).

Der Angriff auf Börne diente also zugleich auch der Abwehr seines beängstigenden Bildes von sich selbst und ist Ausdruck der Frustration eines durch betäubende Kopfschmerzen, Lähmungen und der realen Angst vor Erblindung des in seiner Selbstverwirklichung bedrohten Dichters. Seine Gesundheit war wechselhaft, so mußte er eine Einladung von Cécile Heine nach Rocquencourt ablehnen mit der Begründung: »Hier je me portais bien et aujourd'hui je suis malade. – Entre nous soit dit, j'ai fait un excès hier au diner et ma pauvre tête est dans un terrible état!« (HSA 21/819) Auch Campe teilte er seine Unpäßlichkeit mit und kündigte an, wieder nach Granville reisen zu wollen (vgl. HSA 21/821). Anfang August reiste Heine in dieses Seebad der Normandie, wo er sich »wohl und glücklich« fühlte (HSA 21/822).

Sein Zustand verschlechterte sich jedoch wieder. »Leider ist mein Kopf ganz betäubt und ich kann kaum schreiben ... Ich bin, sonderbar genug, sehr gute Laune, und kann mich noch gar nicht dazu entschließen mich zu ärgern. Es ist vielleicht Apathie, nicht Gesundheit.« (HSA 21/827)

Am 12. September kehrte Heine nach Paris zurück und erfuhr jetzt die heftige Kritik, auf die sein Börne-Buch gestoßen war. Gutzkow veröffentlichte ebenfalls ein Börne-Buch, Jeanette Wohl-Strauss die Dokumentation »Ludwig Börnes Urteil über H. Heine«. Es kam zu weiteren Differenzen mit Campe, denn Heine konnte sich nicht des Verdachtes erwehren, gegen Gutzkow, der sein Buch auch bei Campe veröffentlichte, ausgespielt worden zu sein. Zu den Kopfschmerzen gesellte sich wieder die Augensymptomatik, beides von Heine pauschal als »Kopfübel« zusammengefaßt, so an Gustav Kolb am 1. Dezember: »Ich selber leide in diesem Augenblick an einem sehr hartnäckigen Kopfuebel, wobey mir der Arzt alles Schreiben untersagt.« (HSA 21/835)

Auch aus den Darstellungen der Zeitgenossen sind Beobachtungen zu Heines Zustand überliefert: Von Marie D'Agoult wissen wir, daß Heine im Januar 1840 unter Zahnschmerzen litt (Z1/542). Richard Monckton Milmes (Z1/547) und Johan Mitchell (Z1/549) berichteten in ihren Artikeln über Heine, daß Heine sich ihrer Ansicht nach guter Gesundheit erfreue. Sehr genau beobachtete Franz Wallner im Sommer 1840 die Symptome einer Konjunktivitis. »Damals hatte Heine noch keine Ahnung von den namenlosen Leiden, von welcher er später heimgesucht wurde, nur ein heftiger nervöser Augenschmerz, von dem die entzündeten Deckel und Ränder Zeugniß ablegten, wollte, wie er sagte, nicht wanken und nicht weichen.« (Z1/553)

Franz Wallner berichtet aus dem Juni 1840: »Stark geröthete Augenlider waren das Einzige, daß in Heine's geistreichen Antlitz auf eine krankhafte Organisation schließen ließ.« (Z1/554)

Ironisch schrieb Caroline Jaubert über eine ›Nervenentzündung‹.« Sein Arzt habe ihm geraten, alles zu vermeiden, was ihm das Blut in den Kopf treibe (vgl. Z1/561). Ob hier von Caroline Jaubert nur auf die geröteten Augenlider angespielt wurde oder ob tatsächlich eine Erythrodermie des Kopfes, vielleicht auch eine durch Hypertonie bedingter Mehrdurchblutung beobachtet wurden, muß offen bleiben.

Am 14. Juni war es auf den Straßen von Paris zu der folgenschweren Begegnung mit Salomon Strauss gekommen, der Heine in einen Wortstreit verwickelte und später behauptete, Heine wegen dessen Indiskretionen über Jeanette Wohl, Ludwig Börne und ihn geohrfeigt zu haben, ohne daß Heine sich zur Wehr gesetzt habe.

Am 8. Juli ließ Heine Gustav Kolb in Augsburg wissen: »Ich war nie gesünder als seit man mich für todtkrank ausgiebt und unter uns gesagt, ich habe nie so viel des tollsten Muthes gehabt als seit man mich der Feigheit beschuldigt.« (HSA 21/862)

Heine erhielt von Campe den Rat, sich mit Strauss wegen dessen Beleidigung zu duellieren. Anfang August kehrte er nach Paris zurück und überbrachte Strauss durch einen Sekundanten seine Duellforderung auf Pistolen.

An Alexandre Weill schrieb Heine am 19. August: »Meine Gesundheit hat leider dadurch gelitten, daß ich meine Badekur unterbrechen und schleunigst hierherreisen mußte wegen des kläglichen Triumvirats. Seit der Retraktazion desselben ist meine Ehre gesichert. – so mehr da Strauss sich in Formalitäten flüchtet um sich nicht zu schießen.« (HSA 21/871) Doch bedauerte er es jetzt, Jeanette Wohl angegriffen zu haben. Um Mathilde bei einem unglücklichen Ausgang des Duells nicht ungesichert zu lassen, heiratete er sie in der Kirche St. Sulpice am 31. August. Salomon Heine erhöhte nach Erhalt der Nachricht von Heines Vermählung die Jahresrente auf 4800 frcs.

Am 7. September duellierte sich Heine mit Strauss und wurde durch einen Streifschuß verletzt. Am 9. September berichtete Heine Julius Campe: »Ich melde Ihnen in der Kürze den Abschluß der falschen Ohrfeigengeschichte, wie man sie zu nennen pflegt. Vorgestern um 7 Uhr hatte ich endlich die Genugthuung den Herrn Strauss auf dem Terrain zu sehen. Er zeigte mehr Muth, als ich ihm zutraute, und der Zufall begünstigte ihn über alle Maaßen. Seine Kugel streifte meine Hüfte, die in diesem Augenblick noch sehr angeschwollen und kohlenschwarz; ich muß noch zu Bette liegen und werde sobald nicht gut gehen können. Der Knochen hat wahrscheinlich nicht gelitten, sondern nur einen erschütternden Druck genossen, den ich noch immer empfinde. Ganz glücklich ist die Sache also nicht für mich abgelaufen – in physischer Beziehung, nicht in moralischer.« (HSA 21/880)

Es lag also eine Weichteilverletzung durch einen Streifschuß vor. Die schmerzliche Verfärbung der Hüfte war sicherlich bedingt durch ein ausgeprägtes Hämatom, dessen bläulich-violette Verfärbung Heine etwas übertrieben als »kohlenschwarz« beschrieb. Auch ist mit Verunreinigungen, Pulvereinsprengungen oder Ruß im Wundgebiet zu rechnen. Für die Ausbildung eines großflächigen Hämatoms spricht auch das Druckgefühl, das Heine wohl fälschlicherweise als Knochenschmerz interpretierte. Heines Entschluß, sich auf ein Duell mit ungewissem Ausgang einzulassen, zeigt aber auch das Ausmaß seines Ehrgefühls und widerspricht den Verleumdungen, Heine gehe aus Feigheit der offenen Auseinandersetzung aus dem Weg. Die Verletzung heilte relativ rasch folgenlos ab, und bereits am 17. September waren die Kopfschmerzen wieder Heines Hauptübel. »Ich bin in diesem Augenblick leider nicht imstande etwas Erquickliches zu schreiben und habe die Absicht, zur Heilung meines Kopfübels, einige Zeit zu feyern; ... Ich muß etwas für meine Gesundheit thun. [...] Das Duell selbst war keine Satisfakzion, sondern eine Manifestazion. Meine Wunde war sehr unbedeutend; schon vorgestern konnte ich wieder ausgehn.« (HSA 21/883)

Die Kopfschmerzen sollten sich weiter verschlimmern. Heine selbst machte die Unterbrechung seiner Badekur und das winterliche Klima in Paris dafür verantwortlich (HSA 21/884). Aber es waren nicht nur die Kopfschmerzen, die Heine wieder plagten, sondern die Sehstörungen traten ebenfalls erneut und verstärkt auf, wie sich indirekt aus dem Schreiben an August Lewald vom 13. Oktober schließen läßt. »Wenn ich auf Ihr freundliches Schreiben erst antwortete, so liegt die Schuld ganz an meinem armen Kopf, der, seit ich meine Badekur in den Pyreneen so traurig unterbrach, an dem alten Uebel sehr leidet; ja, letzteres hat sich so verschlimmert, daß mir mein Arzt gänzlich Feder und Tinte untersagt hat. [...] Grüßen Sie mir herzlich (Fr)au K(athi), die ich gern mahl wieder sehen möchten; ich hätte bald die Augen zugemacht für immer.« (HSA 21/886) Anfang Dezember klagte Heine auch gegenüber Campe über Sehschwäche, der seinerseits Heine darüber aufklären mußte, daß seine Popularität sinke (HSA 21/890). Heines Ruf war durch sein Börne-Buch und die im Zusammenhang damit aufgebrachten üblen Nachreden sehr geschädigt worden.

1841

Das neue Jahr begann für Heine mit der schlechten Nachricht, sein Onkel Salomon habe seine Jahresrente auf eine wöchentliche Zahlung von 50 frcs. gekürzt. Auch sein ›Kopfuebel‹ hatte Heine mit in das neue Jahr genommen. Mit großer

Wahrscheinlichkeit wandte er diesen Ausdruck jetzt für eine Kombination aus Augenleiden und Kopfschmerzen an. »Ich leide noch immer an meinem Kopfuebel, wodurch mir alles Arbeiten verleidet wird.« (HSA 21/841) Sein Augenleiden wurde stärker und hartnäckiger, die Remissionen seltener. Er schrieb an Campe im März 1841: »Mein Augenuebel, welches diesmal weit schlimmer als früher, sich bey mir einstellte, hat mich fast den ganzen Winter incomodirt; lesen kann ich fast gar nicht und schreiben nur mit großer Mühe. [...] Ich würde Ihnen heute mehr schreiben, aber meine Augen erlauben es nicht.« (HSA 21/389)

Gegenüber Cécile Heine äußerte er sich wahrscheinlich im Juni sehr ironisch über seinen Zustand: »– J'ai mangé et bu hier comme un homme qui se porte bien et j'en serai malade toute la semaine.« (HSA 21/853) Interessanterweise irrte sich Heine bei der Datierung des Briefes gleich um zwei Monate und glaubte, es sei noch April. Ende Juni reiste er nach Cauterets in die Pyrenäen, auf Genesung hoffend: »Ich glaube Sie werden mit Vergnügen erfahren daß ich wohl und heiter bin, weit wohler als zu Paris obgleich meine Augen durch die Reisehitze sehr gelitten; mein Geist, vertrübt durch Krankheit, erfreut sich der Aussicht des Genesens, wozu mir der hiesige Arzt Hoffnung macht [...]; wenn das hiesige Bad mir die Gesundheit zurückgiebt, oder vielmehr mein Hauptuebel heilt, so ruhe ich nicht bis Carl ebenfalls ein mahl hier badet; denn unter den Curen die hier gerühmt werden gehören einige die mich an das Vollblutleiden erinnern wovon Carl zuweilen heimgesucht wird und welches in der Familie herrschend zu seyn scheint.« (HSA 21/855)

Leider schlugen die Kuren nicht an, und Heine suchte sich selbst Mut zuzusprechen: »Ich schreibe Ihnen heute und zwar eigenhändig, um Ihnen zunächst zu beweisen, daß ich weder blind noch sterbenskrank und allerwenigstens todt bin, wie die französischen Journale behaupten. Ich bin aber sehr abgemattet, in Folge der Bäder die ich hier gebrauche, sehr abgemattet und es kostet mir Mühe die Feder in der Hand zu halten. [...] Nächste Woche schreibe ich Ihnen mehr heute bin ich zu sehr erschöpft und kopfbetäubt.« (HSA 21/858)

Man mag die Schwäche der rechten Hand auf tatsächliche Ermüdung durch Klimaveränderung und Badekuren in dem Gebirgsort zurückführen. Es ist jedoch durchaus möglich, daß es sich hier um eine motorische Schwäche der rechten Hand handelte.

1842

Kopfschmerzen und die üble Nachrede verfolgten Heine auch nach dem Jahreswechsel. Darüber hinaus steckte er in finanziellen Schwierigkeiten, an denen nicht zuletzte die Ausgaben für Ärzte und Medikamente schuld waren. »Ich schreibe viel; darüber nächstens mehr. Obgleich unwohl, werde ich dies Jahr nicht mehr ins Bade reisen und vielmehr auf Land hinausziehen und einige Bücher fertigmachen. [...] Nur Ruhe muß mehr schaffen und mich von meinem bösen Kopfuebel etwas heilen. Meine Verdrießlichkeiten von vorigem Jahr haben nicht bloß meine Finanzen ruiniert, sondern auch meine physische Heilung hintertrieben. Geld ist nicht die Hauptsache, Gesundheit ist viel mehr, der Ehre aber ist alles. [...] Ich lebe hier still und isolirt wie immer.« (HSA 22/894) Am 8. März berichtete Heine seiner Mutter ausführlich über seinen Gesundheitszustand und ohne beschönigende Worte über die Art seiner Krankheit: »Mir geht es seitdem etwas besser, meine Augen sind wieder ganz gut, und nur meine Gesichtslähmung, die aber durchaus nicht schmerzhaft, ist übrig. [...] Ich lebe ruhig, besonnen und hoffend. Neues fällt nicht vor – Gottlob! Ich gehöre schon zu den Menschen, die zufrieden sind wenn die Sachen beim Alten bleiben. Jede Veränderung und der Spektakel ist mir zuwieder daran siehst Du, daß ich alt geworden bin. Seit etwa sechs Monath fühle ich eine ungeheure Müdigkeit des Geistes, und wie Altfratje sagt: Die Shuschem nehmen ab. Dies aber ist ein vorübergehender Zustand, ich weiß es wohl: Eine Folge großer Aufregungen wie ich denn leider seit acht Jahren in einer passionirten Gemüthsstimmung verbracht.« Über sein Verhältnis zu Mathilde berichtete er: »Ich bin ihr noch immer in tiefster Seele zugethan, sie ist noch immer mein innigstes Lebensbedürfnis – aber das wird doch einmal aufhören, wie alle menschlichen Empfindungen mit der Zeit aufhören, und diesem Zeitpunkt sehe ich mit viel Grauen entgegen. Ich werde als dann nur die Launenlast empfinden ohne die erleichternde Sympathie. – Zu andern Stunden hält mich die Angst vor der Hülflosigkeit und Rathlosigkeit meiner Frau im Fall ich stürbe, denn sie ist unerfahren und rathlos wie ein dreyjähriges Kind! – Du siehst, liebe Mutter, wie meine Nöthe im Grunde nur hypochondrische Grillen sind, zum größten Theil [...] Mein Haarseil im Nacken thut mir gut und schmerzt fast gar nicht.« (HSA 22/896) (Anm.: Shuschem, zu hebr. hus. Pl. husim: Gefühle, Sinneswahrnehmungen)

Heine beschrieb hier fast nebenbei ein neues Symptom, die ›Gesichtslähmung‹, die wahrscheinlich als schmerzlose Schlaffheit einer Gesichtshälte zu deuten ist und damit auf eine Facialislähmung hinweist. Eine Ptosis und ein Herabhängen des Mundwinkels als eindeutige Hinweise wurden von Heine jedoch im einzelnen nicht erwähnt. In diesem Schreiben an die Mutter fällt auf, daß Heine seinen Gesundheitszustand genau beschreibt, schrieb er doch gewöhnlich Beruhigendes und verharmloste, um ihr unnötige Sorgen zu ersparen. Aus diesem Brief spricht auch eine zunehmende Resignation. Heine hatte sich offensichtlich mit der Unheilbarkeit eines chronischen Leidens abgefunden und gab sich zufrieden mit einem Zustand, der eine weitere Verschlimmerung seiner Kopfschmerzen, seiner Sehbeeinträchtigung und der Lähmungen nicht erkennen ließ. Er war ruhiger geworden und nahm die Aufregungen seines Lebens weniger schwer. Er wußte auch, daß seine Beziehung zu Mathilde sich aufgrund seiner Krankheit wandeln und das Bedürfnis nach Fürsorge und Tröstung der Leidenschaft weichen würden. Diesen krankheitsbedingten Veränderungen seines Lebens sah er mit großer Sorge entgegen, im Zweifel darüber, ob seine junge Frau dem vorgealterten, kranken Dichter die nötige Stütze sein konnte. Für wie ernst Heine seinen Zustand hielt, zeigen seine Beschäftigung mit dem Tode und die ernsten Überlegungen, ob seine Frau ohne ihn in der Lage sein würde, ihren bisherigen Lebensstandard in Paris aufrechtzuerhalten. Erschreckt über seine eigene Offenheit, versuchte er, diese Gedanken als hypochondrische Übertreibungen abzutun, mußte jedoch eingestehen, daß sie zum Teil berechtigt waren. Beiläufig erwähnte er in diesem Schreiben eine besondere Therapie, die Applikation eines ›Haarseiles‹ in die Nackenhaut und dessen wohltuende Wirkung.

Einige Wochen später erfuhr Heine von der Brandkatastrophe in Hamburg, bei der auch das Haus der Mutter zerstört wurde. Am 13. Mai schrieb er tröstende Worte an Mutter und Schwester nach Hamburg. Aus diesem Brief läßt sich entnehmen, daß Heine unter dem Eindruck der Nachrichten aus Hamburg seit längerer Zeit unter Schlaflosigkeit litt (HSA 21/899). Auch klagte er in dieser Zeit über eine ›sonderbare Betäubung‹ des Kopfes (HSA 22/901). Aus diesem Schreiben und einen Brief an Betty Heine vom 16. Mai läßt sich entnehmen, daß Heine die Nachrichten von der Brandkatastrophe sehr erschüttert hatten: »... da ich sie sogar in der Ferne verspürte; ich habe bis auf diese Stunde noch eine sonderbare Betäubung behalten.« (HSA 22/901) Am 17. Mai berichtete er Julius Campe: »Es erzeugte sich bei mir eine Betäubung, die ich noch jetzt nicht bemeistern kann, und mein Kopf ist öde und wüst.« (HSA 22/902) Er schrieb erneut an Mutter und Schwester: »... meine Kopfschmerzen wurden plötzlich erschüttert und erst morgen oder übermorgen werde ich wieder geistesklar seyn.« (HSA 22/903) Heine bedauerte sehr, daß bei dem Brand auch einige seiner Manuskripte vernichtet worden waren, hatte er doch gehofft, ›wenn bei geschwächter Gesundheit seine Geistesfrische abnehmen sollte‹, die in besseren Tagen gesammelten literarischen Ideen ausführen und von diesem Kapital während der Krankheit zehren zu können (vgl. HSA 22/Anhang J).

Der Juni begann mit einem für Heine positiven Ereignis; das Verbot der Schriften des Campe-Verlages wurde in Preußen wieder aufgehoben. Wie jedes Jahr im Sommer sehnte Heine den Kuraufenthalt herbei. »Ich brauch jetzt die Wasserkur ... ob sie mir helfen wird, weiß Gott!« (HSA 22/906) Am 11. August reiste er nach Boulogne-sur-Mer ab. Im September kehrte er offenbar erholt zurück und schrieb an Gustav Kolb im Oktober: »Ich bin zwar nicht sehr wohl, aber sehr heiter und fast glücklich.« (HSA 22/912) Wenn auch sein Leiden sich nicht gebessert hatte, so hatte er doch Erholung am Meer gefunden. Seine Kopfschmerzen jedoch bestanden unverändert fort, wie aus einem Schreiben an Heinrich Laube vom 7. November hervorgeht (HSA 22/916). An Charlotte Embden schrieb Heine am 28. November: »Obgleich mein Kopf wie betäubt ist vom starken Arbeiten, eile ich doch Dir meinen Glückwunsch zu senden. [...] Bin, wie gesagt, vom vielen Arbeiten sehr angegriffen. Habe in diesem Augenblick viel um die Ohren. Ich habe bis Ende Februar vollauf zu thun, die wichtigsten Geschäfte, und leider ist mein Kopf krank, und manchmal muß ich, wider Willen, feyern. Ich komme aber durch, und dann will ich für mein Kopfuebel etwas anhaltendes thun.« (HSA 22/918) In dieser Verfassung erwartete Heine den Jahreswechsel.

Bedeutsame Hinweise auf Heines Gesamtbefinden und mögliche Perspektiven ergeben sich aus den Darstellungen von Friedrich Szarvady nach Mitteilungen, die er von David Gruby erhalten hatte: »Schon vor vierzehn Jahren wurde Gruby einmal zu einer Consultation bei Heine gerufen, der damals am Auge litt. Gruby erklärte, die Ursache der Krankheit stecke im Rückenmarke, und wurde vom Patienten wie von dessen damaligen Aerzten ausgelacht.« (Z1/589) Gustav Adolph Vogel berichtete in seinem Artikel über einen Besuch bei Heine von dessen »getrübten Augen« (Z1/603). Er wies auch auf die dringende Notwendigkeit hin, daß Heine auf den Rat seiner Ärzte bald durch Schonung und Erholung seinen Gesundheitszustand bessern müsse. Als Heine wegen der öffentlichen Aufregungen gezwungen war, die Pyrenäen wieder zu verlassen, schrieb Vogel voller Ahnung: »Wie sehr aufreibend jenes aber auf den Körperzustand des gereizten einwirkt, vermag nur der beurtheilen, der Gelegenheit hatte, ihn in seiner eigenthümlichen Weise in der Nähe zu beobachten. Vielleicht, daß wir gerade jener erschrieenen Rückreise aus den Pyrenäen wegen viele Jahre früher den Tod eines Dichters zu beweinen haben, der – trotz aller Fehler – doch immer zu unseren größten gehört.« (Z1/603)

1843

Zu Beginn des neuen Jahres verschlechterte sich Heines Augenleiden erneut. Der Beginn dieses Rezidivs ist gegen Ende Januar anzusetzen. Offensichtlich hatte die Applikation eines Haarseiles im vergangenen Jahr zumindest keine negativen Auswirkungen, denn Heine berichtete am 11. Februar 1843 erneut von einer solchen Therapie, bei der durch eine künstlich hervorgerufene äußere Entzündung den medizinischen Vorstellungen der Zeit gemäß eine innerliche bekämpft werden sollte. »Ich lebe hier übrigens ein sehr beglücktes häusliches Leben, genieße der kostbarsten Seelenruhe und es fehlt mir nicht als Befreyung von meinem Augenuebel und der fatalen Kopfkrankheit worin jenes Uebel eigentlich wurzelt. Dieser Tage habe ich mir ein Haarseil hinten am Halse setzen lassen und hoffe dadurch Linderung. Von Herzen, wie gesagt, ich bin gesund, und ich esse soviel wie sechs Franzosen, ja beynah soviel wie drey Hamburger.« (HSA 22/929)

Merkwürdigerweise wurde diese erneute Verschlechterung seines Zustandes nicht von einer depressiven Stimmung begleitet. Im Gegenteil, Heine schien von bester Laune gewesen zu sein, bei gutem Appetit und recht zuversichtlich. Aus einem Schreiben an Heinrich Laube, ebenfalls datiert auf den 11. Februar, geht jedoch hervor, daß die Sehstörungen Heine das Schreiben seit zwei Wochen unmöglich gemacht hatten und ihn auch jetzt noch sehr anstrengten. »Dies sind die ersten Zeilen, die ich seit 14 Tagen schreibe; mein Augen Uebel hat sich nemlich wieder eingestellt. Erst heute geht es mir etwas besser ... Ich schreibe heute schon mehr als meine Augen erlauben. Heiter und ergeben Ihr Freund H. Heine.« (HSA 22/930)

In Kombination mit den Sehstörungen war wieder eine Facialisparese aufgetreten, die nun die gesamte rechte Gesichtshälfte lähmte. Heine berichtete am 21. Februar seiner Mutter: »Meine Saumseligkeit im Schreiben mußt Du entschuldigen. Leider ist mein Augenübel einige Zeit die Schuld gewesen, warum ich nicht schrieb. Erst seit etwa 10 Tagen kann ich wieder ordentlich sehen. Diese temporäre Belästigung hatte mich diesmal sehr beängstigt, da sie jetzt mit einer Erschlaffung der Gesichtsmuskeln auf der rechten Seite des Gesichts (von der Kopfseite bis zum Kinn) verbunden war. Aber mein Augenuebel scheint doch nur ein vorübergehendes Uebel zu seyn, das noch oft zu gewissen Zeiten seine Aufwartung machen wird und ebenso regelmäßig verschwinden wird; die übriggebliebende Gesichtsparalise (die aber Gottlob nicht sichtbar) wird schon etwas langsamer vertrieben werden können. Ich habe deswegen mir ein Haarseil im Nacken setzen lassen. Sonst befinde ich mich vom Herzen gesund, ja gesünder als je. Mein Uebel stört mich sehr in Betreff meiner Arbeiten, denn ich schone mich ganz außerordentlich. Ich habe eine gute Leibeskonstituzion und hoffe noch lange auf dieser Welt mitzuspringen.« (HSA 22/931)

Am 22. März konnte Heine seiner Mutter eine leichte Besserung seines Gesundheitszustandes melden. Jedoch spricht aus diesem Brief Heines Bemühen, die besorgniserregende Wirkung seines letzten Schreibens mit der realistischen Beschreibung seines Zustandes abzumildern. Dieser Brief zeigt auch, wie weit Heine die Bezeichnung »Verstimmung« fassen konnte, um seinen Gesundheitszustand zu beschreiben; verstand er doch hierunter nun Facialisparese in Kombination mit der aus den vergangenen Jahren bekannten Ophthalmoplegie. »Wenn Du alle meine Worte auf die Goldwaage legst kann ich Dir nicht mehr in flüchtiger Unbefangenheit schreiben, wie ich zu thun pflege. Es müßte vielmehr für Dich eine Beruhigung seyn, daß ich Dir alles gleich melde, sogar eine gegenstandslose Verstimmung. [...] Als ich Dir zuletzt schrieb, lagen im meinen Hause zwey Leichen, ... Meine Frau krank und das Wetter war sehr kalt. Unter solchen Umständen schreibt man keine lustigen Briefe. Heute ist das Wetter wunderschön, schon seit 8 Tagen haben wir hier Frühling, ich befinde mich dadurch ungemein aufgeheitert und wohl, auch kann ich wieder schreiben, auch meine Frau ist hergestellt und wohl ...« (HSA 22/924) In einem Schreiben an Dolores Royer beklagte er sich jedoch im Frühjahr 1843: »Nous avons passé un hiver bien trieste par mon mal des yeux etait revenu et j'en souffre encore. J'espère que vous serez en etat de lire mon griffonage, je ne vois cette.« (HSA 22/935)

Am 7. April verfaßte Heine sein Testament und setzte seine Frau als Universalerbin ein. Am 8. April schrieb er an seine Schwester Charlotte: »Uns geht es gut, nur daß mein armer Kopf sich nicht bessert.« (HSA 22/937)

Am 12. April gab Heine seinem Bruder sehr genaue Auskunft über seine seelische und körperliche Verfassung: »Wenn ich Dir nicht schreibe, wenn ich Dir während einer Reihe von Jahren gar nicht geschrieben habe, so ist der Grund sehr einfach: Ich hätte Dir so viel zu sagen, daß ich nicht weiß womit anfangen und wie endigen. Aber beständig denke ich an Dich fast tagtäglich spreche ich von Dir mit meiner Frau, die Dich so gern einmal sähe! und in meinen bittersten Nöthen stärkte mich oft das Bewußtseyn, daß ich einen getreuen Bruder habe, der mit der ganzen Seele mir ergeben ist. Und es hat mir an Nöthen in den letzten Jahren nicht gefehlt! – Ich lebe in diesem Augenblick ziemlich ruhig, es herrscht ein Waffenstillstand zwischen mir und meinen Feinden, die aber darum nicht minder rührig im Geheimen agiren und ich muß mich auf alle möglichen Ausbrüche des tödtlichsten Hasses und feigsten Niederträchtigkeit gefaßt machen. Das hat aber alles nicht viel zu bedeuten, trüge ich nicht meinen schlimmsten Feind in meinem eigenen Leibe, nemlich in meinem Kopfe, dessen Krankheit in der letzten Zeit in eine sehr bedenkliche Phase getreten. Fast die ganze linke Seite ist paralisirt, in Bezug auf die Empfindung; die Bewegung der Muskeln ist noch vorhanden. Ueber der linken Augenbraue, wo die Nase anfängt, liegt ein Druck wie Bley, der nie aufhört, seit beinah zwey Jahren ist dieser Druck stationär; nur in Momenten des starken Anstrengens beim Arbeiten empfand ich ihn weniger, nachher aber war die Reakzion desto größter, und wie Du denken kannst, darf ich wenig jetzt arbeiten. Welch ein Unglück! Damit ist auch das linke Auge sehr schwach und leidend, stimmt oft nicht zusammen mit dem rechten, und zu Zeiten entsteht dadurch eine Verwirrung des Gesichtes, die weit unleidlicher als das Dunkel der vollen Blindheit. Seit zwey Monath habe ich im Genick ein Haarseil, aber das ist nur Palliativ, und ich habe zu keinem Heilmittel Vertrauen. Ich erzähl Dir das, nicht weil ich von Dir Rath erwarte, sondern weil ich Deine ärztliche Neugier zufrieden stellen will. Ich habe wenig Hoffnung des Besserwerdens und sehe einer trüben Zukunft entgehen. – Meine Frau ist ein gutes, natürliches, heiteres Kind, fast zu sehr Kind, launisch wie nur irgend eine Französin seyn kann, und sie erlaubt mir nicht in melancholischen Träumen, wozu ich so viel Anlage, zu versinken. Seit sieben bis acht Jahren liebe ich sie mit einer Leidenschaft und Zärtlichkeit, die ans Fabelhafte grenzt. Ich habe seitdem schrecklich viel Glück genossen, Qual und Seligkeit in entsetzlichster Mischung, mehr als meine sensible Natur ertragen konnte. Werde ich jetzt die nüchterne Bitterniß des Bodensatzes schlucken müssen? Wie gesagt, mich graut vor der Zukunft. – Aber wer weiß, es geht vielleicht besser als mein getrübter Sinn es ahnet. [...] Mit der Familie stehe ich gut genug, auch mit Onkel Heine; er giebt mir jährlich 4800 Francs, ungefähr das Drittel von dem was ich brauche. Bin aber zufrieden jetzt, wo ich körperleidend bin und auf meine Arbeit nicht gut rechnen kann, eine fixe Pension zu haben. – Nach Deutschland gehe ich nie und nimmehr zurück. Ich lebe hier umfriedet, wenigstens in Bezug auf äußere Berührungen.« Als Nachsatz fügte Heine hinzu: »Außer meinem Kopf, bin ich leiblich und geistig ganz gesund.« (HSA 22/938)

Sehr deutlich grenzte Heine hier seine Gesichtslähmung ›von einer motorischen Störung‹ ab und beschrieb ihre rein sensible Natur. Eine erhaltene Motorik bei Anästhesie einer Gesichtshälfte weist eindeutig auf eine Affektion des Nervus trigeminus I–III hin. Offensichtlich war auch Heines Kopfschmerz nun seit mindestens zwei Jahren nicht mehr diffuser Natur oder reifartiger Lokalisation, sondern mit seinem Punkt größter Intensität etwas lateral nach links von der Nasenwurzel versetzt. Der Charakter dieser Kopfschmerzen war dumpf. Durch konzentrierte Arbeit konnte Heine sich von diesem Dauerkopfschmerz ablenken, doch nach besonderer geistiger Anstrengung traten sie offensichtlich verstärkt wieder auf. Diese auffällige Lokalisation der Schmerzen läßt an einen Zusammenhang mit der ebenfalls links lokalisierten Gesichtsanästhesie denken, liegt doch der Punkt größter Intensität dieser Kopfschmerzen ziemlich genau im Bereich des Nervenaustrittspunktes Trigeminus I. Gleichfalls ist es besonders das linke Auge, welches Heine rezidivierende Probleme bereitete. Eine vollständige Remission trat nie ein. Die ›Schwäche‹ des Auges ist wohl als die bereits beschriebene und analysierte Sehstörung zu interpretieren. Ausdrücklich wies Heine darauf hin, daß sein linkes Auge des öfteren nicht mit dema rechten ›übereinstimme‹.

Die Hoffnung auf dauerhafte Heilung hatte Heine wohl schon längst verloren, hatten sich doch alle therapeutischen Maßnahmen als wenig oder gar nicht erfolgreich gezeigt. Doch spricht es sehr für Heines Willen zur Gesundung und seine Kooperationsbereitschaft als Patient, daß er dennoch selbst unangenehme therapeutische Maßnahmen wie die Applikation eines Haarseiles über sich ergehen ließ, von denen er sich allenfalls Linderung versprechen konnte. Auch wenn Heine seine Verhältnisse als geordnet und seinen Lebensunterhalt als gesichert betrachten konnte, erstaunt seine geradezu stoische Gelassenheit, mit der er das zwar noch nicht existentiell bedrohliche Leiden ertrug, das dem damals 45jährigen aber viele Lebensperspektiven verstellte. So berichtete er erneut aus Paris, 27. April: »Ich leide so stark an den Augen, daß ich fast gar nicht schreiben kann.« (HSA 22/939)

Anfang Mai mußte Heine von Campe erfahren, daß sein Ansehen als Literat in Deutschland sehr gelitten hatte. Verminderte finanzielle Einkünfte bei hohen Ausgaben im privaten Bereich und für seine Gesundheit sprachen in diesem Jahr gegen die herbeigesehnte Erholung durch eine Kur. Seiner Mutter klagte er am 23. Mai: »Mein Kopfübel ist noch immer dasselbe. Was ich diesen Sommer für Cur gebrauchen werde, weiß ich noch nicht. Mein Arzt quält mich ins Bad Luck nach der Schweiz zu gehen; aber ich thu es nicht, die Reisekosten sind zu groß, da ich doch meine Frau mitnehmen müßte ... Werde überhaupt nicht reisen. Vielleicht beziehe ich eine Wohnung in der Nähe von Paris, wo etwas Landluft wenn es sich billig einrichten läßt ...« (HSA 22/944)

Im Mai und Juni gelang es Heine, einige Artikel und ein Gedicht fertigzustellen, auch erhielt er für die Neuauflage von ›De l'Allemagne‹ 500 Francs. Am 18. Juni beruhigte er seine Mutter über seinen Gesundheitszustand und konnte ihr mitteilen, daß die Planung einer Badekur realistischer geworden war. »Ich bin nemlich von Herzen gesund und wohl und mein Kopfübel ist von der Art, daß ich alt und grau dabey werden kann. Jedesfalls lebe ich so gemäßigt, daß mein Gesundheitszustand eher verbessert als verschlimmert wird. Sey deshalb ruhig ... Ich denke alsdann auf 6 Wochen oder 2 Monath nach einem Meerplatze, vielleicht wieder nach Boulogne zu gehen; die Stille, Seeluft und auch Bäder werden mir dort heilsam seyn.« (HSA 22/946)

Ende Juli verließ Heine Paris und reiste nach Crouville zur Badekur. Von dort schrieb er am 5. August seiner Mutter: »Jetzt aber, wo ich entschlossen bin, eine gute Weile hier auszuhalten, melde ich Dir mein Wohlseyn und bitte Dich, mich sobald als möglich auch von dem Deinigen zu unterrichten [...] Ich und meine liebe Frau sind wohl, und die Seebäder bekommen mir dies Jahr sehr gut. [...] Meine Augen sind leider sehr schwach, wie immer des Sommers.« (HSA 22/951)

Es ist auffallend, wie häufig Heine in diesem Jahr seiner Mutter schrieb und wie er bemüht war, ihre Sorgen über seinen gesundheitlichen Zustand zu zerstreuen. Vielleicht waren es aber auch das Bedürfnis nach mütterlicher Tröstung und die beruhigende Wirkung der Selbsttäuschung, die ihn zu den optimistischen Aussagen in den Mitteilungen an seine Mutter veranlaßten. Auch wenn keine glaubwürdigen Zeugnisse über seinen Gesundheitszustand aus dem Frühjahr und Sommer 1843 vorliegen, so ist doch anzunehmen, daß zumindest sein Augenleiden seit dem Jahreswechsel persistierte. Es war damit in eine Phase getreten, in der Remissionen seltener, die Progredienz weniger rasch und eine gewisse Gewöhnung an diesen Zustand eingetreten waren. Am 25. August kehrte Heine nach Paris zurück, er erfuhr Anfang September von dem schlechten Gesundheitszustand seines Onkels Salomon Heine in Hamburg und teilte seiner Mutter Mitte September seine Absicht mit, nach Hamburg zu reisen (vgl. HSA 22/954). Nicht nur der Gesundheitszustand seines Onkels und Gönners Salomon Heine, sondern auch der Wunsch, nach langjährigem Exil seine Familie wiederzusehen, mögen ihn zu dieser beschwerlichen Reise veranlaßt haben, barg doch seine eigene Krankheit die Gefahr, daß ihm später eine solche Reise aus gesundheitlichen Gründen unmöglich werden könnte. Es schien Heine ratsam, seine Mutter auf das Wiedersehen vorzubereiten, damit ihr Erschrecken über die Diskrepanz des von ihm in seinen Briefen entworfenen Bildes von sich selbst und seinem tatsächlichen Zustand nicht allzu heftig ausfiel. »... und so sehe ich Dich bald wieder, theure Mutter! Erschreck nicht über mein verändertes Aussehen.« (HSA 22/957)

Am 28. Oktober meldete Heine seiner Mutter die Ankunft in Bremen und klagte über Ermüdung nach der anstrengenden Reise (HSA 22/958). Am gleichen Tag schrieb er seiner Frau, die er in Paris zurückgelassen hatte, einen sehnsuchtsvollen Brief (HSA 22/959). Am 29. Oktober traf Heine in Hamburg ein, es gab ein großes Wiedersehen mit seiner Familie, er verkehrte im Hause seines Onkels; das Verhältnis zwischen Salomon und Heinrich Heine war zu dieser Zeit sehr gut; er traf Verabredungen mit alten Freunden und verhandelte mit seinem Verleger Campe über die beabsichtigte Gesamtausgabe. Sehr häufig schrieb Heine nach Paris an seine Frau, die er offensichtlich sehr vermißte; so am 2. November: »J'espère que tue es bien portante moi je me porte bien. Seulement ma chochonne de tête est un peu souffrante de cette maladie nerveuse que tu connais.« (HSA 22/962) Diese Kopfschmerzen waren wohl erneut wieder sehr heftig und hielten wochenlang unvermindert an. So berichtete Heine seiner Frau am 13. November: »J'ai aujourd'hui mon mal de tête! Chochonne de tête.« (HSA 22/969), und am 19. des Monats: »Je suis souffrant et ennuyé, char je pense toujours à toi ...« (HSA 22/970)

Auch bekam Heine das Hamburger Klima nicht, er litt bis über den Jahreswechsel hinaus unter den wie stets von ihm pauschal als ›Grippe‹ beschriebenen Symptomen des Respirationstraktes. »Was mich betrifft, so habe ich die Grippe mit allem Zubehör ... Ich hoffe Dich morgen heiter und wohl zu sehen und verharre unterdessen Dein sehr verschnupfter und unterthäniger Vetter ...«, schrieb er an Therese Halle am 3. Dezember (HSA 22/974).

Am 3. Dezember kam ein neuer Verlagsvertrag zwischen Heine und Campe zustande. Heine plante nun, Hamburg zu verlassen, um in Hannover und Münster seine Freunde Detmold und Sethe zu treffen. Er berichtete seiner Frau am 6. Dezember: »Je n'ai pas pû partir plutôt accause de mes affaires et de la grippe, dont je souffre encore aujourd'hui. [...] J'ai mal de tête aujourd'hui.« (HSA 21/976) Johann Hermann Detmold teilte er mit, »wichtige Transakzionen und die Grippe« hätten ihn länger, als er geplant habe, in Hamburg zurückgehalten (HSA 22/977).

In Hannover schien es Heine am 9. Dezember besser zu gehen, jedenfalls teilte er seiner Mutter mit: »Ich bin gestern morgen gesund und wohl hier angekommen. [...] Ich bin glücklich und heiter gestimmt.« (HSA 22/978) Heine reiste weiter von Hannover über Münster nach Köln. Er fühlte sich hier von der anstrengenden Reise zwar ermüdet, doch gesund, schenkt man den Briefen an seine Mutter Glauben. In dieser Verfassung traf er Mitte Dezember in Paris wieder ein (HSA 22/981). Am 29. Dezember schrieb Heine an Julius Campe: »– Ich befinde mich ziemlich wohl, aber ein bißchen kopftrübe – weiß jedoch nicht ob jene Kopfvertrübniß ein Schnupfen oder wirkliche Dummheit ist. [...] Ich habe ein dunkles Arbeitszimmer und kann fast nicht mehr sehen was ich schreibe. [...] Ich bin wohl und heiter und verschnupft.« (HSA 22/984) Am Ende des Jahres hielt die Augensymptomatik zumindest unverändert an. Neu ist Heines Klage über schlechtes Sehen bei Dämmerlicht. Die bisherige Deutung seiner Augensymptomatik als Mydriasis erklärt diesen Befund u. U. nicht hinreichend. Es könnte zu diesem Zeitpunkt eine Schädigung der Retina oder des Nervus opticus eingetreten sein. Vielleicht mußte Heine aber auch nur sein Arbeitszimmer sehr stark verdunkeln, da ihn schon wenig Licht bei der starken Mydriasis sehr blendete. Ende des Jahres schrieb Georg Schirges über Heine: »Er mag sich verändert haben, ich stellte mir Heine als einen Elegant vor. Das ist er nicht. [...]; sein Gesicht ist rot, glattrasiert, die linke Seite partiell gelähmt, namentlich das Auge. Nur der Mund hat auf beiden Winkeln das satirisch-diabolisch-gemütliche Lächeln – [...]« (Z1/649)

1844

Anfang des Jahres traf Heine mit seinem Vetter Carl und mit Cécile Heine des öfteren zusammen. Sein Verhältnis zu Cécile verschlechterte sich, auch klagte er über Geldmangel. Doch wie dem Brief an Charlotte Embden vom 23. Januar zu entnehmen ist, galt seine größte Sorge der Lähmung seines Gesichtes. »Ich und meine Frau wir befinden uns ziemlich wol ... Trotz meiner zunehmenden Gesichtslähmung arbeite ich viel. Vielleicht aber muß ich eines Tages die Feder zum Teufel werfen und mich zum Garnichtsthun verdammt sehen.« (HSA 22/988)

Mitte Februar schienen diese Befürchtungen bedrückende Wahrheit zu werden, denn Heines Sehkraft verschlechterte sich sehr. Nach der Auskunft seines Arztes war dieser Schub des Augenleidens gravierend, und Heine mußte sich auf eine längere Krankheitsdauer einrichten. Vorsorglich teilte er dies seiner Mutter am 20. Februar mit, um sie nicht durch das Ausbleiben der üblichen Familienpost zu beunruhigen. »Ich kann Dir heute und vielleicht auch nicht in den ersten vier Wochen viel schreiben, denn mein Augenübel ist wiedergekommen und ich muß meine Augen sehr unterdessen schonen. Der Arzt sagt mir daß ich diesmal länger als sonst warten muß bis der Acces über ist und ich wieder die Augen wie sonst gebrauchen kann.« (HSA 22/993) In einem Schreiben an seinen Verleger Julius Campe vom 20. Februar wurde Heine deutlicher: »Ihren Brief habe ich bereits vor 8 Tagen erhalten und auch heute bin ich noch nicht imstande, Ihnen ordentlich zu schreiben. Denn seit 10 Tagen ist mein schreckliches Augenübel schrecklicher denn je, wieder eingetreten und ich schreibe Ihnen diese Zeilen mit der größten Mühe; ich kann kaum die Buchstaben sehen. War just mitten in einer großen Arbeit, als das Malheur wieder kam ... Nächste Woche will ich mahl versuchen zu diktiren ... Aber welch ein Unglück dieses Augenleid – es macht mich halb verrückt. Bin gesund an Geist und Seele.« (HSA 22/992) Den Warnungen seines Arztes schien Heine strenge Beachtung zu schenken, änderte er doch seinen Arbeitsstil.

Der neuerliche Schub seiner Krankheit war aber offensichtlich nicht begleitet von den sonst üblichen drückenden Kopfschmerzen, denn Heine fühlte sich allein durch die Einschränkung seiner Sehkraft an der Arbeit gehindert. Die Mitteilung an seine Mutter löste bei Betty Heine Aufregung und Sorge aus, die Heine am 4. März zu beschwichtigen suchte: »Du mußt mir immer aufs Wort glauben, denn ich sage Dir immer Alles. Deinen Brief vom 27. vorigen Monats erhalte ich so eben und ich ersehe daraus, daß Du Dir unnöthige Gedanken und Sorgen machst. Meine Augen, und vielmehr das Auge woran ich litt, ist wieder geheilt, aber ich muß mich sehr schonen und daher schreibe ich an Niemand, lese gar nichts und pflege mich. Ich hoffe in einigen Tagen bin ich wieder ganz auf dem Strumpf.« (HSA 22/994)

Bemerkenswert ist, daß Heine hier erstmalig die Einseitigkeit des Krankheitsprozesses an seinen Augen betonte. Heine schonte seine Augen tatsächlich, diktierte und beschäftigte einen »Abschreiber«, wie aus dem Schreiben an Gustav Kolb vom 12. April hervorgeht (HSA 22/996). Auch wenn Heine sich wahrscheinlich nicht immer in der geforderten Strenge an die Anweisungen seines Arztes hielt, die Schonung tat ihm gut, es trat Besserung ein. Am 17. April schrieb er an Julius Campe: »Seit 4 Wochen bin ich wieder von meinem Augenübel hergestellt. Vorher war ich fast blind – Nicht Schreiben können, und was noch schrecklicher ist, nicht lesen können – Sie haben keinen Begriff von dem Unmuth der mich verzehrte. Zum Glück war mein großes Gedicht fast vollendet. [...] Seitdem beschäftige ich mich mit dem Abschreiben dieser Arbeit und das schöne, reinliche Manuskript liegt jetzt vor mir. Ich will es nur noch mahl durchgehen, mit der Lupe. ... Ich habe Ihnen über Rothschild nicht weiter geschrieben, nicht sowohl wegen meines Augenübels, als auch weil ich durch eine seltsame Fatalität ihn nie recht treffen konnte ...« (HSA/998) Daß Heine bei der Durchsicht des Manuskriptes auf die Zuhilfenahme einer Lupe angewiesen war, kann auf eine Visusverschlechterung durch die bereits diagnostizierte Akkomodationslähmung hinweisen. Ende April hatte sich Heines Augenerkrankung wesentlich gebessert, er schien auf dem Weg der Besserung. (HSA 22/1001)

Das Manuskript, an dem Heine in diesen Wochen arbeitete, war das Gedicht »Deutschland. Ein Wintermärchen«. Die darin enthaltene Gesellschaftskritik rief die Gegner Heines wieder auf den Plan. Schon in den Wintermonaten hatte sich Heine durch die Veröffentlichung des Gedichtes »Lobgesänge auf König Ludwig« im ersten Band der »Deutsch-Französischen Jahrbücher« wieder in den Mittelpunkt der politischen Auseinandersetzung gerückt. Den Mitarbeitern an den »Jahrbüchern«, es waren Ruge, Marx, Berays und Heine, drohte nach einem Erlaß des Preußischen Innenministers beim Überschreiten der Grenze die Verhaftung. Es wurde für Heine immer schwerer, in Deutschland etwas zu veröffentlichen. Dennoch arbeitete er weiter für die »Allgemeine Zeitung« und wurde Mitarbeiter des »Vorwärts«. Der Brief an Julius Campe vom 3. Mai zeigt, daß sein Fleiß nicht allein aus schriftstellerischem Antrieb entsprang, sondern dem nun so notwendigen Verdienst diente, denn die Aufwendungen für seine Krankheit waren beträchtlich. Er schrieb an Julius Campe: »Ich bleibe nur noch 4 Wochen hier, dann muß ich meiner Augen wegen (ich bin wieder halb blind) durchaus ins Bad reisen. Lenk in der Schweiz wird mir von den Aerzten angerathen. Ich hab es durchaus nöthig, wenn ich nicht ganz erblinden will. Im Verlauf der letzten 14 Tage habe ich 4 große Artikel für die Allgemeine Zeitung geschrieben, die mein Augenübel vermehrend mir mehr kosten als sie einbringen. Das ist Schriftsteller-Misère: die kranken Augen anstrengen, um die Heilkosten zu erschwingen. – In Betreff Rothschild hätte ich Ihnen zuviel zu schreiben, als daß es mir meine Armen Augen heute erlauben.« (HSA 22/1002)

Während Friedrich Hebbel im April/Mai 1844 Heines bedenklichen Zustand bestätigte: »... Als ich das zweite Mal zu ihm ging, fand ich ihn um zwölf Uhr noch im Bett, wie er sagte, krank bis zum Sterben. Er ließ mich die Hand auf seinen Kopf legen, damit ich fühlen möge, wie heiß er sey; ich gab ihm bei dieser Gelegenheit meinen Segen« (Z1/664), stellte er wenige Wochen später fest: »Ich glaube, das innere Leben ist in ihm so ziemlich erloschen und nun schützt er beständig Krankheit vor, damit man nicht merke, daß er todt ist.« (Z1/665) Doch bevor Heine neue Erholung finden konnte, ereilte ihn ein schweres Rezidiv seiner Augenerkrankung. So schrieb er an Giacomo Meyerbeer aus Paris am 13. Mai: »Was ich Ihnen zu schreiben habe, großer Maestro, weiß ich genau: Doch wie ich Ihnen heute schreiben werde, weiß ich noch nicht. Denn meine Augen sind wieder in einem traurigen Zustande, ich kann die Buchstaben die ich hinkritzele kaum unterscheiden, und dazu kommt noch daß auch mein Geist umwölkt ist in diesem Augenblick von einem Unmuth, der entsetzlich. [...] Ich muß durchaus meiner Augen wegen ins Bad reisen ... Ich kann wahrhaftig nicht mehr sehen was ich schreibe ...« (HSA 22/1003) Angesichts der pulmonalen Krankheitserscheinungen und auf dem Höhepunkt der sich in den letzten Monaten stetig aggravierenden neurologischen Symptome und heftigen Kopfschmerzen kam es also zu einer deutlichen Beeinträchtigung des Allgemeinbefindens, Bettlägerigkeit und offensichtlich hohem Fieber. Unvoreingenommenen Besuchern erschien Heine als ein Sterbender. Eine solche Symptomatik, Fieber und pulmonale Symptome, Kopfschmerz und Hirnnervenausfälle, besonders jener der Hirnbasis, sind differentialdiagnostisch von außerordentlichem Wert und weisen auf die Ätiologie der Krankheit Heines hin.

Die Akkomodationslähmung dürfte für die Sehstörungen verantwortlich gewesen sein. Große Hoffnungen setzte Heine zwar auf die Kur in der Schweiz. Doch wußte er auch, daß gerade seine Arbeit als Schriftsteller eine Gefahr für seine Augen bedeutete und die Rückkehr der quälenden Kopfschmerzen provozierte. »Leider muß ich jetzt meiner Augen wegen nach der Schweitz ins Bad reisen ... Hoffentlich werde ich dort wieder eine Porzion Gesundheit schöpfen, die freylich bald wieder verpufft seyn wird durch angestrengte Geistesarbeit ... Meine Augen sind so leidend daß ich nicht überlesen kann was ich Ihnen heute geschrieben.« (HSA 22/1004) Am 6. Juni kündigte Heine seinem Onkel Salomon eine Reise in Begleitung seiner Frau Mathilde nach Hamburg an. Er teilte ihm mit, es ginge ihm gesundheitlich besser (HSA 22/1005). Doch unter dem gleichen Datum schrieb er an Giacomo Meyerbeer: »Meine Augen sind so schlecht, daß ich Ihnen heute nur wenig kritzeln kann ...« (HSA 22/1006)

Im Juni erschienen im »Vorwärts« mehrere Gedichte Heines. Am 11. Juli erließ die Preußische Regierung einen Haftbefehl gegen alle Mitarbeiter dieser Zeitung. Zur gleichen Zeit faßte Heine den Entschluß, über Hamburg nach Helgoland zu reisen, denn die Sommerhitze in Paris beeinträchtigte ihn sehr. Er schrieb an Campe aus Paris am 11. Juli: »Oder bin ich selbst toll! – Da lasse ich die schöne Jahreszeit dahin gehen, wo ich wegen meines Kopfübels nothwendig ins Bad gehen müßte, und bleibe hier auf dem brennenden Asphaltpflaster von Paris, in dem dumpfen Wagengerassel, nach grünen Bäumen und reiner Luft lechzend, die Nerven fieberhaft irritiert, vor Ungeduld unfähig die Feder in der Hand zu halten – und das Alles, weil ich keine Zeile von Ihnen erhalte [...] An meiner Gesundheit leide ich einen Schaden ... Ich schließe, denn die Feder fällt mir aus der Hand.« (Heine unterzeichnete mit dem Zusatz: »Hochgradig nervös!« (HSA 22/1009) Heine warf in diesem Brief dem Verleger vor, durch sein Zögern und seine Zurückhaltung die so dringend benötigte Erholung zu verhindern und ihn in Paris festzuhalten. Die Schlußsätze des Briefes sollten wohl eine Warnung sein.

Heine, der seine Reisepläne eingehend mit seinem Arzt besprochen hatte, entschloß sich, den Aufenthalt in Hamburg so kurz wie möglich dauern zu lassen (HSA 22/1011). Am 19. Juli verließen Heinrich und Mathilde Paris. Sie trafen am 22. in Hamburg ein. Dort kümmerte sich Heine um den Druck der »Neuen Gedichte«. Heine hatte vor allen Dingen gegen die vom Verleger Campe veranlaßte Entschärfung des Textes zu kämpfen. Die Sorgen des Verlegers waren nicht unbegründet, denn sofort nach dem Erscheinen der »Neuen Gedichte« wurden sie auf den Index gesetzt.

Heines zweite Deutschlandreise, die letzte vor seinem Tod, war nicht vom Glück begleitet, denn es kam zu familiären Zwistigkeiten. Mathilde hatte große Schwierigkeiten, sich in die bürgerliche Gesellschaft der Familie Heine in Hamburg einzugliedern. Anfang August kam es zu einem Streit zwischen Heine und seinem Onkel Salomon. Wenige Tage später entschuldigte sich Salomon Heine, Mathilde reiste jedoch vorzeitig nach Paris zurück. Am 12. August fragte Heine nach dem Befinden seiner bereits in Paris angetroffenen Frau und teilte ihr mit, unter seiner »terrible migraine« zu leiden. Kopfschmerzen und Sehstörungen hatten sich am 12. August wieder eingestellt (HSA 22/1013).

Auch als Heine am 16. August erneut bei Salomon Heine, dessen Gesundheitszustand sich verschlechtert hatte, zu Besuch war, klagte er selbst wieder über sein Kopfübel (HSA 22/1014). Wie die häufigen Briefe an Mathilde, die er sehr vermißte, zeigen, war die Trennung von seiner Frau ein bedeutender Faktor, der das Unwohlsein verstärkte und Heine Gelegenheit gab, sich auf sein Leiden zu konzentrieren. »Je souffre de mon mal de tête habituel et ces souffrances sont toujours excities et entretenues par l'inquiètude de mon cœur.« (HSA 22/1015)

Heine lud Johann Hermann Detmold ein, ihn in Hamburg zu besuchen und teilte ihm über seinen Gesundheitszustand am 23. August mit: »Ich war einige Wochen unpäßlich.« (HSA 22/1016) Am 30. August schrieb er an Mathilde: »Quoique j'ai ma migraine aujourd'hui – (et tu sais ce que c'est!) –« (HSA 22/1019), am 2. September: »Nous nous portons tous assez bien; …« (HSA 22/1010), und am 11. September: »Ma mal aux yeux a empiré et je n'eçris qu'avec grande peine; cependant comme je sains que ce mal est passager et qu'il obeil à une certaine periodicité, je ne m'en inquiete guerre.« (HSA 22/1022) Heine glaubte also noch, daß sein Zustand eher stabil und die Folge von den immer wiederkehrenden Krankheitsschüben und den mit gleicher Regelmäßigkeit auftretenden Remissionen sei. Er gab aber nicht zu, daß jeder Krankheitsschub heftiger war als der vorhergehende. So mußte er am 14. September Detmold mitteilen: »Ich kann nicht viel schreiben, da mein schreckliches Augenübel mich seit mehreren Tagen wieder überfallen; bin 3/4 blind.« (HSA 22/1023) Mitte September konnte Heine seinem Freund eines der ersten Exemplare der »Neuen Gedichte« übersenden. Besonders die in diesem Buch enthaltenen Zyklen unter dem Titel »Verschiedene«, die mit Frauennamen überschrieben sind, erregten die Empörung der Leserschaft. Zwar tritt diese Lyrik im »saint-simonistischen« Sinn für Sinnesfreude und Körperlichkeit ein, doch ist die Folgerung auf biographisch belegbare amouröse Abenteuer mit möglichen realen Namensträgerinnen sehr weit hergeholt. Auch Heines literarische Absicht dürfte wohl gründlich mißverstanden worden sein, wollte man in diesen Zyklen nur Erotik und das Bekenntnis zur freien Liebe erblicken. So schreibt der Heine-Biograph Hädecke: »Heine ist jedoch eher zurückhaltend in der Darstellung nackter schöner Weiblichkeit, vom männlichen Körper gar nicht zu reden. Es wird in diesen Gedichten allerdings oft geküßt, das Wortfeld »Kuß – küssen« steht zweifellos für körperliche Liebe, und möglicherweise assoziierten manche Kritiker dabei die obszöne Bedeutung des französischen Verbs »baiser« – trotzdem stehen die hysterischen Entrüstungsausbrüche, die wüsten Beschimpfungen des Dichters durch die konservativen Kritiker in keinem Verhältnis zum Inhalt der »Verschiedenen« [...]. So mächtig war der Druck der Biedermeiermoral! Die Empörung der Kritiker hatte aber mehr mit ihr und mit ihnen selbst als mit Heines Texten zu tun. [...] Diese Gedichte dürfen auch nicht einfach biographisch verstanden werden; die realen Vorbilder der Partnerinnen des lyrischen Ichs, von denen keine einzige namentlich bekannt ist, sind zeitlich, geografisch und sozial unterschiedlicher Herkunft.« (90, S. 396 f.)

Heines Sehstörungen hielten Ende September in unverminderter Stärke an, wie aus dem Brief an Mathilde vom 19. hervorgeht (HSA 22/1025). Am 20. September bat Heine Detmold, ihn in Hamburg aufzusuchen, doch Detmold mußte wegen Migräne absagen. Heine schrieb daraufhin: »Ehrlich gesagt, ich hätte Ihnen für dieses Opfer des Hierherreisens keine erheiternde Entschädigung bieten können, da ich in diesem Augenblick an meinen Augen stärker als je leide – kaum bin ich imstande Ihnen diese Zeilen zu schreiben, ein Aug, das linke ist ganz verschlossen, und das rechte, das andre, ist trübe. [...] Ich bin so blind daß ich nicht weiter schreiben kann.« (HSA 22/1026)

Heines linkes Auge war durch eine Ptosis infolge der Facialisparese verschlossen, rechts sah Heine nur verschwommen und undeutlich, was als Folge der Akkomodationslähmung oder eine Störung des Nervus optikus angesehen werden kann, die ihre Ursache in der basalen Meningitis haben. Am 21. September informierte Heine auch Karl Marx von seinem »fatalen Augenübel« und entschuldigte seine undeutliche Schrift. »... entschuldigen Sie mein verworrenes Gekritzel. Ich kann nicht überlesen was ich geschrieben ...« (HSA 22/1027) Am 1. Oktober berichtete Heine seiner Frau über seinen Gesundheitszustand: »... mes jeux se sont amélioré, mais je souffre toujours de la tête, et cet état maladif m'a fait perdre beaucoup de temps; ...« (HSA 22/1037)

Am 9. Oktober verließ Heine Hamburg und reiste über Amsterdam nach Paris. Am 16. Oktober berichtete Heine seiner Mutter über seine glückliche Ankunft, klagte aber über Kopfschmerzen: »... mir fehlt jetzt nur ein gesunder Kopf ... Eine große Masse Arbeit harret meiner hier in diesem Augenblick, und trotz meines bösen Kopfübels muß ich die nächsten Monathe mich sehr anstrengen.« (HSA 22/1043) Und am 24. Oktober teilte er seiner Mutter mit: »Ich befinde mich Gottlob ganz wohl, ...« (HSA 22/1046) Offensichtlich verschwieg er seiner Mutter das nahezu unvermindert anhaltende Augenleiden. Die Briefe an seinen Verleger waren ehrlicher; am 24. Oktober: »Ich befinde mich wohl, jedoch mein Augenübel belästig mich noch immer und ich kann gar nicht lesen und nur wenig schreiben.« (HSA 22/1045), und am 4. November: »Ich war wieder vier Wochen blind; jetzt sehe ich zwar etwas besser, doch sind meine Augen so schwach, daß ich wenig schreiben kann. Daher schreibe ich Ihnen nur das nothdringlichste. [...] Uebrigens befinde ich mich ganz wohl, und werde hoffentlich diesen Winter mehr Thätigkeit entwickeln können, als den Anschein hatte.« (HSA 22/1047) Vollständig blind mag Heine sicherlich nicht gewesen sein, doch waren die Sehstörungen so beträchtlich, vor allem das Sehen im Nahbereich war ihm fast unmöglich, daß Heine die Beschreibung seines Augenleidens als passagere Blindheit nicht als übertrieben empfand. So war er sehr dankbar, wieder halbwegs seine Sehkraft zurückerlangt zu haben. Er widmete seinem Arzt Julius Sichel die »Neuen Gedichte« als »ein Zeichen der Freundschaft und Dankbarkeit des Verfassers« (HSA 22/1049).

Am 18. November erhielt Heine von seiner Schwester Nachricht von der Verschlechterung des Gesundheitszustandes seines Onkels Salomon Heine. Er beantwortete diesen Brief am 28. November und berichtete Charlotte Embden ausführlich über seine eigene Krankheit: »Ich hätte Dir längst und viel geschrieben. Aber leider war mein Augenübel so fatal gesteigert, daß ich nur mit der größten Anstrengung schreiben konnte; und zu sagen hatte ich Dir nichts von dringender Wichtigkeit. Mein Auge, welches ganz geschlossen war während drey Wochen, ist jetzt wieder auf aber es ist noch sehr schwach; doch scheint dies Uebel periodisch zu seyn und werde gewiß von Zeit zu Zeit ganz davon befreyt sein. Im Uebrigen befinde ich mich ganz wohl; hab guten Appetit, bin sehr ruhig und lebe angenehm in meiner Häuslichkeit. [...] Sobald meine Augen es erlauben, schreibe ich Dir mehr. Dazu ist es heute auch zu dunkel.« (HSA 22/1050) Es handelte sich also auch bei diesem Schub der Augenerkrankung ganz eindeutig um eine Ptosis. Wahrscheinlich befolgte Heine den Rat seines Arztes und vermied übermäßige Anstrengung der Augen durch Schreiben und Lesen bei Dämmerlicht. »Meine Augen waren wieder schlecht, sind aber hergestellt und um sie zu schonen schreibe ich wenig. Sonst befinde ich und meine Frau mich sehr gut. Wir sind glücklich und heiteren Gemüthes. [...] Es ist spät und sehr dunkel und meine Feder ist viel schlechter als mein Herz. Ich schone meine Gesundheit und mache mir nicht soviel Vergnügen wie Du glaubst. [...] Wir leben ruhig und still.« (HSA 22/1051) Am 19. Dezember bestätigte er Campe: »Meine Augen sind im schlechtesten Zustande, und ich habe diktiren müssen.« (HSA 22/1055)

Offensichtlich hatte sich Heines Augenleiden wieder verschlechtert, doch mag er auch seinen im gleichen Brief an Campe gestellten Honorarforderungen für die »Neuen Gedichte« durch diese Mitteilung mehr Nachdruck verliehen haben. Aber auch Gustav Kolb teilte er am 27. Dezember mit: »Obgleich ich in diesem Augenblick sehr blind und kopfkrank bin, schreibe ich Ihnen dennoch.« Am folgenden Tage schrieb er an George Sand: »... mais je suis très malade.« (HSA 22/1029)

Am 23. Dezember war der Bankier Salomon Heine in Hamburg verstorben. Heine schrieb am 29. Dezember an seine Schwester Charlotte Embden: »Zu condolieren steht mir noch nicht der Kopf. Die Feder zittert mir in der Hand. Dazu sind meine Augen wieder in dem schrecklichsten Zustand. Wenn ich nur weinen könnte! – Noch gestern schrieb ich ihm obgleich ich das Unglück wohl ahnte. Gebe mir nur recht viele Details über seine letzten Augenblicke. Dieser Mann spielt eine große Rolle in meiner Lebensgeschichte und soll unvergeßlich geschildert werden. Welch ein Herz! Welch ein Kopf! Ueber seine letzten Vergnügungen bin ich längst ohne Besorgniß; er hat mir selbst genug davon gesagt oder deutlich angedeutet. [...] Ich habe Dir nichts zu sagen, bin heute nur ein matter Waschlappen.« (HSA 22/1060) Heine hatte sich sicher nicht getäuscht, sein Onkel sollte auch noch nach dessen Tod eine entscheidende Rolle in seinem Leben spielen. Hinsichtlich der Hinterlassenschaft wähnte sich Heine in trügerischer Sicherheit. Ende Dezember mußte er erfahren, daß Salomon Heine ihn in seinem Testament nur mit 8000 Mark bedacht, die von seinem Sohn Carl zu verwalten seien, und die Jahresrente auf die Hälfte, nämlich nur 2000 Franc, herabgesetzt hatte. Unter dem Eindruck der durch dieses Testament heraufbeschworenen finanziellen Schwierigkeiten und den demütigenden Bedingungen der Auszahlung verschlechterte sich Heines Gesundheitszustand rapide.

1845

Salomon Heine hinterließ 30 Millionen Mark. Sein Neffe Heinrich war zuversichtlich gewesen, den ihm gebührenden Anteil aus dieser Erbschaft zu erhalten. Um so größer war die Enttäuschung, als er von seinem Vetter Carl erfahren mußte, daß statt der erwarteten beträchtlichen Summe der Verstorbene ihm ganze 8000 Mark hinterlassen hatte. Auch die vom verstorbenen Bankier schon mehrere Jahre ausgezahlte, jedoch nie schriftlich fixierte Jahresrente von 4800 Franc sollte nicht weitergezahlt werden. Zudem gab Carl Heine diese Zahlungen fälschlicherweise mit nur 4000 Franc an. Stattdessen sollte Heine nur einen jeder Zeit aussetzbaren Betrag von 2000 Franc erhalten, und zwar unter der Bedingung, daß Heine die 8000 Mark zu 4% Zinsen in der Verwaltung seines Vetters belassen sollte. Die Hamburger Verwandten waren durch das Schreiben Heinrich Heines an Charlotte Embden alarmiert, in dem er Salomons Bedeutung als Onkel, Mensch und Gönner für sich herausstellte und ankündigte, ihn »unvergleichlich« schildern zu wollen (HSA 22/1060). Man fürchtete in Hamburg die spitze Feder des fernen Verwandten und versuchte, ihn durch diese finanzielle Bedingung der Familienräson zu unterwerfen. Es soll hier nicht darauf eingegangen werden, ob Heines Erwartungen an das Testament seines Onkels gerechtfertigt waren oder ob mißgünstige Verwandte den Onkel kurz vor seinem Tod zu einer für den Neffen ungünstigen Änderung des Testamentes hatten bewegen können. Für die Krankengeschichte Heines ist allein die Tatsache bedeutend, die von fast allen Biographen festgestellt wurde: »Dieser Kampf ruiniert Heines Gesundheit endgültig. Er gibt zwar nicht nach und erreicht sein finanzielles Ziel, reibt sich aber auf und geht einen bittern Kompromiß ein ...« (90, S. 433)

In dieser Belastungssituation ist Heines psychische Reaktion von Interesse. »In diesem Streit dachte er nicht an moralische Normen, nicht an die fundamentalsten Gesetze des Anstands und auch nicht an seine eigene Reputation. Er hatte des Geldes stets als eines Mittels bedurft, das ihm erlaubte, in Ruhe zu arbeiten, ohne sich um das tägliche Brot sorgen zu müssen, sich unabhängig zu fühlen und seine geliebte Frau versorgt zu wissen, wenn er nicht mehr lebte. Doch in der Raserei des Kampfes wurden die Mittel zum Zweck – es ging ihm nun ausschließlich um die Pension, alles andere wurde nebensächlich. Er ging ganz in dem Prozeß auf, intrigierte, akzeptierte jeden Verbündeten, bediente sich jedweden Mittels, um den verhaßten Feinden Schaden zuzufügen ... Er wußte, was sie fürchteten: seinen Spott, das was er über sie schrieb und schreiben könnte, ... daß sie es auf seine Freiheit abgesehen hatten, ließ seinen Haß noch stärker werden.« (135, S. 386)

Entrüstet und in wilder Entschlossenheit weihte Heine seinen Verleger am 8. Januar in seine Strategie ein: »Ich schreibe in der größten Eile. Soviel werden Sie merken, daß ich einen Todeskampf beginne ... Ich will mein Recht, und müßte ich es mit meinem Tode besiegeln.« (HSA 22/1063) Und seinem Freund Detmold teilte er am 13. Januar mit: »Ich bin in der That sehr krank, vielleicht einem Nervenfieber nahe. Sie haben keinen Begriff davon, was für gemeine Ränke ich hier gegen mich geschmiedet sehe, wie ich keine Minute Ruhe habe.« (HSA 22/1067) Am gleichen Tag schrieb Heine an Campe: »Ich kann Ihnen auch heute noch nicht mit Ruhe schreiben. Ich bin so krank, ich kann so wenig sehen, und es drängt dabey so viel Unheimliches auf mich ein. Lever de bouclier meiner Feinde, die den Augenblick günstig glauben ... Aufrecht erhält mich nur mein sittliches Bewußtseyn, die Verachtung des Schlechten und mein beleidigtes Rechtsgefühl. Letzteres will ich um jeden Preiß befriedigen und es ist hier nicht bloß eine Geldfrage ... In diesem Augenblick kommt der Arzt und ist wüthend daß ich schreibe gegen sein ausdrückliches Verbot.« (HSA 22/1066) Erschwerend kam in dieser Situation hinzu, daß Mathilde vermutlich an einem Frauenleiden schwer erkrankt war. So klagte Heine bei Detmold am 23. Januar: »Ach theurer Freund, ich fühle, daß die schleunigste Beendigung Noth thut, sonst bin ich so halb und halb verloren. Ein kranker, arbeitsunfähiger Kopf, Mathilde, grimmige Privatfeinde, politische Verfolgung, noch allerley geheime Schäden, die täglich ausbrechen können und dabey kein Geld – daß kann ich nicht aushalten. Auch bin ich sehr niedergeschlagen – [...]« (HSA 22/1069)

Heine erlaubte Campe durch eine notariell beglaubigte Vollmacht, ihn als Verbündeten in Hamburg im Erbschaftsstreit zu unterstützen. Er schrieb selbst Angriffsartikel gegen sich und Verteidigungsartikel, die er anonym veröffentlichen ließ. Er suchte neue Verbündete und war bereit, Freundschaften zu erneuern, die er längst abgebrochen hatte. So bat er auch Heinrich Laube um Unterstützung: »Ich hätte Ihnen längst geschrieben, längst ist die Lumperey vergessen, die mich verdrießlich berührt, Sie mir unterdessen Ihre Liebe bewährt, aber ich leide so sehr an meinen Augen daß mir jeder Brief eine saure Anstrengung. Bin halb blind, traurig und ein Unglück nach dem andern bricht auf mich herein. [...] Sie sehen, ich vertraue Ihnen meine geheimsten Gedanken, wo meine Existenz von abhängt. Strenge Verschwiegenheit und Hülfe in der Noth. Wo Sie nur können, suchen Sie gegen meine Familie zu trommeln, ...« (HSA 22/1071) Am 4. Februar entwickelte Heine Julius Campe sein Vorgehen gegenüber seinem Vetter Carl: »Meine Frau krank und ich halb blind. Sie sehen, ich könnte den hamburger Successionskrieg wohl entbehren ... er ist in dieser Beziehung das Gegentheil des Vaters, der der öffentlichen Meinung wie ein Höfling schmeichelte; Carl Heinen ist es ganz gleichgültig was die Leute reden. Er hat nur drey Leidenschaften: die Weiber, Zigarren und Ruhe. Wenn ich die hamburger Freudenmädchen gegen ihn aufwiegeln könnte, müßte er bald nachgeben. Seine Zigarren kann ich ihm nicht nehmen – aber seine Ruhe. Hier ist die Lücke des Harnisches, die ich benutzen werde, ... Zum Unglück ist mein Wille auch so stark wie der eines Wahnsinnigen – das liegt in meiner Natur. Ich endige vielleicht im Irrenhause.« (HSA 22/1072) Zynisch und auch mit etwas Selbstironie entwickelte Heine seine ersten Angriffspläne, die auch die Privatsphäre des Gegners berücksichtigten, mit dem er einst freundschaftlich verbunden war, den er während der Choleraepidemie so aufopfernd gepflegt hatte. Bei der entscheidenden Bedeutung, die dieser Streit bei Heine gewonnen hatte, war es für Heine nur noch von untergeordnetem Belang, daß die Mitarbeiter des »Vorwärts« von Haftbefehlen und Landesverweis bedroht waren. Die Auseinandersetzung mit den Verwandten band alle seine Kräfte, so daß er auch seiner Gesundheit weniger Beachtung schenken konnte. So war er zu häufigem Briefwechsel gezwungen, um die Auseinandersetzung von Paris aus führen zu können.

Das bereits Ende 1844 wieder verstärkt aufgetretene Augenleiden verschlimmerte sich zusehends. Die ärztlichen Mahnungen zur Schonung wurden mißachtet, die starke psychische Anspannung verursachte heftige Kopfschmerzen. Anfang März erreichte Heines Krankheit einen neuen Höhepunkt. Seine Sehkraft war fast erloschen und zwang ihn nun zur Untätigkeit. Auch das Diktieren war zeitweilig unmöglich, denn Heine litt unter heftigen und immer öfter wiederkehrenden Kopfschmerzattacken. Die Lähmungserscheinungen waren nicht mehr nur auf den Kopf begrenzt, sondern hatten auf den Rumpf übergegriffen. Am 28. März schrieb er an Julius Campe: »Auf Ihren Brief vom 16. Februar, woraus ich ersah mit welcher Thätigkeit Sie sich meiner annehmen, hätte ich längst geantwortet – aber seit 4 Wochen bin ich blinder als je, auch heute schreib ich nur mit einem Auge, sehe kaum meine Buchstaben, und diktiren giebt mir Kopfkrämpfe. Dabey zieht sich meine Lähmung über die Brust.« (HSA 22/1076)

Die Ptosis war so stark geworden, daß das Auge zeitweilig völlig verschlossen war. Die Visus hatte sich stark verringert. Die Buchstaben auf dem Papier waren kaum noch zu erkennen. Heines Angaben über die Lähmung im Thoraxbereich sind leider ungenau. Hierunter kann ein Engegefühl, eine Behinderung bei der Atmung durch Lähmung der Atemmuskulatur, auch eine Lähmung des Schultergürtels verstanden werden. Zweifellos besteht aber ein Zusammenhang zwischen der ungeheuren psychischen Anspannung und der Heftigkeit dieses Krankheitsschubes, der auch ungewöhnlich lang andauerte. So schrieb Heine am 5. Mai an Laube: »Ich bin noch immer fast blind. Ja, mein Zustand hat sich verschlimmert, sonst hätte ich Ihnen schon längst geschrieben. Ich kann kaum meine Buchstaben sehen.« (HSA 22/1077)

Die Lähmungen waren progredient. Sie wurden von Heine medizinisch richtig als ›Paralyse‹ bezeichnet. Nach nunmehr 5 Monaten äußerster Anspannung sehnte Heine sich nach Erholung und versuchte, sich selbst Mut zuzusprechen. Er schrieb an Laube am 24. Mai: »... aber der Zustand meiner Augen erlaubt mir wenig nur zu schreiben und ich bin überhaupt seitdem sehr unpäßlich gewesen. Mein Uebel ist eigentlich eine Paralisie, welche leider zunimmt. Ich arbeite gar nichts, kann keine sechs Zeilen hintereinander lesen und suche mich zu zerstreuen; Herz und Magen, vielleicht auch das Gehirn, ist gesund. Meine Familienangelegenheiten sind jetzt so halb und halb in Ordnung und wären sie es nicht, so würde ich mich doch in einem Augenblick, wo ich körperlich so bedenklich angegriffen, wenig drum bekümmern. Meine Stimmung ist eine heitre, ja eine lebenslustige, ... Körperlich geht es mir hundsvöttisch schlecht! Ich wollte nach den Pyreneen reisen, aber das Wetter ist zu schlecht, meine Augen würde später die Sonne zu sehr angreifen, ...« (HSA 22/1078) Die Angst vor Blendung durch grellen Sonnenschein ist ein weiterer Beleg für die vermutete Mydriasis.

Im Erbschaftsstreit konnte tatsächlich in den letzten Wochen eine Annäherung der beiden Parteien erreicht werden. Heine hatte seinen Vetter um Versöhnung gebeten, Campe war bevollmächtigt, die 8000 Mark aus Salomon Heines Erbschaft entgegenzunehmen, und Carl hatte die Auszahlung dieses Betrages veranlaßt. Aus gesundheitlichen Gründen beschloß Heine, nach Montmorency aufs Land in der Nähe von Paris zu ziehen, wo er im benachbarten Enghien-les-Bains Schwefelbäder gebrauchte. Wahrscheinlich am 17. Juli waren die Lähmungen umfangreicher und stärker geworden, Heine wurde bettlägerig. Am 14. desselben Monats schrieb er an August Kunze: »Ich bin in diesem Augenblick halb blind und habe nur mit Mühe Ihren Brief, aber gar nicht ihren Artikel lesen können.« (HSA 22/1080) Ebenfalls im Juli schrieb er an seine Mutter: »Mein linkes Auge ist immer noch zu. – Ich brauche Schwefelbäder, die mir gut bekommen. Ich kann mit meiner heutigen Feder fast gar nicht schreiben; ...« (HSA 22/1081) Wahrheitsgetreuer schilderte er Campe am 21. Juli seine Verfassung: »Ihren jüngsten Brief hätte ich gleich beantwortet wenn ich nicht seit 14 Tagen auch bettlägerig gewesen wäre und dabey das Schreiben mit einem halben Auge mich doppelt angegriffen hätte. Heute stehe ich auf, matt und wie zerschlagen, doch mein Erstes sei, Sie über den Zustand meiner Gesundheit zu beruhigen. Er ist keineswegs so trostloser Art wie man in Deutschland glaubt, ... Zu dem Augenübel hat sich zwar auch eine Lähmung des Oberleibes gesellt, die aber hoffentlich schwindet. Ins Bad reisen konnte ich nicht, und ich zog aufs Land nach Montmorenci, wo meine Frau mich liebevoll pflegt. Ich habe ganz meine Geistesheiterkeit bewahrt, denke viel und erlaubt es später mein physischer Zustand, so werde ich mich noch dieses Jahr auf den literarischen Gebärstuhl setzen und Ihre Hebammendienste in Anspruch nehmen. Aber vor allem Wiederherstellung meiner Gesundheit, sie ist mir die Hauptsache. Alles andre tritt in den Hintergrund, ... da ich mich jetzt um keinen Preiß aufregen ... darf ... So denke ich jetzt und genieße heute in ländlicher Ruhe einige schmerzlose Momente. [...] Die Feder fällt mir vor Müdigkeit aus der Hand.« (HSA 22/1084)

Heine, der zu dieser Zeit beabsichtigte, mit der Umarbeitung des »Atta Troll« zu beginnen, versuchte, den Verleger über seinen nun äußerst kritischen Gesundheitszustand zu beruhigen und in der Öffentlichkeit den Eindruck von Siechtum und bevorstehendem Tod zu vermeiden. Vor allem seine Gegner sollten nicht glauben, er sei aus gesundheitlichen Gründen nicht mehr in der Lage, den Kampf fortzusetzen. Mitte August zahlte Carl seinem Vetter 2000 Franc. Mitte Oktober kehrte Heine nach Paris zurück. Am 31. Oktober entschuldigte Heine die Verzögerung bei den Arbeiten am »Atta Troll«: »Ich habe lange mit Schreiben gezögert, aus dem ganz einfachen Grunde weil jeder Brief meine armen Augen entsetzlich angreift und dann auch weil ich mich schäme den längst versprochenen Atta Troll noch nicht eingeschickt zu haben. Letzteres aber ist nicht meine Schuld, die Unglücksfälle dieses Jahres haben so sehr mein Gemüth vertrübt, daß ich bis heute noch auf die heiteren Stunden vergebens geharrt welche durchaus nöthig damit ich die heiteren Stücke die in dem Gedicht fehlen mit gehöriger Laune schreibe. Ach, theurer Freund, man hat sich schrecklich an mir versündigt, man hat mit unerhörter Schändlichkeit an meinem Genius gefrevelt, ich kann mir die Wunde nicht länger verläugenen, und es werden Jahre hingehen ehe der alte Humor wieder gesund sprudelt. Ein tieferer Ernst, ein unklarer Ungestüm hat mich ergriffen, ... Atta Troll bitte ich Sie deshalb noch eine Weile, etwa 6 Wochen oder 2 Monath zu warten. Ich möchte ihn leicht verderben durch meine jetzige Mißlaune. – Was das mit meinen Augen geben wird, weiß der liebe Himmel; das linke ist seit Januar immer geschlossen und auch das rechte ist trüb und lahm. Ich kann gar nichts lesen, aber noch schreiben und gehe einer gänzlichen Blindheit entgegen. Ich mache mir viel Bewegung, ... Meine Frau ist ein gutes, edles Kind, leider aber sehr leidend an einer sehr fatalen Krankheit.« (HSA 22/1087) Am gleichen Tag schrieb Heine auch einen Brief an seine Mutter, allerdings von gänzlich anderem Tenor: »Mir geht es wie gewöhnlich. Vorgefallen ist seitdem nichts Erhebliches. Meine Frau befindet sich wohl, ja ich hoffe ihr Uebel hat sich ganz verloren.« (HSA 22/1088)

Mag sein, daß Heine seinen Zustand bereits als etwas Gewöhnliches betrachtete, doch zeigt die Frage in dem Schreiben an seinen Verleger, mit welcher Angst und Unsicherheit Heine die weitere Entwicklung seines Leidens erwartete. Sein kläglicher Zustand hatte ihm alle Lebenslust genommen, und er fürchtete, diese Traurigkeit färbe auch seine Werke und sei daher nicht die geeignete Stimmung, in der ein Poem über einen Tanzbären entstehen konnte. Diese depressive Stimmungslage war gleichermaßen körperlich begründbar wie erlebnisreaktiv. Noch einmal präzisierte Heine sein Augenleiden und beschrieb eine nun über 10 Monate anhaltende Ptosis des linken Auges und einen als »trüb« beschriebenen Seheindruck des rechten, das ebenfalls »lahm« zu sein schien. Offensichtlich war die Ptosis nicht rein einseitig, sondern auf dem linken Auge extrem, auf dem rechten weniger stark ausgeprägt. Der trübe Seheindruck könnte auch durch Horn- oder Glaskörpertrübungen verursacht worden sein. Bettlägerig war Heine zu diesem Zeitpunkt nicht mehr. Eine anonyme Korrespondenz aus Paris beschäftigte sich im November 1845 mit der gesundheitlichen Verfassung Heines, um den besorgniserregenden Nachrichten der deutschen Zeitungen entgegenzutreten. »Wenn Sie in deutschen Zeitungen lesen, Heinrich Heine sei gelähmt auf der linken Seite, blind auf dem linken Auge, so müssen Sie das nicht so buchstäblich nehmen. Heine ist ein Hypochonder, der sich immer kränker glaubt als er ist. Sein Arzt, Dr. W(ertheime)r aus Wien, hat mir oft Beruhigung gegeben, wenn ich den Patienten wirklich gefährlich glaubte. Heine schickte des Tages oft ein halbes Dutzendmal zu seinem Arzt, um ihn zu consultieren und ihm am Ende doch nicht zu folgen. Aber leidend, sehr leidend ist unser armer Dichter allerdings. Sein nervöser Kopfschmerz, den er schon als junger Mensch in Berlin gehabt hat, nimmt immer mehr und mehr überhand, und er ist allerdings von einem Schlagflusse bedroht, wie auch sein ganzer Körperbau und der kurze Hals es verräth. Leider fehlt einem der größten deutschen Dichter [...] die pflegende Hand eines deutschen Weibes. Mad. Heine ist eine herzensgute, liebe Frau, aber die Hingebung, die weiche Sorge einer deutschen Pflegerin ist ihr nicht verliehen.« (Z1/707)

Wenn auch der Autor dieses Artikel nicht unbedingt die richtige Diagnose als Grunderkrankung Heines annahm, so ist doch interessant, das seine Vorstellung von dem auch bei Heine 1845 noch vorhandenen Übergewicht als Risiko für einen ›Schlagfluß‹ sich mit den modernen Erkenntnissen des Zusammenhanges von Arteriosklerose, Adipositas und Hypertonie deckt.

Im Dezember versuchte Heine, bei Meyerbeer vergeblich 1000 Franc zu borgen. Die Absage und der unbefriedigende Einsatz Meyerbeers im Erbschaftsstreit führten zum Bruch zwischen dem Komponisten und dem Dichter, der sich als früherer Gönner und Förderer enttäuscht sah. Diese Enttäuschung verhehlte Heine nicht und suchte in seinem damaligen Einsatz für Meyerbeer einen weiteren Grund für seine derzeitige finanzielle Bedrängnis und seinen schlechten Gesundheitszustand. Wieder zeigte sich Heines Neigung als in gewissen Grenzen hysterische Persönlichkeit, von seinen Freunden sehr viel, manchmal zu viel abzuverlangen und den geringsten Eindruck des Undanks mit einem radikalen Bruch der Freundschaft zu beantworten. »In dem ich mich nun von Ihnen entferne, kann ich nicht umhin ein Wort, zu meiner eigenen Genugthuung Ihnen zu bedeuten, daß Sie keine Ahnung davon haben, wie sehr es für Sie und andre vom höchsten Nutzen war, daß ich seit 15 Jahren den Posten von Paris behauptete. Trotz aller Geld- und Gesundheitsopfer, die mir dieses kostspielige und hitzige Pflaster auferlegte.« (HSA 22/1094)

1846

Außer der Ptosis blieb ein weiteres Symptom konstant, das aber nicht wie die Lähmung der Augenlider Heine so sehr behinderte und dem er daher nicht ständige Aufmerksamkeit schenkte. Am 3. Januar berichtete er Karl August Varnhagen v. Ense: »Mir geht es nemlich in der jüngsten Zeit spottschlecht und das Schreiben selbst erinnert mich beständig an mein körperliches Mißgeschick: Ich kann kaum meine eigenen Schriftzüge sehen, indem ich ein ganz geschlossenes und ein bereits sich schließendes Auge habe, und jeder Brief mir ein Pein! [...] Sie merken theurer Freund, wie vague, wie ungewiß mir zu Muthe ist. Solche schwachmatische Stimmung ist jedoch zumeist in meiner Kränklichkeit begründet; schwindet der Lähmungsdruck, der gleich einem eisernen Reif mir die Brust einklemmt, so wird auch die alte Energie wieder flügge werden. Ich fürchte jedoch das wird noch lange dauern. Der Verrath der im Schooße der Familie, wo ich waffenlos und vertrauend war, an mir verübt wurde, hat mich wie ein Blitz aus heiterer Luft getroffen und fast tödlich beschädigt; wer die Umstände erwägt, wird hierin einen Meuchelmordsversuch sehen; ... Ja, ich bin sehr körperkrank, aber die Seele hat wenig gelitten; eine müde Blume ist wie ein bischen gebeugt, aber keineswegs welk und sie wurzelt noch fest in der Wahrheit und Liebe. [...]; mein Freund wird Ihnen sagen wie viel und wie unaufhörlich ich an Sie denke, was um so begreiflicher, da ich jetzt gar nicht lesen kann, und bey den langen Winterabenden nur von Erinnerungen mich erheitere.« (HSA 22/1099)

Das Gefühl, wie durch einen ›Reif‹ in eine thorakale Enge gezwungen zu sein, läßt eine beginnende Lähmung der Atemmuskulatur mit konsekutiven Einschränkungen der Atemexkursionen vermuten, legt aber auch die Annahme einer verstärkten respiratorischen Funktionseinschränkung im Verlauf der pulmonalen Grundkrankheit nahe. Trotz allem schien Heine sich zu Beginn des Jahres 1846 in guter Gemütsverfassung zu befinden. Im November des vorangegangenen Jahres hatte Heine Ferdinand Lassalle kennengelernt. Lassalle schlug Heine vor, sich in Berlin von dem geachteten Chirurgen Johann Friedrich Dieffenbach, einem Studienfreund Heines aus Bonn, behandeln zu lassen. Heine gab Lassalle einen Brief für Dieffenbach nach Berlin mit und bat ihn, eine Einreisegenehmigung nach Preußen für ihn zu erwirken. Er schrieb am 10. Januar: »Liebster Dieffenbach! Der Ueberbringer dieser Zeilen ist Herr Lassalle, einer meiner liebsten Freunde. Er überbringt Dir zugleich meine heitersten Grüße und kann Dir mündlich erzählen wie es mir körperlich und geistig geht. Mein verwünschtes Uebel ist sehr halsstarrig und greift um sich in der unverschämtesten Weise; ich selber aber werde täglich schwächlicher von Seele und diese ist müde und verdrießlich wie ein begossener Schmetterling ...« (HSA 22/1101)

Am 11. Januar bat Heine Alexander von Humboldt in einem sehr devoten Schreiben, sich für ihn bei der preußischen Regierung für eine freie Reisemöglichkeit nach Hamburg und Berlin zu verwenden. »Trübselige Familienangelegenheiten rufen mich dieses Frühjahr nach Hamburg, und ich möchte alsdann, die Gelegenheit benutzend, einen Abstecher für einge Tage nach Berlin machen, theils um alte Freunde wieder zu sehen, theils auch um die Berliner Aerzte über ein sehr bedenkliches Uebel zu konsultiren. Bey einer solchen Reise, deren einziger Zweck Erheiterung und Gesundheit ist, darf ich wahrlich von keiner atra cura beängstigt werden, ...« (HSA 22/1102) Doch auch Humboldt vermochte nicht die Aufhebung des noch immer gegen Heine bestehenden Haftbefehls zu erreichen. Der preußische Innenminister Ernst von Bodelschwingh opponierte gegen eine zunächst günstige Entscheidung des preußischen Königs und teilte Humboldt am 28. Januar mit, Heine könne wegen der aufrechterhaltenen Anklage auf Majestätsbeleidigung nicht nach Berlin reisen. So war es Heine unmöglich, sich einem der fähigsten Ärzte dieser Zeit vorzustellen, der sich sofort bereit erklärt hatte, Heine unter der einzigen Bedingung, daß dieser sich seiner Therapie und einer Diät unterwerfe, zu behandeln. Es war auch Lassalle, der Heine dazu ermunterte, den Erbschaftsstreit wieder aufzunehmen, und um die volle Erfüllung seiner Ansprüche zu ringen. Von seinem Studienort Berlin wollte Lassalle sich für Heines Recht einsetzen, da er in der Übervorteilung des avantgardistischen Dichters durch seine bourgeoisen Verwandten ein Exempel an Ausbeutung, Unterdrückung und Rechtsbruch sah. Die Nachlaßangelegenheit war aber schon längst nicht mehr Heines größte Sorge. Seiner Krankheit mußte er fast die ungeteilte Aufmerksamkeit widmen. Zeitweilig war es ihm wieder unmöglich, das Haus zu verlassen. »Ich war die ganze Woche unpäßlich, konnte nicht ausgehen ...« (HSA 22/1103) An Gustav Heine schrieb er am 1. Februar: »Das Schreiben wird mir so sauer, denn ich sehe jetzt so schlecht. Lesen kann ich gar nicht, schreiben nur wenig. Ein Auge ist seit einem Jahr ganz geschlossen, das andre sehr matt und $^2/_3$ des Gesichtes, inclusive den Mund, sind gelähmt. Dabei bin ich lebensmuthig geblieben und habe gar keine Lust mich ruhig mit Füßen treten zu lassen. Im Gegenteil mich jucken die Fußspitzen, und Gott sey gnädig dem Hintern den sie nächsten treffen.« (HSA 22/1106)

Die Faciliasparese hatte sich weiter ausgebildet und umfaßte nun auch eine Mundastschwäche. Durch den Einfluß Lassalles hatte Heine wieder neuen Mut gefaßt und glaubte sich bereit zu neuen Auseinandersetzungen mit der Familie. Die Ruhe, die ihm die äußeren Umstände versagten, suchte er in seinem Privatleben (vgl. HSA 22/1107; HSA 22/1109; 502/503). Julius Campe gab Heine neueste Nachricht von seinem gesundheitlichen Zustand am 5. Februar: »Ich bin noch immer krank, war aber noch vor 14 Tagen so schlecht daß ich nicht ausgehen konnte. Von Herzen bin ich gesund und geistig thätig.« (HSA 22/1110) Gegenüber

Campe bekannte er auch: »Ich, wie mir meine Ärzte (Dr. Roth und Dr. Sichel) aus Freundschaft gestanden und weil sie wissen daß ich ein Mann bin den der Tod nicht schreckt, ich habe nicht mehr lange zu leben, und meine Frau geht alsdann ins Kloster und lebt von dem geringen Jahrgeld, das Sie ihr geben.« (HSA 22/1110) Natürlich glaubte Heine wohl kaum ernsthaft, daß seine Frau nach seinem Tode ins Kloster gehen würde, doch zeigt auch diese Aussage, wie sehr Heine sich mit der materiellen Absicherung seiner Frau nach seinem vielleicht schon sehr bald bevorstehenden Tode beschäftigt hatte. Es ist gut verständlich, daß seine Ärzte ihm wenig Hoffnung machen konnten und ihm andeuteten, er müsse mit dem Schlimmsten rechnen. An Theodor Creizenach schrieb er am 6. Februar: »Ich bin immer noch sehr krank, habe das noch schlimmere Mißgeschick, daß auch meine Frau unpäßlich, dabey die widerwärtigsten Tribulazionen.« (HSA 22/1113) Es bleibt unklar, was Heine als »Tribulazionen« bezeichnete. Die wechselvollen Ereignisse des Familienstreites und andere Ruhestörungen, Nervosität oder vielleicht als körperliches Symptom auch Parästhesien könnten gemeint sein. Am gleichen Tag mußte Heine das Abendessen mit Caroline Jaubert wegen seines schlechten Zustandes absagen. Zum ersten Mal bekannte Heine sich zu einem Nervenleiden, einer Krankheit des Gehirns, als Ursache seiner schlechten Verfassung: »... mon mal c'est empiré, j'ai êté malade, plus malade qu'a l'ordinaire. Je ne sais pas encore si l'irritation cérébrale dont je souffre dans ce moment me permet de dîner chez vous dimanche ... ...« (HSA 22/1114)

Am 10. Februar akzeptierte Carl Heine noch einmal eine Tratte auf 3000 Francs, nicht ohne Heine mitzuteilen, er sei zu weiteren Zahlungen nicht mehr bereit. Heine lobte Lassalle für seine Bemühungen in der Auseinandersetzung mit Carl Heine, unterrichtete ihn vom raschen Fortschreiten seiner Erkrankung und ließ durchblicken, daß seine Entschlossenheit zur Auseinandersetzung mit dem Hamburger Verwandten nachließ: »Läge es mir nicht lastend auf der Seele, daß ich Ihnen unverzüglich danken muß für so viel Liebeseifer, so würde ich Ihnen dennoch heute nicht schreiben, denn ich bin seit drey Wochen leidender als je. Vierzehn Tage lang mußte ich das Bett hüten, und jetzt muß ich ängstlich meinen kranken Kopf schonen, damit kein Gehirnfieber sich ausbildet. – Acht Tage lang nach Ihrer Abreise hat ich gar zu anstrengend gearbeitet ... Dieffenbachs Freundschaft ist für mich ein tröstender Gedanke; ich sage zu meiner Krankheit: nimm Dich in Acht, mich gar zu sehr zu molestiren, denn der heilende Gott ist mein Freund. Zum Glück habe ich keine eigentliche Schmerzen, sondern nur Lähmungen, Genuß- und Lebenshindernisse. – Meine Lippen sind manchmal so lahm, daß ich ganze Abende schweigend neben meiner Frau am Kamin sitze. [...] Brauche noch immer die Homöopathie.« (HSA 22/1116) Seit 3 Wochen war Heines Allgemeinzustand so stark angegriffen, daß er 14 Tage lang das Bett nicht verlassen konnte. Das Ausmaß seiner Lähmungen hatte sich dramatisch vergrößert. Es dürfte wohl nicht allein an der Mundastschwäche des Facialis gelegen haben, daß Heine längere Zeit nicht sprechen konnte. Eine motorische Aphasie durch Affektion der Brocaschen Sprachregion ist sehr unwahrscheinlich, hingegen muß mit einer Beteiligung weiterer Hirnnerven gerechnet werden. Daran waren zu diesem Zeitpunkt mit großer Wahrscheinlichkeit der Nervus trigeminus, der Nervus facialis, der Nervus glossopharyngus sowie unter Umständen auch der Nervus opticus und der Nervus accessorius beteiligt. Leider ließ Heine unklar, welche therapeutischen Maßnahmen im Sinne der Homöopathie ergriffen wurden. An Ferdinand Lassalle schrieb Heine mehrfach, so am 11. Februar: »Ich bin immer noch sehr leidend, kann fast gar nicht sehen und meine Lippen sind so gelähmt, daß mir das Küssen verleidet wird, was noch unentbehrlicher als das Sprechen, dessen ich mich wohl enthalten könnte.« (HSA 22/1118) Die Unmöglichkeit zu küssen, also den Mund zu spitzen, ist ein eindeutiger Beleg für eine Facialisparese.

Auch Varnhagen wollte er im Erbschaftsstreit einsetzen. Heine ließ ihn über Lassalle wissen, er solle einen Artikel gegen den Kontrahenten Carl veröffentlichen. Wieder an Ferdinand Lassalle: »Paris, (ich weiß nicht genau) 1846 [...] Ich schreibe Ihnen heute, obgleich mein Kopf in einem entsetzlichen Zustande ist und jeder Brief mir ein Stück Leben kostet. Von meinen Augen spreche ich nicht; die Lippen, Zunge u.s.w. sind weit verdrießlicher angegriffen, und das Gehirn scheint nicht neutral zu bleiben. Die Kälte und der Pariser Tumult bekommt mir so schlecht, und alle meine Hoffnungen sind auf den Süden gerichtet. – Das rathen mir auch die Ärzte ... Gehe ich gar nicht nach Hamburg, sondern unverzüglich nach Italien, um dort mich bloß mit der Herstellung meiner Gesundheit zu beschäftigen – [...] – Ich bin so unglücklich und elend, wie ich es nie war, und ließe ich nicht ein hilfloses Weib zurück, so würde ich ruhig meinen Hut nehmen und der Welt Valet sagen. – Es ist mir seit vier Wochen nur Erfreuliches passirt, [...] Die Krankheit würde ich auch wohl in dieser Phase mit Resignation ertragen – aber die ... Angelegenheiten ... fangen seitdem einen solchen Tumult an in meinem Gemüthe, daß ich wahrlich manchmal fürchte, verrückt zu werden. [...] – Hat mich aber etwas rein wahnsinnig gemacht, so ist es der Brief, den ich gestern Abend, (leider vorm Schlafengehen) von Varnhagen erhielt, und deshalb schreib ich Ihnen gleich, trotz meines leidenden Kopfes. [...] Ich kann ihm noch nicht schreiben, denn jeder Brief kostet mir jetzt einen Fetzen Gesundheit; ...« (HSA 22/1119)

Dieser Brief, der einen recht sicheren Hinweis auf Lähmungen des IX. und des XII. Hirnnerven enthält, zeigt die Resignation Heines, der sich keinen trügerischen Hoffnungen mehr hingeben wollte und mit dem Leben schon abgeschlossen hatte. Er wartete nicht mehr auf Gesundung, sondern fürchtete nur noch die Attacken heftiger Schmerzen, das »Gehirnfieber« und die Ausbreitung der Lähmungserscheinungen. Allein die unsichere Zukunft seiner Frau nach seinem Tode schien ihm Durchhaltewillen einzugeben. An Ferdinand Friedland bestätigte er am 15. Februar diesen Zustand: »Leider finden Sie mich in noch verdrießlicherem Gesundheitszustand als Sie mich verlassen.« (HSA 22/1120) Am 16. Februar schrieb Heine an Varnhagen, um ihn in die Taktik gegen Carl einzuweihen: »Ich bin heute noch zu krank (mein Uebel nimmt seit gestern schrecklich zu) als daß ich Ihnen viel schreiben könnte. [...] Nur an der Achtung Heinrich Heines liegt mir etwas, und ich habe demgemäß gelebt und gelitten; was ich bey der Welt gelte ist mir gleich – Sie ahnen hieraus in welcher tiefsten Qual ich jetzt stecke; helfen Sie mir aus dieser Hölle heraus. [...] Mit meiner Gesundheit geht es leider täglich schlechter. Das Uebel lähmt mir die Lippen, daß ich nur mühsam spreche und hat auch die Zunge sehr beängstigend angegriffen; im Gaumen und der Zunge erloschener Geschmack; so daß mir alles wie Erde schmeckt. Um den Leib wie einen eisernen Reif. Doch hege ich Hoffnung und will schon heute eine strenge Kur anfangen.« (HSA 22/1121)

Heines Beschreibung der Zungenlähmung, der Sensibilitätsstörung am Gaumen und der nahezu erloschenen Geschmackssinne sind ein eindeutiger Beleg für den Ausfall sowohl der motorischen wie auch sensiblen und sensorischen Anteile des Nervus glossopharyngeus. Auch eine Affektion des N. vagus mit seinen Geschmacksfasern ist nun nicht mehr gänzlich auszuschließen. Die Anwendungen der »strengen Kur«, die Heine beginnen sollte, sind »Russische Bäder«. Ein weiteres Schreiben an Varnhagen enthielt einen gegen sich selbst gerichteten Artikel, den Heine anonym veröffentlichen wollte und gegen den Varnhagen einen Verteidigungsartikel schreiben sollte. Dieser Artikel zeigt deutlich, daß Heine nicht nur die Vorurteile über sich selbst kannte und sie hinnahm, sondern daß er sie auch bewußt für sich einsetzen konnte. »H. Heine wird es gewiß mit großer Geschicklichkeit anzudeuten wissen, daß er der kranke exilirte und dürftige Dichter von Millionären unterdrückt werde. Auch diese Schlagwörter prellen wirkungslos an uns ab. Für seine Krankheit kann man ihm nach den Grundsätzen der allgemeinen Menschenliebe eine baldige Genesung wünschen dabey gewiß den anderen Wunsch nicht unterdrücken er möchte sie mehr einer höheren Schickung als seinem eigenen Lebenswandel verdanken. [...] Das Talent vergeht, nur der Charakter bleibt.« (HSA 22/1121)

Varnhagen zögerte jedoch, so bat Heine Lassalle am 27. Februar, die Rolle Varnhagens in der Pressekampagne zu übernehmen: »Mein körperlicher Zustand ist entsetzlich. Ich küsse, fühle aber nichts dabey, so starr gelähmt sind meine Lippen. Auch der Gaumen und ein Theil der Zunge affiziert, und alles was ich esse schmeckt mir wie Erde. Dieser Tage habe ich kaiserlich Russische Bäder versucht von der strengsten Observanz. An Muth fehlt es mir nicht. [...] Auch mit der Börse habe ich mich wieder beschäftigt, obgleich mit großem Malheur. Ich muß das thun, sonst wird meine Familienmisére eine stationäre Idee, die mich verrückt machen könnte. Trotz meines elenden Körperzustandes such ich mich zu zerstreuen, nur nicht bei Weibern, die mir jetzt den Garaus geben könnten; ...« (HSA 22/1125)

Wenige Tage später, am 2. März, teilte Heine Campe mit, daß er bereit sei, die Patenschaft für dessen Sohn zu übernehmen. Dieser Brief gibt allerdings einen deutlichen Hinweis auf den Zusammenhang psychischer Belastung und Progression der Krankheit. »Ich will alles mögliche thun um alsdann in Hamburg seyn zu können, aber offengestanden biete ich in dieser Hinsicht keine ausreichende Sicherheit, denn meine Krankheit ist in diesem Augenblicke kritischer als je, sie hat seit 14 Tagen entsetzliche Fortschritte gemacht; und tritt keine heilsame Krise ein, so wird mir die Reise schwerlich rathsam seyn, um so mehr da dort eben jene fatalen Familienangelegenheiten, die mir Gesundheit und Laune gekostet, mich von Angesicht zu Angesicht erwarten, eine Emozion die mir schädlicher wäre als Arsenik. Vielleicht aber ist diese Misère früher beseitigt. [...] Ich soll vor Aerger krepiren äußert sich jüngst jemand von der Sippschaft. Jetzt werden sie meine Lage verstehen. Ich kann kaum schreiben, so entsetzlich ist mein letztes Auge angegriffen. Die Emozion bringt ebenfalls die schauderhaftesten Wirkungen auf meine Brust- und Bauchlähmung hervor. [...] Oh, wie dank ich dem Himmel nicht zu seyn wie meine Feinde. Ich bin ganz ohne Galle und Arg. Mein Herz kennt nur den heiligsten Götterzorn. Auch bin ich nur äußerlich, leiblich krank, geistig genieße ich der unsterblichsten Gesundheit. Hätte ich nur Ruhe, um meinen letzten Schöpfungen ans Licht zu stellen!« (HSA 22/1127)

Ganz beiläufig erwähnte Heine, daß die Lähmung die Bauchmuskulatur erfaßt hatte. Sein Selbstwertgefühl jedoch hatte keineswegs unter den Kränkungen und seinem körperlichen Verfall gelitten, es war im Gegenteil stärker als je zuvor. Am 3. März erfuhr auch Carl Grün, daß Heines Gesundheitszustand unverändert war (vgl. HSA 22/1129).

Am 7. März teilte Heine Lassalle mit, er wolle noch mit der Pressekampagne warten und begründet dies vor allem mit seinem »momentan abscheulichen Gesundheitszustand ... da mein leidender Kopf mich zwingt jede gewaltsame Handlung, überhaupt jeden offenen Krieg, einige Zeit zu adjourniren. [...] Jene zu große Emozion tödtet mich jetzt, und das Schreiben ist mir Gift. Nur gelinde Mittel sind in diesem Augenblick für mich rathsam. [...] Wie viele Rippenstöße werden Sie noch bekommen ehe Sie meine Erfahrung gewonnen. Und alsdann werden Sie müde und krank seyn wie ich, und alle Erfahrung wird Ihnen alsdann nichts nutzen können! Das ist das Leben! Ich hab es satt.« (HSA 22/1130) Am 11. März schrieb er an Carl Grün: »Ich bin wieder entsetzlich leidend und bin es noch jetzt. Mein Uebel ist im Fortschritt.« (HSA 22/1131)

Am 23. April ließ Heine seine Mutter die Verschlechterung seines Gesundheitszustandes wissen, ohne ihr jedoch das ganze Ausmaß seines Leidens zu schildern. »Mir geht es wie gewöhnlich, mein Uebel zieht sich mehr nach dem unteren Theil des Gesichtes nach meinem Maule. Doch von Herzen bin ich frisch und gesund; ich will dieses Jahr eine Badereise machen und also wieder etwas Ernstliches zu meiner gänzlichen Wiederherstellung thun. Ich arbeite fast gar nichts; das ist gewiß das Beste was ich thun kann. Ich reise wahrscheinlich Mitte des nächsten Monaths; (meine Feder ist so schlecht, daß ich fast gar nicht schreiben kann).« (HSA 22/1137)

Anfang Juni verließ Heine Paris und reiste nach Bagnères-de-Bigorre, wo er sich wegen seiner schlechten Gesundheit vor der Weiterreise für zwei Wochen aufhalten mußte, bevor er am 19. Juni im Pyrenäen-Bad Berèges eintraf. Von hier berichtete er seinem Arzt Wertheim in Paris: »Ich bin erst seit gestern hier, denn ich verbrachte 14 Tage in Bagnères-de-Bigorre, weil ich mich zu elend fühlte um weiter reisen zu können, obgleich Bagnères nur eine Tagesreise von hier entfernt ist. Ich bin nemlich an einem erschrecklichen Echauffement, welches hauptsächlich dadurch entstand daß die Seringe mit ihrem kalten Wasser gar keine Wirkung mehr thut. Dabey kann ich gar nicht mehr essen, wegen gesteigerter Lähmung des Mundes und des Schlundes, beständige Uebligkeiten und Schwindel, kurz und schlecht es sieht verdrießlich mit mir aus. Ich werde wohl länger hierbleiben müssen als ich gewillt war. Meine Heiterkeit verläßt mich nicht …« (HSA 22/1142)

Die Lähmungen im Bereich des Larynx und des Pharynx hatten sich derart gesteigert, daß es Heine unmöglich war, feste Nahrung zu sich zu nehmen. Hinzu gesellte sich eine Übelkeit, die auf eine Affektion des N. vagus schließen läßt. Die Ursache des Schwindelgefühles läßt sich nur vermuten, denn leider fehlen hier nähere Angaben. Es ist jedoch wahrscheinlich, daß es sich weniger um einen cerebralen Schwindel, sondern vielmehr um eine Mitbeteiligung des N. vestibulocochlearis handelte. Im ganzen war Heines körperlicher Zustand wohl sehr schlecht, die Geduld, mit der er diese neuen Leiden hinnahm, jedoch bewundernswert. An Alexandre Weill schrieb er am 25. Juni: »Mit meiner Gesundheit sieht es immer noch detestabel aus, sonst aber geht es mir gut; der Anblick der Naturschönheiten erfrischt mir die Seele und bin auch ziemlich heiter. Übrigens lebe ich hier gänzlich abgeschieden ich sehe und spreche niemand, was auch kein Verlust ist, da mir jetzt das Sehen und Sprechen sehr schwer wird; mein rechtes Auge wird auch sehr trübe und der Mund ist so gelähmt daß ich nicht essen kann. Seit acht Tagen habe ich kein Fleisch schlucken können. Ich hoffe aber großen Erfolg von den hiesigen Bädern. – Ich muß wohl lange hierbleiben …« (HSA 22/1143)

Die geschilderten Symptome legen die Diagnose seiner Bulbärparalyse nahe. Bei der echten Bulbärparalyse findet sich eine progressive Systematrophie von motorischen Kernen in der Medulla oblongata. Vor allem die Kerne des N. hypoglossus, N. vagus, N. facialis und N. trigeminus, nicht aber die der Augenmuskelnerven sind betroffen. Klinisch finden sich Schluckstörungen mit häufigem Verschlucken und starkem Speichelfluß, eine Atrophie oder ein Faszikulieren der Schlund- und Zungenmuskulatur. Hinweisend sind auch bulbäre Sprachstörungen. Dieses Krankheitsbild ist von der Pseudobulbärparalyse zu unterscheiden, die auf einer beidseitigen supranukleären Schädigung der zu den kaudalen Hirnnerven ziehenden kortikobulbären Bahnen im Hirnstammbereich beruht. Meist treten bei der Pseudobulbärparalyse auch spastische Erscheinungen an den Extremitäten auf, da benachbarte kortikospinale Bahnen ebenfalls lädiert sind. Eindeutig spastische Lähmungen der Extremitäten fehlen aber ebenso wie weitere, auf eine Pseudobulbärparalyse hinweisende Befunde in Heines Krankengeschichte. Schwindel, Lähmungen in Hals und Schlund, ab September des Jahres Hypersalivation und Schwierigkeiten, zu sehen und zu sprechen, belegen daher die Feststellung einer Bulbärparalyse. Differentialdiagnostisch kommen als Ursache im Fall Heines eine granulomatöse Entzündung luische Gummen oder Tuberkel in Betracht.

Am 15. Juni schien es Heine wieder besser zu gehen, vor allem seine Sehkraft besserte sich ein wenig. Auch konnte er wieder feste Nahrung zu sich nehmen. »J'ai été très malade, mème d'une manière inquietante, mais je me remets peu à peu et les eaux me font du bien. ... particulierement quand nous mangeons ici de ces petits poulets dont le derrière est ci maigre et mesquin.« (HSA 22/1145)

Der Gesamtzustand Heines besserte sich, die Gesichtslähmung, aber vor allem die Sprachstörungen nahmen zu. So schrieb er am 25. Juli an Weill: »Ich fühle mich etwas besser als vor einigen Wochen, aber meine Gesichtsparalisie scheint inveterirt zu seyn, ja böslicher als früher, da ich jetzt nur mit großer Anstrengung einige Minuten und nicht länger sprechen kann. Meine innere Lebenskraft, oder besser gesagt mein Lebenswille verläßt mich nicht und wenn das Gehirn meiner Feinde so gelähmt ist wie das meinige könnten sie Gott danken; aber eine trübe Melancholie erfaßt mich zuweilen in furchtbarer Stärke.« (HSA 22/1143) Auch die Öffentlichkeit sollte von dem Arzt erfahren, daß es Heine im Pyrenäen-Bad besser gehe. »Lassen Sie doch im Courier Francais mit einigen Zeilen (drucken), daß mir hier die Bäder sehr gut bekommen.« (HSA 22/1196) An Gustav Kolb meldete Heine nur kurz am 26. Juli: »Ich schreib in größter Eile. Bin sehr krank.« (HSA 22/1147) An Alexandre Weill am 28. Juli: »Es geht mir etwas besser und fange wieder an zu essen; mein schöner Bauch ist verschwunden.« (HSA 22/1148) Im gleichen Schreiben teilte Heine dem Arzt seine Entrüstung darüber mit, daß »Die Deutsche Allgemeine Zeitung« (Nr. 159) am 14. Juli eine Notiz veröffentlichte, Heine befände sich im Irrenhaus (5). Diese Falschmeldung schockierte den Dichter so sehr, daß er einen entsprechenden Absatz in »Lutetia, aus den Pyrenäen I« der Richtigstellung widmete: »Auch ein Deutscher Dichter befindet sich hier, der manches auszubaden haben mag, aber bis jetzt keineswegs seines Verstandes verlustig und noch viel weniger in ein Irrenhaus eingesperrt worden ist, wie ein Berliner Korrespondent in der hochlöblichen »Leipziger Allgemeinen Zeitung« berichtet hat. Freilich, wir können uns irren, Heinrich Heine ist vielleicht verrückter, als er selbst weiß; aber mit Gewißheit dürfen wir versichern, daß man ihn hier, in dem anarchistischen Frankreich, noch immer auf freien Füßen herumgehen läßt, was ihm wahrscheinlich zu Berlin, wo die geistige Sanitätspolizei strenger gehandhabt wird, nicht gestattet werden möchte. Wie dem auch sei, [...], wenn auch nicht der Geist, so ist doch der Leib des Dichters hinlänglich belastet von lähmenden Gebresten.« (97, Bd. 6, S. 544f.)

Im 2 Kapitel dieser Reisebeschreibung gab Heine Bericht über die Wirkung seiner Badekur: »Über die therapeutische Bedeutung der hiesigen Bäder wage ich nicht, mich mit Bestimmtheit auszusprechen. Es läßt sich vielleicht überhaupt nichts bestimmtes darüber sagen. Man kann das Wasser einer Quelle chemisch zersetzen und genau angeben, wie viel Schwefel, Salz oder Butter darin enthalten ist, aber niemand wird es wagen, selbst in bestimmten Fällen, die Wirkung dieses Wassers für ein ganz probates untrügliches Heilmittel zu erklären; denn diese Wirkung ist ganz abhängig von der individuellen Leibesbeschaffenheit des Kranken und das Bad bei gleichen Krankheitssymptomen dem einen fruchtet, übt auf den andern nicht den mindesten, wo nicht gar den schädlichsten Einfluß. In der Weise, wie z.B. der Magnetismus, enthalten auch die Heilquellen eine Kraft, die hinlänglich konstatiert, aber keineswegs determiniert ist, deren Grenzen und auch geheimste Natur den Forschern bis jetzt unbekannt geblieben, so daß der Arzt dieselben nur versuchsweise, wo alle andern Mittel fehlschlagen, als Medikament anzuwenden pflegt. Wenn der Sohn Äskulaps gar nicht mehr weiß, was er mit dem Patienten anfangen soll, dann schickt er uns ins Bad mit einem langen Konsultationszettel, der nichts anderes ist als ein offener Empfehlungsbrief an den Zufall!« (98, Bd. 6, S. 557f.) Es erstaunt nicht, daß Heine mit der Zeit eine kritische Einstellung zu den Heilmethoden seiner Zeit, dem Magnetismus und der Badekur, gewonnen hatte.

Lebhaft nahmen auch die Zeitgenossen ihrerseits Anteil an Heines Schicksal, vor allem an seinen finanziellen Nöten und an seiner Krankheit. Anfang des Jahres 1846 machte Heine auf seine Mitmenschen einen kläglichen Eindruck und der kranke Dichter wurde allgemein bedauert. So schrieb Ferdinand Meyer über seine Begegnung mit Heine Anfang 1846: »Zu meiner Verwunderung fand ich den schlanken, interessanten jungen Mann, mit dem sarkastisch feinen Lächeln, dem blassen feingeformten Gesichte, dem geistreich verschmitzten Auge, in einen fast unförmlich starken, beinahe gänzlich erblindeten Mann verwandelt, dessen lebhaftes Mienenspiel gänzlich verschwunden war.« (Z1/712) Felix Bamberg teilte Hebbel mit, Heine sei sehr unglücklich und krank (Z1/714). Hermann v. Pückler-Muskau schrieb an Carl Heine am 28. Januar, daß Heinrich Heine »jetzt von körperlichen Schmerzen niedergebeugt, mit Erblindung bedroht ist, und dieser traurigen Lage noch dem gräßlichsten aller Übel, dem vollständigen Mangel, entgegensieht, [...].« (Z1/715) Auch Giacomo Meyerbeer versuchte Carl Heine bezüglich der testamentarischen Abfindung seines Vetters Heinrich durch Hinweis auf dessen schlechten Gesundheitszustand großmütiger zu stimmen: »Diese üble Wendung seines Gesundheitszustandes wird bedeutend durch die moralische Agitation und den Trübsinn vermehrt, der bei ihm durch die Unsicherheit und die pekuniäre Existenz seiner Zukunft gebracht wird, [...].« (Z1/718) Ferdinand v. Strantz fiel auf, daß Heine seit kurzem keinen Wert mehr auf seine äußere, sonst sehr gepflegte Erscheinung legte und sich einen Bart am Kinn wachsen lassen mußte, »da er die Rasur an dieser Stelle nicht tolerierte.« (Z1/722) Die von Heine initiierte Pressekampagne, mit der er seine Verwandten in Hamburg durch den Druck der öffentlichen Meinung zwingen wollte, die vom Onkel nur mündlich zugesagte lebenslange Rente zu gewähren, bewirkte auch, daß Heines Person und damit auch seine Krankheit ins öffentliche Interesse gerückt wurden. Am 7. August war in der »Deutschen Allgemeinen Zeitung« (Nr. 219) aufgrund einer Namensverwechslung die Nachricht veröffentlicht worden, Heine sei in der Schweiz verstorben. »Am Tage der Volksabstimmung über die Berner Verfassung starb auf Berner Boden im Glockenthal, eine viertel Stunde von Thun, der Dichter Heinrich Heine. Er hatte sich vor etwa 14 Tagen auf den Rath der Aerzte in diese Gegend begeben, die am Fuße der Alpen durch ihre erquickende, stärkende Luft bekannt ist, und hier einen Landsitz bezogen. Es heißt, ein wiederholter Schlaganfall habe seinem Leben ein Ende gemacht.« (266)

Dieser bald widerrufenen Falschmeldung lag eine Namensverwechslung zugrunde, denn in der Schweiz verstorben war ein Orthopäde gleichen Namens. Doch wurde die Falschmeldung weiter verbreitet und veranlaßte u.a. Laube, einen Nekrolog auf Heine zu verfassen (Z1/520). Das »Frankfurter Konversationsblatt« schrieb eine Glose über die in letzter Zeit sich häufenden Todesmeldungen: »›Die Trier'sche Zeitung‹ läßt folgende Enten über H. Heine schwimmen. Es kommen uns heute Morgen verschiedene Briefe zu, welche von den entgegengesetztesten Punkten der Erde den Tod des Dichters berichten, der auf diese Art sein eigenes Ende in der Weise der »Reisebilder« gedichtet zu haben scheint.« So sollte Heine in Berlin in Armut verstorben sein, am Kap der guten Hoffnung oder während einer Demonstration in Barcelona oder bei einem Duell in Paris den Tod gefunden haben. In Hamburg habe ihm sein Vetter 1 Million Mark zur Befriedigung der Testamentsansprüche ausgesetzt, eine Nachricht, die Heines plötzliches Ableben in den Pyrenäen, in der Schweiz oder in Scheveningen verursacht haben soll. Das gleiche Blatt berichtete in einer anderen Ausgabe, daß Heine zwar nicht verstorben sei, aber die Nachrichten über die dramatische Verschlechterung seiner Krankheit zutreffend seien (vgl. 268). Auch der »Grenzbote« veröffentlichte einen anonymen Artikel über die Pressenachrichten zu Heines Erkrankung und Tod (vgl. 270).

Heine, so unvermittelt mit der Nachricht des eigenen Todes konfrontiert, schrieb einen Brief voll Resignation an seinen Verleger Campe, der sich fast wie ein Abschiedsbrief liest. Der Dichter hatte aus gesundheitlichen Gründen das Pyrenäen-Bad verlassen und war auf dem Heimweg nach Paris: »Ich habe lange mit dem Schreiben gezögert, hoffend es würde mit mir besser gehen, so daß ich Ihnen erfreulicherweise Dinge zu melden hätte als heute; leider aber hat mein Zustand, der sich seit Ende May bedenklich verschlimmert, in diesem Augenblick eine so ernsthafte Form angenommen, daß ich selbst erschrecke. Während den ersten Wochen, die ich in Barèges zubrachte, hatte ich mich etwas erholt und Hoffnung geschöpft, aber seitdem ging es den Schneckengang; meine Sprachwerkzeuge sind so gelähmt, daß ich nicht sprechen kann, und essen kann ich nicht seit 4 Monath, wegen der Schwierigkeit des Kauens und Schluckens und der Abwesenheit des Geschmacks. Auch bin ich entsetzlich abgemagert, mein armer Bauch ist kläglich verschwunden und ich sehe aus wie ein dürrer einäugiger Hanibal. Traurige Symptome (beständige Ohnmachten) haben mich nun bestimmt nach Paris zurückzueilen und habe Barèges verlassen. Ich bin keineswegs ängstlich sondern sehr gefaßt und trage wie bisher mit Geduld was sich nicht ändern läßt und ein altes Menschenschicksal ist. Meine Meinung geht dahin, daß ich nicht mehr zu retten bin, daß ich aber vielleicht noch eine Weile, ein oder höchstens zwey Jahre, in einer trübseligen Agonie mich hinfristen kann. Nun, das geht mich nicht an, das ist die Sorge der ewigen Götter, ... Das holdselige Bewußtseyn ein schönes Leben geführt zu haben, erfüllt meine Seele selbst in dieser kummervollen Zeit, wird mich ja hoffentlich in den letzten Stunden bis an den weißen Abgrund begleiten. – Unter uns gesagt, dieser letztere ist das wenigst Furchtbare, das Sterben ist etwas Schauderhaftes, nicht der Tod, wenn es überhaupt einen Tod giebt. Der Tod ist vielleicht der letzte Aberglaube. Was soll ich zu dem Zufall sagen, der eben in jetziger Zeit eine falsche Todesnachricht von mir in Deutschland verbreitete? Diese hat mich eben nicht ergötzlich gestimmt. Zu anderen Zeiten hätte ich darüber gelacht. [...] Daß ich Ihnen den Troll noch nicht geschickt, ist wahrlich nicht meine Schuld, die Familiengeschichten hatten mir alle gute Laune geraubt und die zunehmende Krankheit verhinderte mich das Gedicht nachträglich so auszurüsten, wie ich gern thäte; ... Mein Geist ist klar, sogar schöpferisch geweckt, aber nicht so beseligend heiter wie in den Tagen meines Glücks. Gott verzeihe meiner Familie die Versündigung, die sie an mir verschuldet. Wahrlich nicht die Geldsache, sondern die moralische Entrüstung, daß mein intimster Jugendfreund und Blutsverwandter das Wort seines Vaters nicht in Ehren gehalten hat, das hat mir die Knochen im Herzen gebrochen und ich sterbe an diesem Bruch. [...] – Meine Finanzen sind schlecht, diese Krankheit und Reise nach Barèges haben mich schier ausgebeutelt, und ich weiß wahrhaftig nicht wie ich die zunehmenden Lebenskosten in diesen Winter erschwinge! [...] Bloß meine Aerzte haben mir in einem Monath mehr gekostet!« (HSA 22/1150)

Josef Samuel Tauber kritisierte in seinem Artikel über den Besuch bei Heine am 21. August 1846 die Leichtfertigkeit der Journalisten und ihre mangelhaften Recherchen: »Heine ist gestorben! schallte es jüngstens durch unsere Zeitungsblätter. Es ist rührend, wie sie ihn successiv immer schwächer, immer kränklicher vorführten, vom Boulevard in's Spital, von da in's Bad, dann in's Irrenhaus, und endlich, nachdem sie ihn in Charenton an dramatischer Gerechtigkeit haben sterben lassen, sehen wir ihn in dem Père la Chaise unter einem schöngeschliffenen marmornen Grabbeschwerer liegen.« Tauber berichtete aber von Heines gelähmter linker Hand und von einer Lähmung der Zunge: »Er schwieg erschöpft. Die gelähmte Zunge hatte schon lange nicht so viel gesprochen und ermüdete bei den letzten Worten so sehr, daß man die gestammelten Laute kaum verstand.« (Z1/724) Levin Schücking fand Heine im April 1846 in »bedauernswürdigem Zustande, halb blind, halb gelähmt.« In seinen Memoiren von 1868 erinnerte sich Schücking an Heines Klage über seine Ptosis, die Lähmung der linken Körperhälfte, die beständigen Kopfschmerzen sowie das von seinem Arzt ausgesprochene Alkoholverbot (vgl. Z1/733). Alexandre Weill berichtete in seinen Heine-Erinnerungen von Heines Aufenthalt in einer Heilanstalt, deren Leiter ein guter Freund des Dichters gewesen sein soll. Dieser Arzt habe ihn auch bewogen, sich einer Freimaurerloge anzuschließen (Z1/736). Er berichtete auch, daß Heine in einem ›ziemlich alarmierenden Zustand‹ Paris verlassen habe, um sich in den Pyrenäen zu erholen (Z1/737). Felix Bamberg berichtete Anfang Oktober, daß Heine in »bedauernswerthem Zustande« nach Paris zurückgekehrt sei (vgl. Z1/740). Heinrich Börnstein bestätigte diese schlechten Nachrichten. »Er kann nicht lesen, nicht schreiben, und selbst das Diktiren würde er nicht aushalten können. So ist er leider auf sich und seinen traurigen körperlichen Zustand beschränkt, und ein schwächerer Geist wäre schon längst zum Hypochonder geworden.« (Z1/741)

Am 10. September ließ Heine einen unbekannten Adressaten von seinem sehr schlechten Gesundheitszustand wissen. »Ich bin so krank ...« (HSA 22/1151) Am

14. September suchten ihn Friedrich Engels und der Arzt und Schriftsteller August Hermann Ewerbeck auf. Engels berichtete über dieses Zusammentreffen an Marx und an das kommunistische Korrespondenz-Komitee in Brüssel: »... so will ich Euch schließlich noch mitteilen, daß Heine wieder hier ist und ich vorgestern mit Ewerbeck bei ihm war. Der arme Teufel ist scheußlich auf dem Hund. Er ist mager geworden wie ein Gerippe. Die Gehirnerweichung dehnt sich aus, die Lähmung des Gesichts desgleichen. Ewerbeck sagte, er könne sehr leicht einmal an einer Lungenlähmung oder an irgendeinem plötzlichen Kopfzufall sterben, aber auch noch 3 bis 4 Jahre abwechselnd besser oder schlechter sich durchschleppen. Er ist natürlich etwas deprimiert, wehmütig, und was am bezeichnendsten ist, äußerst wohlwollend (und zwar ernsthaft) in seinen Urteilen – ... Sonst bei voller geistiger Energie, aber sein Aussehen, durch einen ergrauenden Bart noch kurioser gemacht (er kann sich um den Mund nicht mehr rasieren lassen), reicht hin, um jeden, der ihn sieht, höchst trauerklötig zu stimmen. Es macht einen höchst fatalen Eindruck, so einen famosen Kerl so Stück für Stück absterben zu sehen.«

Am gleichen Tag schrieb Heine an Ferdinand Friedland: »Ich schreibe Ihnen heute mit sehr betrübtem Herzen. Vor einigen Tagen bin ich hier zurückgekehrt von Barèges, wo ich mich einige Wochen ziemlich wohl befand, aber plötzlich einen so erschrecklichen Rückfall bekam und so sterbenskrank wurde, daß meine Frau es vor Angst nicht mehr aushalten konnte und ich ihrentwegen nach Paris zurückeilte; ich bin hier tausendmal kranker angelangt als Sie mich vor meiner Abreise gesehen, die Mundlähmung ist ausgebildeter, ich kann nicht mehr essen, bin abgemagert; der Druck auf der Brust bringt mich jeden Augenblick dem Ersticken nahe, mein Hintern fragt mich gar nicht mehr um Erlaubniß was er thun soll – enfin sehr schlechte Symptome und ich pfeife vielleicht auf dem letzten Loche. Die falsche Nachricht von meinem Tode war eine böse Eule und hat mich wahrlich nicht amüsirt. Dabey sind meine Finanzen ebenfalls todtkrank, ein widerwärtiger Leichengeruch herrscht in meiner Börse, ... Kommen Sie nur bald hierher damit ich Sie vor meinem Tode noch einmal lügen höre! [...] Es geht mir sehr schlecht, meine Krankheit frißt mich auf in extraordinären Kosten, und ich verdiene keinen Heller. Ich würde meinen Tod beschleunigen wenn ich nicht Mathilde ohne eine Lebensversicherung zurückließe. Gott wieviel Unglück stürmt auf mich ein, seit zwey Jahren!« (HSA 22/1152) Sollte Heine wirklich sich den Bart haben wachsen lasen, um sich nicht am Kinn rasieren zu müssen, so spräche dies für eine Hyperästhesie im Bereich des Kinns. Als neues Symptom, das er seinem Freund Friedland schilderte, war in den letzten Wochen eine Harn- und Stuhlinkontinenz aufgetreten. Auch litt er verstärkt unter Atemnot. Die rasche Verschlechterung seiner Gesundheit hatte auch seine Finanzen stark angegriffen. Zudem mußte er um den Verlust seines in die Aktiengesellschaft »Iris« investierten Geldes fürchten. Erst Ende September erhielt er den Brief Carls, der ihm eine Versöhnung anbot unter der Bedingung, daß Heine bereue, was er Abfälliges über Salomon Heine gesagt habe. Heine konnte auch mit seinem Verleger eine Pension vereinbaren, die nach seinem Tode an Mathilde weiterbezahlt werden sollte. Im Herbst 1846 beteiligte

Baron Rothschild Heine an erfolgreichen Spekulationen, um ihn finanziell zu unterstützen. Anfang Oktober zeigte sich auch Carl Heine zur regelmäßigen Zahlung von Heines Pension bereit. Im November schließlich konnte der Erbschaftsstreit mit Carl Heine beigelegt werden.

Heines körperlicher Zustand ließ das Schlimmste befürchten. So schrieb Heine an Heinrich Laube: »Ich bin entzückt über ihren Vorsatz hierherzukommen. Führen Sie ihn nur bald aus. Sie müssen ein bischen eilen, denn obgleich meine Krankheit eine ruhig fortschreitende ist, so kann ich doch nicht einstehen vor einem Salto mortale, und Sie könnten zu spät kommen und mit mir über Unsterblichkeit, Literatenverein, Vaterland und Campe und ähnlich höchsten Fragen der Menschheit zu reden; Sie können einen sehr stillen Mann an mir finden. Ich bleibe diesen Winter auf jeden Fall hier ...; und finden Sie mich nicht hier, so suchen Sie mich gefälligst auf dem cimetièrre Montmartre, nicht auf dem Père Lachaise, wo es mir zu geräuschvoll ist.« (HSA 22/1157) Ähnliches an Julius Campe, 12. November: »Ich habe Sie bis heute auf Ihre zwey jüngsten Briefe ohne Antwort gelassen, weil mich das Schreiben unsäglich anstrengt, nicht sowohl wegen meinen schwachen letzten Auges, als wegen der Brust deren Beklemmung Tag und Nacht dauert, daß mir bey dem beständigen Schlucksen und Glucksen schon jetzt in diesem Augenblicke, wo ich über den Schreibtisch mich lehne, das Wasser beständig aus dem Maule läuft der Athem ausgehn will. ... Daß Sie an meiner Krankheit nicht glaubten, erkläre ich mir daraus, daß Sie gewiß bey meiner Mutter Erkundigungen einzogen, die wahrlich nicht beunruhigend ausfallen könnten, da ich der Alten Frau immer das Gegentheil meines Zustandes berichte. [...] Wir haben beide große Thorheiten begangen, aber ich bezahle sie viel theurer, mit dem Rest meiner Gesundheit. Es sieht mit dieser sehr schlecht aus es ist möglich daß mein Tod ihnen eine sehr vorzüglichere Reklame macht für meine Gesamtausgabe; ...« (HSA 22/1159)

Sehr deutlich beschrieb Heine hier den übermäßigen Speichelfluß, der auch durch das Unvermögen entstand, den Speichel zu schlucken. Diese Hypersalivation ist ein deutlicher Hinweis auf eine Bulbärparalyse. Im November kündigte Heine Lassalle die Freundschaft auf. Es war zu einem Zerwürfnis gekommen, nachdem Heine nicht in die Auseinandersetzungen zwischen Lassalle und dem Grafen Hatzfeld eingreifen wollte. Heine, der kaum noch das Haus verlassen konnte (HSA 22/1161), mußte wegen heftiger Krisen die Arbeit am Manuskript des »Atta Troll« mehrfach unterbrechen. Durch die winterliche Witterung fühlte er sich zusätzlich beeinträchtigt (HSA 22/1162). Am 19. November konnte er Campe vermelden: »ich befinde mich seit 8 Tagen etwas besser und da ich mich gegen alle Aeußeren und innere böse Influenzen in Acht nehme, hoffe ich den Winter besser zu überstehen als anfänglich zu erwarten war. Auch arbeite ich schon mit mehr Leichtigkeit. Geh fast gar nicht aus; das beständige Sitzen am Kamin hat leider mein letztes Auge noch mehr getrübt. Könnte ich nur lesen!« (HSA 22/1161) Am gleichen Tag schrieb Heine auch einen Brief an seine Mutter, um ihr von seinem Gesundheitszustand und von dem seiner Frau zu berichten. Jedoch sind seine Angaben kaum glaubhaft: »Meine Frau befindet sich jetzt ganz wohl und mir geht es besser. Ich esse und trinke mit gutem Apetit und habe alle Aerzte abgeschafft.« (HSA 22/1165)

1847

Das neue Jahr begann ebenso trübselig wie das alte geendet hatte. »Mir bekömmt die Kälte verflucht schlecht und muß beständig das Zimnmer hüten, ohne lesen zu können.« (HSA 22/1167) Ausführlich schilderte A. Martin am 7. Januar Heines Gesundheitszustand: »H. Heine ist ganz elend, körperlich ganz siech — ... An einer umschriebenen Gehirnerweichung seit längerer Zeit erkrankt und behufs der Heilung hiervon vergangenen Sommer in den Bädern zu Barèges in den Pyrenäen gewesen, ..., kehrte er keineswegs geheilt, ja nicht einmal gebessert, im Gegentheile so verschlimmert nach Paris zurück, ... Und in der That sein Anblick ist schreckenerregend: auf der ganzen linken Körperhälfte gelähmt, hängt der an und für sich mäßig große, aber sehr magere Körper nach Links, Kopf und Hals nach der linken Schulter herabgesunken; Arm und Fuß der linken Seite sind kaum noch für die nöthigsten Dienste brauchbar, hängen meist schlaff herab und hemmen hierdurch sowie durch Störung des natürlichen Gleichgewichtes jede freiere Bewegung des Körpers. Dazu ist nun auch das linke Ohr taub, das linke Auge vollkommen verschlossen, die linke Wange und der linke Mundwinkel schief und todt herabhängend, was in der Unterhaltung seine Worte unzusammenhängend, mühevoll und undeutlich ausgesprochen und längere Sätze ihm vollkommen unmöglich macht. Auch das rechte Auge ist in Folge von Mitleidenschaft nur halb geöffnet, etwas durch die vermehrte Anstrengung entzündet, geröthet und thränend und um damit Jemanden ansehen zu können, muß Heine mit sichtlicher Anstrengung nicht blos den gebückten Körper emporrichten sondern mühevoll auch den Kopf so weit als möglich zurücklegen, um dem durch den gelähmten Augendeckel zur Hälfte verschlossenen rechten Auge, dessen Bewegungsfähigkeit gleichfalls nicht mehr ganz in seiner Gewalt zu stehen scheint, so viel als thunlich Sehraum zu verschaffen. Um nun diese lästigen körperlichen Gebrechen einigermaßen dem Auge des Begegnenden zu verbergen sind Lippen-Kinnbarthaare lange gewachsen, [...].« (Z2/747)

Martin meinte auch, eine geringfügige Einschränkung der intellektuellen Leistungsfähigkeit festzustellen. Er beschrieb ausführlich die Symptome einer Facialisparese und einer links betonten schlaffen Hemiparese. Bemerkenswert ist ferner, daß Heine über Taubheit oder zumindest Hörminderung auf dem linken Ohr geklagt haben muß. Auch Karl Maria Kertbény traf Heine im Februar in diesem bedauernswerten Zustand an. Jedoch konnte Heine selbständig das Bett verlassen und sich in einen Sessel setzen, was ihm jedoch große Mühen bereitete. Kertbény gewann den Eindruck, Heine sei nahezu vollständig erblindet. Auch huste und keuche der Kranke sehr (vgl. Z2/750).

Heines Augenleiden schritt sehr schnell fort, doch er wartete immer noch auf Besserung, obwohl sich an seinem Zustand nichts zum Guten änderte (vgl. HSA 22/1168). Am 7. Februar unterrichtet Heine Gustav Kolb in Augsburg von seinem schlechten Zustand und von seinem aus Krankheitsgründen zurückgezogenen Leben (vgl. HSA 22/1168).

Der Arzt Alfred Meissner traf Heine erstmalig am 10. Februar 1847. In seinen 1856 veröffentlichten »Heine-Erinnerungen« schilderte er ausführlich Heines körperlichen Verfall. Nach seinem ersten Eindruck 1847 stellte Meissner die Diagnose eines »Schlagflusses«, eines apoplektischen Insultes, eine Diagnose, die Meissner angesichts der Facialisparese, der Hemiplegie und den aus der Vorgeschichte bekannten Streitigkeiten mit der Familie als äußerer Anlaß wahrscheinlich erscheinen mußte (vgl. Z2/753). Meissner berichtete auch die Anekdote, die Heines Einstellung zu seinen Ärzten verdeutlichte. Heine wurde zuweilen auch vom Homöopathen Dr. Roth behandelt. Mit ihm war Heine bekanntgeworden, als er auf einer seiner Reisen mit dem Violinisten Ernst zusammentraf, der ihn bat, seinem Freund Roth eine Lyoner Salami mitzubringen. Während der Reise aber verspeisten Heine und seine Frau Mathilde diese Salami. »Jetzt erst fühlt es Heine, wie schnöde er sich seines Auftrages entledigt. Was thut er? Er schneidet mit einem Rasiermesser eine völlig durchsichtige Scheibe herunter und sendet sie unter Briefkuvert an den Doctor. »Herr«, schreibt er einem beiliegenden Billett »durch ihre Forschung ist nunmehr ganz festgestellt, daß Millionentheile die größten Wirkungen äußern. Empfangen sie hier den Millionsten Theil eines lyoner Salami, den mir Herr Ernst für sie übergab. Er wird bei Ihnen, falls die Homöopathie irgendwie eine Wahrheit ist, die Wirkung thun, wie ein ganzer.« (Z2/756) Am 25. Februar besuchte Carl Heine seinen kranken Vetter in Paris. Die Pensionsangelegenheit wurde nun endgültig geklärt und fortan die Rente von 4800 Franc bis zum Tode Heines bezahlt. Nach seinem Tode sollte die Hälfte der vereinbarten Summe als lebenslängliche Pension an Mathilde weitergezahlt werden. Das ehemals herzliche und sehr freundschaftliche Verhältnis zwischen Carl und Heinrich Heine konnte jedoch nicht wiederhergestellt werden. Am 28. Februar berichtete Heine seiner Mutter über dieses Zusammentreffen und schilderte ihr auch seinen Zustand in beschönigender Weise. Jedoch läßt dieser Brief erkennen, daß die Ptosis beider Augenlider nun sehr stark ausgeprägt war: »Hier ist wieder eine grimmige Kälte eingetreten, die mir eben nicht sehr zuträglich ist. Ich befinde mich jedoch ziemlich wohl; mein Zustand bessert sich peu à peu und ich sehe einem angenehmen Frühling und Sommer entgegen. Nur meine armen Augen sind sehr leidend oder vielmehr die Augenlieder zieht die krampfhafte Lähmung immer tiefer herab, so daß ich jetzt schlecht sehe; die Augen selbst sind gesund. Mit Carl Heine bin ich ganz aufs Reine, ja, ich bin sogar sehr mit ihm zufrieden.« (HSA 22/1175)

Ein ganz anderes Bild von seinem Zustand zeichneten Heines Briefe an Heinrich Laube vom Anfang April. Vor allem Atemnot, Hypersalivation und Schlucklähmung

mung bestimmten den »ekelhaftesten« Zustand: »Verflucht schlechte brustglucksende Nächte; hätte ich nicht Frau und Papagey, ich würde (Gott verzeih mir die Sünde) wie ein Römer der Misère eine Ende machen!« (HSA 22/1177) »Ich bin theuerster Freund heute so krank, daß ich Dich nicht sehen kann. Das ist ein verwünschter Tag.« (HSA 22/1178) »Mein Zustand ist noch immer derselbe – mein Kopf ist so schwach als wäre ich der Verfasser einer Auerbachschen Dorfnovelle – mein Magen ebenso katzenjämmerlich sentimental und religiös – sittlich – flau wie eine dito Novelle – ... Dein kranker Freund« (HSA 22/1179)

Heinrich Laube berichtete vom März, daß Heine zwar noch in der Lage war, gestützt auf einen Stock größere Spaziergänge zu unternehmen. Über die Entstehung der Erkrankung mutmaßte Laube aber: »Mich beschäftigte neben dem kranken Freunde vor allen Dingen die Frage: woher eine so ungewöhnliche und unerbittliche Krankheit, die offenbar in den geheimnisvollsten Verzweigungen zwischen Hirn und Nerven ihren Sitz hat, als eine tückisch rastlos weiterkriechende Lähmung. Erreicht sie den Lebensmittelpunkt des Gehirns, so entsteht der Tod. Giebt es keinen deutschen Arzt, welcher zu helfen wüßte?! Zorn und Aerger haben die Krankheit erregt durch eine Art von Schlagfluss. Nicht die hundert Kämpfe in Literatur und Poliktik haben diesem furchbaren Fechter das mindeste angethan; ein einziger Streich, welcher von seiner Familie ausgegangen, hat ihn zerstört.« (Z2/760) Von einem Zeitgenossen wurde berichtet, daß Heine im April bettlägerig war und in seinem Zimmer kein Licht angezündet werden durfte (vgl. Z2/780). Heines Ärzte hatten ihm prophezeit, er könne im günstigsten Falle nur noch zwei Jahre leben. Trotz dieser schlechten Nachrichten zeigte er sich jedoch »so vergnügt wie immer« (Z2/781). Nach Heinrich Laubes Erinnerungen hatte Heine die ärztliche Prognose einer Erkrankung, die aus seinem »Lebensmarke« stammen sollte, bereits akzeptiert (Z2/785).

Auch war es Heine unmöglich, Alexandre Weill aufzusuchen: »Mein Zustand ist leider noch immer derselbe. Heute wollte ich Sie aufsuchen, aber war Unterwegs unwohl.« (HSA 22/1180)

Ende März teilte Heine seiner Mutter mit, daß er beabsichtige, nach Montmorency zu ziehen, um im nahegelegenen Enghien-les-Bains erneut Schwefelbäder zu gebrauchen. Heine gab zu, nicht mehr lesen zu können oder auf ärztlichen Rat zu dürfen. Auch der Besuch des Theaters wurde ihm wegen der grellen Gasbeleuchtung verwehrt (vgl. HSA 22/1176).

Heine litt nun auch unter Koliken, wahrscheinlich handelte es sich um heftige Magen-Darmkrämpfe. »Mais l'homme propose et dieu dispose – und letzteres that gestern der Gott der Colik, der mich gestern Nachmittag plötzlich nach Hause trieb, ...« (HSA 22/1183) Selbstironisch und zynisch berichtete er Caroline Jaubert am 13. April von seinem Zustand: »... quant à moi, je me suis adonisé, à l'heure qu'il est, jusqu'au squelettisme. Les jolies femmes se retournent quand je passe dans les rues; mes jeux fermés (l'oeil droit n'est plus ouvert que d'un huitème), mes joues creuses, ma barbe délirante, ma démarche chancelante, tout cela me donne un air agonisant qui me va à ravir! Je vous assure, j'ai dans ce moment un grand succès de moribond. Je mange des coeurs; seulement je ne peux pas les digérer.« (HSA 22/1184)

In der Ausgabe vom 17. April 1847 des »Frankfurter Konversationsblattes« wird den kursierenden Mutmaßungen über Heines gebesserten Gesundheitszustand widersprochen. Das Blatt berichtet, die Lähmungserscheinungen würden fortschreiten. Die eingetretene Ptosis wird ausdrücklich erwähnt (vgl. 269). Nach dem Bericht von Stephan Born konnte Heine zwar noch ausgehen und ein Lesekabinett besuchen, mußte jedoch gestützt werden und konnte eine Zeitung nur lesen, indem er das Blatt vor seinen Augen hin und her schob. Er konnte also den Zeilen nicht mit dem Auge folgen, was für eine Parese der Augenmuskel spricht (vgl. Z1/794). Caroline Jaubert berichtete, daß Heine über Lähmungserscheinungen der rechten (!) Gesichtshälfte klagte (Z1/795). Levin Schücking erinnerte sich, daß Heine im Herbst 1847 zwar bettlägerig, seine Matratzengruft aber ein ›lichtes, großes und schönes Zimmer‹ war (Z1/802).

Am 19. April schrieb Heine einen weiteren schonfärberischen Brief an seine Mutter: »Ich befinde mich heiter und wohl; klage aber gegen die ganze Welt, und wenn Du etwas hörst daß ich in's Gras beiße, so sey überzeugt, daß ich nur in einen guten Kuchen beiße. Mit meinen Augen ist leider noch nichts geändert, es ist Krampf der auch den Mund affizirt, und wahrscheinlich schwindet das durch die nervenstillende Landluft und Landruhe. Doktoren will ich gar nichts mehr an mir lassen. Ich sehe all diejenigen welche diesen Winter gestorben sind haben einen Arzt gehabt.« (HSA 22/1185) Heine, der bereits im September 1846 mit einer Nachschrift vom Februar 1847 sein Testament gemacht hatte (HSA 22/1173), fühlte sein Ende nahen und erwartete die stetige Verschlechterung seines Zustandes. Er schrieb an Varnhagen v. Ense am 4. Mai: »Wären nicht meine Augen in so fatal schmerzhaften Zustande, ... – Mögen diese Zeilen Sie in besten Wohlseyn antreffen – mir geht es körperlich schlecht und ich trage das Unabweisbare mit Geduld. Meine Gemüthswärme ist bis zur Flamme erhöht während die äußerliche Lähmung mich umschleicht.« (HSA 22/1188)

Heine verschwieg seiner Mutter noch immer seinen Zustand und gab vor, sich wohl zu fühlen. Auch Gustav Heine in Wien ließ er wissen, er fühle sich gesundheitlich etwas besser (vgl. HSA 22/1187). Doch vergaß er nicht, in seinem Begleitschreiben an Benjamin Lumley in London, dem er das »Faust«-Ballett zur Aufführung zusandte, auf den schlechten Zustand seiner Augen hinzuweisen (HSA 22/1186). Es dürfte Heine sehr viel Mühe gekostet haben, trotz der extremen Sehbehinderungen noch schriftstellerisch tätig zu sein. Ende Mai siedelte Heine nach Montmorency über, wo er Erholung suchte, nicht arbeitete und wegen seiner Augen auch nicht lesen konnte oder durfte (vgl. HSA 22/1194). In Erwartung der Herausgabe seiner Gesamtausgabe schrieb Heine voller Ungeduld an seinen Verleger am 20. Juni. Aus diesem Schreiben geht hervor, daß er wieder durch die bekannte pulmonale Symptomatik für längere Zeit stark beeinträchtigt war: »...; ich kann Sie nicht zwingen, aber ich bitte Sie sehr zu bedenken, daß es eine große Frage ist ob ich diesen Winter ausdauere mit meinem schrecklich zerstörten Leibe. Die

Kälte hat auch meine Brust, die im Herbst noch gar nicht leidend war, zu stark angegriffen. Ich wollte deßhalb nach dem Süden gehen und dort zu überwintern suchen, aber meine Finanzen erlauben es nicht und werde daher in Paris bleiben. [...] – Es scheint als ob Sie meinen Tod zur Herausgabe der Gesamtausgabe, als fördernde Reklame, abwarten wollten; anders kann ich Ihr laues Zögern nicht erklären. Seyn Sie ohne Sorge, diese Reklame wird nicht ausbleiben, nicht lange. [...] Das Schreiben wird mir zu sauer [...] Unter den furchtbarsten Körperleiden arbeitete ich, um Ihren Wunsch zu erfüllen, ... Ich verlange nur Lakonismus von Ihnen, denn wie gesagt meine blinden Augen und meine ächzende Brust können das lange Briefwechseln nicht vertragen. Liebster Freund, es geht mir herzlich schlecht, obgleich ich von aller Welt in diesem Augenblick (ausgenommen von meiner miserablen Sippschaft) gehätschelt und gestreichelt werde.« Über das Zugeständnis Carls, nach seinem Tode die Hälfte der Pension an Mathilde weiterzuzahlen, urteilte er: »... daß derselbe, während ich dem Grabe nahestehe, die Verpflichtung übernommen hat meiner Witwe die Hälfte meiner Pension lebenslänglich zu zahlen, ist fürwahr keine so kolossale Großmuth. [...] Da jetzt meine Bedürfnisse, wegen der Krankheitspflege, fast verdreifacht, da ich fast gar wenig erschreiben kann, so würde der Himmel mich sogar in eine große Verlegenheit setzen, wenn er mir ein längeres Leben schenkte. [...] Ich bin sehr verstimmt und dabey sitzt eine melancholische Nachtigall vor meinem Fenster, die beständig jammert.« (HSA 22/1195) Auch seine Mutter erfuhr am 22. Juni, wie sehr er unter seiner Sehschwäche, die an Blindheit grenzte, litt (vgl. HSA 22/1196).

Gegenüber Alfred Meissner beklagte er sich über seinen »anhaltend unleidlichen Zustand« (HSA 22/1192). Heine kündigte seiner Mutter am 27. Juli an, daß er sich bald gezwungen sähe, einen Vorleser und später vielleicht einen Sekretär zum Schreiben der Korrespondenz zu beschäftigen (vgl. HSA 22/1196 und 1198). Nur wenige Briefe sind aus diesem Sommer überliefert, so der an Alexandre Weill, Juli–August 1847: »... ich allein bin unpässlich, etwas stark unpässlich.« (HSA 22/1199) – und der an Betty Heine vom 28. August: »Meine Augen im selben Zustand, und das Schreiben macht mich übel; schreibe daher fast gar nicht.« (HSA 22/1200)

Im September faßte Heine den Entschluß, wieder nach Paris zurückzukehren. Die Lähmung war stärker geworden und hatte nun auch seine Beine erfaßt. An Christine de Belgiojoso berichtete er am 20. September: »Ma maladie est devenue insupportable, la paralysie a gagné aussi les pieds, les jambes et tout le bas ventre, de sorte que depuis une quinzaine je ne puis plus marcher du tout.« (HSA 22/1201)

Heine, der nun nicht mehr gehen konnte, mußte erleben, wie die Paralyse an den Hirnnerven begann und absteigend alle motorischen Nerven des Körpers ergriff. Am gleichen Tag bat Heine Wertheim um einen Krankenbesuch und berichtete ihm über die neu aufgetretene Lähmung seiner Beine: »Mir geht es so schlecht, oder vielmehr es geht gar nicht mehr; seit 14 Tagen sind auch meine Beine und Füße so paralysirt, daß ich nicht das Zimmer verlassen konnte und kaum wenige

Schritte zu gehen vermag. Der Unterleib ebenfalls so bedeutend paralysirt und ich bin mehr als unwohl ... und mein Schicksal eilt dem Ende entgegen. Ich trage es mit Ruhe und Stolz.« (HSA 22/1202)

Da es ihm nun unmöglich geworden war, die nahegelegenen Schwefelbäder zu besuchen, zog Heine es vor, wieder nach Paris zu ziehen und die ländliche Abgeschiedenheit zu verlassen. Er fürchtete wohl, nun durch seine Sehschwäche und die neu eingetretene Lähmung seiner Beine gänzlich den Kontakt zur Außenwelt zu verlieren. Er unterrichtete seine Mutter am 21. September von seiner Absicht, ohne ihr jedoch mehr von seinem Gesundheitszustand als das bereits bekannte Augenleiden zu berichten. Mit Verwunderung nahm er die aus Deutschland eingetroffenen Glückwunschbriefe zu seiner angeblich vollständigen Genesung entgegen und deutete seiner Mutter an, sie solle sich keine falschen Hoffnungen wegen dieser falschen Nachrichten machen (vgl. HSA 22/1203).

Alexandre Weill ließ er wissen, er habe in Paris eine Wohnung gemietet. Über seinen Zustand berichtete er: »... denn seit länger als 14 Tagen bin ich auch an beiden Füßen und dem ganzen Unterleib gelähmt, so daß ich nicht gehen kann. [...] Ich bin sehr verdrießlich und stehe viel aus.« (HSA 22/1204) Ob Heine mit der Lähmung des Unterleibes eine Blasen- und Mastdarminkontinenz gemeint hat, bleibt offen, ist aber nicht unwahrscheinlich. Die Lähmung oder Schwäche der Extremitäten wird nicht näher beschrieben. Es mag eine schlechte Stammkontrolle bei Hirnstammläsion im Rahmen der basalen Meningitis gemeint sein oder hinweisen auf eine frühe Beteiligung der langen Bahnen. Nach dem Umzug Mitte Oktober teilte Heine seiner Mutter die neue Adresse mit und schrieb ihr, seinen wahren Zustand verheimlichend: »Sonst aber geht es uns gut. Meine Augen noch immer im leidenden Zustand.« (HSA 22/1207)

Einen weiteren Brief über den Gesundheitszustand ihres Sohnes erhielt Betty Heine mit dem Schreiben vom 4. Dezember. »Was meine Gesundheit betrifft, so leide ich noch immer an meinen Augen, aber im Uebrigen befinde ich mich besser als gewöhnlich. Ja, ich bin von Herzen seit zwey Jahren noch nicht so frisch und gesund gewesen wie seit 14 Tagen; das kommt von einem Kräutertrank den ich als Cur jetzt trinke und der mich, nach der Betheuerung meines Arztes radikal herstellen soll, so daß ich einem guten Winter entgegen sehe. Sobald meine Cur vollendet erzähle ich Dir mehr davon (Ich habe eine Feder mit der ich nicht schreiben kann, kann auch keine andere heute schneiden, da es sehr dunkel schon ist und meine Wohnung leider nicht sehr hell – letztere ist überhaupt nicht nach meinen Wünschen, da ich, zumal heute, beständig klopfen höre.« (HSA 22/1210)

Es ist offensichtlich, daß Heine seiner Mutter, die ebenfalls in den Wintermonaten erkrankt war, seinen wahren Gesundheitszustand verschwieg. Die schlechte Feder diente wohl nur als Ausrede für sein Unvermögen, bei Dämmerlicht noch zu schreiben und zu sehen, was er schrieb, oder für eine ebenfalls eingetretene motorische Schwäche der Hand. Auch seine schon seit langem bekannte Geräuschempfindlichkeit war wieder aufgetreten und führte zu Mißfallen an der neuen Wohnung. Leider finden sich keine Angaben, von welcher Art die Kräuterkur war, die er auf Anraten seines Arztes nun anwandte. Jedoch wie bei Schwerkranken nicht ungewöhnlich, klammerte Heine sich an dieses letzte Hilfsmittel. Noch einmal schrieb Heine seiner Mutter am 29. Dezember und mahnte sie, ihn bald mit Nachrichten von der Hamburger Familie zu versorgen. »Ich schreibe Dir noch immer unter den verdrießlichsten äußern Hindernissen; nemlich in meiner Wohnung wird beständig geklopft und – es raucht. Auch werde ich ausziehn, ... Meine Cur schlägt gut an, aber meine Augen sind noch immer leidend; deshalb kann ich wenig schreiben.« (HSA 22/1210)

1848

Friedrich Engels berichtete an Karl Marx im Januar 1848: »Heine ist am Kaputtgehen. Vor 14 Tagen war ich bei ihm, da lag er im Bett und hatte einen Nervenanfall gehabt. Gestern war er auf, aber höchst elend. Er kann keine drei Schritt mehr gehen, er schleicht, an den Mauern sich stützend vom Fauteuil bis ans Bett und vice versa. Dazu Lärm in seinem Hause, der ihn verrückt macht. Schreiner, Hämmern usw. Geistig ist er auch etwas ermattet.« (Z2/808) Caroline Jaubert erinnerte sich in ihren Heine-Erinnerungen an den Januar 1848 ebenfalls an Krämpfe, die vom Gehirn ausgehend sich bis zur äußersten Fußspitze hingezogen hätten. Diese Schmerzen wurden durch Morphiumaufschläge gemindert. Es wurden Brennkegel in rascher Folge längs der Wirbelsäule gesetzt, die mit Morphium bestreut waren (Z2/809).

Fanny Lewald hielt in ihrem Bericht über ihren Paris-Aufenthalt vom März dieses Jahres die Begegnung mit Heine fest und daß dieser sein ungepflegtes Äußeres durch heftiges Leiden in den letzten Tagen entschuldigt und insbesondere darauf aufmerksam gemacht habe, daß seine Haut keine Berührung ertrüge (Z2/814).

Am 19. Januar benachrichtigte Heine seine Mutter über den Erfolg seiner Kur. Indirekt gestand er ein, unter Koliken gelitten zu haben. Er schrieb ihr: »Was mich betrifft, so befinde ich mich wohler als gewöhnlich, sehr viel wohler, und wenn meine Cur auf die Augen noch nicht so schleunig gewirkt, als ich wohl wünschte, so hat sie mich doch von manchem anderen Leid, die Unterleibsbeschwerden, Kopfweh, Poluzionen und dergl. schon befreit.« Heine teilte seiner Mutter weiterhin mit, seine neue Wohnung wieder verlassen zu müssen, da im Erdgeschoß eine Pferdestall eingerichtet worden war, und das beständige Stampfen der Pferde ihn sehr störe und die Nachtruhe raube. Zu den über seinen Gesundheitszustand kursierenden Gerüchten schrieb er: »In englischen Blättern hat man mich wieder todt gesagt und mein frühes Hinscheiden sehr bedauert. In deutschen Blättern bin ich wenigstens dreyviertel todt. Ich bin jetzt an dergl. gewöhnt.« (HSA 22/1211)

Am 18. Mai hatte z.B. das »Magazin für die Literatur des Auslandes« einen

Nachruf auf Heine veröffentlicht: »H. Heine ist todt. Schon mehrmals haben die öffentlichen Blätter den seit Jahren in Paris lebenden Dichter H. Heine todt gesagt, und er selbst hat sich gewöhnlich hinterdrein über die Todesanzeige lustig gemacht. Einmal muß die Nachricht wahr werden, da selbst der unsterbliche Dichter als Mensch sterblich ist, [...]« (271)

Am 10. Juni mußte das Magazin seine Mitteilung widerrufen: »Der todte Heine hat sich im Grabe umgedreht;« aber es wies ausdrücklich auf die Tatsache hin, daß gerade auch die »Augsburger Allgemeine Zeitung« sehr häufig negative Meinungen über Heine, schlechte Nachrichten über seinen Gesundheitszustand oder gar Todesnachrichten verbreitete (272).

Der »Gesellschafter« berichtete am 17. August 1846, daß Heine seit längerer Zeit auf einem Auge blind sei (vgl. 264). In dem Journal »Jahreszeiten, Hamburger Neue Mode-Zeitung« wurde berichtet: »Heinrich Heine ist trotz seiner unerhörten körperlichen Leiden noch immer heiter und lustig.« (273)

Am 27. Januar erfuhr Betty Heine: »Ich befinde mich noch immer sehr wohl, doch meine eigentliche Cour ist vorderhand durch den großen Schreck und das viele Häuslern neutralisiert worden.« (HSA 22/1212) Wenn auch Heine den Mißerfolg seiner Kräuterteekur in äußeren Umständen suchte, so steht doch fest, daß sein Leiden nicht durch solche einfachen Mittel zu heilen war.

In den ersten Wochen des Jahres 1848 vollzog sich in Frankreich eine politische Umwälzung, die zur Abdankung von Louis-Philippe führte unter Ausrufung der Französischen Republik unter dem Dichter Lamartine. An diesen bewegenden politischen Ereignissen konnte Heine nicht teilnehmen, denn er wurde am 6. Februar in die Heilanstalt Faultrier in der Rue de Lourcine eingeliefert. Wertheim unterrichtete er von seinem Aufenthalt in dieser Anstalt und schreibt, ohne klarzustellen, ob er das eigene Leiden oder die politischen Umstände meinte: »Die erwartete Hämorrhoidalkrise ist glücklich eingetreten.« Eindeutig verwies er auf sein Augenleiden: »Augen sehr matt, kann mein Geschreibsel nicht lesen.« (HSA 22/1213)

Heines Gesundheitszustand war sehr kritisch. Wie er Kolb berichtete, konnte er überhaupt nicht mehr sehen und war nicht in der Lage, zwei Schritte zu gehen (vgl. HSA 22/1214). Ab Februar hielt sich Heine zwar zeitweise in der Heilanstalt Faultrier auf, doch verschleierte er seiner Mutter diesen Krankenhausaufenthalt und gab die Adresse nur unvollständig an, um weiter von ihr Post erhalten zu können. Er schrieb ihr am 31. März: »Eben weil es jetzt so stürmisch in der Welt und hier besonders tribulant hergeht, kann ich Dir wenig schreiben. Der Spektakel hat mich physisch und moralisch sehr heruntergebracht. Ich bin so entmuthigt, wie ich es nie war. Will jetzt ganz ruhig leben und mich um nichts mehr bekümmern. Mitten in der Krises meiner Cour ging der Lerm los, und nicht blos Geld, sondern auch Gesundheit hab ich eingebüßt [...] Bin sehr verdrießlich [...] Schreib mir nur viel, liebe Mutter. [...] Rechnet aber nicht viel auf Nachrichten von mir; setze gar zu ungern die Feder an. Fürchte das Schreiben. – Um meine Adresse noch bestimmter zu machen, so schreibt: An H. Heine chez Mr. Faultrièr, 84 Rue de Lourcine à Paris. So lasse ich alle meine Briefe jetzt addressiren, denn ich traue meinem Hausportier nicht.« (HSA 22/1215).

Anfang April traten weitere Lähmungserscheinungen auf. Auch klagte Heine nun über Parästhesien am Rücken und an den Armen. »Daß ich einen Augenblick furchtbar bewegt wurde, daß es mir kalt über den Rücken und die Arme hinauf wie stechende Nadeln lief, das wird Sie nicht verwundern. Nun, es ist vorüber gegangen. [...] Gern wollte ich aus dem mich beängstigenden Getümmel des öffentlichen Lebens wegflüchten, [...], wenn ich nur besser gehen könnte und ich nicht so krank wäre. Aber meine Gebresten, die ich allenthalben mitschleppen muß erdrücken mich schier, und ich glaube, Sie müssen sich sputen, lieber Freund, wenn Sie mich noch sehen wollen.« (HSA 22/1216)

Die Lähmungen der Hirnnerven waren nun besonders ausgeprägt, besonders die Kaumuskulatur war paralisiert. Ferner war eine Stimmbandlähmung eingetreten, Heine konnte sich nur noch mit Mühe verständigen. Es ist unklar, ob er aus Schwäche oder wegen einer kompletten motorischen Parese der Beine nicht mehr gehen und stehen konnte. Immer wieder klagte Heine über Krämpfe. Im krassen Gegensatz zu seinem körperlichen Zustand und der Hoffnungslosigkeit seiner Situation stand seine zuweilen heitere Gemütsstimmung. Am 26. April schrieb er einen erschütternden Brief an Julius Campe, von dem er dringend Nachrichten erwartete und dem er vielleicht auch ein wenig durch die eindringliche Schilderung seines Zustandes unter moralischen Druck setzen wollte. »Ich bin seit einigen Wochen kranker als je und die größten Anstrengungen kann ich keine Zeile aufs Papier bringen. Auch diktiren kann ich nicht; denn seit 20 Tagen sind meine Kinladen gelähmt, kann ohne Krämpfe nur halb hörbar wenig sprechen und dadurch daß ich nichts konsistentes mehr kauen, bin in diesem Augenblick sehr schwach. Kann nicht mehr auf den Beinen stehen. – [...] Warum, während mir alle Freunde Zeichen der Theilnahme widmeten, obstinirten Sie, Campe, sich immer meinen Krankheitszustand zu ignoriren? waren Sie immer sicher daß ich der thätigen Hilfe in solchen Zustande nicht manchmal bedürftig? [...] Ich habe mir unsägliche Mühe gegeben meinen trostlosen Zustand meiner Mutter zu verbergen, und ich empfehle Ihnen ernsthafteste Diskrezion. Vielleicht erspart der Himmel der alten Frau den Kummer welchen Ihr die Kenntniß meines Elends bereiten müßte. [...] Ich bleibe bis zum 7ten May in der Heilanstalt wo ich seit 2½ Monath darniederliege und begebe mich wieder, um die großen Unkosten zu sparen, nach meiner Wohnung ... [...] – der Kranke rechnet immer auf bessere Tage. Mein Kopf ist frey, geistesklar, sogar heiter. Auch mein Herz ist gesund, fast lebenssüchtig, lebensgierig gesund – und der Leib so gelähmt, so makulaturig. Bin wie lebendig begraben. Sehe niemand, spreche niemand.« (HSA 22/1217)

Am 7. Mai verließ Heine die Heilanstalt aus finanziellen Gründen. Einen weiteren mahnenden Brief an seinen Verleger schrieb er am 12. Mai: »Trotz dem daß ich noch blinder und elender bin als vorige Woche habe doch zur Feder gegriffen.« (HSA 22/1218) Auch Gustav Kolb erhielt die Nachricht: »... schauerlich krank (auch die Kinnlade gelähmt), kann nur wenig sprechen und gar nicht kauen) ...« (HSA 22/1219)

Mitte Mai besuchte Heine den Louvre und brach nach seinen eigenen Angaben vor der Statue der Venus von Milo zusammen. Es mag Zufall gewesen sein, daß Heine ausgerechnet vor diesem antiken Standbild der Venus zusammenbrach. Angesichts der besonderen Bedeutung, die die Venus als Sinnbild vollendeter körperlicher Schönheit bei Heine besaß, wollte der Dichter vielleicht auch nur mit dem krassen Gegensatz zwischen der Vollkommenheit des steineren Ideals und dem Zustand seines eigenen Körpers das persönliche Scheitern an seinen eigenen Idealen, der Rehabilitation ›hellenistischer‹ Körperlichkeit, sinnbildlich ausdrücken. Die körperliche Katastrophe zu Füßen der Venus von Milo markiert den Höhepunkt in einem Drama, das vielleicht seinen Ursprung in der ›Doppelliebe‹ zur ›marmornen Venus‹ in der Göttinger Bibliothek und der venerischen Köchin der Hofrates Bauer gehabt haben könnte. Deutet man Heines Aussage in dieser Weise, so liegt die Schlußfolgerung nahe, daß Heine selbst an eine venerische Infektion als Ursache seines Leidens geglaubt haben muß. Hierbei ist es auch nicht zwingend, daß Heine selbst Göttinger Ereignisse als Ursache seines Leidens ansah. Die Venus dient ihm hier wie damals als Sinnbild, zu dem sich auch die venerische Infektion assoziieren ließ. Natürlich läßt sich daraus nicht ableiten, daß tatsächlich Heine hier auch medizinisch richtig über sein Leiden urteilte. Diese These läßt sich stützen durch die Tatsache, daß die näheren Umstände seines Zusammenbruches von Heine erst am 30. September 1851 im Nachwort zu »Romanzero« erläutert wurden. Auch in diesem Nachwort beschäftigte er sich wieder mit dem Gegensatz zwischen dem kirchlichen Glauben, mit seinem Begriff von der Sünde und all dem, was er schon im Börne-Buch als »nazarenisch« bezeichnete, und seinen eigenen ›hellenistischen‹ Vorstellungen von der Göttlichkeit des Leibes: »Nein, meine religiösen Überzeugungen und Ansichten sind frei geblieben von jeder Kirchlichkeit; kein Glockenklang hat mit verlockt, keine Altarkerze hat mich geblendet. [...] Es war im Mai 1848, an dem Tage, wo ich zum letzten Male ausging, als ich Abschied nahm von den holden Idolen, die ich angebetet in den Zeiten meines Glücks. Nur mit Mühe schleppte ich mich bis zum Louvre, und ich brach fast zusammen, als ich den erhabenen Saal trat, wo die hochgebenedeite Göttin der Schönheit, Unsere liebe Frau von Milo, auf ihrem Postamente steht. Zu ihren Füßen lag ich lange, und weinte so heftig, daß sich dessen ein Stein erbarmen mußte. Auch schaute die Göttin mitleidig auf mich herab, doch zugleich so trostlos, als wollte sie sagen: Siehst Du denn nicht, daß ich keine Arme habe und also nicht helfen kann?« (102, Bd. S. 189–190)

Heine leitete sein Nachwort zum Romanzero mit einer Beschreibung seines eigenen Zustandes ein. »Ich hatte damals noch etwas Fleisch und Heidentum an mir, und ich war noch nicht zu spiritualistischen Skelette abgemagert das jetzt seiner gänzlichen Auflösung entgegenharrt. Aber existierte ich wirklich noch? Mein Leib ist so sehr in die Krümpe gegangen, daß schier nicht übriggeblieben als die Stimme, und mein Bett mahnt mich an das tönende Grab des Zauberes Merlinus, welches sich im Walde Broziland in Bretagne befindett, unter hohen Eichen, deren Gipfel in grüne Flammen gegen den Himmel lodern. Ach, um diese Bäume und ihr frisches Wehen beneide ich dich, Kollege Merlinus, denn kein grünes Blatt rauscht herein in meine Matratzengruft zu Paris wo ich früh und spat nur Wagengerassel, Gehämmer, Gekeife und Klaviergeklimper vernehme. Ein Grab ohne Ruhe, der Tod ohne die Privilegien der Verstorbenen, die kein Geld auszugeben und keine Briefe oder gar Bücher zu schreiben brauchen – Das ist ein trauriger Zustand. Man hat mir längst das Maß genommen zu Sarg, auch zum Nekrolog, aber ich sterbe so langsam, daß solches nachgerade langweilig wird für mich, wie für meine Freunde. Doch Geduld, alles hat sein Ende. Ihr werdet eines Morgens die Bude geschlossen finden, wo Euch die Puppenspiele meines Humors so oft ergötzten.« (82, Bd. 2, S. 185–186)

So führte Heine dem Leser seinen körperlichen Zustand einerseits und »Die Schönheit« andererseits, die »beauté«, die ihm in ihrem erotisch-ästhetischen Doppelsinn so bedeutend war, vor Augen und nutzte diesen Gegensatz zum Plädoyer für seine ›hellenistischen‹ Ideale (vgl. 238/S. 304).

Ende Mai ließ Heine seine Mutter nun doch mehr über seine Krankheit wissen und schrieb ihr. »… mein Augenübel, überhaupt meine Gesichtsmuskellähmung ist momentan in seiner unausstehlichsten Blüthe … – Ich bekümmere mich um nichts, und eben meine Kränklichkeit schützt mich vielleicht jetzt vor Todesgefahren, den ich ausgesetzt wäre, wenn ich mich toll und gesund in die Tageskämpfe stürzen könnte.« (HSA 22/1221)

Heine war aufs Land übergesiedelt in ein Gartenhaus nach Passy, um möglichst fern von den Aufregungen zu bleiben, die die Volksunruhen und Revolutionsversuche in ganz Europa in den Frühjahrsmonaten des Jahres 1848 auslösten. Anfang Juni war Heine vollständig gelähmt und konnte den Sessel oder das Bett nicht mehr verlassen. Es handelte sich, seiner Beschreibung im Brief an Julius Campe nach zu schließen, wohl um eine schlaffe Parese mit anfallsweise auftretenden Spasmen. »Seit 12 Tagen leb ich hier auf dem Lande, elend und unglücklich über alle Maße. Meine Krankheit hat zugenommen in einem fürchterlichen Grade. Seit 8 Tagen bin ich ganz und gar gelähmt, so daß ich nur im Lehnsessel und auf dem Bette seyn kann. Meine Beine wie Baumwolle und werde wie ein Kind getragen. Die schrecklichsten Krämpfe. Auch meine rechte Hand fängt an zu sterben und Gott weiß ob ich ihn noch schreiben kann. Diktiren peinigend wegen der gelähmten Kinnladen. Meine Blindheit ist noch mein geringstes Uebel. Vergebens warte ich auf einen besseren Tag um Ihnen viel zu schreiben … Ich bin ein armer, sterbender Mann; arm in jeder Beziehung und hab kaum die Bedürfnisse und Kosten meiner Krankheit zu bestreiten. Es geht mir sehr schlecht.« (HSA 22/1222) Einen Tag später, am 8. Juni, offenbar noch in der Betreuung von Dr. Wertheim, berichtete er dem Augenarzt Julius Sichel: »… bin seit 8 Tagen am ganzen Leibe gelähmt – ich bin in einem entsetzlichen Zustande. Ja, kommen Sie zu mir, und zwar recht bald. Es wird mir vor meinem Tode, der jetzt seine Aufwartung machen will, eine große Labung seyn Sie zu sehen …« (HSA 22/1233)

Am 10. Juni verfaßte Heine ein neues Testament und bat seinen Verleger um die Übersendung von 600 Mark zur Deckung seiner Krankheitskosten. Er beauftragte Campe, seiner Schwester Charlotte und seinem Bruder Maximilian die Wahrheit über seine Krankheit mitzuteilen. »Ich muß Ihnen dennoch wieder schreiben, so sauer es mir auch wird. [...] und dennoch muß ich Geld haben. Meine Krankheit ist ein goldfressendes Thier, nicht bloß blutsaugend. [...] – denn ich stehe jetzt sehr schlecht, oder viel mehr gar nicht; meine Beine sind wie Baumwolle und meine armen Augen!« (HSA 22/1225) Seiner Schwester berichtete er am 12. Juni: »... meine Frau wünschte, daß ich Dich über meinen waren Gesundheitszustand nicht in allzugroßer Täuschung, die der Mutter wegen nöthig war, länger erhielte, damit wenn ich peigere, Du Dich nicht zu sehr erschrickst. Letzteres aber, liebes Kind, wird hoffentlich nicht so bald geschehen, und ich kann mich ein Dutzend Jahre noch hinschleppen wie ich bin, leider Gottes. Bin seit 14 Tagen so gelähmt, daß ich wie ein Kind getragen werden muß, meine Beine sind wie Baumwolle. Meine Augen entsetzlich schlecht. Von Herzen aber bin ich wohl, und mein Hirn und Magen sind gesund. Werde gut gepflegt, und es fehlt mir gar nichts zur Bestreitung großer Krankheitskosten; ich klage aber sehr und jammere. [...] Werde ich aber besser werden? Das weiß Gott, der alles zum Besten lenkt.« (HSA 22/1227)

An das Ehepaar Escudier schrieb er am 16. Juni: »... mes jambes n'ont pas survexcu à la royauté. On me porte comme un petit enfant.« (HSA 22/1228) Gleiches berichtete Heine auch Caroline Jaubert und verheimlichte ihr auch nicht, daß er wie ein Kind gefüttert werden mußte (vgl. HSA 22/1229). Seiner Mutter aber schrieb er am 17. Juli nur lapidar: »Mir geht es wie gewöhnlich.« (HSA 22/1230)

Am 25. Juni schrieb Heine an Eduard de la Grange und bat ihn, die Weiterzahlung der französischen Staatspension für ihn zu erreichen. Auch ihm berichtete er von seiner kompletten Parese (vgl. HSA 22/1231). An Julius Campe schrieb er am 9. Juli: »Ich kann, wie ich Ihnen gesagt, nicht mehr ausgehn und mich nicht vom Stuhl erheben, ich muß daher brieflich alle Geschäfte betreiben. [...] Meine Krankheit wird täglich unerträglicher, und schreibe nur mit äußerster Anstrengung. Kann die eignen Schriftzüge nicht sehen. Dabey aber geistig stark, geweckt, ja geweckt, wie ich es nie vorher gewesen. Viel geht mit mir zu Grabe, was die Menschen erfreut hätte; aber da ist nicht zu jammern. Hätte ich einen andern Buchhändler gehabt, wären andere Bücher und gewiß mehr als die vorhandenen zum Vorschein gekommen.« (HSA 22/1234)

Heine, der nun in seiner Wohnung herumgetragen werden mußte, zeigte merkwürdigerweise einen Zustand geistiger Frische und wurde nicht mehr von den Kopfschmerzen gequält. Mitte August wandte er sich noch einmal an seinen Bruder, den Arzt Maximilian Heine in Petersburg, und fragte ihm um Rat (vgl. HSA 22/1237). Auch seine Schwester Charlotte erhielt am 10. August neue Nachrichten: »Der Zustand meiner Augen ist so peinlich, daß ich jeden Brief, den ich eigenhändig schreibe, mit einem Tag der heftigsten Schmerzen erkaufe, und da Du um diesen Preis gewiß keinen Brief von mir haben willst, so werde ich mich heute und wahrscheinlich auch künftig einer fremden Feder bedienen um Dir Nachrichten über Gesundheit zu ertheilen. Diese hat sich keineswegs verbessert. Doch Gefahr ist nicht vorhanden und das traurige dabei ist eben, daß ich am Leben bleibe. Du brauchst dich also nicht um mich zu ängstigen, aber Mitleid verdiene ich im höchsten Grade. Ich habe die martervollsten Krämpfe manchmal zu ertragen und bin dabei wie ein gefesselter Mensch. Seit zwei Monaten habe ich den Gebrauch meiner Füße und Beine ganz verloren, und muß auf einem Sessel hin- und hergerollt werden. Ich bin ein armer paralitischer Mensch geworden, ...« (HSA 22/1236) Am 27. August sandte Maximilian Heine seinem Bruder 2000 frcs. und erteilte ihm medizinische Ratschläge. Ebenfalls Ende August benachrichtigte Heine Jacques-Julien Dubochet von der Verschlechterung seines Zustandes. Wieder stand die Klage über die Lähmung der unteren Extremität im Vordergrund, die ihn hinderte, seine häusliche Umgebung zu verlassen, um an den politischen und kulturellen Ereignissen seiner Zeit teilzunehmen (vgl. HSA 22/1238). Anfang September diktierte Heine seinem Sekretär einen Brief an seine Schwester Charlotte, in dem er die Absicht äußerte, nach Hamburg überzusiedeln, was jedoch wegen der schlechten Deutsch-Kenntnisse seiner Frau nicht möglich war. Offensichtlich war Heine in sehr deprimierter Stimmung (vgl. HSA 22/1239). Doch am gleichen Tag konnte Heine offensichtlich mit Mühe selbst einen Brief an seine Mutter schreiben. Er war ihr jetzt gegenüber offener und gab nun auch zu, unter Lähmungen und Krämpfen zu leiden. Es geht sogar aus diesem Brief hervor, daß die von ihm als ›Krämpfe‹ bezeichnete Spastik anfallsartig und meist am Arm, eventuell von einer Muskelgruppe ausgehend, begann. »Daß auch mein rechter Arm an Krämpfen, wie sie Lähmungen vorausegehen, leidet, habe ich Dir längst geschrieben.« (HSA 22/1240)

Heine deutete die Krämpfe in seinem Arm richtig als Prodrom, denn am 8. und 9. September litt er unter schweren Krampfanfällen, wie aus dem Schreiben an seinen Bruder Maximilian vom 10. September hervorgeht. Verbittert schrieb er seinem Bruder, ohne sich direkt für den Erhalt der 2000 frcs. zu bedanken. »Ich will Dir heute nur anzeigen, daß ich Deinen Brief vom 27. August nebst den darin enthaltenen Wechsel seit einigen Tagen empfangen habe. Von Dank kann zwischen uns beiden nicht die Rede seyn, schlimmsten Falles wird es Dir zur höchsten Befriedigung gereichen alles was zu thun war, für mich getahn zu haben. Dein eignes Herz wird Dir Kapital nebst Zinsen zurückbezahlen. Dein Herz ist so klug; es hat richtig errathen, daß mein Leid im Rückgrate seinen Sitz hat. Seit zweimal 24 Stunden wälze ich mich in den furchtbarsten Krämpfen, die noch in diesem Augenblick mich hindern Dir ordentlich zu antworten; ... eigenhändiges Schreiben ist mir ganz unmöglich jetzt. Die Krämpfe haben auch meine Hände erreicht, und ich habe überhaupt seit 3 Monaten nur zur Weilen noch wenige Augenblicke das Bett verlassen können. Herz und Gehirn, oder vielmehr die Seele, in üppigster Gesundheit und fürchte deßhalb ein längeres Leben als mir frommt. ...; unterdessen, geliebter Bruder, kann ich Dir nicht verhehlen, daß mir wirklich noch 2000 francs fehlen, um der peinlichsten Qual zu entgehen und meine Situation erträglich zu machen. Das Geld ist wie ein gutes Bett, daß uns freilich unsere Rückgratschmerzen nicht heilen kann aber sie doch nicht vermehrt ...« Heine bat seinen Bruder seine Post an die Heilanstalt Faultrier zu richten, da er nur da Ruhe finden könne. Heine gab an, seit 3 Nächten nicht mehr geschlafen zu haben (HSA 22/1242). Wenige Tage später bat Heine seinen Bruder erneut um 2000 Franc. »Das beste, was ich Dir zu sagen habe, ist, daß die verflossene Nacht eine schmerzlose und ruhige war; obgleich die Krämpfe im Grunde dieselben geblieben und die selben Kontraktionen und Verkrümmungen hervorbrachten, so fehlte ihnen doch der acute Schmerz und ich habe auch einige Minuten geschlafen. [...] Ueber meine Krankheit will ich Dir nächsten Einmal mancherlei mitteilen, woraus Dir dem Arzte, vielleicht ein Licht aufgehen mag. Ich weiß nicht woran ich bin und keiner meiner Aerzte weiß es. Soviel ist gewiß, daß ich in den letzten Monathen mehr Qualen erduldet als jemals die Spanische Inquisition ersinnen konnte. Dieser lebendige Tod, dieses Unleben, ist nicht zu ertragen, wenn sich noch schmerzen dazu gesellen. Vorigen Winter hatte ich große Genesungshoffnung durch einen ungarischen Charlatan, der aber durch seine Wundertinktur mir meine letzten Kräfte raubte. Genug davon. Wenn ich auch nicht gleich sterbe, so ist doch das Leben für mich auf immer verloren und ich liebe doch das Leben mit inbrünstiger Leidenschaft. Für mich giebt es keine schöne Berggipfel mehr, die ich erklimme, keine Frauenlippe, die ich küsse, nicht mal mehr ein guter Rinderbraten in Gesellschaft heiter schmausender Gäste; meine Lippen sind gelähmt wie meine Füße, auch die Eßwerkzeuge sind gelähmt ebensosehr wie die Absonderungskanäle. Ich kann weder kauen noch kacken, werde wie ein Vogel gefüttert. Dieses Unleben ist nicht zu ertragen.« (HSA 22/1243)

Heine, der sicher daran glaubte, an einer Erkrankung des Rückenmarkes zu leiden, war nun vollständig gelähmt, litt unter zum Teil sehr schmerzhaften Krämpfen der Extremitätenmuskulatur und war offensichtlich inkontinent infolge einer Blasen- und Mastdarmlähmung. Die Störungen der Hirnnerven bestanden weiter fort. Er klagte über Sensibilitätsverlust, Verlust des Geschmacksinns und Lähmung der mimischen Muskulatur. Eine Anspielung in dem Entwurf seines Schreibens an Louis-Désiré Véron vom 15. September läßt erkennen, daß Heine die Rückenmarkserkrankung, die er als »Krankheit der glücklichen Männer« bezeichnete, als Folge einer venerischen Infektion oder eines sexuell ausschweifenden Lebens ansah. »... et je souhaite que vous restiez heureux jusqu'à la fin, et surtout que les Dieux immortels vous préservent de cette maladie des hommes heureux oú l'on vous pose des mèches allumées sur l'épine dorsale ...« (HSA 22/1244) Am 18. September erfuhr Heine von Caroline Jaubert, daß es ihr nicht gelungen war, eine Fortsetzung der Zahlung der französischen Staatspension zu erreichen. Einen Tag später schrieb er ihr, er wolle von Passy nach Paris zurückkehren, da sein Leiden sich verstärkt und alarmierende Symptome aufgetreten seien. »Mes crampes n'ont pas cessé: au contraire, elles ont envahi toute l'épine dorsale et montent jusqu'au cerveau, où elles ont fait peut-être plus de dégât que je ne puis le constater moi – même; ...« (HSA 22/1247)

Noch am 3. Oktober war Heine außerstande, sein Lager, das er nun als »Leidensbett« bezeichnete, zu verlassen (vgl. HSA 22/1124). Über Heines schlechte Finanzlage und seinen Mitleid erregenden Zustand schrieb Giacomo Meyerbeer an Amalie Beer am 10. Oktober: »Der Dichter Heine ist in einem furchtbaren Zustande. Sein ganzer Körper ist so gelähmt, daß er sich nicht mehr bewegen kann und dabey noch die furchtbarsten Krämpfe ausstehen muß. Als ich Paris vor 6 Monaten verließ hat er mir 500 Franken abgepreßt, und jetzt bei meiner Ankunft wieder 500 Franken. Bei jetzigen Zeiten ist das viel Geld besonders für ihn, da er sich so undankbar bewiesen hat. Allein ich konnte seiner schrecklichen Lage mein Mitleid nicht entziehen. (Z2/820)

Doch nach der Übersiedlung nach Paris hatte sich Heines Zustand kaum gebessert. Er schrieb an Mutter und Schwester am 19. Oktober: »Was mich betrifft, so ist mein Zustand noch immer derselbe, oder doch nur sehr wenig gebessert. Meine Krämpfe haben etwas nachgelassen, aber meine Augen sind noch immer spottschlecht, obgleich ich sie unsäglich schone, gar nicht lese und sogar Euch nicht eigenhändig schreibe.« (HSA 22/1250) Im Brief an Gustav Kolb vom 19. Oktober klingt bereits das Thema eines der bekanntesten Gedichte Heines an: »Seit 4 Wochen bin ich wieder in Paris, nachdem ich 5 Monate in Passy auf dem Lande verbracht. Hier wie dort bin ich bettlägerig, an allen Gliedern gelähmt und an den qualvollsten Krämpfen leidend, welche oft 3 mal 24 Stunden dauern. Das ertrag' ich nun seit 5 Monaten und Sie können sich leicht eine Vorstellung davon machen, wie schwarz ich zuweilen gelaunt bin. Warum muß der Gerechte soviel auf Erden leiden? Das ist die Frage, womit ich mich beständig auf meinem Marterbette herumwälze. Es ist wahr, daß der Schmerz ein seelenreinigendes Medicament ist, aber mich dünkt, ich hätte doch diese Kur entbehren können.« (HSA 22/1251)

Am 9. Oktober trafen sich die Ärzte Chomel, Gruby, Rostand und Wertheim zu einer Konsultation. David Gruby, der schon immer an einer Erkrankung des Rückenmarks geglaubt hatte, übernahm die weitere Behandlung. Friedich Szarvady berichtete im Februar 1856: »D. Gruby behandelte Heine seit 7 Jahren. Als ihn dieser ausgezeichnete Mann übernahm, fand er ihn ohne alle Bewegung, wie ein Knäul auf der Erde liegend, vom Speichelflusse behaftet und unfähig, irgendeine Nahrung zu sich zu nehmen. Seiner Kunst gelang es, ihn wieder soweit herzustellen, daß er aufgesetzt werden konnte; er gab ihm das Gesicht und Bewegung der Arme wieder, und Heine konnte sogar wieder schreiben. Der Keim zu den Rückenmarks-Leiden, das den deutschen Dichter aufs Krankenlager warf, lag schon seit langer Zeit in ihm. Schon vor 14 Jahren wurde Gruby einmal zu einer Consultation bei Heine gerufen, der damals am Auge litt. Gruby erklärte, die Ursache der Krankheit stecke im Rückenmarke, und wurde vom Patienten wie von dessen damaligen Aerzten ausgelacht. Später sagte Heine oft wehmütig lächelnd zu Gruby: Ach wenn ich nur damals besser gesehen hätte, ich läge heute nicht da.« (Z2/822)

Auch wenn diese von David Gruby wohl selbst beeinflußte Darstellung seines Behandlungserfolges den Zustand Heinrich Heines eher beschönigte, geht doch aus der Tagebucheintragung von Edmond de Goncourt vom 6. Dezember 1892 hervor, daß Gruby tatsächlich im Gegensatz zu den anderen Ärzten eine Erkran-

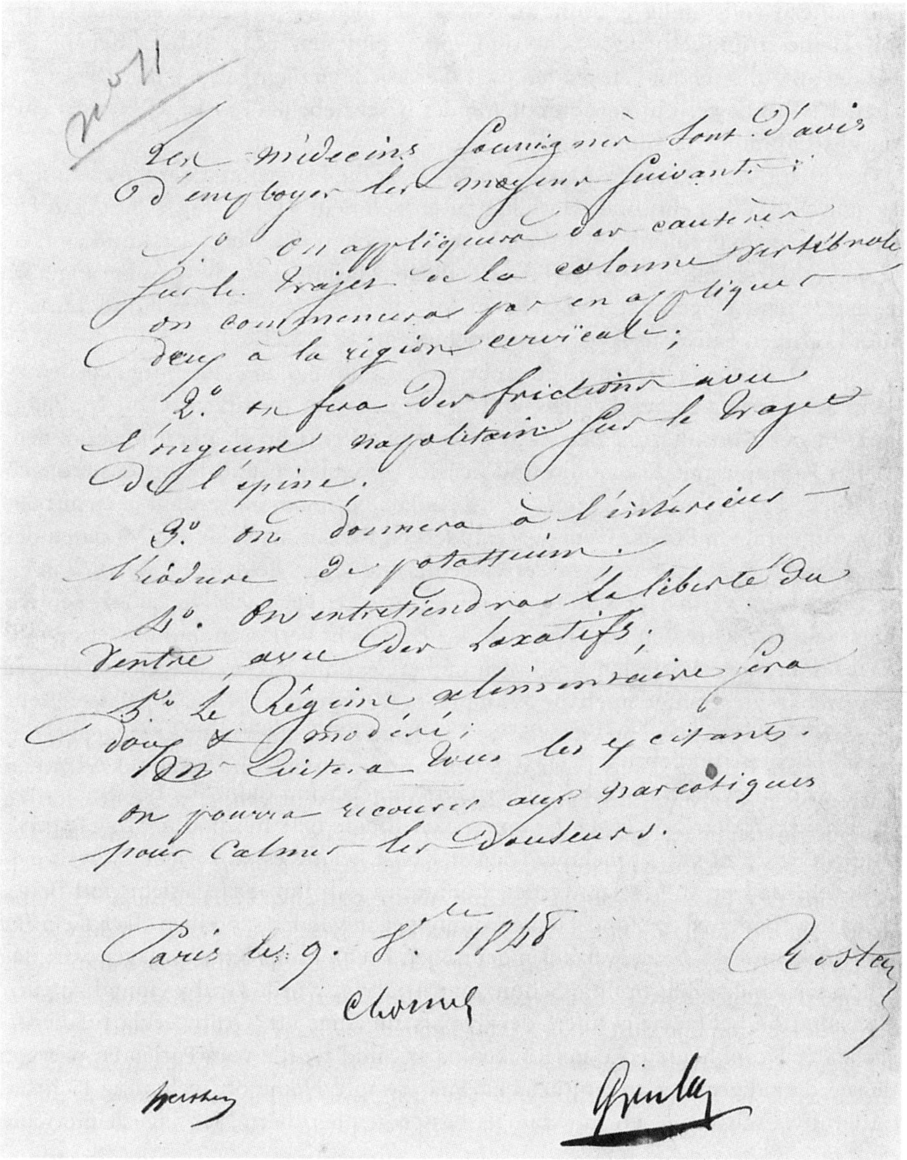

N° 11

Les médecins soussignés sont d'avis d'employer les moyens suivants :

1° On appliquera des cautères sur le trajet de la colonne vertébrale on commencera par en appliquer deux à la région cervicale ;

2° on fera des frictions avec l'onguent napolitain sur le trajet de l'épine.

3° on donnera à l'intérieur l'iodure de potassium.

4°. On entretiendra la liberté du ventre avec des laxatifs ;

5° Le régime alimentaire sera doux & modéré ;

On évitera tous les excitants.

on pourra recourir aux narcotiques pour calmer les douleurs.

Paris le 9. 8bre 1848

Rostan

Chomel

Wertheim

Gruby

Abb. Nr.: Q1
Ärztliches Gutachten für Heinrich Heine, am 9. Oktober 1848 erstellt von den Ärzten Chomel, Gruby, Rostand und Wertheim
Original im Heinrich-Heine-Institut, Düsseldorf

kung des Rückenmarkes diagnostizierte und auf die entsprechende Behandlung vergeblich drängte. 10 oder 12 Jahre später, so erinnerte sich Goncourt, übernahm Gruby die Behandlung von Heine gänzlich und fand seinen Patienten fast blind und nahezu vollständig gelähmt auf einem Teppich auf der Erde liegend. Gruby soll Heine gründlich untersucht und unter anderem aufgefordert haben, die Backen aufzublasen und zu pfeifen, was dieser jedoch nicht vermochte. Dieser zusätzliche Test beweist in Verbindung mit der beschriebenen Ptosis, daß Gruby eine Facialis-Lähmung diagnostizierte.

Den Heine-Erinnerungen Alexandre Weills ist die Darstellung der Auseinandersetzung von Wertheim und Mathilde zu entnehmen: »Eines Tages besuchte Dr. Wertheimer, ein berühmter Wasserdoktor, der noch in Paris lebt, den kranken Heine und erklärte, daß er besserer Pflege bedürfe. Mathilde, die diese Äußerung hörte, hatte nichts eiligeres zu tun, als dem Arzt an der Tür aufzulauern und ihm mit ihrer kräftigen Faust das Auge blau zu schlagen.« (Z2/821)

Am 3. Dezember gab Heine seinem Bruder Maximilian in Petersburg eine detaillierte Schilderung seines Leidens und der ergriffenen therapeutischen Maßnahmen. In der Konsultation der Ärzte war man offensichtlich übereingekommen, Heines Krämpfe mit Eisenjodid und heißen Umschlägen und Kautherisierungen am Rücken zu behandeln. Heines Sehstörungen beruhten im wesentlichen auf der sehr ausgeprägten Ptosis. Wenig verwunderlich ist, daß nach langen Monaten der Bettlägerigkeit und der stetigen Verschlechterung seines Leidens Heine auch in eine Depression verfiel. Er schrieb an seinen Bruder: »Seit ich Dir zuletzt schrieb oder vielmehr schreiben ließ, habe ich das Bett nicht verlassen und mich Tag und Nacht in den unerhörtesten Krämpfen umhergewühlt; letztere fangen an, minder schmerzhaft zu sein und auch die Krämpfe im Rückgrate haben nachgelassen, seitdem ich zwei Cautheres im Genicke und andere zwei Cauteres am entgegengesetzten Ende des Rückens, im Kreuze nemlich, mir setzen ließ und zwar auf Anrathen einer großen Consultation, wozu Chomel und Rostan gehörten. Außer Jodine férugineuse nehme ich keine Medizin. Zwei Aerzte, der Doktor Wertheim und Dr. Gruby behandeln mich. Ersterer leitet mein ganze traitement und besucht mich mehrmals des Tages, sowohl als Freund als in ärztlicher Hilfsleistung. Ich habe Hoffnung, daß mein Zustand allmählig leidlicher werde und daß ich bald wieder außerhalb dem Bette einen Theil des Tages auf dem Sessel zubringen kann. Auch mit meinen Augen wird es besser gehen, da die Augen selbst nicht krank, sondern nur schwach sind und durch den Krampf manchmal so verschlossen sind, daß ich, nur wenn ich das rechte Augenlied mit der Hand aufziehe, etwas sehen kann. Diese thatsächliche Blindheit ist ungemein verstimmend und in Verbindung mit dem Unwohlsein, welches die Bettlägrigkeit hervorbringt, ist in mir, in meinem Gemüthe, eine Weinerlichkeit und Seufzerei aufgekommen, die meiner innersten Natur fremd ist und die mich, als ein unheimliches Phenomen, noch extra beängstigt. Es darf Dich nicht Wunder nehmen, wenn eines frühen Morgens meine Muse sogar als eine Betschwester Dir entgegentritt. In meinen schlaflosen Marternächten verfaße ich sehr schöne Gebete, die ich aber doch nicht niederschreiben laße und die alle an einen sehr bestimmten Gott, nemlich an den Gott unserer Väter gerichtet sind. Die alte Garde-malade, die bei mir wacht, sagte mir vorige Nacht, daß sie gegen den Krampf in den Knien ein sehr gutes Gebete wisse und ich bat Sie mit großem Ernst, für mich es hinzubeten, während sie mir zu gleicher Zeit eine heiße Serviette um die Kniee wickelte: Das Gebet hat seine Wirkung gethan und der Krampf wich. [...] Liebster Max! Du hast keinen Begriff davon, wie viel ich gelitten habe und wie viel ich in diesen Leiden Charakterstärke, schauerlichstarke Charakterstärke an den Tag gelegt habe. Bloß meines Weibes wegen habe ich diesen Leiden nicht ein Ende gemacht. ...! Es scheint mir jetzt daß jedes moralische Ungemach, daß jeder Kummer noch zu ertragen wäre, wenn man dabei spatzieren gehen könnte. Aber mit zerrissenem Herzen unaufhörlich auf dem Rücken liegen, auf dem wunden Rücken, das ist unterträglich. [...] Von Geldangelegenheiten will ich Dir erst in einem nächsten Brief schreiben da ich heute zu sehr agacirt bin, auch die Mittheilungsweise nicht sehr bequem ist. Wie Du an der Doppelhändigkeit der Schriftzüge merken wirst. ... Ich weiß nicht, ob ich mich oben deutlich genug ausgesprochen da mir das Dictiren heute so schwer wird und ich mich obendrein einer ganz neuen Feder bediene, die noch nicht meiner Art und Weise vertraut ist. Am verdrießlichsten wird es mir wenn ich meiner Mutter zu schreiben habe und mich einer fremden Feder bedienen muß. Es schneidet mir tief durch's Herz wenn ich bedenke wie bekümmert die arme Frau sein muß wenn sie meine Schriftzüge nicht sieht. Sie glaubt jedoch nur an einem Augenübel und hat keine Ahnung von der Größe meines Unglücks. Ich rassürire sie von Brief zu Brief, daß ich bald ganz hergestellt sein und ihr eigenhändig schreiben werde wenn mein Augenarzt es erlaubt.« (HSA 22/1254)

Wahrscheinlich war Heine zusätzlich noch wundgelegen, hatte sich also einen Dekubitus zugezogen. Jedoch ist nicht auszuschließen, daß dies auch durch die therapeutischen Maßnahmen an seinem Rücken provoziert worden war.

1849

In seiner Heine-Chronik schreibt Fritz Mende über das erste Jahr der sogenannten »Matratzengruft« (1849–1856): »Heines Krankheit, (mit großer Wahrscheinlichkeit) eine Lues cerebrospinalis, schreitet mit den Erscheinungen einer progressiven Erkrankung des zentralen Nervensystems weiter fort. Die Behandlung liegt in den Händen von Dr. Gruby.« (167, S. 208) Im Januar 1849 arbeitete Heine wieder an seinen Memoiren und teilte seinem Verleger die Absicht mit, sich im Frühjahr nach Hamburg bringen zu lassen, um dort sein Ende abzuwarten. Er berichtete ihm von den therapeutischen Maßnahmen seiner Ärzte, die sicher sehr schmerzhaft gewesen sind. Man hatte ihm vier Wunden in den Rücken eingebrannt und brennende Dochte seitlich der Wirbelsäule angelegt: »Ich habe von Tag zu Tag zu schreiben gezögert, schon aus dem Grunde, weil ich ihnen eine Besserung meines Zustandes zu melden verhoffte. – Leider geht es aber immer sehr schlecht; seit sieben Monathen hab ich das Bett nicht verlassen, beständig auf dem Rücken liegend, wo mir 4 Wunden eingebrannt worden, die meine Rückgratskrämpfe etwas gemildert. Ich bin fast ganz blind und sehr schwach. Meine Aerzte geben mir jedoch Hoffnung. Ich werde zwar nie mehr mit meinen Füßen gehen können, aber dennoch transportabel seyn. Wenn dieses in diesem Frühjahr der Fall seyn mag, so laß ich mich nach Hamburg transportiren, um dort in einem ruhigen Winkel meine Tage zu beschließen.« Heine merkte noch an, daß er zur Zeit nicht in der Lage sei, eigenhändig zu schreiben (HSA 22/1256).

Auch François Buloz erfuhr am 17. des Monats von Heines siebenmonatiger Bettlägerigkeit und den therapeutischen Wunden nahe der Wirbelsäule, die, wahrscheinlich durch ihre Reizwirkung auf die Nervenwurzeln, die von der Rückenmuskulatur ausgehenden schmerzhaften Krämpfe lindern sollten. In Verbindung mit Heines Bemerkung, seit 7 Monaten nur auf dem Rücken gelegen zu haben, läßt sich die gute Pflege erkennen, die Heine zuteil geworden war. Nach siebenmonatiger Bettlägerigkeit mit fast ausschließlicher Lagerung auf dem Rücken sind Dekubitalulcera nicht oder nicht mehr nachweisbar (vgl. HSA 22/1257).

Die künstlich gesetzten Brandwunden erwähnte Heine mehrmals. So auch im Schreiben an Françoise Mignet: »..., mais j'ai déjà l'avant-goût de l'enfer par les brûlures qu'on vient de me faire sur la colonne vertébrale ...« (HSA 22/1259)

Alfred Meissner lieferte in seinem Bericht über seinen Aufenthalt in Paris im Januar 1849 eine recht genaue Beschreibung von Heines Zustand: »Es schnürte mir das Herz zusammen, als ich Heine nach jahrelanger Abwesenheit das erste Mal wieder sah und er mir eine blasse, abgezehrte Hand entgegenstreckte, die keinen Händedruck erwidern konnte und matt und zitternd wieder auf die Bettdecke herabfiel. [...] In Montmorency hate ich ihn zuletzt gesehn, sehr leidend zwar, aber doch aufrecht, seiner Glieder und seiner Augen mächtig, nun fand ich ihn bleich, abgezehrt, fast blind, kurz als Jemanden wieder, der seit Jahr und Tag das Bett nicht verlassen. Er lächelte schmerzlich, aber mit der alten Ironie, die er nie verlieren wird. »Lieber Freund«, sagte er, »Sie haben einst von den Adamiten erzählt. Seit einem Jahr bereits bekenne ich mich zu dieser Sekte. Seit Jahren schon habe ich keine Hosen angezogen.« Er erzählte von seinen Leiden, seinen fast unabläßlich wüthenden Schmerzen, seiner Hilflosigkeit, seinen martervollen Nächten, von dieser wahren Hiobspein, die nun bereits ein Jahr gedauert hat. Er schilderte, wie er sich selbst ein Gespenst geworden, wie er gewissermaßen wie ein schon verschiedener und im zwischenreich lebender Geist herabsehe auf seinen armen, gebrochenen, gefolterten Leib. Er schilderte wie er in Bildern, in Intuitionen aus der Vergangenheit lebe, wie er gern auch schaffen und produciren möchte, und wie dann das blinde Auge, die unsichere Hand, der neu erwachende Schmerz wieder alles verwischen. Er schilderte seine Nächte mit ihren Qualen, in denen der Gedanke des Selbstmordes an ihn herankriecht, bis er Kraft gefunden, ihn abzuweisen, mit der Erinnerung an sein geliebtes Weib – ...« (Z2/824) Alfred Meissner berichtete auch von Heines neuer Hinwendung zur Religion: »Das führt mich auf den Babylonier Heinrich Heine, nach dem Sie mich fragen. Der stirbt weniger verwegen. Es hat seine vollkommene Richtigkeit, so unwahrscheinlich es auch aussieht: Heine betet! Aber er thut es auf seine Weise: Wenn seine Schmerzen nachlassen, lacht er darüber und ironisirt sich selbst. [...] Manchmal fängt er an zu wimmern: »Wenn ich nur ein paar Schritte gehen könnte – meinetwegen mit Krücken.« »Wohin würden Sie gehen?« »Mein Gott, in die Kirche! Freilich wenn ich ohne Krücken gehen könnte, fügt er dann hinzu, »würde ich nicht in die Kirche gehen, sondern vermutlich zu Mabieele oder Valentino!« (Z2/825) »Er war von jeher ein religiöses Gemüth – ich behaupte stets dieses Paradoxon – und die Einsamkeit, die ewige, nothgedrungene Beschäftigung mit sich selbst haben die religiös-schwärmende Richtung in ihm nur noch mehr ausgebildet. Auf seinem Krankenlager stellt er sich nun die Frage, die schon Hiob that, die Frage: »Warum muß der Gerechte Leiden? [...] Heines Geist hat die Kraft und die Freiheit verloren, diese Fragen zu bewältigen. Wer wird es ihm verdenken? Oft in seiner Qual wird er kleinherzig und flüchtet bis zu den Idolen seiner Kindheit zurück. Thränen brechen aus seinen Augen, und er fängt zu beten an. [...] »In der That«, sagte er, »Es ist seit einiger Zeit eine religiöse Reaction bei mir eingetreten. Weis Gott, ob das mit der Morphine, oder mit den Kataplasmen zusammenhängt. Es ist so. Ich glaube wieder an den persönlichen Gott! Dahin kömmt man, wenn man krank ist, todt krank und gebrochen!« (Z2/826)

»Von Zeit zu Zeit hat Heine einen guten Tag. Dann rafft er sich, so gut es geht, aus seinem Bette empor, läßt den Vorleser kommen und dictirt weiter an seinen Memoiren. Glücklich ist der Bekannte, der ihn an einen solchen Tage trifft! Er findet ihn gesprächig und hört wieder einmal eine jener Improvisationen, wie sie in ihm ehemals eigen waren, einen jener Monologe, in welchen Scherz und Weisheit seltsam gemischt sind.« (Z2/828)

Felix Bamberg brachte diese religiöse Wendung nicht mit Heines körperlichem Verfall in Zusammenhang. »Heine ist furchtbar krank. Seit länger als 6 Monaten liegt er beständig auf dem Rücken, ich esse öfter bei ihm und sehe ihn leiden. Sein Geist ist frisch, er ist Deist geworden.« (Z2/829)

Die Beobachtungen Meissners machen deutlich, daß zumindest die obere Extremität nicht vollständig schlaff oder spastisch gelähmt war. Es handelte sich um eine motorische Schwäche mit fließendem Übergang zur Parese. Selbst geringfügige Beanspruchungen wie ein Händedruck riefen starkes Zittern hervor. Eindrucksvoll schilderte Meissner Heines psychische Verfassung, einen Wechsel von starkem Leidensdruck, Depressionen und zum Teil erstaunlich guter Gemütsstimmung, die zumindest zu einem gewissen Teil als Verleugnungsreaktion anzusehen ist. Das Wiedererleben von Ereignissen der ferneren Vergangenheit ist ebenso typisch für chronisch Kranke dieser Art wie der häufige Wechsel zwischen Todessehnsucht und Trotz gegenüber der Krankheit. Heines Hinwendung zur Religion allein als krankheitsbedingt anzusehen, wäre jedoch zu einfach. Natürlich mag das chronische Leiden einen entscheidenden Teil hierzu beigetragen haben. Angesichts seines katastrophalen körperlichen Zustandes war Heine wohl gezwungen, seine Ansicht über die Gottähnlichkeit des Menschen und seinen Pantheismus zu revidieren. Heine wurde jedoch nicht zum Büßer oder gläubigen Frömmler. Sein Glauben ist schwer einzuordnen, denn es finden sich sowohl jüdische Züge, er kehrte zurück zu der Vorstellung von Gott-Vater, der Gestalt Jehovahs, als auch Kritik, zuweilen Ironie und Blasphemie. Seine religiöse Wandlung ist die erklärte Abkehr von ›hellenistischen‹ Vorstellungen und eine Reaktion auf die Ächtung der Glaubensinhalte durch die Revolutionäre seiner Zeit. Heines neue Religiösität war weder die Kapitulation vor seinem Leiden noch die letzte Zuflucht nach dem Scheitern seiner körperlichen Existenz. Vielmehr nahm er Krankheit und gesellschaftspolitische Entwicklungen zum Anlaß, eigene alte Vorstellungen neu zu überdenken, zu kritisieren und zu einem neuen Welt- und Gottesbild weiter zu entwickeln. Dies ist um so erstaunlicher, da Religion als Hoffnung bei körperlichen Leiden mit infauster Prognose durchaus eine Stütze und eine Zuflucht anbietet. Heine nutzte zwar die psychologische Verarbeitungsmöglichkeit seiner Krankheit, blieb jedoch nicht auf dem Verdrängungsstadium stehen. Vielmehr vermochte er selbst in diesem Krankheitsstadium seine Weltanschauung in ihren Grundfesten zu verändern.

Am 5. April entschuldigte sich Heine bei Leopold Wertheim, der nach der Auseinandersetzung mit Mathilde die Behandlung nicht weiter fortsetzen wollte. Heine bat ihn, weiter sein Arzt zu sein. Auch äußerte er sich lobend über David Gruby, der einen kleinen Fortschritt erzielen konnte. Heine gab an, nun täglich eine halbe bis eine Stunde in einem Sessel außerhalb des Bettes verbringen zu können (vgl. HSA 22/1261)

Am 17. April mußte Heine Gustav Kolb wieder mitteilen, er liege so geschwächt im Bett, daß er nicht eigenhändig schreiben könne (vgl. HSA 22/1262). An seine Mutter schrieb er: »Ich hoffe von einem Tage zum andern Besserung bin sehr verdrießlich daß ich Dir über meinen Gesundheitszustand nichts Erfreuliches zu melden habe. Mit meinen Augen scheint es sich zu bessern, aber nun leide ich auch wieder an Krämpfen im rechten Arm und an der selben Hand, daß mir das Schreiben noch bitterer verleidet.« (HSA 22/1264) Am 15. April verfaßte Heine eine Erklärung über seinen Gesundheitszustand, die in der »Allgemeinen Zeitung« (Nr. 115) und in der »Berlinischen Nachrichten« (Nr. 79) des Jahres 1849 unter dem Titel »Berichtigung« erschien. »Deutsche Blätter, [...], haben über meinen Gesundheitszustand sowie auch über meine ökonomischen Verhältnisse einige Nachrichten in Umlauf gesetzt die einer Berichtigung bedürfen. Ich lasse dahingestellt seyn ob man meine Krankheit bei ihrem rechten Namen genannt hat, ob sie eine Familienkrankheit (eine Krankheit die man der Familie verdankt) oder eine jener Privatkrankheiten ist woran der Deutsche der im Auslande privatisirt zu leiden pflegt, ob sie ein französisches ramollissement de la moëlle épinière oder eine deutsche Rückgratschwindsucht ist – soviel weiß ich daß sie eine sehr garstige Krankheit ist die mich Tag und Nacht foltert, und nicht bloß mein Nervensystem, sondern auch das Gedankensystem bedenklich zerrüttet hat. In manchen Momenten, besonders wenn die Krämpfe in der Wirbelsäule allzu qualvoll rumoren, durchzuckt mich der Zweifel ob der Mensch wirklich ein zweibeiniger Gott, wie mir der selige Professor Hegel vor fünfundzwanzig Jahren in Berlin versichert hatte. Im Wonnemond des vorigen Jahres mußte ich mich zu Bette legen und ich bin seitdem nicht wieder aufgestanden. Unterdessen, ich will es freimütig gestehen, es ist eine große Umwandlung mit mir vorgegangen: Ich bin kein göttlicher Bipede mehr; ich bin nicht mehr der »freieste Deutsche nach Goethe«, wie mich Ruge in gesünderen Tagen genannt hat; ich bin nicht mehr der große Heide Nr. II, den man dem weinlaubumkränzten Dionysus verglich, während man meinem Collegen Nr. I den Titel eines großherzoglichen weimar'schen Jupiters ertheilte; ich bin kein lebensfreudiger etwas wohlgeleibter Hellene mehr, der auf trübsinnige Nazarener herablächelte – ich bin jetzt nur ein armer todtkranker Jude ein abgezehrtes Bild des Jammers, ein glücklicher Mensch! So viel über meinen Gesundheitszustand aus authentischer Leidensquelle.« (HSA 22/1263)

Das Schreiben vom 30. April an Julius Campe in Hamburg beleuchtet auch das Verhältnis zwischen Autor und Verleger. »Ich habe immer vergebens auf einen guten Tag gewartet, um Ihnen zu schreiben, heute muß ich mich trotz meiner Leiden entschließen, die Feder – zur Hand nehmen zu lassen. Ich kann Ihnen nicht sagen, wie dringend ich Briefe von Ihnen erwarte, und ich bitte Sie, mir doch bald zu schreiben. Ich begreife sehr gut Ihr Stillschweigen; ... Ich bin sehr krank, und bey längerer Zögerung ist es nicht mehr als wahrscheinlich, daß ich den Druck nicht erlebe [...] Ich bin sehr krank, ich diktire unter den größten Schmerzen, und vielleicht bin ich bald nicht mehr im Stande, mich auch geistig zu manifestiren; ... [...] Sie haben keinen Begriff davon, wie entsetzlich viel Geld meine Krankheit täglich auffrißt. Und dabey weiß ich nicht, wie lange das noch dauern kann! Nie haben die Götter, oder vielmehr der liebe Gott (wie ich jetzt sagen pflege) einen Menschen ärger heimgesucht. Nur zwey Tröstungen sind mir geblieben und sitzen kosend an meinem Bette: meine französische Hausfrau und die deutsche Muse. Ich knittle sehr viel Verse, und es sind manche darunter, die wie Zauberweisen meine Schmerzen kirren, wenn ich sie für mich hinsumme.« (HSA 22/1265)

Der Streit mit Campe hatte sich an der Herausgabe einer Gesamtausgabe entzündet, die Heine schon lange plante, Campe aber wegen der ungünstigen politischen Lage immer wieder hinausgezögert hatte. Heine verstand in seinem Pariser Exil die politischen Skrupel seines Verlegers nicht und warf ihm wiederholt vor, seinen Tod wegen des zu erwartenden Reklameerfolges für die Gesamtausgabe abwarten zu wollen und ihn so finanziell zu schädigen. Dabei erhoffte Heine sich doch von der Gesamtausgabe eine wesentliche finanzielle Unterstützung zur Bestreitung der Kosten seiner Krankheit. Der durch diesen Vorwurf nun seinerseits gekränkte Campe war nach den revolutionären Veränderungen im Jahre 1848 endlich bereit, die Gesamtausgabe vorzubereiten. Doch war Heine, dessen Krankheit einen Höhepunkt erreicht hatte, wegen seiner Lähmungen nicht arbeitsfähig. Zusätzlich beging Campe den Fehler, an die Klagen seines Autors schon lange gewöhnt, das tatsächliche Ausmaß der Erkrankung Heines herunterzuspielen. Dies trug ihm schwere Vorwürfe Heines ein. Campe war enttäuscht, daß der kranke

Dichter, der schon seit längeren die Patenschaft für den 1846 geborenen Julius Campe übernommen hatte, nicht nach Hamburg kam, und die Taufe des Verlegersohnes an seinem 2. Geburtstag ohne den Patenonkel stattfinden mußte. Nach dieser Taufe schwieg Campe über 3 Jahre. Er erfüllte zwar seine Zahlungsverpflichtungen, aber beantwortete keinen der zahlreichen Briefe Heines. Campe fürchtete wohl durch einen scharfen oder vorwurfsvollen Brief seinen Autor noch mehr zu erzürnen. Erst Anfang 1851 sah sich Campe durch Heines Ankündigung einer Lyriksammlung dazu veranlaßt, sein Schweigen zu brechen und neue Verhandlungen mit dem Dichter aufzunehmen. Die Ungewißheit über das Verhältnis zu seinem Verleger, die finanzielle Abhängigkeit und die wechselseitigen Kränkungen belasteten Heine schwer. »Wir werfen an dieser Stelle einen zusammenfassenden Blick auf Heines komplizierte dreißigjährige Beziehung zu seinem Verleger. Wir haben sein Verhältnis zu Campe, diese Mischung aus Stolz und Unterwürfigkeit, Aufbegehren und Nachgiebigkeit, massiver Verdächtigungen und immer wiederkehrender Freundschaftsbekundung ins Grundmuster von Heines Verhalten zu lebenswichtigen Personen gestellt – jetzt sehen wir, daß sich Campe im Kampf mit seinem wichtigsten Autor, der sich seinen einzigen Klassiker nannte, ganz ähnlich verhielt wie dieser. Sie waren in einem Dauerkonflikt mit Rivalität und Kooperation, Eifersucht und Bündnis verwickelt, sie standen Schulter an Schulter und gerieten einander immer wieder auf offener Bühne in die Haare. Die Bühne aber war der kapitalistische Literaturmarkt, auf dem der freie Schriftsteller Geld und Ansehen erwerben, der Verleger sein Geschäft machen wollte – die Diskrepanz zwischen Freundschaft und Geschäft, auf die Campe seinen Autor immer wieder hinwies, wobei er ihm gleichzeitig seiner unverbrüchlichen Freundschaft versicherte, mußte zu vermeidlichen Gegensätzen führen, in deren immer neu angefachte Feuer die Kontrahenten abwechselnd auftrumpften und klein beigaben: …« so Hädecke (90, S. 491)

Ein in diesem Kräftemessen von Heine mit nahezu strategischer Überlegung eingesetztes Druckmittel war seine Krankheit. Er drohte mit seinem unmittelbar bevorstehenden Tod, mit dem Ende seiner Schaffensperiode, dem dadurch entstehenden ideellen Verlust für den Literaturmarkt und dem finanziellen Schaden für seinen Verleger. Ferner gibt dieses Schreiben Heines an seinen Verleger einen wichtigen Hinweis auf den nahezu therapeutischen Effekt von Literatur und Dichtung, den Heine für sich zu nutzen wußte, der ihm sein Leiden erträglich machte und vielleicht ein wesentlicher Grund ist für die bis zu seinem Lebensende anhaltende geistige Klarheit und Gedankenvielfalt.

Erneut gab Heine am 3. Mai 1849 seinem Bruder Maximilan ein Bulletin über seinen geistigen und körperlichen Zsutand. »Meine Lage verschlimmerte sich bis zum unleidlichsten … Jetzt geht es mir etwas besser, und obgleich ich noch immer ganz entkräftet zu Bette liege und Tag und Nacht von den fatalsten Contractionen gepeinigt werde, so glimmt doch wieder manchmal etwas Lebenshoffnung in mir auf. Ich wünsche mir freilich den Tod, und er wäre gewiß für mich eine Wohlthat, da ich nur momentan Schmerzlinderung erwarten darf, im Uebrigen aber als ein unglücklicher Krüppel vegetiren müßte; aber ich möchte noch einige freie Lebenstage gewinnen, um Geschäfte zu ordnen, die mir schwer auf dem Herzen liegen. […] Ich wohne jetzt rue d'Amsterdam no 50, … Es ist ein kleines Loch, sehr lärmig, was meinen Nervenzustand wenig zuträglich ist, daß ich leider aus übertriebener Oekonomie gewählt habe.« Ferner beklagte Heine sich über das Benehmen seines Vetters Carl und die schleppende Geldauszahlung aus dem Testament von Salomon Heine, die seinen Zustand verschlimmerte, wie er selbst glaubte (HSA 22/1266). Am 16. Mai kondulierte Heine Betty Rothschild zum Tod ihrer Großmutter und klagte über die rasch fortschreitende Krankheit (HSA 22/1267).

Karl Maria Kertbény erfuhr wenig Neues über den »armen blinden Heine« (vgl. HSA 22/1268), und Benjanin Lumley erhielt Anfang Juni neue Nachrichten über Heines Gesundheit und seine finanziellen Verhältnisse. Von ihm erhoffte sich Heine finanzielle Hilfe (HSA 22/1269). Sehr viel schien sich an Heines Gesundheitszustand in diesen Monaten nicht geändert zu haben, wahrscheinlich hatte sich seine Situation tatsächlich etwas gebessert, denn er konnte nun etwas mehr als die allernotwendigste Korrespondenz erledigen. Im Juni brach in Paris die Cholera aus, und Heine berichtete seiner Mutter am 14. Juni: »Hier leben wir in Angst und Trübsal. Die Cholera wüthet entsetzlich. Die Menschen fallen wie die Fliegen. Auch meine Frau ist krank und ich habe fast den Kopf verloren. Befinde mich selbst noch immer hundeschlecht, aber alle chronischen Kranken verschont die Cholera, wahrscheinlich, weil sie immer regelmäßig leben. […] Krankheit ist das schrecklichste Leid; der Tod ist das wenigste, das erträglichste.« (HSA 22/1279)

Ende Juni wandte sich Heine erneut in Julius Campe und klagte über Tag und Nacht anhaltende Schmerzen sowie über Vereinsamung. Wahrscheinlich bedingt durch die Cholera, hatten viele Freunde und Bekannte Heines Paris nun verlassen. Heine wünschte, nach Hamburg zu reisen, war sich jedoch darüber im klaren, nicht transportabel zu sein. Zudem fürchtete er das feuchtkalte Wetter und das abweisende gesellschaftliche Klima der Hansestadt (HSA 22/1271). An seine Mutter schrieb er am 7. August: »Mir geht es wie gewöhnlich; meine Augen entsetzlich leidend und ich werde von Betrübniß und dem Gefühl der Hoffnungslosigkeit verzehrt.« (HSA 22/1273)

Im Oktober verschlimmerte sich Heines Augenleiden, er gab an, nun fast gar nichts mehr zu sehen. Es ist zu schließen, daß zusätzlich zu seiner Ptosis nun die Akkommodationslähmung wieder stärker ausgeprägt war. Heine schrieb an seine Mutter, Paris, den 24. Oktober: »Soeben erhalte ich Deinen lieben Brief; wenn Du wüßtest wie ungern ich schreibe würdest Du nicht oft Briefe von mir verlangen; erstens, sehe ich wieder sehr schlecht seit einigen Tagen und dann habe ich wirklich nicht viel Ergötzliches mitzutheilen. Meine Augen soll der Teufel holen, und all das Quaksalbern hilft mir wenig. Nur Dir, liebe Mutter, schreibe ich eigenhändig; das Diktiren geht hier nicht an, da man sich doch mahl etwas vertrauliches entschlüpfen läßt. […] Heute sehe ich gar nischt!« (HSA 22/1277)

Am 16. November schrieb Heine einen mahnenden Brief an Campe: »Ich bin noch immer ohne Nachricht von Ihnen, doch ist dieses nicht der Grund, warum ich heute schreibe oder vielmehr schreiben lasse, eine Operazion, die mir in diesem Augenblick, wo ich an den furchtbarsten Krämpfe leide, sehr penibel ist. Meine Krankheit ist halsstarriger, als ich erwartete, und ich leide außerordentlich viel. Sie haben außerdem keine Idee davon, wie kostspielig meine Schmerzen. Daß ich mich unter diesen Umständen noch anstrengen muß, die Mittel zu diesen Ausgaben herbeyzutrommeln, ist entsetzlich. Ich würde Ihnen zum Beyspiel heute nicht schreiben und nicht meinen Krampfzustand erhöhen, wenn mich nicht die Finanznoth dazu triebe. [...] Ich habe viel und mitunter große Gedichte gemacht, die ich kaum leserlich mit Bleistift aufs Papier kritzle. Wenn ich sie aber aus dieser Form nothdürftigst korrekt diktiren soll, so ist das bey dem leidenden Zustand meiner Augen eine gräßlich peinigende Operazion, die, wie begreiflich, meinen Nerven nicht sehr zuträglich ist. Es ist also im wahren Sinne des Wortes mein versifizirtes Lebensblut, was ich solchermaßen gebe.« (HSA 23/1280) In welch desolater Verfassung sich Heine tatsächlich befand, zeigt der eher noch beschönigende Bericht von Ferdinand Meyer über seinen Besuch bei Heinrich Heine: »Die Magd, die mir die Thür öffnete, zweifelte daran, daß mich ihr Herr annehmen würde, da er sehr leidend sei, das Bett nicht mehr verließe und heute wiederum die Nacht schlaflos, unter den heftigsten Schmerzen zugebracht habe, über dies aber sehr ungern Besucher annehme. [...] In einem kleinen, aber sehr reinlichen Zimmer fand ich ihn auf mehreren auf dem Fußboden übereinander gelegten Madratzen lang ausgestreckt. Obgleich jetzt gänzlich erblindet und von den schwersten Leiden abgezehrt, war er wieder der Heine von früher, es waren die selben feinen und geistreichen Züge, wie sie mir zuerst im Jahr 1829 in Helgoland erschienen waren. Ein schönes kastanienbraunes, langes Haar diente dem oberen Theile des Gesichtes als Rahmen, während ein sorgfältig gehaltener Bart, der sich von der Oberlippe um das Kinn zog und unten spitz endete, die untere Partie des Gesichtes von der weißen Decke scharf abschnitt. Die abgemagerten bleichen Arme und die wohlgeformten bleichen Hände lagen regungslos von beiden Seiten ausgestreckt. Es war ein Bild des Jammers, aber ein in hohem Grade fesselndes. – Er entschuldigte sein brüskes Abweisen, indem er mir ein herzzerreißendes Bild seines Zustandes und seiner Leiden entwarf, mit dem Bedauern, mir nicht einmal die Rechte reichen zu können, da die gelähmt sei – denn nur mit Mühe konnte er einzelne Finger bewegen. Er fand es hart, daß sich auch der leise Schimmer immer mehr verlöre, der ihm zu Zeiten, und wenn er die richtige Stellung traf, erlaubte, einzelne Gegenstände zu erkennen. Sein Rücken war durch wiederholtes Brennen zu einer einzigen großen Wunde geworden, und selbst das Sprechen verursachte ihm Schmerzen; mit einem Worte, er war von allen den Leiden geplagt, welche stets im Gefolge eines schon weit vorgerückten Rückenmarksübels zu finden sind, und dennoch war bei allen diesen Leiden, bei den grausamsten Schmerzen, welche selbst den Stärksten trostlos machen würden, in seinem Gesichte eine so heitere Ruhre ausgeprägt, daß sein Zustand bei Weitem nicht so beklagenswerth erschien, als er doch wirklich war; und woher kam diese Ruhe, diese Fassung, die ihm erlaubten von seinen Leiden zu sprechen, als träfen sie einen Anderen? Sie kamen aus dem Quell, den ich wohl schwerlich bei Heine, dem Atheisten, der sogar früher damit prunkte, ein Atheist zu sein, zu finden vermuthete, sie kam aus dem reinen, unumstößlichen Glauben an Gott, der nach unserem Tode das Gute belohnt, das Böse bestraft, und aus der festen Ueberzeugung, daß dieser gerechte, milde Vater Verirrungen, im Leben schwer bereute Verirrungen nicht zu den bösen Thaten rechnen und als solche bestrafen könne. [...] Dieser in seinen besten Jahren, regungslos dahingestreckte Mann sprach sich mit der größten Ruhe und fast mit lächelndem Munde darüber aus, daß er es recht gut wisse, wie er von diesem Schmerzenslager nie wieder gesund aufstehen würde, und daß er stündlich die Erlösung seiner Leiden durch den Tod erwarte, die vielleicht recht bald, vielleicht aber auch erst über Jahre und Tag eintreten würde, jedenfalls aber ohne vorhergehende Erleichterung seiner immer größer werdenden Qualen eintreten müsse. Es erschütterte mich tief, als Heine in dieser regungslosen Lage, während man nur eine leise Bewegung des Mundes bemerkte, mit klarer, fester Stimme zu mir sagte: Glauben Sie es mir mein Freund, denn Heinrich Heine sagt es Ihnen auf seinem Sterbelager, nach jahrelanger reiflicher Ueberlegung, ..., bin ich zu der Gewißheit gekommen, daß die Seele unsterblich und daß es ein Jenseits giebt, ... [...] Nach dieser Unterredung [...] wollte ich mich entfernen, Heine bat mich aber, noch zu bleiben. Er sprach viel von seiner Frau, die er mir als eine liebenswürdige junge Französin schilderte, die ihn mit seltener Liebe und Aufopferung pflege, und, wie er sich ausdrückte, ihr junges blühendes Leben an einen Kadaver fessele. – [...] Bei der Unmöglichkeit, sich auch nur im Geringsten zu bewegen, muß die ihm nöthige Bedienung, welche Tag und Nacht zur Hand sein muß, besonders in dem theuren Paris höchst kostbar sein, und daß sie gut geleitet wird, ergab sich daraus, daß ich wohl selten bei einem so schwer Erkrankten eine so große Ordnung und Reinlichkeit fand, als bei ihm. [...] Da es mir nicht entgehen konnte, wie sehr ihn, obgleich er sich gern mit mir zu unterhalten schien, das Sprechen angriff, mußte ich doch endlich eine Unterhaltung abbrechen, die mich wohl über eine Stunde seltsam gefesselt [...] hatte.« (Z2/837)

Es ist also festzuhalten, daß Heines Hand und wahrscheinlich auch sein übriger Körper nun vollständig gelähmt, sein Sehvermögen aufs schwerste beeinträchtigt und selbst das Sprechen ihm nur unter Mühen möglich war. Auch bemerkte der Besucher vor allem die fast unerklärlich scheinende persönliche Einstellung Heines zu seinem Leiden mit Bewunderung. Es bleibt unklar, ob durch das Gespräch mit Heine selbst oder durch bereits bestehende Vorurteile Ferdinand Meyer eine Rückenmarkserkrankung, wahrscheinlich die Tabes dorsales, als Ursache für die Leiden ansah. Vielleicht hatte Heine seine Andeutung über die im »Leben schwer bereute Verirrungen« tatsächlich aber auch als Anspielung auf die Ursache seiner Krankheit gemeint. Elisa von Asztalos berichtete noch 1901 nach Mitteilungen von Alexander von Asztalos, der im Oktober oder November 1849 mit Heine zusammengetroffen war, über den Gesundheitszustand des Dichters und bestätigte den Bericht von Ferdinand Meyer (vgl. Z2/838).

Auch Caroline Jaubert berichtete in ihren Heine-Erinnerungen, daß Heine, nachdem er mit der Hand die gelähmten Augenlider emporhob, nur flüchtig für eine Sekunde einen grell beleuchteten Gegenstand zu sehen vermochte (vgl. Z2/839). Ebenfalls aus den Heine-Erinnerungen von Caroline Jaubert ist zu entnehmen, daß Heine mehr als durch religiöse Anwandlungen, wie er scherzhaft sagte, sich durch die stetige Anwendung der Kataplasmen Linderung versprach (vgl. Z2/839)

Karl Hillebrand schrieb am 7. Januar 1876 an Hermann Hüffer über seine Begegnung mit Heine im Spätherbst 1849 oder Frühjahr 1850: »Er war damals schon an seinem Bette (in der rue d'Amsterdam) gefesselt, wenn man anders dies Matratzenlager ein Bett nennen kann. Sein Gehör war schon geschwächt, seine Augen geschlossen und nur mit Mühe konnte der abgemagerte Finger die müden Augenlider hinaufhieben, wenn der Poet etwas zu sehen verlangte. Die Beine gelähmt, der ganze Körper zusammengeschrumpft: So wart er alle Morgen von Weiberhand – er konnte keine männliche Bedienung ertragen – auf den Sessel gehoben, während das Bett gemacht wurde. Nicht das geringste Geräusch konnte er erdulden. Seine Leiden waren so heftig, daß er, um nur etwas Ruhe, meist nur vier Stund Schlafes zu erlangen, Morphium in 3 verschiedenen Gestalten einnehmen mußte.« (Z2/841)

Hillebrand, der bei Heine als Sekretär beschäftigt war und als zuverlässiger Zeuge gelten kann, bestätigte so die Beobachtungen aus dem Spätherbst und Winter 1849. Als einziger bemerkte er die nun langsam eintretende Schwerhörigkeit und beschrieb wie die anderen Zeitzeugen die nun vollständige Ptosis. Auch die infolge der Inaktivitätatrophie abgemagerten Finger entgingen ihm nicht. Dies spricht eindeutig für eine schlaffe Parese. Ob Heines häufig gekrümmte Körperhaltung durch die Schmerzen oder durch bereits eingetretene Kontrakturen verursacht wurde, läßt sich nicht eindeutig klären. Heine erhielt 1849 zur Linderung der Schmerzen Morphium, oral als Klistier und als in künstlich auf den Rücken applizierten Brandwunden eingestreutes Pulver. Heine wurde ausschließlich von Frauen gepflegt. Vielleicht wollte er sich männlichen Pflegekräften nicht in seinem erbärmlichen Zustande zeigen. Heine konnte nur mit fremder Hilfe für kurze Zeit das Bett verlassen und in einem Sessel sitzen. Diese wahrscheinlich aus rein pflegetechnischen Gründen durchgeführte Maßnahme trug sicherlich mit dazu bei, die Komplikationen einer langjährigen Bettlägerigkeit, wie Pneumonie und Thrombose, zu verhindern. Auch berichtete Hillebrand, daß Heine die Briefe mit einem Bleistift zu unterzeichnen pflegte und dieses weichere und leicht zu handhabende Schreibgerät im Unterschied zu den früher benutzten Geflügelfedern noch mit Mühe für die Unterschrift gebrauchen konnte. Auch Ludwig Kalisch bestätigte nach seiner Beobachtung vom 11. November 1849 sowohl die nächtlichen Schmerzen Heines als auch den Gebrauch »starker Opiatdosen«. Auch er zeigte sich verwundert über Heines geistige Frische (vgl. Z2/843)

1850

1850 schien Heine sich endgültig mit seinem Krankheitszustand abgefunden zu haben und war nun wieder fähig, konzentriert zu arbeiten. So entstanden in diesem Jahr die Gedichte »Romanzero« als wichtiges Spätwerk des Dichters. Auch nahm Heine die Arbeit an seinen Memoiren wieder auf. Rein physisch aber verschlechterte sich sein Zustand weiter. Am 9. Januar schrieb er an seinen Bruder nach Petersburg: »Ich habe von Tag zu Tag aufgeschoben Dir zu schreiben, indem es mir immer schlechter ging und darauf harrte, Dir einmal etwas minder traurig klingendes berichten zu können; aber es ist seitdem gar keine Besserung in meinem Zustand vorgefallen, im Gegentheil, derselbe hat sich verschlimmert. Nur daß ich jetzt an die ungeheuren Schmerzen mehr gewöhnt bin und mir letztere daher nicht mehr so unerträglich vorkommen, als sie wirklich sind. Ja, lieber Bruder, ich leide noch immer Tag und Nacht an den entsetzlichsten Krämpfen und da diese jetzt besonders meinen Unterleib bis zur Herzgrube ergriffen haben und ich zusammengezogen in einem Knäul nur auf einer Seite liegen kann, so sind auch meine Constipationen viel peinlicher geworden und ich muß oft 14 tagelang mich unmenschlich abmartern, ehe ich zu Stuhle kommen kann. Dabei weiß ich mich nur durch Morphine Erleichterung zu schaffen. Ich nehme zuweilen 7 Gran in 24 Stunden und lebe in einer wüsten Betäubniß. Wie wird dieses endigen? ich fange an jede Hoffnung aufzugeben und was die Resignation betrifft, die daraus entsteht, so brauch ich sie Dir nicht deutlich zu machen; Du wirst mich verstehen. Sei aber überzeugt, daß ich solange kämpfen werde als möglich ist und als es mir auch nicht an Proviant fehlt. – Wie gesagt, mein Hauptleiden ist der Leib bis zur Herzgrube, so daß ich immer auf den Rücken liegen muß und gleich von den entsetzlichsten Schmerzen ergriffen werden, wenn ich mich etwas vorwärts beugen will. Nichtsdestoweniger habe ich in der jüngsten Zeit noch einiges gedichtet, wovon ich Dir vielleicht eins oder das andere zuschicken werde. Ich habe dadurch meinen Geist manchmal aus seinem Trübsinn in andre Gebiete zu lenken gesucht; doch auch diese Ressource wird bald vertrocknet seyn, da mein Kopf durch die vielen Schmerzen den Gesichts- und Kinnladenkrampf sowie durch die Opiate sehr ermüdet und gedankenlos wird. Meine religiöse Stimmung ist noch immer diesselbe und ich befinde mich gut dabei. Man hat mir soviel Böses gethan, daß ich jetzt nimmermehr in Stande bin zu vergelten, … […] – Meine Frau ist ein sehr gutes Kind, aber die größte Verbrengerin, die Du dir vorstellen kannst und dabei von einem heftigen Temperamente, das auf meine so leicht affizirten Nerven nicht immer wohlthätig wirken kann. […] Daß ich in meinem jetzigen Gesundheitszustande mich noch abquälen muß meine schrecklichen Krankheitskosten und das Deficit, daß diesselben immer hervorbringen, zu decken, – das ist doch entsetzlich, und dennoch bin ich in dieser Nothwendigkeit. Alles voraus berechnen, hilft nichts und jeden Monat sehe ich mit Schrecken, wie ich den grausamsten Verlegenheiten immer wieder nahe, dabei mit gebundenen Füßen stillzuliegen müssen, mich nicht regen können, nichts erwerben und mich in unfruchtloser Reue verzehren! [...] Schreib mir nur recht balde wie es Dir geht und weißt Du etwa ein Mittel das Schmerzen stillend ist in meinem Zustande, so theile es mir mit. Ich möchte nemlich ein Medicament haben, welches die Morphine einige Zeit ersetzen könnte. [...] So muß ich den Wermuthskelch alter Fehler und sentimentaler Niaiserien bis zur Neige leeren!« (HSA 23/1273)

Die Koliken, als solche muß man die von Heine beschriebenen abdominalen Beschwerden wohl verstehen, waren nun auch bis in das Epigastrium gezogen. Ferner klagte Heine über oft mehrere Tage anhaltende Obstipation, wahrscheinlich ebenfalls eine Folge der gestörten Magen-/Darmmotorik. Diese Beschwerden waren nun so stark geworden, daß Heine sie zur Zeit als sein »Hauptleiden« auffaßte. Um die Schmerzen zu ertragen, lag er zusammengekrümmt, fürchtete die geringste Bewegung und gebrauchte gegen die starken Schmerzen Morphin in recht hoher Dosis (7 Gran = ca. 0,4 g). Die Wirkung dieser Dosis, als Klistier oder über eine Brandwunde appliziert, ist jedoch sicherlich nicht mit einer parenteralen Injektion vergleichbar. Es ist bemerkenswert, daß Heine sich von den Morphinen nur Linderung seiner Schmerzen erhoffte, ihre betäubende, rauschartige Wirkung jedoch wegen des ungünstigen Einflusses auf seinen Geist ablehnte und seinen Bruder um ein Ausweichpräparat bat. Der große Verbrauch an Opiaten trug sicherlich beträchtlich zur Steigerung seiner Ausgaben für die Krankheit mit bei. Der traurige Zustand wird auch durch die Erinnerung Ludwig Kalischs in einer Begegnung vom 20. Januar 1850 bestätigt (vgl. Z2/844). Das von Kalisch erst Ende 1875 wiedergegebene Gespräch verdeutlicht auch noch einmal die gewandelte Einstellung Heines zur Religiosität.

Am 21. Januar berichtete Heine seiner Mutter erneut über seinen Gesundheitszustand: »Bei mir hat dieses neue Jahr noch gar keinen neuen Charakter angenommen, und es dröhnelt sich hin, blöde und melancholisch wie das vorige. Auch nicht die geringste Veränderung in meinem Gesundheitszustande; meine Augen schone ich noch immer, aber ohne Resultat. Wenn ich sie nicht schonte eben wie meinen Augapfel, so wäre ich jetzt blind, was doch das größte Uebel ist, wovon einen der lieben Gott bewahre. Ich schreibe Dir daher noch immer nicht eigenhändig, ...« (HSA 23/1280). Und an Heinrich Laube in Paris, den 25. Januar: »Die Ursache meines Stillschweigens war immer das peinliche Gefühl, daß ich Dir nichts Gutes mitheilen hatte; ich wollte immer eine gesunde Stunde und ein erfreuliches Ereigniß abwarten, um Dir zu schreiben. Aber die Stunden und die Ereignisse haben sich seitdem immer verschlimmert, die Gerüchte, die über meinen Gesundheitszustand im Umlauf, sind leider mehr als wahr: Seit ein und drei viertel Jahr liege ich zu Bette, Tag und Nacht mich in den abscheulichsten Schmerzen umherwälzend und an allen Gliedern gelähmt. Beständige Krämpfe, die widerwärtigsten Contraktionen, schier gänzliche Erblindung – ein Unglück, wie es selten vorkommt in den Annalen des menschlichen Leidens, ein unerhörtes, grauenhaftes, wahnsinniges Unglück! Die gräßlichste Hoffnungslosigkeit mit einem Geleite von moralischen Torturen, die ich jedoch ebenfalls wie die physischen mit einer Ruhe ertrage, die ich mir selber nie zugetraut hätte. Mein Kopf ist sehr schwach durch das beständige auf dem Rücken liegen und durch den Uebergebrauch von betäubenden Opiaten; doch ganz ruinirt ist er noch nicht und ich hoffe ihn bis zu meinem Ende, das unter uns gesagt, ziemlich Nahe ist, in einer Klarheit zu erhalten.« (HSA 23/1281)

Auch ließ er Laube seine neue Einstellung zur Religion erfahren und teilte ihm mit, er habe einen Teil seiner Manuskripte, vermutlich der »Memoiren«, verbrannt. Am 17. Februar sandte Heine Laube das »Faust«-Ballett und beklagte sich noch einmal über seinen Zustand und das »trostlose Bewußtseyn, daß diese qualvolle Krankheit sich gegen ihr Ende noch schauderhafter gestalten dürfte. Kennst Du jenes schauerliche, peinigende Gefühl, welches ich die Verzweiflung des Leibes nennen möchte?« (HSA 23/1282)

Am 15. März berichtete Heine seiner Mutter in einem sehr offenen Ton von seiner Krankheit und gab ihr gegenüber zum ersten Male, zu keine Hoffnung mehr auf Genesung zu haben. Er klagte auch über die großen finanziellen Belastungen, die diese Krankheit ihm auferlegte. Er gab sogar zu, die Menschen zu beneiden, die an einer akuten Erkrankung plötzlich versterben, ohne solange wie er leiden zu müssen. Heine bat sehr um häufige Nachrichten aus Hamburg, verlangte aber, daß diese wegen der besseren Lesbarkeit mit schwarzer Tinte und sehr deutlich geschrieben sein müßten. Mit diesem Brief schickte Heine seiner Mutter auch die 1000 Franc zurück, die diese ihm Ende Februar hatte zukommen lassen (HSA 23/1283).

Am gleichen Tag bat Heine Wertheim dringend um einen Krankenbesuch, weil er sich angesichts seiner Tag und Nacht anhaltenden Krämpfe und Koliken keinen Rat mehr wußte: »... kann ich nicht umhin, um so dringender zu bitten, den Besuch, den Sie mir schon lange angekündigt, endlich in die Wirklichkeit treten zu lassen. Sie haben keinen Grund mehr, die Erfüllung dieses Versprechens länger aufzuschieben; Jahr und Tag sind vergangen, seit ich Sie nicht bey mir sah, Weiberhader verjährt in kürzester Frist, aber Männerfreundschaft ist langlebiger. Meine Lage ist noch immer dieselbe, d.h. ich liege noch immer auf demselben Flecke, nur daß ich jetzt noch viel zusammengekrümmter und abgezehrter bin als früher. Tag und Nacht leide ich an meinen niederträchtigen Krämpfen und Contrakzionen, wobey ich nur in Betäubung durch Morphium einige Erleichterung finde. Mein Zustand ist so tragisch, daß ich selber anfange, Mitleid mit mir zu haben, was bisher der alte Uebermuth noch nicht erlaubte. Medizin nehme ich gar keine mehr, weder Arzt noch Apotheker können mir helfen. Die Hand Gottes liegt schwer auf mir; doch – sein heiliger Wille geschehe.« (HSA 23/1284) Heine, der Wertheim um Entschuldigung für die Auseinandersetzung, die dieser mit Mathilde gehabt hatte, bat, wollte sich wenige Tage später von Wertheim eine neue Krankenpflegerin vermitteln lassen: »Ich würde Sie fußfälligst darum anflehen, wenn meine Füße und Kniee es gestatten wollten; heute besonders kann ich kein Glied rühren, wegen der schmerzlichen Kontrakzionen.« (HSA 23/1285) Am folgenden Tag berichtete Heine seinem Bruder von seinem Zustand und beklagte sich über seine finanzielle Not. Er erklärte, warum er die Überweisung seiner Mutter nicht annahm und schrieb: »... und lebewohl und schreib mir bald, denke darüber nach, wie mir zu helfen ist, denn ich fühle, daß ich nicht lange mehr von meinen eigenen Gedanken unterstützt werden. Ich bin schauerlich isolirt, und was Freunde im Unglück sind, das muß man selbst erfahren haben, um es glauben zu können.« (HSA 23/1286)

Am 23. März schrieb Heine an seinen Bruder voll Verärgerung, daß ihm Carl Heine seine Rentenzahlung von 750 Franc gekürzt hatte: »Und da liege ich im Krampfe mit gebundenen Beinen. Sein Weib und seine Schwiegermutter, die mir todtfeind sind, haben die Hand im Spiel. – Da ich nicht aufrecht sitzen kann und niemanden diese Schmerzen diktiren will und darf, so schreib ich mit Bleyfeder so gut es meine Blindheit und meine lahme Hand erlaubt, mit peinlichster Anstrengung. Aber ich eile Dir das Faktum zu melden, damit Du weißt was Du jetzt an Carl zu schreiben hast.« (HSA 23/1287) Wie sehr sich Heine über dieses Verhalten seines Vetters erregte, zeigt die Tatsache, daß er noch am gleichen Tag einen zweiten Brief ähnlichen Inhaltes an seine Bruder schickte (HSA 23/1288). Im April besuchte Carl Heine seinen Vetter mehrmals und war am 19. April bereit, einen Zuschuß von 3000 Franc zu bewilligen, der in vier Raten ausgezahlt werden sollte. Am 16. April beklagte sich Heine in einem Brief an Heymann Lassalle erneut über seinen Zustand (HSA 23/1290). Am 19. April bat Heine Leopold Wertheim um einen Krankenbesuch (HSA 23/1291). Am 30. April schrieb Heine erneut einen dringenden Brief an Wertheim: »Es geht mir immer sehr schlecht, meine Krankheit nimmt täglich zu, und die Krämpfe und Kontraktionen bemächtigen sich täglich mehr des Obertheils des Körpers, so daß auch der Rücken in den Nächten fast ganz gekrümmt ist. Der Ueberreiz des Schmerzes giebt mir eine gewisse Form.« (HSA 23/1293) Die schmerzhafte Spastik hatte also Bauch- und Rückenmuskulatur erfaßt und führte zu Kontrakturen.

In diesen Tagen wandte sich Heine erneut an Heymann Lassalle, den er bereits gebeten hatte, die 25 »Iris«-Aktien im Wert von 12 000 Franc für ihn zu veräußern. Er drängte ihn im Bewußtsein eines baldigen Endes zum Ausstieg aus der sehr verlustreichen Investition in dieser Gasbeleuchtungsgesellschaft. Heine verstand es auch in diesem Zustand, den sekundären Krankheitsgewinn für sich zu nutzen: »Ich bin heute von Leiden so angegriffen, daß ich nicht länger diktiren kann, was vielleicht gut ist, da eine gar zu bittere Stimmung mich überwältigt.« (HSA 23/1292; HSA 23/1294)

Am 6. Mai berichtete Heine seiner Mutter und seiner Schwester über eine geringe Besserung seines Gesundheitszustandes. Er erwähnte dabei eine etwas skurrile Therapie, die vielleicht als Ausdruck der Ratlosigkeit der Ärzte und des verzweifelten Zutrauens des Patienten auch in Außenseitermethoden gewertet werden darf: »Ich befinde mich von Herzen etwas besser; ich leide etwas weniger, aber ich fürchte, die Krankheit selbst geht ihren ruhigen, aber noch fatalen Schneckengang immer vorwärts. Ich enthalte mich fast aller Medizin und nur um den erschrecklichen Verstopfungen entgegenzuwirken, gebrauche ich Rhabarber oder Pilnaerwasser. [...] – Ich gehe nicht auf's Land, aber ich werde dennoch und zwar schon morgen etwas sehr Idyllisches unternehmen: Ich werde nemlich Eselsmilch trinken. Mein Arzt hat es mir verordnet und wenn es mir heilsam ist, so will ich gerne bei Eseln meine Zuflucht nehmen. – [...] Der Gedanke mich mit meinem Haushalt nach Hamburg zu transportiren, taucht manchmal in mir auf und wenn ich sicher bin, dieser Transport und daß damit verbundene Gezippel und Gezappel meinen armen Körper nicht zu sehr gefährdet, so dürfte er wohl am Ende in Ausführung kommen.« (HSA 23/1295)

Aus dem Frühjahr 1850 stammen einige Berichte von Zeitgenossen, die den schlechten Gesundheitszustand Heines bestätigen. Carl Heine, der seinen Vetter Anfang 1850 in Paris des öfteren aufsuchte und ihm auch Geldbeträge zukommen ließ, schrieb an Maximilian Heine, um ihm mitzuteilen, daß die finanzielle Situation seines Bruders nach seiner Ansicht durchaus nicht so traurig war, daß eine öffentliche Kollekte für den kranken Dichter veranstaltet werden müßte. »Deinen Bruder habe ich aufgesucht und ihn leider nicht besser aufgefunden; er ist sehr abgemagert, gelähmt, blind; sein trauriges Schicksal ist sehr zu beklagen. Ich fürchte, der leidet an Rückenmarksschwindsucht.« (Z2/845)

Alfred Meissner schrieb über die Begegnung mit Heine in den Monaten Mai bis September 1850 in seinen 1884 veröffentlichten Memoiren: »Ich traf Heine diesmal in einem besseren Gesundheitszustande, als ich erwartet hatte. Im Vergleich zum vorigen Jahre hatten sich seine Schmerzen gemäßigt und seine Stimmung gehoben. Ich konnte mich ihm täglich nähern.« (Z2/846)

Auch Ludwig Wihl fand Heine sehr leidend (vgl. Z2/830). Alexandre Weill berichtete in seinen Heine Erinnerungen: »De jour en jour sa santé s'altérait au point d'être forcé, d'abord de garder la chambre, puis tout à fait le lit. Peu d'amis lui restèrent fidèles.« (Z2/852)

Weill erkannte auch den Zusammenhang zwischen Heines Krankheit und seiner neuen Religiosität: »Il se croyait – il me la disait un jour – un dieu sur la terre, au moins un demi-dieu, se permettant tous les écarts de la vie philistine. Il ne croyait d'abord pas à la justice de Jéhovah sur cette terre, malgré son admiration pour Moise. Ce ne fut qu'après cinq longues années de souffrance qu'il finit par convenir qu'il n'était pas un dieu, les dieux, me disait'il, n'ayant jamais eu, à sa connaissaince, besoin de prendre des lavements!« (Z2/854)

Christine de Belgiojoso äußerte sich gegenüber Caroline Jaubert sehr bestürzt darüber, daß sich viele seiner früheren Bekannten und Freunde nun von Heine abgewandt hatten, und über die zuweilen in der Familie Heines vorherrschende finanzielle Hartherzigkeit dem kranken Verwandten gegenüber (Z2/855; Z2/856). Auch versuchte die Gräfin, Heine Mut zu machen und ihn in seinem früheren hellenistischen Menschenbild wieder zu bestärken. Heine schrieb am 1. Juni an seinen Verleger Julius Campe, um die umlaufenden Gerüchte über seine religiöse Bekehrung richtigzustellen: »Erschrecken Sie nicht über das Wort »das Zeitliche segnen«, es ist nicht pietistisch gemeint; ich will damit nicht sagen, daß ich das Zeitliche mit dem Himmlischen vertausche, denn wie nahe ich auch der Gottheit gekommen, so steht mir doch der Himmel noch ziemlich fern; glauben Sie nicht den umlaufenden Gerüchten, als sey ich ein frommes Lämmlein geworden. Die religiöse Umwälzung, die in mir sich erreignete, ist eine bloß geistige, mehr ein Akt meines Denkens als des seligen Empfindens, und das Krankenbett hat durchaus wenig Antheil daran, wie ich mir fest bewußt bin. Es sind große, erhabene schauerliche Gedanken über mich gekommen, aber es waren Gedanken, Blitze des Lichtes und nicht die Phosphordünste der Glaubenspisse.« (HSA 23/1297)

Am 15. Juni berichtete Heine seiner Mutter nach Hamburg: »Außerdem ist Nichts vorgefallen und was meine Krankheit betrifft, [...] ich wiederhole Dir nur: das schlimmste bei dieser Krankheit ist, daß man dabei nur entsetzlich leidet, aber nicht so schnell stirbt; Du kannst Dich darauf verlassen daß ich Dir jede größere Verschlimmerung nicht verschweigen würde. [...] In Wahrheit gesagt: ich möchte Dich gern überleben, um Dir den Kummer der Nachricht meines Abscheidens zu ersparen und das ist vielleicht noch das Hauptinteresse, das ich an dem Leben nehme. [...] – Siehst Du, wie recht ich habe nicht oft zu schreiben; nur melancholische Leichenbitterbriefe.« (HSA 23/1299)

Und am 18. Juni: »...; ich meinerseits, ich befinde mich seit zwei Tagen viel besser als gewöhnlich, wie denn bei Nervenkrankheiten, wie die Meinige Eine ist, der Zustand so abwechselt, daß man heute verzagt und Übermorgen wieder jubelt und nie recht weiß, woran man mit seiner Gesundheit ist.« (HSA 23/1299) Sowie am 25. Juli: »..., ich, meinerseits ich befinde mich so ziemlich und wenn auch meine Krankheit noch immer nicht in Abnahme ist, so will es mir doch scheinen als ob meine Kräfte zunehmen und es giebt Tage, wo ich wenige Schmerzen habe und mit weitfliegenden Gesundheitsprojekten meiner Phantasie freien Lauf lasse. Ich arbeite wenig, aber mein Geist war nie aufgeweckter, thätiger und rüstiger wie jetzt. Mit meinen Augen geht es noch immer schlecht. Ich habe wieder versucht zu schreiben, was mir aber schlecht bekam. Um nicht zu viel zu klecksen, schreibe ich manchmal mit der Bleifeder, was aber sehr beschwerlich. – ... Ich wiederhole Dir, liebe Mutter, daß es mir etwas besser geht; ich bin vielleicht, wie alle Kranken etwas ungerecht, und will es mir nicht eingestehen, daß ich mich etwa 24 Prozent besser als früher befinde.« (HSA 23/1300)

Schließlich nochmals am 3. August: »– Ich lebe sehr isolirt und erführe sonst Nichts von Hamburg – In meiner Gesundheit hat sich keine Veränderung begeben; ich ertrage ruhig mein Geschick und erfreue mich des schönsten häuslichen Friedens, so wie auch der Kirschkuchen, die meine Köchin ganz vorzüglich zu backen versteht.« (HSA 23/1301)

Meir Aron Goldschmidt veröffentlichte Ende 1851 einen Artikel über Heine, der ein anderes Bild des Kranken zeichnete: »Da ich (im Juli 1850) zu Heinrich Heine hineinkam, rue d'Amsterdam 50, lag er zu Bett. Er konnte seine Augen nicht öffnen, ohne die Augenlider anzufassen und hochzuziehen; aber als er zu sprechen begann, wurden die schwarzen Augen lebhaft und glänzend. Die Krankheit, von der er niemals geheilt werden wird, hat ihn mager gemacht und ihm eine gelbe Gesichtsfarbe gegeben, und sein Bart war sehr lang; aber es scheint mir, daß ich nie ein schöneres Dichterantlitz gesehen habe, als dieses leidende, ovale, gelbe

Gesicht mit den schwarzen Augen und dem schwarzen Bart. […] Aber er selbst machte einen traurig-erhebenden Eindruck auf mich, er, der leidende, der durch große Schmerzen geläutert wird …« (Z2/857)

Ob die von Goldschmidt beobachtete gelbe Gesichtsfarbe nur Ausdruck des allgemeinen kranken Aussehens Heines war oder tatsächlich als leichter Ikterus gedeutet werden kann, muß offen bleiben. Immerhin schien diese Färbung der Haut dem Besucher besonders aufgefallen und auch der zweimaligen Erwähnung in einem öffentlichen Artikel Wert gewesen zu sein. Einen sehr ausführlichen und von genauer Beobachtung geprägten Bericht lieferte Eduard Schmidt-Weissenfels in seinen 1857 veröffentlichten Heine-Erinnerungen, in denen er einen Besuch bei Heine im Sommer 1850 in der Begleitung von Gérard de Nerval schilderte: »Eine matte Dunkelheit ließ mich beim Eintritt in das Krankenzimmer längere Zeit in einem Zustand von Blindheit, während ein scharfer, den Athem benehmender Geruch mich überdies noch mehr betäubte. Unwillkürlich glaubte ich, daß dieser Aufenthalt nur von dem Athem Heine's geschwängert sei, von jenem Athem, welcher alle schönen Blumen verwelken ließ, sobald er sie berührte. Endlich gewöhnten sich jedoch die Augen an dies Licht von Grabgewölben. Hinter einem, das Zimmer fast in zwei Hälften theilenden Tapetenschirm stand das Bett, in welchem der Unglückliche damals fast schon zwei Jahre lange mit seinen Schmerzen und Träumen lag, und wo er, ein Wunder für Alle und wohl auch für sich selbst, noch fünf Jahre lang sterben sollte. Kaum vermochte ich unter der leichten weißen Bettdecke den kleinen Körper wahrzunehmen, der ohne Muskeln, ohne Fleisch, fast ohne Blut, nur einem mit feiner Haut überkleideten Skelette glich. Ebenso schwer wurde es mir Anfangs, auf dem Bettkissen Heinrich Heine's kleines Gesicht zu unterscheiden, bei dessen Anblick mein Herz in der Brust plötzlich seinen heftigen Puls verlor und auf einige Augenblicke voll Mitgefühl erstarrte. Die Stirn des Kranken trat weit hervor; nur spärliches Haar lag schlicht darüber hin; die Augenhöhlen waren tief; das eine Auge blieb gänzlich geschlossen, während das andre starr und wässrig blau nur hin und wieder durch einen wehmüthigen und blitzenden Glanz sich belebte und ein um so lebendigeres Farbenspiel annahm, je mehr der Kranke sprach. Sein Bart war weiß und struppicht und das einzige äußerliche Zeichen, daß der hier im Bett liegende Mensch kein Kind seiner Entwicklung nach, sondern ein Mann war.«

Heine beklagte besonders eine andauernde Schlaflosigkeit, gegen die offensichtlich auch Dr. Gruby kein wirksames Mittel wußte. Schmidt-Weissenfels berichtete ferner: »Mich wunderte es, daß Heine dies Alles mit fast ausdruckslosem Gesicht und mit einer abgerissenen, wenn auch wohltönende Stimme bisher gesprochen hatte. […] Auf jenem kleinen Tische vor Heine's Bett lagen noch mehrere beschriebene Papiere, sowie ein Stoß loser weißer Octavblätter. Im Anfange seiner fürchterlichen Krankheit war der Unglückliche nicht mehr im Stande gewesen, schreiben zu können; der Schlagfluss hatte ein jedes seiner Glieder vollständig gelähmt. Dem vortrefflichen Arzte, Dr. Gruby, war es endlich gelungen, dem Dichter mindestens den Gebrauch seiner Hände zurückzugeben, so daß er die vielen einsamen

Stunden mit dem Aufschreiben seiner Gedichte verkürzen konnte. Auf einem künstlich über seiner Bettdecke ausgespannten Pulte malte Heine mit Bleistift seine Verse mit fast zollhohen Buchstaben auf die weißen Blätter, so daß ein jedes dieser genau paginierten Papierstreifen kaum mehr als einige Zeilen enthielt.« (Z2/858)

Schmidt-Weissenfels, der als ein recht unvoreingenommener Beobachter gelten darf, bemerkte zunächst den starken, unangenehmen Geruch in dem düsteren Krankenzimmer. Dieser Geruch könnte ein Hinweis darauf sein, daß es mit den hygienischen Verhältnissen um das Krankenlager Heines nicht immer zum besten bestellt war. Die schlechte Beleuchtung war der paralytischen Mydriasis angepaßt. Ein plötzlich einfallender heller Lichtschein hätte etwa, wenn Heine seine gelähmten Augenlider mit den Fingern hochzog, um etwas zu sehen, zu einer starken Blendung geführt. Das ›lebendige Farbenspiel‹ seiner Augen dürfte Ausdruck der Verkennung der maximal erweiterten Pupillen als Schönheitsideal, nicht aber als krankheitsbedingt sein. Schmidt-Weissenfels zeigte sich von der starken Abmagerung des nach seiner Beschreibung nun fast kachektisch zu nennenden Patienten am stärksten beeindruckt. Dies ist ein deutlicher Hinweis darauf, daß es sich nicht um rein spastische Paresen gehandelt haben kann, bei denen die Muskulatur eher hypertrophiert. Auch die anämische Blässe des Patienten erwähnt Schmidt-Weissenfels. Außer der sehr auffallenden Ptosis bemerkte er auch die ›ausdruckslose‹ Mimik, die durch die Paralyse der motorischen Gesichtsnerven hervorgerufen wurde. Heines Stimme klang offensichtlich ›abgerissen‹, was Ausdruck der allgemeinen, aber auch einer spezifischen Schwäche der Sprechmuskulatur sein kann. Die Stimme war jedoch ›wohltönend‹, so daß eine Lähmung der Nn. laryngei nicht zu diagnostizieren ist. Die Lähmung der Hand schien zurückgebildet, denn Heine war nun offensichtlich imstande, wieder selber zu schreiben. Er benutzte jedoch wegen der einfacheren Handhabung einen Bleistift und schrieb mit sehr großen Buchstaben, die er noch selber erkennen konnte.

Heine beklagte sich auch über die restriktive Haltung seines Arztes Gruby, der ihm trotz anhaltender Schlaflosigkeit Schlafmittel verweigerte. Gruby tat dies wohl, um Opiatdosen einzusparen (vgl. Z2/858). Es ist jedoch auch möglich, daß er im jetzigen Stadium der Krankheit solche von seinem Patienten geforderten Medikamente für eher schädlich hielt. Es ist ferner beachtenswert, daß Schmidt-Weissenfels einige Bemerkungen zur Psychopathologie Heines machte. Ihm fiel auf, daß Heine selbst in diesem Zustand sich gerne eines amourösen Abenteuers erinnerte und dies auch vor ihm fremden Personen erwähnte. Auch machte Heine verletzende Witze über seine Freunde. So urteilte Schmidt-Weissenfels: »Die innere Welt dieses Schriftstellers war fast immer den profanen Augen der Welt verborgen; er war geisteskrank seit langen Jahren und doch ließ es keine seiner Schriften errathen.« (Z2/858) Mag auch diese Bezeichnung zu hart sein, so ließen sich doch für den unvoreingenommenen Beobachter sicherlich einige psychopathologische Strukturen in Heines Persönlichkeit entdecken.

Auch am 26. September war Heines Gesundheitszustand unverändert. Er teilte dies Mutter und Schwester in Hamburg mit und berichtete, daß er seine schwer erkrankte Köchin aus Mitleid bei sich im Haushalt behalte. Zu seiner eigenen Pflege habe er eine dunkelhäutige, aber nicht sehr diensteifrige ›garde malade‹ angestellt (HSA 23/1303). Heine mußte seinen Plan, sein Lebensende in Hamburg zu verbringen, aus Krankheitsgründen aufgeben: »Ich darf aber dennoch jetzt noch nicht an eine Uebersiedlung nach Hamburg denken, wenigstens nicht eher, ehe mein Gesundheitszustand, daß die Krämpfe, woran ich jetzt so sehr leide, vorher aufhören müssen. Meine Krankheit, wie ich Euch immer gesagt habe, ist eine schmerzhaftnervöse, und da wird jede Bewegung unleidlich. Durch den Transport nach Hamburg könnte ich meinen Körper in Gefahr setzen, und es ist auch noch nicht sicher, ob das dortige Klima mir jetzt zusagen würde. [...] Ihr sehet, wie schonend und berechnend ich zu Werke gehe, und wie es nicht meine Schuld sein wird, wenn Leibesbanquerott bei mir eintritt, ...« (HSA 23/1303)

Am 28. September erneuerte Heine seine Vorwürfe an Campe über dessen langes Stillschweigen. Er klagte über seine sehr schlecht Nacht und mußte einen Freund bitten, die Korrespondenz für ihn zu schreiben (vgl. HSA 23/1304). Am 12. Oktober ermahnte Heine Heinrich Laube, endlich das ›Faust-Ballett‹ und den ›Ratcliff‹ auf ihre Aufführbarkeit in Wien zu prüfen. Heine verhehlte Laube nicht seine sehr schlechte Stimmung und die Befürchtungen, mit denen er angesichts seiner ungewissen Zukunft der Aufführung dieser Stücke entgegensah. »Mein Zustand hat sich insofern verschlimmert, daß meine Kontractionen stärker und dezidirter geworden. Ich liege zusammengekrümmt, Tag und Nacht in Schmerzen, und wenn ich auch an einen Gott glaube, so glaube ich doch manchmal nicht an einen guten Gott. Die Hand dieses großen Thierquälers liegt schwer auf mir. [...] Ich lebe ganz isolirt und sehe wenige Deutsche, ...« (HSA 23/1305)

Mitte Oktober sandte Heine Hillebrand eine finanzielle Unterstützung und berichtete ihm über seinen Gesundheitszustand. Nur Opium und Religion könnten ihm Linderung verschaffen (vgl. HSA 23/1306). Auch Alfred Meissner klagte er am 1. November: »Mit meiner Gesundheit sieht es noch immer miserabel aus, und mit Schaudern bemerke ich, daß mein Rücken sich krümmt.« (HSA 23/1309) Dies kann als Hinweis darauf gewertet werden, daß Kontrakturen und Fehlhaltungen nicht nur die Extremitäten, sondern nun auch die Wirbelsäule betrafen. Einen ausführlicheren Bericht über seinen Gesundheitszustand gab er am 15. November seinem Bruder Gustav in Wien: »... seit 2½ Jahren beinahe liege ich mit gelähmten Gliedern zu Bette und fast ganz blind, und so kann ich Dir auch heute nicht eigenhändig schreiben ... Ja, lieber Gustav, Alles was Dir die Gerüchte von meinem tragischen Zustande melden konnten, wird von der gräßlichen Wirklichkeit noch unendlich übertroffen. Du hast keinen Begriff davon, wieviel ich gelitten und noch leide; beständige Krämpfe und Zusammenziehungen, besonders der Beine und des Rückgrats, zusammengekrümmt liege ich auf einer Seite im Bette, ohne mich bewegen zu können und nur alle 24 Stunden werde ich auf einige Minuten wie ein Kind auf den Sessel gesetzt, während man mir das Bett macht; um die Schmerzen zu betäuben, nehme ich beständig Zuflucht zum Opium, auch mein Kopf ist daher sehr dumpfig, und Du begreifst daher, wie sauer mir jede schriftliche Kommunikation ankommt.« (HSA 23/1310) Auch gegenüber seinem Bruder klagte Heine über die immensen Kosten seiner Krankheit, die ihn doppelt schwer belasteten, denn krankheitsbedingt war er ja auch unfähig als Schriftsteller sein Einkommen zu erarbeiten. Er wiederholte auch den Vorwurf gegen seine Hamburger Verwandten, durch ihre Haltung in der Erbschaftsangelegenheit den eigentlichen Ausbruch seiner Erkrankung provoziert zu haben (HSA 23/1310).

Erstaunlich ist, daß Heine, der nur für wenige Augenblicke im Laufe eines Tages das Bett verließ, trotz der Lähmungen, der Spastik und der Kontrakturen offensichtlich keine Thrombose entwickelte. Am 23. November sandte Heine seiner Mutter erneut einen beschönigenden Bericht (HSA 23/1312). Tage später schrieb er an Heinrich Laube, sein Zustand habe sich verschlimmert, wofür Heine selbst im wesentlichen das winterliche Wetter verantwortlich machen wollte (HSA 23/1313). Während Heine am 2. Dezember im Schreiben an seine Mutter von einer Besserung durch das kalte Klima sprach (HSA 23/1314), schrieb er am 17. Dezember erneut an Gustav Heine nach Wien: »Meine Lähmung ergreift auch den Obertheil des Körpers, und die Krämpfe der Kinnbacken und des ganzen Gesichtes bekümmern und ermüden mich außerordentlich. Ich leide wie ein Hund und habe doch das Leben zähe wie eine Katze, denke Dir die furchtbarsten Rückgratskrämpfe und dabei doch die Nothwendigkeit, auf diesem unglücklichen Rückgrat beständig zu liegen, ohne ein Glied rühren zu können. Nur einige Minuten, während das Bett gemacht werden muß, alle 24 Stunden, werde ich auf einen Sessel gesetzt, wie eine Holzpuppe mit abgezehrten, zusammengekrümmten Beinen. [...] Durch das viele Schwatzen, durch die schlechte Nacht die ich zugebracht, und durch die Opiates die ich mir einreiben lasse, bin ich heute so kopfbetäubt, daß ich Dir wenig mehr schreiben kann.« (HSA 23/1315) Heine ließ sich wohl wieder Opiate in künstlich gesetzte Brandwunden auf dem Rücken einreiben. Die Lähmung und Krämpfe führten zu Fehlstellungen des Skelettes, die Krämpfe hatten auch die Kaumuskulatur erfaßt. In diesem Schreiben bestimmte Heine auch seinen Bruder zu seinem Nachlaßverwalter. Am 25. Dezember berichtete er auch James de Rothschild in Paris von seiner »Rückgratschwindsucht« (HSA 23/1316)

Aus den Herbst- und Wintermonaten des Jahres 1850 stammen auch einige Beobachtungen von Zeitgenossen Heines. So berichteten Adolf Stahl und Fanny Lewald über ihren Besuch bei Heine. »Wir fanden ihn auf seinem Schmerzenslager, das er seit Jahr und Tag nicht mehr verlassen hat. Die Fenstervorhänge waren niedergelassen, das Bett überdieß noch durch eine grüne spanische Wand gegen das Licht geschirmt. Der Kranke hob die feine fast durchsichtig magere Hand an das rechte Auge, um das Lid emporzuheben und einen Blick auf uns zu werfen. Nur dies Auge besitzt noch Sehkraft, das andere nur einen schwachen Lichtschimmer. Aber die Lider sind gelähmt und keiner freien Bewegung mehr fähig. [...] Bei diesem ersten Besuche war es auch, wo er ausführlich von seiner Krankheit und seinen Schmerzen sprach, auf die er bei allen späteren Unterhaltungen nur selten zurückkam. »Ich leide«, sprach er »unaufhörlich grenzenlose Schmerzen. Selbst meine Träume sind nicht frei davon. Gestern hing ich als Johann von Leiden in einem Käfig in der Luft, und meine Schmerzen setzten sich als wilde Traumbilder um mich her. Die Krämpfe steigen allmählig immer höher hinaus, und da liegt man nun und wartet, bis es ans Herz kommt. Ich kann jetzt eigentlich nur noch Arme und Hände frei bewegen. Und alles dieses«, fuhr er fort, indem ein Lächeln über seine schmerzerfüllten Züge glitt, »alles dieses muß ich nun ertragen ohne den Beistand unseres Herrn Jesus Christus! Aber ich habe auch meinen Glauben. Denken Sie nur nicht, daß ich ohne Religion bin. Opium ist auch eine Religion. Wenn so ein Bischen grauer Staub in meine fürchterlich schmerzenden Brandwunden gestreut wird, und dann der Schmerz darnach gleich aufhört, soll man da nicht sagen, daß dies dieselbe beruhigende Kraft ist, welche sich in der Religion wirksam zeigt? Es ist mehr Verwandtschaft zwischen Opium und Religion, als sich die meisten Menschen träumen lassen. [...] Wenn ich meine Schmerzen nicht mehr ertragen kann, nehme ich Morphium, ...« [...] Niedergeworfen von unheilbarer Krankheit, bei lebendigem Leibe schon ausgestrichen aus dem Buche des Lebens, gemartert von den entsetzlichen Schmerzensqualen hat dieser Mann die ganze Energie seines aristophanischen Geistes, die volle Kraft seines unverwüstlichen Humors und all die schneidende Schärfe seines vernichtenden Witzes bewahrt. [...] Stimme, Ausdruck, Ton und Miene, mit denen er diese Worte sprach, hatten etwas so unwiderstehlich Komisches, daß wir laut lachen mußten und es, wie später noch oft, ganz und gar vergaßen, daß ein tödtlich Kranker, ja sozusagen ein Sterbender mit geschlossenen Augen vor uns lag. [...] Seine Stimme war äußerst sanft und weich, der Ton zuweilen von einem leisen Lachen begleitet.« (Z2/861)

Auf dem linken Auge nun vollständig erblindet, versuchte Heine sich vor greller Lichteinwirkung zu schützen und das nur durch Anheben des Lides mit dem Finger gebrauchsfähige rechte Auge zu schonen. Heine sprach offensichtlich mit den häufigen Besuchern selten ausführlich über seine Krankheit und ließ es meist bei allgemeinen Klagen bewenden. Um so beeindruckter zeigten sich alle Besucher von der Selbstdisziplin und Geduld dieses Schwerkranken. Am hervorstechendsten war jedoch der immer wieder mit Erstaunen beschriebene Gegensatz zwischen körperlichem Ruin und ungebrochener Geisteskraft. Die Krämpfe, unter denen Heine litt, stiegen, wahrscheinlich von den unteren Extremitäten ausgehend, auf und erreichten fast den oberen Thoraxbereich. Zur Linderung gebrauchte Heine in Brandwunden eingestreutes Morphium. Seine Ausführungen über die Verwandtschaft zwischen Opium und Religion legen die Vermutung nahe, daß der Karl Marx zugeschriebene Aphorismus zu Opium und Religion wohl eher von Heine stammt. Hier zeigt sich, daß die Krankheit Heines und ihre Verarbeitung noch heute von gesellschaftlicher und kultureller Relevanz sind.

Einen weiteren Bericht von A. Stahr und F. Lewald haben wir von deren Besuch am 26. September bei Heine: »Als wir das vorigemal zu ihm kamen, hatte man ihn soeben gebrannt. [...] Die unglücklichen Werkzeuge und Lappen hatten noch brenzelig riechend im Vorzimmer gelegen, und wir hatten uns auf den Bericht seiner braunen Wärterin entfernen wollen. Aber trotz der furchtbaren Schmerzen, welche ihm diese Operation verursacht hatte, bestand er darauf, als wir ihm gemeldet wurden, daß wir bei ihm blieben und führte über anderthalb Stunden lang die Unterhaltung mit vollster Geistesfrische fort.« (Z2/864) Heine ermahnte seine Besucher, seiner Mutter ja nicht seinen wahren Zustand zu beschreiben. Er soll erklärt haben: »Ich schiebe in meinen Briefen beim Diktiren immer nur auf meine Augen, ich schreibe dann, daß ich meiner Augen wegen auch wenig ausgehe, weil Sonnenschein und Lampenlicht mich gleich blenden. Warum soll man ihr die Sorge um mich machen!« (Z2/864)

Heine, der sich in schlaflosen und schmerzerfüllten Nächten durch Dichten abzulenken suchte, berichtete Stahr und Lewald über eine andere Anwendung der Opiate, als beide einen Schmerzanfall miterleben mußten: »Was mich immer aufrecht erhält«, sagte er, »daß ist der Gedanke, daß ich all diese Schmerzen freiwillig erdulde, und sie enden kann, sobald ich will. Sehen Sie, mit der Hand kann ich auf dem Tische eine Dosis Opium erreichen, nach der ich nicht wieder aufwachen würde, und daneben liegt ein Dolch, den ich noch Kraft genug habe zu brauchen, wenn meine Schmerzen unaushaltbar werden. Das ich diese letzte Freiheit habe, giebt mir Muth und macht mich gewissermaßen heiter.« (Z2/866) Bei einem erneuten Besuch im Oktober 1850 traf Adolf Stahr Heine in anderer Verfassung an: »Als ich Heine das nächstemal wieder besuchte, fand ich ihn mehr als gewöhnlich angegriffen. Er lag mit einem schwarzseidenen Mantel bedeckt auf eine Couchette, und klagte, daß er in den letzten Nächsten fast gar nicht geschlafen habe vor großen Schmerzen. Dabei entfuhr ihm zum Erstenmale der klagende Ausruf: ›Ach, warum muß eine Menschenkreatur so viel leiden!‹ Auch schien ihm das Sprechen beschwerlicher als sonst zu sein, und er sprach manche Buchstaben undeutlich aus.« Stahr mußte noch miterleben, wie die als Krankenpflegerin angestellte Mulattin den schmächtigen Körper Heines mit Leichtigkeit anhob und ins Bett trug (Z2/867).

Bemerkenswert ist, daß Stahr, der noch vor wenigen Wochen die klare, feste, zuweilen fröhlich klingende Stimme Heines bemerkte, nun eine undeutliche Aussprache feststellte. Das Sprechen selbst kostete Heine offensichtlich Mühe, und er konnte sich während dieses besonders heftigen Krankheitsschubes nur undeutlich artikulieren, ein weiterer Hinweis auf eine Bulbärparalyse. Wenige Tage später konnten Stahr und Lewald berichten: »Bei einem folgenden Besuche fanden wir ihn wieder bedeutend wohler. Er hatte einige Erquickung durch Schlaf gehabt, und war sehr frischen Geistes.« (Z2/868) Auf seine schon früh festgestellten Aversionen gegen laut tickende Uhren und monotone Geräusche angesprochen, soll Heine geantwortet haben: »Ich habe es nie ertragen können und ich glaube jetzt, daß es schon damals ein Anfang der krankhaften Nervosität gewesen ist, an der ich jetzt so leiden muß.« (Z2/868)

Einen Einblick in einen anderen Aspekt seiner Krankheit gab Caroline Jaubert, die von Heines Sorge berichtete, sein Sekretär könne die diktierten Verse kopieren und selbst verkaufen. So wählte Heine manchmal solche Sekretäre, deren literarisches Verständnis nicht ausreichte, die Qualität des ihnen Diktierten zu beurteilen. Die so gewonnene Sicherheit vor Plagiaten mußte Heine aber mit sehr fehlerhaften

Manuskripten erkaufen (vgl. Z2/869). Heine war auch darauf angewiesen, häufig Besuch zu empfangen, um seinen Kontakt zur Außenwelt aufrechterhalten zu können. Doch war er sich bewußt, daß alle seine Besucher sehr mitteilsam sein würden über ihren Eindruck und ihre Erlebnisse bei dem kranken Literaten, dessen Leiden seine Berühmtheit nur noch verstärkt und ihn wieder in den Mittelpunkt des öffentlichen Interesses gerückt hatten. So berichtete Martin Cohn, der Heine im Oktober 1850 besucht hatte, von der Ermahnung des Dichters: »A propos!« rief mir Heine nach, »da Sie wahrscheinlich einmal dem Verlangen unterliegen werden, unsere Unterhaltung zu veröffentlichen, so thun Sie mir doch den Gefallen, Nichts von Ihrer eigenen Erfindung hinzusetzen und meine Gedanken so dem hochverehrten Publikum wiederzugeben, wie Sie solche von mir erhalten. Thun Sie mir den Gefallen, seien Sie ein ehrlicher Mensch. ...« (Z2/870)

Cohn, der Heine in einem Sessel sitzend angetroffen hatte, überliefert, daß Heine von dem Gespräch sehr angegriffen war: »Sein Kopf, den er während dieser Worte mühsam in die Höhe gehalten hatte, fiel in sein Kissen zurück, und wie nach einer langen Arbeit schloß er ermüdet die Augen. [...] Ein unaussprechlich schmerzhafter Zug lagerte sich um Heine's Mund, nachdem er dieses in fieberhafter Aufregung gesprochen; seine Augen schlossen sich wie vorhin und Schweißtropfen perlten auf seiner Stirn. [...] Heine zeigte auf die in meiner Nähe herabhängende Klingelschnur, die ich zog. Eine Dame trat eiligst herein, warf nur einen Blick auf den Kranken, nahm dann von einer Console ein Fläschschen, von dessen Inhalt sie einige Tropfen in ein Glas Wasser fallen ließ, und näherte das so zubereitete Getränk den Lippen des Leidenden, welcher ein Paar Schlucke davon trank. Einige Minuten später schien sich der Schmerz soweit gelindert zu haben, daß er die Augen wieder aufschlug und der Dame die Hand reichte, welche diese in der ihren behielt.« (Z2/870) Die Wirkung von Heines Frau Mathilde gereichter Medizin, wahrscheinlich Morphium oder ein anderes Analgetikum, war jedoch nur von kurzer Dauer. Nach einer Weile beobachtete Cohn wieder: »Heine hatte seinen Kopf wiederum in's Kissen zurückfallen lassen. Seine Augen waren nicht geschlossen, seine Hand nicht zusammengekrampft, kein Zeichen körperlichen Schmerzes war an ihm sichtbar, und doch las ich in seinen abgemagerten Zügen solch herben, herzzerreißenden Schmerz, daß ich Alles aufzubieten suchte, um ihn zu zerstreuen ...« (Z2/870) Nachdem sich Heine von dem hier ganz eindeutig ohne Kontraktion und Spastik auftretenden Schmerzanfall erholt hatte, äußerte er sich nach dem Bericht von Cohn zynisch: »Sie können sich den Doctor der Jurisprudenz Heinrich Heine ansehen, welcher die Rückenmarkdarre hat, obgleich man ihm das Gegentheil einreden will – das ist auch einer der Dichter unserer Zeit, die an einer Art von poetischem delirium tremens sterben werden, und recht bald, so Gott will ...« [...] Ich schauderte ... es ist mir unmöglich, die Gefühle, die mein Gehirn verwirrten, wiederzugeben. Der Cynismus des Kranken erregte mir Abscheu, seine Schmerzen Mitgefühl, sein Geist Bewunderung.« (Z2/870) Nach dieser Beschreibung ist der Begriff »Krampfanfälle« zu relativieren. Mitte Oktober schien es Heine nach Berichten von Fanny Lewald besser zu gehen (Z2/872).

Diese Besserung schien jedoch nur von kurzer Dauer gewesen zu sein, denn am 23. Oktober 1850 fanden Adolf Stahr und Fanny Lewald Heine nach 48 Stunden dauernden Schmerzattacken »schwerer leidend« (Z2/876). Aufschluß über Heines Zustand Ende Oktober gibt eine Notiz von Karl August Varnhagen v. Ense: »Merkwürdige Nachrichten von Koreff und Heine; ... Heine liegt jetzt immer, kann ohne Hilfe kein Bedürfnis befriedigen, ist abgemagert zum Gerippe, kann nur Brei genießen, weil er Festeres nicht schlucken kann, die Augenlider sind ihm zugefallen, er liegt im Dunkeln. Mit seiner Frau ist er leidlich zufrieden, mit seiner Wärterin gar nicht – ... Er hat seine ganze Geistesstärke und Laune wie sonst; er diktiert fleißig, Verse und Prosa, seine besten Sachen macht er in seinen Schmerzen in schlafloser Nacht, muß sie aber dann im Gedächtnis festhalten, bis er wieder jemandem zum Schreiben hat.« (Z2/871)

Im November 1850 erschien eine Pressenotiz von Alexandre Weill, die ähnliches berichtete (vgl. Z2/877). Hector Berlioz wunderte sich gleichermaßen: »Il est toujours à demi-mort et toujours aussi vivant par la tête. Il a l'air d'être à la fenêtre de sa tombe, pour regarder encore ce monde dont il fait pluis partie et se moquer de loi.« (Z2/880)

1851

Anfang Januar war Heine damit beschäftigt, einen Abschluß ohne größere Verluste in seiner recht unglücklichen Aktientransaktion zu erreichen. Sein Bruder Gustav und vor allem sein Vetter Carl halfen mit einer einmaligen Zahlung und der Zusicherung einer beachtlichen Jahresrente ganz entscheidend bei der Bewältigung der schlechten finanziellen Lage. Heines gesundheitlicher Zustand war schlecht, vielleicht durch diese Aufregungen noch etwas verschlimmert. Er schrieb am 21. Januar an seinen Bruder Gustav: »Ich bin seit einigen Tagen etwas ungewöhnlich stark kopfbetäubt wegen der vielen Krämpfe, der schlaflosen Nächte und der zu großen Dosen von Opiaten die ich einnehme, um die Schmerzen zu betäuben; ... Nebenbei gesagt, Du hast gar keinen Begriff von meinem körperlichen Zustand, ..., da Du mir ... eine Badekur vorschlägst, Du weißt nicht, daß ich nicht aus dem Bette herauskommen kann, daß ich vor zwei Jahren nur während einer Stunde und im schönsten Wetter auf einer bedeckten Tragbahre mich ins Freie tragen ließ und dadurch fast an Erschöpfung gestorben wäre. Seitdem bleibe ich ruhig liegen auf meiner Matratze und habe alle Transport- Ideen aufgegeben.« Heine bat seinen Bruder, sich intensiv für ihn in der »Iris«-Angelegenheit einzusetzen, da er jede Aufregung fürchtete und sich in seinem »jetzigen Kopfzustande« nicht in der Lage fühle, diese Angelegenheit mit dem notwendigen Elan zu regeln (HSA 23/1318).

Anfang Februar berichtete Heine seiner Mutter von einer angeblichen Besserung seines Befindens. Zu dieser wohl eher subjektiven Besserung hatte sicherlich auch die finanzielle Zuwendung seines Vetters Carl beigetragen (HSA 23/1320). Die Befreiung von finanziellen Sorgen erleichterte Heine sehr; er drückte dies auch gegenüber seinem Bruder Gustav aus (HSA 23/1321). Am 15. Februar ging es Heine wohl wieder etwas schlechter, vor allen Dingen bemächtigte sich seiner eine depressive Stimmung, und er mahnte Leopold Wertheim: »Als ich letzthin nur auf einige Augenblicke das Vergnügen hatte, Sie zu sehen, versprachen Sie mir, bald wieder zu kommen, welches Versprechen Sie aber bis heute unerfüllt gelassen. Diese Zeilen sind also ein Mahnbrief um den versprochenen Besuch bey Ihnen in Erinnerung zu bringen. Mein Zustand hat keine große Veränderung erlitten, aber befinde mich doch eher schlechter als besser, und eine fatale Trostlosigkeit fängt nachgerade an, sich meiner zu bemächtigen. [...] In einigen Wochen werden es drey Jahre seyn, daß ich auf dem Rücken liege, und da hätte ich wohl das Recht, endlich verdrießlich zu werden.« (HSA 23/1323)

Am 12. März schrieb Heine seiner Mutter: »Mir geht es zwar besser, aber sehr langsam. Seit zwei Jahren brauche ich keine Medizin mehr, oder vielmehr leidet meine Frau nicht mehr, daß mir eine Medizinflasche über die Schwelle kommt, und auch alle Ärzte hat sie zum Teufel gejagt, mit Ausnahme des einzigen, den ich oft Monate lang nicht sehe, und der von so kleiner Statur ist, daß ich beinahe sagen kann, ich brauche gar keinen Arzt. Man muß von allen Übeln das kleinste wählen. – Nichtsdestoweniger glaube ich nicht, daß ich jemals wieder auf gesunde Beine komme. Ich habe mit diesem Leben abgeschlossen, und wenn ich nicht an zu großen Verstopfungen hier auf Erden leide und sicher wäre, daß ich im Himmel einst gut aufgenommen werde, so ertrüge ich geduldig meine Existenz.« (HSA 23/1324) Am 21. März berichtete Heine seinem Bruder Gustav: »Mir ist es unterdessen körperlich herzlich schlecht gegangen; Tag und Nacht die schmerzlichsten Contractionen, besonders in der Rückensäule, was fast unerträglich ist, wenn man wie ich immer auf dem Rücken liegen muß. Ich bin in diesem Augenblick kranker als je, lasse es aber aus Gründen den Leuten nicht zu sehr merken. Dabei verzehrt mich auch moralisch eine gewisse religiöse Stimmung, die ich nicht meistern kann. [...] Aber, ach, lieber Bruder! wie leide ich körperlich! diese beständigen Rückenschmerzen bringen mich beinahe zum Wahnsinn. Und dabei gar keine Aussicht, gar kein grünes Hoffnungsblatt! und doch gibt es noch in diesem Augenblicke Menschen, die mir Böses zuzufügen suchen. Da liege ich nun mit gebundenen Gliedern.« (HSA 23/1326)

Hier erscheint dem Patienten zum ersten Mal seine neue Religiosität nicht mehr nur als ein durch bessere Einsicht geändertes Weltbild, als eine Fortentwicklung seines eigenen Gedankengutes, sondern als eine durch sein Leiden beeinflußte, vielleicht sogar selbst krankhafte Idee. Auch Gustav Kolb berichtete Heine am 21. April über seine religiöse Haltung, beschrieb ihm seine Krämpfe, die noch immer vorwiegend im Rücken lokalisiert waren, und die Lähmung seiner Beine. Der Brief läßt deutlich werden, daß Heine auf seinen baldigen Tod vorbereitet war (HSA 23/1328).

Am 12. Mai berichtete Heine seiner Mutter vom »Auf und Ab« (HSA 23/1329) seines Zustandes, ohne jedoch nähere Angaben zu machen. Vielmehr warnte er seine Mutter am 7. Juni, dem »Geklatsche« in den deutschen Zeitungen über seinen Zustand Glauben zu schenken, das ja im krassen Widerspruch zu seinen Angaben stand (HSA 23/1333).

Aus dem Frühjahr und Frühsommer 1851 stammen mancherlei Berichte von Zeitgenossen über Heines häusliche Verhältnisse, seinen körperlichen und geistigen Zustand. So berichtete Adolf Strodtmann nach Mitteilungen von M. Epienne: »Morgens nahm Heine in der Regel ein Bad, wenn es sein Zustand erlaubte. Die Wärterin, eine kräftige Mulattin, hob ihn aus seiner »Matratzengruft« – der Kranke lag nicht in einem gewöhnlichen Bette, sondern auf einem halben Dutzend über einander gelegter Matratzen, weil der gebrochene Leib nirgends auch nur den leisesten Widerstand von Härte empfinden durfte – und trug ihn auf ihren Armen wie ein Kind in die Wanne. »Da sehen Sie, wie man mich in Paris auf Händen trägt«, rief er mit schmerzlichen Humor einem Freunde zu, als dieser ihn einst in derselben Art aus dem Lehnstuhl auf sein Matratzenlager zurück bringen sah. Nach dem Bade nahm Heine gewöhnlich ein kräftigendes Frühstück ein, das aus feinem, halbgebratenen Rindfleisch, Früchten und mit Wasser und Zucker gemischten Bordeaux bestand. Was er nur wünschen mochte, wurde ihm aufgetischt, und da die zeitweilige Lähmung der Geschmacksnerven im späteren Verlauf seiner Krankheit wieder aufgehoben ward, verzehrte er die feinsten Bissen, und in gewissen Jahreszeiten die seltensten Früchte, mit dem seltensten Appetit eines Gesunden. Nach dem Arzte war ihm die Köchin deßhalb die wichtigste Person des Hauses, ... In der Zwischenzeit vom Frühstück bis zum Diner, d.h. wie es in Paris Sitte ist, zwischen 12 Uhr Mittags und 6 Uhr Abends, empfing der Patient die Besuche seiner Freunde, diktierte seinem Sekretär, oder ließ sich vorlesen.« (Z2/881)

Die Besucher Heines berichteten übereinstimmend von dem Matratzenlager in einem abgedunkelten Zimmer, von Heines Art, das Augenlid mit der Hand heraufzuziehen, von einer Lähmung und der erschreckenden Magerkeit. Nahezu jeder Besucher zeigte sich erstaunt von Heines geistiger Klarheit, über seinen ihm trotz allem verbliebenen scharfen Witz und die Fähigkeit, mit pointierten Formulierungen eine Konversation zu bestreiten, die häufig für einige Augenblicke wegen heftigster Schmerzanfälle unterbrochen werden mußte. »Von Schmerzen gefoltert, hörte er bisweilen auf zu sprechen; die Pausen währten aber nur einige Minuten, und von neuem fing er dann an zu reden, wie er seinerzeit geschrieben, so voller toller und himmlisch weiser Arabesken, daß ich abwechselnd laut auflachen mußte und vor Rührung hätte weinen mögen.« (Z2/882) »Doch auch dann, wenn er von seiner Krankheit, von seiner hoffnungslosen Zukunft spricht, zeugen die Ruhe, die Resignation seiner Worte von einer riesigen psychischen Kraft. Und was diese Unversehrtheit des Heine'schen Geistes vollendst beweist, ist die starke Dosis von – wie soll ich es nennen? – von Schalkhaftigkeit«, ergänzt Ferdinand Hiller (Z2/883).

Heines Anblick, vor allem seine Physiognomie, wurde nahezu stilisiert. Vor allem fiel den Beobachtern der eigentümliche Gegensatz zwischen Heines eingefallenen Zügen, unter denen sich deutlich die Kontur des Gesichtsskelettes abzeichnete, und seinem vollen Bart- und Haarwuchs auf. »Der ziemlich kurz abgeschnittene dunkle Bart bedeckt das Kinn; selbst über die Bekleidung des mächtigen Schädels haben Zeit und Leiden keine Gewalt ausgeübt, denn die Haare sind braun und dicht wie ehemals.« (Z2/883) »Heine's Physiognomie ist ungemein interessant; die hohe, freie Stirn zeugt von der Tiefe seiner Gedanken, die scharf geschnittene Nase und die schmalen, eng zusammengepreßten Lippen erwecken unwillkürlich den Gedanken bei uns, daß jedes seiner Worte eine Satire sein müßte, ... Daneben giebt der starke Schnurr- und Kinnbart dem abgemagerten und eingefallenen Gesichte etwas eigenthümlich Dämonisches. Trotz der heftigsten Krämpfe, die vom Rückenmark aus seine untern Extremitäten befallen hatten, konnte ich doch in seinen Mienen keine Spur von Schmerz lesen«, schildert Heinrich Rohlfs in seinen Heine-Erinnerungen (Z2/884). Karl Schorn bestätigt diesen Eindruck aus dem Jahre 1851 in seinen Memoiren: »... denn beim Eintritt ... sah ich zu meinem Entsetzen eine Jammergestalt mit leichenblassem Antlitz und geschlossenen Augen, in weißer Nachttoilette auf das sauberste und sorgfältigste gebettet in seiner »Matratzengruft«, wie er es genannt hat, vor mir liegen, die mageren bleichen Hände über der Decke ausgestreckt. Ich näherte mich schüchtern mit den mir aufgetragenen Grüßen der Heimath und gewahrte, wie der Dichter, um mich zu erkennen, mit der erhobenen Hand eines seiner Augenlider öffnete und mit mattem Lächeln mich anschaute. Es war ein herzzerreißender Anblick. Seine hagern Wangen, die feingebogene Nase, das noch dunkle und nur wenig ergraute, über einer hohen Denkerstirn geglättete Haar gaben dem Antlitz einen überaus edlen milden Ausdruck.« (Z2/890) Die meisten Beschreibungen von Heines Aussehen sind von den ihn besuchenden Zeitgenossen erst nach seinem Tode aufgezeichnet worden.

So ist einerseits festzustellen, daß alle Besucher Heines aus dieser Zeit übereinstimmende Beobachtungen anstellten, diese aber nach seinem Tode in einander sehr ähnlicher Weise interpretierten und stilisierten. Der noch heute verbreitete Topos vom körperlichen Zerfall und doch ungebrochener Geisteskraft des Dichters in der Matratzengruft entstand auf diese Weise. Mit dieser Darstellung setzte auch eine Verklärung der Person Heines ein; Mitleid und Bewunderung begründeten den Nachruhm Heines schon in der Matratzengruft. Bereits 1851 gipfelten die Beschreibungen von Heines Physiognomie in der Formulierung von Adolf Stahr: »Ueber seinen blassen Gesichtszügen flog ein Lächeln, daß ihnen außerordentlich anmuthig stand. Der Ausdruck der selben, von der Krankheit ganz durchgeistigt, hatte in der Ruhe etwas wunderbar Edles, das zuweilen schlagend an die leidenden Christus Physiognomien der älteren italienischen Kirchenbilder erinnerte. Das dichte, schlicht anliegende dunkelbraune Haar und der etwas hellere Kinn- und Lippenbart sind nur hier und da mit einigem Silbergrau untermischt. Seine Stimme war äußerst sanft und weich, ihr Ton zuweilen von einem leisen Lachen begleitet.« (Z2/861)

Heines Bruder Gustav, der ihn vom 17. bis 22. August 1851 besuchte, veröffentlichte im September 1851 einen Artikel über seine Begegnung mit dem Bruder. »Aus seinem Schlaf- oder besser gesagt Wohn- und Leidenszimmer rief mir mein Bruder ein freudiges Willkommen entgegen – ein Willkommen mit der lieben Stimme, die mir wohl etwas matter doch sonst unverändert entgegentönte. Obwohl ich auf den schrecklichsten Anblick gefaßt war, den der Zustand meines Bruders hervorbringt – so erschrack ich dennoch derart über sein Leiden, daß ich anfangs gar nicht sprechen konnte. Seit drei Jahren liegt er zu Bette, ohne es verlassen zu haben. Das linke Auge ist gänzlich geschlossen und wenn er mich ansehen wollte, so mußte er das Augenlied des rechten Auges emporheben. Der Körper ist abgemagert, die Füße sind vollkommen gelähmt und zusammengezogen. – Um die fürchterlichen Schmerzen ein wenig zu lindern, wird in eine am Halse offen gehaltene Wunde Opium eingestreut, – und dennoch erträgt er seine Leiden mit einer unbeschreiblichen Resignation. An Tagen, wo er nicht zu sehr leidet, – ist er ganz der alte Heinrich Heine mit seinem Frohsinn, Scherze, seinem Witze und seiner unverwüstbaren Laune. Die Gesichtszüge Heinrichs sind beinahe unverändert, nur etwas feiner und edler sind sie geworden. Ganz richtig ist die Bemerkung, die seinen Kopf mit jenem vergleich, welcher Maler bei der Darstellung des Heilands vorzuschweben pflegt. Es ist ein Christuskopf mit geschlossenen Augen. Sein ganzes Wesen ist vergeistigt.« (Z2/897)

Aus dem Artikel Gustav Heines spricht sehr deutlich das Bemühen, für seinen Bruder und natürlich auch für seine Familie das eher positive Bild zu bestärken. Das durchgeistigte und erhabene Aussehen seines Bruders sollte vergessen machen, daß ein Mitglied der Familie Heine an einer, wie man glaubte, sehr diskreditierenden Krankheit litt. Auch benutzte Gustav Heine die Gelegenheit, seine Hamburger Verwandten von dem Schuldvorwurf zu befreien, durch ihre Knauserigkeit den Zustand des berühmten Dichters verschlimmert zu haben. Gustav Heine war Zeuge des wechselhaften Befinden Heines, der einmal nach einer gut verbrachten Nacht nahezu ausgelassen und heiter, an anderen Tagen jedoch sehr leidend und niedergeschlagen war. Auch der Vorschlag, Heine nach Gräfenberg zu schaffen, wo er Linderung suchen sollte, wurde diskutiert, jedoch von Dr. Gruby abgelehnt. Heine spielte wohl auch mit dem Gedanken, noch einmal nach Hamburg überzusiedeln (Z2/897). In bezug auf die Beschreibung von Heinrich Heines Äußerem sei ausdrücklich darauf hingewiesen, daß die von allen Besuchern bemerkte Fülle des Haares und des Bartes als diagnostischer Hinweis gewertet werden kann, da bei der Lues häufig eine spezifische Alopezie gefunden wird.

Heinrich Rohlfs erinnerte sich an die Einstellung des Kranken zu seinen Ärzten: »Sehr charakteristisch für Heine ist, daß er auch in der Medizin Freigeist war. [...] »Ich glaube nicht«, sagte er eines Tages zu mir »daß noch Hoffnung für mich vorhanden ist, meine Gesundheit je wieder zu erlangen. Überdies habe ich kein Vertrauen zu den französischen Aerzten als Heilkünstler; sie mögen ausgezeichnete Chirurgen sein und auch auf die Diagnose der innern Krankheiten sich gut verstehen, sie verstehen aber nicht dieselben zu heilen. Ich nehme übrigens keine Medicin, weil ich an ihre Wirkung nicht glaube. Das einzige Medicament, welches ich in meiner ganzen Krankheit genommen habe, war Jodkali, ohne daß ich dadurch eine Verbesserung meines Zustandes verspürt hätte. Man hat mich gebrannt, ich habe verschiedenartige Bäder gebraucht – doch Alles ohne Erfolg!« Als ich ihm darauf erwiderte, daß, da er noch frei sei von torpidem Fieber, man nicht alle Hoffnung aufgeben dürfe, eine Abnahme seiner Leiden zu bewirken, und daß, wenn auch dem Schatze unserer Arzneimittel ein unnützer Ballast beigemischt sei, man doch ohne dieselben nicht fertig werden könne, zumal die Wirkung mancher vollständig erwiesen sei, antwortete er: »Es mag sein, daß viele Arzneien trefflich wirken, doch dazu gehört ein eigener Glaube; das aber glaube ich, daß mancher Arzt auf irgend einem beliebigen Dorfe Deutschlands mich richtiger behandeln würde, als die Ärzte von Paris.« (Z2/885)

Sicherlich war Heines Kritik an den Ärzten und der neuen Pariser Schule mit ihrer klinischen Diagnostik insofern berechtigt, als daß bisher immer noch keine endgültige und zutreffende Diagnose seiner Krankheit gestellt worden war. Auch die Behandlung, etwa mit dem häufig bei Lues eingesetzten Jodkali, erwies sich als erfolglos. Dem harten Urteil ausschließlich über die französischen Ärzte liegt aber sicher auch die Wehmut zugrunde, daß er nicht rechtzeitig nach Deutschland hatte reisen können, um sich z. B. von Dieffenbach behandeln zu lassen. Rohlfs lieferte auch einen Beleg dafür, daß Heines neue Religiosität aus einer veränderten Einstellung zum Verhältnis von Körper und Geist entsprang: »Ob Heine vielleicht durch seinen eigenen Zustand zum Glauben an einen persönlichen Gott zurückgeführt und Apostat wurde der Hegel'schen Philosophie, der er solange Weihrauch gestreut hatte? Ich weiß nicht, doch scheint es mir ziemlich wahrscheinlich. Die Macht des Geistes über den Körper und dadurch auch die Superiorität desselben war bei ihm zum vollen Bewußtsein gekommen. Eines Tages, als er in den heftigsten Krämpfen lag, sagte er zu mir: »Mein einziger Trost ist der, daß ich nie den Gedankengang verliere, daß mein Verstand stets klar ist. Ich halte dies für so wesentlich, daß ich mich während meiner ganzen Krankheit beständig geistig beschäftigt habe, obgleich meine Aezrte es mir als schädlich abrathen. Ich aber glaube im Gegentheil, daß es bedeutend dazu beigetragen hat, meinen Zustand nicht zu verschlimmern. Denn niemals verspürte ich durch angestrengtes Denken eine nachtheilige Wirkung auf meinen Körper, es wirkte vielmehr ebenso wohlthätig wie Freude und Aufheiterung.« (Z2/889)

Noch am 9. Juli hatte Heine seiner Mutter und Schwester von einer Besserung berichtet, mußte jedoch zugeben, daß seine Augen, angeblich wegen der großen Hitze, stark gelitten hätten.« (HSA 23/1335) Seinem Bruder Gustav schrieb er am 15. Juli: »... ich hatte nämlich seitdem einen äußerst bedenklichen Rückfall in die schmerzlichsten Leiden, wobei ich oft so matt wurde, daß ich meiner Auflösung entgegen sah. Jetzt geht es etwas besser, obgleich diese Existenz noch qualvoll genug ist. Ich liege beständig zusammengekrümmt im Bette, ich werde nur noch alle Tage für einige Augenblicke auf einen Sessel gesetzt, während man mein Bett macht; unmöglich war es diesen Sommer, mich ein Stündchen ins Freie zu bringen, keine Wohnungsveränderung habe ich versucht, obgleich mir die Aussicht auf einen grünen Baum sehr ersprießlich sein würde. Ich erschrecke vor jedem Gedanken an neue Aufgaben, ... Meine Frau sorgt für mich und pflegt mich wie ein Engel, ... Mit meinen Finanzen sieht es noch immer aus, wie ich Dir zu Deiner Beruhigung zuletzt gesagt habe; es geht knapp, ... Leider vereitelt mein Gesundheitszustand die besten Eingebungen, wodurch ich mich etwas verbessern könnte; ich kann kein Glied rühren, und muß allem Menschenverkehr entsagen, ...« (HSA 23/1336) Am 19. Juli traf endlich Julius Campe in Paris ein, besuchte Heine und verhandelte mit ihm über die geplante Gesamtausgabe und die Herausgabe des »Romanzero«. Über die Eindrücke von Julius Campe berichtete im September des gleichen Jahres Georg Spiller von Hauenschild: »Der Kranke hatte sich auf seinem Lager halb aufgerichtet und streckte dem Eintretenden die Rechte entgegen, während er mit den Fingern der linken Hand das gelähmte Augenlid hob. Die Hand faßte sich warm und völlig normal an, sie war nicht einmal magerer als sonst. Heine schien lange nicht so krank, als man ihn geschildert. [...] Campe hatte sich einer Sündfluth von Grüßen zu entledigen, und ebenso viele Fragen des »Todtkranken« zu beantworten, der immer lebhafter und gemüthlicher wurde. [...] Stunden belebtesten Gedankenaustausches gingen darüber hin, und jede neue Wendung zeigte, daß Heine nicht allein vollständig Herr seiner Denkkraft sei, sondern auch daß seine Körperschwäche, – (wir sagen nicht: seine körperliche Leiden,) – von den Touristen überschätzt worden ist. Er ist nur in einem Punkte verändert, und diese Veränderung gereicht nicht zu seinem Nachtheile. Alle die früher mit ihm in Berührung kamen, beklagten sich über eine gewisse Unstetheit, [...], während er sich jetzt gern in jedes Thema versenkt, das Interesse bietet. Er hat also eher ein hohes Stadium männerlicher Reife erreicht, als seine Mannheit durch Consessionen an den Glauben eingebüßt. [...] Campe, der ihn durch langjährigen Verkehr hinlänglich kennt, hütete sich auch wohl, der nervösen Reizbarkeit des Dichters Stoff und Halt zu geben. Er behandelte den Mann wie einen gesunden, und hatte denn auch einen Gesunden vor sich, soweit es eine Rückenmarkslähmung irgend erlaubt.« (Z2/896)

Diese Schilderung von Heines Zustand steht etwas im Widerspruch zu den übrigen aus dem Jahre 1851. Besonders die Beschreibung der Hand und die Darstellung von Heinrich Heines Allgemeinbefinden geben einen günstigeren Eindruck von der physischen und psychischen Verfassung des Dichters. Offensichtlich gehen aber auch sein Verleger und v. Hauenschild von einer »Rückenmarkslähmung« als Ursache der Krankheit aus. Vielleicht ist diese etwas optimistische Beschreibung jedoch auch begründet durch eine sehr negative Erwartungshaltung der Besucher und dem offensichtlichen Widerspruch zwischen Heines geistiger Frische und seiner körperlichen Unbeweglichkeit.

Am 1. August schrieb Heine seinem Bruder Gustav von den Verhandlungen mit Campe, die er »leidlich« überstanden hatte, jedoch auch von neuen Schmerzattacken: »Und nun lebewohl, behalte lieb deinen armen Bruder, dem in diesem Augenblick die Krämpfe im Rücken wieder einige Possen zu spielen drohen. Das ich auf diesem armen leidenden Rücken immer zu Bette liegen muß, ist eben das Verdrießlichste.« (HSA 23/1340)

Am 17. August traf Gustav Heine mit seiner Frau in Paris ein und besuchte seinen Bruder. Am 21. August unterrichtete Heine seinen Verleger, daß das Manuskript des »Romanzero« durch seinen Bruder Gustav nach Hamburg gebracht werde. Er berichtete auch über seine derzeitige Situation: »Mein Gesundheits-Zustand, oder vielmehr meine Krankheits-Lage ist noch immer dieselbe. Ich leide außerordentlich viel, ich erdulde wahrhaft prometheische Schmerzen, durch Rancüne der Götter, die mir grollen, weil ich den Menschen einige Nachtlämpchen, einige Pfenningslichtchen mitgetheilt. Ich sage die Götter, weil ich mich über den lieben Gott nicht äußern will. Ich kenne jetzt seine Geier, und habe allen Respect vor ihnen. Mein Arzt gibt mir Hoffnung für diesen Winter. Wäre ich nur transportable, so würden Sie mich bald in Hamburg wiedersehen.« (HSA 23/1342)

Heine, der nicht wissen konnte, daß Campe seiner Mutter wenige Tage zuvor die Wahrheit über seinen Gesundheitszustand berichtet hatte, schrieb am 21. August auch an Betty Heine nach Hamburg und äußerte sich optimistisch, bald auch nach Hamburg kommen zu können: »Ich habe keine große Meinung von der Homöopathie, doch nächstes Jahr werde ich gewiß für meine Krankheit etwas bedeutendes thun; ich werde nämlich das Bad Gastein besuchen, und bei dieser Gelegenheit wohl über Hamburg kommen. Schon seit zwei und ein halb Jahren nehme ich gar keine Medizin. Mein Zustand bessert sich sehr langsam, aber die Besserung ist doch nicht zu verkennen.« (HSA 23/1343) Wenige Tage später schrieb er Johann Hermann Detmold: »... mir geht es hundeschlecht und es ist mir beständig zu Muthe, wie einem Pudel, der am Ersäufen ist. Dennoch will ich all meine Schwimmkraft aufbieten, um über Wasser zu bleiben.« (HSA 23/1346) Aus dem Schreiben von August Gathy an Julius Campe vom 26. August 1851 geht hervor, daß Heine erwogen haben mag, sich der Heilkraft des Magnetismus anzuvertrauen. »Mit der Somnambüle will ich den Gang zu Heine gern machen, doch ist es damit nicht abgethan, da sie, nachdem es ihr gelungen ihn von der Notwendigkeit und dem guten Erfolg einer magnetischen Behandlung zu überzeugen, diese von ihr vorzuschreibende Kur eine von langer Dauer sein wird und natürlich einem geschicktem magnetisierenden Arzt anvertraut werden muß.« (Z2/898)

Auch Eduard Fichte berichtete in seinem 1858 erschienenen Artikel über einen Besuch bei Heine am 31. August 1851: »Im Verlaufe des Gespräches kam man auf die Wirkungen des »animalischen Magnetismus« zu sprechen, von dessen Wirkungen Heine in alten Scharteken die vollkommenste Beschreibung gefunden zu haben behauptete, ein Irrthum, der wahrscheinlich daher rührt, daß er mit vielen, namentlich französischen Ärzten den Tempelschlaf der Alten für übereinstimmend mit dem magnetischen Schlafe hält. Heine hatte sich mit dichterischer Neigung zum Wunderbaren, wie man sah, viel mit diesen geheimnisvollen Dingen beschäftigt ...« (Z2/900) Fichte beschrieb ausführlich seinen ersten Eindruck von Heine, der die Unterhaltung mit »kränklicher, gebrochener Stimme« führte: »Wir näherten uns dem Bette und tiefes Mitleid ergriff uns bei der Erscheinung des Armen. Auf einem niedrigen Bette lag er unter einer dünnen Dekke, welche die Stellung des Körpers deutlich erkennen ließ. Der Leib war etwas zur Seite gewandt, die Beine dagegen, stark gekrümmt, lagen ganz der Schwere nach der der linken Seite, unbeweglich, lahm, eine Stellung, die auch nur ein Gelähmter längere Zeit aushalten kann. Oberleib, Arme und das Gesicht bewegte Heine frei, seine Augen waren in Folge einer Lähmung der Augendeckel, welche schlaff herabhingen, geschlossen; wenn er uns betrachten wollte, führte er die linke Hand über den Kopf weg und hob das rechte Augenlid, wobei ein mattes, dunkles Auge zum Vorschein kam, dann fiel das Lid seiner Schwere nach wieder herab. Diese ganze Bewegung hatte etwas äußerst Krankhaft-Fremdes, fast Unheimliches. Heine's Physiognomie bot interessante, durch Leiden veredelte Züge dar, ein längliches Gesicht mit erkennbarem orientalischen Typus zeigt etwas jünglinghaft Unentwickeltes, zugleich aber und hiermit contrastirend einen Ausdruck tiefer Erschlaffung und Krankheit, welche Momente in ihrer Zusammenwirkung dem Gesichte im hohen Grade jenen schmachtenden, vergeistigten Charakter verliehen, den man im gewöhnlichen Leben öfter schlechtweg als interessant bezeichnen hört. Nur selten bewegte ein leichtes Mienenspiel, ein kurzes Lachen das magere bleiche Dulderantlitz, um dann wieder der früheren Ruhe Platz zu machen. Halb langes, dunkelbraunes, glattes Haar bedeckte etwas verworren reichlich den Kopf, ein feinwüchsiger Bart à la Henry IV., zu beiden Seiten des Kinnes mit stark von der sonst dunkle Farbe abstechenden weißen Stellen, umgab den schöngeformten Mund. […] Von hoher Schönheit fand ich die Hände und den Mund des Dichters. Diese feinen weißen Hände von aristokratisch schlanker Gestalt und äußerst weichen Formen, wie sie in mäßiger ausdrucksvoller Bewegung die Rede begleiteten, entsprachen ganz dem Totalbilde einer feinfühlenden vergeistigten Dichternatur. Schwer wäre es, die feinen, weichen und doch kräftigen Lippen zu beschreiben, die sich in schönem Bogen aneinanderlegend, den herrlichen Mund zeichneten; […]. Was Heine […] uns mittheilte, war traurig genug. Schon drei Jahre waren es damals, daß die untern Gliedmaßen den Dienst vollständig versagten und er beständig auf's Lager gebannt war; krampfartige Schmerzen ziehen in den gelähmten Theilen auf und ab und rauben den nächtlichen Schlaf. Keine Erlösung von diesen unleidlichen Qualen gibt es als den Tod. Heine brach, als er sich auf dem Tone des Klagens ertappte, rasch ab; länger von diesen Leiden zu sprechen, sei langweilig für ihn und uns. Zwei Mittel gibt es, sagte er, die großen Schmerzen zu bemeistern, das Opium und – die Arbeit. […] In allen Dingen hatten wir Ursache, Heine's rasche Auffassung und sein treffendes durchdachtes, zugleich aber gemäßigtes Urtheil anzuerkennen. Sein scharfer Verstand und das warm fühlende Gemüth, die sich uns verriethen, legten hinreichend Zeugniß ab, daß die schweren Körperleiden des Dichters auf seinen Geist keinen zerstörenden, sondern mehr nur einen läuternden Einfluß ausgeübt hatten. Im Anfange allerdings schien es, als ob Heine durch die rasche Entwicklung des Gesprächs genirt sei, manches Wort mangelte seinem Gedächtnisse, Büchertitel und einzelne Ausdrücke der Gelehrtensprache waren ihm nicht sogleich gegenwärtig. Es war wie bei einem aus tiefem Schlaf Erwachten ...« (Z2/900)

Fichte, der an Heine eine gewisse Selbstüberschätzung bemerkte und dem auch nicht entging, daß Heine sich wohl recht intensiv mit dem Tod und der Frage eines Weiterlebens nach dem Tode beschäftigte, war ganz von Betroffenheit und Mitleid erfaßt wie andere Besucher schon vor ihm. Doch schilderte er eindeutig und genau die schlaffe Parese der unteren Extremität, die Gebrauchsfähigkeit der Arme, links anscheinend besser als rechts, er beschrieb die Mydriasis, die Ptosis und das verarmte Mienenspiel. Er bemerkte Heines ungebrochene Verstandskraft, registrierte aber auch, daß Heine anfangs Mühe hatte, Gespräche aufzunehmen und sich an Namen und Termini zu erinnern. Auch der Bruder Fichtes, Immanuel Hermann Fichte, bestätigte diese Eindrücke und hielt sie seinerseits in einer Tagebucheintragung vom 31. August 1851 fest, doch entbehrten seine Beschreibung der Genauigkeit und seine Beobachtungen der Einfühlsamkeit seines Bruders (Z2/899).

Im September bereiteten Heine und Campe die Herausgabe des »Romanzero« vor und standen im regen Briefverkehr. So schrieb Heine an Campe, 20. September: »... in einem Augenblicke ..., wo ich sehr leidend bin, ... Mit meinem Willen sieht es gut aus, aber schlecht mit meinen Kräften und ich leide Tag und Nacht die schauerhaftesten Schmerzen.« (HSA 23/1353)

Heine, der sich im jetzigen Stadium seiner Erkrankung offensichtlich unter Zeitdruck stellte, äußerte sich ähnlich lapidar und ungenau über große Schmerzen, Schlaflosigkeit, Sehschwäche und Kopfschmerzen in den Briefen von September und Anfang Oktober (vgl. HSA 23/1355, 1356, 1357, 1358, 1361).

Moriz Carriere beschrieb am 11. Oktober K. A. Varnhagen v. Ense Heines Zustand und erwähnte die »völlig unbrauchbaren Füße« (Z2/902). Rudolf von Gottschall erinnerte sich in seinen Memoiren eines Besuches bei Heine am 12. Oktober 1851. Damals klagte Heine besonders über große Schmerzen, die ihm nachts den Schlaf nahmen (Z2/903). Von Gottschall erhielt Heine am gleichen Tag das erste geheftete Exemplar des »Romanzero«. Einen Tag später schrieb er seinem Verleger, klagte wieder über Mißstimmung und »Migräne« und warf ihm vor: »Jetzt, wo die Heiterkeit meines Geistes gebrochen ist, ist nun an die Vollendung des Atta Troll gar nicht mehr zu denken, zu meinem und zu Ihrem Schaden. So hat ihr langjähriges Stillschweigen mißlich gewirkt; ...« (HSA 23/1362)

Heine gebrauchte zu dieser Zeit sehr viel Opium und litt auch unter den Nebenwirkungen dieses Analgetikums: »Ich bin aber in diesem Augenblick sehr kopfbetäubt und habe in diesem Augenblick schon so viel Opium im Leibe, daß ich kaum weiß, was ich dictire.« (HSA 23/1363) Am 24. Oktober klagte er auch gegenüber Eduard und Immanuel Fichte über große und verstärkte Leiden (HSA 23/1366; HSA 23/1367).

Caroline Jaubert bestätigte in ihren Heine-Erinnerungen die Progression der Krankheit in den ersten Wintermonaten des Jahrs 1851. »Cependant, sans lasser sa patience ni son courage, les maux s'aggravaient. Heine jugeait son état avec autant de précision que de fermeté; ...« Über eine auf modernen Krankenbetten zu findende, einem Bettgalgen ähnliche Einrichtung und Heines zynische Beurteilung des Nutzens derselben schrieb Caroline Jaubert: »Les souvenirs, le présent, tout parlait de mort. Je désirais changer l'allure de la conversation; j'y réussis mal. Je promenais mes regards distraits autour du malade, et, remarquant pour la première fois une sorte d'appareil en corde, de la forme d'un étrier, cloué au mur en tête de sa couche, je lui demandai ce que signifiait cette nouveauté. »O! ça, c'est une invention gymnastique, soi-des ant pour exercer mon bras droit. Mais, entre nous, je crois plutôt une invite à la pendaison; attention délicate de mon docteur. – Il y a pourtant des imbéciles, continua Heine qui admirent le courage que y'ai de prolonger ma vie. Or, ont-ils jamais songé à la façon dont je m'y prendrais pour me donner la mort? je n'puis ne me pendre, ni m'empoisonner, encore moins me brûler la cervelle, ou me jeter par la fenêtre; me faut-il donc mourir de faim? Fi! – un genre de mort contraire à tous mes principes. – Sérieusement, nous admettrons qu'on veut au moins choisir la forme de son suicide, ou ne point s'en mêler.« (Z2/905)

Heines rechter Arm und seine rechte Hand waren also im Gegensatz zur linken noch gebrauchsfähig, jedoch schwach und bedurften des täglichen Traninings. Durch Zug an Seilen mit dem eigenen Körper als Gegengewicht wurde ein vorbeugend isometrische bis auxotonische Kontraktion vor allem der Beugemuskulatur erreicht.

Im November wurden die Schmerzanfälle immer häufiger (HSA 23/1379). Heine klagte nun auch über »Kopfkrämpfe«, worunter er wahrscheinlich heftige Kopfschmerzen, vielleicht verbunden mit Krämpfen der mimischen Muskulatur, verstand. Dies zeigt, daß der Begriff »Krampf« von ihm auch synonym für heftige Schmerzattacken und nicht allein als Bezeichnung für eine Spastik gebraucht wurde. Diese Kopfschmerzen nahmen in solchem Maße zu, daß er um seine Verstandeskraft zu fürchten begann. »Ich befinde mich sehr schlecht und das Diktiren wird mir wegen meiner Kopfkrämpfe sehr schwer. Ich bereite mich ernstlich zum Schlimmsten und suche alle meine Geschäfte in Ordnung zu bringen, denn es kann kommen, daß ich auch des Gebrauchs meiner Sinne nicht mehr mächtig sein dürfte«, schrieb Heine am 15. November seinem Bruder Gustav (HSA 23/1380). Auch am 17. November (HSA 23/1381)‹ und am 21. November (HSA 23/1382) klagte Heine, zu krank zu sein, um arbeiten zu können. Am 24. November sandte er seinem Verleger die »Vorrede« zur 3. Auflage der »Neuen Gedichte«, nicht ohne auf die Verschlechterung seines Zustandes hinzuweisen (vgl. HSA 23/1383). Seiner Mutter schrieb er am 5. Dezember, er fühle sich wohl (vgl. HSA 23/1384). Wie aus dem Schreiben an Julius Campe vom 8. Dezember hervorgeht, benötigte Heine weiterhin hohe Dosen an Opium (vgl. HSA 23/1385).

Heines finanzielle Situation hatte sich verbessert, er erwarb Eisenbahnaktien und suchte, beständig mit seinem Ableben rechnend, durch ein neues Testament am 13. November seine Frau abzusichern und die Edition der Gesamtausgabe durch Christiani als Betreuer und Ludwig Embden als literarischen Nachlaßverwalter in seinem Sinne sicherzustellen.

Ende Dezember 1851 erlebte er die Aufregung eines Brandes, der im Kamin seines Schlafzimmers ausgebrochen war.

1852

An einem Anfang 1852 abgehaltenen Ärztekonsil nahmen außer Gruby auch zwei Vertreter der medizinischen Fakultät Paris teil, August Chomel und Leon Rostand. Eine differentialdiagnostische Meinung wird zwar nicht mitgeteilt, doch heißt es in der Wiedergabe von Stern über dieses Konsil: »Die unterzeichneten Ärzte sind der Meinung, folgende Mittel in Anwendung zu bringen:

1. man lege Fontanellen längs der Wirbelsäule und beginne mit zwei in der Nackengegend,
2. man reibe das Rückgrat mit neapolitanischer Seife ein,
3. man gebe innerlich eine jodhaltige Pottaschelösung,
4. man halte den Leib durch Laxiermittel offen,
5. die Kost sei leicht und mäßig – Herr Heine enthalte sich jeglicher Aufregung; um die Schmerzen zu lindern, kann von narkotischen Mitteln Gebrauch machen.« (237, S. 70)

Mit Beginn des neuen Jahres war der Krankheitsschub etwas gebremst. »Ich befinde mich in diesem Augenblick weniger leidend, als während der letzten Tage, ...« (HSA 23/1397)

Noch differenzierte Heine sehr wohl zwischen der geringen subjektiven Besserung seines Allgemeinbefindens und den Fortschritten der Krankheit. Vor allem konstatierte er vor Campe seine weiter nachlassende Sehkraft: »In dem selben Maße wie die Revolution Rückschritte macht, macht meine Krankheit die ernstlichsten Fortschritte, und ich sehe dem Augenblicke entgegen, wo meine Augen gar nichts mehr erblicken und sehen werden. Gestern Abend glaubte ich definitiv zu sterben, ...« (HSA 23/1402) Auch seine Mutter ließ er wissen, er fühle sich »unbehaglicher als je«. (HSA 23/1403)

Am 11. Februar schrieb Heine an seinen Bruder Gustav nach Wien: »Mir geht es anhaltend schlechter, und meine Leiden übersteigen alles Glaubliche. Jedenfalls werde ich dieses Frühjahr, wenn ich solches erlebe, eine Wohnungsveränderung vornehmen. Ich bin so betrübt, wie ich es nie im Leben gewesen. [...] Hier ist alles ruhig, doch herrscht eine innere Verstimmung. Ich enthalte mich aller Politik; meine Krämpfe erlauben mir nicht die geringste Theilnahme.« (HSA 23/1408)

Heine hatte resigniert und war sich darüber vollkommen im klaren, daß es für ihn weder Genesung noch eine anhaltende Besserung seines Zustandes geben würde. Er sah einen schleichenden Verfall und die Abnahme seiner Kräfte. Hatte er sich noch vor wenigen Monaten mit Sarkasmus und Selbstironie gegen sein Siechtum gewehrt, mit geistiger Anstrengung und der Sorge um die Sicherung seiner

Frau und die Verwaltung des literarischen Nachlasses nach seinem Tode gekümmert, so war er nun mit der psychischen Verarbeitung seiner unaufhaltsam zum Tode führenden Krankheit in ein neues Stadium getreten. Er hatte sein Sterben verleugnet, hatte sich dagegen gewehrt, war verzweifelt und voller Vorwürfe gegen dieses ungerechte Leid gewesen und nahm es nun hin, wartete auf neue Äußerungen seiner Krankheit und litt vor allem unter diesem schleichenden, immer neue Schrecken bereithaltenden Krankheitsprozeß, ein Warten, das sein Zeitgefühl veränderte. Der früher unter selbst auferlegtem Zeitdruck stehende, mit so vielen Aufgaben beschäftigte, fortschrittsgläubige und zukunftsorientierte Heine empfand die Zeit als quälerisch langsam kriechend. So schrieb er an Gustav Kolb am 13. Februar 1852: »Und nun, liebster Kolb, leben Sie wohl und behalten Sie mich in liebreichem guten Andenken. Ich sterbe verflucht langsam, aber ich fühle doch den täglichen Grabesfortschritt. Meine Leiden, meine physischen Schmerzen sind gräßlich, und es fehlt auch nicht an moralischen. Wenn ich an meinen eigenen Zustand denke, überfällt mich ein wahres Grauen, und ich muß gottergeben die Hände falten, weil mir doch nichts anderes übrig bleibt.« (HSA 23/1411) »Ich sterbe in großer Verstimmung und mit verschlossenen Lippen. Ich schäme mich nicht, die Geduld zu verlieren, da ich doch während 4 Jahren so heldenmüthig das unerträglichste trug,« bestätigte er C. H. v. Wöhrmann (HSA 23/1412).

Auch wenn Heine Eugen Obermayer und Alfred Meissner bat, jegliche Aufregung von ihm fernzuhalten, da es ihm seit zwei Monaten nun stetig schlechter ging (HSA 23/1444), so war er doch nicht in eine lethargische Haltung verfallen, sondern durchaus in der Lage, den ersten Anzeichen einer Intrige gegen seinen »Romanzero« energisch entgegenzutreten und Campe sehr genaue Anweisungen für die Herausgabe der Gesamtausgabe zu geben (vgl. HSA 23/1416).

Auch gab sich Heine gern den Erinnerungen an die Vergangenheit hin, wie das bei chronisch Kranken und bettlägerigen Patienten sehr häufig zu finden ist. Doch verlor er niemals den Sinn für die Gegenwart und die Realität. »Durch meinen körperlichen Zustand abgesperrt von den Genüssen der Aussenwelt, suche ich jetzt Ersatz in der träumerischen Süße der Erinnerungen, und mein Leben ist nur ein Zurückgrübeln in die Vergangenheit …«, schrieb er an Johann Georg von Cotta, den Sohn des »alten vielgeliebten Cotta« (HSA 23/1417). Heine klagte ferner, nur selten im Verlaufe des Tages in der Lage zu sein zu diktieren. Campe ließ er am 31. März wissen, er sei »in diesem Augenblick sehr krank und sehr beschäftigt« (HSA 23/1418). Adolf Ebelag fand Heine in einem so schlechten Zustand, daß der reglos Daliegende auf ihn den Eindruck eines Toten machte (Z2/911). Ferdinand Hiller faßte seinen Eindruck zusammen: »Heine ist immer derselbe, elend maliciös, der Körper kaput, der Geist unangetastet – eine merkwürdige Erscheinung – aber doch mehr erstaunenswürdig als erhebend.« (Z2/912)

Am 6. April schrieb Heine an Campe: »Meine Kräfte nehmen verwünscht schnell ab, und was ich wichtiges zu thun habe, darf ich nicht auf die lange Bank schieben … jeder möchte mir helfen, aber niemand vermag es; ich gehe oder vielmehr ich liege ruhig meinem Grabe entgegen.« (HSA 23/1419)

Am 12. April äußerte er sich lobend über die Pflege durch seine Frau und schrieb einen beruhigenden Brief an seine Mutter: »Wir leben sehr einig, und sie bietet alle ihre Liebenswürdigkeit auf, um mich meinen kränklichen Zustand vergessen zu machen. Gepflegt werde ich ganz außerordentlich ....« Außerdem deutete Heine an, im Sommer Erholung auf dem Lande suchen zu wollen (HSA 23/1420).

Doch traten in diesen Tagen neue Beschwerden auf. Die von Heine als krampfartig beschriebenen Schmerzattacken, vielleicht mit spastischer Komponente, traten nun auch im Bereich der Hinrnerven auf und affizierten die Mund- und Sprachmuskulatur. »Ich hatte einen Mundkrampf, konnte nicht sprechen ...«, schrieb er an Campe und beklagte sich über seine angegriffene finanzielle Situation; vor allem benötigte er mehr Geld, um seinen Plan, im Sommer aufs Land zu ziehen, verwirklichen zu können (HSA 23/1422). Auch seinem Bruder Gustav klagte er seinen sich stetig verschlechternden Zustand (HSA 23/1423). Am 19. April bat Heine Leopold Wertheim um einen weiteren Krankenbesuch, damit dieser seine Lage einschätze und ihm ein »Maison de Santé« empfehle, wo Heine sich mit seinem »ganzen Hausstaate« einzuquartieren gedachte, »um wieder etwas frische Luft zu genießen ... Ich bin leider in diesem Augenblick sehr leidend, und meine Kräfte nehmen sichtbar ab von Tag zu Tag.« (HSA 23/1424) – »Meine Kräfte nehmen ab, und ich muß sie zu Rathe halten. Ich befinde mich so schlecht, daß ich manchmal nicht für die nächste Wochen stehn kann und daher alles abzufertigen suche, was an dringendsten ist«, schrieb er auch an Campe (HSA 23/1429).

Heine fürchtete also die rasche Verschlechterung seines Zustandes und hoffte durch die Übersiedelung in ein Sanatorium die seit einigen Monaten sehr rasche Progression seines Leidens abschwächen zu können. Eduard Vehse bemerkte zwar den angegriffenen und sehr labilen psychischen Zustand Heines, doch registrierte er wie viele andere Beobachter die weitere Verschlechterung des desolaten physischen Zustandes nicht. So riet er Julius Campe: »Ich kann Ihnen nicht genug freundlichst und freundschaftlichst raten, mit Heine so gentil als noch immer möglich umzugehen, er ist so krank und dadurch so reizbar. Sie sind ein so kluger Mann, wenn Sie es richtig anfangen, können Sie Heine noch zu den schönsten Arbeiten veranlassen. Heine lebt noch lange, glauben Sie mir das, sein Geist ist von Stahl und der hält den morschen Körper.« (Z2/914)

Unterdessen arbeitete Heine trotz allem recht angestrengt an dem zweiten »Salon«-Band. Verheißungsvoll äußerte er sich gegenüber Campe: »Ich bemerke nur so viel, daß ich hoffe, noch in diesem Jahre ein Paar Bände zu liefern, die den Abschluß meines literarischen Treibens bilden und die vorhandenen Leistungen rühmlich ergänzen werden. Ich bin so beschäftigt, daß ich fast die Hausangelegenheiten vergesse.« (HSA 23/1453) Auch seinem Bruder Gustav schrieb er: »Ich war so elend während den letzten vier Wochen, daß ich aus Unmuth nicht schreiben wollte, um Dich nicht zu betrüben, und auch heute, wo es mir etwas besser geht, muß ich mich auf wenige Zeilen beschränken und das eigentliche Schreiben noch aufschieben.« (HSA 23/1434)

Am gleichen Tag noch mahnte Heine bei Wertheim den sehnlichst erwarteten Besuch an (vgl. HSA 23/1436). Mitte Juni kündigte Maximilian Heine einen Besuch bei seinem Bruder Heinrich an, den dieser mit Spannung erwartete. An Mutter und Schwester schrieb er am 12. Juni: »... es ist ebenso langweilig als widerwärtig für mich, wenn ich diesen traurigen Gegenstand immer en détail durchträtschen soll. [...] Meinen Arzt sehe ich wenig und ich brauche gar nichts, bin aber höchst begierig zu hören was Max mir sagen wird.« (HSA 23/1436)

Mitte Juli traf Maximilian Heine in Paris ein. Doch finden sich in seinen Heine-Erinnerungen keine medizinischen Stellungnahmen zu dem Zustand seines Bruders, vielmehr berichtet er nur über den Inhalt der Gespräche mit ihm (Z2/915–918). Nur aus dem Schreiben Heines an seinen Bruder Gustav, dem er über den Aufenthalt von Maximilian in Paris berichtete, erfahren wir: »... Du wirst in Wien oder in Hamburg, [...] von Max mündlich erfahren, wie es mir geht; leider, lieber Junge, geht es körperlich bergab und mein diesjähriger Zustand ist gewiß 60 Prozent schlechter als der vorjährige.« Heine beschwerte sich außerdem darüber, daß in der Nachbarwohnung geklopft und Klavier gespielt werde (HSA 23/1440). Die seit langem bekannte Geräuschempfindlichkeit bestand also noch immer und verstärkte seine »Krämpfe«. Ende Juli verließ Maximilian Heine Paris.

In Heines Zustand trat keine Änderung ein, es ging ihm unverändert schlecht. Zudem litt er unter der sommerlichen Hitze der Großstadt. Nur seine literarische Arbeit verschaffte ihm Ablenkung und stärkte seine Lebenswillen (vgl. HSA 23/1441). Auch der Arzt Maximilian Heine hatte ihm nicht helfen können. Enttäuscht schrieb Heinrich Heine an Gustav Kolb am 3. August 1852: »Er hat mich in einer trostlosen Lage zurückgelassen, da meine Krankheit täglich zunimmt. Mein Kopf ist ermüdet von Schmerzen.« (HSA 23/1442) Heine sandte an Kolb den Artikel »der Hofrat Maximilian Heine ...«. Darin heißt es: »Er wollte sich hier durch eigene Anschauung über die Krankheit seines Bruders Heinrich Heine unterrichten. Er genoß nur die Beruhigung, daß dem theuren Dichter die sorgsamsten Pflege zu Theil wird, und ein ebenso einsichtsvoller wie gewissenhafter Arzt, der Dr. Gruby, ihn behandelt. Mit dem Pariser Heilwesen und den vornehmsten Sanitätsanstalten suchte der Reisende sich bekannt zu machen, und er fand bei seinen Collegen, den hiesigen Aerzten, eine ausgezeichnete Aufnahme. Indessen, obgleich die französische Urbanität wetteiferte durch Ovationen und Ehrenbezeugungen von der schmeichelhaftesten Art den fremden Gast zu erfreuen, ist doch demselben nicht entgangen daß alles was hier glänzt nicht mehr ächt ist. Er mag manchen Charlatan durchschaut haben, aber im ganzen hat die Organisation und Verwaltung der hygiène publique seinen Beifall gewonnen, und manche Institution, z.B. die crèsches für die Kinder der Armen, haben ihn bis zur Bewunderung erfreut. In der Petersburger medicinischen Zeitung, die der Dr. Maximilian Heine gegründet und die seiner Redaction ihre außerordentliche Blüthe verdankt, dürfen wir von ihm über französische Medicinalzustände einen unparteilichen Bericht erwarten. Dr. Heine ist nicht bloß durch seine geistreiche Darstellungsgabe, sondern auch durch seine Wahrheitsliebe bekannt.« (HSA 23/1442)

Es ist schon fast etwas befremdlich, daß der sterbenskranke Heine, der sich doch so viel Hilfe von seinem Bruder versprochen hatte, mit seinem Namen für die medizinjournalistischen Publikationen seines Bruders wirbt und Lob wie auch Kritik an den medizinischen und sozialen Verhältnissen in Paris übt.

Am 12. August berichtete Heine seinem Verleger über die Arbeit »Lutetia« und seine Absicht, mit diesem Werk noch einmal ein ›Musterbuch‹ zu schaffen, ohne zu wissen, ob er seine Pläne noch würde ausführen können. »Wäre ich gesund, so würde ich Sie auch in diesem Punkte durch anhaltendes Arbeiten befriedigen, aber mein Geist ist abhängig von einem hundföttisch kranken Körper, der mich manchmal in Stich läßt, ... Eventualiter, für den Fall, der der dunkelste Fall, nämlich das Menschlichste einträte, ehe das Buch gedruckt wäre, habe ich mir eine Mappe angeschafft, [...] wenn Ihnen dieselbe zugestellt wird, Sie selber im Stande wären, mir den Liebesdienst eines Herausgebers zu erzeigen, ... Ich muß mich auf Alles gefaßt machen, denn wenn die Qualen, die ich jetzt erdulde, nicht abnehmen, so muß ich die Boutique schließen. Meine geistige Aufregung ist vielmehr Produkt der Krankheit als des Genius, so z. B. habe ich denn in der letzten Zeit, um meine Schmerzen zu beschwichtigen, eine Menge drolliger Thierfabeln versifizirt.« (HSA 23/1444)

Trotz allem wußte Heine seinen Verleger mit dem wiederholten Hinweis auf seinen präfinalen Zustand unter Druck zu setzen, höhere Honorare auszuhandeln und die Edition ganz nach seinen Wünschen zu gestalten.

Am gleichen Tag konnte Heine seinem Bruder nur mitteilen, es gehe ihm unverändert schlecht (HSA 23/1445). Die gleiche lapidare Mitteilung wiederholte Heinrich auch am 25. August (HSA 23/1448). Am 31. des Monats beklagte er sich gegenüber seinem Bruder über die seinem Gesundheitszustand sehr abträglichen Aufregungen während der Verhandlungen mit Campe (HSA 23/1449). Am 3. September schrieb er ihm: »Ich bin verwünscht übel gelaunt und die üble Laune vermehrt meine Krämpfe.« (HSA 23/1450) Die Arbeit war für den kranken Dichter selbstgewählte Therapie, die Veröffentlichung und Vermarktung dagegen eine starke psychische Belastung. Daß es Heine tatsächlich schlechter ging, kann durch einige Beobachtungen von Zeitgenossen belegt werden. So schrieb Elise von Hohenhausen nach Ihrem Besuch im August 1852: »Ich war zweimal bei ihm und fand ihn jedes mal sehr leidend, aber sanft und ergeben. – Ach, an seinem Krankenbette kann man viel lernen. Er muß fast täglich Opium nehmen, um seine Schmerzen zu ertragen, wodurch seine Nerven immer mehr abgestumpft werden.« (Z2/920) »Der Anblick seiner Leiden war weniger erschütternd, als wir gefürchtet hatten; die Krankheit hat sein Gesicht durchaus nicht entstellt, sondern es ist zum höchsten Grade vergeistigt. [...]; nur ist sein Gesicht noch schmaler und leidender. Sein Aeußeres hat sich eigentlich sehr wenig verändert, er gleicht noch vollkommen seiner Jugend-Erscheinung, ... In der Zwischenzeit dieser langen Jahre soll er einmal beinah unförmlich stark gewesen seyn, wie er versichert; die Annäherung des traurigen Rückenmark-Leidens hat aber bald seine Glieder abgezehrt. Die Beine und Füße sind ganz kraftlos und krampfhaft verkrümmt durch die unerträglichen Nervenschmerzen. Seit fünf Jahren kann er das Zimmer nicht mehr verlassen und vertauscht nur auf einige Stunden das Bett mit dem Lehnsessel. Opium ist seine tägliche Nahrung und allein im Stande, ihm die Qualen erträglich zu machen. Es ist wahrhaft staunenswerth, daß eine Krankheit, die ihren Sitz in den feinsten Nervengeflechten hat, nicht zerstörend auf die Organe des Geistes zu wirken vermochte.« (Z2/921) In diesem Artikel über ihren Besuch bei Heine berichtete Friederike v. Hohenhausen im August 1852 auch über den aktuellen Zustand Heines: »Er hatte einen seiner schlimmsten Tage und schon zum zweitenmale Opium genommen. Schwach und klagend empfing er uns in seinem Bett, das gegen die Einwirkung von Zugluft und Licht von einem grünen Schirm umstellt war. Er versicherte, völlig unfähig zum Sprechen zu seyn, und bat uns, unseren Besuch doch ja am folgenden Tage zu wiederholen. [...] Seine Stimme wurde nach und nach kräftiger, er lachte, er sprach mit der unvergleichlichen Mischung von Scherz und Ernst, die ihn zum Schöpfer des poetischen Humors in Deutschland gemacht hat. Wer mit geschlossenen Augen ihm zuhörte, mußte ihn für kerngesund halten. [...] Mit Wehmut schieden wir von dem kranken Dichter; er hob mit der Hand das gelähmte Lid von dem einen Auge, das noch etwas Sehkraft besitzt, um uns einen Abschiedsblick nachzusenden, und reichte uns die bleichen feinen Wachshände.« (Z2/921) Nach dieser Beschreibung hatten sich an Heines Beinen Fehlstellungen durch Spasmen und unsachgemäße Lager ausgebildet. Seine Schmerzen konnten nur durch zum Teil mehrmalige Applikation und Einnahme von Opium gelindert werden. Auch Friederike v. Hohenhausen ist aufgefallen, daß Heine zunächst Schwierigkeiten hatte, sich zu artikulieren, dies ihm aber nach längerer Anstrengung gelang. Sie wies eindrücklich darauf hin, daß Heine nur auf einem Auge noch einen Rest von Sehkraft besaß. Neben dem allgemeinen Gewichtsverlust imponierten insbesondere die Atrophie der Extremitäten und die wachsartige, anämisch-bleiche Haut vor allem an den Händen.

Calorine Jaubert erzählte Heine nach deren eigenen Mitteilungen, daß er »mitten in der Nacht von einer jener mörderischen Krisen befallen wurde«, von der man nicht wußte, ob sie die letzte sein würde (Z2/922). Am 8. September ließ er seinen Bruder Gustav in Wien wissen: »Ich bin zu krank um mit Campe Krieg führen zu können, liege am Tode, meine Krämpfe sind verschlimmert. [...] Ich hör zu schreiben auf, denn ich kann gar nicht mehr sehen und darf doch keinem Sekretär solche Briefe diktiren. [...] Mit meinen Finanzen geht es so ziemlich, aber meine Krankheit macht täglich mehr Kosten, und ich spare nichts.« (HSA 23/1452) Und nochmals am 10. September: »Ich befinde mich etwas schlechter als gewöhnlich, und bedarf sehr der äußersten Ruhe.« (HSA 23/1453)

Auch seinen Bruder Maximilian ließ er wissen, er fürchte zu sterben, ohne seine literarische Arbeit vollendet zu haben (vgl. HSA 23/1454). Es ist bemerkenswert, daß Heine in seinen letzten Jahren, in denen er völlig auf die Hilfe anderer angewiesen war, um seine literarischen und finanziellen Angelegenheiten erfolgreich zu erledigen, nach den schlechten Erfahrungen der Vergangenheit vor allem auf seine Brüder Gustav und Maximilian vertraute. Er stand mit Ihnen in einem regen Briefwechsel, akzeptierte aber auch, daß sein Bruder Maximilian ihm als Arzt nicht mehr helfen konnte, wurde aber ärgerlich, wenn seine Brüder sich nicht zufriedenstellend für ihn einsetzten. Mit seinem Verleger Julius Campe gab es noch immer die langwierigen Auseinandersetzungen. Heine war auch in seinem jetzigen Zustand durchaus nicht bereit, nachzugeben und machte dem Verleger schwere Vorwürfe. »Da ich Sie nun kenne und mich an Ihr Schachspiel gewöhnt habe, so wird es Ihnen nie leicht sein mich aus der idealen Ruhe meines Selbstgefühls herabzuziehen in die Arena eines Flohgefechts. Wer Tag und Nacht an Rückenmarkkrämpfen leidet, dem können solche Stiche nichts anhaben. Mein Geist ist bereits dem Kleintreiben der Welt entrückt – mögen die Würmer sich an meinem Leibe weiden, ich gönne ihnen diesen Schmaus und es ist mir leid, daß ich ihnen nur Knochen anbieten kann.« (HSA 23/1455)

Im gleichen Schreiben distanzierte er sich von dem Verhalten seiner Brüder, obwohl er Gustav gebeten hatte, mit einem fingierten Angebot den Preis zu treiben und den Verleger mit dem Vorschlag unter Druck zu setzen, er wolle den »Lutetia«-Band selbst für 6000 Mark verlegen. Obwohl Heine sein Ende nahe wußte und die Versorgung seiner Frau auch recht gut sichergestellt war, gab er sich als harter Geschäftspartner, der auch zu üblen Tricks greifen konnte.

Ende September litt er wieder unter heftigen Kopfschmerzattacken, die durch das laute Hämmern in seinem Hause unerträglich wurden. Er bereute sehr, nicht aus der Großstadt in eine ruhige Wohnung gezogen zu sein, als ihm dies noch möglich war. Er äußerte seinen Unmut über seine Frau, die sonst zwar keine Ausgaben scheute, aber die Pariser Stadtwohnung nicht verlassen wollte. Heines Zorn richtete sich auch gegen den Bruder, der seine Frau durch das Argument unterstützt hatte, ein Umzug sei in der jetzigen Situation des Kranken unmöglich. »Mein Zustand ist noch immer derselbe. Ich bin jedoch fataler als je ausgereizt, da seit acht Tagen in meinem Hause das Hämmern von Morgen bis Abend nicht aufhört. Bei meinem zunehmenden Kopfkrämpfen bringt mich das zur Verzweiflung. [...] Nur mit großer Anstrengung kann ich arbeiten, und unter solchen Umständen ist das was ich durch die Feder verdiene wahres Blutgeld. Und um dieses soll ich mich nun von Campe prellen lassen? [...] Sage der Mutter und Lottchen, daß ich sehr beschäftigt sei und deshalb auch nicht schreibe; weiß ich doch daß sie sich wohl befinden, und von mir wissen Sie – daß ich mich wohl befinde und ein sehr alter Mann werde, der vor lauter Gesundheit nicht aushalten kann.« (HSA 23/1456)

Trotz dieses ironischen Zusatzes schrieb er am 30. September wieder nach Hamburg, täuschte Wohlbefinden vor und äußerte sich sehr ärgerlich und mit bösen Worten über seine Brüder. Eine briefliche Antwort von Maximilian war ihm zu lange überfällig und Gustavs Einsatz für seine Angelegenheiten zu ungeschickt (HSA 23/1457). Am 8. Oktober bat Heine Leopold Wertheim um eine Visite. »Steuern Sie doch bald der rue d'Amsterdam zu, wo ich Ihnen zwar nichts Angenehmes mittheilen kann, sondern nur von der entsetzlichen Zunahme meiner Krämpfe zu erzählen hätte. Sie haben keinen Begriff davon, wieviel ich Tag und

Nacht ausstehe. Kommen Sie daher bald, um mir, wohl nicht ein helfendes, doch gewiß ein tröstendes Wort zu sagen.« (HSA 23/1458)

Am 14. Oktober sandte Heine bittere Worte an seinen Bruder Gustav. »Die Zunahme meiner Krankheit ist der eigentliche Grund aller meiner Nöthen; ich leide Tag und Nacht an den grauenhaftesten Contrakzionen, und mein Kopf wird dadurch so ermattet, daß ich oft acht Tage lang nichts thun kann. Ich fürchte – ich möchte fast sagen, ich hoffe, daß ich den Winter nicht überstehe. Ich bin sehr betrübt, daß alles so schlecht endigt, aber ich bin ruhig und resignirter. Meines Bruders Max Anwesenheit in Paris hat mich nicht sehr gefördert; er hat mir viel erzählt von seiner Größe, aber angehört hat er mich keine zwei Minuten, und er ist wieder abgereist, ohne daß ich ihm etwas sagen konnte. Erbaut hat er mich in keinem Falle. Bei mir richtet man nichts aus mit Redensarten, und ich sah im Grunde nur eine matte Seele, die sich allerlei edle Gefühle anempfunden, und doch vor Egoismus stinkt. [...] Um jeden Preis aber muß ich Ruhe haben in meinem jetzigen Krankheitszustande, was Du bedacht hast.« (HSA 23/1460)

Am folgenden Tag, dem 15. Oktober, beklagte er auch gegenüber Julius Campe die rasche Zunahme seiner Krankheit und die immer heftiger werdenden Krämpfe (HSA 23/1461). Am 25. Oktober klagte Heine über »Migräne«. Er erwähnte in seinem Schreiben an Saint-René Taillandier eine ›schnöde Operation‹, über die keine näheren Angaben vorliegen (vgl. HSA 23/1463). Wahrscheinlich handelte es sich hierbei um das Beibringen einer neuen Brandwunde für die Applikation von Morphium oder die Behandlung eines Dekubitus, dessen Existenz bisher zwar nie erwähnt wurde, nach mehrjähriger Bettlägerigkeit jedoch möglich ist. Am 26. Oktober beschwerte sich Heine: »Ich bin heute ganz außerordentlich krank, über alle Begriffe krank, ... Ich bin sehr krank, und habe niederträchtige Nachbarn, welche aus Bosheit spektakeln. Hätte ich nur meine Beine. Ich sterbe an den Prügeln, die ich nicht austheilen kann.« (HSA 23/1464) Auch am 25. November war noch keine Besserung eingetreten (vgl. HSA 23/1466). Am 14. Dezember wandte sich Heine empört an seinen Verleger und machte deutlich, daß er, obgleich »todtkrank«, bereit sei, einen Prozeß gegen die unberechtigte Heine-Gesamtausgabe zu führen, die zur Zeit in Amerika vorbereitet wurde. »Ich kann kein Unrecht leiden, und daran krepire ich; ... Mein Körper leidet große Qual, aber meine Seele ist ruhig wie ein Spiegel, und hat manchmal auch noch ihr schönen Sonnen-Aufgänge und Sonnen-Untergänge.« (HSA 23/1469)

Am 22. Dezember erfuhr er von seinem Vetter Carl, daß auch 1853 10000 Frcs. in sieben Raten an ihn gezahlt würden. Am 29. Dezember schrieb Heine an seine Mutter: »Ich habe die Hoffnung, daß das neue Jahr besser seyn wird als das alte.« (HSA 23/1477) Henri Julia lud er jedoch mit den Worten ein: »Si vous ne redoutez pas de vous approcher d'un pauvre malade, d'un malheureux paralitique d'un joub sur son matelas de douleur venez me voir.« (HSA 23/1478)

1853

»Jedes neue Jahr begrüßte Heine als sein letztes …, jeder stärkere Schmerzanfall schien sein Ende anzukündigen. Doch die ganze Zeit über arbeitete er, schrieb, diktierte, ließ sich vorlesen, las Korrektur. Nahezu täglich empfing er Gäste, …« (135, S. 482)

Zu Beginn des Jahres 1853 arbeitete Heine wieder an dem Sagenkreis ›Die Götter im Exil‹. Die hier erzählten Sagen über antike Statuen, den Venusberg und den Tannhäuser, über heidnische Gottheiten und das Christentum waren ihm erneuter Anlaß zu einer Disputation über das Christentum und die heidnische Religion, über das ›nazarenische‹ und ›hellenische‹ Lebensprinzip. Auch entstanden in diesem Jahr viele Geschichten, unter anderem ›zum Lazarus‹. Aus den ersten Monaten des Jahres 1853 liegen nur wenige Hinweise Heines zu seinem Gesundheitszustand vor. Es schien ihm etwas besser zu gehen, und er widmete sich vor allem seiner Arbeit. Auch führte er finanzielle Transaktionen durch. Heine empfing häufig Gäste. Eine von ihne war Lucie Duff-Tordon, die, wie schon viele vor ihr, das zum Klischee stilisierte Bild von dem kranken Körper mit dem so wachen Geist in der Matratzengruft beschrieb, sich aber auch über den Lebensmut dieses Mannes wunderte (Z2/929). Am 18. März ließ Heine seiner Mutter ein neues Lebenszeichen zukommen: »Du beklagst Dich, daß ich nicht eigenhändig schreibe; thue das nicht mehr, sonst werde ich Dir eigenhändig schreiben welche Anstrengung mir aber jedes Mal 3 Tage Migräne kosten würde. Wenn ich nur im geringsten meine Augen anstrenge, so habe ich gleich meinen alten Kopfschmerz und weißt was das sagen will. Wenn ich schreibe d.h. wenn ich eigenhändig schreibe, so geschieht das immer mit einem Bleistift und kommt sehr unleserlich heraus, … in diesem Augenblick habe ich viel zu thun und ich kann mich wenig schonen. So lange der Mensch lebt muß er seine Geschäfte betreiben und in meiner isolirten Stellung kann mir Niemand helfen.« (HSA 23/1487)

Wenig später trat offenbar wieder eine Verschlechterung ein. Heine klagte Christian Schad am 26. April. »[…]; ich bin nämlich seit 4 Wochen kränker als je, und die gegenwärtigen Zeilen sind die ersten, die ich seitdem diktire, was freilich nicht ohne die größte Anstrengung geschieht.« Er bedauert, Schard keine bisher unveröffentlichen Gedichte schicken zu können: »Und in meinem physischen Zustande, gelähmt und drei viertel blind, wie ich bin, wäre es mir unmöglich, in diesem kränkeren Augenblick in meinen Papieren herumzustöbern, um einige Gedichte hervorzusuchen, …« Auch beklagte sich Heine zum ersten Male über ein Portrait, das ihn, wie er meinte, als »scheußliche Fratze« zeigte, »worin noch obendrein das hervorhängende Glotzauge eine nachträgliche Erfindung des Lithographen ist« (HSA 23/1493). Allgemein wurde dieses von Kietz im Juli 1851 angefertigte Portrait für sehr ähnlich gehalten. Es drängt sich die Vermutung auf, daß die in früheren Jahren oft als hervorstechendes Charaktermerkmal beschriebene Eitelkeit noch immer ungebrochen war und daß Heine sich bemühte, auch aus der

Matratzengruft sein Image in der Öffentlichkeit selbst zu prägen. Die vielen gleichlautenden Beschreibungen, ebenso mitleidsvoll wie ehrfürchtig, die seine zahlreichen Besucher von ihm gaben, zeigen, daß ihm dies im wesentlichen immer noch gelang.

Auch an Gustav Kolbe hatte er am 22. März sein unverändertes Elend gemeldet und bekannt, Gott täglich um Erlösung zu bitten (vgl. HSA 23/1490), ebenso am 7. April an Heinrich Brachlau (vgl. HSA 23/1492). Im Schreiben an Julius Campe vom 30. April fehlte nicht der Hinweis auf seine Krankheit, die seinen Mitmenschen und vor allem seinem Verleger Schonung des Dichters gebiete (vgl. HSA 23/1494). Seine Mutter unterrichtete Heine am 7. Mai, es gehe ihm wie gewöhnlich, und er lebe in großer Eintracht mit seiner Frau (vgl. HSA 23/1496), und am 7. Juni Christian Schad, er sei zur Zeit sehr leidend (vgl. HSA 23/1501). Am 21. Juni schrieb er seiner Mutter: »..., aber zu melden habe ich nichts als daß ich mich wohlbefinde, nämlich so wohl als es in meiner langweiligen Krankheit sein kann.« (HSA 23/1503)

Mitte Juni empfing Heine auch seinen Vetter Carl, der sich zwar öfters in Paris aufhielt, seine kranken Verwandten jedoch äußerst selten besuchte und außer den finanziellen Zuwendungen, zu denen er sich verpflichtet hatte, keinen Kontakt zu Heine hatte.

Ein vager Hinweis darauf, daß Heine eine venerische Infektion für die Ursache seiner Krankheit gehalten haben könnte, läßt sich aus dem Brief an Christian Schad vom 22. Juni entnehmen: »... als ich Ihnen zuletzt schrieb, war ich so krank, daß ich mich darauf beschränken mußte, Ihnen vorläufig meinen Gedichtbeitrag einzusenden ... Ich beeile mich, heute Ihnen aus dem besondern Grunde zu schreiben, weil ich das Marketenderinlied für etwas stark gefärbt halte und ich eine Strophe darin verändern will. Ich glaube es ist die 5te Strophe, welche lautet:

> Gleichviel von welchem Heimathland,
> Gleichviel von welcher Sekt ist
> Der Mensch, wenn nur der Mensch gesund
> Und der Mensch nicht angestecket ist.«

Die Verse korrigierte Heine:

> Gleichviel von welcher Heimath,
> Gleichviel von welchem Glaubensbund ist
> Der Mensch, er ist mir lieb und werth,
> Wenn nur der Mensch gesund ist.« (HSA 23/1504)

Außer über die mögliche Ursache seiner Krankheit, die Heine doch wohl lieber verschweigen wollte, philosophierte er auch über den Tod. So zeigte er Interesse an der Arbeit von Charles Magnin über den Totentanz. An Magnin schrieb er am 7. Juli: »J'apprends avec plaisir que vous vous occupez d'un travail sur la danse maccabre. C'est und sujet qui m'est peu connu, et je doute fort que mes compatriotes en sachent davantage; toutes nos connaissances là-dessus se réduisent à quelques traditions sur les images de Holbein à Bàle et de quelques peintres anterieurs dont il existe peu de restes. Nous n'avons pas joué en Allemagne des mystères où la mort ait rempli le rôle de ménétrier, comme vous en avez eu probablement en France; du moins je n'en ai jemais recontré une mention quelconque dans les chroniques. – Vous aurez beaucoup de peine à faire comprendre à votre public toute la poésie de ce sujet, parce que la mort est un mot féminin en Français, tandis que le même mot est masculin chez nous, ce qui est très essentiel pour qu'on puisse sentir la personnification de Meister Tod.« (HSA 23/1505)

Am 16. Juli sandte Heine seiner Schwester Charlotte die von ihr erbetenen biographischen Angaben. Als Datum seiner Geburt gab er den 13. Dezember 1799 an und berief sich dabei auf seinen Taufschein. Er schloß mit den Worten: »Ich befinde mich so ziemlich, nur die starke Hitze mich mit anhaltenden Migränen regalirt hat. (HSA 23/1506)

Im Sommer 1853 war Heines Zustand unverändert. So berichtete Emma von Suckow, daß Heine sie wegen »arger Schmerzen« nur kurz empfangen konnte (vgl. Z2/930). Im September besuchte ihn seine Nichte Marie Heine-Embden mehrmals und berichtete von dem nur noch mit schwacher Stimme sprechenden und fast leblos daliegenden Onkel: »Ich wagte seine Ruhe nicht zu stören und saß unbeweglich auf meinem Stuhl; plötzlich suchte er seine Lage zu verändern, was der Arzt ihm ernstlich untersagt hatte, da es nur mit Beihilfe der Wärterin geschehen sollte. Er wurde von Krämpfen befallen und klagte und stöhnte auf's Schrecklichste. Mir war diese Scene etwas Neues, ich glaubte es sei der Todeskampf, wie ich ihn so nach Athem ringen sah, ich bat Gott im Innersten meines Herzens, ihn von diesen qualvollen Schmerzen zu erlösen. Pauline, seine treue Pflegerin, suchte ihn zu beruhigen, versicherte, daß es ein vorübergehendes Leiden sei und sie ihn schon oft in diesem Zustande gesehen hätte.« (Z2/931) Es bleibt unklar, ob Heine vor Schmerz nach Atem rang oder sich wieder respiratorische Probleme anbahnten.

August Gathy berichtete am 12. September Julius Campe, er habe Heine bei seinem Besuch »anfangs nicht ganz bei klarer Besinnung« angetroffen, was er auf den Gebrauch immer höherer Dosen von Opium zurückführte. »Er lag denn auch etwas jämmerlicher dar als sonst wohl, ...« (Z2/932)

Anfang November ließ Heine seine Schwester Charlotte Embden wissen, sein Gesundheitszustand sei in diesem Augenblick besonders schlecht. Er bat sie jedoch, der Mutter diese neuerliche Verschlechterung zu verheimlichen (HSA 23/1520). Seine Mutter versuchte er am 3. Dezember wie gewohnt zu beruhigen, äußerte sich jedoch nebenbei über ein neues Symptom. Er litt nun an Meteorismus und Flatulenz, die wohl im Zusammenhang mit Koliken des Magen-/Darmtraktes auftraten. »Was meine Gesundheit betrifft, so geht es mir wie gewöhnlich, ... Ich leide noch immer an Winden und in Folge derselben an Krämpfen, die aber nicht, wie bei meinem seeligen Vater, den Magen affiziren. [...] Ich bin sehr ruhig, lasse fünf eine grade Zahl sein. Es ist mir nichts geglückt in dieser Welt, aber es hätte mir doch noch schlimmer gehen können. So trösten sich halbgeprügelte Hunde.« (HSA 23/1523)

Dies ist die letzte Mitteilung aus einem Jahr, in dem die Nachrichten über Heines Krankheit spärlicher wurden. Heine hatte wohl gelernt, seinen hoffnungslosen Zustand zu akzeptieren. Da die katastrophalen Krisen nun ausblieben, registrierte er nicht mehr so genau die langsame, aber stetige Verschlechterung seines Befindens.

1854

Im Januar arbeitete Heine an seinen Memoiren. Campe bot ihm die Versöhnung an und erkundigte sich nach den Publikationsabsichten. Im Februar war Heines Vetter Carl in Paris, besuchte ihn jedoch nicht.

Am 26. Februar wußte Heine seiner Mutter nur mitzuteilen: »Ich befinde mich gewöhnlich, ...« (HSA 23/1526) Alphons Trittau informierte Heines Verleger Campe am 1. Februar: »Soeben habe ich einen Besuch bei H(er)rn Heinrich Heine gemacht, den ich körperlich sehr leidend, aber geistig noch frisch antraf. Seine Stimme ist noch hell und voll, aber ist sehr abgemagert und scheint matt zu sein. Er klagte über die Schwäche seiner Augen. NB. Er lag zu Bett hinter einer Spanischen Wand in einem sehr stark geheizten Zimmer.« (Z2/935) Am 8. Februar schrieb Trittau an Campe: »Als ich nun meinen gestrigen Besuch machte, fand ich Heine sehr leidend und angegriffen; er hatte eine schlechte Nacht gehabt.« (Z2/936) Dieses Ausmaß an Siechtum war für Heine also schon alltäglich, und solange keine dramatische Änderung in der einen oder anderen Richtung zu verzeichnen war, beschäftigte er sich immer weniger mit seiner Krankheit und widmete all seine Aufmerksamkeit den drängenden literarischen Aufgaben. Einen Brief an Campe beendete er am 7. März mit den Worten: »Ich breche hier ab, da mein Kopf heute wüst vom vielen Arbeiten ist, und ich mich auch hundeschlecht befinde.« (HSA 23/1524) Er wiederholte an Campe am 10. März: »Ich befinde mich noch immer hundeschlecht.« (HSA 23/1528)

An Alexandre Dumas schrieb er am 28. März: »Je ne me fais pas une grande idée de ma future résidence; je sais seulement qu'on y entre par un couloir obscur et fétide, et cette entrée me déplait d'avance. Aussi ma femme pleure, quand je parle de ce déménagement. [...] Depuis six ans je suis alité. Dans le fort de ma malade, quande j'endurais les plus grandes tortures, ma femme me lisait vos romans, et c'etait la seule chose capable de me faire oublier mes douleurs.« (HSA 23/1531)

Am 3. April schrieb Heine an Hermann v. Pückler-Muskau und entschuldigte sich für die fast blind mit Bleistift geschriebenen Buchstaben, die mit wenigen Zeilen einen Bogen füllten. »Entschuldigen Sie daß ich mit Bleystift schreibe – jede Zeile die ich mit Tinte schreiben muß, kostet mir unsägliche Anstrengung. – Ich habe eine fatale schlaflose Nacht ausgestanden und befinde mich sehr schlecht.« (HSA 23/1533)

In einer Brieffolge von April bis Anfang Mai an Julius Campe betonte Heine mehrfach und eindringlich seinen Krankheitszustand; so am 15. April: »... ich selbst bin so krank, daß ich nicht sehe, was ich schreibe. [...] Dazu bin ich sehr krank, die Ungeduld steigert meine Krämpfe, und es drängt die Zeit, wo ich meine schlechten Finanzen regulieren muß ... – aber ich Unglücklicher habe keine leibliche Zukunft, ich muß meine Geschäfte wie ein Sterbender ordnen ...« (HSA 23/1538)

Am 21. April beendete Heine einen weiteren Brief: »– Ich kann nicht weiter schreiben, ich kann nicht mehr sehen.« (HSA 23/1540) Und an Campe vom 2. Mai 1854 »Ich befinde mich seit zwei Tagen herzlich schlecht, was mir bei meinen großen Arbeiten sehr fatal ist. Gottlob, daß ich jetzt mit Ihnen ins Reine gekommen, ... ich befinde mich hundeschlecht, ...« (HSA 23/1542)

Alfred Meissner ließ er am 4. Mai wissen: »Mit mir geht es täglich schlechter; meine Sehkraft nimmt von Woche zu Woche ab, und sehe die Zeit voraus, wo auch mein Geist, der auf Momente noch stark war und heiter, den körperlichen Schmerzen erliegen wird. ...« (HSA 23/1544) Dies mag als weiterer Beleg dafür gelten, daß der Visus sich tatsächlich weiter verschlechterte. Philibert Audebrand beobachtete zusätzlich eine konjunktivitische Rötung und beschrieb Heines Allgemeinzustand als den eines Kräfteverfalls und einer Progredienz: »La suffrance l'avait tout à fait défiguré. Couché tout de son long sur un lit de fer, il s'y maintenait à l'aide de ces machines qu'on voit dans les gymnases orthopédiques. Dix grands cordons, solidement fixés au plafond, retombaient jusqu'à portée de ses mains, de manière à former un point d'appui pour le cas où il voudrait remuer ou changer de position. Ce qu'il y avait de plus pénible à voir dans tout cela, c'etait cette belle figure dont la maigreur et la couleur livide altéraient les lignes autrefois si correctes. Avant tout, un sentiment de tristesse profonde saisissait le coeur de quiconque pouvait voir ces yeux rouges comme du sang et à deni fermés.« (Z2/938)

Am 10. April mahnte August Gathy Julius Campe, sich mit Heine zu einigen, ihm aus seiner finanziellen Bedrängnis zu helfen und ihm einen erholsamen Aufenthalt auf dem Lande zu ermöglichen. »Denken Sie sich doch den armen leidenden Dichter, träumend und singend von Licht und Luft und Himmel, von Sonne, Wald und Blumen und Nichts davon genießen, denken Sie sich ihn, wie sie ihn ja selbst hier gesehen, inmitten dieser hohen finstern Häusermassen, zwischen den vier Wänden seines engen Stübchens, voll Krankenausdünstung, gefesselt ans Schmerzenslager hinter dem chinesischen Schirm ...« (Z2/939)

Diese düstre, morbide Atmosphäre von Heines Lebensumständen spricht auch aus dem Bericht von Ernst Kossak vom 17. Juli: »Der Dichter liegt noch immer in seinem gegen das Tageslicht abgesperrten Gemach, dessen widerwärtige Atmosphäre, da es nur selten gelüftet werden kann, die aus freier Luft Eintretenden qualvoll berührt. An jedem Morgen wird in eine offen gehaltene Wunde im Nacken eine Dosis Morphin gestreut, um die Schmerzen des Kranken in den Grenzen des Erträglichen zu bannen. Eine nahrhafte Diät hält die Kräfte des Kranken aufrecht. Er genießt Morgens ein aus Milch, Chocolade und Reis zubereitetes warmes Getränk, und zu Mittag gebratenes Geflügel, Kalbskoteletts, leichtes Gemüse u(nd) gl(eichen) m(ehr). Eine Flasche feinen Bordeaux-Weines muß im Verlaufe des Tages die ermattenden Lebensgeister auffrischen. Neben seinem Bette liegt ein Päckchen loser Blätter im Oktavformat, und etwa zwanzig zugespitzte Fabersche Bleistifte. Wenn sich Heine aufgelegt und stark genug zum Arbeiten fühlt, beschreibt er die Blätter mit halbzollgroßen Buchstaben, und wechselt die Bleistifte, wenn sie stumpf geworden sind. Er erzählte unserem Landsmanne, daß er neulich im Stande gewesen sei, fünf Stunden hintereinander zu arbeiten.« (Z2/940)

Aus einem ebenfalls im Juli 1854 veröffentlichten Artikel über einen Besuch bei Heine geht hervor, daß Heine nicht immer in der Lage war, dieses kräftige Frühstück zu sich zu nehmen. »[...] »Je ne veux pas déjeuner; je n'en veux pas!« richtete er sich gewaltsam im Bette auf, um mir die eine Hand zu reichen, die noch gesund ist, während die andere, abgezehrt wie der übrige Theil der Körpers, von derselben Krankheit gelähmt ist, die ihn vom Rückenmark bis zu den Fußspitzen ergriffen und paralysirt hat.« (Z2/941)

Im Mai arbeitete Heine weiter an ›Lutezia‹. Seinen Zustand bezeichnete er als »so krank und so sehr beschäftigt« und sich selbst als »Sterbenden« (HSA 23/1545).

Erneue Auseinandersetzungen mit Meyerbeer beinträchtigten Heine sehr »[...], je suis trop malade, trop malheureux, trop furieux, ...« (HSA 23/1551) Zu der Wirkung, die diese Auseinandersetzung auf ihn hatte, meinte Heine zu Michael Schloss, er vergesse fast seine Krankheit »vor lauter Schererei und litarischer Abquälerei« (HSA 23/1553). Am 26. Juni ließ Heine Campe wissen, er arbeite fast unablässig an »Lutezia«, klagte aber auch, ihm sei »heute der Kopf zu wüst« und: »ich bin außerdem sehr krank und leide sehr an Krämpfen« (HSA 23/1555). Seiner Schwester berichtete er am gleichen Tage: »Es geht mir leider diesen Sommer nicht gut. Ich leide Tag und Nacht an Krämpfen, und komme nicht aus dem Bette.« Über seine Frau äußerte er sich. »Die Verbrengerin führt sich sehr gut auf, ... Sie soll aber dafür belohnt werden. Sie ist mir unentbehrlich in meinem Leiden, und mich graut vor dem Gedanken, daß ich sie verlassen muß.« (HSA 23/1556)

Nach einem Brand im Nachbarhaus beklagte sich Heine auch über die Lärmbelästigung bei den Wiederaufbauarbeiten. »Ich befinde mich noch immer herzlich schlecht und werde unaufhörlich gequält von Besuchern aus allen 4 Ecken der Welt und von den Klopfen der Arbeiter, welche an den verbrannten Mauern restauriren.« (HSA 23/1557)

Über seine Schwierigkeiten beim Redigieren der Korrekturabzüge für die »Vermischten Schriften« berichtete Heine seinem Verleger am 13. Juli: »Meine Augen leiden fürchterlich durch die Correktur [...] Werden meine Augen nicht besser, so kann ich nur sehr cursorisch die Correktur besorgen, nur die Überwachung haltend, ...« (HSA 23/1562). Am 18. des Monats beklagte sich Heine bei Campe über den unsauberen Druck. Zu seinem eigenen Engagement meinte er: »Sie sehen, liebster Campe, trotzdem daß ich mich sehr schlecht befinde und meine Augen heillos leiden, thue ich alles mögliche, um die Publicazion des Buches zu beschleunigen.« (HSA 23/1563)

Seinen Bruder Gustav ließ er am 20. Juli wissen: »Ich leide fürchterlich, und habe verteufelt viel auszustehen. [...] Es herrscht hier eine entsetzliche Hitze, die sehr schlecht auf mich wirkt.« (HSA 23/1564) An Campe schrieb er am 1. August: »Ich bin sehr leidend. Die Hitze hat mich zugrunde gerichtet, und der Hase streckt alle Viere aus.« (HSA 23/1568) Am 3. August: »Ich darf bey meiner Krankheit mich solchen Widerwärtigkeiten nicht aussetzen, und es stört mich in meinen wichtigsten Beschäftigungen. [...] Ich habe heute schon einen centner Opium verschluckt und bin sehr schläfrig.« (HSA 23/1569) Am 10. August klagte Heine wiederum über die starke Anstrengung seiner Augen bei der Korrektur (vgl. HSA 23/1572). Am 15. August mußte er diese Arbeit ganz einstellen. Am 21. erklärte er dies Julius Campe: »Ich bin nämlich aussergewöhnlich krank, und in meinem Hause wird wieder gebaut, so daß das Klopfen wahnsinnig macht.« (HSA 23/1573) Am 25. August teilte er Michael Schloss mit: »Mit meiner Gesundheit geht es immer schlimmer, aber ich bin heiter und ruhig.« (HSA 23/1548)

Zwar wissen wir von Alfred Meissner, daß Heine einen sehr nervösen und gereizten Eindruck machte, jedoch seine körperliche Verfassung wenig verändert schien (vgl. Z2/942). Es läßt sich aber aus den Mitteilungen Heines klar absehen, daß die Schmerzanfälle zunahmen und damit auch die Dosis des allein wirksamen Opiums vergrößert werden mußte. Durch die zugleich recht intensive literarische Arbeit verschlechterte sich seine Sehkraft weiter. Die ablenkende und beruhigende Wirkung der literarischen Arbeit wurde teils aufgezehrt durch die Ärgernisse und Mühen, die die Veröffentlichung seiner Werke verursachte. So berichtete Meissner über einen fast eine halbe Stunde dauernden Schmerzanfall, währenddessen Heine reglos lag. Heines psychische Konstitution beschrieb Meissner: »Ich fühlte tief: das schreckliche Krankenlager hatte seine Natur auf jene tragische Höhe gehoben, die ihm eigentlich gar nicht eigen war. Die Tortur der schweren physischen Leiden hatte seine Seele gewaltsam ausgedehnt und bis zu einer unheimlichen Tiefe durchbohrt. [...] Aber jede größere Aufregung, jedes längere Gespräch rächte sich an ihm. Seine tägliche wiederkehrenden Schmerzen ergriffen ihn plötzlich lag er da, als wäre sein Geist schon entflohen. Nur das über sein Gesicht oft blitzartig fahrende Zucken verrieth noch, daß er lebe – aber ein unsäglich gequältes Leben.« (Z2/942)

Über Heines Arbeitsweise berichtete Meissner. »So am Fenster, im Fauteuil, [...] verbrachte Heine gewöhnlich den ganzen Vormittag. Die Mappe lag auf seinen Knieen und mit dem Bleistift auf einzelne Blätter schrieb er seine Verse und das der Welt noch unbekannte, mehrbändige Buch seiner Memoiren. Man muß nach seinem Tode ganze Stöße dieser Papiere gefunden haben, denn er schrieb weit, mit großen Buchstaben und nur auf eine Seite der Bogen. Alles ist von seiner Hand. Nichts wurde diktirt außer Briefe, nur die Reinschrift besorgte der Sekretär. War der Kranke müde vom Arbeiten oder nicht in der Stimmung, machte Frau Mathilde die Vorleserin.« Nicht nur schöngeistige und erheiternde Werke ließ Heine sich vorlesen, sondern er erwarb auch ein beträchtliches medizinisches Wissen. »Er hatte in den letzten Jahren die ganze Physiologie, Anatomie und Pathologie seiner Krankheit auf das Fleißigste studirt und die Schriften von Hesse, Albers, Andral und vornehmlich von Romberg waren ihm ganz geläufig geworden. Aber er war es gewohnt, auch hier seine Kenntnisse zu ironisieren. »Meine Studien«, pflegte er zu sagen, »werden mir wohl nicht viel helfen ich werde höchstens im Himmel Vorlesungen halten können, um meinen Zuhörern darzuthun, wie schlecht die Aerzte auf Erden die Rückenmarkserweichung kuriren.« So hatte er auch einmal einem Besucher scherzend gesagt: »Meine Nerven sind so besonders zerrütteter Natur, daß ich überzeugt bin, sie würden auf der Exposition die große goldene Medaille für Schmerz und Elend erhalten.« (Z2/943)

Den Verdacht der venerischen Infektion als schon damals heftig diskutierte Ursache der Leiden des umstrittenen Dichters und die entrüsteten Stimmen der Vorverurteilung durch die öffentliche Diskussion kommentierte Meissner in seinem 1862 herausgegebenen Nachtrag zu den Heine-Erinnerungen: »Dies Bild, mit welchen Farben wird es noch gemalt! Nicht nur, daß er als ein Harlekin auf dem Siechenbett, der abwechselnd zur Pritsche und zum Rosenkranz greift, geschildert wird, er wird als ein Wüstling uns hingestellt der allmälig bis zur Entnervung herabsank, und das Leiden, dem er erlag, wird von moralisirenden Federn immer und immer als die gerechte Nemesis des verworfensten Lebens gekennzeichnet. Armer Heine! Ein Leiden, das ihn ebenso gut hätte treffen können, wenn er als der ehrsamste Kleinbürger in der ehrsamsten deutschen Stadt gelebt, mußte kommen, um seinen Renommagen von tollem Liebesglück, den Fanfaronaden der Laune, den Anschein der Wahrheit zu geben!« (Z2/944)

Ende August zog Heine in den Pariser Vorort »Batignoles«. Euphemistisch schrieb er am 31. August an seine Mutter: »... Ich wohne jetzt, [...] in einem Hause, welches ich ganz alleine occupire und wozu ein ganz großer Garten mit ganz großen Bäumen gehört, und wo ich die schöne Jahreszeit aufs kostbarste genießen kann. Ich habe, um diese Revoluzion zu machen, die größten Geldopfer aufgewendet, und bereue es wahrscheinlich nicht, da meine Gesundheit so außerordentlich dadurch gefördert wird. Mein System ist jetzt, Alles für meine Gesundheit zu thun, ...« [...] Du hast keinen Begriff, liebe gute Mutter, wie sehr die gute Luft und der Sonnenschein, den ich in meiner alten Wohnung gar nicht hatte, mir wohlthut.« (HSA 23/1576)

Wenige Tage später schrieb er mehrfach, aber schon entmutigt, an Julius Campe. Die neue Wohnung erwies sich als nicht optimal; Heine litt außerdem offensichtlich an ihm aus eigener Anschauung bekannten, der Cholera nicht unähnlichen Koliken und Diarrhoe. »Das größte Unglück ist daß ich sehr krank bin und vielleicht die Cholera habe – Gestern war ich nah ins Gras zu beißen.« (HSA 23/1577) Am 7. September 1854 konnte er aber schon mitteilen: »Ich befinde mich etwas besser, doch der Verdruß, keine rechte Wohnung gefunden und ein Heidengeld falscher Ausgaben gemacht zu haben, betrübt mich sehr.« (HSA 23/1579) Erneut schrieb er an Campe am 14. September: »Mir ist die Gartenluft, die ich jetzt genieße, sehr heilsam, doch ist meine Wohnung leider mit dem Fehler behaftet, daß sie im Winter gewiß kalt und feuchtlich sein wird und ich deshalb auf eine neue Umsiedelung bedacht sein muß.« (HSA 23/1586) Am 16. September: »... mir armen Schelm gehts nicht so gut, und wo ein Loch in der Brücke ist, plumpse ich hinein.« (HSA 23/1582) Am 21. September: »Ich bin nur im Augenblicke ungewöhnlich krank und geplagt durch außerordentliche Fatalitäten, die Theils in meiner Lokalveränderung begründet, ...« (HSA 23/1583) und schließlich am 3. Oktober: »Ich kann die Bogen nicht lesen, da ich äußerst leidend bin und eine Halsentzündung bekommen habe durch die Kälte und Feuchtigkeit meiner Wohnung. [...] Ich kann meines Halses wegen nicht länger diktiren und will Ihnen übermorgen erst schreiben, [...]« (HSA 23/1584)

Obwohl Heine mit Campe so häufig korrespondierte, ihm detaillierte Auskünfte über seine Lebensumstände gab, seine Sorgen und Enttäuschungen schilderte, Zuspruch und Hilfe des Verlegers und Freundes erwartete, beschwerte er sich doch bei Johann Hermann Detmold bitter über den Hamburger Verleger. »Mit Campe haperte ich in der fatalsten Weise, und nur durch die größten Geldopfer erwarb ich mehr Ruhe vor seinen kleinen Nücken und Nörgeleien; ich habe an ihm den unsichersten Bundesgenossen, und er stänkert mich in Feindschaften hinein, die mich gar nichts angehen, und spekulirt auf Absatz durch Skandale, die ich gern vermiede. Ich habe hier keinen Menschen, der mir eine Sylbe nur erzählt von dem was vorgeht in der Makulaturwelt, ...« Zugleich ließ er Detmold wissen, er befände sich »in einem Körperzustande, der so niederträchtig, so entsetzlich ist, wie ich ihn noch nie ertrug«. Auch bereute er die Fehlentscheidung hinsichtlich seines Umzuges: »[...]; meine Wohnung aber ist kalt und feucht, und wenn ich nicht noch schlimmer erkranken will, muß ich in einigen Wochen wieder ausziehn.« Selbst über seine Frau beschwerte er sich. Die überstürzte Entscheidung, die Pariser Stadtwohnung, wo er Freunde empfangen und noch vom Krankenbett aus an den aktuellen Ereignissen mittelbar teilnehmen konnte, zu verlassen, der Umzug in die Abgeschiedenheit einer Vorstadtwohnung, die zudem noch kalt und feucht war, die Aufregungen und Unbequemlichkeiten eines Umzuges hatten Heine in eine unleidliche Stimmung versetzt. Er ließ seinen Ärger an seinen Mitmenschen aus, wurde kränker und seine Schmerzen verstärkten sich. Er litt »Tag und Nacht« die »furchtbarsten Schmerzen« (HSA 23/1586).

Mit der Häufigkeit und Heftigkeit der Schmerzattacken wuchs auch Heines Opiumkonsum. »Ich weiß kaum was ich diktire so schläfrig macht mich nämlich der Uebergenuß des Opiums, ...« (HSA 23/1587) An Campe schrieb er am 12. Oktober: »Sie hatten ganz recht, daß eine Parterre Wohnung für mich nichts taugt, und um nicht durch Kälte und Feuchtigkeit ganz auf den Hund zu kommen, lasse ich in diesem Augenblick in den Champs-Elyseés eine wärmere Wohnung einrichten, ... Ich kann nicht sprechen wegen Halsentzündung [...] Ich bin zu krank, als ich mehr als meinen Haushaltsbedrängnisse bewältigen kann, ... Das Diktiren ist mir heute nicht mehr möglich, ... Gottlob, daß ich bei all meinem Leid sehr heitern Gemüthes bin, und die lustigsten Gedanken springen mir durchs Hirn. Meine

Phantasie spielt mir in schlaflosen Nächten die schönsten Comödien und Possen vor, ...« (HSA 23/1591)

Die unmotivierte Stimmungsaufhellung und die lebhaften Phantasien dürften Folge des Opiatgenusses gewesen sein. Die »Halsentzündung«, wahrscheinlich eine Pharyngitis, Laryngitis oder Tonsillitis führten zu Halsschmerzen, Heiserkeit und Schluckbeschwerden. Heine erwähnte sie auch in dem Schreiben an v. Pückler-Muskau (vgl. Z2/948) und schloß den Brief an Campe vom 24. Oktober mit den Worten: »Ich schließe, denn das Sprechen greift mich zu sehr an. Ihr sich hundsföttisch schlecht befindender ...« (HSA 23/1594) Daß dies keine Floskel oder Ausrede war, um den Brief vorzeitig zu beenden, wußte Campe aus den Nachrichten, die er von Richard Reinhardt vom 7. und 10. Oktober 1854 erhalten hatte (vgl. Z2/946; 947). Es ist auffällig, wie hartnäckig diese an sich harmlose Infektion war. Am 26. Oktober wußte Reinhard Campe sogar zu berichten: »Seit vorgestern hat sich Herrn Heine's Halsentzündung wieder verschlimmert, so daß er heute fast gar nicht sprechen und noch weniger diktiren konnte.« (Z2/948) Auch am 28. Oktober war noch keine Besserung eingetreten (vgl. Z2/949).

Von Reinhard wissen wir auch, daß Heine Ende Oktober – Anfang November wahrscheinlich ein Abszeß am Gesäß eröffnet wurde. Ursache dürfte ein Dekubitus, vielleicht aber auch eine jener für die Applikation von Morphium offengehaltene Brandwunden gewesen sein. Letztere Möglichkeit erscheint aber wegen der Lokalisation unwahrscheinlicher. »Kurz bevor er neulich umziehen wollte, kam ihm ein Geschwulst an seinem armen Unterrücken, auf dem er immer liegen muß, u(nd) er war gezwungen selbige gestern aufschneiden zu lassen, eine Operation, die ihm viele Schmerzen verursachte.« (Z2/950)

Am 6. November zog Heine in die Pariser Innenstadt zurück und berichtete tags darauf seiner Mutter von diesem Umzug. »Ich will hoffen, in einigen Wochen vollständig zur Ruhe zu kommen.« (HSA 23/1598) Am 9. November ließ er Campe wissen, er sei mit seiner neuen Wohnung zufrieden, jedoch habe er nach der ›Operation‹ unter dem Umzug sehr gelitten.« (HSA 23/1600) Ebenfalls am 9. November an Michael Schloss: »[...]; meine Augen erlauben mir nicht selbst zu lesen, obgleich ich sonderbar genug mit der Bleifeder schreiben kann und das Geschriebene nicht sehr unleserlich ist. In dieser Weise schreibe ich viel.« (HSA 23/1602) Am 14. November äußerte er sich zwar lobend und sehr zufrieden über seine neue Wohnung, befand sich aber »hundschlecht« (HSA 23/1604). Auch Saint-René Taillandier erfuhr von der »vilaine opération« und daß Heine sich am 14. November »excessivement malade fühlte. Heine beschrieb sein Lebensgefühl: »Vous voyez que je mets toujours mon espoir dans le lendemain, et cela ira jusqu'au jour qui n'aura plus de lendemain.« (HSA 23/1605)

Noch am 24. November bestätigte Heine erneut seine »Halsentzündung« und schrieb Ferdinand Friedland: »Meine Leiden sind sehr anhaltend, und was am schrecklichsten ist, sie hindern mich an großen unternommenen Arbeiten.« (HSA 23/1607) Heine selbst hielt übrigens eine Nachlässigkeit seiner Wärterin für die Ursache dieser Halsentzündung. Sein Sekretär Richard Reinhardt schrieb daher auch an Julius Campe am 1. Dezember: »Nach dem Wunsche Heine's theile ich Ihnen mit, daß derselbe vor circa 14 Tagen durch eine Nachlässigkeit seiner Wärterin einen sehr mißlichen, nächtlichen Unfall erlitten, der ihm einen starken Catarrh und sonstige schmerzliche Leiden zugezogen, die ihn aufs neue außer Stand gesetzt haben, zu schreiben und sogar zu diktiren.« (Z2/951) Noch am 21. Dezember mußte Reinhardt Campe melden: »Leider ist sein Zustand gegenwärtig derart, daß er sich mit nichts beschäftigen kann, und man ihn besonders mit delikaten Gegenständen sowenig u(nd) so schonend als möglich angehn muß, um ihn nicht ungünstig zu affiziren. Nachdem es nämlich einige Tage besser ging mit den Folgen seines nächtlichen Unfalls, haben sich letztere wieder übler gestaltet, u(nd) hat er vielleicht noch eine Zeit lang und empfindlich zu leiden, bis er sie überwindet.« (Z2/952)

Was Heines Sekretär verharmlosend als »Catarrh« bezeichnete, war also die bisher gravierendste Manifestation des pulmonalen Grundleidens. Es muß offen bleiben, ob die bulbärparalytischen Symptome hier einen neuen Grad der Ausprägung erreichten, oder bei Annahme einer Tuberkulose diese Infektion nun auch die Halsorgane, etwa im Sinne einer Kehlkopftuberkulose erfaßte. Heines Brief an seine Mutter stützt diese These: »Die ganze Welt leidet hier an der Grippe und hustet; doch das ist nur ein vorübergehendes Übel, das bei der nächsten Witterungs-Veränderung endigt.« (HSA 23/1611)

An Hector Berlioz schrieb Heine Mitte Dezember: »Depuis quatre semaines je souffre d'une grippe qui m'a pris à la gorge, et qui menace de m'étrangler à tout moment; c'est peut-être très grave, et je dois peut-être bientôt quittir les Champs-Elysées de Paris pour ceux de la mythologie, qui ne sont probablement pas aussi gais. Et moi qui aime tant à vivre!« (HSA 23/1612)

Auch der Brief an seine Mutter vom 27. Dezember (vgl. HSA 23/1610) enthält noch einmal einen Hinweis auf seinen Katarrh, der ebenso wie die »Halsentzündung« über den Jahreswechsel andauerte.

1855

So begann Heine das neue Jahr mit der Klage über diese pulmonale, bronchiale und pharyngeale Symptomatik, die so gravierend war, daß sie ganz im Mittelpunkt der Beschwerden stand. »Ich bedauere nur, Sie werden einen sehr wortkargen Mann in mir finden, da mir in diesem Augenblick die Grippe fast die Kehle zuschnürt und ich kaum sprechen kann.« (HSA/1617)

Seine Lebensumstände faßte Heine kurz zusammen: »Ich bin krank wie ein Hund, arbeite wie ein Pferd und bin arm wie eine Kirchenmaus.« (HSA 23/1620) Letzteres ist aber doch wohl mehr eine an den Bankier James de Rothschild gerichtete Aufforderung als eine korrekte Beschreibung seiner finanziellen Situation. Angesichts der Tatsache, daß sich ›Angina‹ und ›grippaler Infekt‹ nicht besserten, sondern vielmehr durch Krämpfe im Rachen und Hals sowie in der Brust verschlimmerten, ist die Frage zu stellen, ob es sich noch um eine »normale Grippe« handelte. Richard Reinhardt mußte am 8. Februar Julius Campe melden: »Leider aber hat sich sein Zustand eher verschlimmert, als verbessert, indem zu seinen Halsleiden Kehl- & Brustkrämpfe hinzugetreten, die ihm mehr als je das Sprechen erschweren und ihm sehr schmerzliche, wenn auch vorübergehende Momente des Erstickens verursachten. Ich hoffe zwar noch immer, daß er sich aus dieser mißlichen Phase seiner Krankheit wieder herauszieht und bestärke mich in dieser Erwartung durch den wunderbaren Muth und Frohsinn, den ich ihn inmitten seiner Leiden so erstaunlich fest und unerschöpft bewahren sehe; aber seine Lage ist dennoch eine sehr bedenkliche.« (Z2/953)

So kann es als sicher gelten, daß Heines langwierige Erkältung und seine »Halsentzündung« nicht bloß ein grippaler Infekt waren. Vielmehr handelt es sich dabei um eine direkte Folge seines Grundleidens. Im Verlaufe dieser nun viele Wochen anhaltenden Krise schwanden Heines Kräfte, er wurde ein Pflegefall. Nicht die neurologischen Symptome, sondern die Krankheitserscheinungen seitens des Respirationstraktes waren hierfür verantwortlich, die eine deutliche Progression zeigten.

So verschlimmerte sich Heines Zustand, und auch das ihm von Dr. Gruby auferlegte Sprechverbot nutzte ihm nicht (vgl. HSA 23/1612). Seiner Mutter gegenüber verharmloste Heine die pulmonale Affektion und glaubte, diese vermeintliche Erkältungskrankheit bereits überstanden zu haben (HSA 23/1626).

Am 14. Februar klagte er wieder über Schmerzen, ohne jedoch nähere Angaben zu machen (HSA 23/1624). Am 18. Februar schrieb er an Michel Chevalier: »Ma maladie va de mal en pis« (HSA 23/1630), und am 19. Februar an Michael Schloss: »Sie wissen nicht, daß ich zwey Monate lang todtkranker als jemals war, und noch jetzt bin ich nicht im Stande zu sprechen.« (vgl. HSA 23/1632)

Die Symptome bestanden auch im März 1855 unvermindert fort, ja verschlimmerten sich sogar. Da Heine nun offensichtlich auch an »Krämpfen in der Kehle« (HSA 23/1634) litt, kann wieder als ein Hinweis auf bulbärparalytische Symptome oder Kehlkopftuberkulose gewertet werden. Auch sein Augenleiden hatte sich so verstärkt, daß er seine eigene Schrift nun überhaupt nicht mehr lesen konnte (vgl. HSA 23/1635).

Die ungünstigen Witterungsverhältnisse in dem kalten Frühjahr 1855 verstärkten sein Leiden. Er mußte Tag und Nacht sein Krankenzimmer heizen (HSA 23/1637). Seine Matratzen, auf denen er gebettet war, wurden mit dem Kopfende an den Kamin gelegt. Er ließ so stark heizen, daß zweimal in dem Kamin Feuer ausbrach (vgl. Z2/954). Noch immer litt er besonders unter den Krämpfen und der Entzündung in seinem Rachen, so daß er gar nicht mehr ohne größere Schmerzen sprechen konnte. Trotz allem verharmloste Heine eher noch die erneute Verschlechterung seines Zustandes. Sein Sekretär Reinhardt berichtete Julius Campe am 14. April von den immer bedrohlicheren Ausmaßen der respiratorischen Insuffizienz: »Die Erstickungskrisen werden sehr heftig und häufig, und dauerten manchmal halbe Nächte hindurch, was ihn ganz außerordentlich herunterbrachte; und dabei wollte der Frühling gar nicht heranrücken, von dessen milderer Luft ich allein gleich Ihnen, eine Linderung für sein Halsübel erwartete, dessen Ursache und Anwachs im Grunde doch nur an den zwei fatalen Herbst- und Wintererkältungen gelegen, die er sich zugezogen.« (Z2/953) Heine selbst bezeichnete sich nun als »le pauvre moribond.« (HSA 23/1639)

Am 20. April besuchte Julius Campe Heine und sandte am 21. April folgenden Bericht an seine Frau: »Leider hatte er einen schlechten Tag, wie er sagte. Nachdem wir uns begrüßt, 10 Minuten zusammen gesprochen, fühlte er sich so angegriffen, daß er mich fortschickte ... Heine im Nebenzimmer, hatte sich erholt, ich sollte jetzt zu ihm zurückkehren. Anderthalb oder zwei Stunden sprachen wir zusammen. Sein Geist und Lebensmuth, ist derselbe. Aber die Person, die hat zum Erschrecken abgenommen! So wie er da liegt, geht es nicht lange mehr weiter –. Der Winter hat ihn fürchterlich mitgenommen. Er hofft auf den schönen Frühling, ich auch. Doch wo das Lebens-oel so sichtbar verconsumiert ist: was soll man da hoffen! Man kann, richtig verstanden und betrachtet, nur das Schlimmste fürchten.« (Z2/956) Heine erhielt auch des öfteren Besuch von Henri Julia, der in seinen Heine-Erinnerungen die neue Wohnung in der rue Matignon und das größere, hellere und freundlichere Krankenzimmer beschrieb. Er berichtete auch, daß Heine sich einmal auf den Balkon der Wohnung tragen ließ, um dort sich über die neueste Mode der Pariserinnen, die Krinolinen, zu amüsieren. Zu diesem Zweck wurde ein Baldachin auf dem Balkon aufgebaut, um ihn vor den Sonnenstrahlen zu schützen. Er selbst wurde auf den Balkon hinausgetragen. Julia fiel auch die bleiche, abgezehrte Hand auf, die ihm etwas fiebrig schien. Nach seinen Angaben konnte Heine nur noch auf einem Auge sehen, wenn er das ptotisch gelähmte Augenlid emporzog. Bei Julias Besuch saß Heine auf einem Sessel und seine Stimme machte einen ziemlich kräftigen Eindruck. Henri Julia war auch Zeuge eines Schmerzanfalls. »La visite, cette fois, fut très courte; car à peine avions nous-commencé de causer qu'une crise survint. Un cris douloureux m'en avertit. Mme Heine et Pauline, qui entraient dans ce moment – là, s'empressèrent d'aller prendre un petit paquet sur la cheminée et de le lui mettre sur le cou. C'était de la morphine. Il parut soulagé peu de temps après.« (Z2/958) Es ist nicht ganz klar, ob in dem zur Linderung der Schmerzen verwandten Päckchen tatsächlich Morphium enthalten gewesen ist. Da Mathilde es vom Kamin nahm, besteht auch die Möglichkeit, daß durch Wärme, eventuell gespeichert in einer Kräutermischung, die schmerzhaften Spasmen gelindert werden sollten. Heines Allgemeinzustand beschrieb Julia wie folgt: »... je ne m'attendais pas à un état de santé si misérable, à de si atroces souffrances. La moitié du corps était déjà entièrement paralysée, l'autre moitié commençait à l'être; le morbide travail était même assez avancé, ... la jambe gauche était morte, chontractée, repliée sur elle-même, on l'eût cassée plutôt qu'on ne l'eût redressée. Quand il était au lit, cette déviation partielle était apparente, ...« (Z2/959)

Aus dieser Beschreibung geht eindeutig hervor, daß zumindest das linke Bein starke Kontrakturen aufwies. Offensichtlich war vor allem eine passive Streckung im Kniegelenk nicht mehr möglich. Noch einmal wiederholte Julia in der 1883 veröffentlichten »Heine-Erinnerung« seine Beobachtung, daß bei einem Schmerzanfall ein kleiner Umschlag mit Morphium dem Kranken auf den Hals gelegt wurde, was ihm schnelle Erleichterung aufschaffte (Z2/959). Von Julia wissen wir auch, daß Heine aufgrund seiner Schluckstörungen und vielleicht auch einer zusätzlichen Beeinträchtigung der Kaumuskulatur nur noch breiige Kost und Suppe zu sich nehmen konnte. Julia gibt auch Kenntnis von optischen und akustischen Halluzinationen, die vielleicht eine Folge des Opiatgebrauches waren. So erzählte ihm Heine von den Figuren auf seinem chinesischen Paravent, die sich des Nachts vergrößerten, belebten und von dem Wandschirm lösten, zu ihm sprächen in seinen ›Fieberfantasien‹ und ihm Angst einflößten (Z2/960). Auch berichtete Julia, daß Heines Frau Mathilde eine von Dr. Wertheim empfohlene hübsche Krankenpflegerin nicht duldete und diese auf ihr Geheiß von einer durch Dr. Gruby ermittelte häßlichere Pflegerin ersetzt wurde (vgl. Z2/963). Dies mag zum einen als ein Hinweis darauf dienen, daß Heine zeitwilig von diesen zwei Ärzten behandelt wurde, zum anderen wirft diese eifersüchtige Reaktion Mathildes einige Fragen betreffs ihrer Duldsamkeit gegenüber Heines letzter liebevoller Freundschaft zu Elise Krinitz auf.

Ende April stattete Gruby Heine einen Krankenbesuch ab. Am gleichen Tag bat Heine auch seine zweiten Arzt, Leopold Wertheim, um einen Besuch. »Da Sie mich sehr freundschaftlich vernachlässigen und ich Sie auf Ewigkeiten lang nicht sehe, so will ich heute, um ihres Besuches ganz sicher zu seyn, Ihnen sagen, daß ich Sie für eine höchst wichtige, in Ihren ärztlichen Beruf einschlagende Sache zu sprechen habe. Es ist also nicht bloß als Freund, sondern auch als Arzt, daß ich Sie sehen will. – Ich befinde mich sehr schlecht, und Gruby, welcher mich eben verläßt, sagt mir, daß er Sie gestern gesehen.« (HSA 23/1641)

Im Mai erfuhr Heine von seiner Schwester, daß Campe verärgert aus Paris zurückgekehrt war, weil Heine keine Zeit oder Gelegenheit zu ausführlichen gesprächen mit ihm gefunden hatte. Ende Mai kam es zu einer Auseinandersetzung zwischen Heine und Reinhardt, der sich empörte, von Heine nicht als Übersetzer der französischen Ausgabe von »Lutetia« genannt worden zu sein. Reinhardt, der sich seiner Vertrauensstellung und seines Einflusses wohl bewußt war, er korrespondierte ja sogar eigenständig mit Campe und gab diesem Berichte über die Lebensumstände des kranken Autors, forderte quasi als Wiedergutmachung, als Nachlaßverwalter und Herausgeber der »Memoiren« eingesetzt zu werden. Wahrscheinlich wurden die Differenzen zwischen ihm und Heine während des Campe-Besuches so schwerwiegend, daß sich Heine entschloß, Reinhardt am 29. Mai zu entlassen. Hiervon setzte er am 30. Mai Julius Campe in Kenntnis und versicherte ihm, sich nur durch »berechenbare Geschäftsdifferenzen« und nicht in »Gemühtsdissidenzien« mit seinem Verleger auseinanderzusetzen. Die Gründe für die Trennung von Reinhardt seien jedoch schwerwiegender: »Obgleich hunde elend und blinder als je (denn mein rechtes Auge sieht auch nichts mehr) schreibe ich Ihnen dennoch, um nur flüchtig zu melden, daß ich noch lebe und mehr als je in freundschaftlicher Gesinnung für sie verharre. [...] – Durch Reinhard konnte ich Ihnen nicht schreiben lassen und hätte auch nichts andres zu melden, als daß ich nach Ihrer Abreise 8 Tage lang dem Tode nahe war, jetzt leide ich nur durch die unaufhörlichen Krämpfe; bekomme ich Ruhe, so werden sie wohl nachlassen ... Todtkrank, trotz meiner Krämpfe, arbeitete ich zwey Monath täglich 5 bis 6 Stunden ...« (HSA 23/1647)

Heine, der erfahren hatte, daß sein Bruder Gustav beabsichtigte, ihn zu besuchen, schrieb an seinen Bruder, um ihn zu bitten, auch seine Schwester Charlotte mitzubringen: »Ich war nämlich diesen ganzen Winter hindurch oft so krank, daß ich meinem Ende entgegensah und ich oft im Begriff war an Lottchen zu schreiben, daß sie hierherkommen möge, um sich vor meinem Ableben mit mir noch einmal zu besprechen ... Mein Zustand ist etwas besser seitdem, aber doch noch beängstigend genug. Ich bin sehr leidend und kann kaum dictiren wegen Halskrämpfe.« (HSA 23/1648)

Am 16. Juni bat eine junge Verehrerin um die Erlaubnis eines Besuches. Sie hieß Elise Krinitz, wurde wahrscheinlich 1828 als uneheliches Kind eines Adeligen geboren und später von dem 1824 nach Paris übergesiedelten Ehepaar Adolf und Emilie Krinitz adoptiert. Heine nannte sie wegen der Fliege in ihrer Petschaft »Mouche«. Elise Krinitz besuchte Heine vermutlich erstmals am 18. Juni, von da an aber häufiger, erledigte kleine Sekretariatsarbieten für ihn und las ihm vor, wurde seine Vertraute und seine letzte platonische Liebe. Schon nach ihrem ersten Besuch bat Heine sie am 20. Juni dringend, ihn wieder aufzusuchen: »Trotz meiner Augenleiden schreibe ich eigenhändig, weil ich jetzt keinen vertrauten Sekretär besitze. – Ich habe viel Peinliches um die Ohren und bin sehr leidend noch immer. – Ich weiß nicht, warum Ihre liebreiche Theilnahme mir so wohl thut, ...« (HSA 23/1649)

Michel Levy schrieb er am 23. Juni von seinem »äußersten Leiden« (vgl. HSA 23/1650) und am 28. Juni an Elise Krinitz: »Je ne suis plus souffrant mais seulement embêté; ... Jes vous aime bien sincérement et en cesse de penser à la fine mouche« (HSA 23/1651). Jahre nach Heines Tod veröffentlichte Elise Krinitz unter ihrem Pseudonym Camilia Selden und dem Titel »Heinrich Heine's letzte Tage« ihre stilisierten und schwärmerischen Erinnerungen. Ihre Beschreibung des ersten Eindruckes, den Heine auf sie machte, gleicht dem bereits bekannten Klischee. So glaubte auch sie beim Anblick Heines einen »Christuskopf« vor sich zu sehen (Z2/964).

Am 26. und 28. Juni erhielt Heine Besuch vom Ehepaar Zunz. Adelheid Zunz berichtete am 28. Juni über diese Begegnung: »... daß er eine fürchterliche Nacht gehabt habe, Krämpfe im Halse, und daß er seit 7 Jahren so läge und leide.« (Z2/970) Adelheid Zunz stellte auch ausdrücklich fest, daß »die einzigen beweglichen Glieder« Heines Hände gewesen seien (Z2/971). Ferdinand Lassalle schrieb Anfang Juli an Karl Marx: »Heine, bei dem ich auch erst einmal war, ist äußerst herunter. Sein Geist aber so hell und scharf wie je, nur etwas gegen die Welt verbittert, wie es mir schien.« (Z2/972)

Moritz Gottlob Saphir veröffentlichte einen Artikel über seinen Besuch bei Heine in der zweiten Juli-Hälfte. Er schrieb: »Heine war lange nicht im Stande, Besuche anzunehmen; er war sehr leidend. Seit einigen Tagen ist er etwas besser. [...] Heine streckte mir seine Hand entgegen; eine Hand? ein Händchen von einer Mumie! und dieses Knochenmodell einer Hand schreibt noch ... Heine ist ganz und gar der alte Heine, um 30 Jahre älter, um 50 Pfund leichter und viele Zoll kürzer, um ein Auge ärmer, um zwei Füße von der Gicht betrogen, von Amor im Stich gelassen und von Eros bestraft, ...

Ich sah Heines Angesicht deutlich. Ein wahres leidendes Lazarus-Angesicht, hohle, bleiche Wangen, spärliches Haar, der Bart weiß und struppicht, die Stirne weit hervortretend und die Augen tief in ihren Höhlen zurückgezogen und zugedeckt. Heine ist schlaflos und braucht die Nacht hindurch unzähligemal die Bedienung zu hunderts Dingen, und doch darf kein Licht im Zimmer sein und auch kein lebendes Wesen kann er des Nachts um sich dulden, er muß allein sein! Allein wach mit seinen Schmerzen, mit seinen Leiden, aber auch mit seinen Gedanken und wachen Träumen. [...] Heine ist jetzt wieder doch so weit, da er manches selbst schreiben kann. Er diktiert sonst, aber er hat alle acht Tage einen andern Schreiber, es kann ihm nicht sobald Jemand zurecht sein.« (Z2/974) Die etwas genauere Beschreibung der Hand läßt auf eine Atrophie der Handmuskeln schließen.

Anfang Juli fühlte sich Heine weiterhin sehr krank (vgl. HSA 23/1658). An seine Mutter schrieb Heine am 8. Juli: »Wie der Winter schlecht war, so haben wir einen noch schlechteren Sommer bekommen. Eine fatale Hitze herrscht hier welche geistig und körperlich herunterbringt und bald schlimmer auf mich wirkt als die Kälte, doch befinden wir uns alle wohl und in heiterer Erwartung.« (HSA 23/1658)

Am 20. Juni bekannte Heine Elise Krinitz seine Zuneigung: »Auch ich freue mich, Sie bald wieder zu sehen et de poser une empreinte vivante sur les traits suaves et quelque peu souabes – Ach, wäre ich noch ein Mann, diese Phrase bekäme eine minder platonische Tournüre. Aber ich bin nur noch ein Geist, was vielleicht Ihnen, aber nicht mir sonderlich zusagt. – ... – Ich befinde mich noch immer sehr schlecht; beständige Krämpfe und Aergernisse – Aerger über meinen Zustand, der hoffnungslos! Ein Todter, lechzend nach den lebendigsten Lebensgenüssen! Das ist schrecklich.« (HSA 23/1661)

Am 3. August bat Heine Michel Lévy, die Korrekturbögen der »Reisebilder, Tableaux de Voyage« für ihn durchzusehen, da er wegen seines sich täglich verschlimmernden Augenleidens dazu nicht in der Lage sei (HSA 23/1674).

Am 14. August bat Heine Elise Krinitz dringend um einen Besuch, war jedoch doch nicht in der Lage, sie zu empfangen, und mußte seine Bitte am 15. August wiederholen: »Diese Zeilen schrieb ich Ihnen, liebste Person, gestern, aber ich schickte sie nicht ab, weil ich so krank war. Nun höre ich mit Bedauern, daß Sie vergebens mich heimsuchten, und ich eile, Sie zu bitten, recht bald, sobald als möglich wiederzukommen. Ich befinde mich viel besser.« (HSA 23/1679)

Wie aus diesen und vielen folgenden Schreiben an Elise Krinitz hervorgeht, wechselte das Befinden von Heinrich Heine im Jahre 1855 häufig und war zum Teil täglichen Schwankungen unterworfen. Am 17. August machte Heine seinem Bruder Gustav neue Mitteilungen über seinen Gesundheitszustand und beklagte sich über die hohen Kosten, die ihm seine Krankheit verursachte. »Kopftrübe durch eine schlechte Nacht kann ich Dir nur in der Kürze das Nothdürftigste antworten. [...]« Er teilte mit, daß er wegen seiner Krankheit »24000 Frcs. jährlich« brauchte, während seine »fixen Einkünfte aus der Heimath nicht mal mehr als 12000 Frcs. betrügen« (HSA 23/1680).

Am gleichen Tage noch schrieb er erneut an seinen Bruder Gustav und bezeichnete sich als »sehr kopfkrank«. »Ich bin sehr übel dran in diesem Augenblick, sehr krank, Üeberhäufung von Geschäften und kein ordentlicher Sekretär – Ich tödte meine Augen durch Selbstschreiben, und diktire ich, so bekomme ich Halskrämpfe.« (HSA 23/1681) Auch Campe ließ er am 26. August wissen: »Ich kann nicht sehen was ich schreibe.« Ihm selbst schien ein Zusammenhang zwischen der Sommerhitze in Paris und der Verschlechterung seines Augenleidens zu bestehen (HSA 23/1689).

Ein solcher Zusammenhang ist jedoch unwahrscheinlich. Allenfalls läßt sich ein Zusammenhang zwischen dem Umzug in die neue hellere Wohnung, dem helleren Licht des Sommers und der Verschlechterung des Augenleidens diskutieren. Aber auch wenn Heines Augen mydriatisch erweitert waren, so waren sie doch von Lichteinfall durch die anhaltende Ptosis geschützt. Am 28. August mußte Heine Elise Krinitz absagen: »Ich bin sehr kopfleidend und fürchte daß dies Mißgeschick zwey Tage noch andaure – Ich eile deßhalb Ihnen wissen zu lassen, daß ich erst in der Mitte der Woche Sie sehen will um die Freude Ihres Besuches nicht durch Kopfschmerzen verkümmern zu lassen.« (HSA 23/1685) Anfang August wurde Heine von Heinrich Laube besucht, der seinen Eindruck von Heine im Januar 1868 zusammenfaßte: »... Witz und Frivolität waren ihm treu geblieben, und diese von unten auf absterbende Creatur, welche unter der Bettdecke nur noch ein Paar Spannen zusammgezogenen Menschenleibes besaß, forderte mit ungeschwächtem Geiste den Schöpfer alles Menschlichen heraus. Die ganze Wahrheit zu gestehen: Dieser letzte Eindruck war – abgesehen vom natürlichen Mitleide – sehr peinlich. [...] Die geistigen, die physischen und moralischen Kräfte eines Menschenwesens müssen in einem gewissen Gleichgewichte stehen, wenn dies Menschenwesen einen wohlthuenden Eindruck machen soll. Das war bei Heine nicht mehr der Fall. Unter der Bettdecke war eine Mumie, außen ein Kopf, der ungeschwächt war und durch die frechsten Geistesprünge beweisen wollte, daß er unabhängig wäre vom ganzen übrigen Organismus, namentlich unabhängig vom Herzen. Man empfand mit Schauer, daß hier ein Riß im menschlichen Organismus vor Einem läge, daß dies grelle Geistesturnier etwas Gespensterhaftes hätte und in das Bereich der Caricatur geriethe.« (Z2/976)

Es fiel hier einem Beobachter doch eine gewisse psychische Veränderung Heines auf, der den Sinn für das Natürliche verloren hatte, und, schon immer egozentrisch veranlagt, nun in der Abgeschiedenheit seiner »Matratzengruft« in einer ichbezogenen Welt lebte, die von einem dem Körperlichen entfremdeten Geist, von Phantasien, Erinnerungen und Traumbildern belebt wurde. Es war eine Welt, in der jegliche Veränderung zur Bedrohung wurde, weil es keine Zukunft in ihr gab.

Dr. Schlesinger besuchte am 24. August den Kranken und gab folgenden Bericht über diese letzte Begegnung: »Er war von heftigen Schmerzen, die vom Rückenmark ausstrahlten, durchwühlt. Nachdem er bereits 2 Gran Morphium ohne Erfolg genommen, rieth ich ihm, gegen die gleichzeitigen und schmerzbetäubenden Anfälle von Ischias, Waschungen mit Schwefeläther. Heine erwiderte: »Und wenn ich den jämmerlichen Hüftnerven zu Ruhe bringe, dann fängt die Katzenmusik der anderen Nerven-Bagage an. Doctor, Sie kennen die Nerven im allgemeinen, aber die meinigen sind so ganz besonders merkwürdig elender Natur, daß ich überzeugt bin, sie würden in der Exposition die große Medaille für Schmerz und Elend erhalten.« (Z2/977)

Elise Krinitz berichtete, daß den Kranken nun auch das Vorlesen sehr ermüdete (vgl. Z2/982). Heine schrieb ihr Anfang September: »Ich verbrachte eine schlechte Nacht, hustete mich auf den Hund und kann nicht sprechen – [...] Küsse und grüße, lache vor Schmerz, knirsche und bin toll.« (HSA 23/1688) »Ich bin so kopfverwirrt, daß ich nicht mehr weiß, ob ich Sie bat, heute (Donnerstag) oder erst morgen (Freitag) zu mir zu kommen. Heute bin ich unpaß, ... Liebe süße Seele! ich bin sehr krank, ebenso seelenkrank als leiblich krank«, so am 4. Oktober (HSA 23/1703). Doch noch einmal mußte der Besuch wegen Kopfschmerzen verschoben werden. (HSA 23/1705)

An Adolf Stahr schrieb er am 7. Oktober: »Ich bin krank wie ein Hund und kämpfe gegen Schmerz und Tod wie eine Katze: Katzen sollen leider ein sehr zähes Leben haben.« (HSA 23/1706) An Elise Krinitz, 8. Oktober« – Ich leider bin immer sehr krank – Schwach und unwirsch – Manchmal bis zu Thränen über den geringsten Schicksalsschabernack affizirt. – Jeder Kranke ist eine Ganasche. Ungern lasse ich mich in solchen miserablen Zustande sehen. – ...« (HSA 23/1707)

Mitte Oktober ließ Heine seinen Bruder Gustav wissen, wie sehr er ohne Hoffnung sei: »– Ich bin leider sehr, sehr krank. Es geht mit mir zu Ende. [...] P. S. Ja, liebster Bruder bey meinem Zustand wirst Du Dich hier wenig amüsieren. Aber es würde doch eine Beruhigung für Dich seyn wenn Du mich noch einmal gesehen bevor meinem Abrutschen.« (HSA 23/1709) Heine erwartete jetzt immer sehnsüchtiger den Besuch seines Bruders Gustav und seiner Schwester Charlotte.

Doch wie wechselhaft die Stimmungen Heines und welch täglichen Schwankungen sein Befinden unterworfen waren, zeigen die Berichte einiger seiner Besucher aus dem Oktober 1855, insbesondere die Heine-Erinnerungen von Adolf Stahr und Fanny Lewald, auch in ihren verschiedenen Fassungen: »Als wir ihn das nächste Mal besuchten, fanden wir ihn sehr lebhaft, erregt und fast heiter ... »Ach!«

scherzte er, »wenn die Gesunden immer für den Kranken Vernunft hätten, wäre mancher Kranke nicht krank; aber für den Kranken giebt es nur eine Vernunft – das Morphium! Diese wahre Gabe Gottes!« (Z2/990) »Er wollte lachen, gerieth aber in einen der Anfälle von Krampfhusten, die seit einiger Zeit sein Leiden vermehrten. Ich wollte die Klingel ziehen, die Wärterin herbeizurufen, er wehrte es ab. [...] Es ergriff ihn ein neuer, noch stärkerer Husten, er klingelte selbst nach seiner Wärterin, winkte mir mit der Hand, zu gehen – ...« (Z2/991) »Heine im alten Leidenszustande, der aber noch lange dauern kann; ...« (Z2/995) Stahr war nachher noch ohne mich bei Heine, wurde nicht angenommen, weil er leidend war, als er dann wiederkehrte, fand er ihn auch sehr verändert und krank; ...« (Z2/996) »Im Ganzen fand ich ich ihn denn doch viel leidender, als vor fünf Jahren, und seine productive Kraft im Gespräche nicht mehr so unabhlässig sprudelnd als sonst. Ein furchtbarer Husten, der sich seit einiger Zeit eingestellt hatte, unterbrach oft unsere Unterhaltungen mit so entsetzlichen Anfällen, daß ich in paar Mal glaubte, der Unglückliche müsse ersticken. Wenn wir aber in solchen Augenblicken uns entfernen wollten, so winkte er uns mitten in dem convulsivischen Ringen heftig mit der Hand, zu bleiben; und während wir es für unmöglich hielten, daß nach einem solchen Anfalle die durchschütterte Brust noch Kraft zu einem Worte behalten könnte, nahm er schneller als wir glaubten das unterbrochene Gespräch wieder auf. Sein Humor verließ ihn selbst bei dieser Steigerung seiner Leiden nicht. Man erzählte uns, daß er nach den ersten dieser Anfälle einmal seinen Arzt gefragt, ob diese Anfälle nicht seinen Tod beschleunigen würden. Als der Arzt dies verneinte, erwiderte er: »Sagen Sie das wenigstens nicht meiner Frau; sie hat so schon genug zu leiden.« Als der Arzt seine Brust untersuchte ihn dabei fragte: »Pouvez-vous siffler?« antwortete er: »Helas, non!« pas même les pièces de Monsieur Scribe!« (Z2/996)

Später berichtete Elise Krinitz auch über einige der nächtlichen Träume, von denen Heine ihr erzählt hatte. Es waren lebhafte Traumerlebnisse, die Ereignisse der Vergangenheit mit dem Bewußtsein des nahen eigenen Todes verknüpften und ein starkes, wenn nicht übersteigert zu nennendes Selbstwertgefühl mit der noch immer abgewehrten und verdrängten Erkenntnis seiner ruinierten körperlichen Existenz konfrontierten. Einzelne Krankheitssymptome wie die »vertrockneten Finger« symbolisieren dabei Siechtum und Tod. Der Vater wird zum eitel gepflegten Überich, das den lebensfrohen und munter-gesunden Knaben anzieht; doch der muß erleben, wie sich das bewunderte Ideal in das Symbol des Todes und der Krankheit verwandelte. In einem anderen Traum sah sich Heine bereits tot und unbeweglich in einem prachtvollen Mausoleum aufgebahrt, dessen schmuckvolle Reliefe in ihren bewegten Szenen ein Leben voll Pracht und Schönheit, bewundernswerte und lächerlich verachtete Personen darstellten. Doch auch dieses Symbol des nur durch Phantasie, Geist und künstlerische Darstellung belebten Daseins wird überschattet von einer dunklen Passionsblume und dem Anblick des Vaterlandes, das so viel Anfeindung, Verfolgung und schließlich Vertreibung für ihn hatte.

Die Wiedergabe dieser Berichte Heines über seine Traumerlebnisse in den letzten Monaten ist wohl deshalb authentisch, weil die Berichte noch einmal den verzweifelten Versuch des sterbenskranken Heine zeigen, sein Idealbild von sich selbst, den eigenen gescheiterten Entwurf von seiner physischen und psychischen Existenz mit seinem realen Dasein zu vergleichen und die aus diesem Vergleich resultierende Diskrepanz akzeptieren zu lernen. Diese Auseinandersetzung ist für das Verständnis von Heine überaus wichtig, weil sie ein Grundmotiv für sein Denken, den Motor für seine Beharrlichkeit in den Auseinandersetzungen, aber auch eine Begründung für seine zuweilen hypochondrische oder dissimulierende Selbstbeobachtung und vielleicht auch für gewisse stilistische und inhaltliche Eigenheiten seiner Dichtung bildet.

Elise Krinitz berichtete über Heines Träume, deren Inhalt er ihr etwa im Oktober 1855 offenbarte: »Er verspürte es vor allem während jeder nicht enden wollenden schlaflosen Nächte, wo sich das Trugbild der entschwundenen Genüsse mit der Erinnerung an erduldetes Unrecht und empfangene Beleidigungen vermischte, ein schrecklicher Zustand, wo ihm der Fieberwahn abwechselnd süße Bilder und drohende Gestalten zeigte und ihm bald einen Aufschrei, bald einen Seufzer entwand. Oft sah er sich als Kind im elterlichen Hause, begann dann mit neuen Kräften ein neues Leben und lächelte den lieben Gesichtern zu, die ihn so zärtlich empfangen hatten. Eines Tages kam ich zu ihm, wie er gerade aus einem ziemlich langen Halbschlummer auffuhr. Er erzählte mir, daß er von seinem Vater geträumt habe: »Er wurde frisiert, und ich erblickte ihn wie durch eine Wolke von Puder. In meiner Freude, ihn wiederzusehen, wollte ich auf ihn zustürzen. Aber seltsam, je mehr ich mich ihm näherte, je mehr verwischte sich alles nahm eine andere Gestalt an. Als ich nun die Hand meines Vaters küssen wollte, packte mich ein Todesschauer, und ich wich zurück: seine Finger waren vertrocknete Reiser und mein Vater selbst ein blätterloser mit winterlichem Reif bedeckter Baum ...«

»Eines Tages hatte er einen noch seltsameren Traum, bei welchem ich mich etwas länger aufhalten möchte. Er war tot, lag starr und unbeweglich in einem prachtvollen Mausoleum, das der Meißen in vollendet schöner Form aus dem kostbarsten Marmor gebildet hatte, und dessen wundervollen Reliefbilder abwechselnd großartige und groteske Szenen, heilige und lächerliche Personen darstellten. Es war ein Denkmal, daß die anderen an Pracht und Größe weit überragte. Was die Merkwürdigkeit der Szene erhöhte, war eine Blume von dunkler Farbe, die am Fuße des Sarkophags wuchs, mit einer einzigen Blüte zwischen den lanzenförmig geschnittenen Blättern, in deren blassem Kelche man deutlich alle Marterwerkzeuge aus der Passionszeit erkannte. Plötzlich belebt sich die Blume und nimmt menschliche Züge an. Ein süßes, trauriges Antlitz beugt sich liebevoll über den toten Mann, und dieser erkennt sogleich die wohlbekannten Züge. Was zaubert das Traumbild ihm hin? Es ist das ferne Vaterland; aber nicht mehr das rachsüchtige Vaterland, das in seinem blinden Zorn viele Blätter unsterblicher Poesie zerreißt, ihren Autor in die Acht tut und ihn dazu zwingt, in der Fremde um das

Brot zu bitten, das es ihm verweigert – nein, es ist ein anderes Deutschland, sanft und milde lächelte es dem Dichter zu ...« (Z2/997)

Elise Krinitz berichtete auch, daß sich Heines Zustand im Herbst 1855 verhement verschlechterte, er fast besessen war, seine Memoiren noch vollenden zu können, die er selber mit der Bleifeder niederschrieb (vgl. 22/999), wie er auch jetzt bemüht war, seinen desolaten Zustand vor seiner Mutter zu verheimlichen (Z2/1000); und immer öfter mit »leiser, hohler Stimme« vom Tode sprach, wenn er aus dem immer länger dauernden dumpfen Halbschlaf erwachte. (Z2/1001) Heine selbst schrieb am 1. November an Campe: »[...]; ich bin noch immer bedeutend krank und bedarf liebender Zusprüche. – [...] Ich kann heut fast gar nicht sehen und meine Augen brennen.« (HSA 23/1715)

Die schmerzhaften Krämpfe der Halsmuskulatur setzten wieder ein und nahmen ihm für einige Tage die Stimme: »J'ai subi, cette nuit, une attaque de crampes de gorge si étouffante, que je suis condamné à un mutisme complet au moins pour quelques jours.« (HSA 23/1717)

Am 4. November erhielt Heine den langersehnten Besuch seines Bruders Gustav und seiner Schwester Charlotte Embden. Gustav Heine hielt sich bis zum 13. November, seine Schwester Charlotte bis Anfang Dezember in Paris auf. Über seine letzte Begegnung mit seinem Bruder veröffentlichte Gustav im April 1856 einen Artikel. Gustav berichtete ausführlich von der starken Geräusch- und Lichtempfindlichkeit seines Bruders. Sowohl das »grelle Tageslicht« als auch der Straßenlärm oder Klavierspiel verursachten ihm heftige Kopfschmerzen. »Seine Augenschwäche hinderte ihn am Lesen und deßhalb hatte er auch eine deutsche wie eine französische Vorleserin. Auch hielt er sich einen Sekretär, dem er Alles, was zu schreiben war, zu diktiren pflegte. Sein Siechtum hatte selbst auf die Stunde des Diner beschleunigenden oder verzögernden Einfluß. Fühlte er sich weniger angegriffen als gewöhnlich, so hielt er meist um sechs Uhr Abends im Bette sein Mittagsmahl; oft aber zwang ihn sein Unwohlsein, die Stunde des Imbißes bis 12 Uhr Nachts, ja bis zwei Uhr Morgens aufzuschieben, ...« (Z2/1002)

Was Gustav über den Tagesablauf seines Bruders mitteilte, läßt den Schluß auf lang anhaltende Schmerzattacken, Übelkeit oder wiederholte kolikartige Zustände des Magen-/Darmtraktes zu, legt aber auch die Vermutung nahe, daß Heines Zeitgefühl beeinträchtigt war. Zum einen läßt sich die Veränderung des Zeitgefühls mit Verlust eines normalen Tagesrhythmus durch die achtjährige Isolation in der »Matratzengruft«, zum anderen aber auch durch den Opiumkonsum erklären, der zu längeren Dämmerzuständen führte. Auch der Bruder bemerkte die Abgeschiedenheit durch das achtjährige Krankenlager, berücksichtigte aber nicht in seinen Beschreibungen, daß Heine über die politischen und zeitgeschichtlichen Tagesumstände voll orientiert war: »Sieben Jahre, in stetem körperlichen Leiden zugebracht, hatten ihn der Außenwelt entfremdet, er schien gänzlich unbekannt zu sein mit dem Gang und Wandel der irdischen Dinge. Es war eine ganz neue Welt, die er sich auf seinem Schmerzensbette geschaffen.« (Z2/1002) Wie sehr häufig bei chronisch kranken und langjährig bettlägerigen Patienten und alten Menschen festzustellen ist, war Heines Langzeitgedächtnis außerordentlich gut und seine Erinnerungen an die Vergangenheit lebhaft. »Es bedünkte mich wie meine Schwester, wenn wir so an seinem Krankenlager saßen und gemüthlich plauderten, fast unglaublich, welches scharfe Gedächtniß er für unsere Jugendzeit bewahrt hatte. Er konnte sich auf seine Knabenzeit bis auf das fünfte oder sechste Jahr zurück entsinnen.« Auch die Geschwister wurden Zeuge des nun häufiger auftretenden und zuweilen ganz im Vordergrund der Beschwerden stehenden Krampfhustens. »Eines Tages fand ich ihn in einem qualvollen Zustand, er sah leidender als gewöhnlich aus. Sein Krampfhusten war furchtbar.« (Z2/1002)

Auch Charolotte Embden beobachte die »anhaltenden Brust- und Kopfkrämpfe,« sah die Kontrakturen an der unteren Extremität, und es entging ihr auch nicht, daß Mathilde dem Verhältnis zwischen Elise Krinitz und Heinrich Heine mit Eifersucht begegnete. Ihrer Beschreibung des Besuches ist zu entnehmen, daß es zwischen Heinrich und seinem Bruder Gustav zu einer Diskussion über die Ursache seiner Leiden kam. »Als jedoch gegen Nachmittag die Wärterin meinen Bruder auf den Armen nach einer Chaise longue trug, um das Bett aufzumachen, und ich den zusammengeschrumpften Körper, an dem die Beine leblos herabhingen, erblickte, mußte ich all meine Kräfte zusammen nehmen, um ruhig diesen schrecklichen Anblick zu ertragen. – Mein Lager war dicht am Krankenzimmer errichtet, und schon in der ersten Nacht stellten sich lange anhaltende Brust- und Kopfkrämpfe ein, welche mich sehr beängstigten. Fast jede Nacht wiederholten sich derartige Anfälle, und wenn ich alsdann an sein Bett eilte, schien das Auflegen meiner Hand auf des Kranken Stirne ihm schon Linderung zu bereiten. – Mein Bruder sagte oft, daß ich eine seltene magnetische Kraft besäße, welche er sofort fühle, wenn ich auch noch so leise ins Zimmer träte. – [...]

Die ganze linke Seite meines Bruders war paralysirt, das linke Auge erblindet, Arm und Hand erschlafft, und nur die rechte Seite seines Körpers hatte ihre Nerventhätigkeit behalten, so daß es ihm möglich blieb, mit der rechten Hand zu schreiben. [...] Anfang Dezember [...] fragte ich Dr. Gruby, was er vom Zustande meines Bruders halte, worauf ich die beruhigende Erklärung erhielt, daß, wenn kein unerwarteter Zwischenfall eintrete, werde er noch 2 bis 3 Jahre leben könne.–« (Z2/1003)

Im November hatten sich vor allen Dingen Heines Kopfschmerzen auf das Heftigste verstärkt, und er mußte Elise Krinitz am 10. November – wie schon wiederholt – bitten, ihren Besuch noch einige Tage zu verschieben. Er setzte unter diesen Brief den Zusatz: »Mein Bruder schwatzt mich todt – leide sehr – komme Du bald!« (HSA 23/1720)

Wegen »furchtbarer Krampfanfälle« konnte Heine im November auch Adolf Stahr nicht empfangen. (Z2/1008) Am 19. November kondulierte Heine seinem Vetter Hermann zum Tode dessen Vaters und schrieb: »... sehr krank und fast blind ... Ich sehe nicht mehr die Buchstaben, die ich schreibe und eile Dich brüderlichst zu grüßen.« (HSA 23/1721)

Auch am folgenden Tag fühlte sich Heine nicht in der Lage, Elise Krinitz zu empfangen und schrieb ihr: »... ich bin sehr krank!« ... Ich kann nicht sehn, was ich schreibe.« (HSA 23/1722) Ende November ließ Heine Michel Lévy wissen, er habe sehr unter der erneuten und rapiden Verschlechterung seines Zustandes zu leiden, könne nicht mehr sprechen, und er glaube nicht, daß er noch lange leben werde (vgl. HSA 23/1724). Weitere Hinweise über Heines Zustand sind nun auch dem Brief zu entnehmen, mit dem er seiner Mutter Neujahrsgrüße sandte. Aus diesem Brief spricht neben den üblichen Beschönigungen die traurige Gewißheit, daß Heine seine Mutter nie mehr sehen würde, und die Ahnung, daß dies vielleicht der letzte Jahreswechsel sein solle, den er erlebte: »Mit meiner Gesundheit geht es wie gewöhnlich; ich hoffe immer auf Besserung und die Jahre vergehen. Meine Augen sind etwas leidlicher, aber ich gerathe wieder in Nothwendigkeit sie sehr schonen zu müssen. Und nun lebe wohl, meine innigst geliebte Mutter, und sei überzeugt daß ich unaufhörlich, Tag und Nacht, an Dich denke. Noch die vorige Nacht habe ich von Dir sehr lebhaft geträumt, ich sah Dich ganz wie Du in den frühesten Zeiten ausgesehen, und ich hätte vor Kummer weinen können, als ich an die Gegenwart dachte. Du bist meine gute, liebe Mutter, und da wir beide unser ganzen Leben hindurch immer brav und redlich gehandelt haben, so haben wir nicht zu fürchten, daß wir in einer anderen Welt von einander getrennt leben müßten. Es thut mir unendlich weh, daß ich Dir meinen Neujahrswunsch nicht mündlich abstatten kann ...« (HSA 23/1728)

Ende Dezember fühlte sich Heine wieder so krank, daß er Elise Krinitz nicht sehen wollte (vgl. HSA 23/1730)

1856

Mit seinen Neujahrsglückwünschen, die er Elise Krinitz am 1. Januar 1856 übermittelte, verband Heine die Hoffnung, sie vielleicht in zwei Tagen empfangen zu können (vgl. HSA 23/1732). Am 2. Januar mußte er ihr jedoch schreiben: »Bin sehr elend. Hustete schrecklich 24 Stunden lang; daher heute Kopfschmerz, wahrscheinlich auch morgen.« (HSA 23/1733)

Am 11. Januar schienen diese heftigen Kopfschmerzen noch anzudauern, bzw. in häufigen Attacken zu rezidieren: »Ich habe heute einen Anfall von Migraine und sie wird, ich fürchte, noch Morgen andauern oder ganz zum Ausbruch kommen ... Ich bin sehr matt, traurig und leidend.« (HSA 23/1735) Am 13. Januar schrieb er: »Ich bin sehr kopfleidend; es wäre Egoismus, wenn ich Dich kommen ließe und garnicht mit Dir sprechen könnte.« (HSA 23/1736) Und am 15. Januar: »Die Visite meiner süßen Mouche hat mir gestern wohl getan ...« (HSA 23/1737)

Aber schon wenige Tage später litt Heine erneut unter so heftigen Kopfschmerzen, daß an einen weiteren Besuch der stets so sehnlich erwarteten ›Mouche‹ nicht zu denken war. So schrieb er wieder an Elise Krinitz am 22. Januar: »Ich stecke noch immer in meinem Kopfschmerz, der vielleicht erst morgen (Mittwoch) endigt, so daß ich die liebliche Mouche erst übermorgen (Donnerstag) sehen kann. Welch ein Kummer! Ich bin so krank! My brain ist full of madness and my heart is full of sorrow! Nie war ein Poet elender in der Fülle des Glückes, das meiner zu spotten scheint!« (HSA 23/1738); am 23. Januar: »Liebste Mouche! Ich bin sehr leidend und zum Tode verdrießlich. Auch das Augenlid meines rechten Auges fällt zu und ich kann fast nichts mehr schreiben. [...] Eine weinerliche Verstimmung überwältigt mich. Mein Herz gähnt spasmatisch. Diese baillements sind unerträglich. Ich wollte ich wäre todt oder ein gesunder Mops, der keine Lâvements mehr nöthig hat – ...« (HSA 23/1739) und am 24. Januar: »Ich habe eine böse, sehr böse Nacht verjammert und verliere fast den Muth.« (HSA 23/1741)

Seiner Mutter schrieb Heine am 24. Januar, um ihr die »Unverschlimmerung« seines Gesundheitszustandes mitzuteilen. Doch konnte er ihr die fast ununterbrochenen »Krämpfe« nicht verschweigen. »Deßhalb kann ich aber nur wenige Zeilen an Dich richten um meine Augen zu schonen. Nur meinem Gesundheitszustand und dessen Unverschlimmerung will ich Dir anzeigen. Meine Krämpfe wollen nicht weichen.« (HSA 23/1740)

Seit Ende des vergangenen Jahres und nun im Januar fast ununterbrochen litt Heine also unter heftigen Kopfschmerzattacken, die es ihm fast unmöglich machten, Besuch zu empfangen. Seine Briefe an Elise Krinitz waren kurz, aus ihnen sprechen Sarkasmus und auch schwärmerische, fast naive Zuneigung. Heines Wünsche und Gedanken waren auf die einzige Abwechslung gerichtet, die ihm in seinem Krankenzimmer noch zuteil werden und die er doch so selten genießen konnte. Sein Zeitgefühl war auf Tage und Stunden begrenzt und durch die heftigen Anfälle von Kopfschmerzen und die Dauer des erträglichen Intervalls zwischen diesen Anfällen geprägt. Ob der »Krampfhusten«, die sehr heftigen Hustenanfälle mit dem Gefühl der drohenden Erstickung, noch immer bestanden, geht aus Heines Äußerungen nicht klar hervor. Doch es ist damit zu rechnen, daß auch sie Heine noch weiterhin plagten, nur standen eben die migräneartigen Kopfschmerzen im Vordergrund, mit deren erneutem heftigen Auftreten eine weitere Verminderung der Sehkraft verbunden war. Théophile Gautier, der Heine noch einmal im Janaur 1856 sah, berichtete: »De l'autre main, pour me voir, il avait soulevé la paupière paralysée de l'oeil qui, chez lui, conservait une perception confuse des objets et lui laissait encore deviner un rayon de soleil comme à travers une gaze noire.« (Z2/1011)

Anfang Februar besuchte Caroline Jaubert Heinrich Heine noch einmal und beschrieb ihren Eindruck: »On faisait son lit. Pendant qu'il était déposé sur une espèce de fauteuil-chaise longue, qui avait exigé des mois entiers d'essais succesifs avant qu'on fût parvenu à le satisfaire. Je demeurai là, debout immobile, devinant qu'il eût ète affligé de me donner le spectacle de sa destruction. Une des servantes occupées autour des lui l'enleva sur les bras pour le remettre du fauteuil sur les matelas à terre, enroulé des flanelle. Son corps, réduit par l'atrophie, paraissait être celui d'un enfant de dix ans; ses pieds pendaient inertes, ballottants, tordus, de façon que les talons se trouvaient placés devant, là où devait être le coude-pied.« (Z2/1012) Auch die Kontrakturen der unteren Extremität wären wohl stärker geworden, so stark, daß Caroline Jaubert glaubte, die Füße seien verdreht. Elise Krinitz fiel »die fahle Blässe seiner Lippen auf.« Heine war »trübe schwermütig« (Z2/1013).

Am 8. und 11. Februar machte Heine noch den Versuch zu arbeiten und bat Lévy um Zusendungen der Korrekturbögen für »Tableaux de Voyage«. Am 12. Februar besuchte Elise Krinitz ihn und sah ihn das letzte Mal. Zu dieser Zeit war bereits ein heftiger Vomitus aufgetreten. Friedrich Szarvady berichtete nach Mitteilungen von David Gruby: »Als D. Gruby ihn zum letzten Male vor dem Brechanfalle sah, einige Tage vorher, war er mit der Vorrede und der Correctur zu seinem neuen Werke oder einer neuen Auflage eines seiner älteren Werke beschäftigt. Er arbeitete noch bis zum letzten Augenblicke und trug sich mit allerlei Plänen herum.« (Z2/1015) Am 14. Februar mußte Heine Elise Krinitz wieder absagen, wegen der »Endsätzlichste(n) Migräne.« (HSA 23/1746)

Heine ahnte seinen nahen Tod und schrieb an Alexander von Humboldt die Zeile: »Dem großen Alexanderos sendet seinen letzten Gruß der sterbende H. Heine.« (HSA 23/1747) Am 16. Februar, so berichtet Alfred Meissner, sprach Heine mit »bereits gebrochener, ja mit lallender Stimme.« (Z2/1014)

Über die Ereignisse des 15. und 16. Februar teilte Friedrich Szarvady die Beobachtungen von Gruby mit: »Das Ende ist schnell herbeigekommen und war nicht die Folge seines Leidens, an dem Heine seit Jahren darniederlag. Es war eine zufällige Unpäßlichkeit, die ihn erfaßte, und sein Arzt, der ihn seit Jahren auf die künstliche Weise erhielt, wurde um vierundzwanzig Stunden zu spät gerufen. Am Donnerstag Abends stellte sich plötzliches Erbrechen ein, dessen Ursache man jetzt noch nicht kennt. Ein anderer Arzt wurde in Eile herbeigeholt, aber D. Gruby sah ihn erst am Freitag Abends. Heine fragte ihn: »Nun, Doctor, wie steht's mit mir – ich werde sterben?« Der Doctor, der das Rettungslose seines Zustandes alsobald erkannt hatte, verheimlichte ihm dieses auch nicht. Heine mußte nach so langem Leiden auf seinen Tod gefaßt sein, und er wurde durch die Kunde seines Arztes nicht im Geringsten erschüttert. Das viele Erbrechen hatte ihn aber schon stark geschwächt, und die Hinfälligkeit seines Wesens stellte sich sofort heraus, wie die künstlich durch den Arzt erzeugte Harmonie gestört wurde.« (Z2/1017)

Es spricht aus dieser Darstellung das Bemühen, den behandelnden Arzt vor jeglichem Vorwurf in Schutz zu nehmen. Im Zusammenhang mit der in den letzten Monaten aggravierten Kopfschmerzsymptomatik kann das unstillbare Erbrechen am ehesten als Ausdruck der praeterminalen Hirndrucksymptomatik wie etwa bei Meningitis tuberculosa gewertet werden.

Heines Pflegerin Catherine Bourlois berichtet über die Zeit vom 13. bis zum 17. Februar in ihrem Brief an Gustav Heine vom März 1856: »Herr Heine mußte ganze Nächte im Bette sitzend zubringen, ich konnte ihn keinen Augenblick verlassen, zumal ich ihm den vorgeschriebenen Heiltrank nur Tropfen für Tropfen einzuflößen vermochte. Mittwoch, den 13. Februar arbeitete mein armer Herr volle sechs Stunden, was er bereits eine ganze Woche aus Schwäche unterlassen hatte. Ich bat in flehentlich, sich Ruhe zu gönnen. Er wies mich mit den Worten ab: »Ich habe nur mehr vier Tage Arbeit, dann ist mein Werk vollendet.« Nie hatte er mit mir über literarische Dinge gesprochen. Am Donnerstag quälten ihn heftige Kopfschmerzen. Wir hielten es für seine gewöhnliche Migräne. Herr Heine machte sich Vorwürfe, daß er nicht an seine Mutter geschrieben: »Ich werde der teuren Mutter nicht mehr schreiben können«, lautete seine Klage. Freitag, den 15. Februar beschlich mich ein banges Vorgefühl, um neun Uhr morgens sendete ich nach dem Arzte, Herr Doctor Gruby war nicht zu Hause und nachmittags wurde ein alter Arzt gerufen, der in der Nachbarschaft wohnte. Dieser befahl, dem Kranken jede halbe Stunde eine halbe Tasse Tee von Orangenblüten und Wasser von Vichy zu reichen, auch jedes Mal einen Tropfen Laudanum beizufügen. Er bat mich, ich solle, um Doctor Gruby nicht zu beleidigen, gerade zusagen, ich hätte den Tee nach eigenem Gutdünken verabreicht. Gegen Abend kam Doctor Gruby, ließ den Tee beiseite stellen und verordnete andere Medikamente, sowie Eisumschläge auf dem Magen. Ich erkannte nunmehr, daß alle Hoffnung verschwunden sei. Erleichterung stellte sich freilich, doch nur vorübergehend ein. Zu wiederholten Malen äußerte Herr Heine: »Ich fühle mich glücklich, daß ich meine gute Schwester noch einmal gesehen habe, denn ach, Catherine, ich bin ein toter Mann!« Am Sonnabend verschlimmerte sich sein Übel noch mehr, nachmittags zwischen vier und fünf Uhr flüsterte er dreimal das Wort »Schreiben«. Ich verstand ihn nicht mehr, antwortete aber: »Ja«. Dann rief er: »Papier – Bleistift ...« Dies waren seine letzten Worte. Die Schwäche nahm zu und der Bleistift entfiehl seiner Hand ... Ich richtete ihn auf. Krämpfe stellten sich ein. Qualvolle Pein malte sich in seinen Zügen und der Todeskampf ging zu Ende. Herr Heine behielt bis zum letzten Augenblicke sein volles Bewußtsein.« (Z2/1018)

Die Pflegerin Bourlois schrieb am 11. März auch an die Schwester Heinrich Heines: »Am Tage vor seinem Tod sagte mein armer Herr: »Ich bin frohe, daß meine Familie mich noch einmal besucht hat, denn ich sehe sie nicht mehr wieder.« Er war sehr unglücklich darüber, am Mittwoch nicht noch einen Brief geschrieben zu haben, aber seine Kräfte hatten versagt. In der letzten Nacht sagte er immer wieder, wie schon in der Nacht von Freitag: »Es ist aus«. Während dieser schrecklichen Nacht hatte ich eine Wache mit mir, und ich ging Fräulein Pauline wecken; als ich das Ende nahe sah, hätte ich auch gerne Frau Heine gerufen, aber der geringste Lärm konnte die letzten Augenblicke des Sterbenden verschlimmern, und ich fürchtete die Wirkung, die der Tod des Gatten auf eine Frau ausüben muß; indessen lief Pauline im allerletzten Augenblick zu Frau Heine, und ich hatte gerade noch die Zeit, Ihr auf der Türschwelle zuzurufen: »Es ist alles vorbei!!« – Eine viertel Stunde vor seinem Tode war Herr Heine noch bei vollem Bewußtsein. Ich habe ihm fortwährend Mut gemacht und ihn nach meinem Besten getröstet, aber er wie wir sahen, daß die Medikamente keine Besserung mehr hervorriefen. [...] Ich füge hinzu, daß mich mein Herr am Samstag Nachmittag von 4 bis 5 dreimal zu sich rief und mich schreiben hieß – – – aber da ich den Sinn seiner Worte nicht verstand und ihn nicht wiederholen lassen wollte, antwortete ich: »Ja«. Kurz darauf sagte ich zu ihm: »Wenn Ihre Brechanfälle aufhören, werden Sie selbst schreiben, und er entgegnete: »Ich werde sterben«. (Z2/1019)

Am 17. Februar wollte Elise Krinitz nach ihren Mitteilungen an Alfred Meissner vom 2. März 1856 Heine noch einmal besuchen, noch immer in der Hoffnung, daß Heine nur unter einer ungewöhnlich heftigen Krise litt. »Vierzehn Tage sind es heute daß ich zu ihm ging, hoffend ihn besser als den Tag vorher zu finden – denn es ist merkwürdig, wie, bei solchen Krankheiten langer Dauer, man sich selber täuscht. Seit drei Tagen litt er an heftigen Erbrechen, doch da er zuweilen ähnliche Krisen, wenn auch nicht von so anhaltender Art, hatte, dachte ich immer trotz der Innern Angst, welche mich zuweilen befiel, diese wäre ebensolch eine Krise, durch die ungeheuren Dosen Morphine, welche er zuletzt nahm, hervorgebracht.« (Z2/1021)

Doch Elise Krinitz kam zu spät.

Heinrich Heine verstarb am 17. Februar 1856 gegen 5 Uhr morgens. Am 19. Februar wurde ihm die Totenmaske abgenommen. Heine wurde am 20. Februar auf dem Friedhof Montmartre beigesetzt.

Heine wurde nicht obduziert. Stern bemerkt hierzu richtig (237, S. 70–71:) »Eine Autopsie hat sich Heine (1851) testamentarisch verbeten, sie hat also nicht stattgefunden: »Ich verbiete nach meinem Tode meinen Körper einer Autopsie zu unterwerfen und da meine Krankheit oft einem starrartigen Zustande glich, so soll man mir vor der Beerdigung eine Ader öfnen.««

Die Aufklärung unterblieb also. Es ist auch zweifelhaft, ob man nach damaligem Stand medizinischer Kenntnisse imstande gewesen wäre, das komplizierte Krankheitsbild durch Autopsie zu klären.

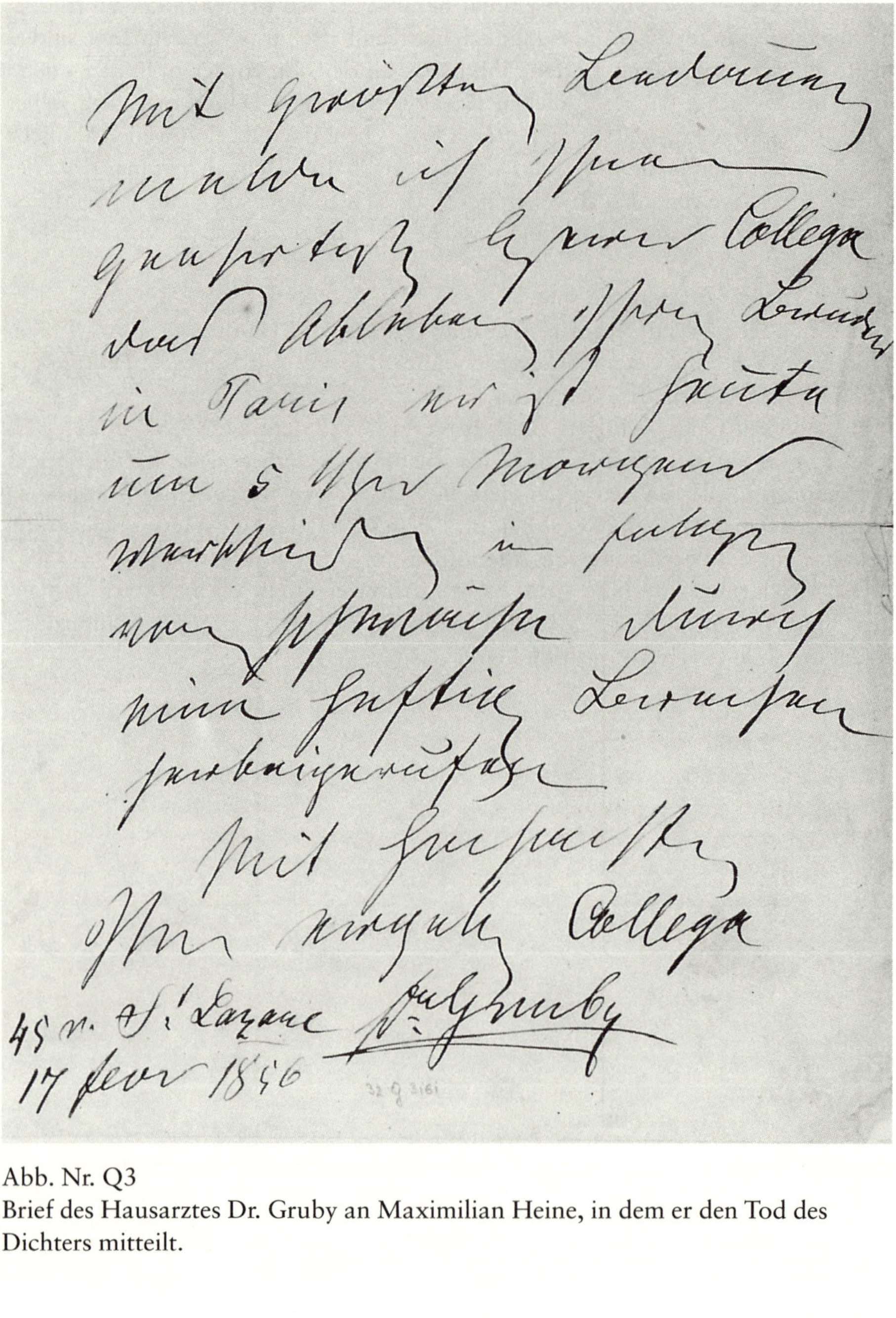

Mit grösstem Bedauern
melde ich Ihnen
geehrtester Herr College
das Ableben Ihres Bruders
in Paris, was sich heute
um 5 Uhr Morgens
[illegible]
[illegible]
[illegible]
[illegible]
Mit Hochachtung
Ihr ergebener College
Dr. Gruby
45 r. St. Lazare
17 fevr 1856

Abb. Nr. Q3
Brief des Hausarztes Dr. Gruby an Maximilian Heine, in dem er den Tod des Dichters mitteilt.

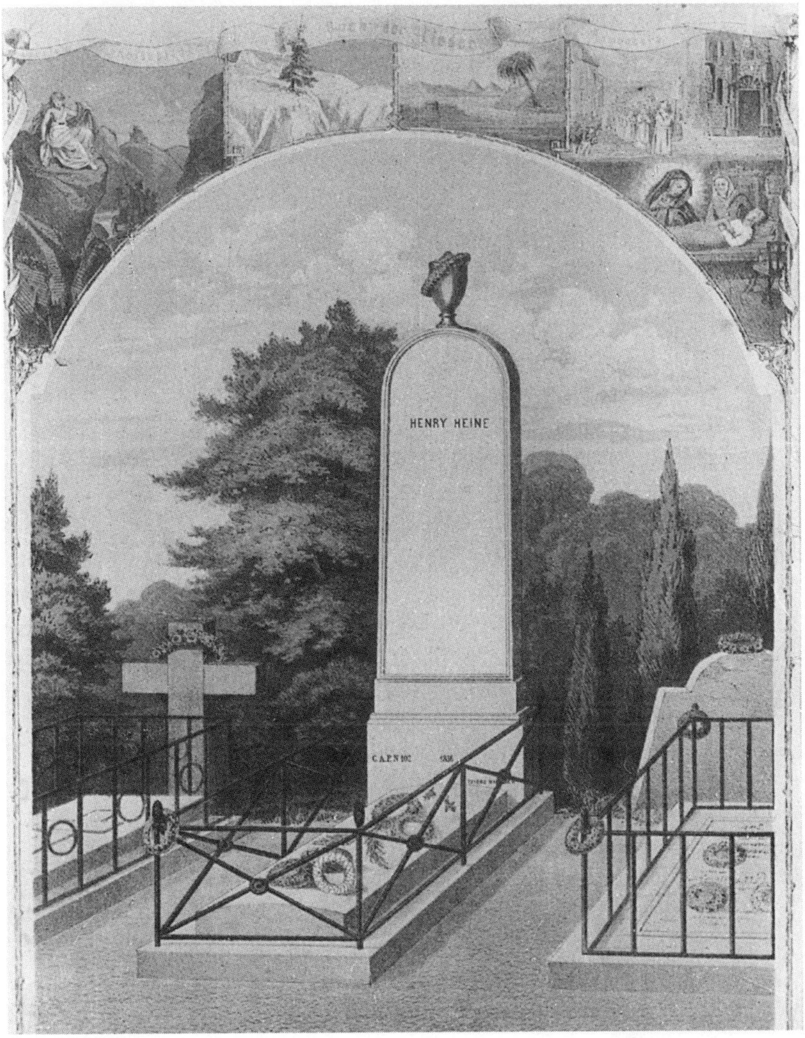

Abb. Nr. H5
Heines Grab auf dem Montmartre-Friedhof in Paris
Ursprünglicher Zustand des Grabes mit Illustrationen zu Gedichten Heines:
links oben: »Ich weiß nicht, was soll es bedeuten«
Mitte oben: »Ein Fichtenbaum steht einsam«
rechts oben: »Die Wallfahrt nach Kevlaar«
darüber Inschriften der Heine-Titel:
»Reisebilder«, »Buch der Lieder«, »Romancero«
Zeitgenössische Farblithographie des Lithographischen Instituts A. Werl, Leipzig, nach einer Zeichnung von E. Abeille, Paris
Heinrich Heine Institut, Düsseldorf

4. Biographische und literarische Zeittafel

1797	
13. Dezember:	Harry Heine als Sohn jüdischer Eltern in Düsseldorf geboren. Vater: Textilkaufmann Samson Heine (1764–1828). Mutter: Peierche (Betty) van Geldern (1771–1859). Geschwister: Charlotte (ca. 1803–1899), Gustav (ca. 1804–1886) und Maximilian (ca. 1805–1879).
1803–1814	Besuch der jüdischen Privatschule des entfernten Verwandten Hans Heinz Rintelsohn, der Volksschule sowie des Lyzeums Rektor Schalmeyer.
1811	
3. November:	Einzug Napoleons in Düsseldorf.
1814	Heine verläßt das Lyzeum ohne Abschluß wegen wirtschaftlicher Schwierigkeiten des Vaters.
1815	Entstehung der »Wünnebergiade«.
September–November:	Heines kaufmännische Lehrzeit beim Bankier Rindskopf in Frankfurt/Main.
1816	
Juni:	Beginn der Hamburger Zeit als Lehrling und Kaufmann in der Firma Heckscher & Sohn seines reichen Onkels, Salomon Heine; Liebe zu dessen Tochter Amalie.
1817	
Februar/März:	Heines erste Gedichtveröffentlichung unter dem Pseudonym Sy Freudhold Riesenharf in der Hamburger Zeitschrift »Hamburgs Wächter«.
1818	
Mai:	Salomon Heine richtet Heine ein Manufakturwarengeschäft, Heine & Co., ein. Heine zeigt aber wenig Interesse für die praktische Handelstätigkeit.
1819	
März:	Liquidation des Düsseldorfer Geschäftes und der Hamburger Filiale, Heine & Co., Entmündigung Samson Heines.

Juni:	Heines Rückkehr nach Düsseldorf.
Oktober/ November	Immatrikulation an der juristischen Fakultät der Universität Bonn; Vorlesungen bei Arndt, Schlegel und Welcker; Eintritt in die Burschenschaft »Allgemeinheit«.

1820

Januar:	Übersiedlung der Eltern und Geschwister von Düsseldorf nach Oldesloe (später dann Lüneburg und Hamburg).
Juni/Juli:	Heine hält sich in Beuel auf; Arbeit an »Almansor«.
August:	Aufsatz »Romantik« im Rheinisch Westfälischen Anzeiger«.
Oktober	Heine geht zum Wintersemester nach Göttingen; hier ebenfalls Eintritt in die Burschenschaft.

1821

Januar:	Wegen eines Duells mit Wibel Relegation von der Universität Göttingen und Ausschluß aus der Burschenschaft.
April:	Immatrikulation in Berlin; hier Bekanntschaft mit Karl August Varnhagen, Hegel, Chamisso, Grabbe, Alexis, Alexander von Humboldt, später auch mit den Mitgliedern des »Vereins für Kultur und Wissenschaft der Juden«, wie Eduard Gans, Moses Moser und Leopold Zunz. Heine wird Mitarbeiter des »Gesellschafters«, den Gubitz herausgibt.
15. August:	Amalie Heine vermählt sich mit dem Gutsbesitzer John Friedländer aus Königsberg.
Dezember:	Erscheinen Heines ersten Werkes »Gedichte« bei Maurer in Berlin.

1822

Februar–Juli:	Heines »Briefe aus Berlin« erscheinen im »Rheinisch Westfälischen Anzeiger«.
August– September:	Reise mit Graf Breza nach Polen (Posen und Gnesen).

1823

Januar:	Heines Bericht über Polen erscheint im »Gesellschafter«.
April:	Bei Dümmler in Berlin erscheint »Tragödien, nebst einem typischen Intermezzo«.
Mai:	Abreise nach Lüneburg; Freundschaft mit Rudolf Christiani.
Juli–September:	Hamburg, Liebe zu Therese Heine, der jüngeren Tochter Salomon Heines.
20. August:	Uraufführung des »Almansor« in Braunschweig.
Dezember:	Exmatrikulation Heines an der Berliner Unviersität.

1824

Januar:	Reise nach Göttingen zur Fortsetzung des juristischen Studiums.
April:	Fahrt über Magdeburg, wo er Karl Immermann kennenlernt, nach Berlin.
Mai:	Heine kehrt nach Göttingen zurück.
September:	Fußwanderung durch den Harz nach Weimar.
2. Oktober:	Heines Begegnung mit Goethe in Weimar. Über Erfurth, Gotha, Eisenach und Kassel Rückkehr nach Göttingen.

1825

28. Juni:	Heine konvertiert zum Protestantismus; christliche Taufe in Heiligenstadt auf den Namen Christian Johann Heinrich.
20. Juli:	Promotion zum Dr. juris.
November/ Dezember:	Bemühungen um eine Advokatur in Hamburg.

1826

Januar:	Bekanntschaft mit dem Buchhändler und Verleger Julius Campe in Hamburg.
Mai:	»Reisebilder«, Band 1, erscheint bei Hoffmann und Campe.

1827

Februar–April:	Aufenthalt in Hamburg
April:	»Reisebilder«, Band 2, erscheint.
14. April:	Reise nach England.
September:	Fahrt über Bremen nach Hamburg; große Auseinandersetzung mit seinem Onkel Salomon.
Oktober:	»Buch der Lieder«, erscheint bei Hoffmann und Campe.
Oktober/ November:	Fahrt über Lüneburg, Kassel, Frankfurt, Heidelberg, Stuttgart nach München.

1828

bis Juni:	Heine übernimmt im Auftrag von Cotta mit F. L. Lindner die Herausgabe der »Neuen allgemeinen politischen Annalen«; darin Veröffentichung der »Englischen Fragmente«.
August:	Reise nach Italien über Innsbruck. Trient, Verona, Mailand, Genua nach Livorno.
Oktober:	Aufenthalt in Florenz.
24. November:	Nachricht zum Scheitern seiner Münchener Pläne und von der schweren Erkrankung seines Vaters; Abreise aus Florenz über Bologna, Ferrara und Padua nach Venedig.

2. Dezember:	Tod des Vaters in Hamburg; Rückreise über Verona, Trient, Innsbruck nach München und weiter nach Hamburg.

1829

Februar:	Aufenthalt in Berlin, wo Heine sich vergeblich um eine Anstellung als Privatdozent bemüht.
Mai/Juni:	Heine in Potsdam; Arbeit an »Reisebilder«, Band 3; Platens »Romantischer Ödipus« mit den Angriffen auf Immermann und Heine erscheint.
ab Oktober:	Heine kehrt nach Hamburg zurück.
Dezember:	Band 3 der »Reisebilder« erscheint.

1830

Mai–Juni:	Heine übersiedelt nach Wandsbek, von wo aus er Hamburg gelegentlich Besuche abstattet.
August:	Heine erreicht die Nachricht von der französischen Juli-Revolution.
Dezember:	Bemühungen um eine Ratssyndikusstelle in Hamburg.

1831

Januar:	»Nachträge zu den Reisebildern«, Band 4, erscheinen (in Berlin verboten und konfisziert); Bewerbung für die Stelle als Ratssyndikus wird abgelehnt; Heine will Deutschland verlassen; Beschäftigung mit dem Saint-Simonismus.
März:	Zerwürfnis zwischen Heine und seinem Onkel Salomon Heine. Heine sieht keine Möglichkeit mehr, ein in Deutschland ihm zusagendes berufliches Fortkommen zu finden und entschließt sich endgültig, nach Paris zu reisen.
April:	»Kahldorf über den Adel in Briefen an den Grafen M. von Moltke« von Robert Wesselhöft erscheint mit einer brisanten »Einleitung« Heines.
1. Mai:	Heine verläßt Hamburg.
19. Mai:	Über Frankfurt, Heidelberg, Karlsruhe und Straßburg erreicht Heine Paris.
21. Mai:	Besichtigung der Manessischen Handschrift in der Bibliothéque Royal.
22. Mai:	Heines Ankunft in Paris wird im »Globe«, der Zeitschrift der Saint-Simonisten, mit einer Notiz erwähnt.
Juni:	Heine macht (auch in der unmittelbaren Folgezeit) die Bekanntschaft führender deutscher und französischer Persönlichkeiten und findet Zugang zu deren Salons.

Oktober–November:	Heines Schrift »Gemäldeausstellung in Paris« erscheint im »Morgenblatt«.
Dezember:	Begegnung mit Börne – Korrespondent für Cottas Augsburger »Allgemeine Zeitung«,

1832

Januar:	Heine besucht Versammlungen der Saint-Simonisten.
22. März:	Tod Goethes.
26. März:	In Paris bricht die Cholera aus.
6. April:	Heines Vetter Carl Heine trifft in Paris ein und erkrankt an der Cholera. Heine pflegt ihn.
Juli:	Reise in die Normandie.
September:	Heine kehrt nach Paris zurück.
6. Dezember:	Es erscheinen »Französische Zustände« bei Hoffmann und Campe in Hamburg (Erscheinungsjahr 1833); darin: »Französische Zustände« (Artikel I–IX und »Tageberichte«).

1833

Anfang April:	Es erscheint »Zur Geschichte der neueren schönen Literatur in Deutschland Teil 1 bei Heideloff und Campe, Paris. Im Juli Erscheinen des zweiten Teils.
Juni:	»De la France« erscheint bei Renduel in Paris.
Juli:	Vertrag mit Renduel über den weiteren Verlag seiner Werke (»Œuvres de Henri Heine«).
3. November:	Brand im Hause seiner Mutter in Hamburg. Manuskripte Heines werden vernichtet.
Dezember:	»Der Salon«, Band 1, erscheint. (Band 2, 1835; Band 3, 1837; Band 4, 1840).
22. Dezember:	Zusammenkunft deutscher liberaler Schriftsteller zur Bildung einer Redaktionskommission für die Druckschriften des »Deutschen Volksvereins« in Heines Wohnung.

1834

Mai:	»Œuvres de Henri Heine«, Teil II–IV erscheinen bei Randuel (Teil V, 1835; Teil I ist nie erschienen).
September:	Reise nach Versailles und St. Cloud, wo er sich mit Sarah Austin trifft.
Oktober:	Heine macht die Bekanntschaft von Crescencia Eugénie Mirat (1815–1883), seiner Lebensgefährtin und späteren Frau »Mathilde«.

1835

Januar:	Band 2 des »Salon« mit einer »Vorrede« und der Abhandlung »Zur Geschichte der Religion und Philosophie in Deutschland« erscheint.
4. April:	Heine lernt Caroline Jaubert kennen, die ihn stark beeindruckt.
Juni:	Heine ist auf Einladung der Fürstin Belgiojoso zu Gast auf Schloß Jonchère.
3. August:	In Berlin, Leipzig und München kommt es zu Volksunruhen, in Hamburg zu antisemitischen Ausschreitungen.
November:	»Die Romantische Schule« als Erweiterung Heines »Geschichte der neueren schönen Literatur in Deutschland« erscheint bei Hoffmann und Campe (datiert 1836).
10. Dezember:	Bundestagsbeschluß gegen das »Junge Deutschland« (Gutzkow, Heine, Laube, Mundt und Wienbarg).
11. Dezember:	In Preußen werden sämtliche Schriften Heines verboten.

1836

Januar:«	Heine schreibt seinen offenen Brief »An die hohe Bundesversammlung«. – Heine nimmt Mathilde zu sich.
27. April:	Heine wird von Grillparzer in Paris besucht.
Mai:	Heine reist aufs Land nach Coudry.
Oktober:	Heine reist nach Südfrankreich ab, wo er den Winter (eventuell auch in Italien) verbringen will.
November:	Erneuter Streit mit Salomon Heine. – Rückkehr nach Paris.

1837

12. Februar:	Tod Börnes.
April:	Endgültiger Vertragsabschluß mit dem Verleger Campe.
Juni:	Besuch von Mont Saint-Michel.
Juli:	3. Band des »Salon« mit den »Florentinischen Nächten« und den »Elementargeistern« erscheint bei Hoffmann und Campe in Hamburg; die »Vorrede« zu diesem Band erscheint aus Zensurgründen als gesonderte Broschüre: »Über den Denunzianten«.
August:	Heines Bruder Maximilian erklärt sich bereit, zur Verbesserung von Heines finanzieller Lage beizutragen.
September:	Heine sucht vergeblich, sein Verhältnis zu Salomon Heine zu bessern.
November:	Cervantes »Der sinnreiche Junker Don Quixote von La Mancha« mit einer »Einleitung« von Heine erscheint in Stuttgarter Verlag der Klassiker.
Dezember:	Treffen mit Balzac. – Mathilde erkrankt.

1838

Januar:	Mathilde wird in ein Krankenhaus eingeliefert. – Angeblich nimmt Heine während ihrer Abwesenheit intime Beziehungen zu zwei anderen Frauen (Olivier und Treuenthal) auf.
20. Januar:	Veröffentlichung von Pfizers umfangreichem, Heine-feindlichem Artikel »Heines Schriften und Tendenzen« in der »Deutschen Vierteljahresschrift« Nr. 1.
Februar:	Beschäftigung mit dem Projekt einer Deutschen Zeitung in Paris.
20. Februar:	Maximilian Heine äußert sich kritisch über Heines Lebenswandel. Er ist bereit, sich für ihn mit Menzel zu duellieren.
August:	Bruch mit Gutzkow.
September:	Aussöhnung mit Salomon Heine.
2. Oktober:	Teilnahme Heines an der Hochzeitsfeier von Carl Heine.
Ende Oktober:	Es erscheint »Shakespeares Mädchen und Frauen« (Paris 1839: Delloye).
November:	»Der Schwabenspiegel« erscheint bei Hoffmann und Campe.

1839

Januar:	Salomon Heine zahlt Heine eine Jahresrente in Höhe von 4000 frcs.
März–September:	Heine arbeitet an »Ludwig Börne«.

1840

Januar:	Mathilde ist in einer Pension untergebracht. – Heine hat den Plan, mit Laube zusammen eine Zeitschrift zu gründen und bei Brockhaus eine Shakespeare-Ausgabe herauszugeben.
Ab Februar:	Berichte für die »Augsburger Allgemeine Zeitung«.
April:	Heine erhält (für die folgenden Jahre) von der französischen Regierung aus einem Unterstützungsfonds für Emigranten eine Jahrespension in Höhe von 4800 frcs.
August:	Die Denkschrift »Heinrich Heine über Ludwig Börne« erscheint bei Hoffmann und Campe in Hamburg.
Oktober:	Es erscheinen »Der Salon«, Band 4, darin »Der Rabbi von Bacherach«, Gedichte und »Über die französische Bühne«.

1841

Februar:	Heine verkehrt mit Richard Wagner in Paris.
Juni:	Reise über Lyon, Avignon und Toulouse nach Cauterets. Auseinandersetzung mit Salomon Strauss.
August:	Heine kehrt nach Paris zurück.
6. August:	Heine fordert Strauss zum Duell.
31. August:	Heine läßt sich in der Kirche St. Sulpice mit Mathilde trauen.

1. September:	In der Préfecture findet Heines Ziviltrauung statt.
7. September:	Heine duelliert sich mit Strauss und wird durch einen Streifschuß verletzt.

1842

28. Februar:	In Deutschland wird das Verbot gegen die Schriften des »Jungen Deutschland« gelockert, soweit diese durch Unterschrift sich den Forderungen des »Sittengesetzes« unterwerfen.
5.–8. Mai:	Großbrand in Hamburg; Wohnung der Mutter und Campes Geschäftshaus brennen ab.

1843

Januar:	In der »Zeitung für die elegante Welt« erscheint »Atta Troll«.
März:	Heine macht die Bekanntschaft von Andersen. Er besucht wiederholt Sitzungen der Deputiertenkammer.
7. April:	Heine setzt sein Testament auf, in dem er Mathilde als Universalerbin und seinen Bruder Max als literarischen Nachlaßverwalter bestimmt.
26. Juni:	Heine wird die Berechtigung seines Aufenthaltes in Paris amtlich bestätigt. Das Heimatrecht erhält er nicht.
September:	Der Gesundheitszustand seines Onkels Salomon Heine verschlechtert sich. Heine plant eine Reise nach Hamburg.
21. Oktober:	Heine reist über Brüssel, Münster und Onsabrück nach Bremen.
29. Oktober:	Ankunft in Hamburg.
5. Dezember:	Heine schließt mit Campe einen neuen Verlagsvertrag auf Rentenbasis ab.
7. Dezember:	Rückkehr nach Paris über Hannover, wo er J. H. Detmold trifft, Bückeburg, Minden, Paderborn, Münster, wo er seinen Jugendfreund Sethe besucht, dann über Hagen, Köln, Aachen und Brüssel.
16. Dezember:	Ankunft in Paris.
20. Dezember:	Heine macht die Bekanntschaft von Karl Marx.

1844

16. April:	Der preußische Innenminister weist alle Polizeibehörden an, die Mitarbeiter der »deutsch-französischen Jahrbücher« (Ruge, Marx, Heine, Bernays) beim Überschreiten der Grenze zu verhaften.
Mai:	Heine wird Mitarbeiter des »Vorwärts«.
19. Mai:	Hebbel besucht Heine.
Ende Juli:	Heine reist mit Mathilde per Schiff nach Hamburg.
10. August:	Mathilde reist vorzeitig aus Hamburg ab.

Oktober:	»Deutschland. Ein Wintermärchen« erscheint bei Hoffmann und Campe in Hamburg.
9. Oktober:	Heine verläßt Hamburg und reist über Amsterdam. Den Haag und Brüssel nach Paris.
16. Oktober:	Ankunft in Paris
23. Dezember:	Tod seines Onkels Salomon Heine. Heine erhält eine einmalige Zahlung von 8000 Mark, seine Jahresrente wird auf die Hälfte herabgesetzt.
Dezember:	Heine wird Mitglied der Pariser Freimaurerloge »Trinisophes«.

1845

Januar:	Beginn des Erbschaftsstreits mit Carl Heine.
25. Januar:	Der französische Innenminister verfügt die sofortige Ausweisung der »Vorwärts«-Mitarbeiter. Diese ist jedoch nicht auf Heine, der unter französischer Herrschaft geboren wurde, anwendbar.
1. Februar:	Karl Marx verläßt Paris.
November:	Heine verkehrt mit Ferdinand Lassalle.

1846

Januar:	Alexander von Humboldt bemüht sich vergeblich um eine Einreisegenehmigung für Heine nach Preußen.
Februar:	Heine sendet B. Lumley das Tanzlibretto »Göttin Diana«.
7. August:	Die »Deutsche Allgemeine Zeitung« veröffentlicht aufgrund einer Namensverwechslung die Nachricht, daß Heine in der Schweiz verstorben sei.
14. September:	Engels und Ewerbeck statten Heine einen Besuch ab.
November:	Ende der Freundschaft mit Lassalle. – Heine arbeitet an dem Ballettentwurf »Der Doktor Faustus«.

1847

Januar:	Heine beschäftigt sich mit Literaturstudien über mittelalterlichen Volks- und Dämonenglauben. Es erscheint »Atta Troll. Ein Sommernachtstraum«.
Februar:	Carl Heine besucht Heine und versöhnt sich endgültig mit ihm.
Mai–September:	Aufenthalt in Montmorency.
September:	Heine kehrt nach Paris zurück.

1848

Februar–April:	Heine hält sich zeitweise in der Heilanstalt Faultriers auf.
22. Februar:	In Paris bricht die Februar-Revolution aus. Heine wird Augenzeuge der Straßenkämpfe nach einem Besuch in seiner Wohnung auf dem Rückweg zur Heilanstalt.

Mitte Mai:	Heine bricht während eines Besuches im Louvre zusammen. – Beginn der »Matratzengruft«.
18. Mai:	Eröffnung der Nationalversammlung in der Frankfurter Paulskirche.
Dezember:	Louis Napoleon wird Präsident der Republik.

1849

3. März:	In Paris bricht die Cholera aus.
November:	Heine, der aus Krankheitsgründen hinfort ständig einen Sekretär für seine Korrespondenz, die Reinschriften seiner Werke und als Vorleser benötigt, stellt Hillebrand ein.

1850

Anfang April:	Carl Heine besucht Heine mehrmals.
13. Mai:	Friederike Friedland gesteht Heine ihre Zuneigung und bringt ihr Mitleid mit ihm zum Ausdruck.
August:	Heine teilt seiner Mutter mit, daß seine geplante Übersiedlung nach Hamburg wegen seines schlechten Gesundheitszustandes nicht möglich ist.

1851

Juli:	Campe besucht Heine in Paris.
Oktober:	Es erscheinen: »Romanzero. Gedichte. Dritter Band« und der »Doktor Faustus. Ein Tanzpoem, nebst kuriosen Berichten über Teufel, Hexen und Dichtkunst« (Hoffmann und Campe, Hamburg). – Bis Ende Dezember erscheinen noch drei weitere Auflagen des »Romanzero«.
13. November:	Heine bestimmt in einem notariell beglaubigten Testament Mathilde als Universalerbin, Christiani als Betreuer der Gesamtausgabe, Ludwig Embden als literarischen Nachlaßverwalter und Maxime Jaubert als Testamentsvollstrecker.

1852

Mitte bis Ende Juli:	Heines Bruder Maximilian weilt in Paris.
2. Dezember:	Louis Napoleon wird Kaiser von Frankreich.

1853

April:	In der »Revue des Deux Mondes« erscheint »Les dieux en Exil«.

1854

Ende August:	Heine zieht aufs Land nach Batignolles.

4. Oktober:	»Vermischte Schriften«, 3 Bände, erscheinen bei Hoffmann und Campe.
November:	Heine zieht nach Paris zurück und wohnt 3, avenue Matignon an der Champs Elysées.
Dezember:	In Amsterdam erscheint ein Raubdruck der »Vermischten Schriften«.

1855

Februar:	Bei Levy erscheinen die ersten Bände der französischen Gesamtausgabe.
20. April:	Campe besucht Heine in Paris.
Juni:	Heine macht die Bekanntschaft von Elise Krinitz, seiner »Mouche«, die ihn von nun an häufig besucht.
November:	Charlotte Embden und Gustav Heine besuchen Heine.

1856

17. Februar:	Heine stirbt. Der Tod tritt um 5 Uhr morgens ein.
19. Februar:	Heines Totenmaske wird abgenommen.
20. Februar:	Heine wird auf dem Friedhof Montmartre beigesetzt, seinem Sarg folgen etwa hundert Personen, darunter Dumas, Gautier, Mignet und Weill.

5. Chronologie der Krankheiten Heinrich Heines

Anmerkung:

Im folgenden seien die wesentlichen Symptome in Heinrich Heines Krankengeschichte chronologisch aufgelistet, wie sie aus Darstellungen des Patienten und Berichten der Zeitgenossen recherchiert werden konnte. Die ein wesentliches Symptom darstellenden Kopfschmerzen werden nach ihrem Schmerzcharakter unterschieden und in den dumpfen Dauerkopfschmerz, hier als Cephalgie bezeichnet, und in die heftigen, oft nur Stunden bis Tage anhaltenden Attacken ›hellen‹, stechenden Kopfschmerzes, die von ihm selbst so bezeichneten ›Migräneanfälle‹ eingeteilt.

	Diagnosen und Krankheitssymptome
1804	
Juni:	Masern
1819	Trendelenburg-Hinken, Myopie, mäßige Adipositas
1820	
Juli:	depressiv, Cephalgien, Migräne, Scabies; Gewichtsverlust, reduzierter Allgemeinzustand.
1821	(reaktiv) schwere Depression
1822	
September:	Duellverwundung am rechten Bein, schlechter Allgemeinzustand; Cephalgien, Migräne, Überempfindlichkeit für akustische Reize, Konjunktivitis mit Epiphora
1823	schlechtes Allgemeinbefinden, Wesensänderung, Verfolgungsideen
1824	
Januar–Februar:	beständige Besserung
März:	Verschlechterung des Allgemeinbefindens; Schlaflosigkeit, Nervosität, depressive Stimmung, Überempfindlichkeit für akustische Reize
April–Mai:	Besserung: Mai: Cephalgien, sehr geräuschempfindlich, depressiv
Juni:	Konjunktivitis

August:	Besserung des Allgemeinbefindens, von Kutsche angefahren; Hinken: Distorsion, Kontusion des Beines

1825

Januar:	Cephalgien, Konzentrationsstörungen
März:	Cephalgien, depressiv
Juni:	Besserung
September:	(mitigierendes) Erysipel oder allergisches Kontaktekzem oder entzündlicher Erguß am Bein
November–Dezember:	psychisch alteriert

1826

Februar:	Cephalgien, Resignation
April:	schizoide Identitätskrise
Juni:	Besserung
Oktober:	Cephalgien
November:	Cephalgien, Migräne, Antriebsarmut

1827

Februar:	Spleen, hysterisches Konversionssyndrom
Mai:	Cephalgien, hypochondrische Krankheitsangst (affektive Störung mit wahnhafter Krankheitsidee und Depression)
September:	Besserung
Dezember:	starker Leidensdruck ohne objektive Verschlechterung, Todesangst und Todessehnsucht, Depression, Störung der zeitlichen Orientierung, Cephalgien

1828

Januar–Februar:	starke Geräuschempfindlichkeit, Cephalgien, Spleen, Verfolgungsideen, langwieriges Brustleiden, pulmonale Symptomatik, Verdacht auf pulmonale Infektionskrankheit
April–Juni:	stetige Besserung der physischen und psychischen Verfassung
November:	erneut pulmonale Symptomatik, wird stärker, Beeinträchtigung des Allgemeinbefindens

1829

April–Mai:	Tic nerveux, Myoklonie um Mundwinkel
April:	Schlaflosigkeit, depressiv
18. Mai:	Störung der Akkommodation, Ptosis, Konzentrations- und Denkstörungen, Depression
August:	Besserung des Allgemeinbefindens

Oktober–November:	anhaltende pulmonale Symptomatik
November:	Cephalgien, Verdacht auf Pleuritis
Dezember:	Zahnschmerzen
1830	
Januar:	Zahnschmerzen, Hämoptoe, Hämoptysen, Verdacht auf chronische Infektion des Respirationstraktes; Therapie: Blutegel, spanische Fliege
März:	Besserung
April:	nervös und gereizt, starke Geräuschempfindlichkeit
Juni:	Cephalgien
Juli:	Tinnitus
Oktober:	Cephalgien
1831	Tic nerveux; Lispeln, Nervosität
1832	
Mai:	ungewöhnlich heftige Cephalgien, Migräne
24. August:	motorische Parese von zwei Fingern der linken Hand
1833	
März:	Cephalgien, schlaffe Lähmung der linken Hand
August:	pulmonale Symptomatik, Fieber
Oktober:	Wohlbefinden, Gewichtszunahme
November:	anhaltend febril, zusätzlich jetzt Symptome wie bei Rhinitis, Bronchitis; »Zahnlähmung«; keine Rückbildung der Handlähmung
1834	
Januar:	Migräne
Februar:	Migräne, seit zwei Monaten stärker als je zuvor, depressiv, verschlechterter Allgemeinzustand, wahrscheinlich auch stetige Gewichtsabnahme
Juli:	Besserung
1835	
Juli:	bedeutende Besserung und Wohlbefinden, sechs Monate »Stockschnupfen«
1836	
Januar:	fühlt sich gesund
März:	Gewichtszunahme; Magen-/Darm-Kolik

Mai:	Hyperästhesie Trigeminus III, Überempfindlichkeit für akustische Reize
Oktober:	›Gelbsucht‹?: Nausea, Vomitus, Diarrhoe, Koliken
November:	Selbstmitleid

1837

Februar:	sechs Wochen anhaltende pulmonal-respiratorische Symptomatik, wahrscheinlich Fieber; glaubt, an »Juste-milieu-Krankheit« zu leiden
März:	Cephalgien, Migräne
April:	Besserung
August:	Migräne, Cephalgien, depressive Stimmung, Todesahnung
5. August:	schlaffe Parese und/oder Sensibilitätsausfall der linken Hand bis zum Ellenbogen, starke Gewichtszunahme
6. September:	stechende Schmerzen in der Pupille
18. September:	Besserung
3. Oktober:	fast vollständige Remission
Dezember:	deprimiert

1838

Januar:	Störungen der Feinmotorik der Hände, Kältegefühl an den Händen
Februar:	allgemeine Besserung; Heine fürchtet Rezidiv der Augenerkrankung
April:	Sehschwäche; Symptome wie bei Rhinitis, Pharyngitis; melancholisch, hoffnungslos, depressiv
Mai–Juni:	Rezidiv der Augenerkrankung mit Diplopie, Akkommodationsstörung, Ophthalmoplegia interna et externa

1839

Januar:	Besserung der Augensymptomatik, schlechtes subjektives Allgemeinbefinden
Februar:	hartnäckige Rhinitis
Juni:	Sehstörungen
Juli:	Akkommodationsstörungen, Lichtempfindlichkeit durch ständige Mydriasis
Oktober:	Angina tonsillaris oder cervikale Lymphknotenschwellungen, Fieber

1840

Januar:	Cephalgien, Akkommodationsstörung, Mydriasis, Diplopie
Februar:	Cephalgien
17. März:	mehrere Tage bettlägerig; unklares ›Fußleiden‹

Ende März:	Wohlbefinden
August:	Wohlbefinden
September:	Cephalgien, Antriebsarmut
Dezember:	Rezidiv der Augensymptomatik

1841

Januar–März:	Heine selbst sieht einen Zusammenhang zwischen Kopfschmerzen und der verstärkten Augensymptomatik und bezeichnet beide als ›Kopfuebel‹
Juni:	Störung der zeitlichen Orientierung
Ende Juni:	Stimmungsaufhellung; Augensymptomatik unverändert: starke Lichtempfindlichkeit, Mydriasis
Juli:	Cephalgien, motorische Schwäche der rechten Hand führt zur Veränderung der Handschrift
7. September:	durch Duell: Streifschuß – Weichteilverletzung der Hüfte mit guter Heilung
Ende September –Oktober:	Cephalgien, verstärkte Augensymptomatik

1842

Januar:	Unwohlsein, Cephalgien, Facialisparese, finanzielle Probleme durch Aufwendungen für Ärzte und Medikamente
März:	Schlaflosigkeit, Resignation: Heine realisiert die Unheilbarkeit seines Leidens; Heine gibt hypochondrische Übertreibungen seines Gesundheitszustandes in der Vergangenheit zu
November–Dezember:	Cephalgien

1843

Ende Januar:	Augensymptomatik weiter verschlechtert, Schreiben unmöglich
Anfang Februar:	Naharbeit weiterhin unmöglich; Stimmungsaufhellung, guter Appetit
Mitte Februar:	Besserung der Augensymptomatik
März:	weitere Besserung des subjektiven Befindens
April:	Cephalgien, nach Heines Angaben seit 2 Jahren Kopfschmerzen mit punctum maximum links lateral der Nasenwurzel; Mydriasis, Sensibilitätsstörungen Trigeminus I–III, rechts
Mai:	Cephalgien
Juni:	Besserung
Auugust:	Besserung der Augensymptomatik
November:	Migräne, Cephalgien
Dezember:	pulmonal-respiratorische Symptome, Fieber
Ende Dezember:	Cephalgien, Mydriasis und Akkommodationsstörung, starke

Lichtempfindlichkeit; Heine kann Buchstaben fast überhaupt nicht mehr erkennen.

1844

Mitte Februar: Facialisparese und weitere Einschränkung der Sehkraft

20. Februar: Heine kann fast nicht mehr lesen und schreiben, starker Visusverlust, besonders rechtes Auge; Therapie: Schonung

April: Heine kann mühsam mit einer Lupe lesen

Mai: Cephalgien, Depression, erneut starker Visusverlust und Akkommodationsstörungen

Juni: Zustand unverändert

Juli: weiterer Visisverlust, sehr nervös

Juli: motorische Schwäche der rechten Hand

August: Migräne, starke Sehstörungen

September: »$^{3}/_{4}$ blind«

19. September: linksseitige Ptosis und komplette Facialisparese, rechtes Auge: Akkommodationsstörung, Visusverlust, leichte Ptosis

Oktober: Migräne, links komplette Ptosis, weiterer Visusverlust

Anfang November: langsame Besserung der Augensymptomatik, subjektives Wohlbefinden

Ende November: Ptosis rechtes Auge leicht zurückgebildet

Mitte Dezember: wieder Verschlechterung des Augenleidens, Heine muß diktieren

Ende Dezember: Visusverlust, Cephalgien, körperliche Schwäche

1845

13. Januar: schlechtes Allgemeinbefinden, nach Eröffnung des Testaments von Salomon Heine »einem Nervenfieber nahe«, Hinweise auf basale Meningitis (1844–1845), nahezu blind

23. Januar: sehr deprimiert, Cephalgien, Augenleiden durch ständige Anstrengung bei durch den Erbschaftsstreit bedingtem Briefwechsel verschlechtert, Cephalgien durch physische Anspannung

Anfang März: fast blind, komplette Ptosis des linken Auges, Diktieren verursacht heftige Migräneanfälle, motorische Schwäche und Lähmungserscheinungen am Oberkörper; evidenter Zusammenhang von Krankheitsschub und psychischer Anspannung

Mai: Visus stark eingeschränkt, Mydriasis und starke Lichtempfindlichkeit

17. Juli: motorische Schwäche, von Schultergürtel und Thorax descendierend, Dyspnoe, respiratorische Insuffizienz, differentialdiagnostisch von deszendierender, motorischer Schwäche von Schultergürtel und Thorax nicht abzugrenzen. Bettlägerig, psy-

	chisch eher ausgeglichene Verfassung; rechtes Auge: starker Visusverlust, linkes Auge: komplette Ptosis
Oktober:	linkes Auge: komplette Ptosis; rechtes Auge: Akkommodationsstörung, Lähmung äußerer und innerer Augenmuskeln
31. Oktober:	erlebnisreaktive und körperlich begründbare depressive Stimmung

1846

Anfang Januar:	›Lähmung wie eiserner Reif um die Brust‹ mit Einschränkung der Atemexkursionen; Mundastschwäche und linksseitige Ptosis: zus. links Facialisparese rechtes Auge: Visusverlust, Unfähigkeit zu lesen
Ende Januar:	bettlägerig
Februar:	ausgeglichene psychische Verfassung, geistig rege, Todesfurcht; Heine bekennt sich zur ›Erkrankung des Gehirns‹
10. Februar:	seit 2 Wochen bettlägerig, seit 3 Wochen leidender als je zuvor; nicht näher bezeichnete motorische Lähmungen, Lähmung der mimischen Muskulatur im Bereich des Mundes
16. Februar:	weitere Verschlechterung; Lähmung von Zunge und Lippen, Interkostalmuskulatur, Atemhilfsmuskulatur; Verlust des Geschmackssinns
27. Februar:	Lähmungen und Sensibilitätsausfall Zunge, Gaumen, Lippen; Lähmung der Muskulatur von Thorax und Abdomen; rechtes Auge fast blind
3. März:	Zustand unverändert, psychisch angegriffen
23. April:	Lähmungen im Bereich von Mund und Gaumen ausgeweitet
Juni:	Heine kann wegen Lähmung der Kaumuskulatur, der Zunge und der Lippen nur mit Mühe essen, feste Nahrung überhaupt nicht; Artikulationsstörungen; ständige Übelkeiten und Schwindel; rechtes Auge noch immer fast blind; psychisch: indifferente Stimmung
15. Juni:	leichte Besserung des Visus, langsame Rückbildung der Parese der Kaumuskulatur, feste Nahrung wieder möglich
Ende Juni:	Gesichtslähmung wieder stärker, Artikulationsstörungen
26. Juni:	keine objektivierbare Wirkung der Heilbäder, Zustand unverändert
7. August:	wegen Verschlechterung Abreise aus Barèges, Ptosis, Lähmung der Kaumuskulatur, der Pharynxmuskulatur, Geschmacksverlust, Hyperästhesie am Kinn, motorische Sprachstörungen, Dyspnoe durch Lähmung der Atemmuskulatur, Harn- und Stuhlinkontinenz, starker Gewichtsverlust, kann das Haus nicht verlassen; Heine ist von infauster Prognose überzeugt
12. November:	anhaltende Dyspnoe, Schlucklähmung und Hypersalivation

1847

Januar:	Heine leidet sehr unter der Kälte; rechtes Auge noch immer nahezu vollständig erblindet
Februar:	Ptosis beider Augenlider, Dyspnoe, Schlucklähmung, Hypersalivation, gastritische Beschwerden
März:	Magen-/Darm-Koliken, weiterer Gewichtsverlust, unsicherer Gang, Hyperästhesie an Kinn und Wangen; Heine kann nicht mehr lesen, starke Lichtempfindlichkeit
März:	sehr schlechtes Allgemeinbefinden
20. Juni:	langwierige, heftige Bronchitissymptomatik, Husten, Auswurf, Fieber; vollständige Ptosis beidseits
September:	seit 15 Tagen das Haus nicht mehr verlassen, schlaffe Parese der abdominalen Muskulatur, schlaffe, inkomplette Parese der unteren Extremität; noch immer Harn- und Stuhlinkontinenz; Meteorismus; sehr deprimiert, erwartet baldigen Tod
Dezember:	Magen-/Darm-Koliken, sehr geräuschempfindlich

1848

Januar:	starke Geräuschempfindlichkeit
6. Februar:	unfähig zu lesen, kann wegen Parese der unteren Extremität nicht mehr gehen
Anfang April:	untere Extremität vollständig gelähmt, Parästhesien an Rücken und Armen; Kaumuskulatur, Muskulatur des Pharynx, mimische Muskulatur wieder stärker gelähmt, Stimmbandlähmung; krampfartige Schmerzen (nicht näher lokalisiert); gute psychische Verfassung und intellektuelle Leistungsfähigkeit
Mai:	Verlust der Kaufähigkeit und starke Beeinträchtigung der Sprache durch Parese der Muskulatur an Kopf und Rachen
Mitte Mai:	angeblich letzter Spaziergang und Zusammenbruch im Louvre, Beginn der ›Matratzengruft‹, Verschlechterung des Augenleidens und der Lähmungen an Kopf und Hals
Anfang Juni:	vollständige, schlaffe Parese der unteren Extremität mit anfallsartig auftretenden »Spasmen«; weiterhin starke Beeinträchtigung der Sprache, nahezu blind
8. Juni:	seit 8 Tagen Lähmung der oberen und unteren Extremität, der Muskulatur an Thorax und Abdomen, der Kopf- und Halsmuskulatur, erwartet baldigen Tod
10. Juni:	kann sich seit 14 Tagen nicht mehr bewegen und wird getragen, wird gefüttert; ausgeglichene Stimmung
9. Juli:	Lähmungen unverändert; kann keine Schriftzüge erkennen; Heine bemerkt eine gesteigerte intellektuelle Leistungsfähigkeit und vollständiges Fehlen der Kopfschmerzen

10. August:	Anstrengung beim Schreiben verursacht Schmerzen, die nicht näher lokalisiert werden; starke Krämpfe
27. August:	Lähmungen und Krämpfe in der unteren Extremität; anfallsartige, heftige Schmerzzustände oder Spastik gehen oft vom rechten Arm aus und erfassen dann weitere Muskelgruppen
8./9. September:	heftige Krampfanfälle
18. September:	krampfartige Schmerzen im Rücken, aufsteigend
27. September:	Schlaflosigkeit, heftige Schmerzen im Rücken; Heine glaubt, Krankheit gehe vom Rückenmark aus
Anfang Oktober:	Krämpfe und Kontrakturen, Kaumuskulatur, Beine und Kontinenzorgane vollständig gelähmt, Sensibilitätsverlust im Bereich der Hirnnerven, Verlust des Geschmackes, Lähmung der mimischen Muskulatur, weiterer Visusverlust
9. Oktober:	Therapie; Diagnose: Facialislähmung, Ptosis, Rückenmarkserkrankung
19. Oktober:	Nachlassen der oft 72 Stunden andauernden Krampf- und Schmerzanfälle
3. Dezember:	Dekubitus, Unwohlsein, Leidensdruck durch ständige Bettlägerigkeit; beidseitige 100%ige Ptosis

1849

Januar:	große körperliche Schwäche, vollständige Ptosis beidseits und Visusverlust, Gehunfähigkeit, obere Extremität nicht vollständig gelähmt, motorische Schwäche der Arm- und Handmuskulatur, Händedruck provoziert starkes Zittern; häufige Krampf- und Schmerzanfälle, besonders nachts, Schlaflosigkeit, großer Leidensdruck, denkt an Suizid
5. April:	Heine kann täglich 1 Stunde im Sessel sitzen
17. April:	Verschlechterung des Allgemeinzustandes, kann das Bett nicht mehr verlassen, Krämpfe im rechten Arm und rechter Hand, kann nicht mehr eigenhändig schreiben
3. Mai:	zu schmerzhaften Kontraktionen führende Krämpfe halten Tag und Nacht an, beständig bettlägerig, Lärmempfindlichkeit, wünscht sich Tod
16. Mai:	geringe Besserung
Ende Juni:	Tag und Nacht anhaltende Schmerzen, fühlt sich einsam
7. August:	sehr depressiv, Verschlechterung der Augensymptomatik
Oktober:	weitere Verschlechterung des Augenleidens, Ptosis beidseitig mit stark ausgebildeter Akkommodationslähmung
16. November:	kachektisch, Schlaflosigkeit, heftige Krämpfe und Schmerzen, kann nur mit Mühe sprechen, starke Geräuschempfindlichkeit trotz langsam einsetzender Schwerhörigkeit, 100%ige Ptosis, Akkommodationslähmung, kann nur grell beleuchteten Gegen-

	stand erkennen, rechter Arm und rechte Hand gelähmt, kann nur einzelne Finger bewegen, Beine vollständig gelähmt, schlaffe Lähmung an Arm und Beinen führt zur Muskelatrophie, Kontrakturen, keine eindeutige Differenzierung zwischen schmerzbedingten Fehlhaltungen und echten Kontrakturen, erwartet baldigen Tod

1850

9. Januar:	lang anhaltende Krampf- und Schmerzanfälle, Koliken, besonders im Epigasterium, 14 Tage Obstipation durch gestörte Magen-/Darmpassage; Krämpfe der mimischen und Kaumuskulatur, liegt beständig auf dem Rücken oder zusammengekrümmt auf der Seite, Vorbeugen des Oberkörpers löst Schmerz- und Krampfanfälle aus, insgesamt physische Verschlechterung, psychische Stabilisierung
21. Januar:	Augenleiden trotz größtmöglicher Schonung verschlechtert, obere und untere Extremität gelähmt
15. März:	Tag und Nacht anhaltende Koliken und Krämpfe, bewegungsunfähig
23. März:	motorische Schwäche der rechten Hand, kann jedoch mit Bleistift schreiben
30. April:	Krämpfe und Kontraktionen jetzt auch im Bereich des Oberkörpers, liegt nachts schlaflos und schmerzverkrümmt, schmerzhafte Spastik der Bauch- und Rückenmuskulatur führt zu ›Kontrakturen‹, Koliken
6. Mai:	mäßige Besserung
Juli:	gelbliche Gesichtsfarbe, fraglicher Ikterus, beidseits vollständige Ptosis, abgerissene, mühsame, jedoch verständliche Artikulation, ständige Schlaflosigkeit, weiterer Gewichtsverlust und Muskelatrophie, kann Hände wieder bewegen, Lähmung besonders der rechten Hand nahezu vollständig zurückgebildet
26. September:	länger anhaltende Krämpfe
28. September:	schlaflose, schmerzerfüllte Nächte; kann nicht mehr eigenhändig schreiben
12. Oktober:	schmerzhafte Kontraktionen stärker und länger anhaltend, zusammengekrümmte Haltung, ›Kontrakturen‹ der Wirbelsäule und der Extremitäten
15. November:	Zustand unverändert, liegt regungslos zusammengekrümmt auf einer Seite, offensichtlich löst die geringste Bewegung Krampfanfälle aus
23. November:	weitere Verschlechterung
2. Dezember:	kurzfristige Besserung

17. Dezember:	heftige Krämpfe der Kaumuskulatur und der mimischen Muskulatur, Lähmung der Kopfmuskulatur, Krämpfe der Rückenmuskulatur, Lähmung des Oberkörpers, bewegungsunfähig, muß beständig auf dem Rücken liegen, rechtes Auge noch geringe Sehkraft, linkes Auge: nur Unterscheidung von hell/dunkel möglich, rechtes und linkes Auge vollständige Ptosis; nach anderen Berichten: Extremitäten noch willkürlich beweglich; mühsame Artikulation, Konsonanten undeutlich diktiert; kann feste Nahrung nicht kauen oder schlucken, nur Breikost

1851

21. Januar:	häufige Schmerz-/Krampfanfälle, sediert
15. Februar:	Obstipation, depressiv
21. März:	Kontraktionen und Krämpfe im Bereich der Wirbelsäule, beständige Rückenschmerzen, Rückkehr des Geschmackssinns
15. Juli:	langsame Besserung der physischen Verfassung, Beweglichkeit der rechten Hand wieder normal, liegt zusammengekrümmt, Beine bewegungslos, Augensymptomatik unverändert
1. August:	erneut heftige Schmerzanfälle
21. August:	Schmerz-/Krampfanfälle; mimische Muskulatur, Muskulatur des Rumpfes und obere Extremität frei beweglich, hebt mit linker Hand Augenlid bei unveränderter Ptosis
September:	Mydriasis, verarmte Mimik, Gebrauchsfähigkeit der Arme links besser als rechts, Bericht über Gedächtnisstörungen (vorwiegend Kurzzeitgedächtnis)
29. September:	starke Schmerzen, besonders nachts, Cephalgien, arbeitet trotz großer körperlicher Schwäche
11. Oktober:	Migräne, labile psychische Verfassung
24. Oktober:	Verschlechterung des Allgemeinzustandes, Schwäche des rechten Armes und der rechten Hand, rechte obere Extremität aber gebrauchsfähiger als linke
November:	Schmerzanfälle, immer häufiger ›Kopfkrämpfe‹ (Migräne oder Spastik der mimischen Muskulatur), Todesangst
Dezember:	verändertes Zeitgefühl, häufige Erinnerungen an die Vergangenheit

1852

Ende März:	weitere Verschlechterung des Allgemeinzustandes, liegt reglos im Bett
6. April:	weiterer Kräfteverfall, fürchtet baldigen Tod
12. April:	Krämpfe der mimischen Muskulatur und der Muskulatur des Pharynx und Larynx
19. April:	trotz großer Schmerzen konzentrierte Arbeit

Juli:	physische Verfassung nach eigenen Angaben »60% schlechter« als ein Jahr zuvor, starke Geräuschempfindlichkeit, Lärm verstärkt Krampf- und Schmerzanfälle, leidet unter sommerlicher Hitze
3. August:	Cephalgien, heftige Krämpfe, deprimiert
12. August:	starke Schmerzen, sucht Ablenkung durch Arbeit
25. August:	Zustand unverändert
3. September:	nur auf dem rechten Auge noch Rest-Sehkraft, untere Extremität mit Kontrakturen und gänzlich kraftlos, besonders Anlaufschwierigkeiten bei der Artikulation, häufige Krämpfe, sehr niedergeschlagen
8. September:	Krampf-, Schmerzanfälle häufiger und stärker, Gewichtsverlust, Atrophie der Extremitäten, wachsartige, anämisch-bleiche Haut, kann nicht eigenhändig schreiben, noch immer fast blind
10. September:	Tag und Nacht anhaltende Krämpfe, besonders im Rücken
Ende September:	Geräuschempfindlichkeit, Cephalgien und Migräne
8. Oktober:	Krämpfe führen zu schmerzhaftigen Kontrakturen, durch Schlaflosigkeit und Opiatkonsum müde und arbeitsunfähig, Psyche: ungeduldig, aggressiv
25. Oktober:	Migräne; ›schnöde Operation‹ ohne nähere Angaben, wahrscheinlich Wundversorgung eines Dekubitus oder einer Morphium-Brandwunde
26. Oktober:	sehr geräuschempfindlich, sehr schlechter Allgemeinzustand
Mitte Dezember:	noch keine Besserung

1853

Januar und Februar:	besser stabilisierter Allgemeinzustand, arbeitet, empfängt Gäste
März:	Verschlechterung
April:	nach eigenen Angaben kränker als je zuvor, Extremitäten gelähmt, wieder Einschränkung der Sehkraft: ›$^3/_4$ blind‹
Juni:	heftige Migräne durch starke Hitze, sehr leidend
September:	Krämpfe, Dyspnoe, Symptome seitens des Respirationstraktes
12. September:	sehr sediert
Anfang November:	sehr schlechter Allgemeinzustand
3. Dezember:	Magen-/Darm-Koliken, Meteorismus, Flatulenz

1854

Februar:	sehr leidend, abgemagert und kraftlos, Zimmer stark geheizt und abgedunkelt, Augensymptomatik unverändert, Stimme wieder kraftvoll, Artikulation ungestört

7. März:	schlechtes Allgemeinbefinden
3. April:	schlaflose Nacht, sehr schlechte Verfassung, schreibt fast blind mit Bleistift wenige Zeilen auf ein Blatt
Mitte April:	kann wegen weiterer Verschlechterung der Sehkraft nicht mehr schreiben
4. Mai:	weitere Abnahme der Sehkraft, Konjunktivitis, weitere Gewichtsabnahme, nach eigenen Angaben tägliche Verschlechterung, livide Hautfarbe, fürchtet um intakten Geist und intellektuelle Leistungsfähigkeit
Juni:	eine Hand gelähmt (vermutlich links), Lähmung der unteren Extremität; kann manchmal 5 Stunden pro Tag arbeiten
26. Juni:	lärmempfindlich, nervös, durch viele Besuche belästigt, starke Krämpfe
13. Juli:	korrigiert Manuskripte selbst, dabei Augen sehr schmerzhaft und angestrengt
Juli – August:	leidet unter sommerlicher Hitze
15. August:	außergewöhnlich leidend, gereizt, nervös, sehr geräuschempfindlich, wegen Verschlechterung der Augensymptomatik Korrekturlesen der Manuskripte nicht mehr möglich, häufige Schmerzanfälle
31. August:	mäßige Besserung
Anfang September:	Koliken und Diarrhoe, Cholera-ähnliche Symptomatik
7. September:	Besserung
3. Oktober:	sehr leidend, deprimiert, mißmutig, ungeduldig; kann nicht mehr lesen, Laryngitis, Pharyngitis durch neue, kalte, feuchte Wohnung, Tag und Nacht Schmerzen; sediert
12. Oktober:	durch Laryngitis, Pharyngitis verursachte Heiserkeit bis zur Aphonie, pulmonale Symptomatik

1855

30. Mai:	angeblich vollständiger Verlust der Sehkraft auch auf dem rechten Auge, heftige Krämpfe im Larynx und Pharynx
20. Juni:	Heine schreibt eigenhändig an Elise Krinitz
Ende Juni:	schlaflose, schmerzerfüllte Nächte, Krämpfe im Larynx und Pharynx, Hände beweglich, untere Extremität vollständig gelähmt, kann diktieren, zuweilen sogar selber schreiben
20. Juli:	Atrophie der Handmuskulatur, Krampf-, Schmerzanfälle gehäuft, nach eigenen Angaben impotent
3. August:	Sehvermögen wieder verschlechtert, kann Korrekturbögen nicht mehr lesen
August:	wechselhaftes Befinden, häufig schlaflose Nächte, Krämpfe im Larynx und Pharynx, Cephalgien, sediert, sieht nicht, was er

	schreibt; Heine macht sommerliche Hitze (Helligkeit) für erneute Einschränkung des Visus verantwortlich
24. August:	lang andauernde, sehr starke, vom Rücken ausgehende Krämpfe
Anfang September:	starker Husten, kann nicht sprechen, Vorlesen strengt zu sehr an, seit Monaten »Krampfhusten«
Anfang Oktober:	Cephalgien, deprimiert, Störungen des Kurzzeitgedächtnisses
8. Oktober:	wechselhaft psychische und physische Verfassung, deprimiert, weinerlich, lebhafte Traumerlebnisse, Halluzinationen, lebt in der Erinnerung, gesteigertes Selbstwertgefühl; heftige Hustenanfälle
1856	
17. Februar:	unstillbares Erbrechen, heftiger Kopfschmerz; Todeszeitpunkt: 5.00 Uhr morgens; Dr. Gruby hält Todesursache Vomitus für Folge einer Sekundärerkrankung

Augensymptomatik

	Myopie
Juni **1824**	Konjunktivitis
Mai **1829**	Akkommodationsstörung, Ptosis
September **1837** – Januar **1840**	Verschlechterung, häufige Rezidive Akkommodationsstörung, Visusverlust, Diplopie, Lichtempfindlichkeit bei Mydriasis, stechende Schmerzen der Pupille, Ophthalmoplegia int. et ext.; nahezu vollständige Remission
1843	Rezidiv; zus. Strabismus (paralyticus), Visusverlust bes. rechtes Auge, Heine benötigt Lupe
1844	komplette Ptosis links
1846	leichte Besserung des Visus
1847	rechtes Auge (vollständig?) amaurotisch; Heine kann nicht mehr lesen. Juni komplette Ptosis beidseits
1849	gehäuft Klagen über Augenleiden: komplette Ptosis beidseits, Akkommodationslähmung; Heine kann nur noch grell beleuchtete Gegenstände erkennen
1850	auf dem zuvor erblindeten Auge wieder Restsehkraft, linkes Auge: nur Unterscheidung hell/dunkel möglich
1852	nur auf rechtem Auge (!) noch Restsehkraft
ab **1853**	offensichtlich Besserung: »nur noch $^{3}/_{4}$ blind«

1854	Rezidiv mit Akkommodationsstörung, hochgradigem Visusverlust, Ptosis, Augen dabei »schmerzhaft und angestrengt«
1855	angeblich vollständiger Verlust der Sehkraft des rechten Auges; November: starker Visusverlust linkes Auge; beidseitig nur noch Unterscheidung hell/dunkel möglich
1856	Januar nur noch Klagen über rechtsseitige Ptosis; Erholung des Visus?

6. Heines Aufenthalte in Seebädern und Kurorten

1825	August, September	Norderney
1826	Juli, August	Norderney
1827	Juni	Brighton
	Juli	Margate
	August	Ramsgate, ostfriesische Inseln
1829	August, September	Helgoland
1830	Juli, August	Helgoland
1831	August, September	Boulogne sur Mer
1832	August, September	Le Havre
1833	August, September	Boulogne sur Mer
1834	Juli, August	Boulogne sur Mer, Dieppe
1835	August, September	Boulogne sur Mer
1836	Oktober	Marseille
1837	Juni, Juli	Granville
	August	Boulogne sur Mer, Le Havre
1838	August, September	Granville
1839	Juni, Juli, August	Granville
1840	August, September	Granville
1841	Juni, Juli, August	Cauterets
1842	August	Boulogne sur Mer
1843	Juli, August	Trouville
1845	Juni bis Oktober	Montmorency, Enghiens-les-Bains (Schwefel)
1846	Juni, Juli, August	Barèges

7. Chronologie der Ärzte Heinrich Heines und ihrer Therapie, aufgestellt nach Erwähnung im untersuchten Quellenmaterial

Datum:	Arzt	Therapie:
1820–1821	Dr. Marx	Therapie unbekannt
ab März **1833**	Dr. Koreff	
November **1836**	Dr. Koreff	
ab September **1837**	Dr. Sichel	Aderlaß, (8 Tage Kur)
Februar **1838**	Dr. Sichel	
Mai bis Juni **1838**	Dr. Sichel	Blutegel, 4 Wochen Lese- und Schreibverbot, Bäder in Granville
August **1839**	Dr. Sichel	
Januar **1840**		Blutegel
Dezember **1841**		Lese- und Schreibverbot
März **1842**		Applikation eines Haarseils im Nacken
August **1842**		Wasserkur (in Boulogne sur Mer)
Februar **1843**		Applikation eines Haarseils im Nacken
Juli **1845**		Schwefelbäder (in Enghien-les-Bains)
Februar **1846**	Dr. Sichel, Dr. Roth u. a.	»Russische Bäder«
Juni **1846**		Kaltwasserkuren
November **1846**	ungarischer Scharlatan	Wundertinkturen
April **1847**	Heine lehnt weitere ärztliche Behandlung ab	
Februar bis Mai **1848**	Heilanstalt Faultriers	
Juni **1848**	Dr. Sichel, Dr. Wertheim	
9. Oktober **1848**	Ärztekonsil: Chomel, Gruby, Rostan, Wertheim,	
ab Oktober **1848**	Dr. Gruby, Dr. Wertheim	
Dezember **1848**	Dr. Gruby	2 Besuche täglich, gegen Krämpfe Eisenjodid, heiße Umschläge; Kautherisationen: je 2 HWS-LWS-Übergang, Übergang LWS-Steißbein; Pflege durch ›garde-malade‹
Januar **1849**	Dr. Gruby	Opiate (Morphium), zur Linderung der vom Rücken ausgehenden Krämpfe; Applikation brennender Dochte

Datum:	Arzt	Therapie:
		in 4 artifizielle Wunden seitlich der Wirbelsäule
5. April **1849**	Dr. Gruby	Heine lobt seine Fürsorge und therapeutischen Erfolge
Oktober **1849**		Therapie ineffektiv
November **1849**		Morphium, Applikation: oral und rektal oder als Einstreuung in Brandwunde
Januar **1850**		7 Gran Morphium in 24 Stunden, sediert; Heine wünscht Ausweichpräparat; bewußte Ablenkung durch Arbeit
März **1850**	Dr. Gruby	Entschluß, außer Morphium keine weiteren Medikamente mehr zu nehmen
	Dr. Wertheim	Heine söhnt sich mit ihm aus und läßt sich zusätzlich von ihm behandeln
Mai **1850**		Rharbarber und Pilnaerwasser gegen Obstipation; auf ärztlichen Rat Kur mit Eselsmilch
Januar **1851**		hoher Opiatkonsum, sediert
ab 15. Febr. **1851**	Dr. Gruby	alleinbehandelnder Arzt
März **1851**		Opiate, zus. Jodkali
August **1851**		Heine beabsichtigt, die Wirkungen des Magnetismus auszuprobieren
Oktober 1851		Erwähnung hoher Opiatdosen; stark sediert; Gebrauch eines ›Bettgalgens‹ zum Aufrichten des Oberkörpers
April **1852**	Dr. Wertheim	Heine bittet ihn um die Adresse eines ›maison de santé‹
Juni **1852**	Dr. Wertheim	(wenige Visiten, fast keine Medikamente)
Juli **1852**	Dr. Gruby Maximilian Heine	Konsil: keine neuen Erkenntnisse, lobt Dr. Gruby
August **1852**		Heine übt gemäßigte Kritik am französischen Gesundheitswesen Heine sucht Ablenkung durch Arbeit
September **1852**		fast täglich Opium, häufig zweimal täglich

Datum:	Arzt	Therapie:
8. Oktober **1852**	Dr. Wertheim	Heine bittet um baldige Visite wegen Zunahme der Krämpfe
25. Oktober **1852**		Wundversorgung eines Dekubitus oder einer Morphium-Brandwunde
September **1853**		Steigerung der Opiatdosis, sehr sediert
Mai **1854**		Bettgalgen erneut erwähnt, jeden Morgen Einreibungen von Morphium in offengehaltene Wunden im Nacken
August **1854**		orale Einnahme großer Opiatmengen
Oktober **1854**		weitere Steigerung der Opiatdosis, sediert
24. August **1854**	Dr. Schlesinger	Besuch; Diagnose: Anfälle von Ischias
August **1854**		1 Gran Morphium ohne Wirkung
Februar **1856**	Arzt aus Nachbarschaft	Orangenblütentee
	Dr. Gruby	setzt Medikation des notfallmäßig gerufenen Arztes ab
17. Februar **1856**	Dr. Gruby	stellt den Tod Heinrich Heines fest

8. Tabellarische und graphische Übersicht über Häufigkeit und Schweregrad der Symptome der Krankheiten Heinrich Heines

Berechnung der Punktwerte:

Anzahl der Nennungen der Symptome / Jahr * Multiplikator

Multiplikator: 1 = leichte Ausprägung der Symptome
Multiplikator: 2 = mittlere Ausprägung der Symptome
Multiplikator: 3 = schwere Ausprägung der Symptome

Maximum = 30 Punkte

Legende:

□ P	= Psychische Auffälligkeiten
▩ S	= Schmerzen, Krämpfe, unspezifische Allgemeinsymptome
▦ K	= Kopfschmerz
▤ O	= Störungen der inneren Organe
▥ A	= Augensymptome
▩ N	= Neurologische Ausfälle
■ L	= Symptome seitens der Lunge und des übrigen Respirationstraktes

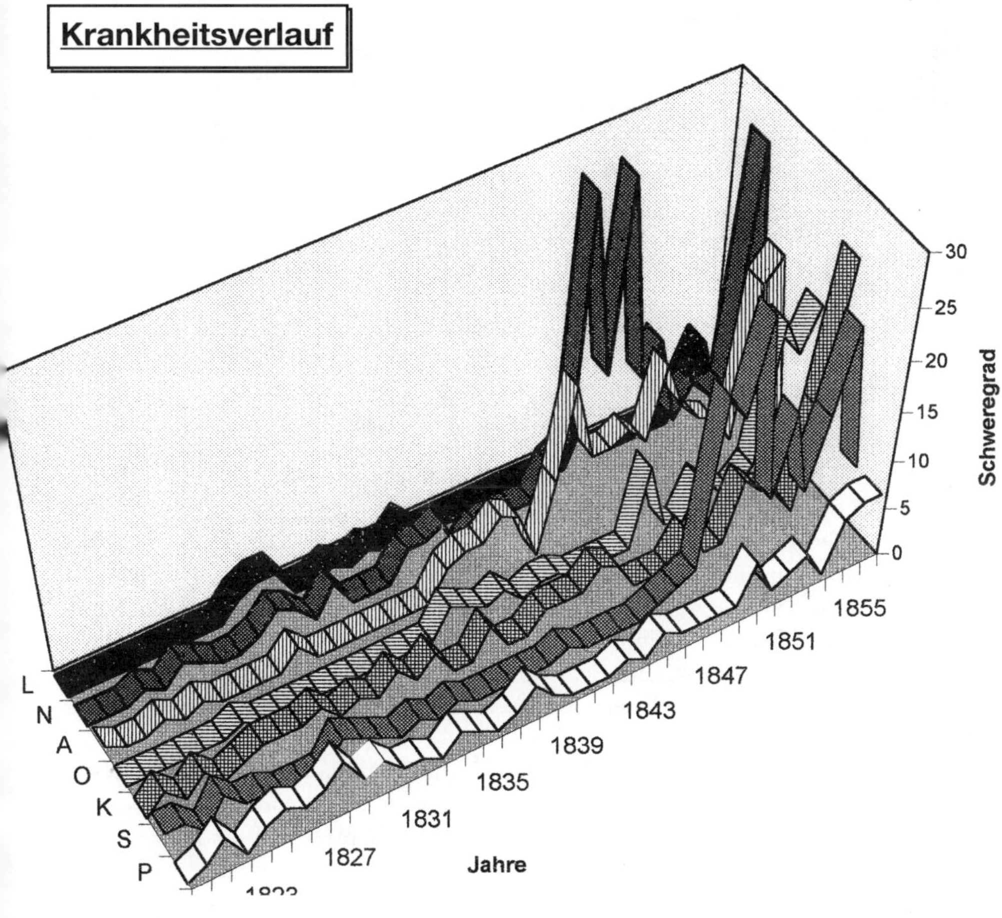
Krankheitsverlauf
30
25
20
15
10
5
0
Schweregrad
L
N
A
O
K
S
P
1827
1831
1835
1839
1843
1847
1851
1855
Jahre

Jahr	P	S	K	O	A	N	L
1819		2			1		
1820	1	2	2				
1821	3						
1822		3	2		1	1	
1823	2	1					
1824	3	1	1		1	2	
1825	2		2	1		1	
1826	3		2				
1827	5		2				
1828	2	3	3			1	2
1829	3	2	1		2	3	3

1819 Myopie, Trendelenburg-Hinken (?), mäßige Adipositas
1820 Kopfschmerzen, Gewichtsverlust
1821 schwere Depression (reaktiv)
1822 Überempfindlichkeit für akustische Reize, Konjunktivitis, Duellverwundung
1823 schlechtes Allgemeinbefinden, psych. Auffälligkeiten
1824 depressiv, nervös, geräuschempfindlich, Cephalgien, Konjunktivitis
1825 Besserung des Allgemeinzustandes, Erysipel oder Allergie
1826 schizoide Identitätskrise
1827 affektive Störung mit wahnhafter Krankheitsidee, hysterische Konversion
1828 Verfolgungsideen, Geräuschempfindlichkeit, anhaltendes Brustleiden
1829 Zahnschmerzen, Migräne, Schlaflosigkeit, depressiv, pulmonale Symptomatik, Pleuritis

Jahr	P	S	K	O	A	N	L
1830	1	1	2			2	3
1831	1		1				
1832		1	3			3	
1833	2		1				1
1834	1	1	3				
1835							1
1836	1			3		3	
1837	3		3	2	3	3	2
1838	1			1	4	4	
1839				2	4		

1830 Zahnschmerzen, Hämoptysen, anhaltende pulmonale Symptomatik, Cephalgien, Intercostalneuralgie, Tinnitus, Geräuschempfindlichkeit

1831 Nervosität, Lispeln, Myoklonie der Mundwinkel verstärkt

1832 Cephalgien, Migräne; motorische Parese von 2 Fingern der linken Hand

1833 Cephalgien, »grippale« Infekte; keine Rückbildung der Lähmung, evtl. ganze linke Hand paretisch, subjektives Wohlbefinden

1834 depressiv, verschlechterter Allgemeinzustand, ungewöhnlich heftige Migräne

1835 6 Monate »Stockschnupfen«

1836 Wohlbefinden, Gewichtszunahme, Hyperästhesie N. trigeminus III, Geräuschempfindlichkeit, ›Gelbsucht‹: Nausea, Vomitus, Diarrhoe, Koliken

1837 »grippaler« Infekt, Cephalgien, Migräne; schlaffe Parese oder Sensibilitätsausfall linke Hand bis Ellenbogen, Akkommodationsstörung, stechende Schmerzen der Pupille

1838 Diplopie, Akkommodationsstörung, Ophtalmoplegia int. et ext.

1839 zunächst Remission, dann Rezidiv der Augensymptome

Jahr	P	S	K	O	A	N	L
1840		1	2		6	2	
1841			2	1	5	2	
1842	1		2	1		2	
1843			4		7	2	
1844	2		3		16	5	
1845	1	1			8	6	
1846	1	2			8	30	
1847	1	3		8	9	12	4
1848	1	20	3	1	7	30	
1849	5	17			14	10	

1840 Akkommodationsstörungen, Mydriasis, Diplopie, »Fußleiden«

1841 Augensymptomatik unverändert, motorische Schwäche rechte Hand, Cephalgien, Migräne

1842 Cephalgien, Facialisparese, Besserung Augensymptomatik

1843 Augensymptomatik verschlechtert, Sensibilitätsstörungen N. trigeminus I–III rechts, respiratorische Symptome

1844 starker Visusverlust, Ptosis beids.

1845 starker Visusverlust, Ptosis, Ophthalmoplegia int. et ext.

1846 thorakales Lähmungsgefühl, Ptosis li., Parese mimische, intercostale Muskulatur, Zunge-, Gaumen-, Atemhilfs-, Hand-Muskulatur; Verlust d. Geschmackssinnes, Artikulationsstörungen, Übelkeit, Schwindel, Harn- und Stuhlinkontinenz

1847 Ptosis beids., unfähig zu lesen, starke Lichtempfindlichkeit, Dyspnoe, Schlucklähmung, Hypersalivation, Hyperästhesie am Kinn, Ausbreitung der motor. Paresen an Rumpf und Extremitäten, Magen-Darm-Koliken, Meteorismus, gastritische Beschwerden, Lungensymptome

1848 wegen mot. Parese der unteren Extremitäten gehunfähig, Spasmen, Parästhesien, Stimmband-, Larynx-, Pharynxmuskulatur paretisch, DD Kehlkopf Tb., weiterer Visusverlust

1849 Ausbreitung der Parese des Bewegungsapparates, des Kopfes und Halses, Sensibilitätsverlust im Versorgungsbereich der Hirnnerven, Krämpfe (Spastik), Kontrakturen

Jahr	P	S	K	O	A	N	L
1850	1	26		4	9	13	
1851	2	7	6	2	7	4	
1852	3	15	4	1	6	7	
1853		6	3	3	3	5	3
1854	5	13		17	18	5	7
1855	6	21	10	13	20	28	
1856	6	6	24	17	3	5	

1850 rapide Verschlechterung des Allgemeinzustandes, Ausbreitung der Lähmungen im Bereich von Kopf, Hals, Rumpf, unterer Extremitäten; obere Extremitäten partiell paretisch, 100% Ptosis beids., Akkommodationslähmung, motor. Sprachstörung, Krämpfe, Koliken

1851 langsame Besserung, Rückkehr des Geschmackes, normale Beweglichkeit rechte Hand, linke Hand nicht vollständig gelähmt

1852 erneut Verschlechterung, heftige Krämpfe, Schmerzen, Cephalgien, Störungen Kurzzeitgedächtnis, Restsehkraft nur noch rechts, hoher Opiatkonsum

1853 zunächst Besserung des Allgemeinzustandes, dann jedoch Lähmung der Extremitäten, Dyspnoe, respiratorische Probleme, Krämpfe, Koliken

1854 Remissionen und Rezidive des Visusverlustes, Augen schmerzhaft, Stimme und Artikulation o.B., rezidiv. Symptome wie bei Laryngitis, Pharyngitis, auch Kehlkopf-Tb. nicht auszuschließen, verstärkte pulmonale Symptomatik

1855 Bronchitis, Pneumonie, Fieber, starke Dyspnoe, Erstickungskrisen, Verlust der Stimme, Parese der Kaumuskulatur, Schluckstörungen, Visus schlechter, heftige Krämpfe von Larynx, Pharynx, Extremitäten, schlaffe Lähmungen, Cephalgien, hoher Opiatkonsum, Halluzinationen

1856 heftige Cephalgien, Migräne, unstillbarer Husten, Störung der Artikulation, Dyspnoe mit Zyanose, psychisch stabilisiert, unstillbarer Vomitus, Hirndrucksymptomatik, führt zum Tod

9. Die Porträts von Heinrich Heine und ihre diagnostische Relevanz

Die Porträts von Heinrich Heine vermitteln, in chronologischer Reihenfolge geordnet, einen Eindruck vom Erscheinungsbild des Dichters und lassen damit Rückschlüsse auf das Befinden des Dichters zu. Sie geben jedoch wenig Auskunft über die Symptomatik des Krankheitsprozesses. Auch ist bei der Bewertung dieser Porträts im Zusammenhang mit diagnostischen Fragestellungen zu beachten, daß es sich hier um künstlerisch subjektive, stilisierte Darstellungen handelt.

Die Abbildungen des jugendlichen Dichters zeigen Heine als gesunden Mann im guten Allgemein- und normalen Ernährungszustand. Träumerischer Blick und nachdenkliche Miene prägen den zeitgenössischen Stil der Darstellung. Doch das Porträt des etwa dreißigjährigen Dichters (Heine-Porträt HP 10) zeigt Heine mit leidendem, abwesendem Gesichtsausdruck, den Blick weniger klar, die Gesichtszüge etwas teigig aufgetrieben mit verstrichenen Falten. Besonders auf dem Kupferstich von Felsing (HP 13) erscheint Heine als ein Kranker. Es fällt eine Gesichtsasymmetrie auf, die vom Künstler noch durch den Schattenwurf verstärkt wurde. Es ist ferner eine Lidspaltendifferenz zu beobachten, das rechte Auge wirkt deutlich größer.

Samuel Diez stellt den Dichter 1842 (HP 15) zwar, als im Vergleich zu früheren Abbildungen, deutlich gealtert, jedoch mit zufrieden und heiter wirkendem Gesichtsausdruck und etwas korpulent dar. Hingegen wirkt Heine auf dem Porträt von Isidor Popper (HP 16) mit schmal geschlossenen Lippen ernst und angespannt. Die Pupillen erscheinen auffallend groß. Das erste Bild des leidenden Heine stammt aus dem Jahre 1847 (HP 17) und zeigt einen gebeugt stehenden Mann, in eine Decke gehüllt, den Kopf sinnend auf die Hände gestützt. Gleichfalls mager, in Decken eingeschlagen, mit durch eine beidseitige Ptosis verschlossenen Lidern zeigt Kietz den kranken Heine im Jahre 1848 (HP 19), dem seine Frau vorlesen muß. Eine weitere eindrückliche Darstellung der Ptosis gibt Chalupa (HP 20). Auch die Porträts von Kietz (HP 21) und Hornemann (HP 22) aus dem Jahr 1851 zeigen die bis auf einen kleinen Spalt beidseitig verschlossenen Augenlider. Die Porträts belegen, daß Heine seit ca. 1847 Bartträger war, zunächst nur mit Kinn- und Oberlippenbart, 1853 auch mit Vollbart (HP 23). Dies mag als ein Hinweis auf die beschriebene Hyperästhesie des Gesichtes gewertet werden. Die Darstellung von Heine auf dem Totenbett (HP 24) zeigt die mageren Gesichtszüge und die eingefallenen Augen, an der Totenmaske (HP 25) fällt zusätzlich wieder die Gesichtsasymmetrie auf. Die Mundwinkel stehen schief, die Mund- und Nasenpartie scheint zur Seite verzogen, eine Beobachtung, die mit einer Facialisparese gut vereinbar ist.

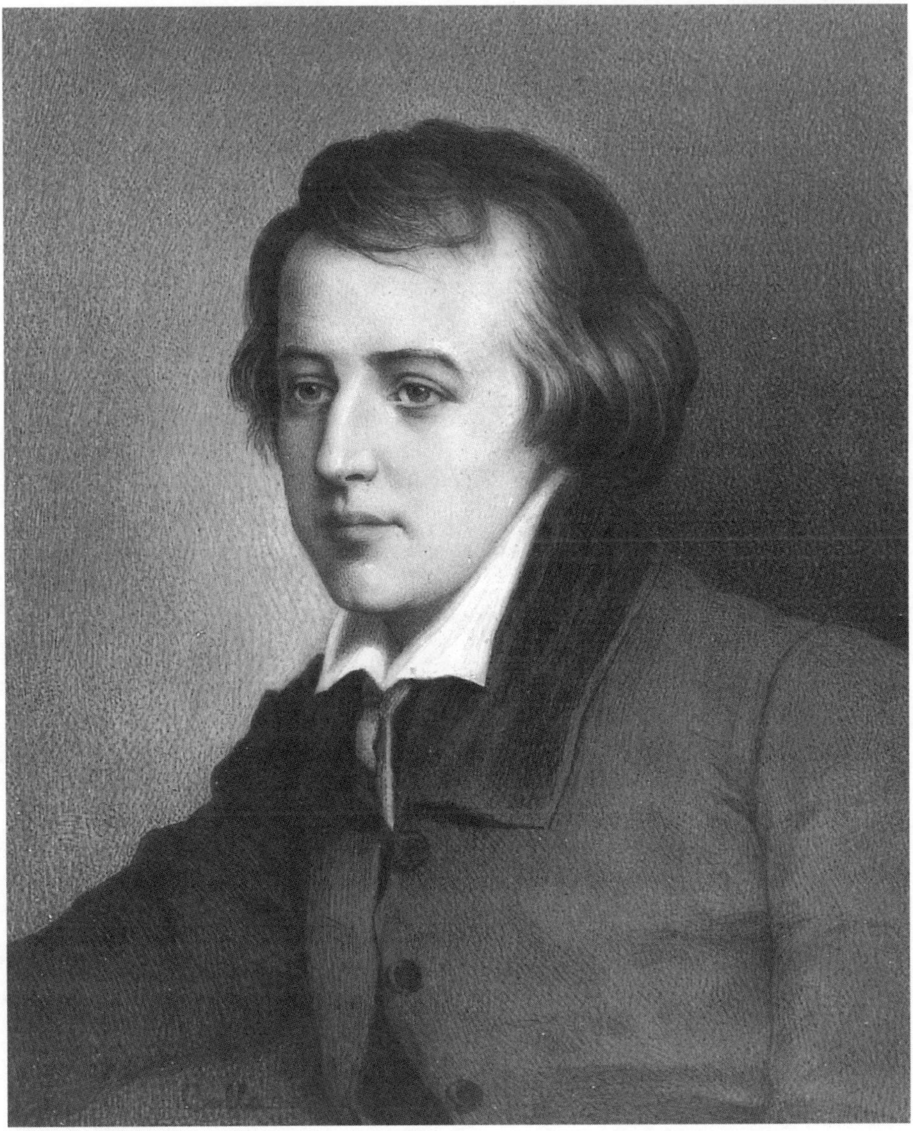

Abb. Nr. HP 1
Heinrich Heine um 1820
C. Colla, Öl auf Leinwand, um 1820, Wien, Baronin Heine-Geldern

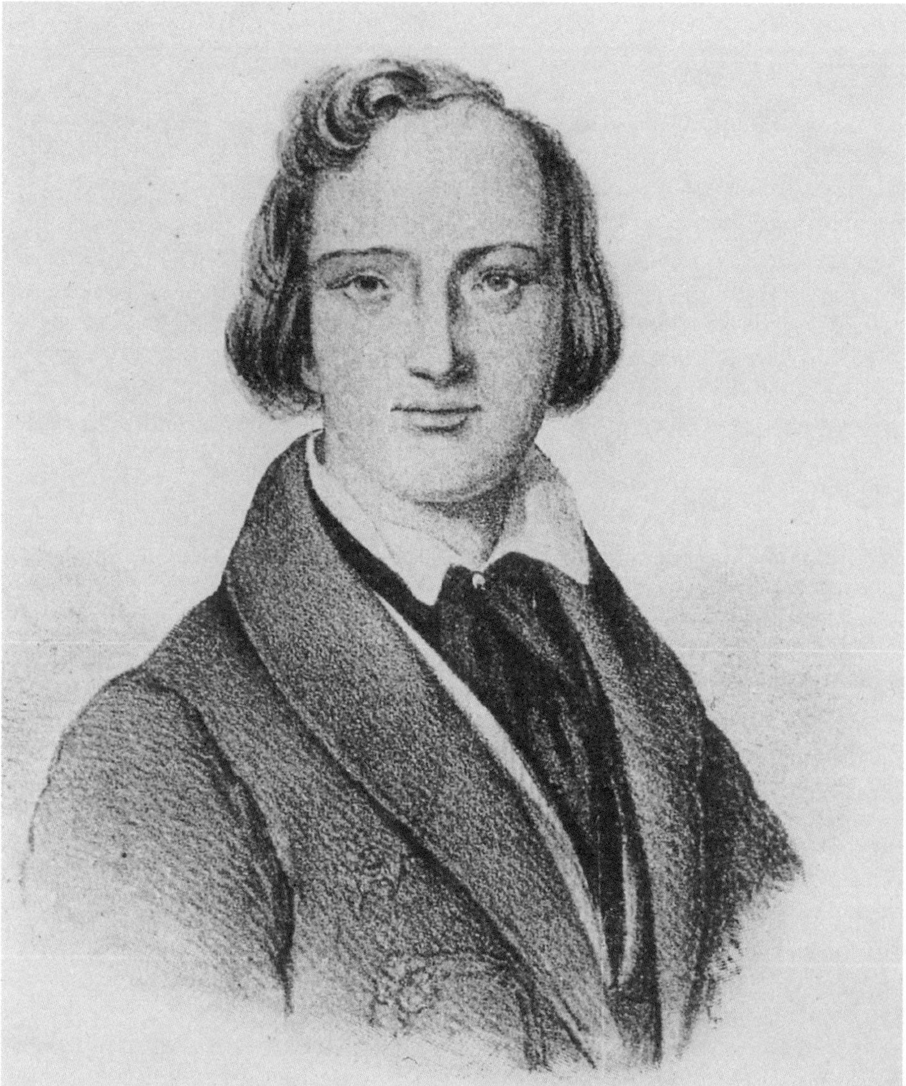

Abb. Nr. HP 2
Heinrich Heine um 1825
Cäcilie Brandt, Lithographie, um 1825, Heinrich-Heine-Institut Düsseldorf

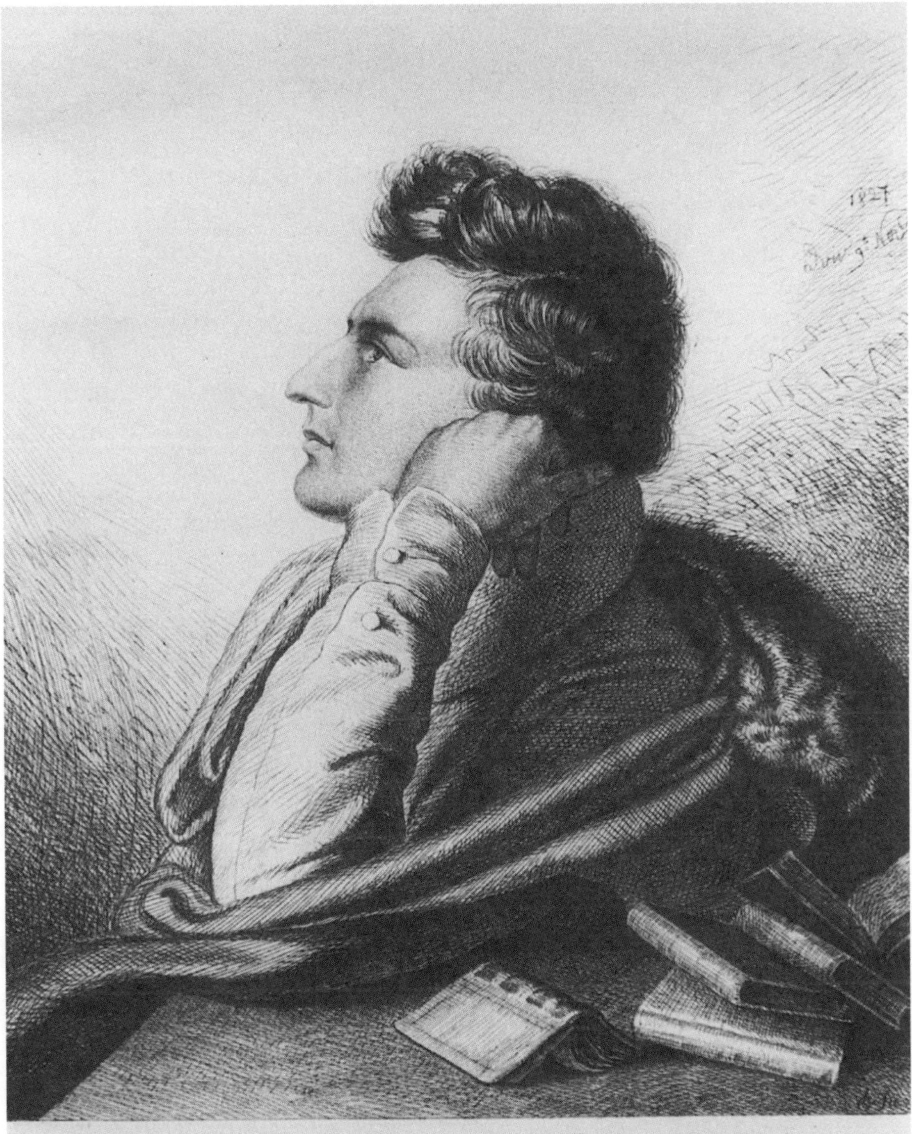

Abb. Nr. HP 3
Ludwig Emil Grimm zeichnet Heine am 9. November 1827 in Kassel
L. E. Grimm, Radierung, 1827, Heinrich-Heine-Institut Düsseldorf

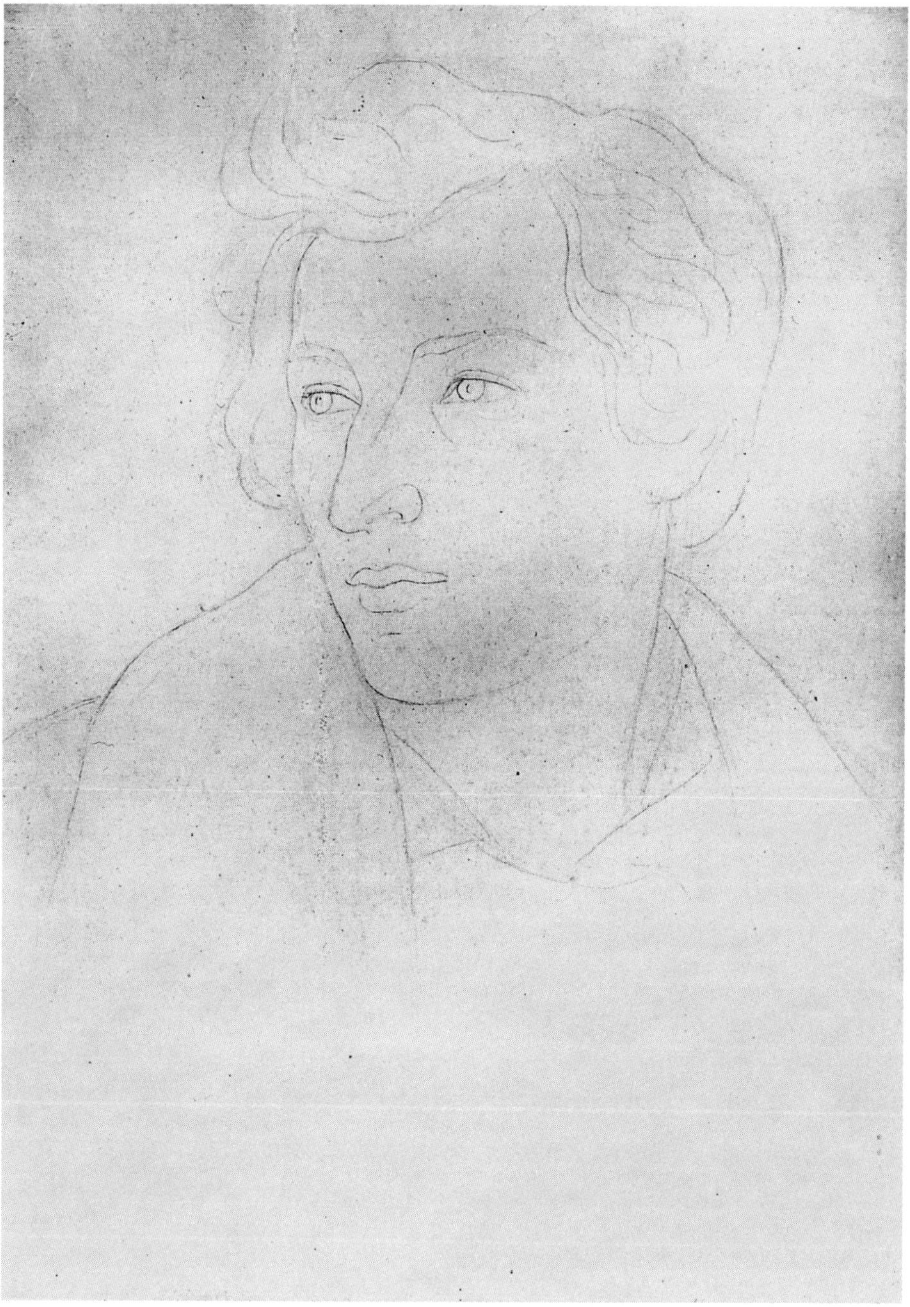

Abb. Nr. HP 4
Heinrich Heine um 1828
Gottlieb Gassen, Vorzeichnung für das Gemälde, 1828

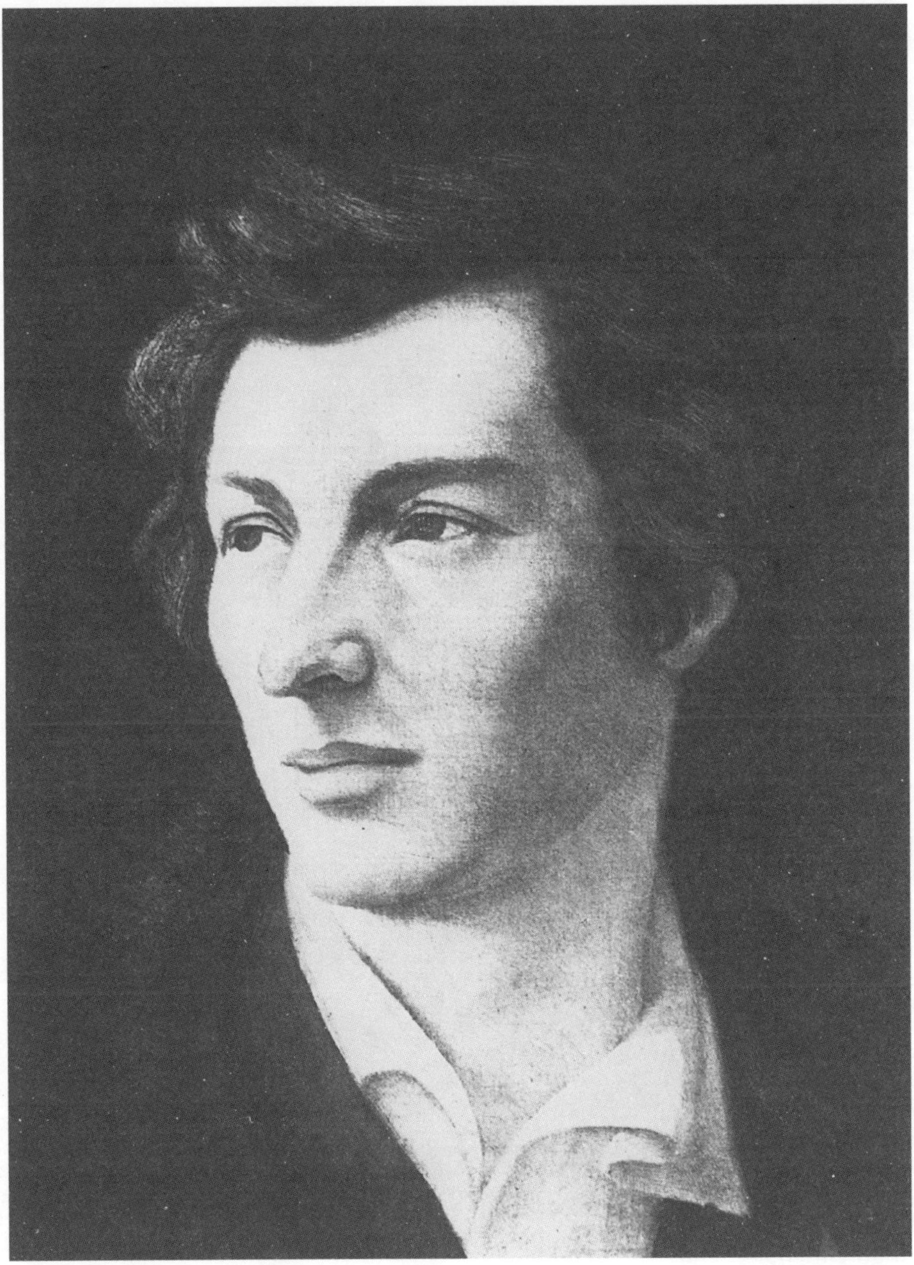

Abb. Nr. HP 5
Heinrich Heine um 1828
Gottlieb Gassen, Öl auf Leinwand, April 1828
Santiago, Leihgabe von H. Engel, Heinrich-Heine-Institut Düsseldorf

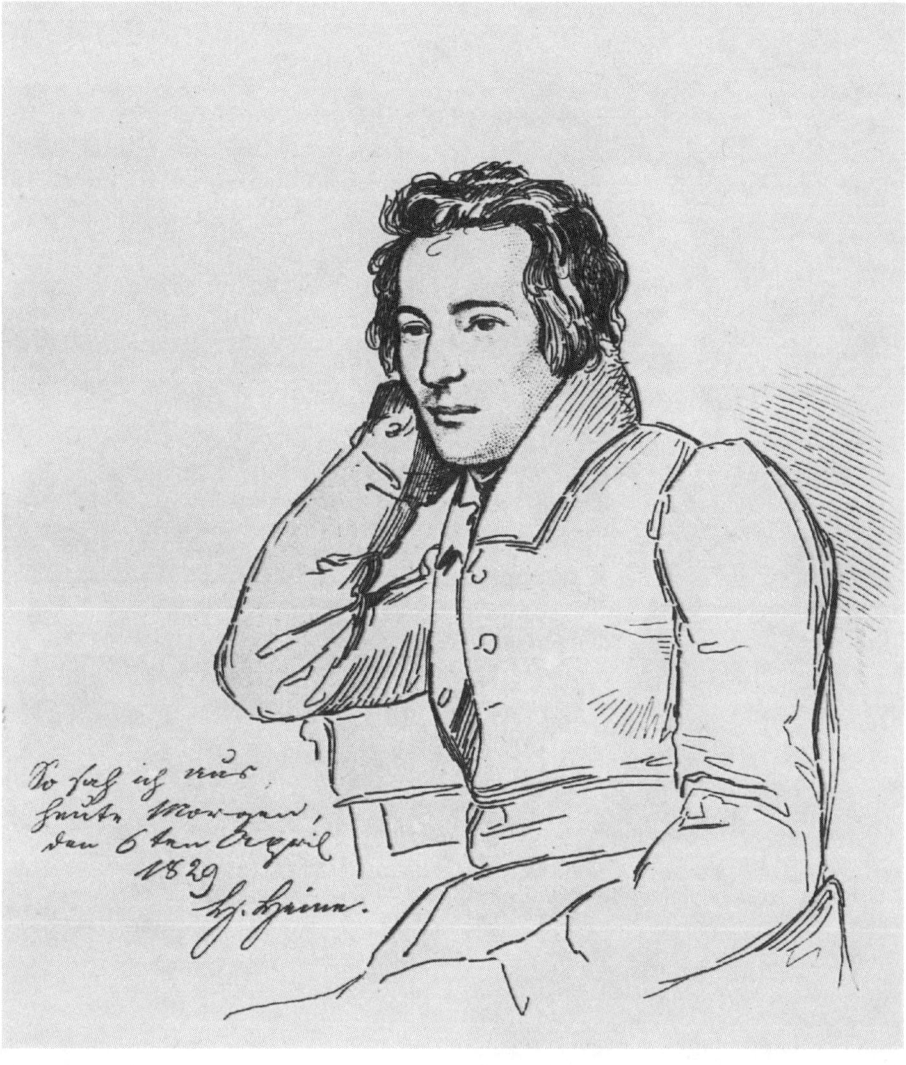

Abb. Nr. HP 6
Heinrich Heine
Eduard Mandel, Radierung 1854, nach einer Zeichnung von Franz Kugler, Berlin, 1829, mit faksimilierten Zeilen und Unterschrift Heines: »So sah ich aus, heute Morgen, den 6ten April 1829 H. Heine«

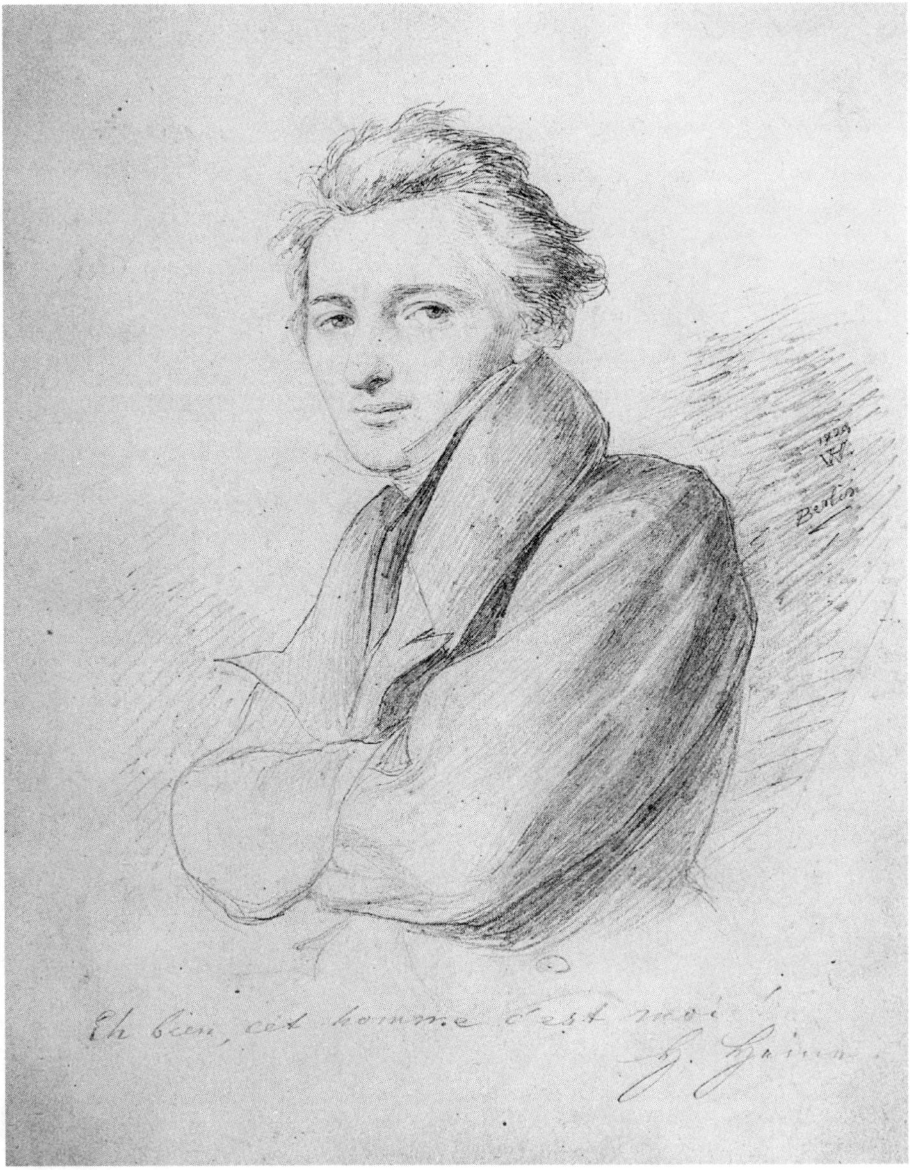

Abb. Nr. HP 7
Heinrich Heine, 1829, Bleistiftszeichnung von Wilhelm Hensel mit eigenhändiger Zeile und Unterschrift Heines: »Eh bien, cet homme c'est moi! H. Heine« Bez. oben rechts: »1829 WH Berlin«, Staatliches Museum, Preußischer Kulturbesitz, Nationalgalerie, Berlin

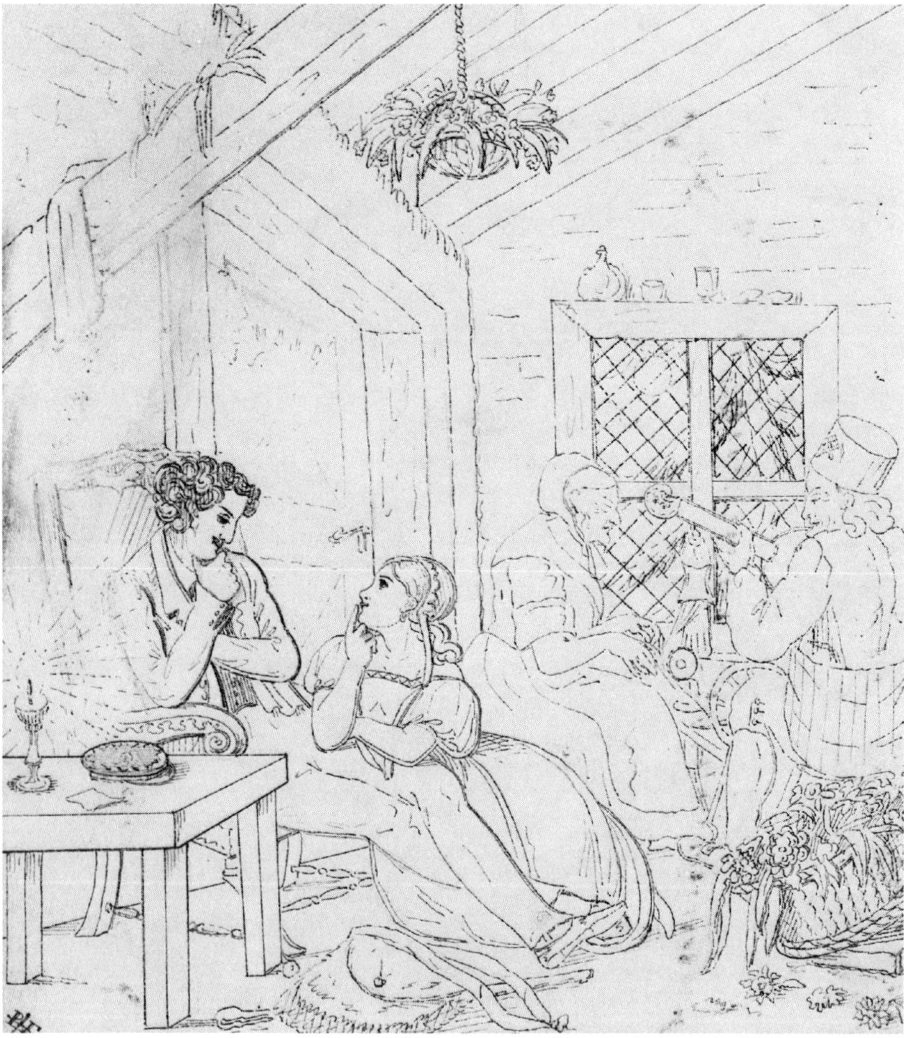

Abb. Nr. HP 8
Illustration von Johann Peter Lyser zu dem Gedicht »Bergidylle« aus der »Harzreise« mit einem Porträt Heines J. P. Lyser, Silberstiftzeichnung, 1829, Frankfurt am Main, Freies Deutsches Hochstift

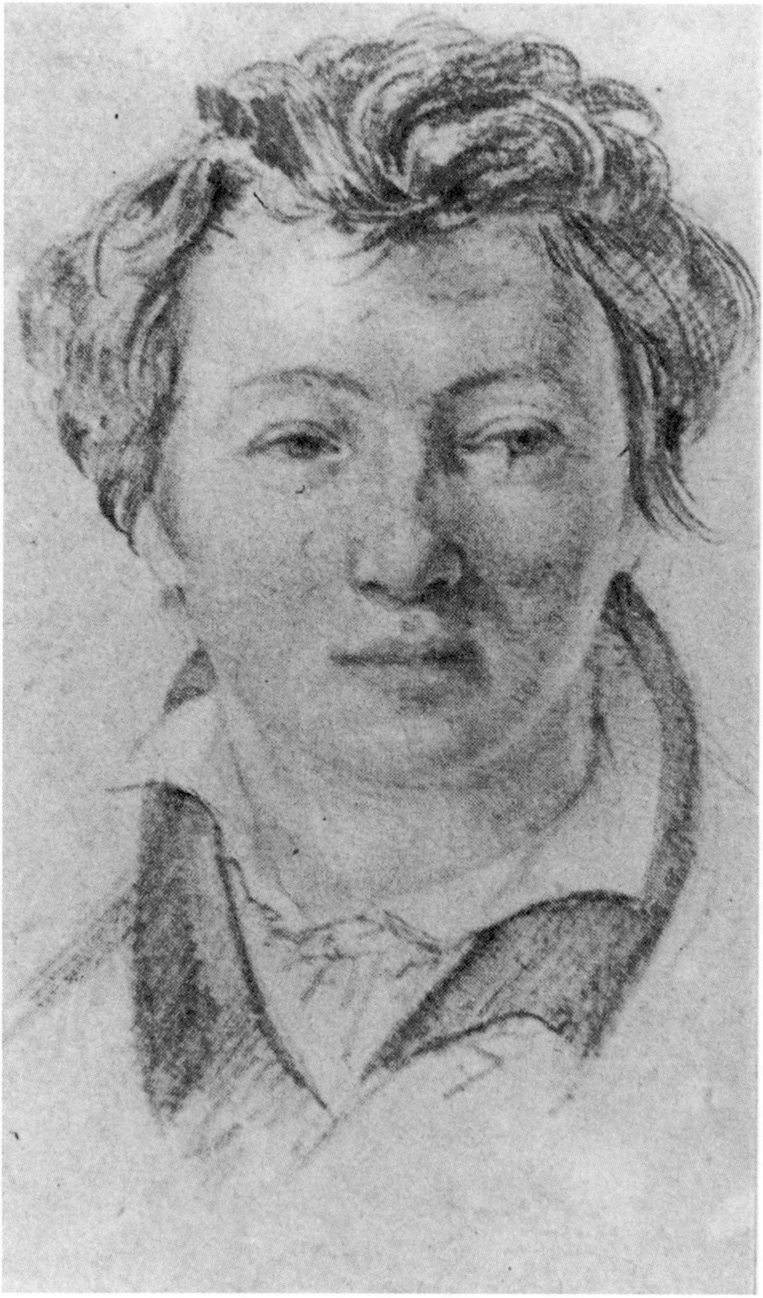

Abb. Nr. HP 9
Porträt des etwa dreißigjährigen Dichters
Unbekannter Künstler, Stahlstich, vor 1830, Heinrich-Heine-Institut Düsseldorf

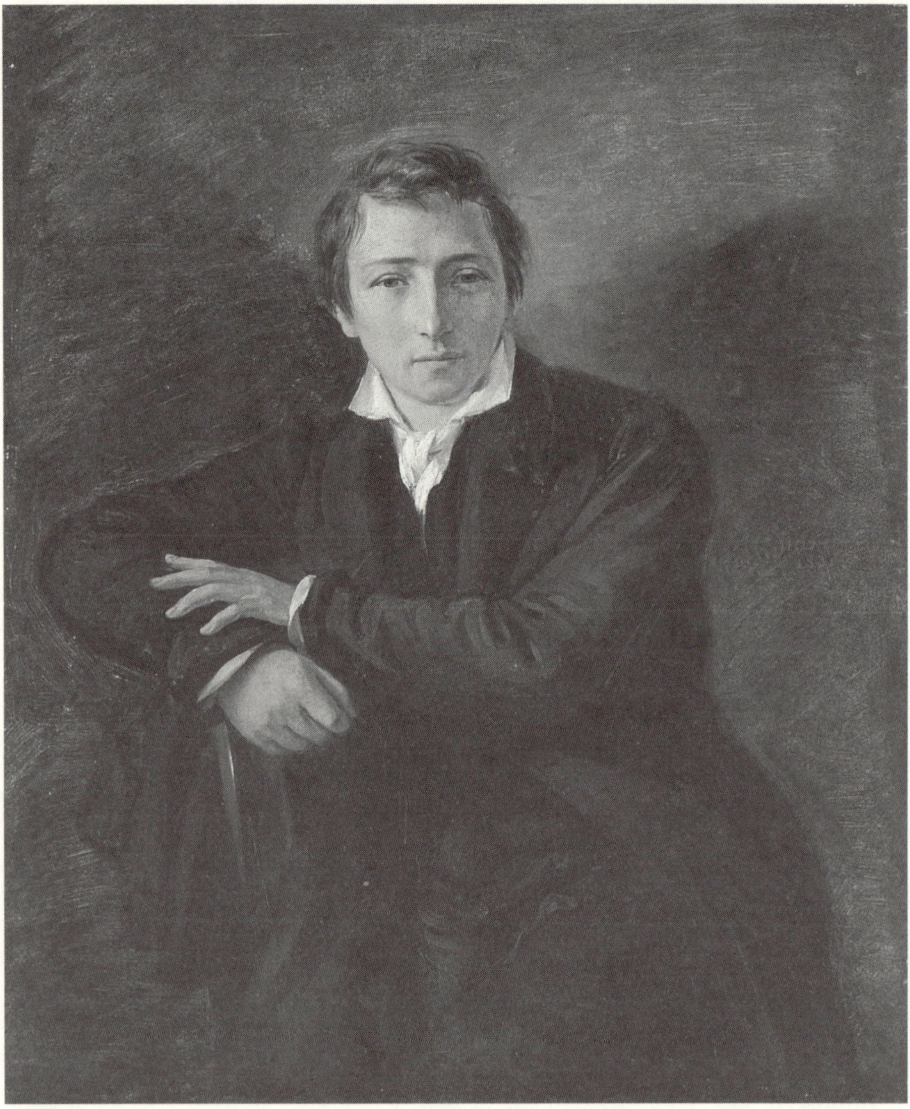

Abb. Nr HP 10
Moritz Oppenheim porträtierte Heinrich Heine 1831 in Mainz
M. Oppenheim, Öl auf Leinwand, 1831, Hamburg, Kunsthalle

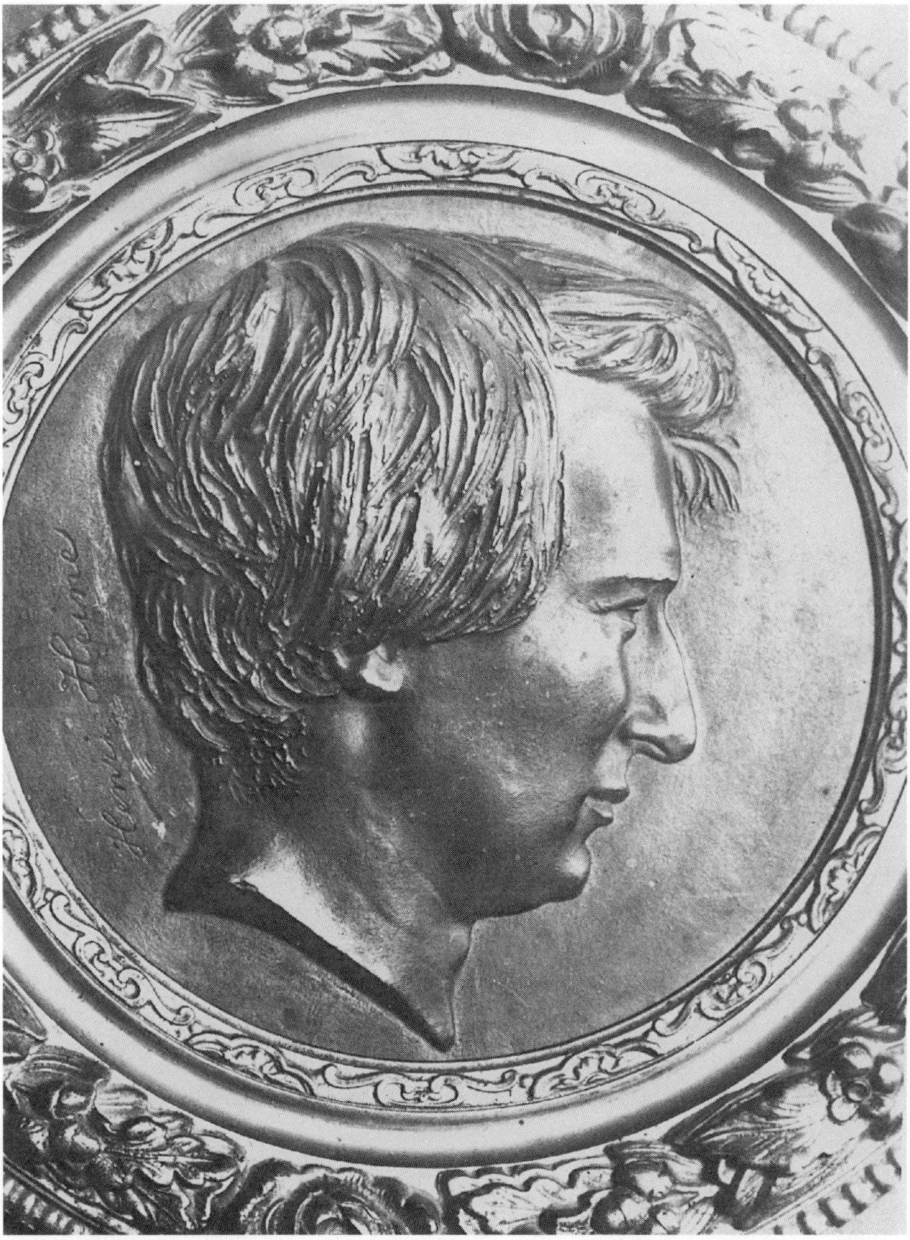

Abb. Nr. HP 11
Heinrich Heine. Porträt im Profil nach rechts,
Bronzerelief aus der Werkstatt von Pierre-Jean David d'Angers, 1834, Heinrich-Heine-Institut Düsseldorf

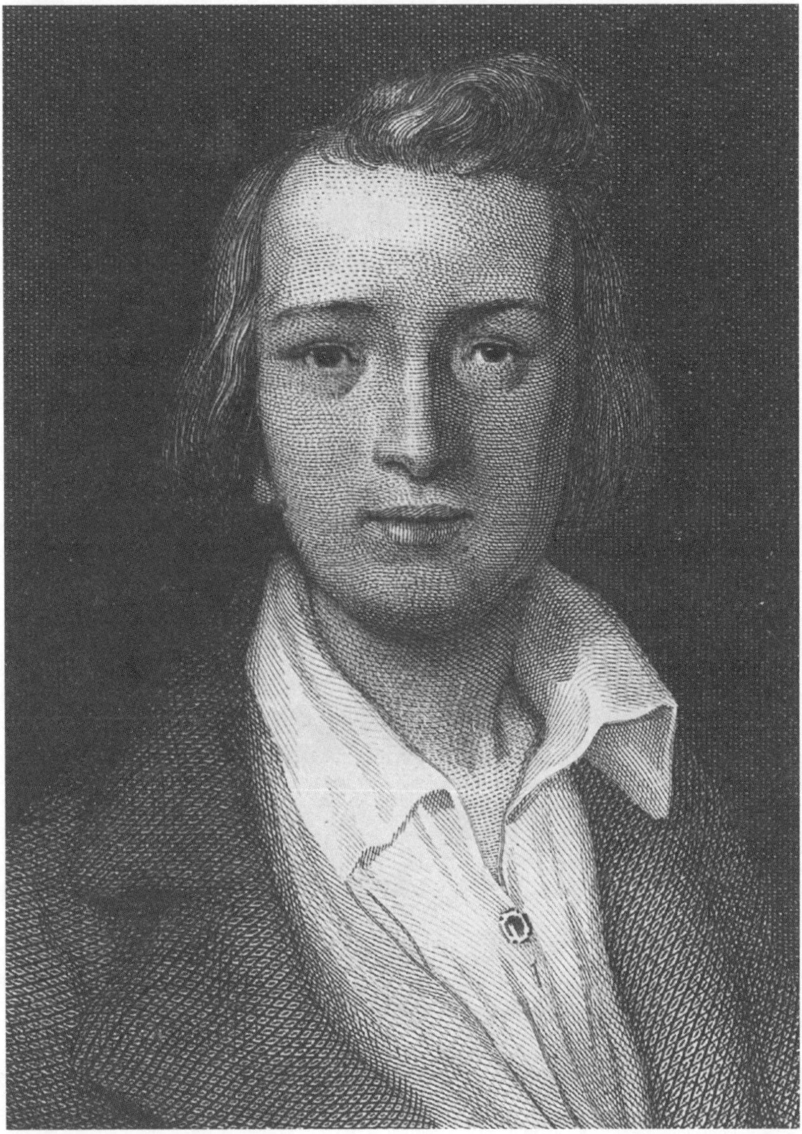

Abb. Nr. HP 12
Frontispiz: Heinrich Heine
Kupferstich von Georg Jacob Felsing nach einer Zeichnung von Tony Johannot in: »Deutscher Musenalmanach für das Jahr 1837. Herausgegeben von Adalbert von Chamisso. Achter Jahrgang. Mit Heine's Bildniß. Leipzig: Waidmann'sche Buchhandlung.« A1837Ü
Heine schickte das Porträt am 1. März 1836 an die Waidmann'sche Buchhandlung. Heinrich-Heine-Institut Düsseldorf

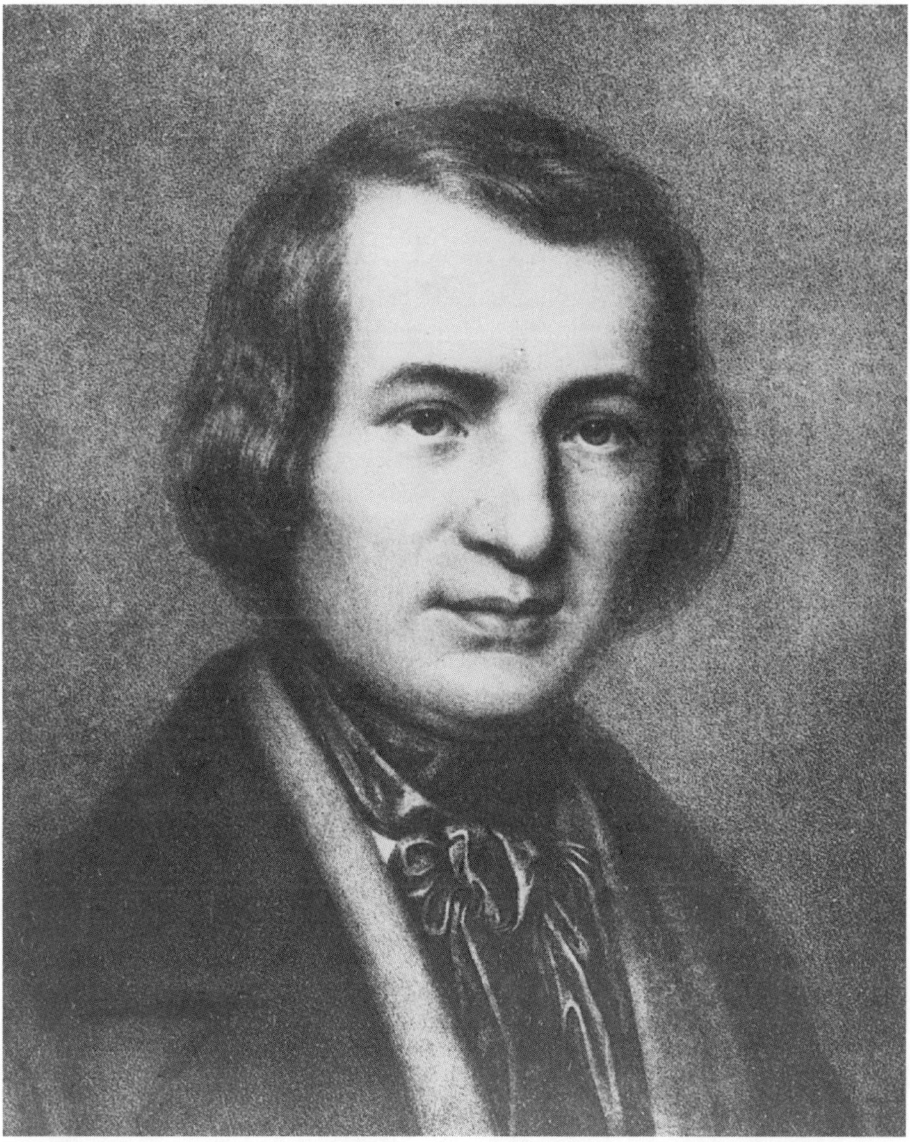

Abb. Nr. HP 13
Heinrich Heine
Lithographie von Paul Rohrbach aus dem Jahre 1868 nach einer Zeichnung von Friedrich Pecht, Paris, Januar 1840, Heinrich-Heine-Institut Düsseldorf

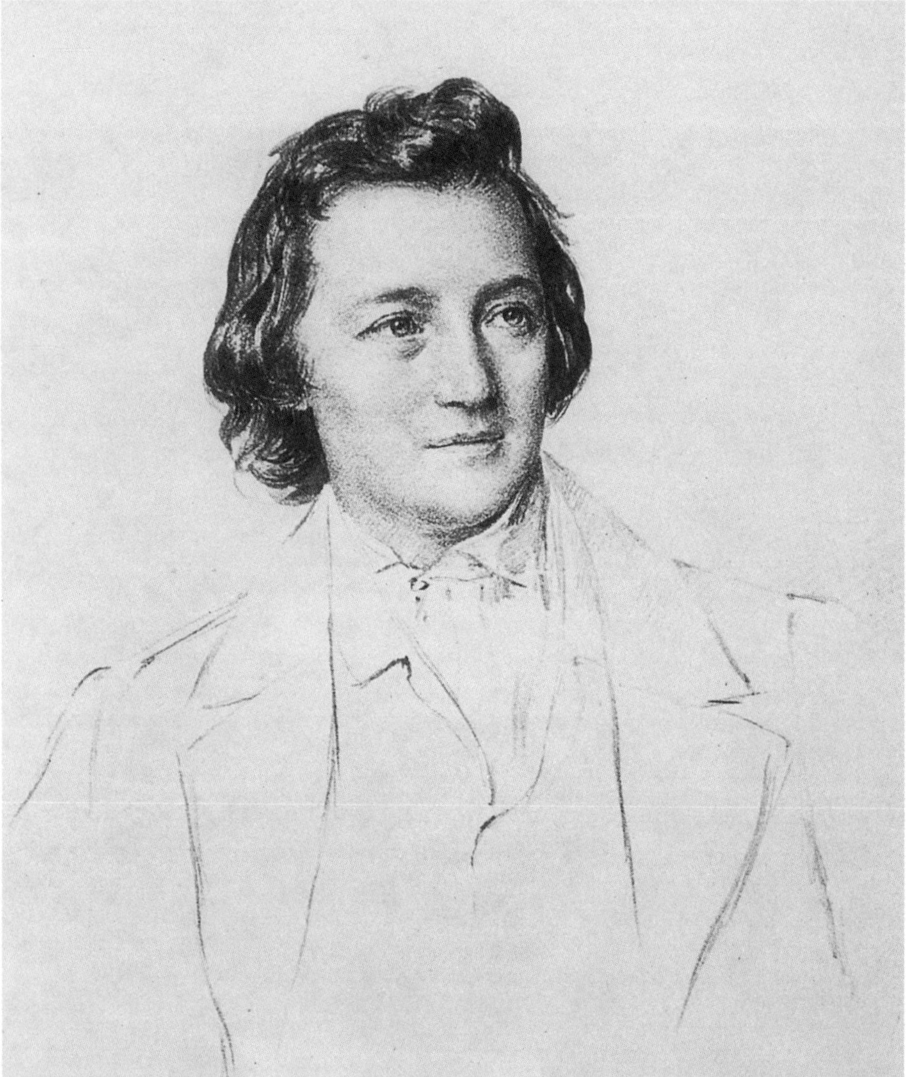

Abb. Nr. HP 14
Porträt Heines aus dem Jahr 1842
Samuel Diez, Lithographie, 1842, Heinrich-Heine-Institut Düsseldorf

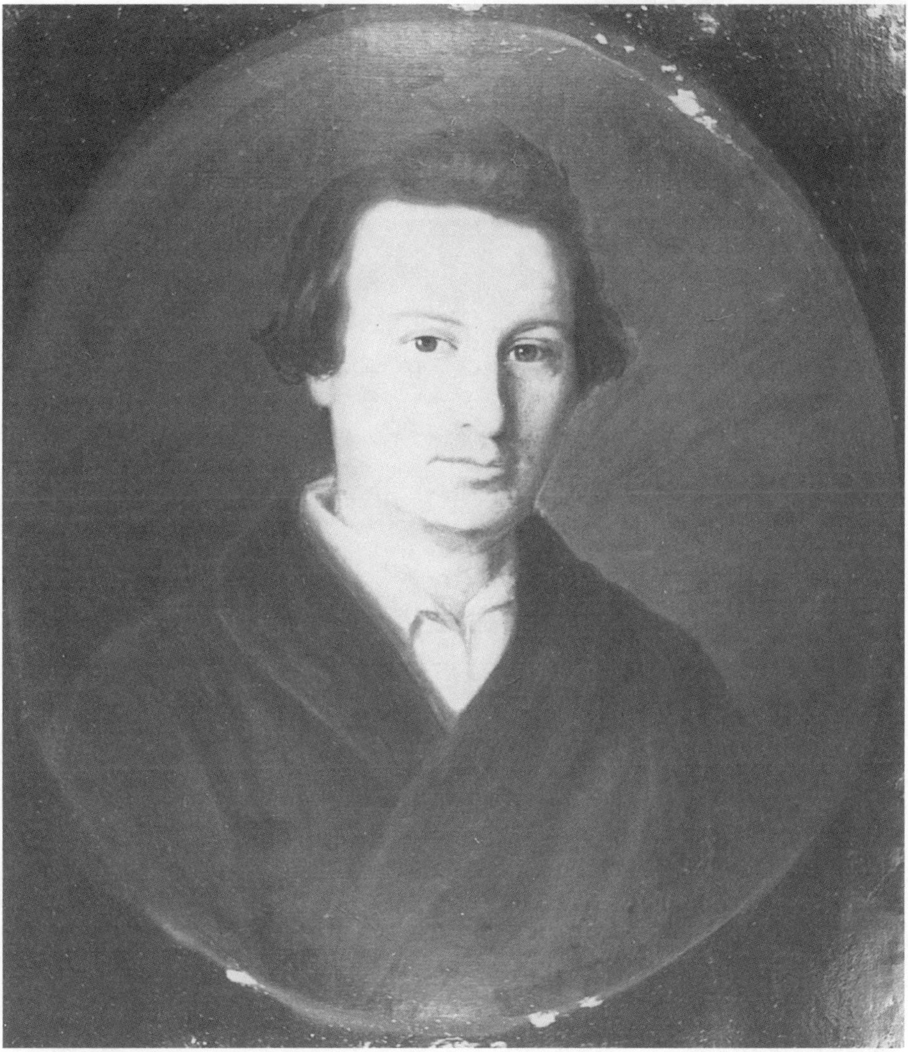

Abb. Nr. HP 15
Isidor Popper porträtierte Heine im Herbst 1843
I. Popper, Öl auf Leinwand, 1843, Heinrich-Heine-Institut Düsseldorf

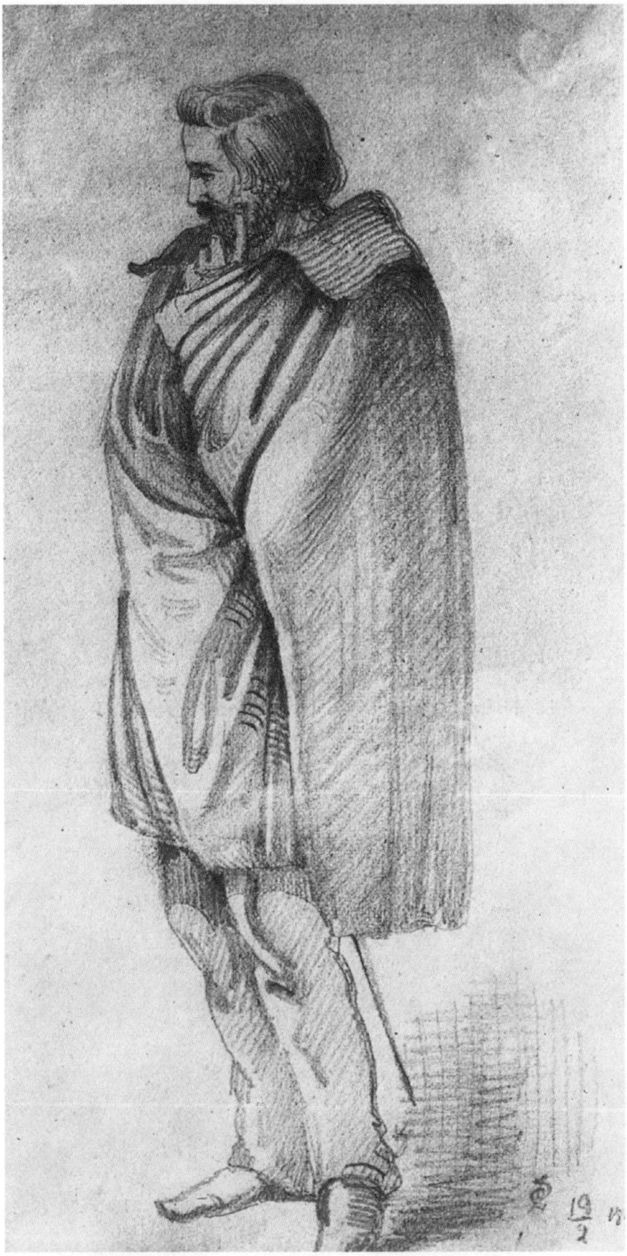

Abb. Nr. HP 16
Heinrich Heine, 1847
Unbekannter Künstler, Kreideskizze, 19. Februar 1847, Heinrich-Heine-Institut Düsseldorf

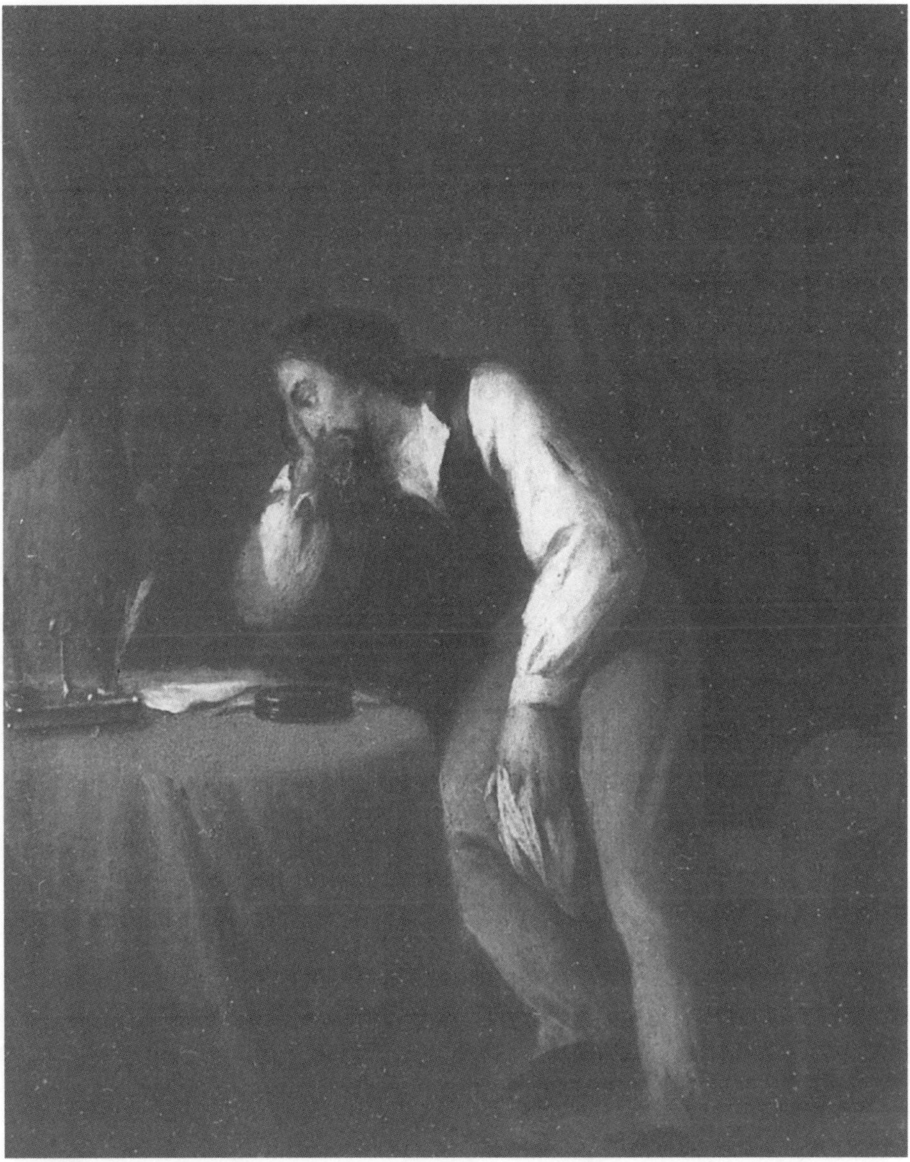

Abb. Nr. HP 17
Heinrich Heine
Porträt von Ary Scheffer, Öl auf Holz, um 1847, Heinrich-Heine-Institut Düsseldorf

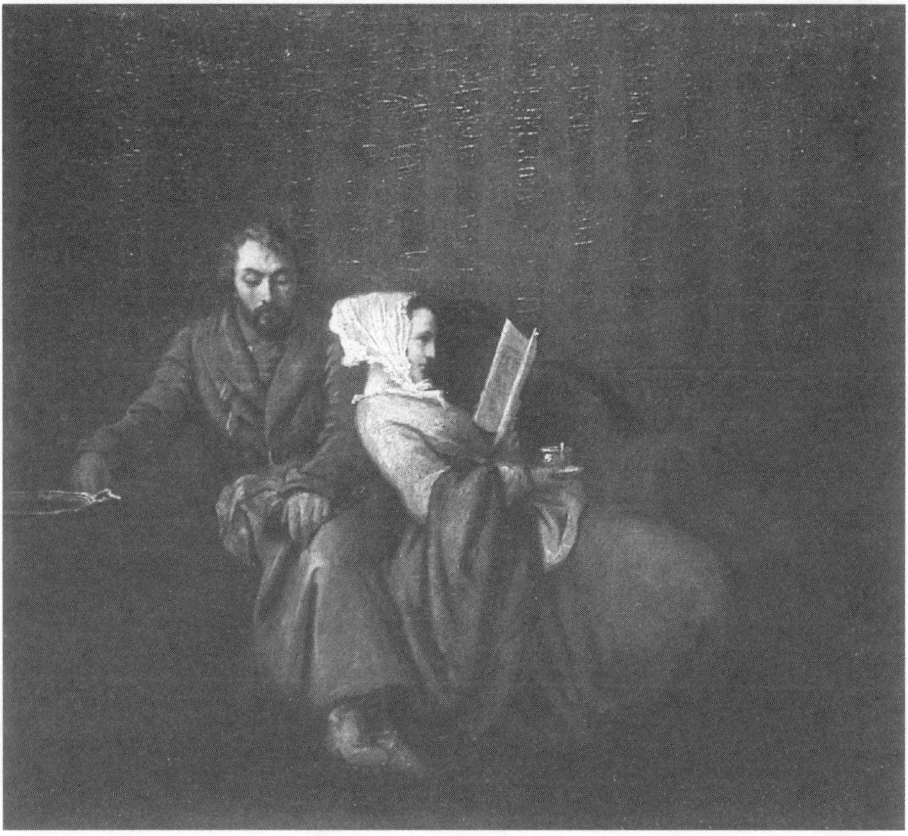

Abb. Nr. HP 18
Mathilde Heine liest ihrem kranken Gatten vor
Ernst Benedikt Kietz(?), Öl auf Leinwand, vor 1848, Heinrich-Heine-Institut Düsseldorf

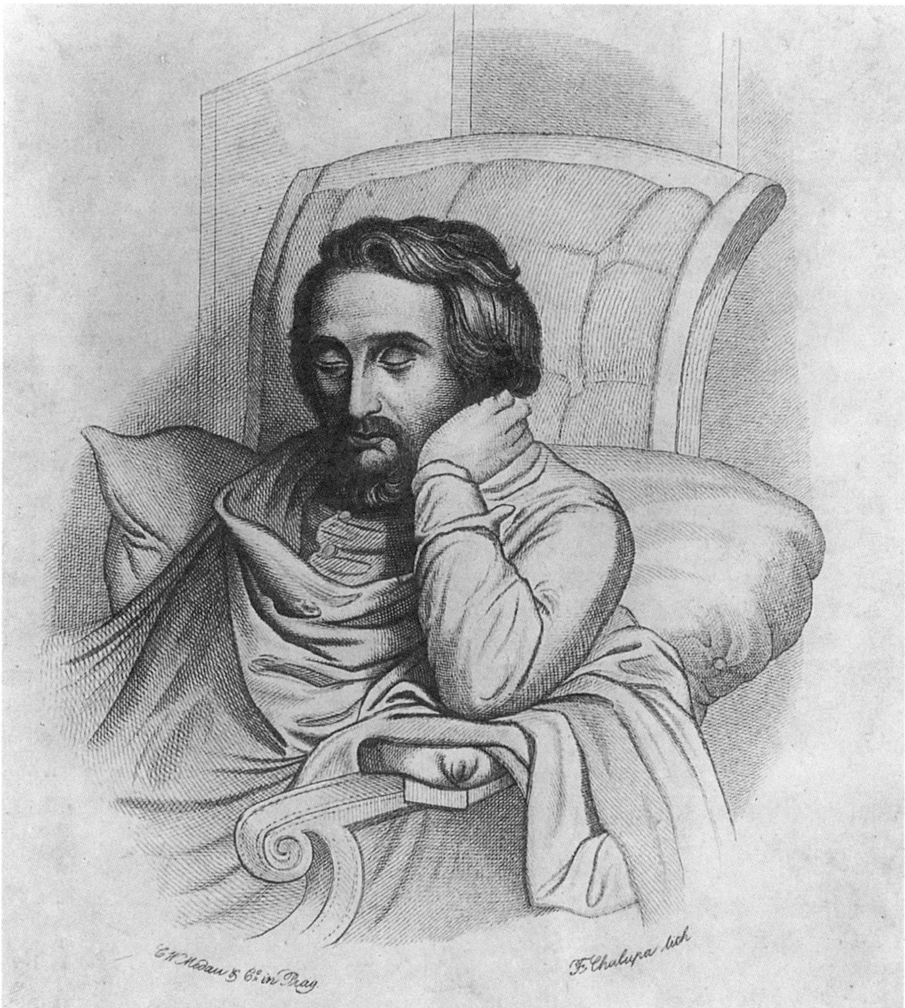

Abb. Nr. HP 19
Heinrich Heine auf dem Krankenlager
F. Chalupa nach C. G. Gleyre, Lithographie, Heinrich-Heine-Institut Düsseldorf

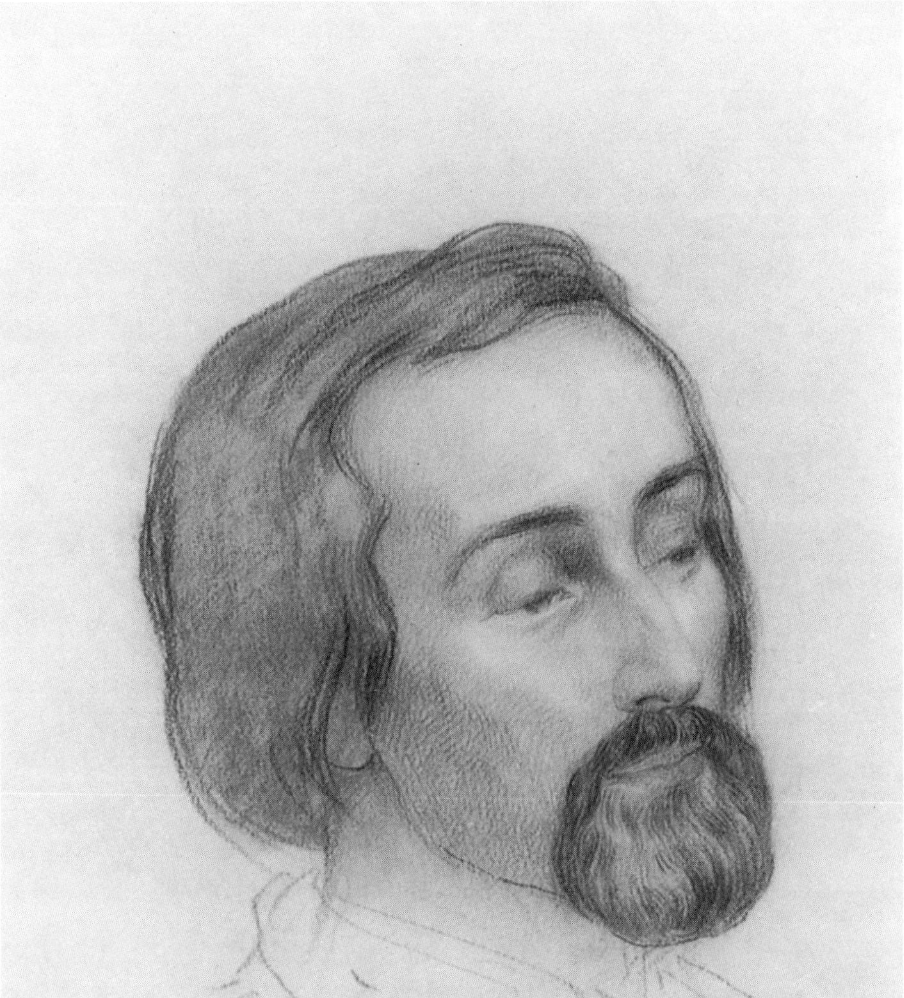

Abb. Nr. HP 20
Darstellung des kranken Heine, 1851
E. B. Kietz, Bleistiftskizze, um 1852, Heinrich-Heine-Institut Düsseldorf

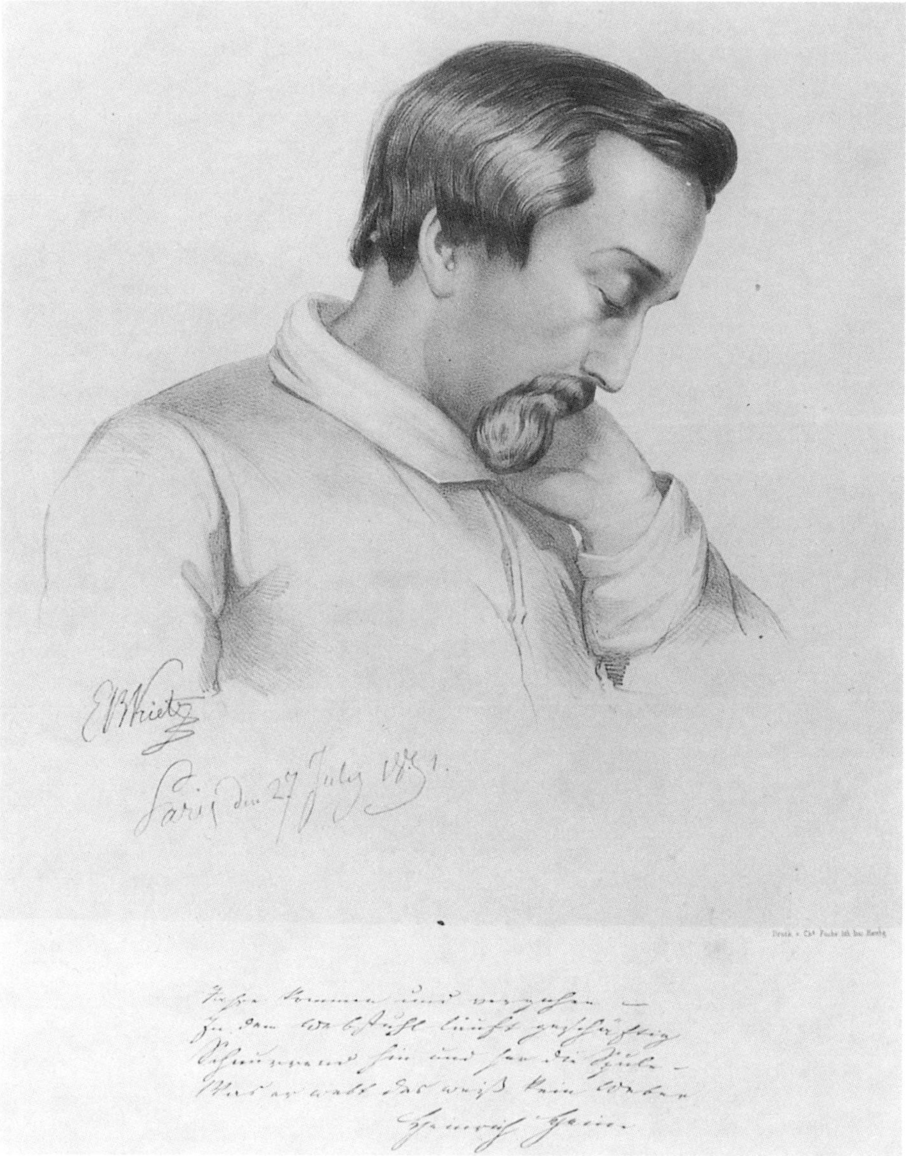

Abb. Nr. HP 21
Heinrich Heine
Lithographie von Friedrich Adolf Hornemann, 1851
Hamburg Hoffmann und Campe, 1851
Nach einer Zeichnung von Ernst Benedikt Kietz vom 27. Juli 1851 mit faksimilierter Unterschrift Heines und einer Strophe aus »Jehuda ben Halevy« (3. Buch des »Romanzero«), Heinrich-Heine-Institut Düsseldorf

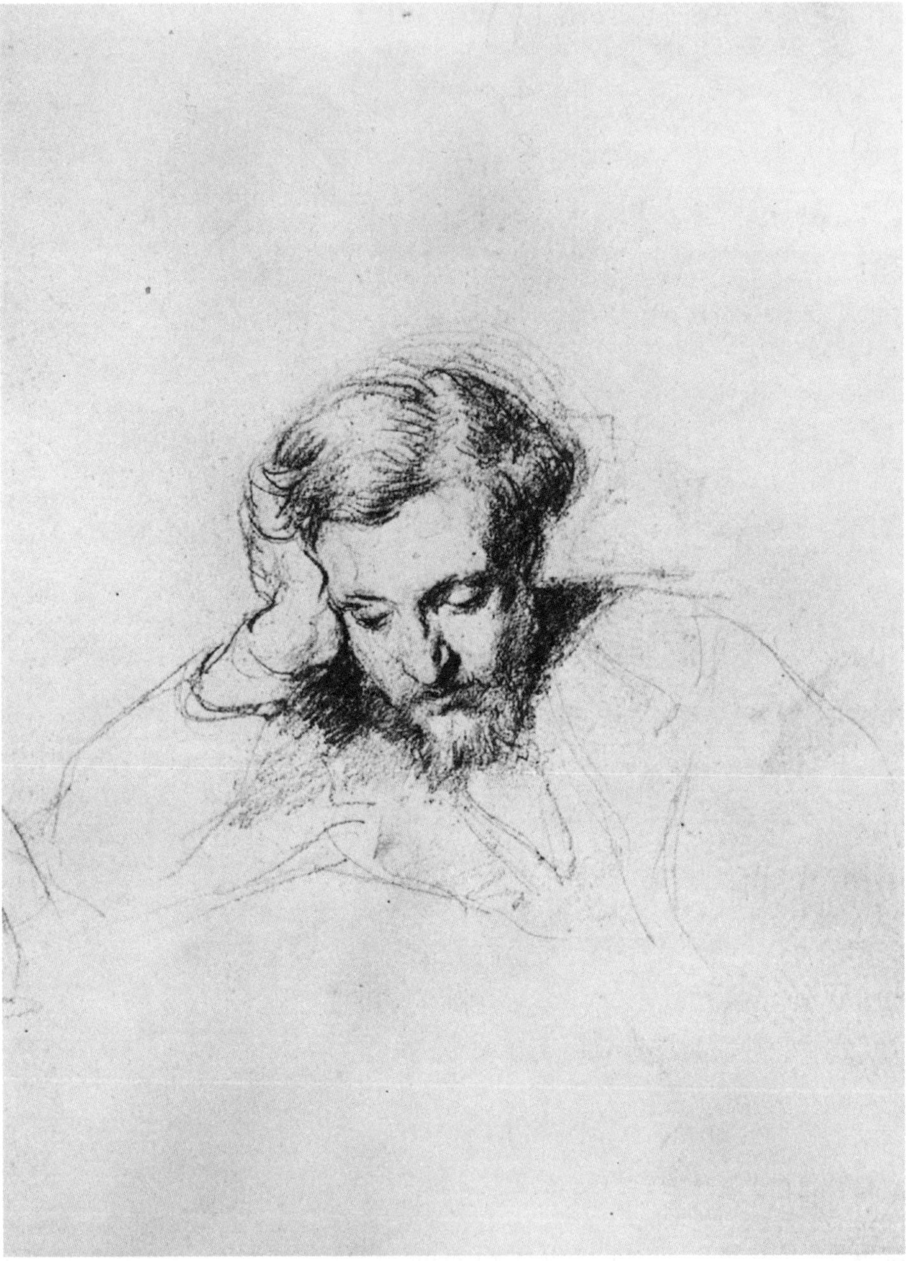

Abb. Nr. HP 22
Heinrich Heine
Marcellin-Gilbert Desboutin, Bleistiftzeichnung, Paris nach 1853, Heinrich-Heine-Institut Düsseldorf

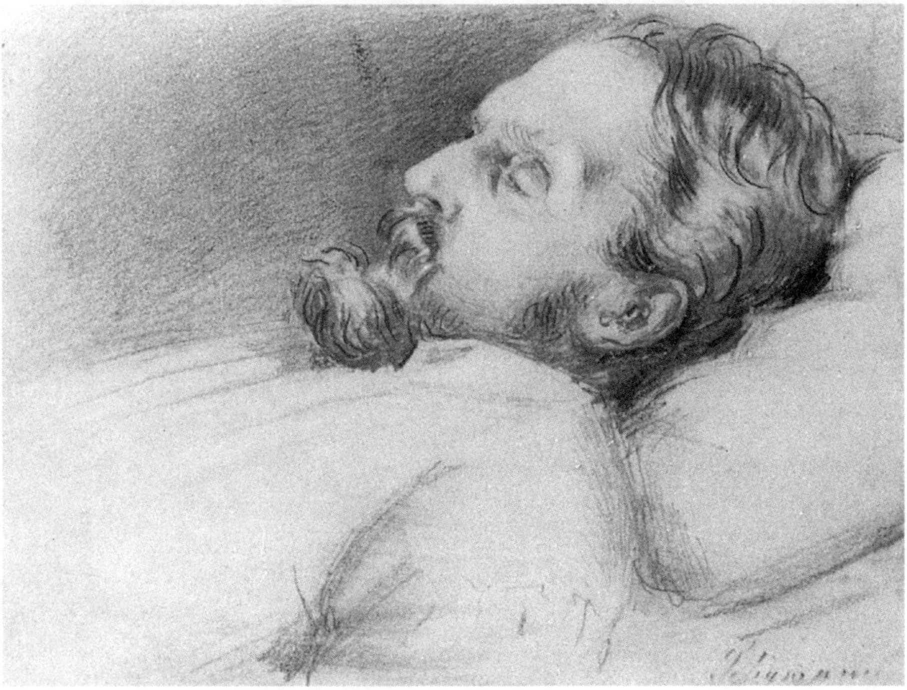

Abb. Nr. HP 23
Heinrich Heine auf dem Totenbett
Seligmann, Tusch-, Feder- und Bleistiftzeichnung, 1856, Heinrich-Heine-Institut Düsseldorf

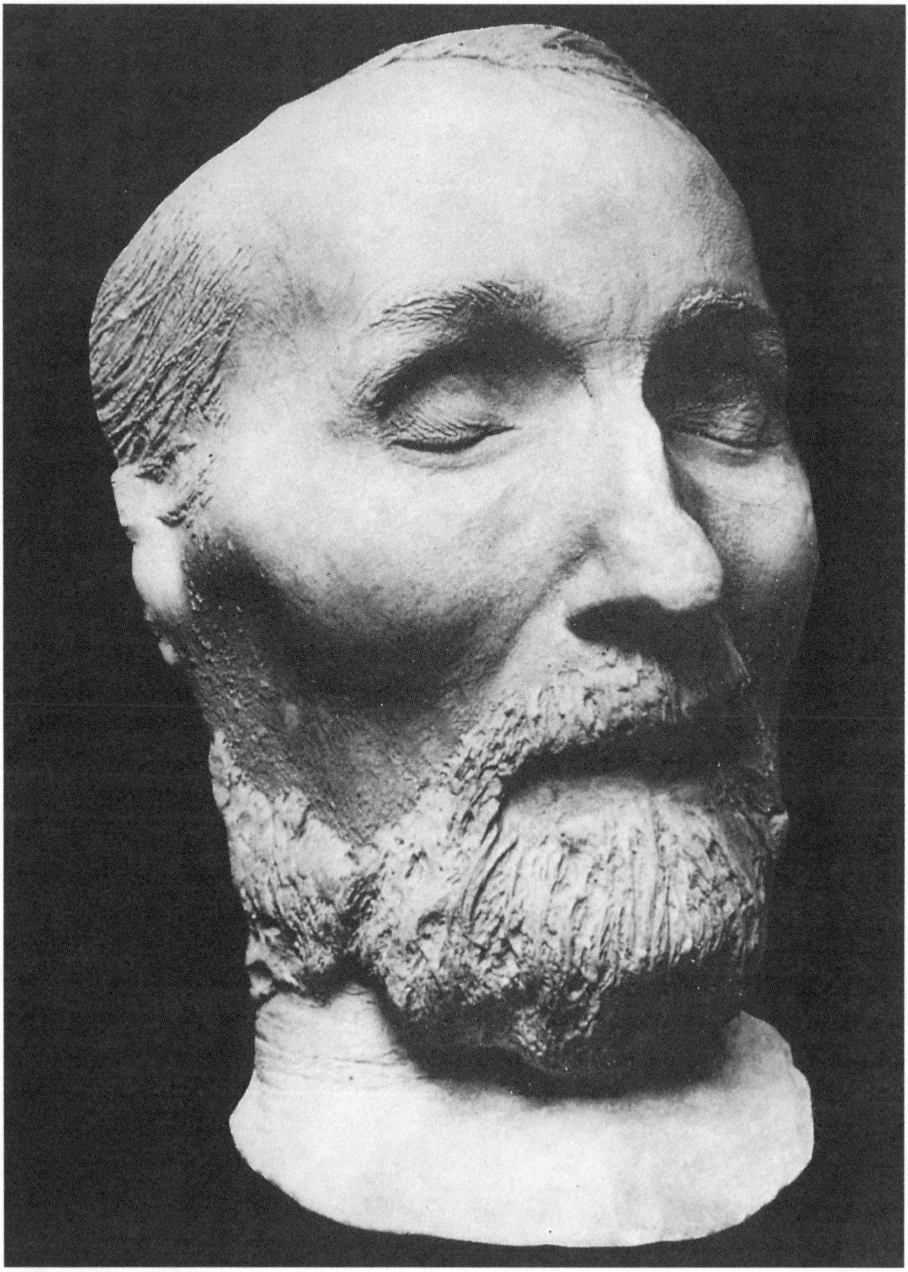

Abb. Nr. HP 24
Totenmaske Heinrich Heines
Totenmaske abgenommen von Joseph Fontana, 1856, Heinrich-Heine-Institut Düsseldorf

10. Die Handschrift von Heinrich Heine und die diagnostische Relevanz ihrer Analyse

Eine Analyse der Autographen Heinrich Heines unter medizinisch-diagnostischen Kriterien gestaltet sich nicht nur für den in diesem Fachgebiet Ungeübten als äußerst schwierig. So sind die natürliche Entwicklung der Handschrift eines Vielschreibers über mehr als dreißig Jahre zu verfolgen, die stark variierende Schriftqualität in Manuskripten, Reinschriften, Briefen und privaten Aufzeichnungen und der Einfluß der unterschiedlichen Schreibmaterialen zu berücksichtigen. Zugleich aber müssen bei qualifizierender und quantifizierender Einordnung sowie vergleichender Beurteilung auch die mit anamnestischen Daten festgestellten Grade der Behinderung durch körperliches Leiden und psychische Beeinträchtigungen beachtet werden. Gerade hier gewinnt aber die Spekulation bei der Beurteilung der Handschrift im Rahmen der retrospektiven Diagnostik einen so entscheidenden Einfluß, daß die hier gewonnenen Ergebnisse eher die Diagnose verfälschen als unterstützen.

So seien hier nur sieben Autographen (A1–A7) aus den Jahren 1815, 1822, 1836, 1838, 1846, 1853 und 1855 kurz beschrieben. Diese nicht als repräsentiv ausgewählten Handschriften zeigen in Übereinstimmung mit der Durchsicht der in der Bibliothèque Nationale Paris, Abteilung ›Manuscrits‹ und im Heinrich-Heine-Institut Düsseldorf vorhandenen Autographen eine relative Konstanz der Handschriftmerkmale Heines. Schon die Reinschrift der Wünnebergiade (A1) belegt eine leicht von links unten nach rechts oben geneigte Schrift mit relativ großen, uniformen und schwungvollen Unter- und Überzügen. Bestimmte Abschnitte dieser Züge sind durch kräftigen Federdruck dicker gezogen und damit betont. Die Buchstaben sind mit recht regelmäßigem Abstand gut von einander abgrenzbar aneinandergereiht, ohne daß sich im einzelnen Wort Schriftabbrüche oder Neuansätze finden. Der Zeilenabstand ist regelmäßig mit Trennung der einzelnen Zeilen ohne Überschneidungen. In dieser Gedichtreinschrift verlaufen die Zeilen annähernd horizontal.

So besteht der wesentliche Unterschied des Gedichtmanuskriptes aus der Zeit um 1822 (A2) zu dieser Reinschrift darin, daß die Zeilen nicht streng horizontal ausgerichtet sind, sondern eine deutliche Tendenz von links oben nach rechts unten haben. Das Schriftbild des Manuskriptes des Briefes an die französische Bundesversammlung aus dem Jahre 1836 (A3) wirkt eher nüchterner und klarer, da die schnörkeligen Über- und Unterzüge deutlich reduziert sind. Die Neigung der nun etwas kleineren Buchstaben ist etwas stärker nach rechts ausgerichtet, selbst runde Buchstaben erscheinen schmaler. Diese Tendenz zu kleineren Buchstaben ist noch deutlicher in der nun wieder mit mehr Schnörkeln verzierten Reinschrift des Loreley-Gedichtes von 1838 (A4). Auch hier fällt die Neigung der Zeilen nach rechts unten auf, die sich zum Zeilenende verstärkt. Dieses Phänomen zeigt sich besonders in dem Brief an Dieffenbach (A5). Hier ›kippen‹ die Worte am Zeilenende wie unter plötzlicher Raumnot stark nach rechts unten ab. Im Unterschied zu der mit feiner Feder und ausgewogenem, konstantem Anpreßdruck geschriebenen Loreley-Reinschrift sind die Buchstaben im Brief an Dieffenbach fett, kräftig eingedrückt und lassen gerade in den bisher feinen langen Zügen jene typische Geradlinigkeit vermissen, so daß insgesamt ein eher zittriger Eindruck entsteht. Die runden Buchstaben sind weiter verschmälert und weisen eine dominierende Strichführung von links unten nach rechts oben auf, so daß die Handschrift von einem eher zackigen Auf und Ab in dieser Richtung geprägt wird. Im um 1853 entstandenen Manuskript aus den Lazarus-Liedern sind diese Schriftbildveränderungen noch ausgeprägter. Auch die Buchstaben innerhalb eines Wortes sind jetzt unterschiedlich groß, die Zeile wird in vertikaler Richtung nicht eingehalten. Der hier verwendete Bleistift wird nicht flüssig geführt, sondern im Wort mehrmals angesetzt. Selbst die großen, in weiten Bögen geführten Linien zum Durchstreichen sind diskret stotternd mit wechselndem Anpreßdruck und leicht zittrig gezogen. Im Testamententwurf aus dem Jahr 1855 (A7) wird der Zeilenabstand besser eingehalten, die Abstände zwischen den Buchstaben jedoch sind weiter. Die Buchstaben selbst werden noch mehr zu leicht von links unten nach rechts oben geneigten Strichen mit nur noch zumeist rudimentären Rundungen simplifiziert und erscheinen solitär gestellt oder durch relativ weite Linien verbunden.

Es lassen sich somit bei der repräsentativen Durchsicht ebenso wie bei der hier vorgenommenen exemplarischen Auswahl der Autographen konstante wie charakteristische und im Laufe der Zeit agravierende Merkmale evaluieren. Die medizinische, diagnostische Einordnung ist jedoch sehr spekulativ. Wie sehr sich Visuseinschränkung und Lähmungserscheinungen auf die Handschrift ausgewirkt haben, ist nicht zweifelsfrei feststellbar. So kann eben nur dargestellt werden, daß ein solcher krankheitsbedingter Einfluß auf die Veränderung der Handschrift unterstellt werden kann. Die Veränderungen von Heines Handschrift mit etwas zittrigen, steilen, mehr vertikal, eckig und strichförmig gezogenen Buchstaben und unregelmäßiger Linienführung mögen auch etwas an die Handschrift von Patienten mit Dysdiadochokinese, feinschlägigem Tremor und weiterer Störung der Feinmotorik erinnern. Aus der Handschrift zweifelsfreie Hinweise auf das Vorliegen von neurologischen Störungen herauszuarbeiten, wie sie etwa bei einer Enzephalomyelitis disseminata vorkommen, gelingt nicht, jedoch sind die aufgezeigten Veränderungen in diesem Sinne beachtenswert.

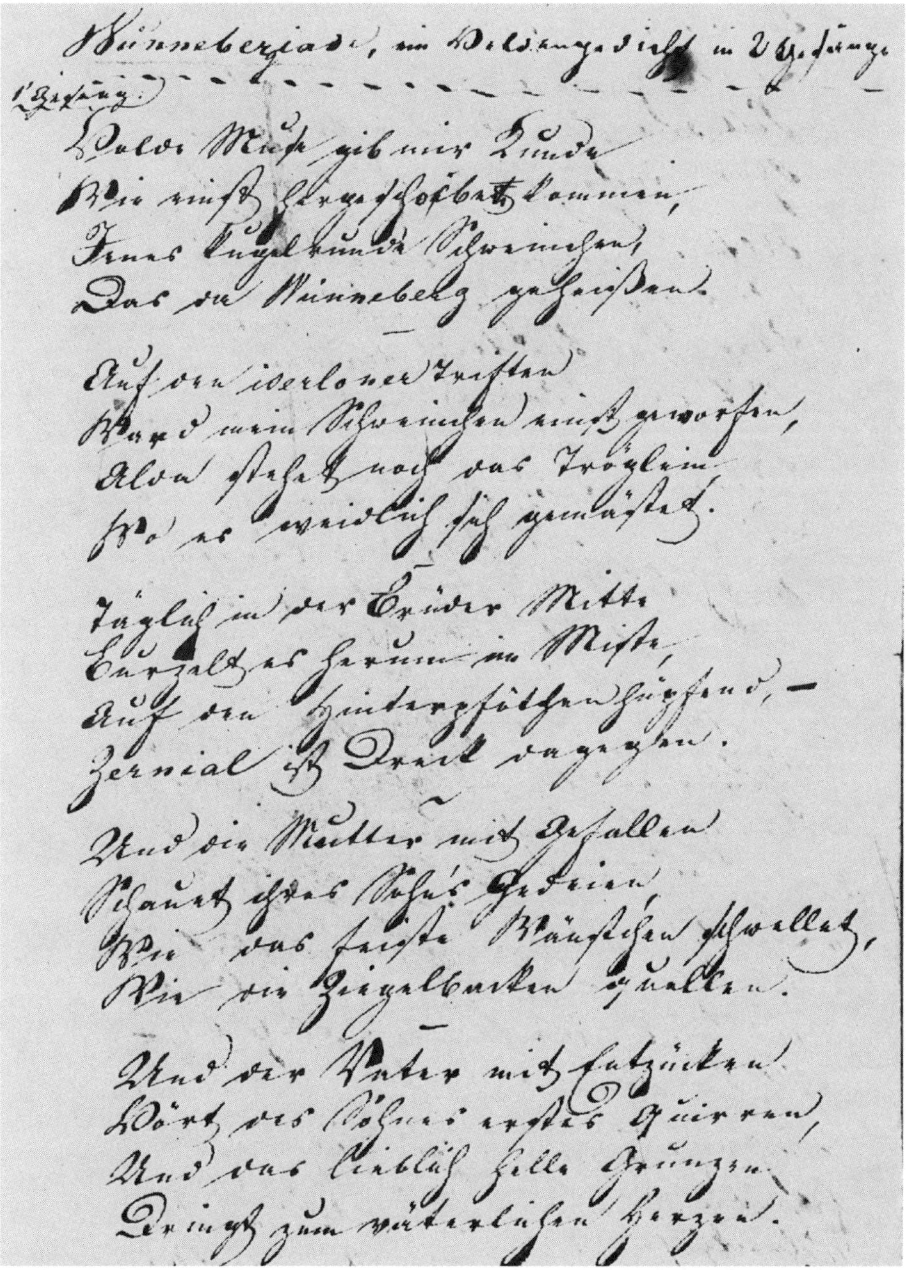

Wünnebergiade, ein Heldengedicht in 2 Gesängen
1. Gesang.

Holde Muse gib mir Kunde
Wie einst [illegible] kommen,
Jenes Engelkind das Schweinchen,
Das da Wünneberg geheißen.

Auf den iserloner Triften
Ward mein Schweinchen einst geworfen,
Alda steht noch das Tröglein
Wo er weidlich sich gemästet.

Täglich in der Brüder Mitte
Erzählt er herum im Miste,
Auf den Hinterfüßchen hüpfend, —
Zernial ist Dreck dagegen.

Und die Mutter mit Gefallen
Schaut ihres Sohnes Gedeihen
Wie das feiste Bäuchlein schwellet,
Wie die Ziegelbacken quellen.

Und der Vater mit Entzücken
Hört des Sohnes erstes Quirren,
Und das lieblich helle Grunzen
Dringt zum väterlichen Herzen.

Abb. Nr.: A1
Reinschrift der Wünnebergiade, eines Spottgedichtes auf einen Mitschüler Heines aus dem Jahre 1815
Eigenhändiges Manuskript, um 1815, Heinrich-Heine-Institut Düsseldorf

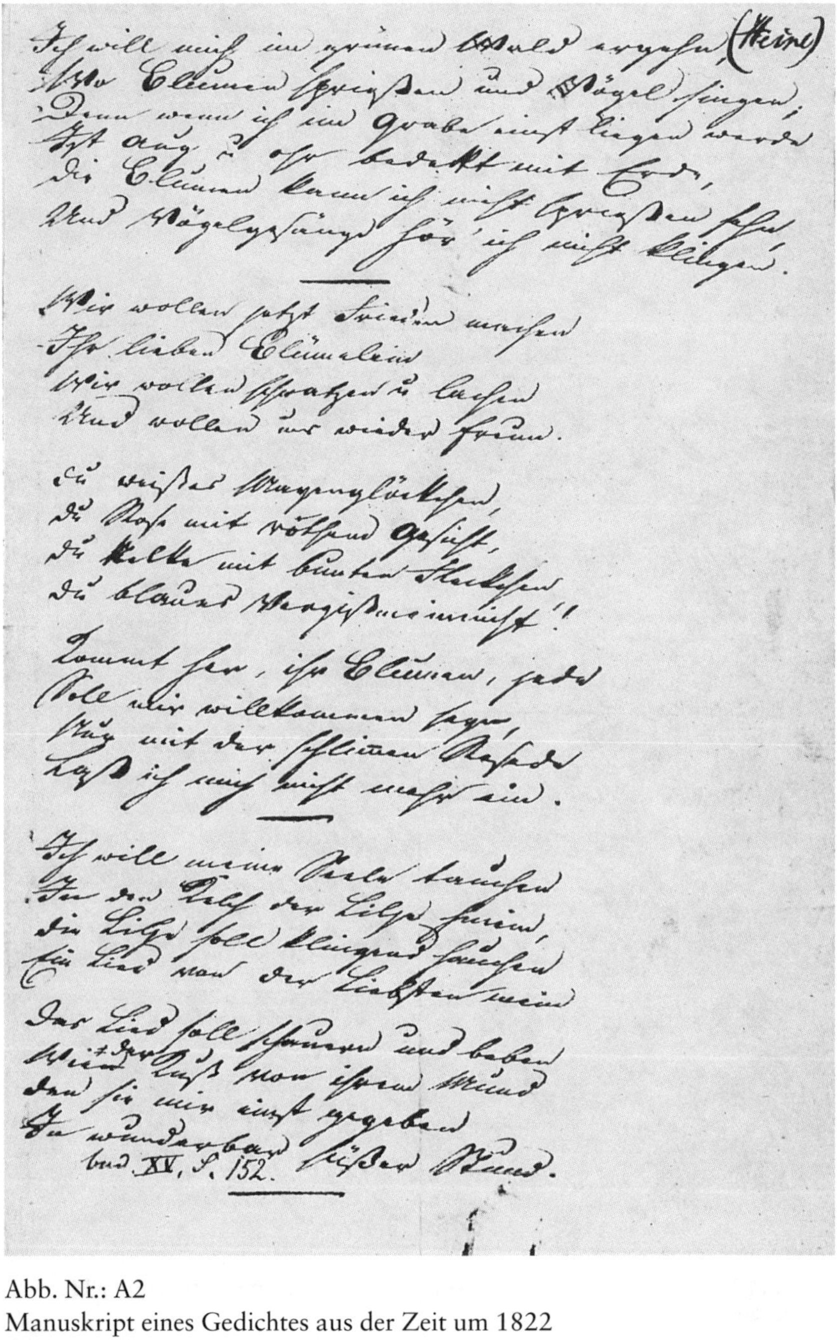

Abb. Nr.: A2
Manuskript eines Gedichtes aus der Zeit um 1822
Eigenhändiges Manuskript, um 1822, Heinrich-Heine-Institut Düsseldorf

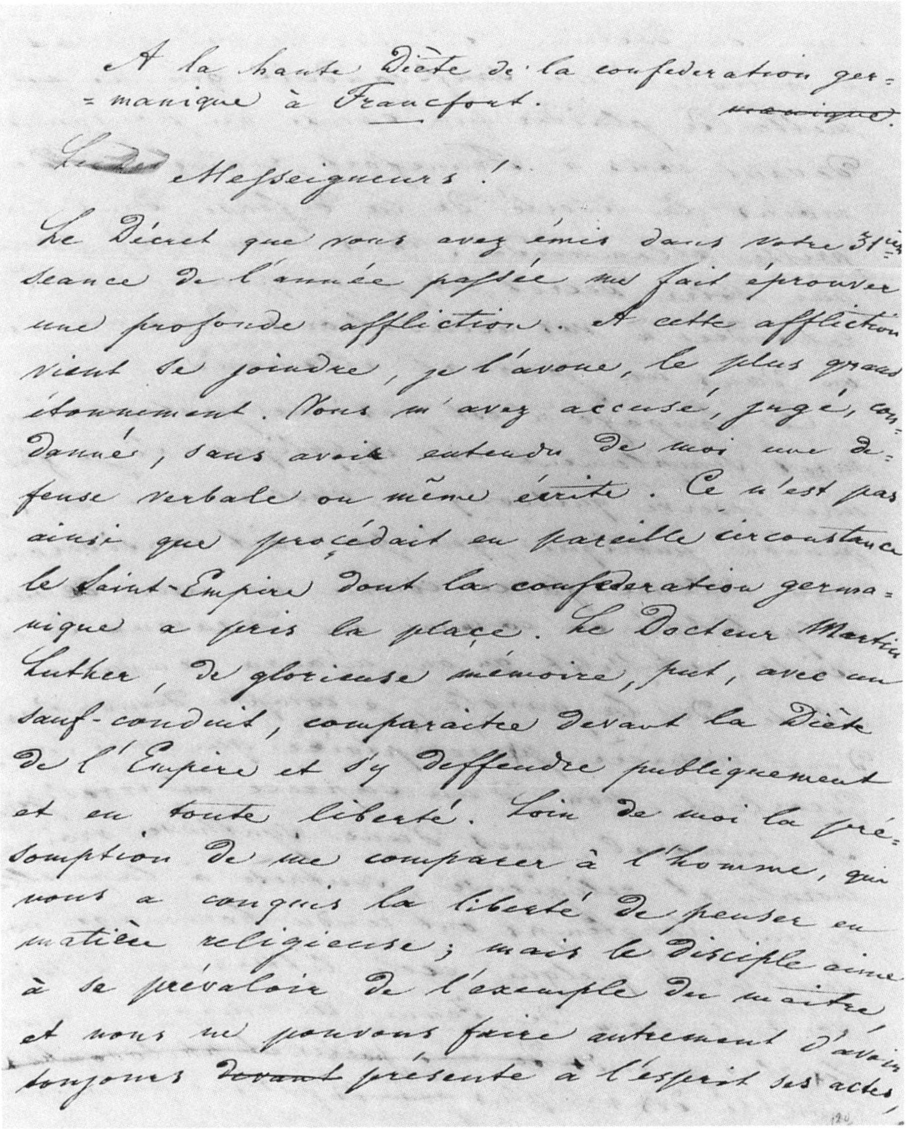
A la haute Diète de la confédération ger=
=manique à Francfort. ~~manique~~

~~Sire~~ Messeigneurs!

Le Décret que vous avez émis dans votre 31ème
séance de l'année passée me fait éprouver
une profonde affliction. A cette affliction
vient se joindre, je l'avoue, le plus grand
étonnement. Vous m'avez accusé, jugé, con=
damné, sans avoir entendu de moi une dé=
fense verbale ou même écrite. Ce n'est pas
ainsi que procédait en pareille circonstance
le Saint-Empire dont la confédération germa=
nique a pris la place. Le Docteur Martin
Luther, de glorieuse mémoire, put, avec un
sauf-conduit, comparaître devant la Diète
de l'Empire et s'y deffendre publiquement
et en toute liberté. Loin de moi la pré=
somption de me comparer à l'homme, qui
nous a conquis la liberté de penser en
matière religieuse; mais le disciple aime
à se prévaloir de l'exemple du maître
et nous ne pouvons faire autrement d'avoir
toujours ~~devant~~ présente à l'esprit ses actes,

Abb. Nr.: A3
Manuskript der französischen Fassung des offenen Briefes an die Frankfurter Bundesversammlung, den das »Journal des debats« am 20. Januar 1836 veröffentlichte
Eigenhändiges Manuskript, 1836, Heinrich-Heine-Institut Düsseldorf

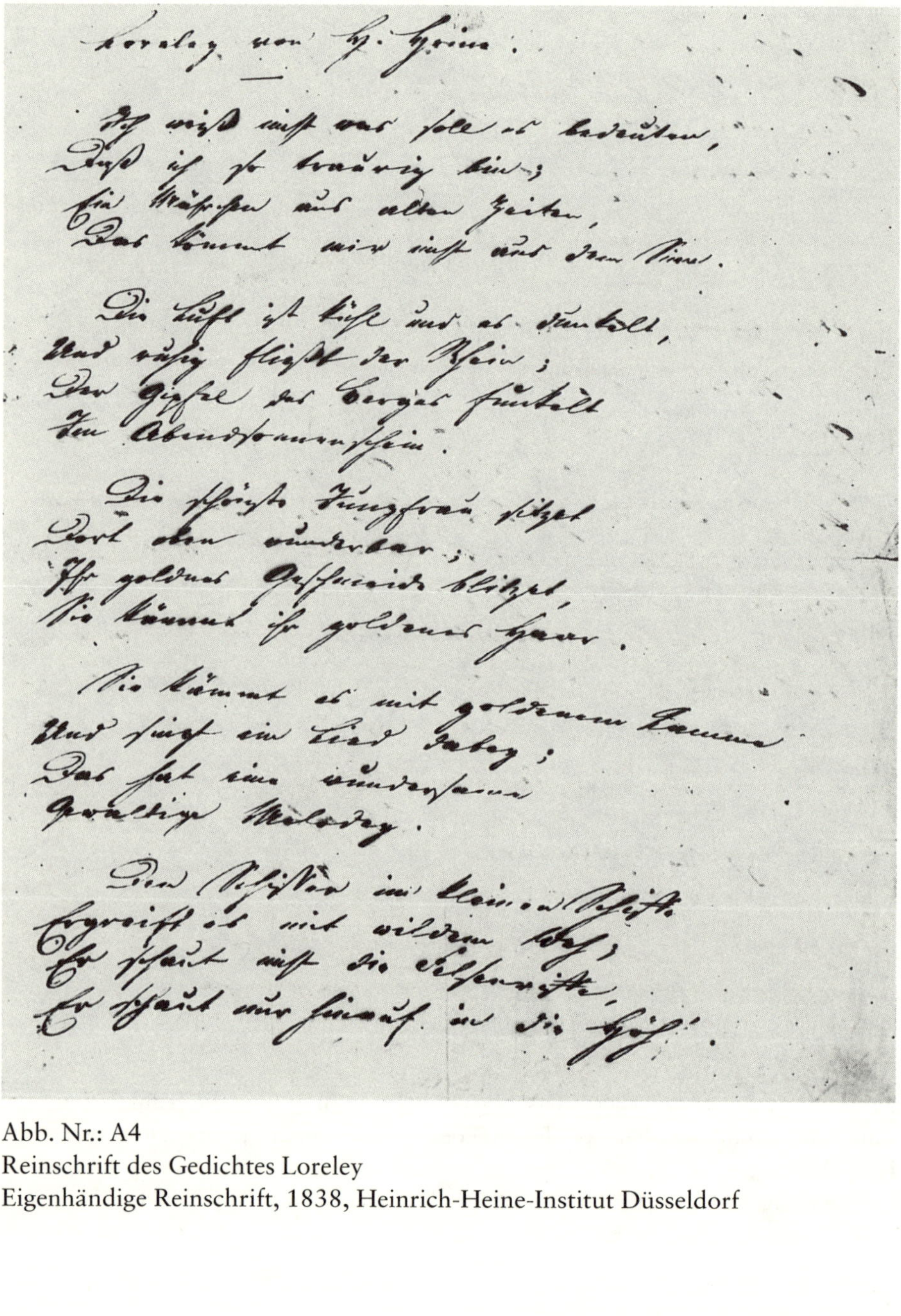
Loreley von H. Heine.

Ich weiß nicht was soll es bedeuten,
Daß ich so traurig bin;
Ein Mährchen aus alten Zeiten,
Das kommt mir nicht aus dem Sinn.

Die Luft ist kühl und es dunkelt,
Und ruhig fließt der Rhein;
Der Gipfel des Berges funkelt
Im Abendsonnenschein.

Die schönste Jungfrau sitzet
Dort oben wunderbar;
Ihr goldnes Geschmeide blitzet,
Sie kämmt ihr goldenes Haar.

Sie kämmt es mit goldenem Kamme
Und singt ein Lied dabey;
Das hat eine wundersame
Gewaltige Melodey.

Den Schiffer im kleinen Schiffe
Ergreift es mit wildem Weh;
Er schaut nicht die Felsenriffe,
Er schaut nur hinauf in die Höh.

Abb. Nr.: A4
Reinschrift des Gedichtes Loreley
Eigenhändige Reinschrift, 1838, Heinrich-Heine-Institut Düsseldorf

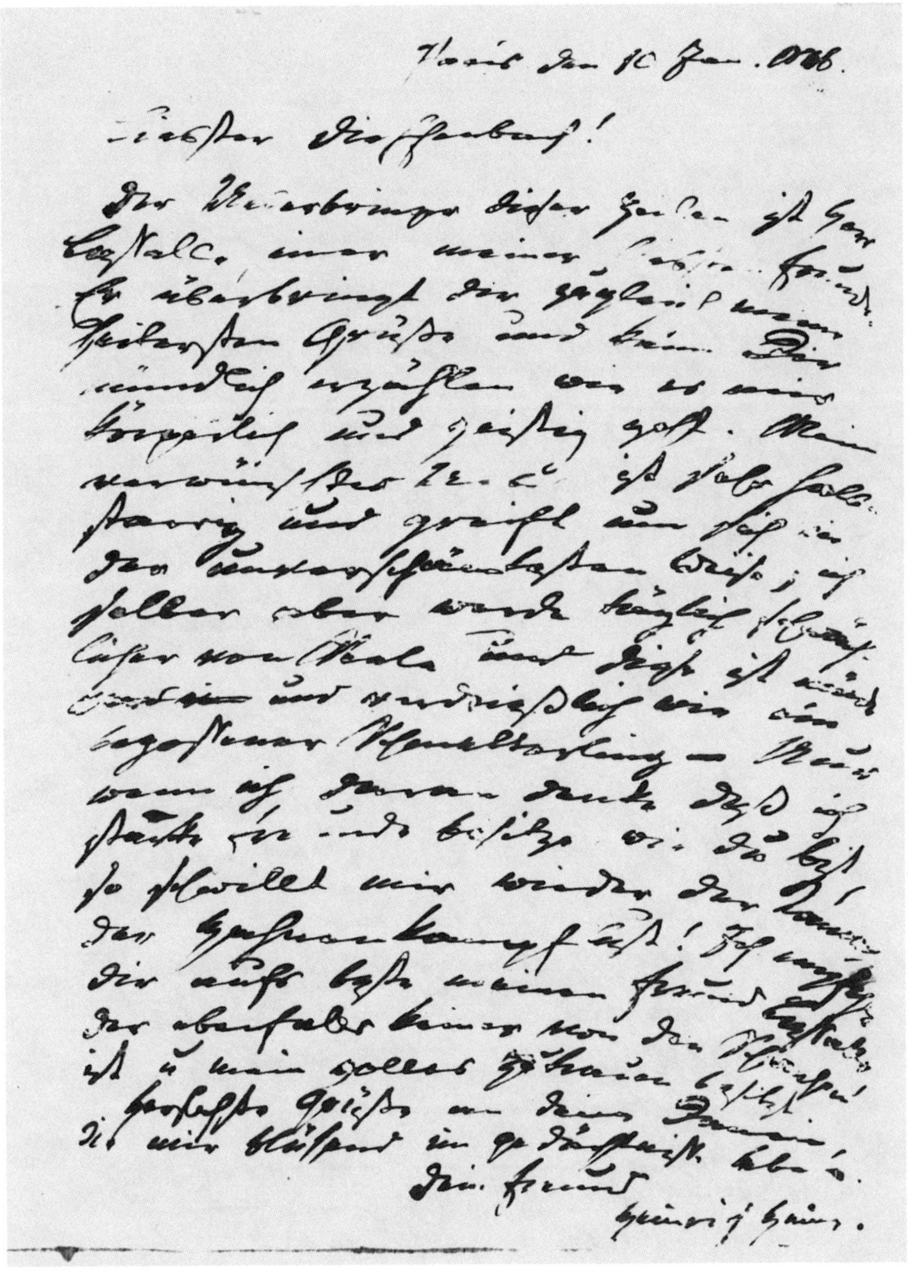

Paris den 10 Jan. 1846.

Liebster Dieffenbach!

Dein Freund

Heinrich Heine.

Abb. Nr.: A5
Brief Heinrich Heines an Friedrich Dieffenbach, Paris, 10. Januar 1846
Original im Heinrich-Heine-Institut Düsseldorf

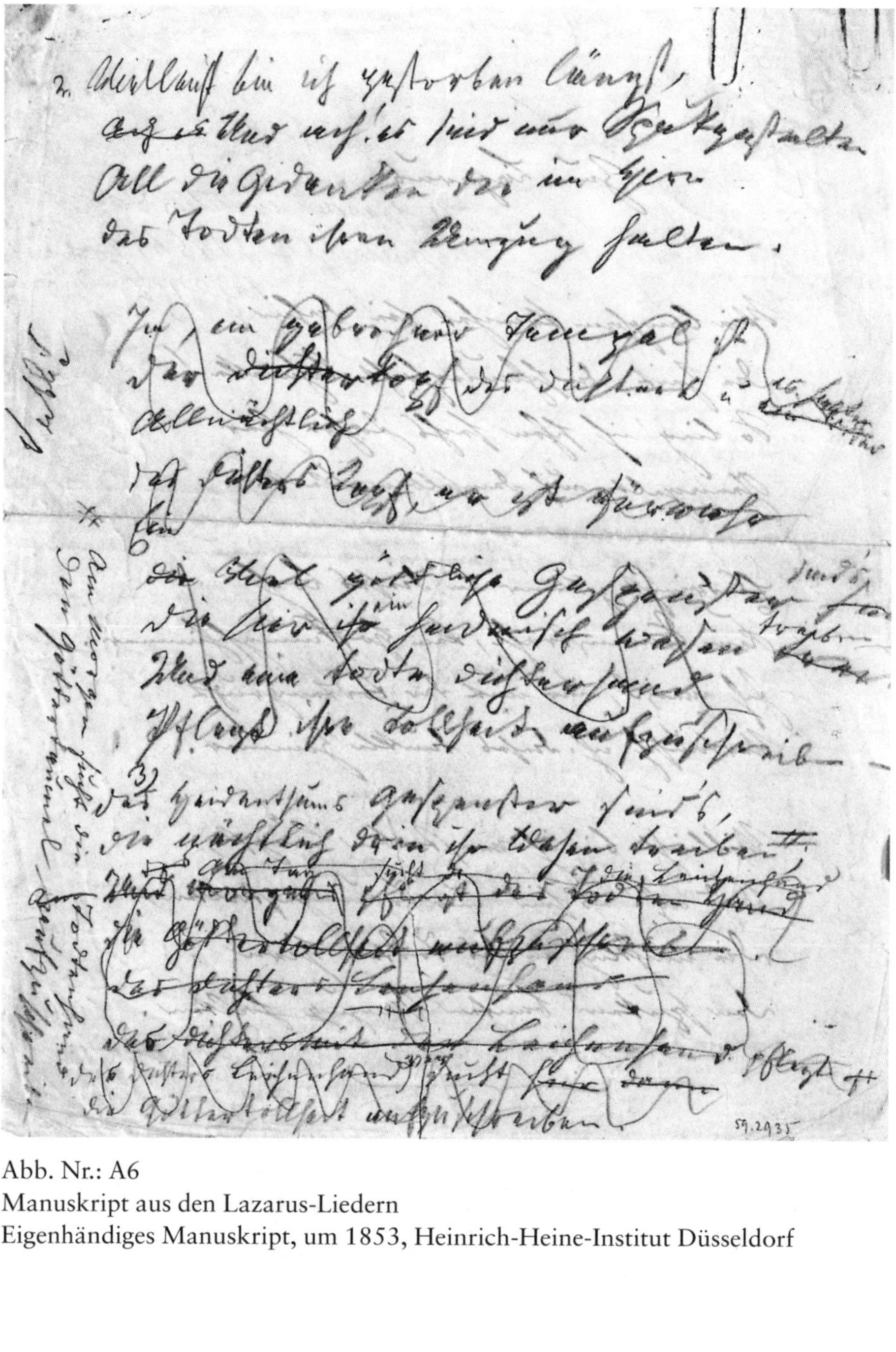

Abb. Nr.: A6
Manuskript aus den Lazarus-Liedern
Eigenhändiges Manuskript, um 1853, Heinrich-Heine-Institut Düsseldorf

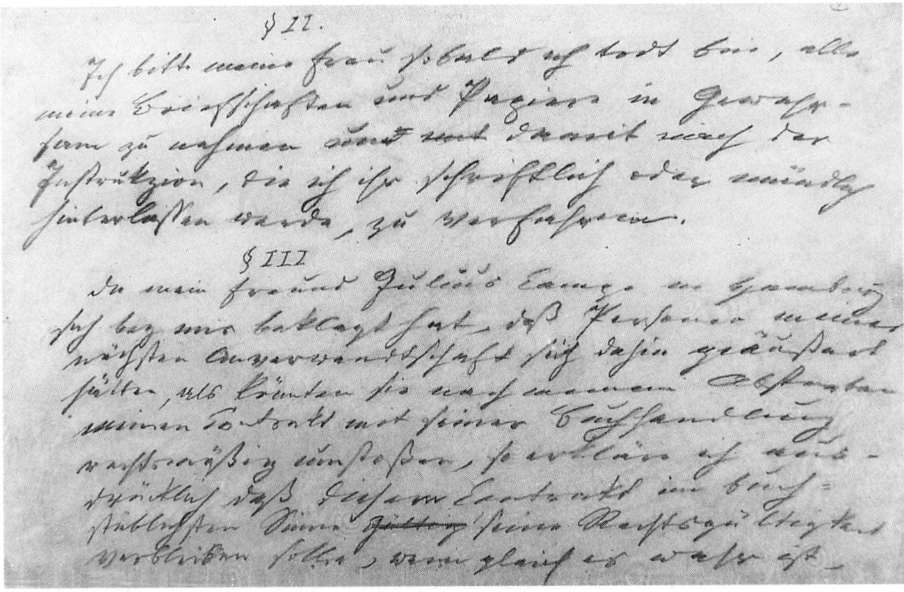
§ II.
Ich bitte meine Frau sobald ich todt bin, alle meine Briefschaften und Papiere in Gewahrsam zu nehmen und ~~mit~~ damit nach der Instrukzion, die ich ihr schriftlich oder mündlich hinterlassen werde, zu verfahren.
§ III
Da mein Freund Julius Campe in Hamburg sich bey mir beklagt hat, daß Personen meiner nächsten Anverwandtschaft sich dahin geäußert hätten, als könnten sie nach meinem Ableben meinen Contrakt mit seiner Buchhandlung rechtsmäßig umstoßen, so erkläre ich ausdrücklich daß dieser Contrakt in buchstäblichen Sinne ~~[illegible]~~ seine Rechtsgültigkeit verbleiben solle, wenn gleich es wahr ist

Abb. Nr.: A7
Testament, Entwurf aus dem Jahr 1855
Eigenhändiges Manuskript, 1855, Heinrich-Heine-Institut Düsseldorf

11. Heinrich Heines Erotik und Sexualität

Bei der Darstellung Heines körperlicher und psychischer Leiden erscheint auch die genauere Betrachtung seiner Sexualität notwendig, da ihn erotische Erlebnisse in wechselhafte Stimmungen versetzten und seine angebliche sexuelle Überaktivität ein Vorurteil über Heine begründete, das bei medizinischer Betrachtung der Leiden Heines schließlich zur Diagnose Syphilis führte. Die Diagnose einer venerischen Erkrankung läßt sich jedoch am besten durch den Nachweis einer Infektion beweisen oder durch das Aufzeigen einer Infektionsmöglichkeit untermauern. So spielt die Frage, ob und wann sich Heine infiziert haben könnte, eine große Rolle in der diagnostischen Diskussion. Es soll ferner darauf eingegangen werden, worauf sich Heines Ruf, ein in sexueller Hinsicht zügelloses Leben geführt zu haben, begründet.

Für die Meinung vieler Zeitgenossen Heines, seiner Biographen und der über die Persönlichkeit sowie die Erkrankung urteilenden Autoren ist die von Friedericke von Hohenhausen 1876 (113) vertretene Ansicht charakteristisch, Heines zahlreiche amouröse Abenteuer seien nur sehr flüchtiger Natur und ohne tieferes Gefühl gewesen. Seine Krankheit wird als ein Erschöpfungszustand gedeutet, hervorgerufen durch den Streß der Arbeit und durch Genußsucht. Emil Lenk (152) glaubt, daß Heine bereits mit 16 Jahren erste sexuelle Erfahrungen mit der Scharfrichterstochter Josepha erwarb. Seine erste große Liebe sei seine Kusine Amalie gewesen. Aus Enttäuschung über seine verschmähte innige Zuneigung habe er fortan das rein Sexuelle ohne emotionale Bindungen gesucht. »Dieser Bankrott seines Herzens stürzt ihn in die feile Liebe, da Heine nur Extreme des Liebeslebens kennt.« (153, S. 55) Als Heine durch seine »Rückenmarkschwindsucht« ans Bett gefesselt wurde, habe ihn eine tiefe Resignation ergriffen, da ihm fortan nun auch die körperliche Erfüllung seiner erotischen Wünsche versagt blieb.

Differenzierter betrachtet Gustav Jung den »Erotiker Heinrich Heine«. Auch er unterstellt Heine ein ambivalentes Verhältnis zum anderen Geschlecht. Heine suche in der Liebe Lust und Erfüllung paradiesischer Sehnsüchte. Gleichzeitig bedeute, besonders nach seinen bitteren Erfahrungen und dem Einsetzen der Krankheit, Liebe auch Furcht, Angst, Enttäuschung, schließlich Untergang, Krankheit und Tod. Die ›Loreley‹ könne als Symbolfigur für einen sinnenfrohen Dichter gelten, der das Schöne in der Liebe suche, aber auch Enttäuschung und schließlich die sogenannte »Strafe der Venus« hinnehmen müsse. Vor allem in seinen Jugendjahren habe Heine einen »sinnenfreudigen Sensualismus« gegenüber dem in der Gesellschaft vorherrschenden »abstrakten Spiritualismus« vertreten (123, S. 113–128).

Wenn auch Heines Lebensauffassung durch sein Werk nachvollziehbar wird, sind wir bei der Beurteilung der biographischen Fakten weitgehend auf seine eigenen Berichte angewiesen, die zumeist als literarisches Kunstwerk weit mehr sein sollen als Autobiographie und Selbstdarstellung. Als einer der ersten erkannte Jung diese Problematik der biographischen Rekonstruktion. Auf der einen Seite ist ein großer Einfluß der tatsächlich durchlebten Liefesaffären auf Heines Dichtung nachweisbar (vgl. 129), andererseits wirkt Heines »Potenzprotzerei« befremdlich. Dieser »Männlichkeitswahn« wirft die Frage auf, »wie weit der unendliche Damenflor Heines nicht ein Phantasieschleier war« (190, S. 34). So schreibt Rudolf Walter Leonhardt: »Am meisten beunruhigt mich die grundsätzliche Frage: Wie ist das möglich, daß über das Leben eines Mannes, den mein Urgroßvater noch erlebt haben könnte, einander diametral entgegengesetzte Wahrheiten ermittelt und verkündet werden? Nicht über irgendwelche sehr verborgenen Lebensäußerungen, sondern über sein sich doch nicht unter Ausschluß der Öffentlichkeit abgespieltes Zusammenleben mit anderen, mit Mädchen und Frauen zum Beispiel.« (154, S. 8)

Fritz J. Raddatz glaubt, eine Erklärung gefunden zu haben: »Heines Leben ist von zahllosen Legenden umrankt, und ihr Produzent hieß – Heinrich Heine.« (190, S. 11)

Wertet man Heines Aussagen über sich selbst im biographischen Zusammenhang und stellt man ihn sich vor als einen kränklichen, von Kopfschmerzen und Mißmut geplagten, später von vielen gravierenden Leiden heimgesuchten Mann, der erst spät eine Frau fand, mit der er glücklich war, obwohl dieses Verhältnis weder durch sexuellen noch durch geistigen Anspruch getragen wurde, der Zeit seines Lebens trotz oder wegen seiner angeblich so häufigen Ausschweifungen kinderlos blieb und der eher für seinen beißenden Witz und Zynismus bekannt war als für seine Liebenswürdigkeiten und seinen Charme, so erscheint so manches amouröse Abenteuer kaum glaubhaft, zumal es meist literarisch stilisiert wurde. Heine hatte immer große Mühe, in der Gesellschaft akzeptiert und in sie integriert zu werden. So liegt die Vermutung nahe, daß viele seiner Prahlereien nur beweisen sollten, daß er nicht kränker und nicht weniger freizügig im Umgang mit den gesellschaftlichen Tabus war als die etablierten Bohemiens seiner Zeit. Er versuchte, seiner theoretischen Lebensphilosphie, dem Hellenismus, einen eigenen realen Hintergrund zu verschaffen. Seine Erlebnisse, die Enttäuschungen, Vertröstungen, aber auch die glücklichen Erfahrungen ließen eine erotische Lebenserfahrung reifen, die Jung schon 1920 erfaßte: »Nun könnte man zwar einwenden, daß Heine das Bittere, Falsche am Weibe oft in grellen Farben gemalt hat, und das läßt sich auch keinesfalls bestreiten ... Denn wenn auch für Heine das Weib eine Sphinx, ein Zwitter von Schrecken und Lüsten ist, so überwiegen doch die Lüste, ja selbst ihre Marter wird entzückend genannt. Sie gestaltet sich zum wonnigen Weh.« (124, S. 18)

Aus der Darstellung der Krankengeschichte Heines geht hervor, daß der von Heine oft beklagte Kopfschmerz nicht nur Ausdruck seiner psychasthenischen Konstitution, sondern auch neben seiner Eigenschaft als mögliches Symptom einer chronischen Erkrankung eine Somatisierung der durch äußere Anfeindung oder innere Erlebnisweisen bedingten psychischen Instabilität ist. An den Kopf als Sitz des Verstandes, Widerpart der Gefühle, Identitätsmerkmal und Lebenszentrum des von seiner Ratio bestimmten Menschen wird der Dichter durch seine Erkrankung mit den anhaltenden Kopfschmerzen ständig gemahnt. Der Kopf als Leitmotiv und seine pathologische Negation im Kopfschmerz und dem Zustand der ›Kopflosigkeit‹ finden Eingang in das literarische Werk. So definiert Bodi die Bedeutung des Leitmotives ›Kopflosigkeit‹ als erotisch, politisch, historisch, als Charaktereigenschaft und sozialen Mißstand (vgl. 16).

In vielen Werken Heines, etwa in den »Traumbildern«, den frühen Gedichten aus »Junge Leiden«, ganz besonders aber in der Figur der Scharfrichterstochter Josepha, der Liebe zum roten Sefchen, werden Menschen durch eine unglückliche Liebe ›um den Kopf gebracht‹. So gilt für die erotische Konnotation des Leitmotivs ›kopflos‹: »Der mit dem Bild des Köpfens und Geköpftwerdens untrennbar verbundene sadomasochistische Assoziationsbereich macht es gleichermaßen geeignet, die Komplexität erotischer Erlebnisse und die Ambivalenz politischer Erfahrungen in einmaligen künstlerischen Visionen zu gestalten« (16, S. 228). Der Mann wird als das hilflose Opfer, die Frau als männermordende, dämonische Sphinx und die Liebe aus ironischer Distanz als ›Katz-und-Maus-Spiel‹ oder beängstigend real als Bedrohung dargestellt. Erotik und Aggression bedingen sich und bleiben untrennbar stets gegenwärtig.

Heines ambivalente Sexualität, geprägt von Gefühlswelt und Verstandeskraft, Furcht und Anziehung, Eroberung und Unterwerfung, lebenserfüllender Leidenschaft und tödlicher Bedrohung, gestaltet Biographie und Leidensweg, literarisches Werk und bestimmt nicht zuletzt die für die retrospektive Beurteilung seiner Krankengeschichte wichtige Heine-Reception.

So stellt Bodi fest: »Erotik wie Politik enthalten für Heine ein ambivalentes Element von Furcht und Erfüllung, von Angst und Aggression, von selbst erlittenem und anderen zugefügtem Schmerz« (16, S. 231).

Besonders zu Zeiten der politischen Zensur, der vielfältigen Zwänge und Normierungstendenzen der im Umbruch befindlichen bürgerlichen Gesellschaft, in der Aera des Aufblühens von Sozialismus und Kommunismus und der neuen revolutionären Tendenzen in Deutschland und Frankreich gilt auch für die politische Assoziation die evidente Bedrohung des Kopfes durch Gleichmacherei und Guillotine. Dieser Bedeutung des Leitmotives ›kopflos‹ ist ein Hauptkapitel von Heines Werk gewidmet.

›Kopflos‹ ist auch eine treffende Charakterisierung sozialer oder individueller Defizite. »Das Bild des Kopfabschneidens gebraucht Heine oft in Verbindung mit Verleumdern verschiedenster Art« (16, S. 233). Dieses Bild findet damit auch Anwendung, wenn Heine selbst mit seinen politischen Gegnern ins Gericht geht. ›Kopflos‹ bedeutet ferner ohne Verstand, sinnlos, dumm, unwissend und einfältig. Kopflosigkeit ist ein zentrales Thema der Heineschen Aufklärungssatire, in der überlebte Moralvorstellungen und anachronistische Gesellschaftszustände angeprangert werden. So kann zusammenfassend festgestellt werden, »daß das Henkersthema eine sehr große Variantenbreite von Bedeutungen aufweisen kann, und daß es sich eminent dazu eignet, die Sphäre der Erotik und der Familienkonflikte mit der der Politik zu verbinden« (16, S. 235).

In seiner Vielschichtigkeit geht das Motiv der Kopflosigkeit über die eindimensionale Bedeutung eines Wortwitzes hinaus. Heine gelingt es, »[...] nicht nur die Hinrichtung, sondern auch das Hingerichtetwerden, nicht nur das Töten, sondern auch das Sterben, nicht nur das objektiv historische, sondern auch das subjektiv menschliche Element in seine Dichtung einzubeziehen. All dies bezieht sich gleichermaßen auf Heines Erotik wie auf seine politischen Absichten. Heine ist [...] ein Dichter, der mit oft bestürzender Konkretheit die unauflösbaren Widersprüche der Conditio humana, die Ambivalenz von Lust und Qual in der dialektischen Einheit großer poetischer Bilder dazustellen vermag« (16, S. 240).

Das Leitmotiv ›kopflos‹ entstammt der persönlichen Lebenserfahrung Heines. Es ist eine Somatisierung der Erfahrung von Lebensfreude und körperlicher Leiden, die sowohl das Leben und Werk Heines als auch die Heine-Reception bestimmt. Diese Erfahrung wird begründet durch eine organische Erkrankung, durch psychopathologische Persönlichkeitsmerkmale wie sadomasochistische Tendenzen und durch seine individuellen Lebensumstände als jüdischer Dichter in Zeiten des politischen Umbruchs. Mit diesen Thesen wird ein interpretatorischer Zugang zum Werk Heines eröffnet, in dessen Mittelpunkt nicht mehr die Rekonstruktion des biographischen Faktums, sondern der künstlerischen Verarbeitung steht. So erscheint der von Kristeva (140) theoretisch konzipierte und von Guy (83) konkret auf Heine angewendete theoretische Ansatz sinnvoll, zwischen dem »Genotext« als dem psychologischen Impuls, der Summe aller semiotischen Vorgänge, und dem Phänotext als dessen literarischer Verbalisierung, der in der Linguistik sogenannten »Performanz«, zu entscheiden. Die persönliche Reifung ist geprägt durch einen Wechsel von Trennungen und Bindungen, in dessen Verlauf das Individuum seine Position in den sexuellen Beziehungen findet. Die sexuelle Etablierung ist mit dem Ausgang des Ödipus-Komplexes abgeschlossen und beinhaltet im Idealfall die sexuelle Identifikation und die Befreiung aus der Abhängigkeit von der Mutter, bedeutet aber zugleich auch den Verlust all dessen, was bisher in narzißtischen Wünschen befriedigte. »Wir begreifen, warum Kristeva ein solches Subjekt paranoid nennt, wenn wir uns den Preis vergegenwärtigen, den das thetische Subjekt für die Einrichtung dieser Positionalität bezahlt; ihm wird nicht nur der Verzicht auf den mütterlichen Körper auferlegt, sondern auch das Verbot der narzißtischen, autoerotischen Lust am eigenen Körper und all dessen, was Freud unter die polymorph-perverse Sexualität der präödipalen Phase faßt, insbesondere der Homosexualität. Paranoid ist das Subjekt, weil die paranoide (Wahn)Vorstellung sich durch die Abwehr gegenüber der Heterogenität, genauer der Homosexualität, definiert und die Einheit nur auf dieser Grundlage entstehen kann. [...] Das Ausgeschlossene, die heterogene Negativität, der das Subjekt sein einheitliches ›Sein‹ verdankt, die seine Vorbedingung ist, nennt Kristeva das Semiotische« (83, S. 47).

So ist hier die Semiotik nicht nur die Wissenschaft des Zeichens, sondern sie definiert die vorsprachliche Funktion, die Triebanbahnung und die psychische Markierung. So wird der Genotext definiert als präservale Sammelstelle aller semiotischen Vorgänge: »Triebe, Ihre Dispositionen, der Zuschnitt, den sie dem Körper aufprägen, und das ökologische und gesellschaftliche System, das den Organismus umgibt: Umweltobjekte, die präödipalen Beziehungen zu den Eltern.« Der Genotext umfaßt auch »Die Herauskunft des Symbolischen (Auftauchen von Objekt und Subjekt, Konstituierung von Sinnkernen [...]« (83, S. 58).

Um den in Phänotext chiffrierten Genotext freizulegen, müßten durch strukturelle und phonematische, melodische, aber auch semantische und syntaktische Analyse »Die Energieschübe der Triebe« (S13) freigelegt werden. So ist es wohl nur folgerichtig, zum Zwecke des besseren Verständnisses des Genotextes die Reifung und Entwicklung der sexuellen Identität Heines zu rekonstruieren. Weil sie als Nebenprodukt von möglicherweise weitreichender literaturkritischer Bedeutung ist, entwickelt sich ein besseres Verständnis des Phänotextes, der Beeinflussung des literarischen Werkes durch psychische und physische Entwicklung.

Wegen der großen Bedeutung für Heines erotische Emanzipation soll hier kurz auf sein Verhältnis zu seiner Mutter eingegangen werden. Betty war eine energische, ehrgeizige Frau, bestimmend in fast allen Familienangelegenheiten und allein entscheidend in der Erziehung ihrer Kinder. Planvoll lenkte sie die Ausbildung ihrer Kinder. Bald merkte sie, daß ihr Sohn Harry den von ihr gesetzten Ausbildungszielen nicht genügen konnte. Sie war flexibel genug, ihm einen anderen Bildungsweg zu ermöglichen. Angesichts der dominierenden, richtungsweisenden, dabei aber stets gütigen und treusorgenden Haltung Betty Heines zu ihren Kindern ist es nicht verwunderlich, daß Heine erfüllt war von »Hochachtung, Ehrfurcht und Liebe zur Mutter« (124, S. 28), die sich ein Leben lang erhielten. »... so kann man sehen, wie bei Heines Darstellung dem Begriff der Mutter immer etwas rührend Sorgendes anhaftet, das allerdings auch traditionell bedingt war«. Jedenfalls stellt sich Heine »in der Mutter das Symbol der Güte dar« (124, S. 37).

Auch Leonhard stellt fest, daß »Heines treuste Liebe, die zu seiner Mutter, zwei starke Stützen hatte: Respekt und Dankbarkeit. Respekt hatte er auch später vor Rahel Varnhagen; Dankbar ist er auch Mathilde. Ehrfurcht und Schuldgefühl zusammen, stabilisierende Faktoren der Liebe, hat er keiner anderen Frau gegenüber je wieder so empfunden.« (154, S. 37)

Die Unzahl der Briefe, die Heine seiner Mutter schrieb, sein stetes Bemühen, ihr seine Krankheit zu verheimlichen, und seine Sorge um das Wohlergehen der Mutter sprechen für sich. Dieses Verhalten entlarvt aber auch Heines Bemühen, sich zeit seines Lebens als unbeschadetes Objekt mütterlicher Liebe auszugeben, das verschont blieb von seelischen Wunden und körperlichen Gebrechen. Heine hat sich nie aus einem frühkindlichen Mutter/Sohnverhältnis befreien können und blieb in der ödipalen Phase fixiert. Nathan Roth wertet Heines inniges Verhältnis auch zu seiner Schwester Charlotte, die Jugendliebe zu seinen Cousinen und seine Neigung, sich in die intimen Verhältnisse anderer einzumischen, als direkte Folgen der durch die Fixierung der ödipalen Phase heraufbeschworenen sexuellen Frustration. »Psychoanalysis considers the libidinal position in hysteria to be predominantly a fixation in the oedipal phase, with frustrations in the sexual life determined by the striving for the forbidden incestuous objekt. Heine's incestuous striving for his mother with consequent damage to this sexual adjustment, was demonstrated and acted out with remarkable clarity.« (207, S. 98–99)

Heines Zuneigung zu seiner Cousine Amalie war sicherlich tief und ehrlich empfunden, doch war Heine auch sehr beeindruckt von dem aufwendigen Lebensstil seiner reichen Hamburger Verwandten, von der Sicherheit und dem Lebensstandard, die ihm eine Einheirat in die Hamburger Großfinanz sichern konnte. So stellte die Abfuhr, die ihm Amalie erteilte, ein seelisches Trauma dar. Einerseits waren Zukunftspläne zerstört, andererseits sein hohes Selbstwertgefühl aufs empfindliche gekränkt worden. Auch sein zweiter Versuch, aus seiner im wesentlichen aus der enttäuschten Liebe zu der ältern Schwester entsprungenen Zuneigung zu Therese ein dauerhaftes Verhältnis und damit eine Etablierung in der Hamburger Gesellschaft zu schaffen, schlug fehl. Erneut mußte Heine die schmerzliche Erfahrung machen, als Liebhaber verschmäht, als Schwiegersohn abgelehnt und in seiner persönlichen Würde herabgesetzt worden zu sein.

Obwohl Heine Neigung zu gebildeten und emanzipierten Frauen nachgesagt werden kann, man denke nur an Rahel Varnhagen, George Sand und die Prinzessin Belgiojoso, entwickelte sich doch nur aus der flüchtigen Begegnung mit der ungebildeten Schuhverkäuferin, die er selbst in Mathilde umbenannte, ein dauerhaftes und intimes Verhältnis. Über diese Verbindung zu Eugénie Crescencia Mirat ist viel gerätselt und geurteilt worden. »War die Liebe zu seiner Frau nur die Liebe zu einer Idee von Liebe? eine Flucht? oder ein Fluch?« (190, S. 42)

Daß Mathilde mit ihrem einfachen und gutmütigen Wesen, ihren Launen und Eigenheiten, über die Heine sich eher liebevoll mokierte, sich der Nachsicht, Großzügigkeit, aufrichtigen Zuneigung und treuen Sorge ihres Lebensgefährten und späteren Gatten bis zu dessen Todes sicher sein konnte, läßt Heines Rolle als Frauenheld und Herzensbrecher unglaubwürdig erscheinen. Vielmehr zog er es vor, in geordneten häuslichen Verhältnissen zu leben und attackierte sogar mit geradezu spießbürgerlicher Boshaftigkeit die Verhältnisse eines Strauss oder Börne. Es ist verbürgt, daß die sexuelle Attraktion Mathildes auf Heine bald nachließ und sein Verhältnis zu ihr noch inniger wurde, als körperliche Liebe ihm nicht mehr möglich war. Er zeigte ein hohes Maß an Verantwortungsgefühl, als er sein Leben und seine materielle Existenz bedroht fühlte, und suchte seine Frau für ihr späteres Leben abzusichern. Auch dieses hohe Maß an Verantwortung will nicht recht in das Bild von Heine passen, das ihn so gerne außerordentlich leichtfertig und wechselhaft in der Liebe zeigen will. Der Ehe mit Mathilde entstammten keine Kinder, und für die vermuteten Seitensprünge Heines gibt es nur Andeutungen von ihm selbst, die vielleicht nur Prahlerei und Rückfall in männlichen Protz waren.

Zusammenfassend läßt sich also feststellen, daß an Heines Liebesleben so gar nichts außergewöhnlich war. Vielmehr hatte der Dichter Mühe, seinem sehr ›bürgerlichen Verhalten‹ den Anstrich des Avantgardistisch-Revolutionären, des gesellschaftliche Normen Brechenden zu geben. Bewußt forderte er offensichtlich unter Vorgabe falscher Tatsachen die bürgerliche Kritik heraus, um seine demonstrative Abkehr von gesellschaftlichen Normen und Tabus zu beweisen. Die Darstellung der Frau in der Liebe in seinen Werken mag zwar Heines Idealen entsprochen haben und auf literarische Topoi zurückzuführen sein, sein durch biographische Fakten rekonstruiertes Intimleben war jedoch eher einfach, ohne überschäumende Leidenschaftlichkeit, herausragende Triebhaftigkeit, ja es war nicht einmal im Vergleich zu dem vieler Zeitgenossen besonders intensiv.

So erhält Heines Liebesleben seine besondere Bedeutung in der Biographie des Dichters nur durch seine eigene Darstellung und die Wertung seiner Zeitgenossen und Leser. In mehreren Kapiteln von Heines Biographie fällt sogar eine relative Gleichgültigkeit gegenüber dem anderen Geschlecht auf. Seine heftigen Angriffe auf Platen, die Ablehnung männlicher Pfleger, seine starke, fast ödipale Bindung an seine Mutter könnten sogar darauf hinweisen, daß die von ihm selbst verbreitete Fama des Erotikers Heine eine Abwehrstrategie gegenüber latenten homosexuellen Neigungen war. Gleichfalls mag dies als ein Hinweis auf eine mögliche körperliche Unfähigkeit Heines hindeuten. Hierfür sprechen die Kinderlosigkeit Heines, seine Schüchternheit gegenüber Frauen, denen er nicht durch Geist und Ansehen überlegen war, und das Sistieren der erotischen Prahlereien zu dem Zeitpunkt, als seine Behinderung durch die körperliche Erkrankung offenbar und entschuldigt sowie Liebesabenteuer unglaubhaft wurden. Ein Hinweis auf eine mögliche Impotenz, der zwar wenig beachtet, weil nicht ins landläufige Bild passend, aber desto aufschlußreicher ist, läßt sich sogar in Heines eigenen Aussagen finden. So rechtfertigte er sein bedenkenloses Einverständnis, sich als getaufter Protestant katholisch trauen und seine Kinder im katholischen Glauben erziehen zu lassen gegenüber Campe am 5. September 1841: »Aber unter uns gesagt, da ich wußte, daß Kinderzeugen nicht meine Spezialität ist, so konnte ich besagten Revers mit desto leichterem Gewissen unterzeichnen ...« (129, S. 89)

Deshalb läßt sich über Heines intime Mitteilungen zusammenfassend urteilen: »Sein gehässigster Gegner hätte sein Privatleben nicht schonungsloser enthüllen können, als es hier in frivolem, aber auch sehr übertriebenem Uebermut von ihm selbst geschah. Doch beruhen wohl manche dieser Lutetiapoesien nur auf freier Dichterphantasie Heines, denn derselbe pflegt sich ja oft gar zu gerne schlechter zu machen, als er wirklich war, gleichsam einen Schleier über seinen inneren Seelenzustand ziehend, suchte er denselben dadurch auf jeden Fall den Blicken der Menge zu entziehen.« (129, S. 89) Vor diesem Hintergrund sollen die viel diskutierten Möglichkeiten einer venerischen Infektion untersucht werden. »In Hamburg im Jahr 1816 beginnt, was als Heinrich Heines ausschweifendes Leben weltberühmt wurde.« (154, S. 53)

Aber ist es tatsächlich richtig, daß Heine aus Frustration über die enttäuschte Liebe zu seinen Cousinen in die Halbwelt flüchtete und häufig wechselnden intimen Umgang mit Prostituierten pflegte? Zwar konstatierte Heines Bruder Maximilian die Neigung der ganzen Familie, sich bei käuflicher Liebe zu vergnügen (104). Doch auf eine persönliche Bekanntschaft Heines mit den Hamburger Prostituierten lassen allein die Worte von Hamburgs Schutzgöttin Hammonia im »Wintermärchen« schließen, die dem von der Vergangenheit träumenden Dichter begegnet.

Heine hat später die Strophen, in denen die poetisch verfremdeten Namen der Prostituierten genannt wurden, gestrichen. Kaufmann nimmt an, daß dies aus Familienrücksichten geschah (154, S. 55). »Was immer auch wirklich geschah: diese drei gestrichenen Strophen aus dem Wintermärchen, die der Legende von einem Hamburger Playboy Henry Heine viel Auftrieb gegeben haben, mögen an vielen Stellen gelebte Wirklichkeit anzapfen. Sie verdanken ihre Existenz jedoch gewiß auch der Lust des Wortkünstlers an farbenreichen, volltönenden, komisch wirkenden Namen.« (154, S. 60)

Der biographische Hintergrund dieser Strophen läßt sich nicht rekonstruieren. Hingegen sind Heines häufige Besuche in Etablissements der Halbwelt verbürgt. Mag er auch einerseits als junger Dichter mit Mangel an Lebenserfahrung und aus Neugierde den Alsterpavillion, den Salon Peter Ahrens und andere zu Studienzwecken besucht haben, so hat er vielleicht doch auch unbewußt eine Gegenwelt zu der des bürgerlich anständigen, wohlhabenden Onkels gesucht, in dessen Familie er ein Fremder blieb. Daß Heine sich in dieser Welt voll lauter Musik, Tabaksqualm und Stimmengewirr wohlfühlte, ist schwer vorstellbar. Bei den Damen des Gewerbes war er nicht gut angesehen, konnte also weder Stammkunde noch gutzahlender Freier gewesen sein. Seine Berichte über die Erlebnisse im Hamburger Vergnügungsviertel klingen prahlerisch und fast noch (ein wenig) pubertär. Einerseits ist nicht eindeutig zu widerlegen, daß Heine Gelegenheit zur venerischen Infektion hatte. Andererseits muß jedoch davon ausgegangen werden, daß seine intimen Kontakte nicht besonders zahlreich, sondern eher selten waren. Außerdem hatten auch andere Familienmitglieder intimen Umgang mit den gleichen Personen und blieben gesund. Daher sind Heines Erfahrungen in der Hamburger Vergnügungswelt, wie Kruse feststellt, für sein Werk und seine Biographie nur deshalb von Bedeutung, wei sie dem »kritischen Teilnehmer Heine [...] zur Emanzipation des Fleisches« verhalfen (147, S. 143)

»Wo Stand und Religion nichts galten, dort fühlte er sich wohl; wenngleich er auch der Werteskala dieser Umgebung, wo Geld, Schneid und sexuelle Potenz zählen, nicht genügen mochte. In eine ganz anders geordnete, aber ähnlich orientierte Welt geriet er bald darauf unter Studenten. Wer da nicht zahlen oder sich duellieren und Mädchen verführen konnte, wurde nicht für voll genommen. Heinrich Heine aber wollte als junger Mann auch auf dieser Ebene, die im Nachhinein oder von außen leicht als trivial bezeichnet werden kann, für voll genommen werden.« (154, S. 63)

Im Februar des Jahres 1824 soll sich Heine in Göttingen möglicherweise venerisch infiziert haben. So äußert auch Fritz Mende in seiner Heine-Chronik diesen Verdacht (vgl. 167, S. 38). Am 25. Februar schickte Heine Moses Moser einen vieldeutigen Brief. Er schrieb: »Ich lebe sehr still. Das Corpus Juris ist mein Kopfkissen. Dennoch treibe ich noch manches andre z. B. Chroniken lesen und Bier trinken. Die Bibliothek und Ratskeller ruinieren mich. Auch die Liebe quält mich. Es ist nicht mehr die frühere, die einseitige Liebe zu einer einzigen. Ich bin nicht mehr der Monotheist in der Liebe, sondern wie ich mich zum Doppelbier hinneige so neige ich mich auch zu einer Doppelliebe. Ich liebe die Medizäische Venus, die hier auf der Bibliothek steht und die schöne Köchin des Hofraths Bauer. Ach! und bei beyden liebe ich unglücklich! Die eine ist von Gyps und die andere ist venerisch. Oder ist letzteres etwa Verleumdung? Je le trouverai! Ich habe mir gestern Abend bey der neuen Putzhändlerin $^1/_2$ dutzend Gondons anmessen lassen, und zwar von veilchenblauer Seide, – zu allem Glück werde ich in diesem Augenblick gestört. Nicht wahr, ich lege es darauf an, Dich zu empören, und das letzte Fünkchen Freundschaft, das noch für mich in Deiner Seele glimmen möchte, mit einem nassen Aufguß von Galle und Unflätigkeit zu verlöschen. Aber wahrhaftig, je suis très enrhumé, oder um deutsch zu sprechen, ich habe sehr den Katharr. Und über dies bin ich noch verdrießlich.« (HSA 20/96)

Selbst wenn man Heines Beschreibung seines Göttinger Studentenlebens für aufrichtig und an den Tatsachen orientiert hält, kann aus diesem Brief kein Beweis für eine venerische, speziell luische Infektion Heines abgeleitet werden. Heine teilte Moser ja nur seine Absicht mit, herausfinden zu wollen, was es mit dem Gerücht über eine venerische Infektion der schönen Köchin auf sich habe. In diesem fragwürdigen Bericht über sein Studentenleben ist vielmehr Heines Bemühen zu erkennen, sein Verhalten als altersgemäß, seine Lebensweise als in keiner Weise verschieden vom allgemeinen studentischen Leben erscheinen zu lassen. Seine Krankheit hinderte Heine ebenso an einem ausgelassenen Leben wie sie ihn in den Ruf brachte, ein mit Kopfschmerzen kokettierender Hypochonder zu sein. Daher läßt sich der Verdacht nicht ganz abwehren, Heine habe in kräftigen Worten ein anderes Bild von sich zeichnen wollen. Mit der abschließend dankbar begrüßten Störung und durch das Eingeständnis, den Freund bewußt schockieren zu wollen, wird der phantastische Charakter dieses Tagtraumes deutlich. Ein weiteres Indiz gegen die Aufrichtigkeit der Worte Heines liefert die formale Gestaltung der Briefpassage. Die Form wird geprägt von dualistischen, zuweilen antithetischen Gegenüberstellungen:

Chroniken lesen – Bier trinken
Doppelbier – Doppelliebe
Medizäische Venus – venerische Köchin

Jedes Paar der Gegensätze enthält ein wie ein Enjambment gebrauchtes Stichwort: Bier trinken – Doppelbier – Doppelliebe – Venus – venerisch, das zum nächsten Paar der Gegensätze überleitet. Die Anordnung läßt ferner eine klare Steigerung erkennen. Die Assoziation von ›Doppelbier‹ mit der neuen Wortschöpfung ›Doppelliebe‹ ist schon kapriziös, bereitet jedoch nur auf die Pointe im Vergleich der Medizäischen Venus aus Gips und der venerischen Köchin vor. Die Assoziation des Schönheitsideals der Venus mit der venerischen Infektion der Köchin ist ein originelles Wortspiel zum literarischen Topos der Venus venenata. Aus ironischer Distanz scheint Heine seine unglückliche Liebe zu seiner Hamburger Cousine überwunden zu haben: »Es ist nicht mehr die frühere, die einseitige Liebe zu einer einzigen.« Obwohl er prahlerisch seine neue Art zu lieben deutlich macht, gesteht er doch zugleich die Unmöglichkeit einer solchen Liebe ein. Die seelisch-geistige Liebe zu einem Idol wie der Medizäischen Venus allein ist unbefriedigend und wie die körperliche Liebe zur venerischen Köchin gefährlich. In seinem Wortspiel liegt daher vielmehr als Prahlerei oder die Verarbeitung eigener Erfahrung. Die romantische Idee der Liebe wird durch das Stilmittel des Wortwitzes an der Realität gemessen. Heine, der bereits selber die Hoffnungslosigkeit der Liebe ohne Gegenliebe zu einem Idol, einer Venus wie aus Gips, hat machen müssen, erklärt seine Absicht, die andere Seite der Liebe ohne diese engen Gefühlsbindungen kennenlernen zu wollen. Dies spricht zum einen für das Fehlen von entsprechenden Erfahrungen aus der Vergangenheit; dennoch ist das Vorhaben, sich absichtlich der Gefahr einer Infektion auszusetzen, dem ängstlichen, auf seine Gesundheit bzw. seine Genesung bedachten Heine nicht recht zuzutrauen. Andererseits schien Heine selbst seine Absicht nicht ganz glaubhaft und daher einer weiteren Bekräftigung bedürftig zu sein: »Ich habe mir gestern Abend bey der neuen Putzmacherin 1/2 dutzend Gondons anmessen lassen, und zwar von veilchenblauer Seide.« Mit diesen Worten beschließt Heine seinen »nassen Aufguß von Galle und Unflätigkeit«. Die Fragwürdigkeit dieser Aussage läßt sich an mehreren Tatsachen ermessen: »Gondons« ist auch nach den damaligen, weniger strengen Regeln der Rechtsschreibung falsch geschrieben, da die Schreibweise »Gondons« den Ausdruck »Kondome« sogar phonetisch verändert, gleichgültig ob Heine dieses Wort für englischen oder französischen Ursprungs hielt. Heine war also schon rein sprachlich nicht mit Kondomen vertraut. So schreibt auch Leonhardt: »Der Gummi-Schutz war allen Kundigen als – bald von einem englischen Oberst, bald von einer französischen Stadt abgeleitet – »Kondom« bekannt. Sollte es anderen so wenig wie mir gelingen, die sogar phonetisch falsche Schreibung des Wortes auch anderswo wiederzufinden, dann wäre dies ein weiterer Beweis für Heines naive Aufschneiderei. Da hat jemand was läuten hören, aber nicht zusammenschlagen.« (154, S. 64)

Es ist möglich, daß Heine sich keine Kondome, sondern ein Leistenband hat anmessen oder nur waschen lassen, in seinem Brief an Moser diesen Vorgang prahlerisch jedoch verfremdete: Heines Bruder Maximilian nämlich berichtete in seinen »Heine-Erinnerungen« über eine Anekdote aus Heinrichs Studentenzeit, die Heinrich Heine Jahre später selbst im Kreise einer Gesellschaft erzählte: »Als ich vor einigen Jahren in Göttingen Student war, ritt ich zuweilen und benutzte zur Bequemlichkeit eine Leibbinde, von den wissenschaftlichen Bandagisten Suspensorium genannt. Ich hatte eine sehr gewissenhafte Wäscherin, die jeden Gegenstand speciell dem Preise aufschrieb, und da laß ich einst oben an: ein leinenes Astrolabium gewaschen, 6 Pfennig. Gott weiß, wie meine Wäscherin an diesen maritimen Ausdruck gekommen, und in diese Captialverwechselung gerathen ist. Ich habe herzlich lachen müssen, und heute, wo ich das mir so lächerliche Wort gehört, überfiel mich so krankhaftes Lachen, daß ich im besten Willen nicht imstande gewesen, dasselbe zu unterdrücken …« (Z1/222)

Ein Astrolabium, ein von Ptolomäus im Almagest beschriebenes astronomisches Instrument als Bezeichnung für ein Suspensorium erscheint als ebenso komische Begriffsverwechslung wie die von Heine gewählte Bezeichnung ›Gondon‹ für das gleiche orthopädische Hilfsmittel. Es könnte in Heines dichterischer Phantasie bei einem Mangel an einschlägiger Erfahrung auch die Wäscherin zur Putzmacherin, das Suspensorium zum Gondon aus veilchenblauer Seide geworden sein. So darf dieser Brief nicht kritiklos als Beweis für eine venerische Infektion Heines gewertet werden, stellt er doch selbst, rein wörtlich interpretiert, nur eine Absichtserklärung dar, über deren Ausführung nichts bekannt ist. Betrachtet man diesen Brief eines Dichters, der für seinen ironischen, zuweilen selbstkritischen Witz ebenso bekannt ist wie für seine prahlerische Selbstdarstellung, genauer, so fällt auf, daß Unstimmigkeiten im Inhalt und in der Wortwahl zugunsten des Stils, der raffinierten Konstruktion und des allgemeinen Effektes vernachlässigt werden. Offensichtlich hatte Heine nicht nur an Moses Moser, sondern auch an Rudolf Christiani ähnliches über die »Venus aus Gips« und die »venerische Köchin« berichtet: »Mit meiner Gesundheit sieht es wieder schlecht aus; ich mag wohl des Nachts viel an die Medizäischen Venus von der Bibliothek und an Hofrath Bauers Magd denken. Bey diesem höre ich diesen Sommer Criminalrecht …« (HSA 20/98)

Zu dieser Zeit hatte Heine wieder verstärkt gesundheitliche Probleme, und auch seine Studien nahmen keinen rechten Fortgang (HSA 20/99; 20/100). Offenbar führte Heine scherzhaft sein Formtief auf unruhige Nächte in Gedanken an die Venus und die venerische Köchin zurück. Wahrscheinlich lieferte so ein Studentenulk über den ›Criminalrecht lehrenden Hofrat‹ und seine schöne, aber venerisch infizierte Köchin oder Magd den Stoff für Heines Satire mit selbstironisierendem Einschlag. Im gleichen Brief benutzte Heine wieder den Ausdruck »veilchenblaue Seide«, diesmal in einem anderen Bild: »Was ist Des Deutschen Vaterland mit veilchenblauer Seide? Ist's Preußenland, ist's Schwabenland, Mit Lust und Liebesfreude? Chor, Schönes grünes Vaterland etc etc etc!« (HSA 20/98)

Der Jungfernkranz aus veilchenblauer Seide galt Heine als bekanntes Symbol der Romantik, das durch Karl Maria von Webers Oper »Der Freischütz« und der zum Gassenhauer gewordenen Arie aus dieser Oper zugleich große Publizität wie auch Abnutzung erfuhr. Heine schrieb in seinem zweiten »Brief aus Berlin« vom 16. März 1822: »Haben Sie noch nicht Maria von Webers »Freischütz« gehört? Nein? unglücklicher Mann! Aber haben Sie nicht wenigstens aus dieser Oper das »Lied, der Brautjungfer« oder den »Jungfernkranz« gehört? Nein? Glücklicher Mann! […], so werde auch ich von morgens früh bis spät in die Nacht verfolgt durch das Lied:

Wir winden dir den Jungfernkranz
Mit veilchenblauer Seide;
Wir führen dich zu Spiel und Tanz,
Zu Lust und Hochzeitfreude.

Chor:
Schöner, schöner, schöner grüner Jungfernkranz,
Mit veilchenblauer Seide,
Mit veilchenblauer Seide!

[...] Bin ich mit noch so guter Laune des Morgens aufgestanden, so wird doch gleich alle meine Heiterkeit fortgeärgert, wenn schon früh die Schuljugend, »den Jungfernkranz« zwitschernd, an meinem Fenster vorbeizieht. Es dauert keine Stunde, und die Tochter meiner Wirtin steht auf mit Ihrem »Jungfernkranz«. Ich höre meinem Barbier den »Jungfernkranz« die Treppe heraufsingen. Die kleine Wäscherin kommt ›mit Lavendel, Myrt' und Thymian! So geht's fort. Mein Kopf dröhnt. Ich kann's nicht aushalten, ...« (101, Bd. 3, S. 512–513)

So warnt auch Raddatz vor einem wörtlichen Verständnis, »eine solche simple Deutung übersieht, daß es sich hier um schiere Selbstironie und Persiflage handelt; [...] So brävlich sollte man also literarische Texte nicht adaptieren, Heinische schon gar nicht.« (190, S. 37–38)

Was aber motivierte Heine zu diesen sprachlichen Kraftakten, zu dieser poetischen Prahlerei? Welcher Genotext läßt sich rekonstruieren? Über Heines Verehrung von Byron, die soweit ging, daß er körperliche Merkmale und persönliche Eigenheiten dieses englischen Dichters anzunehmen suchte, ist schon berichtet worden. Byron repräsentierte aber auch den Prototyp des interessanten Wüstlings, der in jener Zeit zum literarischen Typus wurde. Als Gegenbild zum Lebensplan des klassischen Dr. Faust wurden die Gewissenlosigkeit und die Raffinesse des Don Juan gesetzt. Byron verkörperte diese Lebensweise, doch bei ihm, der sicherlich moralisch nicht unbedingt ein einwandfreies Leben führte, war der Nimbus großer Lasterhaftigkeit viel Manie und Reklame. Seinem Beispiel folgten Chamisso, Roué, Musset, Lermontoff und letztlich auch Heine (S. 35). Gerade bei Heine fiel diese von der bloßen Attitüde bis zur verinnerlichten Lebensauffassung reichende Vorstellung auf fruchtbaren Boden. Es war ihm bisher nicht geglückt, eine emotional gefestigte, starke und ihm persönlichen Halt gebende Beziehung einzugehen. Im persönlichen und privaten Bereich zeigte sich die gleiche Bindungslosigkeit wie in seiner gesellschaftlichen Einordnung. Heine verstand sich als ein Einzelwesen, das seiner Umwelt, die ihn nicht begreifen konnte, überlegen war. So wurde er verkannt und ausgestoßen, er aber verachtete diese Gesellschaft. Seinen äußeren Ausdruck fand dieser Konflikt in dem Nimbus des lasterhaften Playboys: »Man war der blasierte Lebemann, der mit den Frauen spielte; denn wie die Welt zu klein war für diesen einzelnen, so war die eine Frau zu engstirnig gewesen. Sie hatte sich versündigt in einem refus. Nun taumelte man von Liebesabenteuer zu Liebeskummer, von Hohn zu Verzweiflung. Die Geburt der Poesie aus dem Geiste des déjà vu. Faust und Don Juan in einem.« (190, S. 39) Diese Einstellung verrät aber auch die ängstliche Abwehr der Wirklichkeit und das Vermeiden des Eingeständnisses eigener Schwäche. »Es bot sich alles so an – ein Ausgestoßener Paria gar; ein Zurückgewiesener, der sich am Dreckwall trösten mußte; einer, der Mißachtung seiner Existenz Hochmut entgegensetzte. Die Bewunderer Werthers brachten sich um.

Der Verehrer Byrons brachte Platen um. Das literarische Stilett als Konsequenz existenzieller Stilisierung. Vom Penisneid zur Kastration.« (190, S. 40f.)

Gleichfalls dürften die verborgensten Ursprünge des Heinischen Sensualismus und seines Hellenismus in dieser psychischen Auffälligkeit liegen. Ein früher Hinweis für Heines Hinwendung zu diesem Prinzip läßt sich auch in der Anekdote finden, die Wedekind unter dem Datum des 20. Juni 1824 in seinem Tagebuch überlieferte. Die besondere Bedeutung dieser Anekdote liegt darin, daß sie ihren Witz wie das Wortspiel der Medizäischen Venus und der venerischen Köchin aus eigentlich unmöglichem Vergleich zweier Gegensätze erhält. Heine benutzte wieder das gleiche Stilmittel, um zu schockieren. Wedekind hielt in seinen Aufzeichnungen fest: »Wir sprachen heute viel von der Liebe in der Poesie. Er gibt der physischen vor der platonischen den Vorzug, ich nicht; wir vereinigten uns aber bald, weil wir eigentlich derselben Meinung waren und nur die Ausdrücke verschiedenartig nahmen. Platonische Liebe hielt er für Übersensibilität, und die sinnliche Liebe nahm ich für bloßen tierischen Trieb. Wir vereinigten uns vielleicht dahin, daß die irdische Liebe in veredelter Gestalt, so daß sie gleich weit entfernt ist von der tierischen, wie von der himmlischen, für die Poesie die vorteilhafteste wäre. – Einer Dame, die, um ihn in Verlegenheit zu setzen, Heine gefragt hat: »Sie lieben wohl platonisch?« hat er geantwortet: »Ja, gnädige Frau, wie der Kosakkenhauptmann Platow.« (Z1/121)

Es ist anzunehmen, daß Heinrich die schöne, aber venerische Köchin des Hofrates Bauer gar nicht als konkrete Person meinte, sondern als Typus der einfachen, amourösen Abenteuern mit Studenten aus höheren Gesellschaftskreisen nicht abgeneigten Hausangestellten verwendete.

So ist Heines Bonmot auch aus medizinisch-soziologischer Sicht interessant. Mit der Figur der venerischen Köchin des Hofrates Bauer schuf Heine eine Symbolfigur für die Verhältnisse in Göttingen und in anderen Universitätsstädten. Erich Ebstein ging in seinem 1901 erschienenen Beitrag der ›Geschichte der venerischen Erkrankungen in Göttingen‹ nach. Für die Zeit von der Gründung der Georgia Augusta im Jahre 1737 bis zum Ende des 18. Jahrhunderts stellte er fest: »In Göttingen war sowohl für das 16. Jahrhundert, sowie für das siebzehnte Syphilis nicht nachweisbar. Dagegen sind für das Vorkommen der Syphilis in Göttingen im 18. Jahrhundert reichlichere Angaben vorhanden …« (55, S. 178–196)

Für das Jahr 1772 zählt Ebstein etwa ein Viertel der Studentenschaft als venerisch infiziert, ein Prozentsatz, der zu Heines Zeiten sicher eher angewachsen war. Für eine solch große Verbreitung der Geschlechtskrankheiten unter den Studenten werden drei Faktoren verantwortlich gemacht: »Die Ausschweifungen der Studenten«; die Prostitution und das Verhältnis der Studenten zu ihrem Dienstpersonal (55, S. 186).

Im »Briefwechsel Dreyer akademischer Freunde« beschrieb Johann Martin Müller die Schattenseiten des Studentenlebens, das er selbst als Student in Göttingen (1770/75) kennengelernt hatte: »… wenn ich denke, wie blühend und jugendlich manche Leute auf die Universität kamen, und wie bleich, eingefallen und ekelhaft sie in einem halben Jahr hernach aussahen ... Woher kommen so viele Arten neuer Krankheiten, von denen man in den Schriften der alten Aerzte wenig, oder gar keine Spuren antrifft?« (173, S. 144ff.) In seiner 1792 herausgegebenen Autobiographie schreibt F. C. Lankhard über seine Erfahrungen und Beobachtungen in Göttingen 1778 bis 1779: »Man findet keine Bordelle in Göttingen, wenigstens fand man zu meiner Zeit keine; aber an Nymphen, welche für einige Groschen, und Madamen und an Mamsellen, welche für einige Thaler nach advenant feil sind, fehlt es auch dar nicht. Es soll sogar einige Damen da selbst geben, die ihre Liebhaber bezahlen. Auf den Dörfern halten sich dann und wann Lustdirnen auf und daher lassen sich die häufigen Galanterie-Krankheiten erklären, welche in Göttingen grassieren. Ich glaube nicht, daß dies seit meiner Zeit besser geworden ist. (151, S. 264ff.) So konnte auch Ebstein eines dieser besagten Dörfer nennen: »Besonders wirkte der Besuch des hessischen Grenzortes (Bovenden, wo auch häufig Theatervorstellungen stattfanden) hauptsächlich durch den allzu freien Verkehr der Studenten mit der Weiblichkeit demoralisierend. Denn abgesehen von den Schauspielerinnen, nisteten sich auch sonst in Bovenden und den benachbarten Dörfern Frauenzimmer zweifelhaften Rufes ein, welche die Studenten in ihre Netze zu ziehen trachteten.« (55, S. 188)

Der intime Umgang der Studenten mit Hausangestellten und Töchtern ihrer Vermieter war sehr verbreitet. Der Göttinger Universitäts-Procurator G. C. H. List veröffentliche anonym seine »Beiträge zur Statistik von Göttingen«. »Mehr als eine Frau pflegt ein Student in Göttingen nicht zu haben, und dieses ist in der Regel noch seine Aufwärterin, wenn diese nur hübscher ist, als ein Compendium, um zuweilen einen Blick des Herrn von diesem weg und auf sich ziehen.« (274, S. 125)

Um 1802 hatten sich die sittlichen Verhältnisse in Göttingen etwas gebessert. Als Beleg zitiert Ebstein die Mitteilungen C. Meiners »Über die Verfassung und Verwaltung Deutscher Universitäten.« (vgl. 55, S. 19) C. Meiners epidemiologische Beobachtungen geben wichtige Aufschlüsse über die Verbreitung der Geschlechtskrankheiten und ihre Bekämpfung in Göttingen. »Die Anzahl liederlicher Weibspersonen, die einem Jeden, der dafür bezahlt, den Genuß ihrer Reitze gestatten, ist jetzt ohne Vergleichung geringer, als in vorigen Zeiten. Ich sag dies nicht bloss nach eigener Beobachtung, sondern nach den Bemerkungen von Männern, die selbst vor zwanzig und mehreren Jahren hier studierten, und ihre Söhne nach Göttingen bringen. Diese nehmen insgesamt wahr, dass sowohl die Aufwärterinnen, als die Töchter der geringeren Bürger sauberer gekleidet umhergehen als vormahls; dass viel weniger Vertraulichkeit zwischen den Studierenden, und zwischen den Mädchen der geringeren Classen statt finde; und dass besonders die Dienerinnen der gemeinen Venus nicht so kenntlich seyen, als sie vor zwanzig und mehreren Jahren gewesen. Die Ursache der größeren Seltenheit und Verborgenheit feiler Dirnen liegt theils in der vermehrten Wachsamkeit der Polizey-Commission, theils in der besseren Erziehung der studierenden Jugend. Die Polizey-Commission weist verdächtige Mädchen und Weiber, die keine Eingebohrne sind, zur Stadt hinaus. Eben dieses widerfährt den Töchtern oder Anverwandtinnen hiesiger Einwohner, die sich nach den ihnen gegebenen Warnungen, oder den an ihnen vollzogenen Strafen, nicht besseren; oder wenn man solche Subjekte nicht gerade zu wegweist, so räth man den Vätern oder Vorgesetzten, dass sie dieselben auswärts in Dienst zu bringen suchen. Selbst die jungen Leute halten mehr auf sich, als sonst, berauschen sich seltener, und fürchten sich stärker ihre Gesundheit in den Armen feiler Dirnen zu verlieren. Auch versichern unsere Aerzte, dass die Liebesseuche jetzt bey weitem nicht so verbreitet sey, als sie vor zwanzig oder mehreren Jahren war.« (165, Bd. II, S. 262f.) In den zwanziger Jahren des 19. Jahrhunderts sank mit der sich verringernden Zahl der venerischen Infektionen auch das öffentliche Interesse an diesem Problem, die Mitteilungen wurden spärlicher.

1820 bis 1821 und 1824 bis 1825 wurde Heinrich Heine während seines Studiums in Göttingen von dem Göttinger Arzt Dr. K. F. H. Marx behandelt. Marx, der sich vor allem der Behandlung venerischer Infektionen widmete, subsumierte unter den Begriff »Lustseuche« sowohl die Syphilis als auch die Gonorrhoe. Marx veröffentlichte 1824 seine Schrift: »Göttingen in medicinischer u.s.w. Hinsicht geschildert.« Dort heißt es über die Verbreitung der »Lustseuche« und ihre Behandlung: »Die Lustseuche bekommt man wohl von Zeit zu Zeit in verschiedenen Formen zu behandeln, allein bei der Wachsamkeit der Polizey dennoch nicht so oft, als man bei der grossen Zahl unabhängiger und unverheirateter junger Männer, und bei der grossen Menge von putzsüchtigen weiblichen Personen, die um Lohn dienen, erwarten könnte. Der Ausspruch der Aerzte über das Vorkommen dieser Krankheit würde noch günstiger ausfallen, würde nicht von der Apotheke öfters geholt: balsamen copaivae indicus niger s. peruvianus und ähnliche Mittel, die meist auf solche Übel schliessen lassen, da ihre Wirkung vorzüglich gegen chronische Schleimflüsse gerichtet ist. Das Volk traut noch dem Fischbein (os sepiae) Heilkräfte gegen den Tripper zu.« (163, S. 371)

Zusammenfassend läßt sich daher feststellen, daß zu Beginn des 19. Jahrhunderts die Zahl venerischer Erkrankungen in Göttingen zurückging. Gesundheitspolizeiliche Maßnahmen, Aufklärung der Studenten und der Göttinger Frauen und Mädchen über die Gefahren, eine strengere Erziehung und nicht zuletzt die Angst vor Infektion waren die Ursachen dieser Entwicklung. Dennoch gab es auch zu Heines Studienzeit venerisch Infizierte in Göttingen, doch das studentische Leben wurde harmloser und damit ungefährlicher. Was aber blieb, war der zweifelhafte Ruf von sittlicher Verworfenheit und gesundheitlicher Gefahr, mit dessen Abglanz sich jedoch mancher junge Student aus Göttingen zuweilen auch gerne brüstete. Warum also nicht auch der junge Heinrich Heine?

Wesentlichen Anteil an der Ächtung der Auswüchse studentischer Freiheit hatte der sittenstrenge Moralkodex der aufblühenden Burschenschaften. Als berühmtester Zeuge für diese Entwicklung sei hier Hoffman von Fallersleben angeführt (vgl. 112). In der Diskussion um die Krankengeschichte Heinrich Heines spielt dieser Ehrenkodex eine wichtige Rolle. Heine soll gerade wegen Verletzung des Keuschheitsprinzipes aus der Göttinger Burschenschaft ausgeschlossen worden sein. Der Urheber dieses Gerüchtes war Karl Goedeke: »In dieser Angelegenheit wurde er aus der Burschenschaft ausgestoßen und die Krankheit, die er vorgeschützt haben soll, um noch einen Aufenthalt von einigen Wochen in Göttingen zu erwirken, war keineswegs fingiert, vielmehr der Grund seiner Ausstoßung.« (75)

Diese durch keine weiteren Belege gestützte Vermutung Goedekes wird durch eine erst 1896 bekanntgewordene Äußerung eines Göttinger Kommilitonen bekräftigt: »Nach mündlicher, mir persönlich gemachter Mitteilung des erst 1896 in Jena verstorbenen Regierungsrates a. D. von Schreeb, welcher 1820 der Göttinger Burschenschaft angehörte, wurde letzterer (Heine) aus jener wegen Vergehens gegen die Keuschheit, begangen in der Knallhütte in Bovenden, ausgestoßen, und da er trotzdem als ob nichts vorgefallen wäre, am folgenden Tage auf dem Burschenhaus erschien, aus diesem mit Gewalt hinausgeworfen.« (9, Nr. 11)

Scheurer scheut sich nicht, den Verdacht Goedekes offen auszusprechen: »Da die Burschenschaftler jener Zeit zu einer strengen sittlichen und keuschen Lebensführung verpflichtet waren, steht die Krankheit, die Goedeke beim Namen zu nennen sich nicht getraut, außer Zweifel. Er meint wohl, Heine habe sich damals mit Syphilis infiziert.« (220/S. 29)

Wie bereits dargestellt, hätte Göttingen reichlich Gelegenheit für eine venerische Infektion geboten, z. B. bei der Köchin des Hofrates Bauer oder in der einschlägig bekannten »Knallhütte« in Bovenden. Ein für Heine peinliches Ereignis, das sich in dieser Lokalität abspielte, wird von seinem Bruder Maximilian überliefert. Offenbar versuchte Heine die schöne Kellnerin zu küssen und mußte dafür eine Ohrfeige hinnehmen. Liebesabenteuer in der von Goedeke unterstellten Art sind nicht überliefert. Und so unterläßt es Goedeke auch, für seine Behauptung die notwendigen Beweise anzuführen. Bereits 1880 wird Goedekes Vermutung sogar in den »Burschenschaftlichen Blättern« von Karl Hessel angegriffen: »Es ist zu bedauern, daß Goedeke die Quelle nicht angiebt, aus der diese Behauptung zu ihm gestoßen ist, denn ohne dies hat dieselbe doch nur den Wert einer Vermuthung ...« (106) Auch Scheurer kritisiert Goedekes Oberflächlichkeit (vgl. 220, S. 28 f.). Bis heute ist diese merkwürdige Behauptung Goedekes, für die er keine Quelle anzugeben vermag, von keiner Seite bestätigt worden. Bezeichnend ist, daß Karpeles sich wiederholt an Goedeke gewandt hat, ihm die Quelle dieser seiner Mitteilung zu nennen, aber nie eine Zeile darüber zur Antwort bekommen hat (99, S. 111). Ebenso stellt Karl Hoeber 1923 in der »Kölnischen Volkszeitung« in seinem Artikel über Heines Studienzeit fest: »Hieran knüpft sich nun in einem Teil der Heine-Literatur die seit Goedeke überlieferte Behauptung, Heine habe infolge seiner wüsten Lebensführung an einer häßlichen Geschlechtskrankheit gelitten und sei deshalb aus der Burschenschaft ausgestoßen worden.« (111) Scheurer als Sexologe macht wahrscheinlich, daß Heine wohl wegen Verletzung des Keuschheitsprinzipes aus der Göttinger Burschenschaft ausgeschlossen worden sei, nicht aber wegen der erwähnten Krankheit, so sehr dies auch behauptet wird (vgl. 220, S. 281).

Eberhard Galley verwirft ebenfalls die These Goedekes: »Diese Begründung für die Ausstoßung aus der Burschenschaft erscheint mir unzureichend. Wohl war die

Burschenschaft zu dieser Zeit in ihren Anforderungen an ihre Mitglieder recht streng. Doch ist von einem Keuschheitsprinzip als unbedingte Verpflichtung für alle Mitglieder in der Burschenschaft aus dieser frühen Zeit noch nichts bekannt. Und ob ein einmaliger Verstoß, noch dazu außerhalb des Universitätsortes, wirklich zu einer solchen Maßregel führen mußte, ist unwahrscheinlich. Außerdem hatte sich Heine kurz vorher in der Duellaffäre gegen den Studenten Wiebel, die zu seiner Religation führte, gerade für studentische Forderungen in der Burschenschaft gegen einen Landsmannschaftler exponiert.« (73, S. 71)

Immer wieder wird aber, trotz Heines eigener Darstellung in seinen Briefen, die feste Überzeugung ausgesprochen, Heine habe sich in Göttingen nicht nur eifrig seinem Studium gewidmet, unter ständigen Kopfschmerzen gelitten und sich wenigen, harmlosen Vergnügungen hingegeben. So behauptet auch Scheurer: »Und daß Heine, trotzdem er in »den Briefen aus Berlin« schreibt, in Göttingen vom weiblichen Umgange gänzlich ausgeschlossen zu sein, hier der »niederen Minne« nicht abhold gewesen ist, geht aus dem bekannten, nicht mißzuverstehenden Gedichte hervor: (220, S. 30f.)

»Auf den Wällen Salamancas
Sind die Lüfte lau und labend
Dort mit meiner holden Donna
Wandle ich am Sommerabend.

Um den schlanken Leib der Schönen
Hab ich meinen Arm gebogen
Und mit sel'gen Finger fühl' ich
Ihres Busens stolzes Wogen.

Doch ein ängstliches Geflüster
Zieht sich durch die Lindenbäume,
Und der dunkle Mühlbach unten
Murmelt böse, bange Träume.

»Ach, Senora, Ahnung sagt mir:
Einst wird man mich relegieren,
Und auf Salamankas Wällen
Gehn wir nimmer mehr spazieren.«
(S. 4, Bd. I, S. 144f.)

Karl Hesse führte als erster in seinem Artikel über Heine und die Burschenschaft dieses Gedicht als Beweis dafür an, daß Heine wegen eines Vergehens gegen die guten Sitten aus der Burschenschaft ausgeschlossen wurde (vgl. 106). Er ging jedoch von einer Interpretationsmethode der Heinischen Werke aus, die die moderne Literaturforschung nicht mehr teilt. »Denn daß Heines Gedichte durchweg Gelegenheitsgedichte sind, ist längst erkannt, und daß Salamanca Göttingen ist; darüber ist auch kein Zweifel. Man möchte auch um deswillen sehr geneigt sein, den unfreiwilligen Austritt Heines aus der Burschenschaft anzunehmen ...« (106) Es ist offensichtlich, daß Scheurer der Argumentation Hesses folgt, übernimmt er doch wörtlich, aber nicht als Zitat gekennzeichnet die Formulierung: »Heine sei in Göttingen »der ›niederen Minne‹ nicht abhold« gewesen (220, S. 31).

Zwar wird heute allgemein akzeptiert, daß mit Salamanca Göttingen gemeint sein könnte, doch läßt Scheurer außer acht, daß Heine hier offensichtlich auf seine Relegation von der Universität Göttingen und nicht auf seine Ausschluß aus der Burschenschaft anspielte. Der Grund für seine Zwangsexmatrikulation ist jedoch bekannt: Die Duellaffäre mit dem Landsmannschafter Wiebel, der Heine als Burschenschafter beleidigt hatte. So kann man dieses Gedicht wohl kaum als einen sicheren Beweis für Heines venerische Infektion werten. Gleiches gilt für das ebenfalls in diesem Zusammenhang oft zitierte Gedicht »Klagelied eines alten Jünglings« (95).

Beide Gedichte zeigen, wie problematisch und leichtfertig die Rekonstruktion eines biographischen Zusammenhanges aus poetischen Bildern ist.

»Wohl dem, dem noch die Tugend lacht,
Weh dem, der sie verlieret!
Es haben mich armen Jüngling
Die bösen Gesellen verführet.
[...]
Und als sie mich ganz besoffen gemacht
Und meine Kleider zerrissen,
Da ward ich armer Jüngling
Zur Tür hinausgeschmissen.«

Scheurer interpretiert dieses erst zwanzig Jahre später entstandene, von Heine zunächst »Elegie« genannte Gedicht und gebraucht es, um die Anschuldigung des Göttinger Kommilitonen, des 1896 in Jena verstorbenen Regierungsrates von Schreeb, zu entkräften, Heine habe in der Knallhütte in Bovenden das Keuschheitsgesetz gebrochen. »Daß sich diese elegische Stimmung allmählich in Groll gegen die Burschenschaft umwandelte, [...] wird man vieleicht damit entschuldigen können, daß sich Heine an seiner Verfehlung schuldlos fühlte, da er, wie es im oben angeführtem Gedicht heißt von ›bösen Gesellen verführt‹ worden ist. Sie hatten ihn besoffen gemacht und ihn zum Fehltritt verleitet. Und als er nächsten Tages, ›als ob nichts vorgefallen wäre‹ (er war ja betrunken gewesen, kann also ganz gut die Ereignisse der Nacht vergessen haben), auf dem Burschenhause erschien, haben ihn die Verführer hohnlächelnd ›zur Tür hinausgeschmissen‹. Womit ich Heine nicht von aller Schuld freisprechen will.« (220, S. 33f.)

Sollte sich der Rausschmiß Heines aus der Burschenschaft tatsächlich so abgespielt haben, stellt sich nun die Frage, warum Heine von einem Kommilitonen in der Burschenschaft in dieser hinterlistigen Art und Weise verführt wurde. Es gilt nunmehr, das Motiv dieser Intrige gegen Heinrich Heine zu suchen. Berücksichtigt man den biographischen Hintergrund des Gedichtes »Klagelied eines altdeutschen Jünglings« mit der gebotenen Vorsicht, so läßt sich nur feststellen, daß Heine betrunken war und sich am folgenden Tage an die Vorfälle dieser Nacht nicht genau erinnern konnte. Der betrunkene Heine hatte offenbar Spielschulden gemacht und wurde unsanft vor die Tür gesetzt. Der Verlierer im Spiel wurde von den Mädchen jedoch nur mit »holdem Lächeln« getröstet. Ob Heine tatsächlich nun ein solch unangenehmes Erlebnis hatte, ist weniger wichtig. Doch ist die Annahme wohl berechtigt, daß es sich hier um eine Allegorie seines Ausschlusses aus der Burschenschaft handelt. Dieser Ausschluß ist aber begründet in Heines Stellung, seinem Ansehen, seiner Herkunft und seiner Eigenart, die zum Bruch mit den Burschenschaftern führen mußten.

Als Heine im Oktober 1820 Mitglied der Göttinger Burschenschaft wurde, stand diese bereits seit einem Jahr unter dem Einfluß der »Karlsbader Beschlüsse«. Auch in Göttingen gab es einen ständigen außerordentlichen Regierungsbevollmächtigten, unter dessen Aufsicht die politischen Aktivitäten der Burschenschaften weitgehend zum Erliegen kamen. Zur gesellschaftspolitischen Bedeutungslosigkeit verdammt, konnte die junge Göttinger Burschenschaft sich überhaupt nicht richtig organisieren. Auch hatte die Burschenschaft große Schwierigkeiten, sich gegen die schon seit Jahren etablierten Landsmannschaften durchzusetzen. Es bestanden ein gesellschaftlicher Unterschied und eine daraus resultierende Rivalität zwischen Burschenschaften und Angehörigen dieser Corps. Diese waren zumeist Adelige und reiche Ausländer, die mit altem aristokratischen Stolz auf die Jünglinge bürgerlicher Abkunft und mit weniger gespicktem Beutel herabsahen. Da sich letztere zumeist der Burschenschaft anschlossen, ist leicht zu verstehen, daß in dem Burschenschafter Heine die Abneigung gegen die Bevorrechtung des Adels geweckt wurde, die ihm sowie den anderen Burschenschaftern in den Söhnen der Hannoverschen Junker, welche in schroffster Absonderung von ihren bürgerlichen Studiengenossen lebten, in verletzender Weise entgegentrat.« (12, S. 24)

Die Verbreitung burschenschaftlicher Ideale wurde durch die oft zu offenem Streit führende gegenseitige Abneigung der unterschiedlichen studentischen Gruppen vereitelt. So spielten nach Arnold Ruges Erinnerungen an Göttingen »Die Bowle, die Tees, der Kartentisch und die Schlägereien eine Hauptrolle im Leben der Burschenschaftler« (211, S. 159). Um sich nicht ganz in den oberflächlichen oder anrüchigen Vergnügungen zu verlieren, deren Göttingen wie oben geschildert auch noch 1820 genügend bot, verfaßten die Burschenschaften einen Ehrenkodex, der auch das sogenannte »Keuschheitsprinzip« als moralischen Schutz gegen sexuelle Freizügigkeit und deren gesundheitliche Gefahren enthielt. Aufgrund der Aufzeichnungen von Heer und Bunsow über die Göttinger Burschenschaft (vgl. 91) ist jedoch nicht anzunehmen, daß das »Keuschheitsprinzip« unbedingtes und allgemein befolgtes Gebot war, dessen Übertretung strengste Maßregelung zur Folge gehabt hätte.

Über Heines Rolle als Außenseiter in der Burschenschaft, der mit einigen wenigen Kommilitonen einen Zirkel der literarischen und politischen Diskussionen gegründet, bemerkt Scheurer: »Und Heine? Daß ihm, der den Alkohol nicht liebte und den Tabak haßte, dieser verwerfliche Studentengeist nicht sonderlich behagte, ist mehr als begreiflich.« (20, S. 25) Wie wenig Heine an dem studentischen Leben teilnahm, geht aus den Briefen seiner Göttinger Zeit hervor.

Obwohl Heine durchaus mit den burschenschaftlichen Idealen »Einigkeit und Recht und Freiheit für das Deutsche Vaterland« sympathisierte, wurde er sicher nicht als volles Mitglied der burschenschaftlichen Bewegung akzeptiert, denn dem standen seine nur mühsam mit kräftigen und prahlerischen Worten übertünchte zurückgezogene Lebensweise, seine intellektuelle Besonderheit und nicht zuletzt seine jüdische Abstammung entgegen. Am 29. September 1820 war nämlich auf dem geheimen Burschentag in Dresden eine Verfassung für die gesamte Burschenschaft beschlossen worden. In dieser Verfassung wurde der christlich-deutsche Charakter der Burschenschaft festgelegt. Es wurde daraus die Konsequenz gezogen, keine Juden aufnehmen zu können, sofern sie nicht »Sich christlich-deutsch für unser Volk ausbilden wollen« (91, S. 18–24)

Wer aber an seiner jüdischen Herkunft festhielt, galt als vaterlandslos. Eberhard Galley beschreibt das antisemitische Klima in den Burschenschaften: »Diese antijüdischen Bestimmungen waren ursprünglich nicht in allen Burschenschaften gültig, sonst hätte Heine ja auch nicht in Bonn aufgenommen werden können. Doch schon früh war besonders bei den Gießener Schwarzen und den Erlangern die grundsätzliche Ablehnung der Juden gefordert worden. Dabei werden antisemitische Vorstellungen des in Burschenschafterkreisen sehr angesehenen Turnvaters Jahn sowie des Jenauer Philosophen Fries und des Historikers Reitz mitgewirkt haben. Auf der Dresdener Tagung hatten sich dann die nationalistisch gesinnten Delegierten in dieser Frage durchgesetzt«. (72, S. 71 f.)

Nur aus der Kenntnis von Heines persönlicher Stellung in der Göttinger Burschenschaft heraus lassen sich auch Gründe für seinen Ausschluß finden. Schon Scheurer stellt 1922 fest: »Nichtsdestoweniger ist die Ansicht Beyers, daß die innere Wandlung Heines und sein Abrücken von der altdeutschen burschenschaftlichen Gesinnung auch in seiner jüdischen Herkunft begründet lag, nicht von der Hand zu weisen.« (220, S. 25)

Auch Galley führt gute Argumente gegen die Theorie an, Heine sei allein wegen seines angeblichen unsittlichen Lebenswandels aus der Burschenschaft ausgeschlossen worden. »Es ist darum höchstwahrscheinlich, daß die Bestimmung der Dresdener Satzung über die Nichtaufnahme der Juden der eigentliche Grund für den Ausschluß aus der Burschenschaft gebildet hat. Den Vorwand mag dabei eine Verfehlung Heines gegen die Prinzipien gebildet haben, was aber bei dem Juden Heine den Ausschluß zur Folge hatte.« (73, S. 71)

Als Beweis für diese Thesen soll folgende Tatsache dienen: Heine entwickelte in den folgenden Jahren eine starke Abneigung für alles Deutsche und die Deutschtümelei, die ihn als Juden in das gesellschaftliche Abseits drängte.

Seinem guten Freund, ehemaligen Schulkameraden und Bonner Mitburschenschafter Christian Sethe kündigte Heine ohne direkten Anlaß die Freundschaft auf. Er schrieb ihm am 14. April 1822, alles Deutsche sei ihm zuwider und wirke auf ihn wie »Brechpulver«. Die unterschiedliche Abstammung und die so verschiedene Verwurzelung der beiden Freunde im Semitischen und Deutsch-Nationalen schien Heine Grund genug zu sein, seine Freundschaft zu brechen. Ferner scheint Heine Sethe auch einen Teil der Schuld an den ihm in Göttingen widerfahrenen Kränkungen zu geben. Mag Sethe seinem Freund Heine in der Burschenschaft auch nur kein entschiedener Fürsprecher gewesen und den Verleumdungen nicht entschlossen entgegengetreten sein, die Kluft zwischen Heine und Sethe wurde jedenfalls deshalb unüberwindlich, weil Heine ein Jude und Sethe ein Deutscher war. Galley sieht wahrscheinlich zu Recht in diesem Brief Heines auch den Beweis dafür, daß Heine in Berlin eine weitere Absage von den Burschenschaften bekam. »In dem schon erwähnten Brief an Sethe liegt m. E. ein Hinweis dafür, daß Heine nach seinem Göttinger Erlebnis auch noch in Berlin eine ähnliche Enttäuschung erfahren mußte. [...] Verständlich wird dieser Haßausbruch in Verbindung mit seiner Absage an alles Deutsche erst, wenn Heine in Berlin erneut versucht hat, Kontakt mit der dortigen Burschenschaft aufzunehmen, und erleben mußte, daß er als Jude nicht aufgenommen wurde. [...] Daß die Berliner Burschenschaft in dieser Zeit keine Juden aufnahm, ist belegt.« (79, S. 72 f.)

Weitere Belege für Heines tiefverwurzelte, an Haß grenzende Abneigung gegen Deutschtümler und seine Verachtung gegenüber dem Antisemitismus, die beide nur durch seine schmerzlichen Erfahrungen in der Burschenschaft geprägt sein können, finden sich in den Briefen an seinen Schwager Moritz Embden vom 2. Februar 1823 (HSA 20/46) und an seinen jüdischen Freund Moses Moser vom 23. August 1823 (HSA 20/75). In Heines Brief an Moser findet sich auch die eher beiläufige Bemerkung: »Wäre ich ein Deutscher – und ich bin kein Deutscher, sehe Rühs, Fries an vielen Orten ...«. (MSA 20/75)

J. S. Fries und F. Rühs erregten in den 20er Jahren des 19. Jahrhunderts einiges Aufsehen durch ihre antisemitischen Schriften »Über die Gefährdung des Wohlstandes und Charakters der Deutschen durch die Juden« (70) und »Über die Ansprüche der Juden an das Deutsche Bürgerrecht« (213). Warum aber sollte Heine sich von dem Geist der antijüdischen Pamphlete so sehr verfolgt fühlen, wenn er nicht selber ihre Ausführungen hätte spüren und speziell unter ihrem Einfluß auf die chauvinistischen Ideen der Burschenschaften hätte leiden müssen? Ein halbes Jahr später hatte Heine bereits erkannt, wie sehr er als Dichter in der deutschen Sprache verwurzelt, wie unmöglich es ihm war, sich gänzlich loszusagen von der Tradition, in der er aufgewachsen war, und von der Gesellschaft, deren kritisches und vorausschauendes Mitglied er sein wollte. Doch die Göttinger Erlebnisse vergaß er nie. Im März 1824 schrieb er an Christiani: »Ich weiß, daß ich einer der deutschesten Bestien bin, ich weiß nur zu gut, daß mir das Deutsche das ist, was dem Fische das Wasser ist, daß ich aus diesem Lebenselement nicht heraus kann und daß ich – um das Fischgleichnis beizubehalten – zum Stockfisch vertrocknen muß, wenn ich – um das wässrige Gleichnis beizubehalten – aus dem Wasser des Deutschtümlichen herausspringe. Ich liebe sogar im Grunde das Deutsche mehr als alles auf der Welt, [...]« (HSA 20/98)

Mit den Burschenschaften selbst aber hat sich auch der getaufte Heine nie wieder versöhnt, wenn er auch später durchaus Umgang mit bekannten Burschenschaftern hatte. Es ist sehr wahrscheinlich, daß bereits zu Lebzeiten Heines das Gerücht über eine angebliche venerische Infektion antisemitische Vorurteile gegen Heine tarnen sollte.

Eine weitere Aussage Heines ist als Beweis für eine tatsächliche venerische Infektion gewertet worden. Am 9. Januar 1824 schrieb er an seinen Berliner Freund Moser: » – Ich bin gottlob von einem ärgerlichen Ausschlag jetzt kurirt. Ich hatte mir denselben durch die Boyisensche Uebersetzung des Corans zugezogen. An diesem Mahomet habe ich glauben müssen. Meine Bestialität findet ihres Gleichen nicht.« (HSA 20/85) Hirth erläutert in seiner Heine-Ausgabe diese Textstelle: »Heine macht eine verständliche Anspielung auf eine Geschlechtskrankheit.« (110, S. 74). Diese Interpretation kann jedoch nicht unwidersprochen bleiben. Eine syphilitische Infektion als Ursache des von Heine beschriebenen ›Ausschlages‹ kommt schon deshalb nicht in Frage, weil die Lues ein auch in der islamischen Welt unbekanntes Krankheitsbild war, bevor sie durch die Matrosen des Entdeckers Kolumbus in die Alte Welt eingeschleppt wurde. Darstellungen dermatologischer, speziell venerischer Erkrankungen enthält der Koran nicht.

Heine hatte offenbar die Übersetzung des Korans von Friedrich Eberhard Boysen (17) studiert. Zwar ist ohne weiteres einsichtig, daß Heine wahrscheinlich im übertragenen Sinn den Koran und Mohammed entweder ursächlich oder als »Stimulantien« für seinen »ärgerlichen Ausschlag«, der im übrigen offenbar schnell abheilte, verantwortlich machte. Auch das Selbstbekenntnis unvergleichlicher ›Bestialität‹ weist vordergründig auf die von Hirth unterstellte Aussageabsicht hin. Im Sinne Hirths ergibt sich folgender Sinn dieser Textstelle: Heine habe hier zugegeben, durch die Lektüre des Korans und getreu dem Beispiel des Propheten zu unmoralisch sexuellen Exzessen verführt worden zu sein. Infolge der animalischen Triebbefriedigung habe er sich eine Geschlechtskrankheit zugezogen, deren sichtbares und allgemein verräterisches Symptom der Ausschlag sei. Vergegenwärtigt man sich jedoch den Inhalt des Korans als heilige Schrift des Islam und Mohammed als den vom alleinigen Gott gesandten Propheten moralischer Prinzipien, Lebensweisheiten und religöser Grundregeln, so muß die Auffassung Hirths als überzogen und unwahr erscheinen. Dennoch deutet Heines Äußerung auf ein Textverständnis hin, mit dem angeblich Heine und somit auch Hirth sich in eine lange Tradition der abendländischen Rezeption des Korans einreihten. »Wir wollen lediglich festhalten, daß Heine den Koran in erster Linie, um nicht zu sagen ausschließlich, als eine Art ›erotisierendes Buch‹ betrachtete.« (62, S. 205)

Diese Wertung des Korans spielte eine maßgebliche Rolle in der christlichen Argumentation und Polemik gegen den Koran. Sie geht bereits auf Thomas von Aquin und seine polemische apologetische Schrift »Summa contra gentiles« zurück. »Von Anfang an war man der felsenfesten Ansicht, daß »Mohamed« ein durch und durch wollüstiger Mensch war, der vor allem darauf bedacht war, seine sinnlichen Instinkte zu befriedigen, und daß er dieselben Instinkte seiner Anhänger förderte, indem er die Vielehe und die wilde Ehe gestattete und darüber ein Paradies von lauter Sinnlichkeit und grellen fleischlichen Genüssen in Aussicht stellte.« (62, S. 205)

Unter Berücksichtigung des hohen Stellenwertes eines christlichen Keuschheitsprinzipes wird die Verdammung des Korans als Häresie und Mohammed als Inkarnation des Antichristen verständlich. Aus diesen Wurzeln der religiösen Polemik entwickelte sich das Verständnis des Korans im Abendland durch den Einfluß von Reiseberichten und literarischen Überlieferungen aus dem Orient zur Assoziation von Mohammed und seinem radikalen Sensualismus. »Die Vorstellung von »Mahomeds Paradies« schien bei den abendländischen Menschen kaum noch den Anstößigkeitseffekt zu erregen, den ihr die antiislamischen Polemiker zugedacht hatten. Sie entwickelte sich vielmehr zu einem vorgeprägten Topos, auf den die abendländischen Dichter (besonders im 18. und 19. Jahrhundert) häufig zurückgriffen, um mehr oder weniger harmlos das Bild von ausschweifender Erotik und Laszivität zum Ausdruck zu bringen [...]« (62, S. 204) Auch in Heines Werk findet sich verschiedentlich dieses literarische Topos.

Die Übersetzung des Korans von Friedrich Eberhard Boysen unterscheidet sich wesentlich von anderen, weil der Übersetzer sich nachdrücklich von der polemischen Tradition der Koranübersetzungen distanzierte. Er wertete den Koran sogar literarisch und wies darauf hin, daß er etwa durch freie Übersetzung bemüht war, Stil und Inhalt des Originals getreulich wiederzugeben, sich aber bewußt war, dem literarischen Wert des Originals in einer Übersetzung nicht genügen zu können. So entdeckte Heine in der ihm vorliegenden Übersetzung etwas ganz Neues.

Solchermaßen von Inhalt und Stil beeinflußt, mußte Heine Vorurteile revidieren und sich verärgert eingestehen, kritiklos ein Islambild übernommen zu haben, das im wesentlichen durch polemische Ablehnung geprägt war. Am 21. Januar 1824 schrieb Heine: »Aber obschon ich ein Perser bin, so bekenne ich doch: der größte Dichter bist du, oh großer Prophet von Mekka, und Dein Coran, obschon ich ihn nur durch die Boyisensche Uebersetzung kenne, wird mir so leicht nicht aus dem Gedächtniß kommen!« (HSA 20/91)

Es besteht weiterhin die Möglichkeit, daß Heine, der sich zu dieser Zeit mit orientalischer Literatur beschäftigte, z. B. in der Göttinger Universitätsbibliothek neben der Übersetzung des Korans auch Kenntnis von dem gewöhnlich »Almansor« genannten ärztlichen Buch »Almanúri« in zehn Bänden erhielt. Dieses Werk bildete bis in das 17. Jahrhundert eine wichtige Grundlage für Pathologie, Diagnostik und Therapie. Im 5. Band werden im Kapitel 1 bis 59 die Krankheiten der Haut, des Kopfes, des Gesichtes, der Hände und Füße sowie allgemeine Kosmetik behandelt. Im 7. Band wird im Kapitel 7 bis 20 die allgemeine Pathologie der Haut dargestellt, im Kapitel 24 über den Medinawurm berichtet. Im 10. Band werden u. a. Pocken und Masern dargestellt. Im 5. Band, Kapitel 38, wird das »argentum vivum extinctum« als wirksames Mittel gegen Läuse empfohlen. Das Buch des großen, gewöhnlich ›Razes‹ genannten Arztes Abú Bekr Muhammed Ibn Zakariya (850 bis 923) (68) enthält vielfältige Darstellungen von Hautkrankheiten und trägt merkwürdigerweise den gleichen Titel wie ein Drama Heines. So kann spekuliert werden, daß Heine bei der Beschäftigung mit der orientalischen Kultur nicht nur die Übersetzung des Korans von Boysen las, sondern auch von dieser medizinischen Schrift mit Ihrer Darstellung von Hautkrankheiten erfuhr. Mag Heine tatsächlich nun an einer jener dargestellten Hautkrankheiten gelitten haben oder den Begriff »Ausschlag« als Metapher benutzt haben, so ist eine Verbindung von Almansor, der Koranübersetzung, dem »Ausschlag« und von Heines Drama denkbar.

Umfangreiche Studien zum historischen Hintergrund des »Almansor« in den Universitätsbibliotheken von Bonn und Göttingen verschafften Heine genaue Kenntnisse der politischen und religiösen Auseinandersetzungen zwischen den spanischen Mauren und der Inquisition als Machtinstrument der katholischen Kirche zur Rückeroberung Südspaniens. In Bonn sammelte Heine rein historische Fakten zur weiteren Verarbeitung im »Almansor« und machte sich mit den Sitten und Gebräuchen der Mauren vertraut. In Göttingen vervollständigte er seine Kenntnisse durch das Studium historischer Handbücher und der spanischen Romanze.

»Auffallend umfangreich ist das historische Quellenstudium zum »Almansor«. Vor diesem Hintergrund kann die Liebesthematik nicht länger als Kern der Tragödie betrachtet werden. Heine versucht die Darstellung eines Religionskampfes. [...] Er stellt sein Maurendrama in die Zeit der großen Verfolgungen von Juden und Mauren. Die Quellen hatten vielfach auf die parallelen Schicksale der Juden und Mauren hingewiesen. Der Jude Heine wählte einen maurischen Helden zur Darstellung seiner eigenen, aus seiner geschichtlichen Situation erwachsenen Religionsproblematik. Die ausgedehnten Forschungen zur Inquisition weisen auf das Zentralthema der Tragödie, den Glaubenswechsel. (127, S. 141)

Der persönliche Glaubenswechsel war das zentrale Problem Heines in dieser Zeit und erfolgte weniger aus Glaubensüberzeugung als aus einer subjektiven, als zukunftsweisend eingeschätzten gesellschaftlichen Notwendigkeit. Die selbstgewählte Ausgrenzung aus der jüdischen Gemeinschaft, die Aufgabe von Traditionen und die aus einem egoistischen Bedürfnis nach Sicherheit und Anerkennung erfolgte Anpassung an ein als ungerecht und geistig überlebt empfundenes gesellschaftliches System wurden Heine als persönlicher Makel bewußt. Eine geschichtliche Parallele zu seinem eigenen Konflikt fand Heine in der Bekehrung der Moslems in Spanien. So mag er in Kenntnis des Korans mit seinen paradiesischen Verheißungen für die Rechtgläubigen und die Verdammung der Abgötter seinen tragischen Entschluß nach der Lektüre einer populären Übersetzung des Korans mit dem Ausdruck »boygisenscher Ausschlag« somatisiert haben.

Zwar ist Heines Kenntnis dieser Koranübersetzung nicht anhand der zur Verfügung stehenden Listen der von Heine in den Universitätsbibliotheken von Bonn und Göttingen entliehenen Bücher direkt nachweisbar (vgl. 127), doch fehlt in diesen Listen überhaupt der Hinweis auf eine Benutzung des Korans, obwohl Heines Studien zur islamischen Kultur, speziell der Mauren, sehr umfangreich waren. Es ist daher wenig wahrscheinlich, daß Heine auf die Lektüre dieser wichtigen Quelle verzichtete. So wird mit Recht der Ausdruck ›boygisensch‹ auf die Übersetzung des Korans durch den Quedlinburger Pfarrer Boysen zurückgeführt (vgl. HSA 20/89)

In diesem Zusammenhang zeigt sich für den Brief vom 9. Januar 1824 eher ein literarischer Hintergrund als ein biographisch-medizinischer. Der »Ausschlag« ist Ausdruck für die ärgerliche Selbstkritik, die notwendig geworden war, nachdem Heine kritiklos ein Vorurteil und eine Vorstellung vom Islam übernommen hatte. So betont er auch im verräterischen Perfekt: »An diesen Mahomet habe ich glauben müssen.« (HSA 20/89)

Als Heine nach Paris emigrierte, eilte ihm sein Ruf voraus, und Moralisten befürchteten die Erfüllung ihrer schlimmsten Ahnungen in der Metropole des Lasters. Heine selbst tat alles, um diese Vorstellungen zu bekräftigen. Am 10. Juli 1833 behauptete er in einem Brief an Laube, diese Zeilen im Bett seiner schönhüftigen Freundin zu schreiben, die in dieser Nacht nicht nach Hause lief, da sie eine Verhaftung ihres Galan befürchtete (vgl. HSA 21/434). Soweit zu ermitteln, bestand für Heine in dieser Zeit keine konkrete Gefahr, auch ist eine Pariser Grisette kaum vorstellbar, die mit so viel Verständnis für das Schicksal deutscher Emigranten in Paris ausgestattet war, daß sie eine Bedrohung hätte vorausahnen können.

Trotz seiner vielen Bekanntschaften, Freunde hatte Heine in Paris nur wenige, er suchte den Kontakt zum einfachen Pariser Leben. »Dies war ein Grund dafür, daß er die Nähe schlichter Mädchen und Frauen suchte, die sich fremden Männern gegenüber aus Gründen des Geschäfts wie des Temperaments unkomplizierte Umgangsformen angewöhnt haben. [...] Die Frage ist nur, was mit solcher »Nähe« gemeint sei. Und falls man es denn in Maßeinheiten ausdrücken will: ich neige zu Metern statt zu Millimetern.« (154, S. 95)

In gleicher Weise sind wohl auch Heines Bekanntschaften während seiner Aufenthalte im Seebad zu werten. Auch in den überlieferten Nachrichten über Heines größere Reisen wurde oft vermeintliche Lasterhaftigkeit aufgespürt. Besonders seine Italien-Reise 1828 und ihre literarische Verarbeitung in den »Bädern von Lukka« und den »Memoiren des Herrn von Schnabelwopski« boten hinreichend Stoff für solche Spekulationen. Seine Nichte Maria Principessa della Rocca faßte Spekulationen und Klatsch in ihren sogenannten »Erinnerungen an Heinrich Heine von seiner Nichte« (201) zusammen. Sie vermutet, Heine habe sich den Keim seiner Erkrankung in Italien geholt. Da der Krankheitsverlauf eine Infektion erst zu diesem Zeitpunkt unwahrscheinlich erscheinen läßt, liegt die Vermutung nahe, Heines Nichte habe aus familiären Rücksichten die vermutete Ansteckungsquelle nach Italien verlegt, wo sie medizin historisch als »mal de Naples« ihren Ausgang nahm. Heines Nichte lebte in Neapel und kannte den sozialen Hintergrund dieser Hafenstadt.

Es mutet schon merkwürdig an, wenn Literaturgeschichte sich lang und breit über Heines angebliche sexuelle Ausschweifungen ausläßt, sein Verhältnis zu emanzipierten, intellektuellen und hochgebildeten Frauen wie Rahel Varnhagen, Christina di Belgiojoso und George Sand in diesem Zusammenhang völlig vernachlässigt, da Heines Umgang mit ihnen auf Achtung und Verständnis basierte und über jeden Zweifel erhaben war.

Auch will es so gar nicht zum Bild des Frauenhelden Heines passen, daß er sich in eine ungebildete Schuhverkäuferin Crescencia Eugénie Mirat verliebte und bereit war, sie mit einer hohen Summe von ihrer Tante freizukaufen. Er nannte sie Mathilde, angeblich, weil ihm der französische Name in der Kehle weh tat. Andere vermuten in dieser Namensgebung den Ausdruck von Heines Verlangen nach matriarchalischer Fürsorge. Sicher suchte Heine bei seiner Frau Geborgenheit und Zuneigung. Aber er fand in ihr auch eine Frau, der selbst der kranke, leidende Mann und umstrittene Dicher Schutz und Fürsorge gewähren konnte. So war es ihm wohl ganz recht, daß Mathilde aus einer niedrigeren gesellschaftlichen Schicht stammte, ungebildet, aber eben auch nicht verbildet war. Mag auch diese Beziehung mit großer Verliebtheit angefangen haben, später wurde sie sicher nicht von Leidenschaftlichkeit getragen. Die Ehe blieb kinderlos. Die Basis dieser Beziehung bildeten weder sexuelle Anziehung noch geistige Verwandtschaft, sondern die Suche nach mitmenschlicher Zuneigung und Achtung, die frei war von den Vorurteilen der Gebildeten in der Gesellschaft. Heines Beziehung zu Elise Krinitz, von ihm »Mouche«, von anderen als seine letzte große Liebe bezeichnet, ist aufschlußreich. Er widmete ihr erotische Gedichte und sandte ihr Briefe voll Sehnsucht und Verlangen. Geschrieben wurde dies alles von einem Mann, der seit Jahren gelähmt, Schmerzen leidend und durch Opiate betäubt ans Bett gefesselt war. Als seiner Männlichkeit keine sexuelle Leistung mehr abverlangt werden konnte, gestattete sich Heine Erotik, konkret, personenbezogen und biographisch nachweisbar. Dabei tat er nur das, was er eigentlich schon immer getan hatte. Er kompensierte erotische Triebe im literarischen Schaffen. Der Verlust äußerer Objekte bedingte den Rückzug der Libido von der Außenwelt und die Realität seiner Krankheit diente als Rechtfertigung. »Dabei wird der Ich-Verlust, der sich hier als Orientierungslosigkeit, Passivität und Unvermögen zu erkennen gibt, zum Ausgangspunkt des lyrischen Versuchs, eine Lust zurückzugewinnen, die Schicksal und Geschichte verweigern.« (83, S. 191)

Die Krankheit Heines wird zur Grundvoraussetzung seines literarischen Schaffens. In diesem Sinne interpretiert Guy auch die in der letzten Schaffensperiode entstandenen Gedichte des ›Lazarus‹-Zyklus. Lazarus, der Aussätzige, Ausgestoßene und Lebendig-Begrabene bildet noch heute die ethymologische Wurzel von »Lazarett«. Heine nimmt diese Lazarus-Chiffre auf und ergänzt sie durch eine neue Bedeutung, »in dem sie die Krankheit Heines, von der heutzutage wohl keiner bestreiten würde, daß es sich um eine tertiäre Syphilis handelte, in ihr Konnotationsfeld einschließt. [...] Heine fühlte sich als moderner Aussätziger: Seine Matratzengruft ist eine moderne Form psychischer und physischer Isolation.« (83, S. 172). Diese Isolation dauert noch heute wegen der gleichen gesellschaftlichen und moralischen Vorurteile wie vor 150 Jahren an. So seien an anderer Stelle sehr wohl Einwände gegen die Lues als Erkrankung des »modernen Aussätzigen« Heine gemacht.

Es soll hier nicht der Versuch unternommen werden, Heine schüchterne Enthaltsamkeit nachzuweisen. Es geht um die Feststellung, daß ein Beweis für Heines venerische Infektion nicht zu erbringen ist und die vorgebrachten Indizien als zum Teil grobe Mißverständnisse entkräftet werden können. Die Mutmaßungen über Heines Intimleben führen zuweilen leider auch heute noch selbst bei differenzierter und psychologischer Betrachtungsweise zur Diagnose der tertiären Syphilis und prägen das Werkverständnis. So muß der kritisch-ironischen Feststellung von Leonhardt zugestimmt werden: »In Wirklichkeit geht es um ein Heine-Bild des 19. Jahrhunderts, das gute Aussichten hat, auch im 21. Jahrhundert noch Verwirrung zu stiften. Es geht um die Kreditwürdigkeit eines Hurenbocks.« (154, S. 94)

Diesen Vertrauensverlust hat Heine selbst verschuldet und damit der Interpretation seiner Biographie wie seines Werkes eine bestimmte Richtung gegeben. So konnte er seine sexuelle Durchschnittlichkeit ebenso geschickt verbergen, wie seine latenten homosexuellen Neigungen (vgl. 207, 2) tarnen. Seine intellektuelle Trennung zwischen Nazarenern und Hellenen führte nicht zur radikalen »Abschaffung der Sünde« in seiner Biographie, »der erträumte Zusammenhang zwischen Menschlich-Sinnlichem und Kosmisch-Geistigem gelang Heine schon nicht mehr als elementaren Erotiker; die Einheit zerfiel bei ihm wie bei Grabbe und Zacharias Werner, aber auch bei Brentano; die Resignation zieht beharrlich ein und verbleibt bei der niederen Minne.« (7, S. 714).

Was aber für Heines literarische Konzeption noch gelten mag, ist für seine Biographie ein krasses Fehlurteil. Zwar unterstützt es das Werkverständnis, doch muß man sich vergegenwärtigen, daß es auf der Fama des Erotikers Heine beruht, dessen Höhepunkt die unterstellte venerische Infektion bildet. Die erotische Liebeslyrik bleibt als asketische Sublimation größtenteils nur imaginär. »Freud hat als erster nach einer wissenschaftlichen Erklärung dafür gesucht: Nur die nicht erschöpfte Liebeskraft gibt die geistig-seelische Substanz her, aus der durch die Sublimation Kunst entstehen kann. Ein obskurer Lateiner formulierte schlicht und drastisch: Post coitum poesia nulla.« (154, S. 177)

12. Die Therapie Heinrich Heines und ihre zeitgenössischen Grundlagen

Für das Verständnis und die Beurteilung der Therapie Heinrich Heines ist die Kenntnis der zeitgenössischen Vorstellungen von Krankheit und wirksamer Therapie unerläßlich. Diese Vorstellungen basieren im wesentlichen auf dem romantischen Krankheitsbegriff. In der Romantik gilt das besondere Interesse nicht den körperlichen, sondern den geistig-seelischen Krankheiten. Die Krankheiten der Nerven, der Seele und des Geistes werden verstanden als ein Zustand, in dem die Seele den Körper zu regieren scheint und einen polaren Prozeß kundig werden läßt, denn »die Evolution des menschlichen Geistes, geht mit der Involution der menschlichen Physis einher« (230, S. 94).

Die geistige Evolution setzt also eine erhöhte Vulnerabilität und Disposition für Krankheiten des physiologisch verstandenen Nervensystems voraus. Das Krankheitsempfinden wurde Teil des Lebensgefühls überhaupt. Der Romantiker wollte krank sein, denn die »Krankheit war ein Weg, Menschen ›interessant zu machen‹, und gerade so ist ›romantisch‹ ursprünglich definiert worden« (231, S. 33).

Diese Krankheiten wurzelten in den Bewegungen des Gemütes und der Seele, verursacht durch die Liebe. Die Krankheit gewährte als Ausgleich für die Erkrankung an der Liebe neue Lust. Diese Krankheit war nun nicht nur die Folge der enttäuschten Liebe, keine Bedrohung mehr, sondern ein Beginn: der Anfang einer höheren menschlichen Vollendung.

Die Epoche der romantischen Medizin, die etwa von 1779 bis Mitte der 40er Jahre des 19. Jahrhunderts reichte, war geprägt von den geistigen Impulsen des Philosophen Wilhelm Josef von Schelling. Die Anschauungen der romantischen Ärzte über Krankheitswesen und die Möglichkeiten zur Heilung waren bestimmt von seiner Lehre, die eine Einheit für alle gegensätzlich wirkenden Kräfte in der Natur postulierte. Das Verständnis der in der organischen Welt gültigen Gesetze war die Grundvoraussetzung für das Verständnis des menschlichen Körpers und seiner Krankheiten. Die Medizin sollte demzufolge eine Wissenschaft der organischen Natur sein. Die Erkenntnisse dieser Wissenschaft wurden aber nicht unter Zuhilfenahme des naturwissenschaftlichen Experimentes gewonnen, sondern durch philosophische Überlegungen. Nach Schelling sollten in der organischen Natur wie auch im menschlichen Organismus zwischen positiven und negativen Polen wirksame Kräfte, polare Beziehungen zwischen Körperteilen und Körperfunktionen, bestehen, die sich gegenseitig beeinflußten. Im Stadium der Gesundheit waren diese Kräfte im Gleichgewicht; Krankheit bedeutete das Überwiegen eines Pols. Auch die neuentwickelten Evolutionstheorien beeinflußten das Verständnis von Krankheit. Krankheit wurde gesehen als Stagnation oder Rückbildung in der Evolution der Organe. Religiöse und moralische Werturteile prägten das Verständnis von Krankheit und Gesundheit. Sie wurden eingeordnet in die Bewertungsmaßstäbe von Gut und Böse, von Tugend und Laster. Der Behandlungserfolg konnte sich nur bei untadeligem und sittlichem Verhalten von Arzt und Patient einstellen. Die philosophischen Krankheitsmodelle führten dazu, daß den traditionellen Heilmitteln und ihrer sachgerechten Anwendung nicht die ihnen gebührende Bedeutung zugemessen wurde. Reproduzierbare Ergebnisse fehlten ebenso wie pharmakologische Kenntnisse, an deren Stelle eigene subjektive Erfahrungen traten. Dies führte zu Fehleinschätzungen. Aus rein spekulativen Krankheitsmodellen wurden starre Behandlungsschemata abgeleitet, die zu Mißerfolgen führen mußten. Wie aus den Biographien der Heinrich Heine behandelnden Ärzte schon ersichtlich, gab es einige, die sich nicht nur den philosophischen Krankheitsmodellen unterwarfen, sondern denen dagegen Beobachtung und Empirie grundlegende Voraussetzungen ihrer ärztlichen Tätigkeit waren.

Für das Verständnis der therapeutischen Bemühungen ist die Kenntnis der Vorstellungen über den Wirkungsmechanismus der Pharmaka aus dieser Epoche unerläßlich. Nicht nur die Resorption des Heilmittels, sondern auch die Reizung des Nervensystems durch das Heilmittel wurden als Grundvoraussetzung der Arzneimittelwirkung angesehen. Das Nervensystem war Träger des medikamentös gesetzten Reizes und leitete diesen von der Applikationsstelle zu den erkrankten Organen weiter. Diese Reizung des Nervensystems war ein dynamischer, materiell nicht faßbarer Prozeß. Daß eine Resorption Grundvoraussetzung einer Arzneimittelwirkung ist, war eine Erkenntnis, die sich erst allmählich durchsetzte. Zunächst galt das bloße Eindringen des Medikamentes an seiner Applikationsstelle als Beweis für eine sichere Resorption. Diese Vorstellung erklärt auch die besondere Bedeutung der kutanen Applikation. Entsprechend den Ideen der romantischen Naturphilosophie beruht die Arzneiwirkung auf der Regulierung eines Mißverhältnisses zwischen Reiz und Erregung. Besondere Bedeutung bekam diese Vorstellung in der Lehre des schottischen Arztes Brown. Chemische Arzneimittelwirkung sollte auf einer unspezifischen Reizung beruhen, durch die der Körper zur stärkeren Vitalität angeregt werden sollte, um so die Krankheit überwinden zu können. Das Nervensystem war hierbei als Vermittler tätig.

Als sichere und für Arzt und Patient leicht handhabbare Applikation galt die orale Aufnahme von Medikamenten. Der Magen, in seiner natürlichen Funktion auf den Kontakt mit körperfremden Stoffen und ihre Assimilation ausgerichtet, war dazu prädestiniert. Besonders nach den Veröffentlichungen des Bologneser Professors V. A. Brera (20) galt den Einreibungen von Pharmaka besonderes Interesse. Brera verwandte ausschließlich tierische Flüssigkeiten als Lösungsmittel für die Arzneien, häufig gebrauchte er Opium (21). Gerade Opium hielt man für besonders geeignet zur äußerlichen Anwendung. Äußerlich angewandt wurden die Arzneien in flüssiger Form durch feuchte Umschläge oder Bäder, aber auch als Salben oder Pomaden mit Pflastern und Kataplasmen aufgetragen. Die Einreibemethode war indiziert, wenn eine orale Aufnahme nicht möglich war oder der Krankheitszustand einen schnelleren und stärkeren Wirkungseintritt des Heilmittels erforderlich machte. Häufig wurden die Einreibungen abends vorgenommen, da die Aufnahmefähigkeit der Haut nachts besser sein sollte. Die Medikamente wurden meistens an Stellen besonders dünner Haut, etwa in Ellenbeuge oder Kniekehle, aufgetragen. Von der Einreibung an Hautstellen, die dem zu behandelnden Organ besonders nahe lagen, versprach man sich größere Erfolge, bessere Resorption durch Ablösen der obersten Hautschichten durch heißes Wasser, Blasenpflaster oder konzentrierte Essigsäure. Die gleiche Vorstellung von der erhöhten Durchlässigkeit der Haut lag dem Aufbringen der Medikamente auf Ekzeme und Erytheme zugrunde. Ein besonders drastisches Verfahren stellte die direkte Applikation von Heilmitteln in offenen Wunden dar. Es herrschte die Meinung, daß in einer frischen Wunde mit verletzten Gefäßen die Arznei sich mit dem Blut vermische und von den eröffneten Gefäßenden aufgenommen werde. Die besondere Wirksamkeit sollte ferner durch den direkten Kontakt des Medikamentes mit den freigelegten Nervenenden erzielt werden. Auch wurden die Heilmittel als Klysma oder Zäpfchen rektal verabreicht. Mit Hilfe der rektalen Applikation sollte es möglich sein, bei lebensbedrohlichen Erkrankungen möglichst schnell eine hohe Dosis des Arzneimittels in den Körper zu bringen. Besonders erfolgversprechend sollte diese Applikationsweise auch bei Erkrankung der Harn- und Geschlechtsorgane mit ihrer unmittelbaren Nachbarschaft zum Mastdarm sein. Die inhalative Applikation war zwar bekannt, wurde jedoch wenig genutzt. Die intravenöse Injektion wurde zwar im Tierexperiment erprobt, spielte jedoch wegen Mangel an geeigneten Instrumenten und großen Risiken in der allgemeinen ärztlichen Praxis kaum eine Rolle. Die unterschiedlichen Applikationsweisen und die mehr spekulative Pharmakodynamik sowie die vielfältigen, im Gebrauch befindlichen Gewichtsmaße gestalteten die Dosierung äußerst schwierig. Einheitliche Richtlinien lagen zudem in einer Zeit, in der die Qualität höher als die Quantität bewertet wurde, nicht so sehr im allgemeinen therapeutischen Interesse. Es wurde vor allem die Lebensweise des Kranken in die therapeutischen Überlegungen miteinbezogen. Die robuste Konstitution des natürlich und gesund Lebenden benötigte geringere Dosen als der verweichlichte und durch Genußmittel geschwächte Organismus. Als Richtlinie galt, für die orale Applikation die niedrigste Dosierung zu wählen; etwa die vierfache Dosis erhielt der Patient, wenn das Medikament als Klysma verabreicht wurde, etwa die zehnfache Dosis bei Applikation als Suppositorium oder als Einreibung. Die Dosis wurde verringert bei Aufbringung des Heilmittels auf entzündete oder iatrogen alterierte Areale. Auch der zeitliche Rhythmus der Applikation wurde häufig berücksichtigt. Im Sinne einer kontinuierlichen Arzneimittelwirkung wurde das Medikament in kürzeren Zeitintervallen regelmäßig verabreicht. Weitere Verbreitung fand die noch heute übliche Form des »3x täglich«.

Heinrich Heine war bereits 1820 als Student in ärztlicher Behandlung. Er litt damals unter nervösen Beschwerden, unter Kopfschmerz und an enttäuschter Liebe. Er fühlte sich als Außenseiter, als romantischer Ausnahmemensch. Im polaren Kräftefeld überwog die Asthenie, und er fand in der Krankheit eine neue Lust, in der er eine höhere Daseinsform erlangte, deren Ausdrucksform sein literarisches

Schaffen war. Aus der Biographie Heines sind seine Hypochondrie, sein Kokettieren mit der Krankheit bekannt. Er litt getreu seinem Vorbild Lord Byron. Durch die romantische Krankheitsdeutung bekamen organische Symptome eine neue Dimension. Seine Krankheit wurde behandelt von Marx durch die »ableitende Methode« und von Koreff mit Hilfe des »Magnetismus«. Aus moderner Sicht lassen sich diese Behandlungsmethoden etwas vereinfacht als ›Psychotherapie‹ bezeichnen. Es fällt auf, daß Heine bis zum Einsetzen weiterer bedrohlicher Krankheitssymptome wie der Parese der Finger oder der Augenerkrankung sich vorwiegend ›in psychotherapeutischer‹ Behandlung befand. Die Meinungen seiner Zeitgenossen, Heine sei ein Hypochonder und wolle sich als Kranker interessant machen, sind nicht so sehr als Vorwurf gemeint, sondern spiegeln das Verständnis des romantischen Krankheitsbegriffe wider. Es sei darauf hingewiesen, daß in der Romantik besonders die Frauen als empfänglich für Nervenkrankheiten galten. »Sie realisieren die Theorie der Schwäche, der erhöhten Schwäche und des Vorherrschens der Nervenkrankheiten. Dieses Krankheitsempfinden machen sie zu ihrem Lebensgefühl, und umgekehrt treibt wohl möglich ihr Lebensgefühl die theoretischen Vorstellungen zur Krankheitsdisposition und -konstitution ihrer Zeit voran.« (230, S. 101) Gerade dies gilt auch im besonderen Maße für Heine. Es mag als weiterer Beleg für die ambivalente sexuelle Identifikation Heines gelten, auf die schon hingewiesen wurde. Die von Heine gelobten wohltuenden Wirkungen der Lektüre Walter Scotts dürfen als Lesetherapie bezeichnet werden. Auch das Lesen gehört zu dem Feld jener Beziehungen, die man in der Romantik den »magnetischen Rapport« nannte, und die schon seit Messmer den erotischen Beziehungen als ähnlich angesehen werden. Leser und Autor werden durch das magnetische Fluidum verbunden. »Es gibt einen Bücher-Magnetismus, der mit dem animalischen oder Lebens-Magnetismus gleichen Gesetzen unterworfen ist; nur daß bei diesem sich die Wirkungen mehr physisch, bei jenem aber mehr psychisch äußern. Bücher sind magnetische Apparate, und Schriftsteller, besonders Dichter und Redner (...), sind literarische Magnetiseurs, die sich mit gar vielen in Rapport zu setzen und dadurch folgenreich zu wirken verstehen.« (64, S. 83 ff.) Durch den Vergleich vom magnetischen Rapport und erotischer Beziehung erhält auch das Verhältnis von Autor und Leser einen neuen Akzent. Die Lust als treibende Kraft der Liebesbeziehung greift in den Leseprozeß ein. Aus der Lust des Lebens entwickelt sich die Lust des Schreibens, das Lesen als Therapeutikum vollzieht sich im magnetischen Schlaf und steigert die Seelen- und Bewußtseinssphäre. Eine heilsame Wirkung dieser Art glaubte Heine in der Lektüre von Walter Scott und in der Matratzengruft durch seine literarische Beschäftigung zu finden.

Besonderen Wert legte Heine auch auf die roborierende Wirkung des Meerbades. So lange sein körperlicher Zustand die Reisen an die See zuließ, setzte Heine immer wieder große Hoffnungen auf die heilsame Wirkung des Seewassers und -klimas. Der englische Arzt Richard Russel entwickelte 1753 die Grundzüge der Thalassotherapie (212). Russel schrieb dem Meer vor allen Dingen reinigende und fäulnishemmende Wirkung zu. Die größte therapeutische Wirkung wurde dem

Salzgehalt des Seewassers beigemessen, vor allem dem Natriumchlorid und den Magnesiumsalzen. Samuel Hahnemann führte die heilende Wirkung besonders auf die Chlor-Magnesium-Verbindungen zurück, von denen eine direkt reizende Wirkung auf die Hautnerven ausginge. Die psychisch beruhigende, krampflösende, entquellende Wirkung von Bor wird der anregenden, physische und psychische Leistungen befördernden von Jod gegenübergestellt. Seit den pharmakologischen Theorien Hahnemanns (87), nach denen gerade Stoffe, die in hohen Verdünnungen besonders gut permeabel seien, in die Körperzellen penetrieren könnten, um die Lebenszentren anzuregen, wird auch den Spurenelementen im Meer eine starke heilende Wirkung zugeschrieben. Die physikalische Wirkung von Gezeiten und Wellenschlag soll Reinigung und zum Beispiel Aufladung des Wassers mit elektrischer Energie bewirken, die dem Kranken zugutekommen. Als Russel in der Mitte des 19. Jahrhunderts den ersten Seebadeort an der englischen Küste in Brighton gründete, wollte man sich die heilende Wirkung des Meeres durch Baden im Meer wie durch Trinken seines Wassers, den Gebrauch des Seewassers zu äußerlichen Umschlägen bei Geschwüren und Drüsenschwellungen wie auch durch seine Verwendung zu Einläufen und Spülung zunutze machen. In seiner Monographie über die Meerwassertherapien berichtet Russel von 39 Krankheitsfällen und der Wirkung des Meerwassers. Unter den Diagnosen finden sich vor allem Dermatosen, nässende Ekzeme, skorbutische Ausschläge, Gürtelrose, Herpes, Weißfluß, Erysipel, Gonorrhoe, Lebererkrankungen, Nierensteine, Koliken, Proktitis und rheumatische Erkrankungen. Auf den Erkenntnissen Hahnemanns basierend, wurden von Hillberger 1857 die Wirkungen der Meerwassertrinkkuren beschrieben: Er nennt u.a.: Erregung und Hyperästhesie des peripheren Nervensystems, Reflexkrämpfe, Erscheinen früherer Beschwerden – besonders Neuralgien, Prosopalgien, Zahnschmerzen, manchmal augenblickliches Stillen bestehender Schmerzen, Zittern, Stechen durch die ganze Haut, dumpfe Kopfschmerzen – besonders in der Stirngegend, auffallende Verminderung des Geschlechtstriebes (109). Hillberger hält das Meerwasser besonders geeignet für die Therapie von Erkrankungen der Haut, der Schleimhäute des Intestinaltraktes, der Harnblase und der peripheren Nerven. So vermöge es, chronische Magenkatarrhe, Hautausschläge, nervöse Hyperästhesien und Anästhesien zu heilen und als gutes Adjuvans bei sekundären und tertiären syphilitischen Formen und chronischer Gonorrhoe zu wirken.

Heine erhoffte sich immer viel von den jährlichen Aufenthalten an der See. Er versprach sich kräftigende und beruhigende Wirkung, Besserung seines Gesundheitszustandes, Ablenkung und Zerstreuung, Erholung wie Heilung. Er kann als ein sehr früher Anhänger der Thalassotherapie bezeichnet werden, der schon regelmäßig Seebäder aufsuchte, als die Wirkungen des Meerwassers erst diskutiert wurden und noch nicht als fester Bestandteil des medizinisch-therapeutischen Wissens galten. Zu seiner Zeit waren die Vorstellungen von der Wirkung des Meerwassers geprägt von Hahnemannschem Gedankengut. Es kann festgestellt werden, daß Heine wohl nicht den Aufenthalt an der See so sehr suchte, um von bestimmten somatischen Beschwerden geheilt zu werden, sondern vielmehr sich eine psychisch ausgleichende und somatisch kräftigende Wirkung versprach. Das Seeklima und -wasser sollten die nervösen Beschwerden und Kopfschmerzen zunächst heilen, später nur noch lindern. Die psychotherapeutische Wirkung dürfte zunächst die Hauptmotivation für Heines häufige Aufenthalte an der See gewesen sein. Die subjektiv erfahrene Linderung gerade der pulmonalen Symptomatik und die Besserung des Allgemeinbefindens zogen Heine auch in späteren Jahren an die See und an andere Orte mit heilsamer Wirkung des Klimas.

Brownianismus und therapeutisches System von Broussais

In seinem Pariser Exil wurde Heine nach den therapeutischen Ideen von François Joseph Victor Broussais behandelt. Dieses therapeutische Regime ist nach Heines Tod u.a. von seinem Bruder Maximilian stark kritisiert worden. Es wurde sogar der Vorwurf erhoben, Heines Leben sei durch die Methoden dieses französischen Arztes verkürzt und ihm seien neue Leiden aufgebürdet worden. In chauvinistischer Weise glaubte man feststellen zu können, daß solche Behandlungsmethoden nur im angeblich medizinisch rückständigen Frankreich, nicht aber im aufgeklärten Deutschland zur Anwendung kommen konnten. Es erscheint daher sinnvoll, die Wurzeln des broussaisischen Systems darzustellen und darauf hinzuweisen, daß seine Ideen auf die Theorien des schottischen Arztes John Brown zurückgingen. Brown veröffentlichte 1780 sein System unter dem Titel »Elementa medicinae« (23).

Die Theorie Browns hatte ihren besonderen Einfluß in Deutschland von 1795 bis 1811. Sie basiert auf dem Begriff des Lebens. Nach Brown unterscheidet sich Leben von der toten Materie nur dadurch, daß es durch äußere »Thätigkeiten« und innere »Verrichtungen« so bestimmt werden kann, daß hieraus Lebenserscheinungen resultieren. Wärme, Nahrungsmittel und Luft sind äußere Tätigkeiten, innere Verrichtungen sind Muskelkontraktionen, Sinneswahrnehmungen, Denken und Fühlen. Brown bezeichnet als Erregbarkeit die Fähigkeiten des Organismus, auf diese »erregenden Thätigkeiten« zu reagieren. In der von Andreas Röschlaub 1806 veröffentlichten deutschen Darstellung der Brown'schen Ideen findet sich das treffende Bild vom Zündfunken als dem Reiz, der das vom Körper produzierte Material, die Erregbarkeit, entflammt. Die Erregbarkeit wird nicht näher bestimmt, und es bleibt offen, ob es sich hierbei um eine »Qualität« oder eine »Substanz« handelt. Die Erregbarkeit kann zu stark, zu schwach oder im richtigen Verhältnis gereizt werden. Als Wirkung entsteht die Erregung, die als eigentliche Ursache des Lebens zu gelten hat und bei zu starker oder zu schwacher Reizung zur Krankheit führt. Dementsprechend wird Gesundheit durch eine »mäßige« Erregung verursacht. Hierbei gilt jedoch, je schwächer der Reiz, desto mehr Erregbarkeit häuft sich an, je stärker der Reiz, desto mehr wird die Erregbarkeit verbraucht. Die Erregung, d.h. also das Leben, ist durch zwei Zustände begrenzt: Eine Überreizung führt zur Erschöpfung der Erregbarkeit, der Körper verliert die Fähigkeit, auf Reiz zu reagieren, der Tod stellt sich ein. Eine zu geringe Reizung bewirkt hingegen einen Überfluß an Erregbarkeit. Je mehr die Erregbarkeit jedoch zunimmt, desto heftiger und unter Umständen tödlicher wird schließlich die eintretende Erregung. Ein völliges Schwinden der Erregung bedeutet jedoch auch den Tod. Zwei Zustände lassen sich unterscheiden: Ein zu geringes Reizangebot bedeutet die »direkte Schwäche«, bei Überreizung resultiert die »indirekte Schwäche«. Der Sitz der Erregbarkeit wird in das Nervensystem lokalisiert. Die Wirkung der Reize ist nicht lokal begrenzt, sondern erfaßt den ganzen Körper. Daher gibt es im System von John Brown keine nur örtlich begrenzten Krankheiten. Folglich muß auch die Therapie immer auf den ganzen Körper einwirken. Bei übermäßiger Erregung entstehen »sthenische«, bei zu geringer »asthenische« Krankheiten. Zwischen diesen beiden Polen der Krankheitsformen befindet sich die Gesundheit. Die Therapie hat bei sthenischen Krankheiten die Erregung zu vermindern, bei asthenischen jedoch zu vermehren. Reizend wirken Wärme, Fleisch, Gewürze, Alkohol, Moschus, Alkali, Äther, am stärksten das Opium, zudem ein Überfluß an Blut, Geist und Psyche. Schwächend wirken Kälte, Feuchtigkeit, pflanzliche Speisen und Mangel an Fleisch und Gewürzen, Blutmangel, Mangel an Geist und Psyche, Erbrechen, Purgieren (abführen), Schwitzen, sparsame Kost und Ruhe, am schwächendsten der Aderlaß. Für die therapeutische Anwendung dieser Gesetzmäßigkeit gilt: heilt ein Mittel eine bestimmte Krankheit, so heilt es alle dieser Kategorie. Die Dosierung der Mittel soll dem Grad der Stheni oder Astheni umgekehrt proportional sein. Um die Erregbarkeit gleichmäßig zu reizen, sollten immer mehrere Mittel angewendet werden. Generell gilt, daß die Wirkung der Heilmittel nichts anderes ist als eine Änderung des Erregungszustandes, um das ausgeglichene Verhältnis der Gesundheit wiederherzustellen. Diese Erkenntnisse sind nicht allein auf das menschliche Leben beschränkt, sondern erklären alles Leben in der Natur. So wird mittelbar von dieser Theorie ein naturphilosophischer Anspruch erhoben (vgl. 24).

Brown ordnet die Krankheiten gemäß dem quantitativen Charakter der Erregbarkeit auf einer Skala an. Durch diese Erregbarkeitsskala soll eine quantifizierbare Diagnostik ermöglicht werden. Brown erhebt den Anspruch, der »Newton der Medizin« zu sein, die Medizin zu mathematisieren. Seine Bewertungsskala soll den Ärzten das sein, was die Waage dem Physiker.

Seine medizinische Erfahrung hat Brown zu einem großen Teil aus Selbstversuchen und Selbstbeobachtungen gewonnen. Einen wesentlichen Einfluß hatte seine eigene Erkrankung. Brown litt an Gicht und erfuhr durch die verordnete Diät, pflanzliche Speisen und das Meiden von Alkohol, kaum Linderung. Als er sich eines Tages vermehrt Fleischspeisen zuwandte, hatte er in dieser Zeit nur geringe Beschwerden. Nun von der Nutzlosigkeit der Schulmedizin überzeugt, entwickelte er sein System und »heilte« später seine Gichtanfälle durch Anwendung von Opium. Die medizinhistorischen Wurzeln der Theorie Browns, der als sehr belesener Arzt galt, sind bei Friedrich Hoffmann, bei der Unterscheidung von »Irritabilität« und »Sensibilität« durch Albrecht von Haller und in der direkten Auseinandersetzung mit Browns Lehrer William Cullen, dem Begründer der »Nervenpathologie«, zu suchen. In den europäischen Ländern wurde die Lehre Browns unterschiedlich aufgenommen. In England verlor das System Browns nach dem Tode des Begründers rasch an Einfluß. In Italien fand der Brownianismus zunächst viele Anhänger, doch formierte sich bereits 1793 die Kritik. Wenig Einfluß ist dem System von Brown auf die französische und spanische Medizin zuzumessen. In Österreich gilt Joseph Franck als wichtigster Vertreter des Brownianismus. Durch Johann Peter Franck wurde der Brownisnismus in Österreich und Deutschland gefördert und fand hier wohl auch seine stärkste Verbreitung. In Hufelands »Journal der practischen Arzneykunde und Wundarzney« wurde die allgemeine Anwendung des Brown'schen Prinzipes jedoch kritisiert (24).

Es werden Erfahrungsberichte veröffentlicht, die Mißerfolge der Brown'schen Therapie oder im Gegensatz zu dieser stehende, erfolgreiche therapeutische Maßnahmen mitteilen (114, S. 125–150).

Die Kenntnis dieser Kritik am System von Brown dürfte auch die Ursache der Kritik an den therapeutischen Bemühungen um Heinrich Heine nach dem System von Broussais gewesen sein. Gleichzeitig wird Heines Konstitution jedoch, wie schon gezeigt, häufig als »neurasthenisch« beschrieben und damit indirekt in das System von Brown eingeordnet. Diese Charakterisierung der psychologischen Konstitution Heines wurzelt also im Brownianismus. Die Neurasthenie Heines wird zwar heute als Charaktereigenschaft des Dichters anerkannt, diente ursprünglich jedoch als Einordnung in ein therapeutisches Prinzip.

Der Brownianismus wurde vor allem aufgrund schlechter praktischer Erfahrungen aufgegeben und seine Erregungstheorie durch naturphilosophische Einwände untergraben (vgl. 224, S. 98). Dennoch kann Brown als Vorgänger Broussais gesehen werden (15, S. 1).

François Joseph Victor Broussais wurde als Sohn eines Arztes geboren, widmete sich zunächst der soldatischen Laufbahn, wurde dann Militärarzt, Oberarzt am Hospital Vâl de Grace und lehrte ab 1831 Pathologie an der Pariser Universität. Er übernahm von Brown die Begriffe »Irritation« für Reizung und »Abirritation« für den Mangel an Reizung. Die Reizungen stellen nach Broussais die Krankheitsursache dar, und das Leiden verbreitet sich von Organ zu Organ. Später definierte Broussais die Reizung als »Entzündung« und führte diese auf die spezifische Grundform der »Gastro-Entérite« zurück, von der alle übrigen Krankheiten ausgingen. Broussais Therapie beruhte auf dem vitalistischen Prinzip. Er suchte nicht wie die Mechanisten die Krankheitsursache, sondern unterstützte die Kraft des Organismus zur Heilung. Hierzu verwandte Broussais Diäten, vor allem Fastenkuren; er arbeitete mit Schröpfköpfen und Aderlässen. Die »antientzündlichen« purgierenden Maßnahmen waren zum Teil so drastisch, daß in der von ihm geleiteten Abteilung des Vâl de Grace eine hohe Sterblichkeit herrschte.

In der Behandlung Heines durch die Broussaisten ist ein weiteres Indiz dafür zu entdecken, daß Heine und seine Ärzte nicht unbedingt an eine sexuell übertragbare Krankheit als Ursache seiner Leiden glaubten. So schreibt Jahr in seinem Therapiehandbuch über die Schüler Broussais: »Diesen Aerzten stehen nun aber auch wieder andere entgegen, unter denen vorzüglich die Anhänger der von Broussais zu Paris gestifteten Schule der sogenannten physiologischen Medicin zu nennen sind. Von der an sich selbst nicht unrichtigen Ansicht ausgehend, dass alle pathologischen Processe in letzter Instanz eigentlich nur anders geleitete physiologische sind, verwerfen sie nicht nur die Annahme irgend eines besonderen Ansteckungsstoffes oder Virus, sondern wollen überhaupt auch keine eigenartigen Krankheiten gelten lassen, indem sie die alleinige erste Ursache aller nur erdenklichen Krankheiten in einer einfachen, durch irgendeinen mechanischen oder chemischen Reiz bewirkten Entzündung sehen, deren weiterer Verlauf sodann, sowie ihre besondere Form und Gestaltung, lediglich von dem befallenen Organe, dem besonderen physiologischen Temperamente des Individiums und andere zufällig hinzutretenden äußeren, verschlimmernden oder bessernden Einflüssen abhänge. Diese Schule, als deren Vertreter für die venerischen Krankheiten Jourdan, Devergie und Desruelles genannt werden können, leugnet nun zwar keineswegs die Existenz der von ihren Gegnern als Folge der venerischen Krankheiten aufgeührten Uebel, behauptet aber, dass man durchaus Unrecht habe, dieselben einem unreinen Beischlafe, ja wohl gar einem specifischen Ansteckungsstoffe zuzuschreiben, indem das, was man venerische Krankheiten nenne, weiter nichts sei, als, durch die Schärfe des Monatsblutes, einen reizenden Weissfluß oder andere Schärfen erworbene einfache Entzündung, die sich (...) nur dann verschlimmere, wenn entweder das betroffene Individium ebenfalls von Natur scharfe Säfte habe, oder sich außerordentlichen Einflüssen schädlicher Art aussetzte, wie z. B. dem Missbrauch des Quecksilbers oder anderer reizender Stoffe.« (122).

Ausgehend von den letztlich humoralpathologischen Vorstellungen hervorragender Broussaisisten ist diese Therapie Heines also gerade nicht an einer Arbeitsdiagnose wie Syphilis orientiert, sondern als symptomatisch und im Sinne der zeitgenössischen Vorstellung »antientzündlich« zu werten. So wurde Heine nach broussaistischen Therapieprinzipien behandelt: Das Schröpfen gehört zu den seit der Antike bekannten »Ableitungsmethoden«, mit denen Krankheitstoffe aus dem Körper des Patienten eliminiert werden sollten. Prinzipiell wird das »trockene« vom »blutigen« Schröpfen unterschieden. Bei letzterem wurden auf der Haut etwa 1 cm lange Schnitte angelegt, darüber Schröpfköpfe aufgesetzt, in denen ein Unterdruck erzeugt wird. Zur Erzeugung dieses Unterdruckes wurde früher Watte angezündet, die in die »Bauchung« der Saugglocke fiel und nicht mit der Haut in Berührung kam. Nach etwa einer Viertelstunde waren die Glocken mit bis zu 300 ml Blut gefüllt. Beim »trockenen« Schröpfen wurde die Haut nicht verletzt, und es bildeten sich durch die Sogwirkung ein Hämatom und Blasen. Letztere Methode sollte im Sinne einer lokalen Eigenblutbehandlung die Lymphzirkulation und damit die Abwehrkräfte steigern, die blutige Schröpfung stellte eine Mikrosympathektomie dar und wirkte über das Hautgeschehen auf den morphologischen Zustand des Hautorgans ein. Bei der Blutegelbehandlung werden Blutegel (Hirudo medicinalis) mit dem Kopfende auf die Haut des Patienten gesetzt, die zuvor mit einem Skalpell angeritzt wurde. Die Egel können 8 bis 10 ml Blut saugen und fallen nach etwa einer Stunde von selbst ab. Ihr Speichel enthält Hirudin und macht das Blut an der Wunde ungerinnbar. Nach dem Saugakt kommt es daher zu einer bis zu 24 Stunden anhaltenden Nachblutung von etwa 40 ml Blut. Blutegel wurden an fast allen Stellen des Körpers angesetzt und fanden bei fast allen Entzündungen Verwendung. Heine wurde auch mit Hilfe der »Fontanelle« behandelt. Die »Fontanelle« ist eine künstlich gesetzte Entzündung, die als Ausscheidungsquelle für »giftige Stoffe« des Körpers dient. Sie soll möglichst nahe am eigentlichen Krankheitsherd angesiedelt werden. Zur Applikation einer Fontanelle wurde eine künstliche Hautblase geschaffen, z.B. durch die Einwirkung von Kantharidenpflaster, die Hautblase abgetragen, die entstandene Wunde verschorft und künstlich offengehalten, so daß sich seröse, später eitrige Flüssigkeit absondern konnte. Es herrschte die Vorstellung, mit dieser serös-eitrigen Flüssigkeit die krankmachenden Gifte als Verursacher der eigentlichen Erkrankung aus dem Körper ziehen zu können.

Eine Stimulierung der Abwehrkräfte des Körpers wurde der »Haarseil-Methode« zugeschrieben. Hierbei wurde ein Faden oder ein Silberdraht durch eine Hautfalte gezogen und dort unter Umständen wochenlang belassen. Damit er nicht festwachse, sollte er beim täglichen Verbandswechsel hin-. und herbewegt werden. Man versprach sich von dieser sicherlich sehr schmerzhaften und zu Eiter und Infektionen führenden Methode eine tiefe und intensive Lymphdrainage. (179, S. 40f.; 52ff.)

Die Behandlung mittels Haarseil soll zurückgehen auf Hippokrates, der eine Enddarmfistel so therapiert haben soll. Im 13. und 14. Jahrhundert wurde das Haarseil besonders bei Augenerkrankungen und Abszessen eingesetzt. Hier wurde bevorzugt im Nacken der Patienten eine Hautfalte abgehoben, durchbohrt, oft mit einem glühenden Eisen oder Draht, und ein Haarseil eingezogen. Dieses sollte zwecks besserer Ableitung der schlechten Säfte möglichst nicht horizontal unter der Haut verlaufen. Später gab es speziell geformte Zangen zum Fassen der Haut und Einführen des Haarseils. Das Haarseil selbst war meist aus Roßhaar, aber auch Dochte und Chapirstreifen fanden vor allem in späterer Zeit Verwendung. Abbildungen dieser Therapie finden sich in den Veröffentlichungen des berühmten Chirurgen Fabricius von Hilden. Erwähnt wird das Haarseil noch im klinisch- etymologischen Lexikon von 1844 unter der alten Bezeichnung »setaceum« (vgl. 138).

Im 19. Jahrhundert fand es selten Verwendung bei Abszessen im Wundbereich selbst. An traditioneller Stelle im Nacken wurde es noch bei Augenerkrankungen und besonders zur Therapie der Migräne eingesetzt. Die Haarseiltherapie der Kopfschmerzen und Augenerkrankung Heines war also durchaus zeitgemäß. Es sei zur Beurteilung dieser Methode noch angemerkt, daß auch heute in Abszesse und sezernierende Wunden ›Streifen‹ und ›Laschen‹ zur Drainage eingelegt werden.

Von Koreff stammt die Empfehlung einer Therapie bei Amaurosis, die auf Dupuytren zurückgehen und sich empirisch als sehr wirksam erwiesen haben soll. »Man beginnt mit einem Aderlaß, dessen Stärke sich nach der Constitution des Kranken richtet; man giebt denn ein Brechmittel aus Tartarus stibiatus, als denn ein Purgiermittel etwas drastischer Natur, zieht ein starkes Haarseil durch den Nacken, und so wie es in voller Eiterung ist, beginnt man rings um den Kopf und Hals, oft sogar auf den Wangen, eines ganz dicht an das andere liegend, Blasenpflaster von 2–3 Zoll zu setzen, wo von man jedes nur 3 Tage liegen läßt. Selten kehrt das Sehvermögen vor dem 9ten bis 12ten Blasenpflaster wieder; in vielen Fällen erst nach dem 20ten, ja ich habe Fälle erlebt, wo es erst nach dem 60sten wiederkehrte. In den meisten Fällen blieb die Heilung gründlich!« (137)

Heine berichtet sowohl über die Anwendung von Purgier- und Brechmitteln als auch von Haarseilen und Blasenpflastern. Sein Arzt Koreff konnte die Indikation bei Amaurosis stellen, und so ist ersichtlich, daß Heine nach diesem Prinzip von Koreff behandelt wurde. Diese Therapie basiert sowohl auf Erfahrungswerten wie auf den Theorien Broussais. Die Applikation von Haarseilen, Fontanellen, Schröpfköpfen und Blutegeln wurde bei Heine meist auf dem Rücken vorgenommen. Für diese Lokalisation mag die Nähe zum Rückenmark als dem ätiologisch angenommenen Sitz der Erkrankung und auch die günstige praktische Anwendung auf dem Rücken eine Rolle gespielt haben. Es ist unschwer vorstellbar, welche iatrogenen Leiden diese therapeutischen Maßnahmen für den zuletzt ständig bettlägerigen Heine bedeutet haben müssen.

Die Anwendung eines Haarseiles (Seton) war ebenso wie die von Larrey und Percy angewandte Methode der Moxabustion eine am Hôtel de Dieu in Paris benutzte Methode und daher in der Medizin in Paris etabliert.

Die Cauterisation (Cautères actuels ou métalliques) wurde an diesen Kliniken mit Glüheisen durchgeführt. Gegen neuralgische Schmerzen wurden das lavement térébenthiné, bestehend aus »essence de térébenthiné, jaune l'œuf und décoction de pavot«, sowie Kataplasmen mit Opium eingesetzt. Es ist anzunehmen, daß die an den Pariser Kliniken tätigen Doktores Koreff, Gruby und Sichel diese therapeutischen Maßnahmen kannten und auch bei ihrem Patienten Heine anwandten. Von Heine erwähnt wurde ebenfalls die Anwendung von Silbernitrat ($AgNo_3$), das als Adstringienz und Desinfizienz bei Entzündungen von Haut und Schleimhäuten eingesetzt wurde, Silbernitrat wurde in der Dosierung Arg. nitric. 0,03" (0,1") als Pillen bei Tabes dorsalis mit zweifelhafter Wirkung, und trotz der Gefahr der Argyrie, d.h. der Ablagerung von Silber in den Organen, häufig eingesetzt (242).

Während der Jahre der »Matratzengruft« spielte die Therapie mit Opium und Morphium eine wesentliche Rolle. Beides wurde Heine als Klistier, als Einreibung, oral oder durch Einstreuung in künstlich gesetzte Brandwunden beigebracht.

1805 war es Friedrich Wilhelm Adam Sertürner gelungen, aus dem Opium das Morphium zu isolieren (228, S.47ff.). François Magendie unternahm 1821 den Versuch, die Pharmakotherapie mit Morphium auf naturwissenschaftlicher Basis zu entwickeln (160). Schließlich stellte Christoph Wilhelm Hufeland in seinem

»Enchiridion medicum« (116) das Opium zusammen mit dem Aderlaß und den Brechmitteln als einen der Hauptpfeiler jeder ärztlichen Therapie dar. »Es gibt drei Mittel in der Heilkunst, welche als Magnaten und Anführer des übrigen Streitheers hervorragen. Sie sind: das Aderlaß, das Brechmittel, und das Opium. Sie repräsentieren gleichsam die drei Fundamentalmethoden der Heilkunst, die Antiphlogistische, die Excitierende; und zugleichen drei Grundsysteme des Organismus, der Aderlaß das irritable, das Brechmittel das reproduktive, das Opium das sensible.« (116, S. 805) Bezüglich des Opiums empfahl Hufeland die Anwendung des »Gemisches Opium« anstatt des reinen Morphinsalzes. Er kennt acht konstante Phänomene der Opiumwirkung. Für das Nervensystem stellt er fest: »Das Nervensystem, besonders das Sensorium, wird unmittelbar und mächtig afficirt, und zwar depotenzirend, Sensibilität vermindernd, denn es entsteht Betäubung, Schläfrigkeit, tiefer Schlaf, bei örtlicher Anwendung Betäubung, Überempfindlichkeit des Theils, Aufhören von Schmerzen und Krämpfen desselben.« (116, S. 821 ff.) All diese Erscheinungen nach Gebrauch des Opiums führt Hufeland auf zwei Grundphänomene zurück: »Herabstimmung, ja gänzliche Aufhebung der Sensibilität, des Nervenlebens, und Hervorrufung und höhere Potenzierung der Irritabilität des Herzens und ganzen Blutlebens.« (114, S. 824 ff.) So enthalte das Opium zwei Stoffe, einen das Nervensystem dämpfenden und einen Herz und Kreislauf erregenden. Die volle Wirkung sei nur von der gleichzeitigen Anwendung beider Stoffe zu erwarten. Als »Grundindikation« nennt Hufeland: »Krampf, Nervosität, d.h. anomalische oder erhöhte Sensibilität, aber, wohl zu merken, bei herabgestimmter Lebensenergie des Blutsystems und des ganzen Blutlebens.« Ausdrücklich stellt er fest: »Je mehr wahre Lebensschwäche vorhanden ist, desto mehr ist das Opium angezeigt und passend; (...) je mehr durch den vorhergegangenen Säfteverlust oder durch gastrische Ausleerungen der Körper geschwächt ist, desto besser bekommt das Opium.« (116, S. 833)

Diese Therapieempfehlung basiert eindeutig auf dem Brownischen System, in dem als Kranheitsursache eine gesteigerte oder verminderte Erregung angesehen wird, die Sthenie oder Asthenie. Die heute in der modernen Medizin geläufige Anwendung von Morphium als wirksame Substanz des Opiums, als Analgetikum und Antidiarrhoikum erwähnt Hufeland nur beiläufig. Besonders indiziert sei Opium bei Nervenfieber und Typhus, es könne jedoch auch bei Hirnentzündung und Augenentzündung gegeben werden. Gleichfalls sei es besonders gut wirksam bei Krämpfen. Hier müsse jedoch vom Arzt zwischen den Formen des Krampfes unterschieden werden. Hufeland empfiehlt Opium auch als symptomatische Therapie bei Syphilis, weist jedoch darauf hin, daß Opium alleine das »syphilistische Miasma« nicht abtöte und daher mit Quecksilber kombiniert werden müsse. Gleichzeitig verhindere Opium den merkuriellen Speichelfluß (114, S. 47 ff.).

Hufeland erkannte auch die palliative Bedeutung des Opiums zur Linderung von Schmerzen und zur Erleichterung des Sterbens (116, S. 356). Hufeland erwähnt als Formen der äußerlichen Anwendung das Opiumpflaster, die Opium-Einreibungen und Opium-Klistiere. »Auch die endermatische Methode verdient

Benutzung. Sie besteht darin, daß man eine kleine Hautstelle durch ein Blasenpflaster entblößt, und nun auf die rohe Oberfläche ein Exutans applicirt, am besten Extr. Nuc. Vomic. oder Morphium, Belladonna u. dgl., aber auch hier mit großer Vorsicht in den Dosen, weil hier die Mittel oft stärker wirken als innerlich gegeben. Am besten wählt man eine Stelle am Ursprung des gelähmten Nervens.« (116, S. 356) Die Angaben zur Dosierung sind bei Hufeland relativ ungenau, da er unterschiedliche galenische Zubereitungen verwandte, deren Gehalt an Morphin je nach Präparat und Hersteller wechselte. Er erkannte jedoch die Suchtgefahr und gab der »Opiumsucht« als erster ihren Namen (132). So läßt sich also feststellen, daß Opium, bzw. seine wirksame Verbindung, das Morphium, nach Hufeland als wirksames Therapeutikum eingesetzt wurde, und die Vorstellungen über Indikation und Wirkungsweise zum Teil noch auf Vorstellungen der Brownischen Lehre basierten.

Brown nennt neben dem Opium noch Moschus, Kampfer, Äther, Alkohol und das ›Alkali volatile‹ genannte, flüchtige Alkalilaugensalz, also Ammonium carbonicum als Reizmittel. Das stärkste Reizmittel aber ist für ihn das Opium, welches er gelegentlich noch in Verbindung mit Alkohol oder bestimmten diätischen Maßnahmen empfiehlt. Nach Brown entfalte das Opium eine vorwiegend erregende Wirkung. Es sediere nur bei der sog. ›indirekten Asthenie‹ als einem Erschöpfungszustand nach Reizüberflutung. Es ist sicherlich falsch, davon auszugehen, daß die Anwendung von Opium in der Behandlung Heines nur palliativ gewesen ist. In der Annahme, daß Heines Ärzte die Erfahrungen und theoretischen Überlegungen Hufelands kannten, ist vom Einsatz des Opiums als echtes Therapeutikum für Heine auszugehen. Eine antisyphilitische Therapie mit Opium erscheint unwahrscheinlich, da es nicht mit Quecksilber kombiniert wurde. Vielmehr diente es der Therapie der neurologischen Symptome, sollte antiphlogistisch sowie auf das Erbrechen und die admoninellen Schmerzen wirken.

Es sei jedoch darauf hingewiesen, daß in zeitgenössischen französischen Handbüchern zur medizinischen Therapie das Opium mehr als Schmerzmittel angewandt wurde. Das liegt darin begründet, daß die vitalistischen Erklärungsversuche vor allem unter den jüngeren Medizinern Frankreichs nicht mehr als wissenschaftliche Erklärungen anerkannt wurden (193). Es ist schon dargestellt worden, daß Heines Ärzte sich in ihrer medizinischen Praxis allerdings noch an Brown oder Broussais orientierten.

Koelbing stellt in seiner Arbeit über »Hufelands Opiumtherapie im zeitgenössischen Vergleich« (193) den Aussagen Hufelands zur Opiumtherapie u.a. die Anmerkungen des »Dictionnaire des sciences médicales«, Paris 1819, gegenüber (51). Im französischen Werk wird das Morphin als wesentlichste Komponente des Opiums erkannt und seine Wirkung als schlafanbahnend und analgetisch beschrieben. In hohen Dosen führe es zu Brechreiz, verlangsame die Verdauung, führe durch Wirkung auf die Kapillaren zu einer Stase des Blutes und bewirke so eine Entzündung. Für die Einordnung in das therapeutische Konzept John Browns wird das Opium als rein dämpfend beschrieben. Als Hauptindikation gelten Schlaflosigkeit und Schmerz. Das Opium heile keine Krankheiten, sondern bekämpfe nur deren Symptome. Im Dictionnaire von 1819 finden sich Richtlinien für die Dosierung. Kleine Dosen (0,026–0,053 g) wirkten beruhigend, schlafbringend und analgetisch. Größere Dosen führten zu einem pathologischen Schlafzustand, einem »Narkotismus«. Sehr hohe Dosen von 8–15 Gran (0,42 bis 0,9 g) riefen Vergiftungserscheinungen hervor, die zum Tode führen könnten. Es wird auf die Resorption des Opiums bei äußerlichen Anwendungen durch Pflaster, Verbände, Klistiere und Bäder hingewiesen, die auch zur Vergiftung führen könnten. Opiumtoleranz, Abhängigkeit und Entzugssymptome werden beschrieben.

Im »Dictionnaire des Médicine« von 1840 wird der therapeutische Wert des Opiums nicht mehr so hoch angesetzt. Die Indikationen zur Opiumtherapie werden nach Organsystemen aufgeteilt. So gelten nervöses Erbrechen, Cholera, Dysenterie und Durchfälle, die Dämpfung des Hustenreizes ebenso als Indikation wie alle schmerzhaften Krankheiten. Dem Opium werden folgende Eigenschaften zugesprochen: schlafbringend, sensibilitätsvermindernd, schmerzstillend, sekretionshemmend, als paradoxer Effekt auch erregend. Durch Wirkung auf den Kapillardruck könne es zum Schwitzen führen. Eine Vergiftung zeige sich durch Übelkeit an, gefolgt von allgemeiner Erschlaffung und Somnolenz und Koma. Die Symptomatik der Intoxikation wird beschrieben unter Berücksichtigung tierexperimenteller Beobachtungen und auch für die Neben-Alkaloide, Codien und Narkotin, erläutert. Als Standarddosis gelten 25 bis 100 ml Gramm Opium entsprechend einem halben bis 2 Gran. 4 bis 60 Gran (0,21 bis 3,18 g) Opium wirkten letal. Vor der äußerlichen Anwendung des Opiums wird wegen der nicht vorhersehbaren Resorptionsquote gewarnt.

An wissenschaftlichem Niveau stehen die Ausführungen der französischen Autoren über das Opium und seine Alkaloide über Hufelands »Enchiridion medicum« von 1836. Bei Hufeland tritt jedoch noch ein anderes Element der ärztlichen Behandlung ans Licht: Das Eingehen auf den ganzen Menschen – bis zur Erleicherung des Sterbens, der »Euthanasie«, im tradierten, richtigen Sinn (193).

Heine wurde 1850 mit 7 Gran Opium für 24 Stunden behandelt. Nach den französischen Therapieempfehlungen von 1819 war dies die Maximaldosis, da 8 bis 15 Gran als letale Dosierung angegeben wurden. Im Dictionnaire de Médicine von 1840 wird als Standarddosis nur $^1/_2$ bis 2 Gran Opium bei enteraler Applikation angegeben. Dies läßt den Schluß zu, daß Heine vorwiegend über die endermatische Methode Opium appliziert erhielt. Ferner ist dies ein Hinweis, daß sich seine Ärzte mehr an dem Stand der Therapieempfehlungen von 1819 orientierten. Ebenso ist zu vermerken, daß zumeist wohl nicht das Morphium als reines, wirksames Alkaloid, sondern das Opium bei den überlieferten Angaben der Dosis gemeint ist.

Im Zusammenhang mit der bei Dichtern und Literaten des 19. Jahrhunderts verbreiteten Opiumsucht wird auch Heine aufgeführt. So wird Heine in der Monographie über Opiumsucht von Margit Kreutel (139) zusammen mit E. T. A. Hoffmann genannt, und sein Lazarus Gedicht mit den »Bekenntnissen eines englischen

Opiumessers« von Thomas de Quincey (189) verglichen. »Sein Dichterkollege Heinrich Heine (1797 –1856), seit 1846 gelähmt, nahm hohe Dosen Opium und später Morphin. Düster gezeichnete Gestalten, die etwa in seinem Gedicht »Zum Lazarus« auftauchen, erinnern an die Nachtmahre in de Quenceys Bekenntnissen.«

Auch Seefelder erwähnt Heine in der Reihe der opiatabhängigen Dichter (225). Es ist festzustellen, daß viele Romantiker sich vom Gebrauch des Opiums eine Steigerung von Phantasie und schöpferischer Eingebung versprachen und Opium wie andere Rauschmittel zur Verbesserung ihrer literarischen Fähigkeiten einsetzten. Nach Hayter werden im Opiumrausch die Kreativität aktiviert und die phantastische Imagination intensiviert, jedoch das vorhandene künstlerische Potential nicht durch eine neue Qualität erweitert (vgl. 89).

Auch einige Gedichte Heines entstanden sicherlich unter Drogeneinfluß oder beschreiben die mentale und psychische Wirkung von Opium oder Morphium. Heine wurde jedoch mit diesen Substanzen therapiert. Er bekam Opiate von seinen Ärzten ordiniert und mißbrauchte sie im Gegensatz zu Süchtigen nicht aus Abhängigkeit. Die für Heine rezeptierten Opiate waren in einem bestimmten therapeutischen System zielgerichtet eingesetzte Medikamente und wurden als stärkstes, damals bekanntes Analgetikum, Spasmolytikum, Darmregulanz und Antitussivums nach ärztlicher Überlegung in der Behandlung eingesetzt. Das von Dr. Gruby am 4. März 1850 ausgestellte Morphinrezept belegt dies (vgl. Abbildung).

Heine, dem man gewiß keine Suchtnatur unterstellen kann, beklagte sogar den Opium- und Morphinrausch als unangenehme und unerwünschte Nebenwirkung und suchte, wie schon dargestellt, nach einem medikamentösen Ersatz ohne sedierende oder halluzinatorische Nebenwirkung. Die auch in der Therapie von Heine eingesetzte jodhaltige Pottasche (K_2CO_3, Kalium carbonicum) wurde, wie aus dem pharmazeutischen Wörterbuch von Hunnius (119) zu entnehmen ist, als konstitutionsstärkendes Mittel bei Bronchitis und Herzmuskelschwäche eingesetzt. Die ebenfalls in der Therapie von Heinrich Heine zur Anwendung gekommenen Eisenverbindungen benötigte man zur Behandlung von Migräne, aber auch als Eisen- (II)-Jodid (FeI2, Jodeisensirup) in der Therapie von skrofulösen Erkrankungen. In seiner Monographie über die Pathologie, Diagnose und homöopathische Behandlung der venerischen Krankheiten erwähnt auch G. Jahr 1867 das Eisen-Jodid. Er habe dieses Medikament jedoch nicht gegen Syphilis angewandt, sondern hiermit große Erfolge in der Therapie von Mercurialkachexien, »die durch eingreifende bis zum Speichelfluß getriebene Quecksilbercuren herbeigeführt worden sind«, erzielt (122, S. 443). Über eine Behandlung Heines mit dem in der antisyphilitischen Therapie eingesetzten und sehr nebenwirkungsreichen Quecksilber liegen keine Berichte vor. Heine wurde mit Eisen-Jodid im Dezember 1848 behandelt. Gleiches ist von dem Einsatz reinen Jodes zu vermelden. Heine wurde mit Kaliumjodid im März 1851 behandelt.

Das noch bei Hunnius (119) als wirksames Expectorans und Roborans bei Lues und Arteriosklerose erwähnte und von Jahr als wirksames Medikament bei sekun-

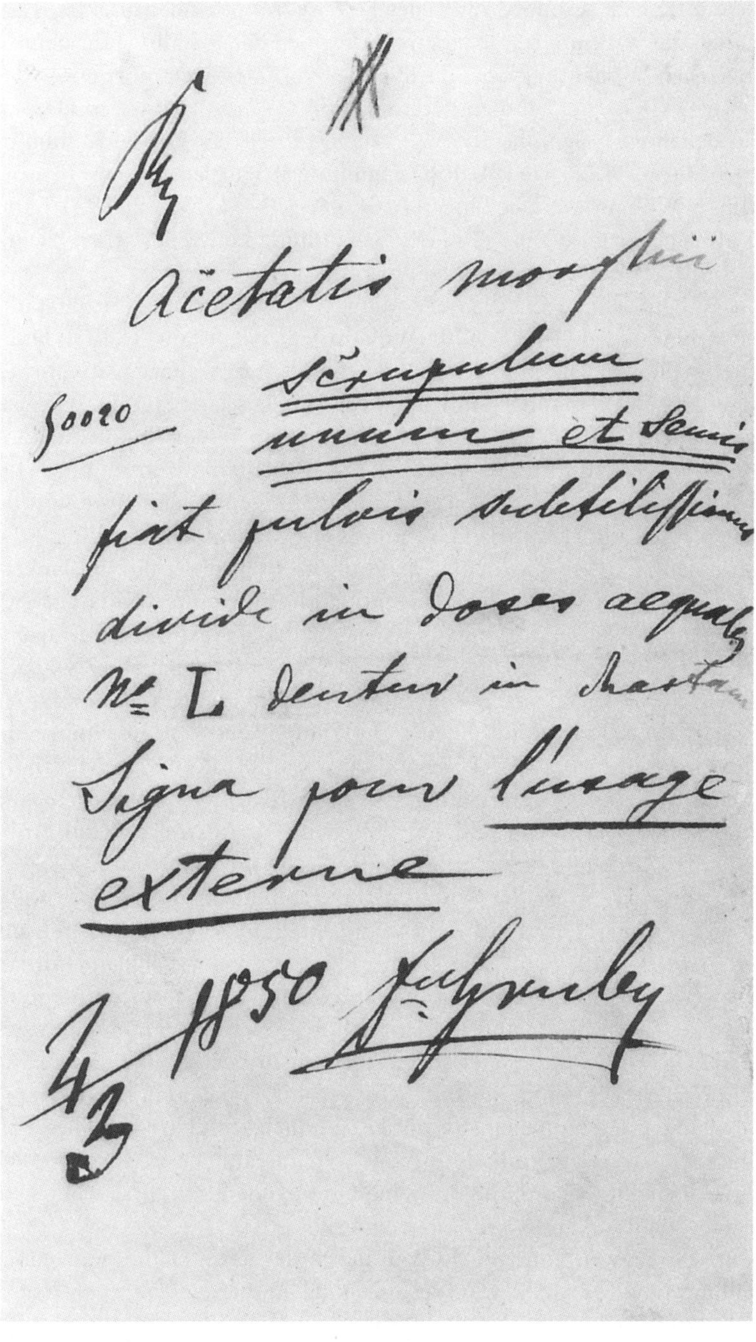

Abb.: Morphinrezept für Heinrich Heine, verordnet von Dr. Gruby am 4. März 1850

därer Syphilis empfohlene Kalium-Jodid oder Kali hydrojodicum (vgl. 119, 120, S. 443) sollte auch gut wirksam sein bei den Spätformen der Syphilis. Jahr geht in seiner pathologischen Betrachtung über die Syphilis von einer Metamorphose »des Syphilisgiftes« aus, die in vier Stadien verlaufen soll (122, S. 422). Besonders in den Stadien, in denen das »Syphilisgift« nicht mehr ansteckend ist, sei Kaliumjodid besonders wirksam (122, S. 423). Jodverbindungen wurden in der Therapie der Syphilis durch William Wallace eingeführt (248, S. 5–11). Schon 1821 hatte Martini aus Lübeck über gute Erfolge in der Behandlung von venerischen Ulcera der Kehle und von Kachexie bei venerischen Erkrankungen berichtet.

Lanceraux gelang im Jahre 1831 die Behandlung von Läsionen des Tertiärstadiums durch Jodverbindungen (146, S. 300). William Wallace begann 1832 in Dublin mit der experimentellen Therapie der Syphilis mittels Jod. Wallace war Chirurg am »Jervis Street Hospital« und der »Infirmary for Skin Diseases« (252). Wallace, der die unterschiedlichen Effloreszenzen der Syphilis genau beschrieb und auch Inokkulationsversuche durchführte, behandelte ein Patientenkollektiv mit Kaliumjodid, da elementares Jod zu sehr reizend auf die Magenschleimhäute wirkte. Er nannte seine Verbindung »Mixtura Hydriodatis Potassae« und kontrollierte die Dosierung durch Beobachtung der Jodausscheidung im Urin, die er durch Blauverfärbung des Urins bei Kontakt mit Zucker semiquantitativ erfaßte. Wallace stellte fest, daß Jod im Urin, in der Muttermilch, in Speichel und Tränenflüssigkeit nachgewiesen werden konnte. Als Nebenwirkung der Therapie beobachtete Wallace u. a. Obstipation und Hypersalivation, die durch die Gabe von Chinin antagonisiert werden konnten. Wallace fand einen signifikanten, der Verabreichung von Quecksilber überlegenen Erfolg in der Behandlung von pustulösen Hautveränderungen (126). Es muß jedoch darauf hingewiesen werden, daß Kaliumjodid zu Heinrich Heines Zeiten ebenso wie zum Teil noch heute als Adstringenz und Antisepticum verwendet wurde und keinesfalls ein spezifisches Medikament für die Behandlung der Syphilis ist. So ist der Schluß nicht erlaubt, vom Einsatz des Kaliumjodids in der Therapie Heines auf die Diagnosestellung »Syphilis« durch die behandelnden Ärzte zu schließen. Eine solche These erscheint völlig unhaltbar, wenn man sich vergegenwärtigt, daß Kaliumjodid nach den Therapieempfehlungen von Wallace besonders bei syphilistischen Effloreszenzen der Haut eingesetzt wurde, die jedoch wie überhaupt Hauteffloreszenzen in der Krankengeschichte von Heine nicht nachweisbar sind. So ist der Rückschluß von dem in der Therapie Heines zur Anwendung gekommenen, als antientzündliches und im speziellen Fall auch bei Syphilis angewendete Jodkali auf eine Syphilis ähnlich gewagt wie der Schluß von einer Penicillinbehandlung auf eine Gonorrhoe als wahrscheinlichste Krankheitsursache eines unklaren Krankheitsbildes.

Die therapeutische Anwendung von Jodkali durch die Ärzte Heines läßt daher nur die Feststellung zu, diese Medikation sei als zeitlich limitierter Therapieversuch unter der Annahme eines chronisch-entzündlichen Prozesses verordnet worden.

13. Die Ärzte Heinrich Heines und ihre Therapie

Eine medizinische und kritisch-historische Rekonstruktion der Krankengeschichte Heinrich Heines erfordert auch die analytische Beschreibung der therapeutischen Konzepte, Medikationen und Heilmaßnahmen, die Heine zuteil wurden. So genau Heine in der Darstellung seiner Krankheitssymptome war, so läßt er doch Sorgfalt vermissen bei der Beschreibung der Behandlungen, denen er sich zeit seines Lebens unterzog. Eine genaue zeitliche Zuordnung von Symptomen und spezifischer Behandlung ist in der Anamnese nur in Einzelheiten möglich. Wesentlich besser gelingt die zeitliche Zuordnung der Heine behandelnden Ärzte. Ein genaueres Eingehen auf die Biographie und Wirkungsgeschichte der behandelnden Ärzte erscheint deshalb sinnvoll, weil so Rückschlüsse auf die von ihnen propagierten therapeutischen Konzepte möglich und bei der Rekonstruktion der Therapie auch zulässig sind. Es muß jedoch auch berücksichtigt werden, daß viele der von Heine beklagten Beschwerden über Monate oder Jahre überhaupt nicht behandelt wurden und vielfach der Therapie der damaligen Zeit nicht zugänglich waren. Soweit dies möglich ist, sollen im folgenden zunächst die Biographie der behandelnden Ärzte, die für sie typische Therapie dargestellt und schließlich die in der Biographie Heines gesicherten therapeutischen Maßnahmen diskutiert werden.

Die Heinrich Heine behandelnden Ärzte:

Karl Friedrich Heinrich Marx (1796–1877)

Karl Friedrich Heinrich Marx wurde 1796 in Karlsruhe geboren, studierte in Heidelberg Medizin und erwarb nach seiner Approbation in Wien erste praktische Erfahrungen. In Wien wurde er jedoch wegen der Zugehörigkeit zur deutschen Burschenschaft und unter dem Verdacht staatsgefährdender Umtriebe verhaftet und neun Monate in Haft gehalten. Nach Entlassung aus der Haft kehrte er 1829 nach Jena zurück, wo er promovierte. 1820 erhielt er eine Anstellung in der Göttinger Uiversitäts-Bibliothek und erlangte 1822 die Venia legendi. 1826 wurde Marx zum außerordentlichen Professor, 1831 zum Ordinarius ernannt. Dieses Ordinariat war nicht mit einer klinischen Tätigkeit verbunden, ärztlich war Marx zeitlebens nur in freier Praxis tätig. In Göttingen hielt Marx Vorlesungen über Medizin- und Literaturgeschichte, medizinische Polizei, Gerichtsmedizin und Pathologie, Infektionskrankheiten, über Cholera, Syphilis sowie über Pharmakologie und Toxikologie, medizinische Anthropologie und Methodologie. Marx veröffentlichte medizin-historische Werke, u.a. über Leonardo da Vinci, über Christian Franz Paullini und dessen Veröffentlichungen über die »heilsame Dreckapotheke«. In seinem Werk über Theophrastus von Hohenheim, genannt Paracelus, stützte Marx sich besonders auf die Quellen-Kritik als medizin-historische Methode. 1827 veröffentlichte Marx eine Toxikologie, die jedoch die zu Beginn des 19. Jahrhunderts eingeführte, experimentelle Absicherung und naturwissenschaftliche Konzeption einer Pharmakodynamik und Pathophysiologie noch nicht aufwies. In seiner medizinischen Praxis sammelte Marx Erfahrungen und konnte die Symptomatik zum Beispiel der Angina pectoris und ein halbes Jahrhundert vor Robert Koch ohne Kenntnis des Erregers die Kontagiosität der Cholera beschreiben. Seine Erfahrungen faßte Marx 1833 in einer allgemeinen Krankheitslehre zusammen und suchte in seiner Darstellung anatomische Gegebenheiten und physiologische Vorstellungen miteinander zu verbinden. »Die allgemeinen Gesichtspunkte seiner Therapie ersah er in stärkenden und reizenden, in schwächenden und in alterierenden Methoden. Dabei unterteilte er die stärkenden in excitierende, irritierende, tonisierende und anhaltende Methoden. Die schwächenden in besänftigende, hemmende, während er das alterierende Verfahren in ausleerenden, verbessernden, ableitenden und rückbildenden Maßnahmen verstanden wissen wollte.« (78)

Sein therapeutisches Konzept basierte auf den Vorstellungen der von Schelling geprägten romantischen Naturphilosophie und der Betrachtung der Arzneiwirkung als Regulierung eines Mißverhältnisses zwischen Reiz und Erregung, die auf die Lehre des schottischen Arztes Brown zurückgeht. In seiner ärztlichen Tätigkeit wurde Marx geleitet von dem Bemühen, Erfahrungsheilkunde, naturphilosophische Konzeption und physiologische Vorstellungen miteinander zu verbinden. Er war daher kein Anhänger einer reinen Lehre, widmete jedoch spezielle Aufmerksamkeit der ableitenden Heilmethode. Er stellte Anforderungen an das persönliche Auftreten und Wirken des Arztes, die fast schon mit dem modernen Begriff der Psychotherapie umschrieben werden können und die in der Transferierung der psychisch und physisch krankmachenden Ursachen auf die Gesundheit nicht beeinträchtigende Vorgänge und Gebilde bestanden. 1872 griff Marx Gedanken zur »Euthanasie« wieder auf, die er bereits in seiner Antrittsvorlesung formuliert hatte. Er verstand unter Euthanasie Sterbebegleitung und Sterbeerleichterung (vgl. 27).

Marx behandelte Heine im Winter 1820/21 und in den Jahren 1824 und 1825. Heine mag besonders wegen der häufigen Cephalgien und Migräneanfälle, wegen der Überempfindlichkeit für akustische Reize und seiner schlechten physischen und psychischen Verfassung den Arzt aufgesucht haben. Es ist sicher nicht zulässig, Marx als besonders spezialisierten Arzt für venerische Erkrankungen zu bezeichnen und in dieser angeblichen Spezialisierung den Grund für die Konsultation durch Heine zu sehen. Heine erwähnt auch keinen durchschlagenden Erfolg der von Marx angewendeten Medikamente und Heilmethoden. Es ist zu vermuten, daß Marx die psychische Komponente der Kopfschmerzen, Nervosität und Depression des unter literarischem und studentischem Leistungsdruck stehenden Heine erkannte und die Symptome im Sinne seines ableitenden Therapiekonzeptes und des Augleiches durch leicht sedierende und schmerzlindernde Maßnahmen behandelte.

David Ferdinand Koreff (1783–1851)

David Ferdinand Koreff wurde am 1. Februar 1783 als Sohn eines Arztes in Breslau geboren. Er studierte in Halle Medizin und begann seine Weiterbildung 1803 in Berlin. Dort war er auch philologisch tätig und übersetzte Teile des Hippokrit und Schriften von Plautus, veröffentlichte einen Beitrag in Chamissos Almanach sowie einige eigene Gedichte. Koreff war mit Varnhagen v. Ense eng befreundet und so wie dieser Mitglied im sogenannten »Nordsternbund«. 1804 kehrte er nach Halle zurück, um sein Studium abzuschließen. 1807 war er in einem Pariser Krankenhaus tätig und lernte von den französischen Naturwissenschaftlern Lalande und Bertholte. Hier begründete er seinen Ruf als guter Arzt, der auch zuweilen unentgeltlich behandelte. Er erlangte Zugang zur sogenannten besseren Gesellschaft und verkehrte in intellektuellen Kreisen. Madame de Stael nannte ihn den »geistvollsten Deutschen«. Er war bekannt mit Ludwig Uhland, dem Dramatiker Zacharias Werner und den Gebrüdern Schlegel. August Wilhelm Schlegel war sein Patient. Koreff veröffentlichte viele Gedichte, schrieb das Libretto zur Oper »Don Tacatno« von Drieberg (1832 in Berlin uraufgeführt), übersetzte die »Elegien des Tibull«, eine Arbeit, die von Goethe gelobt wurde, und arbeitete mit an der Übersetzung des »Alladin« des dänischen Dichters Öhlenschläger. 1805 starb sein Vater und hinterließ ihm ein großes Erbe, von dem jedoch nach dem Zusammenbruch Preußens 1807 sehr viel verlorenging.

Dennoch erlaubte sich Koreff einen großzügigen Lebensstil. Er hatte während seiner Pariser Zeit ein Einkommen aus ärztlicher Tätigkeit von rund 30000 Frcs. pro Jahr. In Paris erlangte der körperlich nicht sehr ansehnliche, aber hochgebildete Mann die Zuneigung geistreicher Frauen. 1811 begleitete er die Marquise Delphine de Custine, deren Mann in der französischen Revolution exekutiert wurde und die später die Geliebte des Dichters Chateaubriand war, als behandelnder Arzt ihres nervenkranken Sohnes Astolphe auf eine dreijährige Reise, die ihren Höhepunkt in einem ausgedehnten Romaufenthalt fand. 1814 kehrte Koreff nach Berlin zurück und behandelte dort die an »Herzkrämpfen« erkrankte Karoline von Humboldt. Als Arzt war er zugegen bei dem Duell Wilhelm von Humboldts mit dem Kriegsminister Hermann von Boyen. Humboldt, der bald freundschaftlich mit Koreff verbunden war, empfahl ihn dem Staatskanzler Hardenberg, und so fand Koreff Anstellung im preußischen Staatsdienst, zunächst als Arzt im Hauptquartier von Paris. Dort führte er die Aufsicht über die Lazarette, erwarb sich hohe Auszeichnungen und wurde zum persönlichen Arzt Hardenbergs ernannt. Auch während dieser Zeit war Koreff weiterhin literarisch tätig; 1815 erschien eine Lyriksammlung, die sein Gedicht »Gebet des Magnetiseurs« enthielt. Schon seit den Jahren seines Studiums war Koreff ein Anhänger Mesmers und dessen Lehren über den »Magnetismus« gewesen. Als Begleiter Hardenbergs kehrte er nach Berlin zurück, besuchte Goethe in Weimar und überreichte ihm seine Gedichte. Am 8. Juni 1816 wurde er gegen den Widerstand der Professoren als Nicht-Habilitierter zum Professor der Medizin an der Universität Berlin ernannt. Er hielt seine ersten Vorlesungen 1817 über Physiologie, Infektionskrankheiten, Gemütsleiden, Naturgeschichte des Menschen, Scheintod, Vergiftungen und Notfallmedizin. Mit besonderem Nachdruck vertrat er die Lehren des Magnetismus. Durch seinen Einfluß bei Hardenberg wurde der Magnetiseur Karl Christian Wohlfart, der sogar Typhus und Tetanus »magnetisch« behandelte, an die Universität Berlin berufen. Die von Koreff und Wohlfart propagierten Heilmethoden wurden heftig diskutiert, und die Regierung sah sich 1816 veranlaßt, eine »Kommission zur Prüfung des Magnetismus« einzusetzen. Diese Kommission stellte fest, daß magnetische Einflüsse besonders bei nervösen Leiden als Heilmittel wirksam sein können, lehnte aber ab, diese als Heilmittel anzuerkennen und in öffentlichen Krankenanstalten zuzulassen. Koreff war maßgeblich beteiligt an der Gründung der Universität Bonn und der Berufung August von Schlegels nach Bonn. Koreff wurde zum ›vortragenden Rat für wissenschaftliche und künstlerische Angelegenheiten beim Staatskanzler‹ und zum ›Geheimen Oberregierungsrat‹ ernannt. Er war zu dieser Zeit eng befreundet mit E. T. A. Hoffmann. Hoffmanns besonderes Interesse galt der menschlichen Psyche und ihren Ausnahmesituationen. Durch den Einfluß Koreffs lernte er den Magnetismus als Erklärungsmodell und Einführung in menschliche Ausnahmesituationen kennen. Hoffmann zeigte großes Interesse an den verschiedenen Ebenen des Bewußtseins und des Schlafes: des Traumes, des magnetischen Schlafes, des Wahnsinns. Er entdeckte das Unbewußte und psychisch Abnorme als Gegenstand der Literatur. Selbst die ›Analogie‹ als Paradigma der romantischen Naturphilosophie und das von Mesmer verwendete Erklärungsmodell finden Anwendung in Hoffmanns Erzähltechnik (vgl. 136).

Dieses literarische Phänomen wird besonders deutlich in Hoffmanns Erzählung »Das öde Haus«, in der Koreff literarisches Vorbild für die Figur des »Dr. K.« ist »der berühmt ist für die Behandlung der Wahnsinnigen und für sein tiefes Eingehen auf das psychische Prinzip«. Koreff diente Hoffmann auch als Vorbild für den »Vinzenz« in den »Serapions-Brüdern«, mit denen Hoffmann die Erzähltechnik des serapiontischen Prinzipis begründete. 1820 schenkte Koreff Hoffmann eine Mappe »Callotscher Stiche«, die Hoffmann zu seiner Erzählung »Brambili« anregten.

Koreff hatte zur gleichen Zeit Umgang mit Chamisso, dem Opernkomponisten Spontini und Graf Pückler-Muskau, Hardenbergs Schwiegersohn, der auch mit Heine verkehrte. Er war weiterhin eng befreundet mit dem Ehepaar Varnhagen.

Koreff verfaßte das Libretto zu G. A. Schneiders Oper »Aucassin und Nicolette«, über die Heine eine günstige Kritik im »Gesellschafter« schrieb. Heine widmete der Oper und Koreff das Gedicht »an J. F. Koreff«, das in vermischte Gedichte« der »Nachlese« aufgenommen wurde.

1820 fiel Koreff in Berlin in Ungnade, war er doch ein Anhänger des anti-reaktionären Wilhelm von Humboldts, kritisierte Hardenberg in einer persönlichen Affäre und hatte unter den Professoren viele Neider. Er wurde als Leibarzt Hardenbergs entlassen und nach Bonn versetzt. Am 2. April 1822 verließ er Berlin, eine polizeiliche Ausweisung ist jedoch nicht erwiesen. Er ließ sich in Paris als wissenschaftlicher Berichterstatter des preußischen Kulturministeriums mit einer Pension von 4000 Frcs. nieder und wollte als Johann Ferdinand Koreff, wie er sich nach seiner Taufe nannte, die ärztliche Praxis wieder aufnehmen. Er stieß jedoch auf den Widerstand der Pariser Ärzte, der durch das Eingreifen des Universitätskanzlers Cuvier ausgeräumt wurde. 1827 verfaßte er einen Artikel über den Stand-der medizinischen Wissenschaften in Deutschland, 1832 praktizierte er während der Cholera-Epidemie. 1836 heiratete er die in Paris lebende Deutsche Therese Mathias. 1841 war er für Heinrich Heine am 7. September Duell-Arzt bei der Auseinandersetzung mit Strauss; Heine erhielt einen Hüftschuß. Auch in Paris verkehrte Koreff in intellektuellen Kreisen, war Loeve-Veimers, der auch der erste französische Übersetzer Heines war, bei der ersten französischen Übersetzung der Werke Hoffmanns behilflich und pflegte den Umgang mit Stendhal, Musset, Victor Hugo, Delacroix, Meyerbeer, Alexander von Humboldt, Dumas und anderen. Alexandre Dumas fils unterhielt seit 1844 ein Verhältnis zu der Kurtisane Marie Duplessis (eigentlich Alphonsine Plessis, 1824–1847). Marie Duplessis erkrankte an einer Pneumonie, evtl. Tuberkulose. Sie wurde von Koreff anfangs mit gutem Erfolg behandelt. Dumas löste aus finanziellen Gründen am 30. August 1845 das Verhältnis. Marie Duplessis wurde sein literarisches Vorbild für die »Marguérite Gautier« in seinem 1848 erschienen Roman »La Dame aux camélias«, der Vorlage für Verdis 1853 in Venedig uraufgeführte Oper »La Traviata« war. Koreff selbst war das Vorbild für den Arzt Dr. Crenvil in der Oper. Heines langjähriger Arzt war also ein in der Therapie von Lungenkrankheiten erfahrener Mediziner mit hohem Ansehen vor allem in jenem »juste-milieu«, an dessen typischer Krankheit auch Heine einmal zu leiden glaubte (HSA 21/617).

Bald bekam Koreff jedoch auch den Konkurrenzdruck der Pariser Ärzte zu spüren. Der Magnetismus als Behandlungsmethode kam aus der Mode, die Patienten mieden den zwar hilfsbereiten, aber oft unzuverlässigen und zu Notlügen greifenden Arzt, nicht zuletzt auch aus Mißtrauen gegen den 1816 konvertierten deutschen Juden. Während der wirtschaftlichen Krise nach der Februarrevolution 1848 wurde Koreff die preußische Pension entzogen. Sein Ansehen und seine finanzielle Sicherheit verspielte Koreff im sogenannten »Hamilton-Prozeß«. Lord Hamilton bat Koreff, seine an einer schweren chronischen Erkrankung leidende Tochter Lady Lincoln zu behandeln, forderte jedoch, daß Koreff sich vorwiegend seiner Tochter zuwende und seine Praxis einschränke. Koreff war zwar erfolgreich in der Therapie, Hamilton verließ Paris aber ohne Zahlung. Auf Anraten seines Anwaltes klagte Koreff auf 400000 Frcs. Schadensersatz, doch Hamilton konnte rechtzeitig die Anweisung von 40000 Frcs. nachweisen. Koreff verlor den Prozeß kostenpflichtig und wurde der berufswidrigen Geldgier bezichtigt. Zu dieser Zeit litt er an einem schweren Leberleiden. Er verstarb am 15. Mai 1851 in Paris an einem Schlaganfall.

Eine Behandlung Heines durch Koreff ist nachweisbar: Im März 1833, im November 1836 und im September 1841 nach dem Duell. Eine weitere Behandlung durch Koreff wird zwar von Heine nicht ausdrücklich erwähnt, ist aber aufgrund der von Heine geschilderten therapeutischen Maßnahmen durchaus wahrscheinlich. Koreff stützte sich auf das therapeutische Prinzip des »animalischen Magnetismus«, beschrieben von Franz Anton Mesmer (1734–1815). Mesmer lernte den Magneteisenstab als therapeutisches Instrument durch einen Jesuitenpater kennen und behandelte selbst Patienten mit dieser Methode. In 27 Lehrsätzen erklärte er ihre Wirkung durch eine »Fluidum« aus feinstem Stoff, welches die wechselseitige Beeinflussung der Planeten, der Erde und aller Organismen bewirkt und die Phänomene wie Feuer, Licht, Anziehung und Elektrizität erklärt. Dieses »Fluidum« durchdringt auch die Nerven des tierischen Körpers und ruft hier Eigenschaften hervor, die denen des Magneten gleichen. So lassen sich entgegengesetzte Pole unterscheiden, die übertragen, vertauscht, zerstört oder verstärkt werden können. Diese Eigenschaft bezeichnet Mesmer als »animalischen Magnetismus«, die analog zum mineralischen Magneten in jedem Körper vorhanden ist. Die zu dieser Erkenntnis führende Methode des Analogieschlusses erklärte Mesmer zum Analogieprinzip. Mit der Analogisierung von mineralischen Magneten und tierischem Körper konnten die Eigenschaften des Körpers wie gesund – krank mit den Eigenschaften des Magneten positiv – negativ verglichen und die Organisation des Universums wie die Tätigkeit der Nerven als Wirkung des Magneten, als Fluidum und alles bewegende Ursache erklärt werden. Die Existenz des Fluidums garantiert die Harmonie des Universums und der lebenden Organismen. Alle Krankheiten entstehen aus dieser gestörten Harmonie, bei der die fluidalen Ströme schlecht polarisiert sind. So ließen sich letztlich alle Gesundheitsstörungen auf die Disharmonie als Funktionsstörung des Nervenfluidums zurückführen. Mesmers Heilmethode konnte die ursprüngliche Ordnung wiederherstellen: Der Arzt übernahm die Funktion eines Ordners, der magnetische Kraft sammelte und überträgt, um die Harmonie durch positive, entgegengesetzte Kraft wiederherzustellen. Im negativ polarisierenden Körper entstehen Krisen, die die Krankheit als negative Kräfteverteilung verstärken und zum Abklingen bringen. Zunächst stellte der Magneteisenstab den Träger dieses heilenden Fluidums dar, mit dem der Arzt in vertikaler Richtung über dem Körper des Kranken strich. Schließlich introjizierte Mesmer den Magneteisenstab oft in den Körper des Arztes und der bloße Kontakt mit dem Arzt oder dessen Anwesenheit im gleichen Raum genügte, um das Fluidum zu übertragen. Der Magnetstab, später der Arzt, sollten die Krankheit nicht aus dem Körper ziehen, sondern die ursprüngliche, durch die Krankheit gestörte Ordnung wiederherstellen. Diese Heilmethode wurde von Mesmer und seinen Anhängern vor allen Dingen zur Behandlung von bis dahin unheilbaren Nervenkrankheiten mit Erfolg angewendet. Der Erfolg ist wahrscheinlich darauf zurückzuführen, daß sie die Nervenkrankheiten unter Beachtung der psychischen Dynamik behandelten und für die in der Romantik weit verbreiteten Neurosen wie Hysterie und Hypochondrie eine Behandlungsmethode anboten, die der physischen Therapie der Nervenkrankheiten dieser Zeit überlegen war.

Doch Koreff behandelt nicht nur nach den Lehren des Magnetismus. 1824 erschien eine Arbeit Koreffs über »Affection de la moelle épinière; suivie de quelques observations« (136). Koreff schildert hier u. a. die Krankengeschichte einer jungen Frau, die psychasthenisch veranlagt, später unter einer Rückenmarkserkrankung mit neurologischen Ausfällen litt, die der Symptomatik Heines ähnlich war. Die Arbeit zeugt von Koreffs genauer klinischer Beobachtung und kritischer Wertung der Symptome und stellt exemplarisch die therapeutischen Maßnahmen dar. Bei der jungen Frau mit einer Disposition zur Skrofulose zeigten sich erstmalig die neurologisch-psychiatrischen Symptome im Alter von 25 bis 30 Jahren. Die Behandlung der Hauteffloreszenzen mit Kauterisationen führte zur Fallsucht. Gleichzeitig trat eine starke Dyspnoe auf, die mit Moschus behandelt wurde. Zunächst klagte die Patientin über Einschlafen und Erstarrung der unteren Extremität, was zur Gangunsicherheit führte. Ohne genaue Diagnostik wurde die Patientin antiskrofulös und mit kräftigenden Mitteln erfolglos behandelt. Nach einem Todesfall in der Familie kam es zu heftigen Konvulsionen. Es trat eine Urinretention auf. Der Patientin wurden Klimawechsel und Badekuren empfohlen. Nun wurde eine Instabilität der Wirbelsäule diagnostiziert und als Ursache der neurologischen Erscheinungen angesehen. Acht Monate lang mußte die Patientin horizontal-flach gelagert, nahezu regungslos verbringen. Durch diese Behandlung wurde die Verkrümmung der Wirbelsäule gebessert, der Allgemeinzustand war jedoch unverändert schlecht. Auch Badekuren am Mittelmeer konnen die Gangunsicherheit nicht beheben. Da die Patientin die Moxabustion ablehnte, beschränkte man sich auf das Setzen künstlicher Eiterherde. Da die Gebrauchsfähigkeit der unteren Extremitäten immer mehr eingeschränkt wurde, versuchte man die purgative Therapie nach Brown und Bäderkuren. Die Harnretention wurde beseitigt, die Patientin konnte wieder eine halbe Stunde laufen. Zur Linderung der Schmerzen in der unteren Extremität und der abdominalen Krämpfe wurden Wassergüsse auf die Nierengegend verabfolgt. Die Patientin hielt sich zur Kur in Barèges auf, ohne Linderung zu erfahren. Zu diesem Zeitpunkt übernahm Koreff die Behandlung. Er untersuchte die Patientin gründlich und stellte eine chronische Entzündung des Magen-/Darmtraktes, Hämorrhoiden, eine katarrhtische Entzündung der Blase, Herzrhythmusstörungen, eine komplette Lähmung der unteren Extremität und Bewegungseinschränkung der oberen, einen Hartspann der Rückenmuskulatur und eine extreme Abmagerung fest. Die entzündlichen Zustände behandelte Koreff mittels der Galvanotherapie. Er katheterisierte die Patientin. Es gelang ihm, die Harnretention zu beseitigen, doch stellte sich bald ein heftiger Vomitus ein, den er mit alkalischem Wasser behandelte. Die neurologische Symptomatik war weiterhin progredient, und Koreff setzte die Moxabustion ein. Die Neuralgien und Lähmungserscheinungen behandelte Koreff mit Quecksilber, Gold und Opium sowie Meerwasserbädern. Gegen die Herzrhythmusstörungen setzte er Digitalis ein. Dies linderte die Schmerzen, machte eine Willkürbewegung der unteren Extremität wieder möglich und wirkte sich günstig auf die abdominale Symptomatik aus. Bald stellten sich jedoch wieder heftige, von der Wirbelsäule ausgehende Schmerzen ein, die erfolgreich durch die Applikation von Blutegeln entlang der Wirbelkörper behandelt werden konnten. Dennoch verschlechterte sich der Zustand der Kranken weiter, denn die Zustände der Betäubung wurden häufiger, zeitweilige Bewußtlosigkeit stellte sich ein, und die Herzrhythmusstörungen erwiesen sich trotz Einsatzes von Digitalis, geringer Dosen von Bleiazetat und eines sauren Elexiers nach Haller als therapierefraktär. Einzig der Einsatz von Chininsulfat zeigte geringe Wirkung. Die Patientin wurde plötzlich delirant, verfärbte sich ikterisch, entwickelte eine schlaffe Parese aller Gliedmaßen, verlor die Sprache und das Augenlicht. Es bildete sich eine Facialisparese aus und Regurgitation und unstillbares Erbrechen stellten sich ein. Die Patientin wurde komatös und verstarb. Bei der Autopsie fand Koreff eine Rechtsherzhypertrophie und einen Schwund der Vorderwurzeln des Rückenmarkes sowie einen trüben, zähflüssigen Liquor. Die neurologische Symptomatik führte Koreff auf die Erkrankung der Vorderwurzeln zurück. In seiner kritischen Bewertung der Epikrise stellt er den therapeutischen Nutzen des Meerwassers bei Rückenmarkserkrankungen heraus. Koreff beschrieb hier vielleicht eine progressiv spinale Muskelatrophie, aber es könnte sich auch um eine Tuberkulose mit Knochentuberkulose der Wirbelsäule, Cor pulmonale und basaler Meningitis gehandelt haben. Die Ähnlichkeiten zum Krankheitsverlauf Heines sind evident. 1831 veröffentlichte Koreff einen Artikel über »Amaurosis« (137), in dem er die Therapie nach Dupuytren beschreibt (zu Koreff vgl. 27, 221, 253).

Julius Sichel (1802–1868)

Sichel wurde am 14. Mai 1802 in Frankfurt am Main als Sohn eines jüdischen Kaufmannes geboren. 1825 promovierte er an der Berliner Medizinischen Fakultät und war von 1825 bis 1826 Assistent bei dem Würzburger Internisten Johann Lukas Schönlein. Hier erlernte er die Methoden der physikalischen Diagnostik. Danach trat er eine Stelle bei Friedrich Jäger in Wien an und erlernte bis 1829 die wissenschaftlich-klinische Ophtalmologie, die Georg Joseph Beer als der erste Ordinarius für Augenheilkunde überhaupt in Wien entwickelte und die von seinem Schwiegersohn Friedrich Jäger und seinem Enkel Eduard Jäger weiterentwickelt wurden.

1827 ließ Sichel sich protestantisch taufen und übersiedelte 1829 nach dreijähriger Ausbildung nach Paris. Dort gab ihm der Chirurg Auguste Bérard am Hôpital St.-Antoine Gelegenheit, Vorlesungen zu halten und die Methoden Beers in Paris bekanntzumachen. Die Augenheilkunde wurde in Paris noch von den Allgemeinchirurgen betrieben, besonders von Guillaume Dupuytren und Philibert-Joseph Roux. Die Ophthalmologie konnte sich wegen des Widerstandes der »Enzyklopädisten« gegen eine Spezialisierung der medizinischen Fächer und aufgrund des durch die Napoleonischen Kriege geweckten Interesses für die »große Chirurgie« als eigenständiges Fach bisher nicht etablieren. Den entscheidenden Anstoß zur Entwicklung einer französischen Augenheilkunde gab also Sichel. Er erwarb schnell das französische Bürgerrecht und das Arztdiplom. 1832 erröffnete er eine ophthalmologische Privatklinik, in der er poliklinische Gratis-Sprechstunden abhielt und augenärztlichen Unterricht gab. Er gründete seine Diagnose auf sorgfältige Untersuchung und strebte als Operateur nach größtmöglicher, auch postoperativer Sicherheit. Skeptisch stand er der Kauterisation von Hornhautgeschwüren und der Bindehaut-Exzision bei Entzündungen gegenüber. Er propagierte die antiphlogistische Wirkung des Blutentzuges durch Aderlässe und Blutegel. Er räumte Medikamenten und der Diät einen großen Stellenwert in seiner Therapie ein. Er faßte das kranke Auge als Teil eines erkrankten Organismus auf und vertrat als Therapeut eine optimistische Grundeinstellung. »In gewissem Sinne hat Sichel die Augenheilkunde mit dem Geist der Pariser medizinischen Schule des Jahrhundertbeginns erfüllt: Der objektive Befund in vivo post enucleationem vel post mortem – bildete für ihn den sicheren Grund der Diagnostik.« (131)

So erschien in den Jahren 1842 bis 1849 Sichels »Iconographie Ophthalmoloque«, in der er auf zahlreichen Abbildungen eine sehr detaillierte und exakte Wiedergabe augenärztlicher Krankheitsbilder vorlegte, um in Verbindung mit akribischen Krankheitsbeschreibungen ein differentialdiagnostisches Handbuch für die Augenheilkunde zu schaffen. Dieses, eine 20jährige Erfahrung als Augenarzt widerspiegelnde Werk erlangte deshalb nicht die ihm gebührende Bedeutung, da vor seiner Fertigstellung Helmholtz seinen Augenspiegel konstruiert hatte und neue Möglichkeiten der ophthalmologischen Diagnostik eröffnete. Sichel war auch medizin-historisch tätig und beschäftigte sich mit der hypokratischen Schrift »Über die Sehkraft«. Sichel galt als umsichtiger und verantwortungsbewußter Arzt, war bei seinen Patienten beliebt und verfügte über große Einkünfte. Er gab große Summen für seine wissenschaftliche Tätigkeit aus. Sein bedeutendster Schüler war Louis-Auguste Besmarres. 1867 kandidierte Sichel für die Académie de Médicine, wurde jedoch abgewiesen. Einen ophthalmologischen Lehrstuhl erhielt die Pariser Fakultät erst 1881. Sichel verstarb am 11. November 1868 an den Folgen einer Blasensteinoperation (27, 249, 131, 229).

Julius Sichel behandelte Heine seit dem Sommer 1837 bis zum Beginn der »Matratzengruft«, als Gruby die Therapie praktisch allein bestimmte. Eine Behandlung durch Sichel ist anamnestisch nachweisbar von Juli bis September 1837, 1838 bis 1839, August 1839 bis Sommer 1840, Oktober 1844 bis Juni 1846 sowie

1848. Die Behandlung seines Augenleidens vertraute Heine also bis zum Beginn der »Matratzengruft« Sichel an.

Leopold Wertheim (1819–1890)

Im Juni 1848 und auch während der Jahre der »Matratzengruft« wurde Heine von Leopold Wertheim behandelt. Wertheim wurde 1819 in Wien geboren. Er eröffnete um 1840 seine Praxis in Paris und galt dort als Promotor der Hydrotherapie. Er erwarb sich als Arzt den von Napoleon III. verliehenen Orden der Ehrenlegion. Wertheim war mit Heine befreundet, spekulierte sogar mit ihm gemeinsam recht verlustreich an der Pariser Börse und lehnte die weitere Behandlung Heines nach einer Auseinandersetzung mit dessen Frau Mathilde ab. Er starb in Paris im März 1890 (269).

Lèon Rostan (1790–1866)

Zusammen mit Wertheim, Gruby und Chomel nahm Rostan am 9. Oktober 1848 an einem Ärzte-Consil am Krankenbett Heines teil, ohne jedoch die weitere Behandlung Heines wesentlich zu beeinflussen. Rostan erfuhr seine medizinische Ausbildung an der Salpêtrière und wurde 1833 zum Professor der medizinischen Klinik am Hôtel-Dieu ernannt. Rostan war bekannt für seine genaue klinische Beobachtung, die Verbindung von klinischer Erfahrung und pathologisch-anatomischen Erkenntnissen. Er beschäftigte sich mit kardiologischen Fragen, der Pathogenese des Asthmas und den durch Arteriosklerose bedingten hirnorganischen Veränderungen des Alters. Er vertrat die Auffassung, jede Erkrankung beruhe auf einem organischen Schaden und sei nicht auf die Alteration eines nur theoretisch postulierten ›Lebensprinzips‹ oder einer ›Lebenskraft‹ zurückzuführen. Zusammen mit Chomel gab er in Paris von 1818–1822 das »Noveau Journal de Médecine« heraus. Seine Beurteilung des ›Falles Heinrich Heine‹ ist nicht überliefert. Heinrich Heine kam nicht in den Genuß der therapeutischen Fähigkeiten dieses angesehenen Klinikers (vgl. 77).

David Gruby (1810–1898)

David Gruby wurde am 20. August 1810 in Kiskér in Ungarn geboren und verbrachte seine Kindheit auf dem Land. Der Vater schickte seinen wissensdurstigen, aber für die Landarbeit nicht tauglichen Sohn aus dem Haus, und Gruby gelangte zu Fuß nach Pest. Es wurde erzählt, er habe dort so lange an der Tür des Gymnasiums der Piaristen gehorcht, bis er auf Vermittlung eines Lehrers am Unterricht der Schule teilnehmen durfte, in der Juden eigentlich keine Aufnahme fanden. Es sei erwähnt, daß später auch Ignaz Semmelweis in dieser Schule unterrichtet wurde. Nach Abschluß seiner Schulbildung studierte Gruby an der Pester Medizinischen Fakultät. Nach einem Jahr wechselte er nach Wien und war dort im Anatomischen Institut von Karl Rokitansky tätig. Hier erhielt er eine gründliche anatomisch-physiologische Ausbildung und erlernte die Technik des Mikroskopierens. Für die Sammlung des Ophthalmologen Anton Rosas fertigte er Injektionspräparate der Augengefäße. Am 18. März 1839 promovierte Gruby über den Einfluß des Wassers auf den tierischen Organismus. Durch den persönlichen Einsatz des Chirurgen Josef von Wattmann erhielt er eine Stelle als »Operationszögling«, eine Position, die einem Juden in Wien eigentlich verwehrt war. Gruby unterrichtete in Seminaren für Prüfungskandidaten und ausländische Ärzte Anatomie und Physiologie. Er veröffentlichte ab 1839 und 1840 Arbeiten, in denen er die Ergebnisse seiner mikroskopischen Studien mitteilte. Aufgrund dieser Forschungsergebnisse bot ihm die Wiener Universität eine außerordentliche Professur unter der Bedingung an, daß Gruby sich taufen ließe. Gruby lehnte jedoch ab. Zu dieser Zeit lernte er den auf der Durchreise befindlichen Chirurgen Philibert Joseph Roux kennen, der ihm riet, seine medizinische Karriere in Paris fortzusetzen. Gruby entschloß sich, sich in Paris in Dermatologie und Kinderheilkunde ausbilden zu lassen, und nachdem er einige andere Universitäten besucht hatte, traf er im Frühjahr 1841 in Paris ein. Unter der Leitung von Jacques François Baron war er vorwiegend im Hôpital des Enfants trouvès tätig. Hier führte er die Sektionen durch und richtete eine pathologisch-anatomische Sammlung ein. Auch in Paris hielt Gruby Kurse ab, zu deren Zuhörer Claude Bernard und Magendie gehörten. 1841 beschrieb Gruby die Pilzfäden, die beim Favus das Kopfhaar infizierten. Es handelte sich hierbei um eine Zweitentdeckung, denn der Favus-Erreger wurde 1839 schon von Johann Lucas Schoenlein beschrieben und von dessen Schüler Remak »Achorion schoenleini« genannt. 1843 entdeckte Gruby den Erreger der Tineae oder »tiegnes« der Kinder und benannte ihn nach seinem Gönner, dem Pariser Arzt Jean Victor Audouin »Mikrosporon audouini«. In das gleiche Jahr der Entdeckung des Erregers der Mikrosporie fällt auch Grubys Erkenntnis, daß die für eine spezielle Form der Erythrocyten gehaltenen Gebilde im Froschblut pathologische Erreger sind. Gruby nannte diese Flagellaten Trypanosomen. 1903 konnte der italienische Bakteriologe Aldo Castellani die Trypanosomen als Erreger der Schlafkrankheit identifizieren. 1844 beschäftigte sich Grube ausführlicher mit der Trichophytie. Wenn sich

Gruby auch in der ätiologischen Zuordnung der Erreger zuweilen irrte, so ist doch festzustellen, daß er wichtige und sehr weit verbreitete Erreger der Hautmykosen identifizierte. Gruby setzte auch als einer der ersten die damals erst entwickelte Daguerrotypie ein und kann als Begründer der Mikrophotographie gelten. 1859 entdeckte Gruby die hydrophile Watte als Ersatz für die unsterile, als Verbandmaterial die Wunden oft irritierende Charpie.

1867 und 1884 setzte er sich in zwei Monographien mit dem Problem der Versorgung Verwundeter auseinander. Gruby praktizierte als Arzt zunächst nicht in Paris. Als er jedoch einmal einem Kranken notfallmäßig half, wurde er von dessen Hausarzt des Verstoßes gegen das Standesrecht angeklagt. Die Angelegenheit wurde schließlich geschlichtet und Gruby erhielt 1854 die staatliche Berechtigung zur Ausübung der ärztlichen Praxis. Er wurde bald ein gesuchter Arzt, der sich besonders den Erkrankungen der Verdauungsorgane und den Neurasthenikern und Überarbeiteten widmete. So zählten Chopin, Lamartine, George Sand, Franz Liszt, Dumas Vater und Sohn, Diplomaten und Adelige zu seinen Patienten. Gruby verordnete sorgsam dem individuellen Patienten angepaßte diätische Vorschriften, behandelte durch subjektive, ablenkende und beschäftigenden Therapie, die sich durch humorvolle, zuweilen fast skurrile Einfälle auszeichnete. Auch in seiner ärztlichen Praxis war Gruby an den Erklärungsmodellen der ätiologischen Medizin orientiert und versuchte, aus der klinischen Forschung Nutzen für den Patienten zu ziehen. Auf Veranlassung Grubys fand am 9. Oktober 1848 ein Ärzte-Consil am Krankenbett Heinrich Heines statt. Gruby führte Heines Leiden auf eine Erkrankung des Rückenmarkes zurück. Er übernahm auch die weitere Behandlung. So riet er Heine von der Fortführung der Wasserbehandlung ab. In dem damaligen Stadium der Erkrankung Heines konnte er auch nur noch primär palliativ wirken. Seine analgetische Medikation wurde von Kollegen unter Verkennung der primären Bedürfnisse des Kranken kritisiert (vgl. 54, S. 509). Gruby stellte die Todesbescheinigung Heines aus und schrieb an Maximilian Heine am 17. Februar 1856: »Mit größtem Bedauern melde ich Ihnen, geehrter Herr Kollege, das Ableben Ihres Bruders in Paris. Er ist heute um fünf Uhr morgens verschieden infolge von Schwäche durch ein heftiges Erbrechen herbeigerufen. Mit Hochachtung Ihr ergebener Dr. Gruby.« (79)

Gruby selbst starb am 14. November 1898. Seit 12 Jahren hatte niemand sein Schlafzimmer betreten dürfen, in dem wegen der vielen Bücherstapel kein Bett Platz fand (vgl. 258, 255, 200, 54, 121, 194).

Maximilian Heine (1806–1879)

Auch wenn Maximilian Heine seinen Bruder Heinrich nie selbst behandelte, so ist er doch als Arzt erwähnenswert, denn er urteilte über die Erkrankung Heinrich

Heines, gab therapeutische Ratschläge und kritisierte einige therapeutische Maßnahmen. Des öfteren wandte sich Heinrich Heine ratsuchend an seinen Bruder.

Maximilian Heine studierte zunächst in Berlin und Göttingen, war u.a. Schüler von Hufeland und Langenbeck. Er promovierte im April 1828 und erhielt seine weitere klinische Ausbildung in Heidelberg und Würzburg, München und Wien. 1829 wurde er wahrscheinlich in Berlin approbiert. Nach der Approbation ließ sich Maximilian als Stabsarzt für den russischen Militärdienst im Balkankrieg gegen die Türken anwerben. Nach Ausbruch der Pest richtete Maximilian eine Quarantänestation in einem Feldlazarett ein, er erhielt für seine Tätigkeit eine russische Medaille und faßte seine Eindrücke 1833 in einem Buch zusammen. Er begleitete die russische Armee bei der Niederschlagung der polnischen Revolte 1830/31. Nach einer längeren Pause trat er in den zivilen russischen Staatsdienst ein, wurde in die 8. von 14 Rangklassen eingeordnet und erhielt den persönlichen Adel. Er arbeitete in einem Kinderkrankenhaus, in einer Medizinalabteilung des Verkehrsressorts im Lazarett einer Bau-Lehranstalt. 1849 wurde er zum Hofrat befördert. Später trat er eine Stellung im Kriegsministerium an, danach wurde er Oberarzt im Landtruppen-Hospital in Petersburg. Für seine Verdienste erhielt er 1860 den Stanislaus-Orden und heiratete im gleichen Jahr die junge Witwe des kaiserlichen Leibarztes Dr. Nikolaus von Arendt. Henriette von Arendt brachte vier Kinder mit in die Ehe, eheliche Kinder von Maximilian sind nicht bekannt. 1865 nahm Maximilian seinen Abschied und reiste viel. Er starb auf seiner letzten Reise am 6. November 1879 in Berlin. Zeit seines Lebens betrieb er eine Privatpraxis und betätigte sich literarisch. Er veröffentlichte populärwissenschaftliche Schriften über die Pest, zur Medizingeschichte in Rußland sowie Reisebriefe. Maximilian Heine war Mitbegründer der »Medizinischen Zeitung Rußlands«, die von 1844 bis 1860 erschien. Seinen letzten Besuch bei dem kranken Bruder im Jahre 1852 nahm er zum Anlaß, über die medizinische Versorgung und die Krankenanstalten in Berlin, Brüssel und Paris zu berichten. Heinrich Heine äußerte sich verärgert über den Egoismus, die Eitelkeit und das Geltungsbedürfnis des jüngeren Bruders, der sich zwar als Arzt und medizinischer Publizist in Rußland einen Namen erworben hatte, ihm jedoch auch nicht helfen konnte. Maximilians Eitelkeit und Geltungsbedürfnis konnten jedoch kaum die Komplexe gegenüber dem berühmten älteren Bruder kompensieren. Vielleicht zwang ihn dieses besondere Verhältnis zu seinem Bruder auch, im weit entfernten Rußland sich einen eigenen Ruf zu erwerben (vgl. 107, 868, 42ff., 174).

Alfred Meißner (1822–1885)

Alfred Meißner kann zwar nicht zu den Ärzten Heinrich Heines gerechnet werden, doch berichtete er als großer Verehrer des Dichters über dessen Erkrankung.

Seine Zeugnisse waren jedoch weniger geprägt vom medizinischen Sachverstand als von seiner Verehrung für Heine und seinem großen Interesse an Literatur und politischer Dichtung. Alfred Meißner studierte in Prag Medizin, widmete sich jedoch vorwiegend seinen literarischen Neigungen. Er veröffentlichte einige Gedichte, Unterhaltungsromane und Schriften, in denen der Einfluß des Werkes Heinrich Heines deutlich erkennbar ist. 1856 erschienen seine Heine-Erinnerungen (Ä29). Wenn diese Erinnerungen auch aus den genannten Gründen kaum als verläßliche historische Quelle zu werten sind, so geben sie jedoch nicht nur subjektive Eindrücke wieder, sondern enthalten auch die Beobachtungen eines Mediziners, der Heine von 1847 an bis zu dessen Tod des öfteren besuchte. Meißner urteilte über die Therapie: »Heine pflegte zu sagen, er halte sich für ein Versuchstier, an welchem Gott physiologische Experimente vornehme. Weit eher läßt sich sagen, daß er das Versuchstier seiner verschiedenen Aerzte war. Diese, die wohl deutschen Ursprungs, hatten sich der französischen medizinischen Schule anbequemt. Sie erprobten an ihm die Wirkung des Strychnins als Mittel gegen Lähmungen, bohrten Fontanelle in seinen Nacken, zündeten Moxen auf ihm an und bearbeiteten seinen Rücken in der Lendenwirbelgegend mit dem Glüheisen. Dergleichen hatte ich meiner Lebtage nicht gesehen. Es waren dies Kurmethoden, von denen Oppolzer (Pathologe in Prag und Leipzig) sagte, daß man sie Schinderknechten überlassen solle und daß sie in die Folterkammer des Mittelalters gehören.« (vgl. 171, Bd. 13, S. 560; 259; 166)

14. Zeitgenössische Diagnosen und nach Heines Tod gegebene Darstellungen aus medizinischer Sicht zu den Krankheiten Heinrich Heines

Von den Ärzten, die Heine behandelten, liegt keine diagnostische Wertung seiner Krankheit vor. Die kritische medizinische Würdigung der Leidensgeschichte Heinrich Heines setzt erst nach seinem Tode ein, als seine nicht für die Veröffentlichung bestimmten Schriften bekannt wurden und zeitgenössische Augenzeugen seines Leidens sich öffentlich äußerten.

So war erst in den Jahren nach 1856 genügend Material vorhanden, das als Basis für fundierte diagnostische Überlegungen dienen konnte. In den Jahren nach Heines Tod wurden zudem erst die Krankheiten und ihre Symptomatik bekannt, die als Differentialdiagnose in Frage kamen.

In seinen 1868 erschienenen Erinnerungen an seinen Bruder enthält sich Maximilian Heine einer Diagnose. Er merkt nur an, daß die Behandlungsmethoden, speziell die Anwendungen nach dem System von Broussais, Heines Gesundheit geschadet haben: »Ich habe die feste Überzeugung und Heine starb auch mit derselben, daß Paris und die Behandlung der früheren französischen Aerzte sein Leben um viele Jahre verkürzt haben.« (191, S. 28)

Maximilian Heine beklagt, daß die Abführmittel, die Aderlässe, Blutegel und andere Heines Körperkraft schwächende therapeutische Maßnahmen den von täglichen Migräneanfällen heimgesuchten Kranken schwer beeinträchtigten. Die Behandlung mit Opiaten konnte zuletzt nur noch rein palliativ sein. Ausdrücklich erwähnt Heines Bruder, daß Mathilde ihren Mann aufopfernd pflegte. Dem Arzt Dr. Gruby mißt er große Erfolge bei der lebensverlängernden Behandlung zu. Maximilian Heine veröffentlicht die ihm von Dr. Gruby gesandte Todesnachricht. Maximilian Heine berichtet auch, daß er einst seinem Bruder während einer gemeinsam unternommenen Reise wegen Unpäßlichkeit eine beruhigende Medizin verschrieben habe, die er zur Geschmacksverbesserung mit Mandelsyrup versetzen ließ, so daß die Arznei eine weißliche Färbung annahm. Heinrich Heine, der nach Darstellung seines Bruders eine Abneigung gegen die des öfteren gebrauchten Mixturen hatte, bemerkte: »Zu Dir habe ich volles Vertrauen; ich sehe, Du bist kein Brownianer.« (191, S. 34)

Im Jahre 1885 legte der später als Autor der »Sherlock Holmes«-Romane bekannt gewordene Arthur Conan Doyle an der University of Edinburgh seine Doktorarbeit vor. Diese trägt den Titel »An Essay upon the Vasomotor Changes in Tabes Dorsalis«. Von ihr ist noch ein handgeschriebenes Original in der Bibliothek der Universität von Edinburgh zu finden.

Conan Doyle beschrieb detailliert die Symptome der Tabes wie unbestimmte Schmerzen vor allem in den Extremitäten: Gehstörungen, Verlust der Reflexe, Kontrakturen, Ulcera sowie Blasen- und Mastdarmstörungen. Insbesondere wies Conan Doyle auf den wechselhaften und langjährigen Verlauf der Krankheit hin. Er schildert einen typischen Fall der Tabes dorsalis und glaubt eine gewisse Prädisposition für die Entwicklung der Tabes postulieren zu können: »In many cases he is of that swarthy neurotic type which furnishes the world with an undue proportion of poets, musicians, and madmen ...« (52) Über den Verlauf der Krankheit vermerkt er: »The patient [...] may notice little or no change in his conditions for years. Various little symptoms show him however that demon which has seized him has not relaxed its grip.« (52)

Conan Doyle erkannte in Anlehnung an die Arbeiten von Duchenne den Zusammenhang zwischen syphilitischer Infektion und Tabes dorsalis. Um das langjährige Leiden, das diese Form der Lues hervorruft, zu demonstrieren, zitiert Doyle Heine und bemerkt dazu: »Here are the words of Heine the great German-Jewish poet when after seven years of this torture he saw the shades of death gather round his couch. They are interesting as showing the thoughts envolved by a great brain when linked to what was practically a dead body.« (52) Auch wenn Conan Doyle nicht eindeutig bei Heine die Diagnose »Tabes dorsalis« stellt, so bringt er doch als Arzt und Literat die Krankheit Heines in engen Zusammenhang mit der luischen Tabes dorsalis (zu A. C. Doyle vgl. auch 202).

1889 konstruierte Mauthner bei der Beschreibung der Nuclearlähmung ein theoretisches Krankheitsbild: »Die höchste Entwicklung des in Rede stehenden Krankheitsprocesses wäre die, daß derselbe vorne am Boden des 3. Ventrikels, demnach mit Accommodationslähmung, beginnen und dann allmählich nach rückwärts schreitend zu Augenmuskellähmungen, Lähmung der übrigen Hirnnerven und endlich zur Erkrankung des Rückenmarks, verbunden mit progressiver Muskelathropie, führen würde. Es ließe sich denken, dass ein Mensch an Paralyse, beziehungsweise Parese, aller oder fast aller Gehirnnerven, an Sensibilitätsstörungen, an Lähmung aller willkürlichen Muskeln litte, und dass dabei wegen der Intactheit der grauen Hirnrinde die geistigen Thätigkeiten intact wären.« (164, S. 356)

Mauthner sieht in der Krankheit Heines ein entsprechendes Krankheitsbild. Zwar erwähnt er, daß Heine seit 1822 an nervösen Kopfschmerzen litt. Da diese sich nach seiner Meinung jedoch nach 1831 wesentlich besserten und Heine seltener über Kopfschmerz geklagt habe, glaubt Mauthner nicht an einen Zusammenhang mit der eigentlichen Erkrankung. Diese habe erst im Herbst 1837 mit einer Mydriasis und Akkommodationslähmung des rechten Auges eingesetzt. 1845 seien eine Ophthalmoplegia interior und exterior komplett ausgebildet. Die Lähmung habe sukzessive die übrigen Hirnnerven ergriffen und auch periphere Lähmungen hätten eingesetzt. 1847 seien fast alle Hirnnerven ergriffen gewesen bis auf den Nervus olfactorius, wahrscheinlich auch bis auf den Nervus vestibulocochlearis. Es erscheint Mauthner möglich, daß auch der Nervus opticus unbeeinträchtigt blieb. »Bei alledem ist bemerkenswerth, daß alle geistigen Fähigkeiten bis zum Tode ununterbrochen vollkommen erhalten blieben, sowie, daß eigentlich seit der Zeit der wirklichen Leiden Klagen über Kopfschmerzen nicht vorkommen.« (164, S. 358) Die Kontrakturen, Rückgratskrämpfe und Abmagerung der Beine wertet Mauthner als Symptome der progressiven Muskelatrophie. 1854 und 1855 litt Heine unter starker Dyspnoe. Die Todesursache, das unstillbare Erbrechen, sei eine Komplikation der hohen Dosen Morphium gewesen. Als Therapie nennt Mauthner nur die Verabreichung von Jodkali.

Im Jahre 1896 veröffentlichte der Tübinger Professor der Medizin, Hermann Vierordt, seine Arbeit über »Medizinisches aus der Geschichte«. Er sieht in den 1822 in Berlin auftretenden Kopfschmerzen Heines den Beginn seiner Krankheit. Diese Kopfschmerzen hätten bereits 1831 nachgelassen und seien fortan in den Hintergrund der Klagen getreten.« Es zeigten sich im Herbst 1837 zuerst Pupillenerweiterung (Mydriasis) mit Akkommodationslähmung am rechten Auge, dann im Januar 1845 Augenmuskellähmungen mit Lähmung der oberen Augenlider, besonders des linken. Später kamen Lähmungen der Gefühls- und Sinnesnerven hinzu [...] Dann stellte sich Empfindungslosigkeit in den Füssen und ein lähmungsartiger Zustand im rechten Fusse ein.« (244)

Für das Frühjahr 1847 konstatiert Vierordt Atembeschwerden, Lähmung des Unterkiefers und eine Affektion aller zwölf Hirnnerven mit Ausnahme des Nervus olfactorius und des Nervus vestibulocochlearis. Als verabreichte Medikamente nennt Vierordt Jodkalium und Morphium, dessen Tagesdosis er nach Umrechnung des von Heine angegebenen Preises mit 2,3 Gramm beziffert (vgl. 244, S. 67).Vierordt schließt sich der Diagnose Mauthners an: »Chronische Polioencephalitis (Entzündung der centralen grauen Rindensubstanz), die in den obersten Oculomotoriuskernen (als sog. Polioenceph. superior) beginnend sehr langsam nach abwärts gegen das Rückenmark fortschritt unter den Erscheinungen der Nuklearlähmung (Ophthalmoplegia interna, dann externa), denen sich ausgesprochen bulbärparalytische Symptome und schliesslich progressive Muskelatrophie anreihten.«

1899 erschien ein Artikel von Augustin Cabanès zum 100. Geburtstag Heines. Cabanès gibt das Geburtsdatum Heines mit dem 13. Dezember 1799 an. Medizinisches Interesse am Schicksal Heinrich Heines habe die Tatsache geweckt, daß trotz langjährigen Nervenleidens sich die Schaffenskraft des Dichters gesteigert habe und seine intellektuellen Fähigkeiten unbeeinträchtigt geblieben seien. Cabanès entwirft mit Anekdoten und ihm besonders typisch erscheinenden Äußerungen von Zeitgenossen und von Heine selbst ein Bild von der Situation des kranken Dichters.

Die Einschränkung der Sehkraft im Jahre 1837 hält er für den Beginn der Krankheit, deren entscheidendes Stadium im Januar 1848 eingesetzt habe, mit Krämpfen, die einzig durch den Gebrauch von Morphium und »des moxas, posés successivement et entretenus de long le l'épine dorsale« (25, S. 772) gelindert werden konnten. Als behandelnde Ärzte nennt Cabanès Schlesinger und Gruby. Cabanès übt jedoch Kritik an der bei Heine von Pariser Ärzten angewandten purgativen Therapie nach dem System von Broussais. Nach der Vorstellung Broussais hatten die Krankheiten ihre Ursache in einer Schädigung der Darmschleimhäute, der er durch Abführkuren reinigend entgegenwirken wollte. Diese Kuren hätten Heine sehr geschwächt und sein Leiden beschleunigt. Cabanès diagnostizierte eine »l'ataxie locomotrice« (25, S. 771), deren Ursache wahrscheinlich in einer syphilitischen Infektion zu sehen sei. In dieser Hinsicht verdächtig erscheint ihm das von Weill beschriebene Ekzem, das Heine in Barèges-de-Luchon behandeln ließ.

Cabanès vermutete in der über dem Kopfende von Heines Matratzenlager angebrachten Vorrichtung zum Aufrichten des Oberkörpers eine der ersten Anwendungen der Wirbelsäulenextension (pendaison) in der Behandlung der Tabes. Auch sei die Krankheit rasch in ein Stadium getreten, in der einzig das Bemühen um Linderung der Beschwerden im Vordergrund gestanden habe. So habe sich rasch der Konsum an Opiaten und Morphium erhöht, der vielleicht auch für das mehrere Tage andauernde Erbrechen als Todesursache Heines verantwortlich zu machen ist. Eine chronologische Ordnung der Symptome und eine diagnostische Würdigung finden sich in dieser Arbeit von Cabanès nicht.

1935 veröffentlichte Cabanès im 3. Band seines Werkes »Grands névropathes« (26) eine eingehendere Untersuchung der Krankheit Heinrich Heines. Cabanès untersucht den Einfluß der Erkrankung auf die charakterliche, geistige und künstlerische Entwicklung Heines. Er stellt heraus, daß Heines typische Ironie ein Mittel zur Bewältigung seiner Situation war. Den Beginn der Erkrankung sieht Cabanès in den 1823 auftretenden Kopfschmerzen, die sich als Leitmotiv durch Heines Klagen bis zu seinem Lebensende ziehen. Die gegen diese Kopfschmerzen gebrauchten Bäder und Ferienaufenthalte hätten nur kurzfristige Linderung gebracht. Die entscheidende Verschlechterung im gesundheitlichen Zustand sei zum Zeitpunkt des Erbschaftsstreites mit dem Onkel eingetreten. Als Ursache der Erkrankung deutete Cabanès eine spezifische Infektion an. Er beschreibt die Augensymptomatik mit ihrem entzündlichen Anteil und der Ptosis und weist auf das in Barèges angeblich behandelte Ekzem hin. Bis 1844 sei die Affektion der Gesichtsmuskulatur schon weit fortgeschritten, der Allgemeinzustand Heines trotz häufiger und heftiger Kopfschmerzattacken recht gut gewesen. Behandelt wurde Heine nach Cabanès in diesen Jahren mit hydrotherapeutischen Anwendungen. 1846 habe die Lähmung auf die Kaumuskulatur übergegriffen. In Barèges wieder mit Bädern behandelt, sei eine kurzfristige Besserung eingetreten, doch bald seien Stimme und Geschmack ebenso beeinträchtigt wie das Kauvermögen gewesen. Heines Augen seien ständig geschlossen gewesen. Im Jahre 1847 seien Gangstörungen aufgetreten. Die von Dr. Sichel verordneten Kräuteraufgüsse und die von Dr. Wertheim verschriebene Hydrotherapie hätten nicht den gewünschten Erfolg gehabt. 1848 hätten durch den ganzen Körper ziehende Krämpfe angefangen, die mit zeitweiliger Gehunfähigkeit verbunden gewesen seien. Zur Linderung sei Morphium über Moxabustion verabreicht worden. Es habe sich bald eine Opiatabhängigkeit entwickelt. 1848 verschlechterte sich Heines Zustand. Seine Knie seien schlaff und kraftlos »wie Baumwolle« gewesen, ein Zustand, der sich trotz der sonst erfolgreichen Behandlung von Dr. Gruby nicht mehr gebessert habe. Canabès bemerkt ausdrücklich, daß zu diesem Zeitpunkt noch keine gastrointestinalen Symptome vorhanden gewesen seien. Zu Zeiten der »Matratzengruft« sei Heine von außergewöhnlicher geistiger Lebhaftigkeit und schöpferischem Ideenreichtum gewesen. Heine, der sich seines stetigen und unaufhaltsamen körperlichen Verfalls voll bewußt gewesen sei, habe unter vermehrt auftretenden Spasmen, einer Entzündung des Larynx sowie erschwerter Respiration gelitten. Sein Zustand habe sich im Winter 1855 verschlechtert. Er habe vor allem wieder über heftigste Migräneanfälle geklagt. Drei Tage vor seinem Tod sei ein starkes Erbrechen aufgetreten, das Cabanès mit den jahrelang gebrauchten hohen Opiatdosen in Verbindung bringt. Abschließend diagnostiziert Cabanès: »De la lecture des faits que nous avons pu recueillier, quelles conclusions tire? Quel diagnostic sommes-nous autorisé à formuler d'après les données que nous avons exposées? C'est bien, semble-t-il, d'ataxie locomotrice, de tabes, que Heine a offert les symptomes.« (26, S. 68).

Ohne die dargestellte Symptomatik differentialdiagnostisch zu diskutieren, läßt Cabanès die Frage nach dem syphilitischen Ursprung der von ihm diagnostizierten Tabes offen, da es kein Dokument mit hinreichender medizinischer Beweiskraft gebe. Aus psycho-pathologischer Sicht bemerkte Cabanès vor allem zwei Phänomene: die bis zum Tode erhaltene produktive Intelligenz und die recht häufigen Selbstmordphantasien des Kranken.

S. Rahmer legte 1901 die erste und bisher auch umfangreichste Studie über »Heinrich Heines Krankheit und Leidensgeschichte« vor, in der er, gestützt auf systematisch ausgewertetes Quellenmaterial, Heines Briefe und Berichte von Zeitgenossen, den Verlauf der Krankheit zu rekonstruieren versucht. Rahmer erkannte, daß nur aus der sorgfältigen Rekonstruktion und der umfassenden, detaillierten Würdigung des Quellenmaterials eine korrekte Anamnese erstellt und eine wahrscheinliche Diagnose abgeleitet werden kann (vgl. 191).

Rahmer vermutet eine hereditäre Belastung Heines, eine »ererbte Disposition« (191, S. 2) von der väterlichen Linie. Bereits als Kind seien Heines Nervosität, seine Überempfindlichkeit für jegliche Art von Lärm und sein Hang zum Unheimlichen und fast Phantastischen aufgefallen. Rahmer schenkt besondere Aufmerksamkeit Heines Identifizierung mit seinem Onkel Simon von Geldern, die für über ein Jahr zu einer tiefgreifenden Störung der Persönlichkeit geführt haben soll. »Ein unbewußt stark ausgeprägter erotischer Trieb in Verbindung mit einer ausgesprochenen ästhetisch-künstlerischen Empfindung« (191, S. 4) sei nach Rahmer während der Pubertät bei Heine zu beobachten. »Resümieren wir kurz: der Knabe

Harry Heine zeigt neben einer über sein Alter hinaus entwickelten Intelligenz eine hochgradige Irritabilität der sensoriellen, der sensiblen, speziell auch der sexuellen Nerven, eine ungezügelte Phantasie, [...] – kurz in ihren ersten Keimen all diejenigen Eigenschaften der Sinne und der Seele, welche sich in ihrer weiteren Entwicklung schon wenige Jahre nach der Pubertät zu dem ausgesprochenen Bild der Nervenschwäche, der Nervosität und männlichen Hysterie steigern sollten.« (191, S. 6)

Rahmer wertet die Kopfschmerzen, die Migräneanfälle und die nervösen Verstimmungen als erste Krankheitssymptome, die sich bei neurasthenischer Veranlagung etwa ab dem 20. Lebensjahr stetig verschlimmerten. Sturzbäder, Badeaufenthalte und Spaziergänge hätten nur eine gewisse, zeitlich begrenzte Linderung gebracht, in Zeiten angestrengter Arbeit verschlimmerten sich jedoch die Kopfschmerzen. Zeitweilig habe sich zu diesem ersten Symptom eine ausgesprochen depressive Stimmungslage gesellt. Rahmer gibt zwar zu, Heine könne zuweilen seine Symptome bewußt herausgestellt haben, glaubt jedoch nicht an eine generelle hypochondrische Übertreibung. »Dabei läßt sich nicht verkennen, daß progressiv die Kopfschmerzen und damit seine Verstimmungen und Reizbarkeit an Heftigkeit und Dauer zunehmen, ...« (191, S. 16)

Rahmer diagnostiziert: »Wir haben demnach allen Grund, die Klagen Heines als nicht übertrieben anzusehen, und bei der Hartnäckigkeit und Heftigkeit der Beschwerden, die sich fortdauernd steigerten bis zum vollen Ausbruch der zentralen Erkrankung, höchst wahrscheinlich darin jene Form von Kopfschmerzen zu suchen, welche so gewöhnlich materiellen und nukleären Hirnerkrankungen vorauszugehen pflegen.« (191, S. 17)

Nach Rahmer haben sich diese Beschwerden im Gegensatz zu den Angaben der Heine-Biographen Strodtmann und Mauthner ab 1831 in Paris nicht gebessert und sind nicht mit dem Aufreten der ersten Lähmungserscheinungen verschwunden, sondern sind das konstante, bis zum Lebensende immer wieder beklagte Symptom geblieben. 1832 zeigten sich die ersten Lähmungserscheinungen, die Rahmer für den Beginn der Affektion des Zentralnervensystems hält. Die mit unterschiedlich stark ausgeprägten Rezidiven und Remissionen auftretende Handlähmung, teilweise bis zum Ellenbogen reichend und eine Atrophie der Fingermuskulatur bedingend, weiß Rahmer nicht eindeutig zuzuordnen. »Jedenfalls aber handelte es sich nicht um eine akute, rasch und ohne Folgeerscheinungen vorübergehende Lähmung, ...« (191, S. 21)

Rahmer verwirft auch die auf Berichte von Strodtmann gestützte These Mauthners, die ersten zentral nervösen Symptome seien 1837 in Form einer Ophthalmoplegia interna aufgetreten. Nach Rahmer lag zwar eine stark ausgeprägte Mydriasis vor, jedoch lasse sich eine Akkommodationslähmung durch nichts belegen. Dieses Augenleiden hält Rahmer für eine »selbständige Erkrankung des inneren Auges, ... eine Affektion der Netzhaut oder des Glaskörpers, resp. beide« (191, S. 28), die sich als Komplikation der seit Jugendzeiten bei Heine bekannten Myopie entwickelte. Für die Eigenständigkeit der Augenerkrankung spricht nach Rahmer die prompte Besserung nach der Therapie Dr. Sichels, der mit Aderlässen und konsequenter Schonung des Auges die immer wieder auftretenden Rezidive erfolgreich zu therapieren vermochte. Gegen die Akkommodationslähmung spreche, daß Dr. Sichel niemals den Versuch unternommen habe, das Sehen im Nahbereich durch die Verordnung von Konvexgläsern zu verbessern. Offensichtlich geht Rahmer von einer »malignen Myopie« aus, denn die Mydriasis hält er für eine Folge der Retinabeteiligung. Allerdings bleibt Rahmer den Nachweis einer solch hochgradigen Kurzsichtigkeit schuldig, für die es doch sicher in der Biographie des vor allem auf seine Sehkraft im Nahbereich angewiesenen Dichters weitere Hinweise gegeben hätte. Auch wäre nach Rahmers These eine maligne Myopie eine Erklärung der beständigen Kopfschmerzen, eine Möglichkeit, die Rahmer jedoch nicht erörtert. Er spekuliert: »Welche Art die Augenerkrankung gewesen ist, ob es sich um eine Netzhautentzündung, eine teilweise Netzhautablösung, um Blutungen in die Netzhaut, um Glaskörpertrübungen etc. gehandelt hat – den Verdacht einer syphilitischen Augenerkrankung schließt, von allem anderen abgesehen, die Art der Behandlung aus – […] Damit fällt aber das von Mauthner nach einer vorgefaßten Meinung entworfene Krankheitsbild wie ein Kartenhaus zusammen, …« (191, S. 29)

Auffällig sei auch Heines ausgesprochene Neigung zu grippalen Infekten und Katarrhen sowie Magen- und Darmstörungen. An eine solche akute, nicht näher bezeichnete Erkrankung des Magen/Darmtraktes habe sich im Herbst 1836 eine Gelbsucht angeschlossen, der Rahmer nur deshalb Bedeutung beimißt, weil sie die notwendige Erholung Heines durch ihren langwierigen Verlauf unmöglich machte. Der Fortschritt des eigentlichen Grundleidens habe sich schleichend und vom Patienten selbst unbemerkt vollzogen. »Nur ganz vereinzelte Andeutungen, die er den Klagen über die Augen beifügt, beweisen, daß der in den Armen begonnene Muskelschwund sich, wenn auch sehr langsam, über den ganzen Körper ausbreitete.« (191, S. 32)

Allmählich habe sich in den Jahren 1832 bis 1848 eine völlige »Paralyse fast des ganzen Körpers« (191, S. 34) ausgebildet. Rahmer vermutet den Beginn des Krankheitsprozesses im Rückenmark, der übergriff auf die Medulla oblongata, also eine Lähmung vom aufsteigenden Typ, die zu einer »seltenen Form einer akuten Bulbärparalyse« (191) führte. Nahezu lehrbuchhaft seien von Heine die verschiedenen Symptome einer Lähmung des V., VII., IX. und XII. Hirnnerves beschrieben. In der Zeit der sogenannten Matratzengruft seien nur noch graduelle Veränderungen der im wesentlichen schon 1848 bekannten Symptome aufgetreten, der Verlust der Funktionen der Motorik und des Vegetativums. Heine litt nach Rahmer an einer Systemerkrankung, deren Ursache und Verlauf zu Lebzeiten Heines noch unbekannt waren. Die Tatsache, daß weder die Heine behandelnden Ärzte noch Heine selbst Vorstellungen vom Wesen seiner Krankheit hatten, erklärt Rahmer: »Selbst die Kenntnis der verbreitesten aller Rückenmarksleiden, der sog. Rückenmarksschwindsucht oder Tabes dorsalis, fällt erst in die letzten Lebensjahre des Dichters. … Die Klinik der anderen und selteneren Rückenmarkserkrankungen wurde erst im Beginn der 2. Hälfte des vorherigen Jahrhunderts [...] begründet.« (191, S. 40f.)

Dieser Mangel an medizinischem Wissen liefert Rahmer auch das Argument, um die einzige, von Heine selbst in der Augsburger Allgemeinen Zeitung vom 16. April 1849 gestellte Diagnose seiner Erkrankung als eine »Rückgratsschwindsucht« zu entkräften. In diesem Zusammenhang verwirft Rahmer die Diagnose Mauthners, der in der Erkrankung Heines den bisher einmaligen Fall einer von der grauen Substanz absteigenden Lähmung erkennt, die durch Beeinträchtigung sämtlicher Hirnnerven und schließlich des Rückenmarkes zu progressivem Muskelschwund geführt habe. Nach Rahmer setzt Mauthner die Erkrankung zu spät an. Nicht 1837, sondern bereits fünf Jahre früher hätten sich die ersten Symptome einer Krankheit bemerkbar gemacht, zu der, wie von Mauthner fälschlicherweise angenommen, die Augensymptomatik keinerlei Beziehung hatte. Infolgedessen irrte nach Rahmer Mauthner auch dann, wenn er Heines Schrift als durch Akkommodationslähmung beeinträchtigt beurteilte. Es sei auch nicht richtig, daß Heine während der vollen Ausprägung der Lähmungserscheinungen nicht mehr an Kopfschmerzen gelitten habe. Zusammenfassend diagnostiziert Rahmer: »Nein, die Erkrankung nahm zweifellos ihren Anfang im Rückenmark selbst, und zwar in den motorischen Ganglienzellen der Vorderhörner, den vorderen Wurzel- und peripherischen Nervenfasern – kurz, es handelte sich um eine heute wohlbekannte und scharf definierte Erkrankung im Rückenmark, welche wir als die spinale Form der progressiven Muskelatrophie bezeichnen. Differentiell diagnostisch kann nur die der fortschreitenden Muskelatrophie verwandte Erkrankung des Rückenmarks in Frage kommen, die wir als Seitenstrangsclerose bezeichnen. [...]; aber die Thatsache des ungewöhnlich langsamen Krankheitsverlaufes – 20 Jahre und darüber – berechtigt uns, mit aller Entschiedenheit die erste Form von Rückenmarkserkrankung zu diagnostizieren.« (191, S. 45ff.)

Zwischen dieser Erkrankung und den neurasthenischen permanenten Kopfschmerzen sieht Rahmer nur einen unbestimmten Zusammenhang. Für die spinale Form der progressiven Muskelatrophie gilt ebenso wie für die differentialdiagnostisch in Betracht gezogene amyotrophische Lateralsklerose, daß sie »entweder direkt angeboren oder doch sich auf der Basis einer ererbten Disposition entwickelt hat« (191, S. 46).

Im Zusammenhang mit der ätiologischen Fragestellung verwirft Rahmer die These syphilitischen Ursprungs. Nach Rahmer wurde nur deshalb an die luische Infektion als Krankheitsursache gedacht, weil man den Rückenmarksprozeß in Unkenntnis der Neuropathologie fälschlich als Tabes dorsalis einordnete. Für Rahmer, der die Augenerkrankung als eigenständiges Krankheitsbild ausdrücklich ausklammert, bietet die gesamte Krankheitsgeschichte Heines keinen eindeutigen Hinweis auf eine venerische Infektion. Die Heine unterstellte Syphilis sei eine bewußte Diffamierung, man habe in wahrhaft kannibalischer Lust das sittliche Richteramt gegen ihn geübt und das Anathema ausgesprochen (191, S. 47)

In diesem Zusammenhang untersucht Rahmer auch die Frage, ob Heines Lebensweise einen Einfluß auf die Progression seiner Krankheit gehabt haben könnte. Er stellt fest, Heine habe nie geraucht und sei zeit seines Lebens quasi alkoholabstinent gewesen. Allein der Genuß opulenter Mahlzeiten könne für seine häufigen Darmstörungen verantwortlich gemacht werden. Eine weitere Erklärung für die Mitbeteiligung des Magen-/Darmtraktes, die ja schließlich zum letalen Ausgang wesentlich beitrug, vermag Rahmer nicht zu geben. Rahmer attestiert Heine zwar eine starke erotische Veranlagung, wendet sich jedoch heftig gegen den Vorwurf der Immoralität. Er erkennt, daß Heine selbst durch renommiersüchtige Darstellungen angeblich erotischer Abenteuer an der Etablierung dieses Vorurteils beteiligt war. Hingegen mißt der Autor den seelischen Belastungen, denen Heine im Familienkreise ausgesetzt war, eine entscheidende Bedeutung zu. Der Erbschaftsstreit markiere den entscheidenden Wendepunkt. Eine Mitschuld an dem ungünstigen Verlauf der Erkrankung gibt Rahmer auch der paramedizinischen Behandlung durch »Kurpfuscher und Scharlatane« (191, S. 53).

Als Heine in Paris behandelnde Ärzte nennt Rahmer den Begründer des Kalt-Wasser-Heilverfahrens, Dr. L. Wertheim, und den damals bei den Pariser Intellektuellen sehr gefragten ungarischen Arzt Dr. Gruby. Letzterem spricht Rahmer große Erfolge zu, die jedoch wegen der unaufhaltsamen Progredienz und letztlich infausten Prognose des Grundleidens nur temporäre Besserungen erzielen konnten. Die von Heine selbst geschilderten Beschwerden während der Zeit der »Matratzengruft« erklärt Rahmer: »Wir sehen, daß die Muskelatrophie ständig zunimmt, daß die Kräfte progressiv schwinden, daß der Kranke von den furchtbarsten Schmerzen geplagt Tag und Nacht keine Ruhe findet. Diese Schmerzen hängen zusammen mit den Kontrakturen in den gelähmten Gliedmaßen, denen sich Schmerzen in den Gelenken, Darmkoliken und Neuralgien hinzugesellen.« (191, S. 65)

Nicht absolut ausschließen will Rahmer jedoch, daß »sich in den letzten Jahren zu den chronischen Leiden im Rückenmark schmerzhafte akute Entzündungen der Rückenmarkshäute anfallsweise hinzugesellten, [...]« (191, S. 65)

Die Feststellung Mauthners, es habe seit dem Jahre 1847 eine Lähmung der Atemmuskulatur mit respiratorischer Insuffizienz bestanden, hält Rahmer für unbewiesen. Er hält die »Erscheinungen von Seiten des Atmungsapparates« für »genügend erklärt durch den schon oben erwähnten häufigen Brustkatarrh« (191, S. 66). Die von Mauthner vermutete Schwerhörigkeit hält Rahmer für eine Fehldeutung eines zeitgenössischen Berichtes. Vielmehr habe zeitlebens eine nervöse Überempfindlichkeit gegen Geräusche bestanden.

Die eigentliche Todesursache ist nach Rahmer ungeklärt. Es könne nicht mit Sicherheit entschieden werden, ob das Grundleiden selbst oder eine opportunistische Erkrankung zum Exitus geführt haben. Einen wesentlichen Anteil am tödlichen Ausgang mißt Rahmer dem unstillbaren Erbrechen zu, das er für eine direkte Folge des übermäßigen Narkotika- und Opiatgebrauches hält. Nach Angaben Rahmers wurde Heines Leiche von zwei zufällig in Paris sich aufhaltenden Hamburger Ärzten, Dr. Grabau und Dr. Sloman, besichtigt; eine Autopsie hatte Heine verboten (70). Ohne weitere differentialdiagnostische Diskussion erwähnt Rahmer die heftigen Halsentzündungen und die schmerzhaften Operationen wegen des unklaren Tumors am Rücken aus den Jahren 1853/54.

Abschließend diskutiert Rahmer die therapeutischen Bemühungen um Heine: »Sturzbäder und Falldouche, Aderlässe, Blutegel, Abführmittel, Haarseile, reizende Salben, energische Cauterisationen – das ist das therapeutische Rüstzeug, mit welchem man ausgiebig gegen seine Krankheit vorging. Auch der damals in Frankreich weit verbreitete Broussaismus hat den zarten Organismus Heines zweifellos sehr geschädigt.« (70)

Den häufigen Gebrauch von Seebädern und den Aufenthalt in maritimem Klima erwähnt Rahmer ebenso wie die Wasserkur nach Dr. Wertheim bei dem Auftreten erster ausgedehnter Lähmungserscheinungen. An Medikamenten habe Heine zunächst nur Jodkali genommen, später sogar die Einnahme jeglicher Medikamente verweigert. Sehr bald habe die Behandlung Heines nur noch palliativen Charakter gehabt. Sie habe sein Leiden durch die Verabreichung von Beruhigungs- und Schlafmitteln und durch den Gebrauch zuletzt sehr hoher Dosen von Opium und Morphium erträglich machen sollen. Rahmer beziffert die gebrauchte Morphiumdosis auf 0,42 Gramm pro Tag Ende 1848. Auf die psychischen Auswirkungen des Opiatgebrauches sowie auf die Frage einer Suchtentwicklung will Rahmer nicht eingehen. Die Pflege des Patienten hält er für ausreichend, sorgfältig und gut. Mit Hochachtung würdigt er Heines psychische Entwicklung während der Zeit seiner Bettlägerigkeit und bezieht in dieses Lob ausdrücklich auch Heines Verhältnis zu Elise Krinitz ein.

1901 erschien die Arbeit »De Ziekte en lijdensgeschiedenis van Heinrich Heine« von R. G. Rijkins, der die Erkrankung Heines systematisch und ausführlich untersucht. Als Quellen zieht der Autor Heines Briefe, die Berichte von Zeitgenossen und einige Textstellen aus dem Werk Heines heran. Besondere Bedeutung als Quellen kommen den Briefen Heines zu. Aus der Familienanamnese sei nur bekannt, daß der Vater wahrscheinlich an einem Nervenschlag gestorben sei. Schon in der Kindheit habe Heine sich durch seine außergewöhnliche Sensibilität und seine Neigung zum Phantastischen und Geheimnisvollen ausgezeichnet. In seiner Jugendzeit sei eine starke erotische Veranlagung aufgefallen. Der Bericht, Heine sei vor der Statue der Venus zusammengebrochen, charakterisiere Heines Wesen recht treffend, auch wenn er nicht unbedingt authentisch sei. Besonders auffallend seien die schon in früher Jugend einsetzenden heftigen Kopfschmerzen, die Rijkins als »Migräne« (199, S. 611) bezeichnet. Diese hätten ständig an Frequenz und Intensität zugenommen. Klagen über diese Kopfschmerzen finden sich in fast all seinen Briefen. Aufgrund dieses Leidens sei Heine sehr mäßig im Konsum von Alkohol gewesen und habe Tabakwaren ganz gemieden. Die Klagen über die Kopfschmerzen und die aus Heines neurasthenischer Veranlagung sich ergebenden Gemütsbewegungen seien jedoch häufig von seinen Zeitgenossen nicht ernstgenommen worden. Dennoch sei ein gestörtes Gemütsleben zu unterstellen. Um 1826 habe sich

Heine sexuellen Ausschweifungen in Hamburg hingegeben. Seine juristische Laufbahn habe er aufgeben müssen, gleichzeitig haben die Klagen über die schlechte Gesundheit zugenommen. Auch in München habe er sich sehr unwohl gefühlt und erst Erholung auf seiner Italien-Reise gefunden. Unterbrochen nur von einigen Remissionen, seien die Kopfschmerzen jedoch stärker geworden. Eine motorische Ursache lasse sich nicht gänzlich ausschließen. Hinzu komme eine Geräuschüberempfindlichkeit, z.B. gegen das monotone Geräusch eines Uhrwerkes. Schon in seiner Jugend habe Heine das Scheitern vieler Zukunftspläne in Kauf nehmen müssen. So hätten sich die Illusionen einer festen Anstellung in München und Hamburg zerschlagen; sein dichterisches Schaffen sei durch eine immer strenger werdende Zensur eingeengt worden. Nach seiner Übersiedlung nach Paris habe Heine noch einige glückliche Jahre verbringen können, bis wieder heftige Kopfschmerzen eingesetzt hätten. 1832 zeigten sich nach Rijkins die ersten Symptome eines zentralen Leidens mit einer Lähmung der linken Hand, speziell zweier Finger. 1833 sei bereits eine Atrophie der Handmuskulatur zu verzeichnen. Später, 1848, sei auch die rechte Hand betroffen gewesen. Im Sommer 1836 habe Heine an einer Gelbsucht mit choleraartiger Symptomatik gelitten. 1837 sei eine Mydriasis rechts mit Visuseinschränkung eingetreten. Der sehr besorgte und ängstliche Patient sei dankbar für die therapeutischen Erfolge des Augenarztes gewesen. Rijkins referiert die Diagnose Mauthners, der eine Ophthalmoplegia interna und später auch externa mit Akkommodationslähmung feststellt. Im Zusammenhang mit der später eintretenden Ptosis erscheint Rijkins diese Diagnose als sehr einleuchtend. Wenn es sich allerdings um eine rein zentrale Ursache gehandelt hätte, dann wären eher beide Augen betroffen gewesen. Da Heine myop gewesen sei, hätte auch eine alleinige Akkommodationsverlangsamung wenig Auswirkung haben können, da sie durch Konvexgläser hätte ausgeglichen werden können. 1835 habe die Augensymptomatik ein sehr bedrohliches Ausmaß angenommen und sei in den folgenden Jahren mit heftigen Rezidiven wiedergekehrt. 1843 trat eine Facialislähmung auf, gegen die Haarseile im Nacken angewandt worden seien. 1844 sei die Ptosis aufgetreten im Zusammenhang mit wieder heftigen Kopfschmerzen. Nach Rückkehr vom Besuch in Hamburg Ende 1844 habe sich Heines Zustand rapide verschlechtert, und der bald beginnende Erbschaftsstreit habe sich sehr ungünstig auf seine Gesundheit ausgewirkt. Das linke Auge sei vollständig geschlossen geblieben, Heine sei unfähig zu lesen gewesen und habe zunehmend an Lebenslust verloren. Er habe über Sensibilitätsstörungen in den Lippen, Verlust des Geschmackes geklagt. Auch die motorische Innervation von Gaumen, Zunge und Kaumuskulatur sei beeinträchtigt gewesen. Die Lähmung der Finger habe zugenommen, auch die untere Extremität sei ergriffen worden. 1847 habe sich schon deutlich der körperliche Verfall gezeigt. Heine sei stark abgemagert, sein Haar grau und verwildert; er habe sich einen Bart stehen lassen, denn er habe die Berührung des Rasiermessers nicht mehr ertragen können. Ein Jahr später seien auch die Beine gelähmt gewesen, und Heine sei bettlägerig geworden. Die Behandlung mit Kauterisationen und künstlich offengehaltenen Wunden im Rücken hätten seinen Zustand zusätzlich verschlechtert. Fast sämtliche Hirnnerven seien nun in Mitleidenschaft gezogen worden. Heftige Krämpfe, ›vom Rückgrat ausgehend‹, seien aufgetreten. Es kursierten bereits falsche Todesnachrichten. Heine sei von Dr. Wertheim, Dr. Gruby und Dr. Weil behandelt worden. Dr. Gruby habe tatsächlich auch einige Besserung erzielen können, doch 1848–1849 habe sich der Zustand des Kranken in der »Matratzengruft« verschlechtert. Nun seien auch Krämpfe am Oberkörper aufgetreten. Heine habe es in rührender Weise verstanden, seinen schlechten Zustand vor seiner Mutter zu verbergen. Im Winter 1854/55 sei der Kranke von Husten und Erstickungsanfällen heimgesucht worden, die er mit bewundernswertem Stoizismus und unter dem Einfluß hoher Morphiumdosen ertragen habe. In seinen letzten Lebenstagen seien Krämpfe, heftiges Erbrechen und häufige Ohnmachten aufgetreten. In seiner diagnostischen Wertung stellt Rijkins fest, daß die Kopfschmerzen einen tiefgreifenden Einfluß auf Heines Gesundheitszustand hatten. 1832 sei die erste Verschlechterung des zentralen Leidens aufgetreten. Rijkins stellt die Diagnose: »De toen optreende verlamming met vermagering van de linker hand moet hoogst waarschijnlijk worden opgevat als het begin van de spinale vorm van de progressieve spieratrophuie, welke berust op een ontaarding (atrophie) van de motorische zenuwcellen in de voorste hoornen van het ruggemerg, die zisch van daar uit op de voorste wortels op de periphere zenuwvezels en cp de spieren zelve uitbreidt.« (199, S. 623)

Das 1837 aufgetretene Augenleiden sei von Mauthner als chronische Polioencephalitis superior angesehen worden, die vom Boden des 3. Ventrikels sich über die Sylvische Furche mit Übergang auf die Ganglienzellen der Hirnnervenkerne bis zur Medulla oblongata ausgebreitet und schließlich zur Bulbärparalyse geführt habe. Durch den Befall der Vorderhornzellen seien die schlaffe Parese und die Atrophie zu erklären. Die plötzliche Verschlechterung 1844 sei wahrscheinlich durch kleine Blutungen zu erklären. Eine Kombination der Polioencephalitis superior mit der progressiven spinalen Muskelatrophie sei gar nicht so selten. Auffallend sei, daß die Sprache im wesentlichen verschont wurde. Dennoch glaubt Rijkins, daß bei Heine Artikulationsstörungen und eine leichte Dysatrie bestanden haben. Zu den Krämpfen, deren Einordnung in die oben gestellte Diagnose sich nicht zwanglos ergibt, schreibt der Autor: »Om deze te verklaren, moeten wij wel aannemen, dat het ziekteproces ook de vliezen van het ruggemerg hat aangedaan, waarin de prikkelingsverschijnselen haar oorsprong vonden, oof wel dat periphere zenuwaandoeningen in het spel waren.« (199, S. 624).

Über die Therapie der Erkrankung Heines, deren Ursache nach dem Wissensstand der Medizin der damaligen Zeit gar nicht bekannt sein konnte, schreibt der Autor: Heine habe Kuren und Kaltwasseranwendungen ohne langdauernden Erfolg gebraucht, Abwaschungen, Aderlässe, Blutegel und Kauterisationen seien angewandt worden. An Medikamenten habe Heine Jodkali und Morphium eingenommen. Der Autor spricht von einem Mißbrauch an Opiaten, zuletzt sei eine Gewöhnung an hohe Dosen eingetreten.

1902 ergänzte Marcel Baudouin die Ausführungen von A. Cabanès unter besonderer Berücksichtigung der Memoiren Heines und der Veröffentlichung von Camille Selden (6). Boudouin sieht die rechtsseitige Ptosis als erstes typisches Symptom der Erkrankung an. Später seien Schmerzen und von der Wirbelsäule ausgehende Krämpfe, die bis in die Füße zogen und nur durch den Konsum beträchtlicher Mengen an Morphium gemildert werden konnten, hinzugekommen. 1848 sei Heine komplett gelähmt gewesen und habe fast nichts mehr sehen können. 1855 habe er an lumbalgieformen Schmerzen (Côté du Sciatique) gelitten und habe nicht mehr aufstehen können. Besondere Beachtung verdienten auch Heines anhaltender Husten und seine häufigen Migräneanfälle, die besonders für die letzte Phase seiner Erkrankung charakteristisch seien. Baudouin stellt ebenfalls die Diagnose »Ataxie locomotrice« (6, S. 50).

Vor allem den wechselhaften Verlauf der Erkrankung hält er für sehr charakteristisch. Über die Ursache der Erkrankung urteilt Baudouin: »Il est assez probable, [...] que la Syphilis en fut la chause primordiale; mais il serait exagéré de dire que cela est démontré, malgré l'existence d'un eczéma, que Heine allait sogner à Luchon, et qui a été signalé par Weill.« (6, S. 50) Baudouin warnt jedoch vor einer vorschnellen Verurteilung Heines und einer Identifizierung seiner Krankheit als syphilitischen Ursprunges, da die nachzuweisende »Ataxie locomotrice« bekanntlich nicht luischen Ursprunges sein könne.

1920 erschienen die von Karl Birnbaum veröffentlichten »psychopathologischen Dokumente«, in denen psychische Auffälligkeiten berühmter Persönlichkeiten dargestellt werden. Bei Heine findet er eine Störung des Persönlichkeitsbewußtseins, das für die Kindheit nachweisbar ist. Birnbaum referiert die Identifikation des jungen Harry Heine mit seinem Großonkel Simon von Geldern, der einen »überwertig-suggestiven« seelischen Eindruck auf Heine gemacht habe, und der sich im Zustand des »traumhaften Verlorenseins in seinem Wesen mit diesem identifiziert« habe (13, S. 67)

1920 würdigte Adolf H. Braun zwar Rahmers Schrift als erste detaillierte diagnostische Betrachtung der Krankheit Heines durch einen Mediziner, verwirft jedoch Rahmers Diagnose. Braun hält vielmehr die luische Tabes für nahezu gesichert. Braun betrachtet die Kopfschmerzen Heines als eigenständiges Krankheitsbild, dessen Schweregrad der Neurastheniker mit »exsudativ-neuropathischer Konstitution« (18) stets übertrieben habe. Daß es sich dabei um eine Migräne gehandelt haben könne, hält Braun für unwahrscheinlich, da Heine niemals von den typischen Begleiterscheinungen der Migräne berichtet habe. Auch die beständigen Katarrhe hält Braun für ein eigenständiges Krankheitsbild, das unter Umständen durch eine chronische Sinusitis unterhalten worden sein könnte. »Es scheint sich also um eine vorwiegend in der Stirne lokalisierte Kephalgie gehandelt zu haben, und es wäre nicht ausgeschlossen, daß die ständigen Katarrhe von einem Nebenhöhlenprozeß unterhalten wurden.« (18, S. 76)

Rahmers Diagnose der »spinale(n) progressive(n) Muskelatrophie, später kombiniert mit Bulbärparalyse«, verwirft Braun, da die oft unerträglichen Schmerzen, die Sensibilitätsstörungen, die vesicalen und rektalen Störungen, die Lähmungen und der zeitweilige Visusverlust mit dieser Diagnose nicht vereinbar seien. Braun faßt die Krankengeschichte Heines zusammen und unterstellt Rahmer die zu wörtliche Würdigung der Darstellung der Symptome durch Heine selbst. Er bezweifelt, daß Heines Hand tatsächlich im Sinne der bei der spinalen progressiven Muskeldystrophie anzutreffenden hochgradigen Entstellung (»Affenhand«) verändert war. Vielmehr dürfte es sich nach Brauns Ansicht um ein »Taubsein des vierten und fünften Fingers«, also um »eine sehr gewöhnliche Anfangserscheinung« der Tabes gehandelt haben (18, S. 78).

Braun konzediert zwar, daß Heines tabische Erkrankung nicht regelrecht verlaufen sein mag. Doch erblickt er ausreichend Kardinalsymptome in Heines Krankengeschichte und sieht seine Diagnose durch einige nicht einzuordnende Symptome nicht gefährdet. »Die konstringierenden Schmerzen, die Krisen, und ataktischen Störungen und die Erscheinungen von Seiten der Blase und des Mastdarms sind so charakteristische und Tabes pathognomonische Symptome, [...] Es ist geradezu rätselhaft, wie man eine spinale progressive Muskeldystrophie diagnostizieren kann, für welche es gerade charakteristisch ist, daß Schmerzen, Sinsibilitätsstörungen und Erscheinungen seitens der Blase und des Mastdarms fehlen.« (18, S. 78 ff.)

Vom gleichen Autor stammt die 1940 bereits in der zweiten Auflage herausgegebene Monographie »Krankheit und Tod im Schicksal bedeutender Menschen«, die als Todesursache für Heine eine luische Tabes nennt (19, S. 50). Sehr knapp resümiert Braun die Krankengeschichte und nennt u.a. Katarrhe der oberen Luftwege, Schwäche der linken Hand mit Lähmung zweier Finger, Sehstörungen, Lähmung der unteren Extremitäten, Ataxie und Blasen- sowie Mastdarmstörungen. Er bezeichnet Heine als »Morphinisten«, der an »pharyngialen, laryngialen und gastrischen Krisen« litt. (19, S. 66) Die Darstellung Brauns erweckt den Eindruck, als sei Heine im Verlaufe seines Leidens vollständig und dauerhaft erblindet und habe zusätzlich eine Suchtkrankheit entwickelt. Für beide Behauptungen bleibt Braun jedoch den Beweis schuldig. Im Widerspruch zu letzterer steht auch die Tatsache, daß Braun nicht umhin kann, seinem Erstaunen über Heines bis zu seinem Tod anhaltende geistige Klarheit Ausdruck zu verleihen. In der 1920 in einer medizinischen Fachzeitschrift veröffentlichten Arbeit über »Heinrich Heines Krankheit« formulierte Braun noch vorsichtig: »Heine hat neben dem Ruhm, der bedeutendste jüdische Dichter zu sein, die zweifelhafte Ehre, als der berühmteste Tabes-Kranke zu gelten.« (18, S. 76) Seine offensichtlich antisemitisch motivierte Ablehnung gegenüber Heine wird deutlich in der Formulierung: »[...] seine zynischsten und schamlosesten Gedichte fallen in die Zeit, in welcher das Gift der Syphilis bereits wirksam war.« (19, S. 66)

1922 legte Hugo Reifenberg seine Dissertation über die Krankheit Heinrich Heines der medizinischen Fakultät der Universität in Köln vor. Familienanamnestisch zitiert er Heines Bruder Maximilian, daß der Vater an »Nervenschlag« gestorben sei. (195, S. 3) Er erwähnt auch Heines sensible Natur und seine Kopfschmerzen, ohne jedoch eine diagnostische Zuordnung vorzunehmen. Reifenberg opponiert gegen Rahmers These, indem er die der Arbeit Panizzas entnommene Briefstelle zitiert, in der Heine behauptete, an einem Ausschlag zu leiden, den er sich durch die »Boygisen'sche Uebersetzung des Korans« (195, S. 4) zugezogen habe. Reifenberg kommentiert: »Es scheint, die Wendung mit dem Koran entsprach einer damals üblichen Frivolität, etwas Sexuelles unter Religiösem zu verbergen, der wahrscheinlich eine alte Antipathie gegen den Mohammedanismus zugrunde lag. Die Affäre ging offenbar auf Hamburg zurück.« (19, S. 5)

Diese sehr kühne Behauptung belegt Reifenberg ebensowenig, wie er die angeblichen Möglichkeiten der venerischen Infektion in Italien und Paris näher untersucht. Er datiert den Ausbruch der eigentlichen Erkrankung auf das Jahr 1832 mit dem Einsetzen der ersten Lähmungserscheinungen. In diesem Zusammenhang ist erwähnenswert, daß es im Originalmanuskript heißt: »Heine's Tabes setzte im Jahre 1832 mit einer Lähmung ein.« Handschriftlich ist die vorverurteilende Diagnose gestrichen und durch das unverfänglichere Wort »Erkrankung« ersetzt worden (195, S. 6).

Gleichermaßen unkritisch übernimmt er die Diagnose Mauthners, nach der im Jahre 1837 »eine Ophtalmoplegia interna als Anfang der Centralerkrankung« (195, S. 7) eintrat. Die luische Genese der Augensymptomatik will der Autor ebenso wie die der Lähmungserscheinungen, der Hirnnervensymptomatik und der Erscheinungen von Seiten des Magen- und Darmstraktes durch ausgewählte Zitate aus Heines Briefen und Berichten von Zeitgenossen sichern. Heines intellektuelle Gesundheit konstatiert er mit einem falschen medizinischen Terminus »von Heine's frischem Sensorium erfahren wir verschiedenen Orts« (195, S. 17).

Reifenberg charakterisiert die therapeutischen Bemühungen um Heine als rein palliativ und führt als Therapie bzw. Medikamente an: Fontanellen längs der Wirbelsäule, Neapolitanische Salbe, jodhaltige Pottaschenlösung, Laxantien, Diät, Narkotika, Zugpflaster auf dem Rücken und das von Wallace 1836 in die antisyphilitische Therapie eingeführte Jodkali. Reifenberg schließt sich indirekt durch Zitieren der entsprechenden Textstelle der Kritik Rahmers an der Therapie an, simplifiziert aber dessen diagnostische Überlegungen, wenn er schreibt: »Rahmer lehnt in seinem Werkchen die Diagnose Tabes zu Gunsten einer spinalen progressiven Muskelatrophie ab und stützt sich dabei hauptsächlich auf die hereditär nervöse Belastung Heine's, er negiert ferner die sicherlich stattgehabte syphilitische Infektion und tritt den Ausführungen des Ophtalmologen Prof. Mauthner [...] entgegen.« (195, S. 23) Gegen Rahmers Diagnose spreche das Auftreten sensibler Reizerscheinungen. Auch könne Rahmer die Schluckstörungen und Magenkrisen der von ihm postulierten Grunderkrankung ebenso wenig zuordnen wie das Augenleiden. Gerade dieses Nebeneinander von unterschiedlichen Erkrankungen des Nervensystems hält Reifenberg für äußerst unwahrscheinlich. Reifenberg faßt zusammen: »Im Jahre 1832 setzte Heines Leiden mit einer Schwächung der Hände ein als Tabes superior, der bald eine Lähmung der linken Hand folgte; dieselbe ging nach Behandlung durch Dr. Gruby zurück. Seit 1836 litt er an gastrischen Krisen. 1837 trat als nächstes Symptom eine Ophtalmoplegia interna hinzu, die sich etwa 13 Jahre später zu einer totalis umwandelte. Bei der Annahme einer Tabes dorsalis sind alle motorischen und sensiblen Erscheinungen, von denen die Heine-Literatur berichtet, vollständig erklärt.« (195, S. 25) Die Krämpfe an den unteren Extremitäten identifiziert er als die typischen lanzinierenden Schmerzen. Reifenberg gesteht jedoch nicht ein, daß er ebenso wie Rahmer bei seiner Diagnose genötigt ist, ein sehr auffälliges Symptom auszuklammern, nämlich die beständigen Kopfschmerzen, und sie nur als Migräne mit hereditärer Belastung zu erklären.

Reifenberg vergleicht die Anamnese Heines mit der Krankheitsentwicklung einer Patientin, die im Frühjahr 1922 in der Düsseldorfer Medizinischen Klinik behandelt wurde. Bei der 40jährigen Frau Luise C. waren die luische Tabes dorsalis gesichert und die syphilitische Infektion nachweisbar. Typische Körperhaltungen dieser Patientin und ihre Mimik hätten frappierende Ähnlichkeit mit dem Heine-Portrait, das der im Verlag Hoffmann und Campe vertriebene Stich aus dem Jahre 1851 nach einer Zeichnung von Ernst Benedikt Kietz vom 27. Juli 1851 zeigt. Die an Tabes dorsalis leidende Patientin ist in gleicher Pose mit gesenktem, in die hohle Hand gestützten Kopf und geschlossenen Augenlidern auf einer Photographie abgebildet. Haltung und Ausdruck Heines auf dem Portrait mögen Nachdenklichkeit ausdrücken sollen, jedoch litt er ebenso wie die beschriebene Patientin an einer Ptosis. Der in der Hand aufgestützte Kopf ist auf mehreren Portraits Heines zu sehen und scheint tatsächlich einigermaßen typisch für ihn zu sein, jedoch in der Romantik »modische« Hingabe und Sehnsucht ausdrückende Darstellung von Portraits.

Reifenberg geht aber nicht auf die Problematik eines solchen optischen Vergleiches ein. Nach ausführlicher Darstellung der Anamnese und des körperlichen Befundes der Patientin kommt Reifenberg zu dem Schluß: »Betrachten wir zusammenfassend ihren Krankheitsverlauf und ihren jetzigen Krankheitszustand, so bieten die beiderseitigen Ophtalmoplegia totalis, die Lähmung, Emaciation, gastrischen Krisen, Obstipationen, Incontinentia, alvi et urinea eine auffallende Aehnlichkeit mit der Heinischen Erkrankung [...], in beiden Fällen sind die Hauptsymptome: Gastrische Krisen, lanzinierende Schmerzen motorische Lähmungen der Extremitäten, totale Ophtalmplegie, Opticusatrophie, Ataxie, Inkontinenz des Stuhls und Urins, zuletzt völlige Abmagerung und dauernde Bettlägerigkeit und praktisch wegen der Ptosis mit Accommodationsstörung Ausfall des Sehvermögens.« (195, S. 30)

Reifenberg wies jedoch nicht auf einige gravierende Unterschiede hin. Bei der Patientin C. stellten sich frühzeitig ataktische Störungen beim Hinuntergehen einer Treppe ein, Spontanausfall mehrerer Zähne und zunächst nur eine Schwäche in Armen und Beinen, die erst nach langem Krankheitsverlauf bei hypotoner Muskulatur das Gehen unmöglich machte. Ebenso klagte die Patientin erst im Stadium der vollen Ausprägung der Erkrankung über starke Kopfschmerzen. Die Störungen der Hirnnerven waren wenig ausgeprägt; allein eine Sensibilitätsstörung im zweiten Trigeminusast war zu verzeichnen. Reifenberg referiert weitere medizinhistorische und zeitgenössische Abhandlungen über die Tabes dorsalis, um zu zeigen, daß von den Heine behandelnden Ärzten kein Zusammenhang zwischen einer syphilitischen Infektion und einer Tabes dorsalis gesehen werden konnte. Er konzediert, daß das primäre und sekundäre Stadium der Lues bei Heine latent geblieben, daß nach seiner Absicht ein zehn Jahre dauerndes paralytisches Stadium der Tabes dorsalis jedoch eindeutig zu diagnostizieren sei.

1930 veröffentlichte Michael Cohn seinen Beitrag »Heinrich Heine und die Heilkunde« und wies darauf hin, daß Heines Großvater mütterlicherseits, Gottschalk van Geldern (1726–1793), und dessen Sohn Joseph (1765–1796) in Düsseldorf praktizierende Ärzte waren. Auf den medizin-journalistischen Erfolg des Bruders und Arztes Maximilian Heine geht Cohn ebenso ein wie auf die Rezeption der naturphilosophischen Überlegungen von Paracelsus in Heines Werk »Elementargeister« und die Reflexion über den Beruf des Arztes im Buch »Le Grand«. Cohn beschäftigt sich auch mit Heines Rolle als Patient und den Behandlungen durch seine Ärzte. Zunächst sei er nur wegen »eines hartnäckigen und heftigen Kopfschmerzleidens sowie wegen häufig wiederkehrender Katarrhe« behandelt worden (39). Dem Göttinger Arzt Marx habe Heine in Dankbarkeit gedacht. Im Jahre 1832 sei während der Immigration nach Paris »als erstes Symptom einer schweren organischen Erkrankung des zentralen Nervensystems [...] eine Handlähmung« (39, S. 1124) nur von Dr. Koreff behandelt worden. 1837 sei Heine wegen neu auftretender Sehstörung von dem Pariser Augenarzt Dr. Julius Sichel betreut worden. Als therapeutische Maßnahmen nennt Cohn mancherlei Mittel: »Aderlässe, örtliche Blutentziehungen durch Blutegel, Fastenkuren, Haarseile im Nacken, Wasserkuren, Schwefelbäder in den Pyrenäen; er versucht es mit einer Homöopathie, mit Kräuter- und medikamentösen Kuren.« (39, S. 1124) Trotz dieser vielfältigen Maßnahmen sei Heine ab 1848 »halbblind« und an einer »kompletten Paralyse beider Beine« leidend gewesen (39). Die Wirkungslosigkeit der therapeutischen Bemühungen habe Heines Glauben an die Medizin und an seine Ärzte erschüttert, einzig Dr. Gruby habe nach 1848 noch Heines Vertrauen behalten. Nach dieser Zeit sei Heine zusätzlich mit »Ferrum candens« und mit Eselsmilch behandelt worden. Heine habe die zeitgenössischen Heilmethoden der Homoöpathie und des Brownianismus lächerlich gemacht und auch den allophatischen Medikamenten nur eine suggestive Wirkung zugemessen. Das von ihm eine Zeitlang gebrauchte Jodkali habe keinerlei Besserung bewirkt. Ausgenommen von dieser Kritik war nur das Opium, das als einziges Medikament in der Lage war, Heine tatsächlich Linderung zu verschaffen. Aus der Tatsache, daß Heine in den deutschen Chirurgen August Dieffenbach besondere Hoffnungen setzte und sich vergeblich bemühte, nach Berlin zu fahren, um ihn zu konsultieren, leitet Cohn die Vermutung ab, Heine habe an die Überlegenheit der deutschen Medizin gegenüber der französischen geglaubt. Dennoch habe Heine ein fast freundschaftliches Verhältnis mit seinen Ärzten Wertheim und Gruby gehabt. Daß Heine sich intensiv mit Art und Ursache seines Leidens beschäftigte, gehe aus seinem ausgedehnten Studium medizinischen Schriften u. a. von Romberg hervor.

In seinem Artikel »Die Krankheit Heinrich Heines« geht Cohn auf den Verlauf der Krankheit Heines ein, und stellt eine chronologisch geordnete Anamnese zusammen. Den Beginn der Krankheit bezeichnet er mit der Lähmung der linken Hand als Folge einer »Diplegia brachalis« (38, S. 1793) und einer partiellen Lähmung der linken Hand im Jahre 1832. Die Folge dieser Handlähmung sei eine Atrophie des linken Unterarms im Jahre 1837, während die Schwäche der rechten Hand erst im Jahre 1848 erwähnt wurde. 1837 sei erneut »rechts Amaurose verbunden mit Mydriasis (nervus oculomotoris), links Amblyopie« aufgetreten mit besonders charakteristischer Periodizität (38, S. 1793). In Verbindung mit der 1843 erstmals auftretenden doppelseitigen Ptosis diagnostiziert Cohn eine Ophthalmoplegia externa. Gleichzeitig seien Hyperästhesien und Anästhesien im Versorgungsgebiet des Trigeminus sowie eine Störung des Facialis nachweisbar. Für 1846 verzeichnet Cohn »ausgesprochene Bulbärsymptome: [...] – Vagoaccessorius, motorischer Trigeminus, Glossopharyngeus. Höhepunkt dieser Erscheinungen im Jahre 1848; danach allmählicher Rückgang und nach 1850 fast völlige Restitucio.« (38, S. 1793) Cohn registriert im Jahre 1846 einen rapiden Fettschwund mit wahrscheinlich trophischem Ursprung, für 1846 und '48 einseitige Schwerhörigkeit bzw. Ertaubung bei Affektion des Nervus acusticus. 1846 setzte als weiteres Hauptsymptom die Paraplegie beider Beine ein, die 1848 bereits zur Gehunfähigkeit führe. Schließlich habe sich eine Klumpfußstellung ausgebildet, ab 1846 Darmlähmung, später auch Harnbeschwerden mit Detrusorlähmung und 1850 Parese der Rumpfmuskeln. Weiterhin verzeichnet Cohn: »1846 Ohnmachten, 1845 und 1846 Gürtelgefühl, 1846 und 1847 nächtlicher Singultus, 1848 Pollutionen, als letztes Hauptsymptom, von 1848 bis zum Tode fortbestehend: motorische und sensible Reizerscheinungen im Rumpf und Gliedern.« (38, S. 1794) Eine Beteiligung des Großhirn am Krankheitsgeschehen sei jedoch nicht gegeben.

Bei seiner diagnostischen Wertung dieses Krankheitsbildes geht Cohn zum einen von Heines eigenem Glauben, er leide an einer »Rückenmarksdarre«, an Tabes dorsalis, sowie von den Darstellungen Mauthners und Rahmers aus. Als Hauptargument gegen Rahmers Hypothese typischer spinaler Muskelatrophie führt Cohn an: »Schwer vereinbar mit letzterer sind vor allem die früh einsetzenden und ständig wiederkehrenden Sehstörungen, deren zentraler Ursprung und naher Zusammenhang mit dem Grundleiden, der Hirn- und Rückenmarksaffektion, wohl keinem Zweifel unterliegt. [...] Auch die Blasen- und Darmlähmungen passen schlecht in den Rahmen der spinalen Muskelatrophie. Und ebenso wenig die mannigfaltigen Sensibilitätsstörungen, [...].« (38, S. 1794)

Auch der Verlauf der Krankheit Heines sei für eine spinale Muskelatrophie eher untypisch. Für viele Symptome, etwa die Ptosis und die Beinlähmung, seien kein progredienter Verlauf, sondern ein häufig rezidivierender zu verzeichnen. »Und andere haben die Tendenz zu völligem Verschwinden, wie die Gesichts-, Sprach-, die Kau- und Schlucklähmungen. Gerade die letztere, die beim Bulbärparalytikum sonst meist zum Verhängnis wird, bildet sich bei unserem Patienten fast völlig zurück.« (38, S. 1794)

Der »protrahierte Verlauf« und »die große Mannigfaltigkeit der Symptome«, die auf einer Multiplizität der Herde, auf eine Beteiligung des Hirns, speziell der Hirnbasis, der Medulla oblongata, des Rückenmarks und der Meningen schließen läßt« (38, S. 1794), sprächen gegen eine degenerative Systemerkrankung und für einen chronisch entzündlichen Prozeß. Weniger aus den einzelnen Symptomen als vielmehr aus dem wechselhaften Verlauf von Progression, Restitution und Rezidiv leitet Cohn seine Diagnose ab: »Lues cerebri et medullae spinalis, Meningitis syphilitica.« (38, S. 1794)

Den Beginn der Erkrankung erklärt Cohn mit einer symptomlos verlaufenden Syphilis ignorée. Cohn verweist auf Lange-Eichbaum, der ebenfalls die Möglichkeit einer Syphilis cerebrospinalis in Betracht zog. Der Autor beruft sich auch auf die mündliche Aussage des Herausgebers von Heines Briefwechsel, Friedrich Hirth. Dieser sei in Besitz eines Gutachtens des Wiener Psychiaters Prof. Josef Hirschler, der ebenfalls eine Syphilis diagnostizierte.

Wegen der zentralen Bedeutung, die die Augenstörungen in Heinrich Heines Krankengeschichte einnehmen, widmet Cohn diesen eine besondere Abhandlung. Er unterscheidet zwei Störungen, »solche des Sehens und solche der Lidbewegungen« (37, S. 371), die erstmalig 1837 aufgetreten waren. Außer den zahlreichen Klagen über Schwierigkeiten beim Schreiben und Lesen sowie der Schmerzhaftigkeit jeglicher Naharbeit fänden sich Hinweise auf Diplopie. 1847 seien auch Störungen der Motilität der Bulbi aufgetreten. An Begleitsymptomen verzeichnet Cohn zeitweilig Blepharokonjunktivitis sowie starke Lichtempfindlichkeit. Mit Beginn auf dem linken Auge 1843, 1844 auch beidseitig, sei eine paralytische Ptosis aufgetreten, die anfänglich noch remittierte. Den Angaben Heines zufolge müsse jedoch zumindest eine zeitweilige spastische Ptosis neben der paralytischen angenommen werden. Cohn wendet sich gegen Rahmers These, der diese Augenstörungen auf die bei Heine tatsächlich nachzuweisende Kurzsichtigkeit zurückführte und die Augensymptomatik als eigenständiges Krankheitsbild verstanden wissen wollte. Gegen diese These Rahmers sprechen nach Cohn die weit über 130 besorgnisserregenden Klagen Heines über Verschlechterungen und zeitweilige Besserungen seines Sehvermögens, die, wenn ausschließlich durch eine maligne Myopie bedingt, sicherlich zu einem vollständigen Verlust der Sehkraft hätten führen müssen. Auch der wechselhafte Verlauf der Augensymptomatik lasse Rahmers Diagnose als wenig wahrscheinlich erscheinen, zumal bei den vielfältigen therapeutischen Maßnahmen niemals eine starke, ständig zu tragende Brille mit Minus-Korrektur verordnet wurde. Es erscheint Cohn unlogisch, aus einer mit Hirnnervenaffektion einhergehenden Krankheit eine Augensymptomtik, verursacht durch eine Störung mindestens zweier Hirnnerven, auszuschließen. Bei kritischer Würdigung der Symptome lehnt Cohn gleichfalls den »tabischen Sehnervenschwund« (37, S. 372) ab.

In Übereinstimmung mit Mauthner und Vierordt diagnostiziert Cohn eine Akkommodationslähmung vornehmlich des rechten Auges, sowie eine Lähmung des Okulomotorius, die später die übrigen äußeren Augenmuskeln erfaßte. Auch eine Beteiligung des N. abducens und des N. trochlearis hält Cohn nicht für ausgeschlossen. Ebenso wahrscheinlich erscheint ihm die im weiteren Verlauf der Krankheit beidseitige Ausprägung dieser Lähmungen. Er stellt fest, daß die Sehstörungen Heines bedingt waren durch Okulomotoriuslähmungen, »die somit den Beginn der ausgedehnten Zerebralnervenparalyse darstellten.« (37, S. 372) Und besonders: »Ophtalmoplegia interior, zumal eine einseitige, ist als Frühsymptom eines Hirnleidens bekanntlich besonders oft bei Lues cerebri anzutreffen, [...]« (27, S. 372)

Ein weiteres charakteristisches Symptom schildert Cohn in seinem Beitrag »Heinrich Heines Tod«. Cohn stellt zum einen den durch Beschreibungen von Zeitgenossen vor allen Dingen aus den Jahren 1820 bis 1830 bekannten, durch eine Verziehung der Mundwinkel ironisch-bitter wirkenden Gesichtsausdruck Heines fest, der eine gewisse seelische Grundstimmung des Dichters widerspiegeln sollte. Nach dem Vorbild von Lord Byron war dieser Gesichtsausdruck vornehmlich eine aus Eitelkeit angenommene Gewohnheit. Diese Gewohnheit bewirkte einen »gewissen Hypertonus bzw. Kontraktionszustand im Bereiche der Mundmuskeln« (40). Zum anderen identifiziert Cohn das häufig beschriebene Zucken der Mundwinkel als einen »klonischen Zustand der Lippenmuskulatur, einen Tic convulsiv, speziell einen Lippentic« (40, S. 1524). Es handele sich um einen auf »die Lippen beschränkten Fazialistic« (40, S. 1524), der als das »Rudiment einer Neurose« angesehen werden könne und einen weiteren Hinweis auf die neuropathische Veranlagung Heines liefere. Auch wenn Beschreibungen eines Fazialistics aus den späteren Lebensjahren Heines fehlen, so schließt Cohn doch nicht aus, daß sich der Tic aus der zunächst selbstgewählten Attitüde entwickelt haben könnte.

Ferner untersucht Cohn zur Untermauerung seiner Diagnose »Lues cerebro spinalis« die Frage: »War Heinrich Heine infiziert?« (41, S. 431) Cohn widmet sich dieser Frage ausschließlich mit biographischem Interesse und diagnostischer Wertung, ohne eine moralische Verurteilung vornehmen zu wollen wie »ehedem in Kreisen der Literaturhistoriker« üblich. (41, S. 433) Systematisch untersucht Cohn die aus biographischen Angaben abgeleiteten Infektionsmöglichkeiten. Die auf Heines Entschuldigung vor dem Universitätsausschuß, der ihn wegen Übertretung der Duellgesetze mit dem consilium abeundi bestraft hatte, beruhende Annahme, Heine habe Anfang 1821 an einer Geschlechtskrankheit gelitten, hält Cohn für nicht beweisbar. Er nimmt auch an, daß Heine nicht wegen dieser Erkrankung aus der Burschenschaft ausgeschlossen wurde, sondern wegen einer Übertretung des in Burschenschaftskreisen angeblich streng befolgten Keuschheitsprinzipes. Im Jahre 1824 klagte Heine in einem Brief an seinen Freund Moses Moser über einen Ausschlag, den er sich durch »die boygiensische Übersetzung des Koran« zugezogen haben wollte. Im Gegensatz zu Panizza, der hierin eine Anspielung auf luische Effloreszenzen sehen will, glaubt Cohn eher an eine »verhältnismäßig harmlose Hautaffektion, etwa einen Krätzeauschlag« (41, S. 433). Cohn begründet seine Annahme mit der sehr oberflächlichen Art der einmaligen Mitteilung und der Tatsache, daß Heine nur wenig später wieder erotischen Abenteuern nachgegangen sei. Panizzas These, dieser Ausschlag sei ein Rezidiv im Primärstadium der luischen Infektion, die Heine sich in Hamburg zugezogen habe, erscheine konstruiert.

Auch Heines Medikation sowie seine häufigen Seebäderbesuche sollten die hartnäckigen Kopfschmerzen lindern und können nicht als Therapie einer syphilitischen Erkrankung gelten. Heines erklärte Absicht, sich von der fraglichen »venerischen Infektion der schönen Köchin des Hofrates Bauer« in Göttingen zu überzeugen, könne ebensowenig als Anhalt einer venerischen Infektion gelten wie die Darstellung der Nichte Heines, Marie Embden, die eine Infektion Heines während seines Aufenthaltes in Italien annahm. Bemerkenswert sei nur die Tatsache, daß offenbar auch in der engeren Familie Heines an einen Zusammenhang zwischen langjähriger Erkrankung und einer möglichen venerischen Infektion geglaubt wurde. Cohn verwirft auch die häufig als eindeutige Hinweise auf eine solche Infektion gewerteten Gedichte Heines als nicht aussagekräftiges Beweismaterial. »Nach alledem läßt sich nur sagen, daß Heine, in seinem Geschlechtsverkehr nicht gerade vorsichtig und wenig wählerisch, sicherlich häufig genug und an den verschiedensten Orten sich der Gefahr einer luetischen Ansteckung ausgesetzt haben mochte.« (41, S. 436) Ein einer kritischen Würdigung standhaltender Hinweis in den Werken oder Briefen Heines lasse sich trotz seiner ihm eigentümlichen Offenheit in der Darstellung seines Sexuallebens nicht finden. Heine habe weniger an eine Geschlechtskrankheit als Ursache seines Leidens geglaubt, sondern vielmehr seine geschlechtlichen Ausschweifungen für die Ursache seiner Rückenmarkserkrankung gehalten. »Er stand dabei offenbar unter dem Einfluß jener Anschauung, die damals in Laien- wie in Ärztekreisen sehr weit verbreitet war, daß die Rückenmarksschwindsucht – an der zu leiden er fest überzeugt war – vornehmlich durch Exzesse sexueller Art hervorgerufen wurde.« (41, S. 436)

Die Tatsache, daß eine luische Infektion nicht sicher nachzuweisen ist, kann jedoch nach Cohn nicht als ein lues cerebrospinalis ausschließendes Argument gewertet werden. Vielmehr verlief diese Erkrankung bei Heine zunächst relativ symptomlos und führte erst in ihrem Spätstadium zu den bekannten Symptomen. Die Diagnose der lues cerebrospinalis grenzt Cohn jedoch von der Tabes dorsalis ab, da diese Krankheitserscheinungen Heines für diese Verlaufsform im quartären Stadium der Lues nicht typisch seien.

1930 promovierte Jean Bastard mit seiner Arbeit »Un malade de talent Henri Heine« an der Universität Lyon. Bastard geht zunächst ausführlich auf die Familiengeschichte Heines ein, um eine hereditäre Belastung nachzuweisen. Heines Vater mißt er einen Mangel an Männlichkeit und Charakter, eine nur durchschnittliche

Intelligenz sowie psychische Instabilität zu. Mit 64 Jahren sei er an einer »Apoplexie nerveuse« einem »ramollissement cérébral« (5, S. 7) gestorben. Über längere Zeit sei ein Verfall der körperlichen, psychischen und intellektuellen Kräfte zu verzeichnen gewesen. Völlig anders sei Heines Mutter gewesen, voll Energie, Temperament, von robuster Gesundheit, klug und ausgeglichen. Von seinem Vater habe Heine sein neurophatisches Temperament, seine Neigung zum Träumen und zu Phantastereien, Affektionen und Emotionen geerbt, die einerseits sein außergewöhnliches Talent begründeten, zum anderen dem Grad ihrer Ausprägung gemäß an der Grenze zum Pathologischen angesiedelt werden müßten. In seiner Rationalität, seiner Abneigung gegenüber Konventionen, seinem Witz und seinem Geist sowie seiner Selbstsicherheit gleiche er mehr seiner Mutter. Die Ausbildung eines solch komplexen Charakterbildes ohne Ausgewogenheit und Festigkeit erklärt Bastard simplifizierend mit Heines jüdischer Herkunft und mit häufigen Heiraten unter Blutsverwandten innerhalb dieser Bevölkerungsgruppe. Bereits während Heines Schulzeit seien seine lebhafte Vorstellungskraft und seine rasche Auffassungsgabe ebenso wie seine Ironie und seine Neigung zur Melancholie aufgefallen. Auch erwähnt Bastard die von Heine selbst geschilderte angebliche Identifikation mit seinem Onkel Simon von Geldern. »Heine est devenu nerveux, bizarre, sujet aux cauchemars nocturnes.« (5, S. 15) Bastard geht des weiteren von den folgenden Vorstellungen aus: Die erste enttäuschte Liebe werfe Heine in tiefe Depression, er leide an Kopfschmerzen. Bastard sieht hier offensichtlich einen Zusammenhang zwischen Enttäuschung, Entwicklung einer Depression und dem Auftreten erster somatischer Beschwerden. Die vielen persönlichen und beruflichen Enttäuschungen hätten Heine sehr bedrückt, und gegen die unaufhörlichen Kopfschmerzen hätten auch die häufig gebrauchten Seebäder nicht helfen können. Erst in Frankreich habe Heine Anerkennung und nach seiner Heirat auch ein seelisches Gleichgewicht gefunden. Über die Beziehung zu Mathilde urteilt Bastard: »La vulgarité de cette femme humilie son intelligence et choque son gout.« (5, S. 24)

Bastard glaubt ferner, die Krankheit Heines sei durch die angebliche Mesalliance gefördert worden. Den Streitigkeiten nach dem Tode des Onkels Salomon Heine in Hamburg mißt Bastard weniger Bedeutung zu. Bastard unterstreicht als eine erstaunliche Tatsache, daß Heine trotz seines langjährigen Krankheitsverlaufes zu hohen intellektuellen Leistungen fähig war und sein ganzes Lebensziel in der Erfüllung der literarischen Pläne gesehen habe. Auch Bastard geht auf das Verhältnis von Heine zu Elise Krinitz ein und hält es für glaubhaft, daß die »Mouche« den Tod von Heine vorausgeahnt habe, eine visuelle Halluzination oder ein authentischer Fall von Telepathie.

Bastard stellt die Symptomatik der Erkrankung Heines ausführlich dar: Bei der Untersuchung der Krankheitssymptome im einzelnen berücksichtigt Bastard das Auftreten der Kephalgien seit dem 22. Lebensjahr in Verbindung mit einer Überempfindlichkeit gegen monotone Geräusche. Obwohl kurze Remissionen zu verzeichnen waren, besserten sich die Kopfschmerzen jedoch weder durch lange Spaziergänge noch durch Erholungsaufenthalte und Wasserkuren. Besondere

Berücksichtigung findet in der Darstellung von Bastard das 1830 aufgetretene und in Luchon behandelte Ekzem. Während der ersten Jahre in Paris bestanden die Kopfschmerzen noch immer. Es stellten sich permanente körperliche Abgeschlagenheit, Schlaflosigkeit und Alpträume ein. Bastard zieht als Ursache dieser Erscheinungen zwar eine ererbte Überregbarkeit in Erwägung, berücksichtigt aber auch die Möglichkeit, daß es sich dabei um Initialsymptome einer beginnenden Rückenmarks- oder Gehirnerkrankung handelte.

Der Autor schenkt den Ausführungen des Heine-Gegners Börne Glauben, wenn er schreibt, daß Heine trotz dieser körperlichen Beeinträchtigung ein sexuell ausschweifendes Leben in Paris geführt habe. Nach Bastard zeigten sich 1832 Gehstörungen und eine Lähmung von zwei Fingern der linken Hand. Bereits drei Jahre später sei Heines Gang unsicher geworden und lasse auf eine Lähmung der Beine schließen. Besondere Bedeutung mißt Bastard auch den seit 1837 zu konstatierenden Augenstörungen zu. Die später von Dr. Sichel diagnostizierte Ophthalmoplegie interna sei kaum noch als Folge der Myopie Heines anzusehen. Der später weiterbehandelnde Arzt Dr. Gruby habe zwar klarsichtig eine Affektion des Rückenmarkes erkannt, konnte aber die sich entwickelnde Ataxie jedoch mangels genauer Erkenntnisse dieses Krankheitsbildes, das erst in späteren Jahren genauer beschrieben wurde, nicht diagnostizieren. Bis auf einige wohl nicht immer ganz ernstzunehmende Selbstmordgedanken sei Heines psychische Verfassung trotz des langsam fortschreitenden Leidens nicht alteriert worden, auch dann noch nicht, als eine Facialislähmung eintrat. Bastard stellt weitere Symptome heraus: 1841 war Heine halb blind, litt unter Gelenkversteifungen und unter fortschreitender Augensymptomatik. Auch sein Gangbild hatte sich verändert. 1842 konnte er nur mit Mühe Treppen steigen, sein Augenleiden hatte sich etwas gebessert, die Facialislähmung war fast gewichen, aber die Kopfschmerzen hatten sich verstärkt. 1843 verschlechterte sich sein Visus erneut. Heine litt unter Kehlkopfkrämpfen und lähmungsbedingten Sprachstörungen. Auch wenn Heines Ärzte Roth und Sichel ihm Mut machten, so wuchs Heines Ablehnung gegenüber Ärzten und ihren Verordnungen, je weniger ihre Therapiemaßnahmen Erfolg zeigten. 1844 trat eine zunächst nur 3 Wochen dauernde Ptosis des rechten Auges auf. Ab 1845 verschlimmerte sich Heines Leiden langsam; es kam zusätzlich zu Paroxysmen, häufigeren Synkopen, das Gehen fiel ihm schwerer und zunächst im Arm, dann auch in der übrigen Skelettmuskulatur traten schmerzhafte Krämpfe auf. Zusätzlich bestand eine Lähmung an der linken Hand. Es gesellten sich bulbärparalytische Symptome hinzu: Zungenatrophie, Sprachstörungen, Kau- und Schluckstörungen, Hypersalivation und Geschmacksstörungen. Auch eine Dyspnoe diagnostiziert Bastard. Eine Lähmung der äußeren Augenmuskeln trat ebenfalls ein. Zusammenfassend urteilt Bastard: »Son ataxie est extrême …« (5, S. 37) Im Januar 1848 habe Heine unter den schmerzhaften Krämpfen gelitten, die sich vom Kopf bis in die Füße ausbreiteten. Zur Linderung habe er durch Moxabustion beigebrachtes Morphium gebraucht. Als tägliche Dosis nennt Bastard »7 gran«, 13,8 Gran entsprechen 1 Gramm; somit brauchte Heine nach Bastard in 24 Stunden das sechsfache der üblichen Dosis. Die spezielle Applikationsart berücksichtigt der Autor dabei jedoch nicht. Er urteilt zusammenfassend über Heines Zustand zu Beginn der »Matratzengruft«: »Couvert d'abcés et d'ulcéres, dont la nature est difficile à préciser, dévoré par l'eczéma, tourmenté par l'insomnie, il se gorge de morphine pour avoir quatre heures de repos ...« (5, S. 39) 1848 verzeichnet Bastard Koliken, Blasen- und Mastdarmbeschwerden, Hämorrhoiden, Hypersalivation und Krämpfe, eine fast vollständige Erblindung, Impotenz sowie eine Atrophie der quergestreiften Muskulatur, 1850 zusätzlich gastrische Krisen und Tenesmen. Als besondere Therapie während dieser Zeit nennt Bastard den Genuß von Eselsmilch. 1853 sei zusätzlich eine hartnäckige Pharyngitis-Laryngitis aufgetreten. Die Operation am Rücken war nach Bastard wegen eines Karbunkels notwendig. Etwa zur gleichen Zeit zeigte sich nach Bastard eine Gewöhnung an die hohen Dosen der Opiate, die nun die schmerzhaften Krisen nicht mehr zu lindern vermochten. Zusätzlich zu dem Heine in seiner offengehaltenen Wunde eingestreuten Morphium wurden Einreibungen mit Äther angewandt: »On essaye alors des lavements à l'éther ...« (5, S. 41) Der von Stahr überlieferte Ausdruck des Neides auf einen Hund, den Heine beim Urinieren beobachtete, deutet Bastard als Hinweis darauf, daß seit spätestens 1854 Heine katheterisiert werden mußte.

An Bastards detaillierter Darstellung der Symptomatik fällt auf, daß seine diagnostischen Wertungen größtenteils zwar mit denen in der 1930 verfügbaren Literatur zu dieser Thematik übereinstimmen, aber nicht durch eine quellenkritische Diskussion abgesichert werden. So berücksichtigt Bastard auch nicht den von Cohn besonders herausgestellten typischen Verlauf mit Remissionen und Rezidiven. Zum Teil erscheinen die dargestellten Symptome auch hinsichtlich der im folgenden dargestellten diagnostischen Wertung durch Bastard ausgewählt.

Ausgehend von Heines eigener Diagnose, er leide an einer Rückenmarkserkrankung, referiert Bastard die Ansichten Mauthners, Cabanès und Rahmers sowie die eines Dr. Eiser, der am 5. Januar 1930 in einem Brief an Bastard die Diagnose Cabanès bestätigte. Unter Berücksichtigung der Schwierigkeiten einer differentialdiagnostischen Würdigung stellt Bastard fest: »Dans ce syndrome neurologique chronique, il est difficile de faire la part des signes organiques et des symptômes névrotique. Sans rien affirmer, sans tenter de diagnostic différentie il est permis toutefois de dire qu'il s'agit la très probablement d'un tabès avec complications cérébro-médullaires.« (5, S. 44)

Die Kopfschmerzen führt Bastard im Zusammenhang mit gelegentlich auftretenden Hauterscheinungen auf meningitische Reizzustände und eine Affektion der Hinterwurzeln zurück. Heines Gangbild und spätere Lähmungen klassifiziert Bastard als ataktisch. Für die Augensymptomatik macht er im wesentlichen eine Optikus-Atrophie verantwortlich. Auch die Symptome von Seiten des Urogenitaltraktes sieht er als klassisch für das von ihm diagnostizierte Krankheitsbild an. Ausdrücklich sei darauf hingewiesen, daß Bastard als erster eine Impotenz diagnostiziert.

Die abdominale Symptomatik wertet er als gastrische Krisen, das anhaltende Erbrechen weise auf eine Sklerose der Hinterstränge hin. Die Erscheinungen von Seiten der Muskulatur deutet er nicht als Lähmungserscheinungen, sondern als eine bei der Tabes durchaus typische extreme Schwäche der Muskeln und Überdehnbarkeit des Bandapparates. Die therapeutischen Bemühungen seien schon deshalb insuffizient gewesen, weil sie nur symptomorientiert und nicht der eigentlichen Krankheitsursache angepaßt waren. Auch Bastard mißt der Therapie nach Broussais eine eher schädigende Wirkung zu. Die von Heine in vielfältigen Varianten angewandte Badetherapie sei höchstens in der Lage gewesen, zeitweilige, eher subjektive Besserungen zu bewirken. Gleichfalls seien Kauterisationen und die von Dr. Wertheim veranlaßte Verabreichung von Jod enthaltender Pottasche ohne therapeutischen Nutzen geblieben. Das zur damaligen Zeit einzig bekannte Medikament mit einer gewissen Wirksamkeit gegen die Syphilis, das Quecksilber, sei in der Behandlung Heines nicht zur Anwendung gekommen.

Eine Ursachenforschung betreffs Heines Krankheit hält der Autor zwar für überflüssig, stellt jedoch zusammenfassend fest: »Oui, l'allure de l'affection ne trompe point et seule la syphilis soit donner un tel ensemble de symptômes.« (5. S. 47)

Einige Passagen aus Heines Werken und viele seiner Äußerungen deuten nach Ansicht des Autors darauf hin, daß Heine selbst überzeugt war, an einer Geschlechtskrankheit zu leiden. Besonders das Gedicht über die »schwarze Frau« im »Lazarus« scheint Bastard ein eindeutiger Hinweis zu sein. In Anspielung auf die mysteriöse Formulierung Heines von der ›boygiensischen Übersetzung des Korans‹ stellt Bastard die Frage: »A quelle époque H. Heine contracte-t-il la grande maladi pour employer l'expression des Arabes?« In der Fußnote wird der arabische Ausdruck benannt: »Meurd el Kébir.« (5, S. 48) Eine Infektion während des Italienaufenthaltes 1828 erscheint Bastard unwahrscheinlich, da die ersten ataktischen Symptome bereits 1832 auftraten. Eine Infektion während der Göttinger oder Hamburger Zeit erscheint ihm aufgrund der Lebensumstände Heines und der zeitlichen Einordnung eher möglich. Bastard benennt jedoch die Schwierigkeiten einer zeitlichen Einordnung der unterstellten Infektion und stellt fest: »Mais chez Heine la fragilité héréditaire de son système nerveux et ses excès génésiques ont sans doute favorisé les ravages de la syphilis.« (5. S. 49) Zusätzlich referiert Bastard die gängige Auffassung, Heine sei als Intellektueller für die Entwicklung neurologischer Symptome nach Infektion mit Treponema pallidum besonders prädisponiert gewesen.

In einem weiteren Kapitel seiner Dissertation versucht Bastard eine Darstellung der Psychopathologie Heines. Nach Meinung Bastards war Heine weder psychopathisch noch, wie Rahmer es behauptete, hysterisch veranlagt. Allerdings zeigten sich auch bei Heine psychische Auffälligkeiten, die ans Pathologische grenzten. Heine besaß ein außerordentliches Selbstwertgefühl, das sich in einem Hochmut äußerte, den Bastard zwar für Romantiker typisch, jedoch nicht für schon paranoisch hält. Heines allgemeines Urteil war gesund, im Gegensatz zu Paranoikern war er zu dauerhaften Freundschaften fähig. Seine lebhaften Traumbilder und

Phantasien sind nach Bastard nicht als schizoid zu bezeichnen, sondern Ausdruck einer psychasthenischen Konstitution. Heines geistige Vitalität und Energie verhinderten die Entwicklung einer echten Depression. Seine psychische Konstitution sei zwar noch gesund zu nennen, jedoch durch einen sehr labilen Charakter ausgezeichnet, der zum Teil durch erbliche Faktoren determiniert und von Erlebnissen geprägt worden sei. Bereits in der Kindheit habe Heine Depersonalisation mit »jamais vu« und »déjà vu« erlebt. Seine Kindheit sei geprägt gewesen von Traurigkeit und Langeweile. Heine sei es immer schwer gefallen, sich in die Gesellschaft einzuordnen. Solche Sozialisationsprobleme, besonders während seiner Studentenzeit, ließen Heines literarische Arbeit als introvertierte Flucht vor der Außenwelt erscheinen. »Mais un tel état d'âme prédispose à l'auto-analyse, à l'intimisme et de telles habitudes entrainement vit des troubles plus ou moins conscients du jugement qui font à la longue du psychasthénique un esprit faux. Ceci explique et excuse dans une certaine mesure chez Heine son goût précoce de la pensée abstraite, du paradoxe, et pour tout dire, ce pessimisme malsain qui constitue par instants un véritable nihilisme moral.« (5, S. 55)

Bereits in der Kindheit fühlte sich Heine auf seltsame Weise hingezogen zu weiblichen Statuen, ein Phänomen, das nach Bastard bei Künstlern häufig festzustellen ist. Aber wie Heine zeit seines Lebens die Statue der Venus bewundert habe, so habe er in egoistischer Weise erotische Neigungen in allen seinen Freundschaften zu realisieren gesucht. Nach Bastard wollte Heine auch in seinen männlichen Freunden das ihn allein interessierende Weibliche entdecken. So erinnerte ihn Christian Sethe an seine Cousine. Zeit seines Lebens fühlte er sich mehr zu Frauen hingezogen, sein Vater und seine beiden Brüder waren im Gegensatz zu Schwester und Mutter nur von untergeordneter Bedeutung. Bastard stellt diese psychische Besonderheit nur fest und erklärt sie mit einer romantischen Neigung, ohne die sich daraus ergebenden psychopathologischen Momente zu diskutieren. Der heranwachsende Heine war von einer erhöhten Gemütserregbarkeit, zugleich jedoch oft schüchtern und gehemmt. Es seien Synkopen aufgetreten, die zusammen mit plötzlichem Erröten, Dyspnoe und Tachykardie auf ein Ungleichgewicht im vegetativen Nervensystem schließen lassen. Nach Bastard dominierten jedoch die vagotonischen Phasen, die sich in Ruhe und Reserviertheit, Melancholie und Tagträumen ausdrückten. Besonders Heines Anfälligkeit gegenüber Seekrankheit wertet Bastard als Zeichen eine ›Hypervagotonie‹. Heines Selbstwertgefühl in Verbindung mit der lebhaften psychischen und physischen Selbstbeobachtung waren verantwortlich für Heines leichte Kränkbarkeit und deuteten auf eine hypochondrische Veranlagung. Heines häufige Klagen über Kopfschmerzen entspringen nach Bastards Meinung ebenso wie sein großes medizinisches Interesse an der Ursache und Entwicklung seiner Krankheit (in den späteren Jahren) der Hypochondrie. Bastard charakterisiert Heine als oft kindlich, psychisch instabil, extrem empfindlich, unausgeglichen und intolerant. Unausgeglichenheit und Unsicherheit zeigten sich sowohl in Heines Äußerem wie in seinem Schriftbild. »La vie de Heine aura été celle d'un dilettante voluptueux, mais sceptique et désabusé. La dilletantisme est peut-être la forme la moins pathologique du doute, mais malgré on élégance, il constitue déjà un signe d'insuffisance de la volonté.« (5, S. 63)

In einem weiteren Kapitel seiner Arbeit untersucht Bastard den Einfluß von Heines Krankheit und von seinem Temperament auf seine Werke. Vor allem seine Dichtkunst sei geprägt von Heines Frauenkult. Dabei habe er in seiner literarischen Arbeit zu verwirklichen versucht, was er als leidenschaftliches Verlangen in seinem eigenen Leben nicht realisieren konnte. »Cette poésie offre une image symbolique de l'existence de Heine: déçu par la vie, torturé par la maladie, il s'archane quande même à la poursuite d'un beau rêve, impossible à réaliser sans souffrance, mais en même temps il se contemple avec pitié et raille sa folie. Mais cette oscillation perpétuelle entre deux états d'âme n'est pas sans danger, car elle favorise cette instabilité de caractére ...« (5, S. 70)

Bastard konstruiert eine Beziehung zwischen Heines Krankheit und der Qualität seiner literarischen Arbeit. Er stellt fest, daß erst mit dem Fortschreiten der Krankheit Heines Werke »genial« wurden. Die Hoffnungslosigkeit, der Schmerz, Halluzinationen und Flucht in die Arbeit seien Grundvoraussetzungen für die einzigartige Qualität der Werke Heines. »Il est ainsi devenu véritablement le poéte de l'Ataxie.« (5, S. 73 ff.)

Zusammenfassend stellt Bastard fest:

1. Hinweise auf Heines Krankheit finden sich in seinen Werken und persönlichen Äußerungen sowie in zeitgenössischen Berichten.
2. Heine war hereditär belastet mit einer psychischen Labilität und hohen Affektivität, die aus seiner Abstammung resultierte und vor allem über seinen Vater weiter vererbt wurde, der an einem cerebralen Leiden verstarb.
3. Heines psychasthenische und hypochondrische Grundveranlagung begünstigte die Entwicklung seiner Krankheit.
4. Im Alter von 17 bis 20 Jahren zog sich Heine eine syphilitische Infektion zu. Ab dem 33. Lebensjahr entwickelte sich eine Neurolues – wahrscheinlich eine Tabes. Das Fortschreiten dieser Erkrankung wurde durch ererbte Anfälligkeit, unsolide Lebensführung sowie unzureichende Behandlung gefördert.
5. Heines intellektuelle Leistungsfähigkeit wurde durch die Erkrankung nicht beeinträchtigt. Seine Werke sind Spiegel seines Temperaments und seiner individuellen Lebenserfahrung. Seine psychische Konstitution und seine Erkrankung wirkten fördernd auf seine literarischen Arbeiten und machten sein Werk einzigartig.

1931 beschäftigte sich Bastard in einem Artikel noch einmal mit dem psychopathologischen Hintergrund der Erkrankung Heines. Er stellt heraus, daß Heines Handlungen, Gedanken und Gefühle zwar sehr häufig an pathologische Verhaltensweisen grenzten, jedoch nicht als hysterisch oder neurotisch zu bezeichnen seien. Trotz eines schon fast überzogenen Selbstwertgefühles sei sein Werturteil klar und gesund und keineswegs paranoisch. Seine Traumbilder seien eher Ausdruck einer lebhaften Phantasie denn als schizoide Erscheinung zu bezeichnen. In gleicher Weise seien Sensibilität, Vorstellungswert und seine Depersonalisationserlebnisse zu werten. Seine Psyche sei geprägt worden in der Jugend durch Eintönigkeit und Traurigkeit, er habe Schaden durch die rauhen studentischen Sitten und die vielfach erlebte Ablehnung während seiner Jugend erlitten. Es sei ihm schwergefallen, spontan zu reagieren und seine Individualität vor Angriffen zu schützen. Dies habe zu einer starken Introvertiertheit geführt. Bastard will in Heines Gedankengut einen moralischen Nihilismus entdecken, den er auf diese Erlebnisse und eine psychoasthenische Konstitution zurückführt. Älterwerdend habe Heine einen starken Egoismus entwickelt und seine Erlebnisse und seine Freundschaften seien durch einen Erotismus geprägt. Sein Vegitativum sei überwiegend vagoton und unausgeglichen. Er habe zu hypochondrischer Selbstbeobachtung geneigt. Später habe er auch aus diesem Antrieb heraus sich intensiv mit den medizinischen Grundlagen seiner Erkrankung beschäftigt. Weitere charakteristische Merkmale waren nach Bastard Nervosität, wechselhafte Launen, eine gewisse Unreife, Melancholie und Psychasthenie (vgl. 5).

1933 legte M. Schachter seine Arbeit über die Krankheit Heinrich Heines vor, in der er zunächst die Verdachtsmomente für eine syphilitische Infektion überprüft. Als Infektionsmöglichkeiten nennt er die Göttinger Zeit, sowie das von Panizza aufgezeigte Indiz für eine syphilitische Infektion. Schachter jedoch glaubt in Übereinstimmung mit Cohn, daß es sich bei der von Panizza beschriebenen Hauterkrankung eher um eine parasitäre Erkrankung, z.B. die Krätze, handelte. Schachter weist darauf hin, daß Heine bereits über Kopfschmerzen klagte, als diese nicht Folge einer syphilitischen Infektion gewesen sein konnten. Auch Heines angebliche Neugier betreffs der venerischen Infektion der Köchin des Hofrats Bauer und der Hinweis seiner Nichte auf seine Ausschweifungen in Italien verschweigt Schachter nicht. Heine sei wie viele seiner Zeitgenossen überzeugt gewesen, daß die Ursache seiner Erkrankung in den vielfältigen sexuellen Exzessen zu suchen sei. So konzidiert Schachter, daß allein die Diagnose einer Lues eine befriedigende Erklärung für die vielfältigen Symptome zu geben vermag. Schachter rezipiert die von Cohn chronologisch geordnete Anamnese und übernimmt dessen diagnostische Wertung. In der fortschreitenden Augenerkrankung mit rechtsseitiger Amaurose und linksseitiger Amblyopie sowie Mydriasis und Ptosis sieht er im Zusammenhang mit deren wechselhaftem Verlauf ohne Beeinträchtigung des Visus und damit ohne dauerhafte Schädigung des Nervus optikus ein Argument gegen die Tabes. Den Ausbruch gravierender Krankheitserscheinungen datiert Schachter auf das Jahr 1837, ab 1846 spricht er von Bulbärsymptomatik. Auch Schachter verwirft die Ansicht Rahmers, der die Augensymptomatik als eigenständiges Krankheitsbild ansehen will. Für besonders auffallend und diagnostisch hinweisend hält Schachter ebenso wie Cohn das wechselhafte Krankheitsgschehen. Die multizentrischen Schäden des Nervensystems, das plötzliche Auftreten der Symptome und ihr zeitweilig wieder völliges Verschwinden stellen ein wichtiges diagnostisches Kriterium dar. Aber gerade ein luischer, chronisch entzündlicher Prozeß mit so wechselhafter Symptomatik dürfte wohl kaum das Großhirn gänzlich verschonen, wenn er in den nachgeordneten Hirnteilen fast ubiquitär Läsionen setzt. »Pour nous, le diagnostic de M. Cohn ne semble pas être la derniére possibilité en matière de reconnaissance rétrospective d'une malade. Tout au contraire, nous sommes porté à croire que le tableau clinique de la maladie de Heine plaide plutôt en faveur d'une sclérose en placques, maladie très fréquent en Allemagne, aujourd'hui comme avant aussi.« (217, S. 417)

Obwohl Schachter klar herausstellt, daß der Ausschluß einer luischen Infektion Heines nicht möglich ist, hält er die Diagnose »Multiple Sklerose« für wahrscheinlicher.

1956 griff Schachter in einer weiteren Arbeit das ›unlösbare medizinische Problem‹ Heinrich Heines noch einmal auf. Erneut versucht Schachter die Indizien für eine syphilitische Infektion zu entkräften. Er stellt fest, daß einerseits Heines sexuelle Freizügigkeit und die nicht gerade prüde Lebensweise der Studenten in Göttingen eine venerische Infektion begünstigten, andererseits aber etwa Heines Ausschluß aus der Burschenschaft nicht in seiner Lebensweise, sondern in seiner jüdischen Abstammung begründet war. Ebenso unklar und vieldeutig sind für Schachter die Angaben über die Hauterscheinung, die Heine 1824 beobachtete und seinem Freund Moser berichtete. Es sei schwierig, die heftigen Kopfschmerzen Heines diagnostisch einzuordnen. Eine gewise neuasthenische Veranlagung, ererbt vom Vater oder vom Onkel Simon van Geldern, war nach Schachter sicherlich vorhanden. Weitere neurologische Symptome von höherer diagnostischer Wertigkeit traten für den Autor 1831 und 1832 auf. Die Lähmung an der linken Hand sowie die Akkomodationslähmung wertet Schachter: »Atteinte mésocéphalique par artérite syphilitique! Oui, mais plus ou moins brusquement (et sans traitement connu) ces troubles disparaissent totalement, le poète retrouve sa joie de vivre et son activité. S'agissait-il simplement d'un épisode infectieux neuro-central, de nature non-syphilitique? Sclérose en plaques, par exemple? Cela a été avancé.« (216, S. 165)

Als weitere hinweisende Symptome nennt Schachter die Ptosis und das Wiederauftreten der Augensymptomatik 1844, die generalisierten Krämpfe, die er für Konvulsionen hält, die schlaffe Lähmung der Beine, »Parésie molle des membres inférieurs« (216, S. 165), sowie die gastrointestinalen Krisen, die zeitweilige Inkontinenz sowie die wahrscheinlich bulbärbedingte Atemnot. Diese sowie die bulbärparalytischen Erscheinungen und der typische Verlauf der Erkrankung weisen auf eine Multiple Sklerose hin, eine Krankheit, die gerade unter deutschstämmigen Juden nach Schachters Ansicht nicht selten war. Differentialdiagnostisch hält der Autor die von Mauthner diagnostizierte Polioencephalomyelits für erwähnenswert, während er die amyotrophische Lateralsklerose und die progressive Muskelatrophie für unwahrscheinlich hält. Gegen die von Cohn, später von Hirschler oder Langer-Eichbaum favorisierte cerebrospinale Syphilis sprechen nach Schachters Ansicht die ungestörten psychischen und intellektuellen Funktionen. Für eine luische Krankheitsursache spreche die temporäre Besserung einiger Symptome unter antisyphilitischen Kuren, deren Art und Wirksamkeit der Autor jedoch nicht beschreibt. So muß er eingestehen: »En somme, il semble que l'hypothèse d'une syphilis neuro-centrale largo sensu cadre le mieux avec le style de vie du poéte.« (216, S. 167)

Schachter fällt auf, daß bisher bei allen Versuchen einer diagnostischen Wertung der Erkrankung eine psychosomatisch bedingte Beeinträchtigung der Symptome nicht berücksichtigt wurde. Die vielfältigen sozialen, ökonomischen, politischen und psychologischen Konflikte veränderten nach Schachter die ›Morphologie‹ und Qualität der Symptome, ein psychosomatisches Phänomen, das bei neurologischen Erkrankungen besonders deutlich hervortritt. Die Diskrepanz zwischen Heines politischen literarischen Vorstellungen und der gesellschaftlichen Realität sei Heines Quelle stetiger psychischer Spannungen gewesen, die den speziellen Charakter und das eigenwillige Leben des Dichters prägten und damit auch seine Erkrankung individualisierten. »La vie du poète et du critique Heinrich Heines est, à nos yeux, une sorte amalgame d'enthousiasmes, de luttes, de réussites exceptionelles, mais aussi d'amères déceptions, de souffrances morales, de doutes, de colères contre soi-même et contre seux, très nombreux, qui furent tantôt de sa famille et tantôt [...] de l'ambiance sociale et politique qu'il a fréquentée aussi bien en Allemagne qu'en France.« (216, S. 167)

Durch die ständigen Konflikte und seine Lebensweise wurde die anfällige Gesundheit Heines weiter geschwächt. Auch wenn aus Mangel an medizinisch aussagekräftigen Dokumenten eine exakte Diagnose nicht mehr gestellt werden kann, so ist Schachter doch davon überzeugt, daß Fremdverschulden Heines Leiden aggravierte und zum frühen Tode führte. Die wesentliche Schuld gibt Schachter dem antisemitischen und intoleranten Deutschland, vor dem Heine nach Paris flüchtete. Es sei darauf hingewiesen, daß letzterer Gedanke und die daraus abzuleitende Schuldzuweisungen von Schachter erst nach dem Zweiten Weltkrieg und der Überwindung des Nationalsozialismus formuliert wurden und in seiner ersten Arbeit fehlen.

1938 promovierte Walter Biechteler über die »Krankheiten und Todesursachen berühmter Männer« (12). Seine Dissertation will er als Fortführung von Vierordts »Medizinisches aus der Geschichte verstanden wissen. Biechteler gliedert seine Arbeit nach Krankheitsbildern und referiert die Diagnose von Cohn: »Lues cerebri et medullae spinalis«, sowie »Meningitis syphilitica« (vgl. 12, S. 11). Auch erwähnt er die Diagnose von Schachter: »Multiple Sklerose« (vgl. 12 S. 19). Eine nähere Beschäftigung mit dem Krankheitsbild Heinrich Heines findet sich in dieser Arbeit aber nicht.

In seinem medizinhistorischen Überblick über die Beschreibung und Erforschung der Multiplen Sklerose 1938 erwähnt Putnam (277) Heinrich Heine als wohl ›berühmtesten‹ von dieser Krankheit heimgesuchten Patienten und referiert die Ansicht Schachters: »Of the suffers from multiple sclerosis, perhaps the most famous was Heinrich Heine. It is usually stated that he died of tabes dorsalis, which was the diagnosis made at the time of his death, but at that period the clinical recognition of multiple sclerosis had scarely been attempted. His illness began with transient palsy of both hands (1832). Five years later sudden bilateral amblyopia occured with dilatation of the left pupul. It gradually improved, then progressed toward the end of his life. In 1843 there were ptosis of the left lid and hyperesthesia of the left side of the face. Symptoms of bulbar involvement appeared in 1846, but disappeared in 1850. About 1846 ataxic paraplegia also began und progressed to the time of his death, in 1856.«

Ebenso wie Schachter veröffentlichte Arthur Stern, ein Neurologe aus Jerusalem, 1956 einen Artikel über Heinrich Heines Krankheit aus Anlaß des 100. Todestages des Dichters. Stern hält die Beschäftigung mit der Krankheit Heines aus zwei Gründen für sinnvoll: Erstens die Krankheit habe viele Jahre gedauert und so das Leben Heines beträchtlich beeinflußt. Zweitens habe die Krankheit Heines schon immer im öffentlichen Interesse gestanden, was zu vielen Irrtümern, Fehldiagnosen und Legenden geführt habe. Bei relativ leerer Familienanamnese, nur der Vater sei an einem zerebralen Insult verstorben, der Großonkel ein Sonderling gewesen, schließt Stern ein erbliches Leiden aus. Körperbau und Psyche Heines bezeichnet Stern als schizothym. Der Autor referiert die angebliche Persönlichkeitsspaltung Heines während der Kindheit und weist auf die Besonderheiten des ambivalenten Charakters hin. Stern beschreibt Heines Reaktionen als oft hypochondrisch geprägt und nimmt als Ursache der permanenten Kopfschmerzen die neuropathische Konstitution an. Den Beginn der eigentlichen Erkrankung stellt der Autor für das Jahr 1831 fest. Ein Jahr später setzten bereits die ersten Lähmungserscheinungen ein, Atrophie und Parese der linken Hand. Zu diesen spinalen gesellten sich 1837 die ersten cerebralen Symptome, die Augenlähmungen. Sie stellten aber nach Stern nicht den eigentlichen Beginn der Krankheit dar – wie Mauthner annimmt. Stern diagnostiziert eine partielle Okulomotoriusparese. Fraglich seien eine passagere Neuritis optica oder eine Papillitis. Weiterhin seien eine äußere Augenmuskellähmung ab Anfang 1845 und ab 1846 bulbäre Symptome aufgetreten. »Wir sehen allmählich fast alle Hirnnerven (besonders II, III, V, VII, VIII; IX, X, XII) betroffen.« (236, S. 563)

Stern erwähnt die 1847 auftretenden Suicid-Ideen, die Trigeminus-Hyperästhesie sowie die Intoleranz gegen Alkohol. Der Verbrauch an Morphium wird mit 0,42 Gramm pro Tag angegeben, die allein 600 Frcs. pro Jahr kosteten. Die bevorzugte Applikationsart sei die endermatische. Diese Kauterisationen hätten zum Dekubitus geführt. Stern berichtet auch über die Lähmung der Beine, die Kontrakturen sowie die Blasen- und Mastdarm-Beschwerden. In 1854/55 weise heftiges Ohrensausen auf eine Acusticus-Beteiligung hin. An therapeutischen Maßnahmen nennt Stern Wasserkuren, Sturzbäder, Blutegel, Aderlässe, Haarseile, reizende Salben, Laxantien, Kauterisationen und die Verabreichung von Jodkali. Letztere Substanz war 1836 von Wallace in die antisyphilitische Therapie eingeführt worden, zeigte jedoch keine Wirkung bei Heine. Dennoch sieht Stern in der Anwendung von Jodkali und der Tatsache, daß Heine dieses Medikament als einziges nicht zurückgewiesen habe, sowie in der Anwendung von Schwefelbädern in den Pyrenäen ein Verdachtsmoment für eine luische Infektion. Ebenso deutet er einige Aussagen Heines in Briefen an seine Freunde und Anspielungen in seinen Werken. Heines Lebenswandel als Student spreche gleichermaßen für eine venerische Infektion wie die Tatsache, daß Heine kinderlos und sich seiner Zeugungsfähigkeit wohl bewußt war, denn er willigte ohne Bedenken in eine katholische Heirat ein, die ihm die Erziehung der aus dieser Ehe stammenden Kinder im katholischen Glauben zur Pflicht auferlegt hätte. In seiner diagnostischen Wertung verwirft Stern die These einer Tabes und die einer Multiplen Sklerose. Gegen diese Krankheitsbilder spreche schon die Anamnese, und wohl aus diesem Grunde führt Stern keine weiteren Argumente gegen diese Krankheitsbilder an. Auch Mauthner gehe mit der Datierung des Krankheitsbeginns auf das Jahr 1837 von falschen Voraussetzungen aus. Gegen die von Rahmer postulierte spinale Form der progressiven Muskelatrophie, verbunden mit progressiver Bulbärparalyse, stünden die starke Beteiligung fast aller Hirnnerven, die Gefühlsstörungen, Schmerzen und Kontrakturen. Generell lasse sich das Krankheitsbild als eine fortschreitende kombinierte Systemerkrankung des Rückenmarkes mit starker bulbärer Beteiligung und Affektion der Hirnnerven auffassen. Trotz der Tatsache, daß Heines Lähmung primär schlaff gewesen ist, hält Stern eine atypische Form der amyotropischen Lateralsklerose für denkbar. Er kommt zu dem Schluß: »Obwohl wir nach so langer Zeit und mit so spärlichen Unterlagen auf eine völlige Klärung bzw. Entwirrung des Heineschen Krankheitsbildes verzichten müssen, scheint uns doch mit Reserve die Annahme weitaus am wahrscheinlichsten, dass es sich auch klinisch um eine Lues cerebrospinalis gehandelt hat. [...] Für Lues cerebrospinalis spricht klinisch die Vielfältigkeit, die Unbeständigkeit, der Wechsel der Symptome, [...] (236, S. 564)

Die Beteiligung der Hirnnerven, eine zu vermutende passagere Neuritis optica deuten nach Stern auf eine Meningitis basilaris luetica, die ausstrahlenden Schmerzen und Kontrakturen auf eine multiple syphilitische Wurzelneuritis oder Meningitis spinalis hin. Die atrophischen Lähmungen und die rectovesicalen Störungen sind gleichfalls typisch für die cerebrospinale Lues. Seine Diagnose sieht Stern durch die angeblich biographisch belegten Möglichkeiten zur venerischen Infektion und die typische neurologische Anamnese gerechtfertigt. Auch der lange Krankheitsverlauf spreche wegen guter Pflege, aber aus Mangel an Kenntnissen nicht kausal erfolgter Therapie, durchaus nicht gegen diese Diagnose.

Allein die bis zum Tode unbeeinträchtigten geistigen und psychischen Funktionen sind nicht ganz mit dem wechselhaften und dem üblichen disseminierten Verlauf der zerebrospinalen Lues in Einklang zu bringen.

Im Heine-Jahrbuch 1964 erschien eine weitere Arbeit Sterns über »Heinrich Heines Krankheit und seine Ärzte« (237). In der Familienanamnese finde sich kein Anhalt für ein hereditäres Leiden, denn die Erkrankung von Heinrich Heines Vater sei eine »alters- und gefäßbedingte apoplektische Hirnerkrankung mit epileptischen Folgezuständen und psychischen Veränderungen« gewesen. (237, S. 64) Allein für die neuropathische Veranlagung hält Stern eine familiäre Belastung denkbar. Die Psychopathologie Heines sei von einer starken Ambivalenz des Wesens und Charakters geprägt und habe vor allen Dingen in der Jugendzeit zu depressiv-hypochondrischen Stimmungen mit Somatisierung als Kopfschmerz geführt, die nicht zum eigentlichen Krankheitsbild Heines gehörten, sondern nur durch ein organisches Leiden verschlimmert worden seien, das 1831 mit einer Lähmungserscheinung im linken Arm einsetzte. Stern referiert die Krankengeschichte Heines und nennt die behandelnden Ärzte, beschreibt erneut die Behandlungsmethoden und würdigt die häufig kritische Einstellung des Patienten gegenüber diesen letztlich erfolglosen Bemühungen. Obwohl der Nachweis einer syphilitischen Infektion Heines sicherlich nicht so recht ins Heine-Bild passen mag, versucht Stern, Indizien für eine venerische, speziell syphilitische Infektion Heines aufzudecken. Heines ausschweifendes Studentenleben, das Consilium abeundi, die Zeugungsunfähigkeit, seine Abenteuer mit Pariser Grisetten sowie eigene Äußerungen und die seiner Freunde und Gegner lassen ebenso wie der Gebrauch von Schwefelbädern in den Pyrenäen, damals ein Modebad u.a. gegen Rheuma und Syphilis, eine venerische Erkrankung durchaus als wahrscheinlich erscheinen. »Es bleibt nur eine, aber überwiegende Wahrscheinlichkeit, daß es sich bei Heine um das Krankheitsbild der sog. Lues cerebrospinalis gehandelt hat, d.h. einer syphilitischen Erkrankung, die wahllos das Zentralnervensystem, die Gehirnnerven und speziell die Hirnrückenmarkshäute befällt und alle Krankheitssymptome in ihrer ganzen Vielfältigkeit, aber auch in ihrem Wechsel und ihrer Unbeständigkeit erklärt, [...] Diese protheusartige Erkrankung, die sich nicht, wie Tabes und andere Rückenmarkserkrankungen, an bestimmte Bahnen und Systeme des Zentralnervensystems anheftet, erklärt wohl alle Krankheitszeichen, die wir bei Heine verfolgen konnten, [...] Eine Tuberkulose, die theoretisch ähnliche irreguläre vielfältige Symptome machen könnte, scheidet bei Heine ebenfalls aus.« (237, S. 76f.)

Als medizinische Rarität faßt Stern die Aussparung der Großhirnfunktionen aus diesem Krankheitsprozeß auf. Er kommt – jedoch vielleicht etwas übereilt – zu dem Schluß: »Auch ohne absoluten Beweis für die Richtigkeit unserer Auffassung können wir, da weitere Literatur über dieses Gebiet kaum noch zu erwarten steht, diese Diagnose als die wahrscheinlichste und damit die Diskussion über das Thema als abgeschlossen betrachten. Alle übrigen Diagnosen müssen als gekünstelt ausscheiden.« (237, S. 771)

1956 erschien ein Artikel von J. Seide (227) über die Erkrankung Heines und die ihn behandelnden Ärzte. Seide stellt fest, daß Heine während seiner langen Krankheit zumeist von Ärzten deutsch-jüdischer Abstammung behandelt wurde, zu nennen seien hier vor allem Koreff, Sichel und Gruby. Das Fehlen französischer Mediziner in der Reihe der Heine behandelnden Ärzte begründet Seide mit der Tatsache, daß es in Paris zu dieser Zeit keine berühmten französischen Neurologen gab. Doch wird das Konsil der französischen Professoren Auguste Chomel und Léon Louis Rostan von ihm erwähnt. Eine retrospektive Diagnosestellung hält Seide für sehr problematisch, da vor allem medizinisch eindeutige Quellen, etwa Aussagen seiner Ärzte oder ein Autopsiebericht fehlen. Anhand des von Heine selbst geäußerten Verdachtes, der Beschreibung der Symptomatik und der Wertung durch andere Autoren wie z. B. Rahmer kommt Seide zu dem Schluß, daß es sich bei Heines Erkrankung am ehesten um eine Tabes dorsalis oder eine andere Form der Neurosyphilis gehandelt habe. Allerdings seien differentialdiagnostisch auch eine progressive spinale Muskelatrophy Aran-Duchenne, eine progressive Muskeldystrophie, eine amyotrophische Lateralsklerose oder eine disseminierte multiple Sklerose denkbar.

W. R. Bett veröffentlicht ebenfalls 1956 zum 100. Todestag einen Artikel über Heinrich Heine als »Poet and Patient«, in dem er einen kurzen biographischen Abriß, eine Zusammenfassung der Krankengeschichte sowie eine Kurzbiographie des Heine behandelnden Arztes David Gruby gibt. Bett bekennt offen die Schwierigkeit, den Beginn des chronischen Leidens festzulegen, nennt die nach seiner Meinung erstmals 1823 erwähnten neuralgischen Kopfschmerzen und die damit verbundene Müdigkeit. Er erwähnt ohne weitere diagnostische Wertung das während des Aufenthaltes in den Pyrenäen aufgetretene Ekzem. Weitere Symptome zeigen sich nach Bett erst 1840 mit der Ptosis und der Parese der Gesichtsmuskeln. Die gleichzeitig auftretenden sehr heftigen Kopfschmerzen seien mit Hydrotherapie behandelt worden. Ebenso werden von Bett der Verlust des Geschmackes, die Affektion der Kaumuskulatur, die nervöse Kontraktion der Augenlider und die 1848 auftretenden laryngialen Spasmen, die Synkopen und die häufigen Krämpfe erwähnt. Die Todesursache rückt er in Zusammenhang mit dem unstillbaren Erbrechen. Es fällt auf, daß die Augensymptomatik nur sehr oberflächlich dargestellt wird und die chronologische Ordnung der Symptome lückenhaft ist. Bett erwähnt in der Diskussion der Krankheitsursache die familiäre Belastung väterlicherseits sowie die von Rahmer als Diagnose vorgeschlagene progressive Muskelatrophie. Gegen diese Erkrankung spreche jedoch das Auftreten erster Krankheitserscheinungen vor dem 30. Lebensjahr. So kommt der Autor zu dem Schluß: »The characteristic absence of mental changes was a striking feature in Heine's case, though his frequenz and at times constant pain of considerable severity would suggest the syphilitic form of the disease.« (10, S. 167)

Auf Betts Kurzbiographie von Gruby sei hier nicht weiter eingegangen.

1964 erschien von dem Münchener Neurologen Kurt Kolle eine Arbeit über die Krankheit von Heinrich Heine, in der die Diagnose Paralyse diskutiert wird. Kolle datiert den Beginn der Erkrankung auf das Jahr 1832 mit den einsetzenden Lähmungen im Bereich der linken Hand und der sich entwickelnden Muskelatrophie. Er kommt zu dem Schluß: »[...]; es ist kaum ein Zweifel möglich, daß es sich um eine nucleare Affektion handelt, eine Erkrankung der Vorderhornsäule im Halsmark.« (134, S. 163)

Nach fünf Jahren seien die ersten Hirnnervensymptome, nach 15jährigem

Krankheitsverlauf fast alle Hirnnerven beteiligt gewesen. In der gleichen Zeit habe sich eine schlaffe Lähmung aller Gliedmaßen ausgebreitet, eine Beeinträchtigung der Blase und des Mastdarmes sowie trophische Störungen seien gleichfalls aufgetreten. Diese Symptome wertet Kolle zusammenfassend als »das Syndrom einer schlaffen Tetraplegie mit Bulbärparalyse« (134, S. 163). Einzig das Symptom der schmerzhaften Muskelkrämpfe paßt nach Kolles Ansicht nicht zur Diagnose und ist für ihn die Ursache für den diagnostischen Irrtum einer Tabes bei anderen Autoren. Kolle konzediert, daß diese anscheinend dauernd vorhandenen Schmerzen Erklärung verlangen und auf eine chronische Poliomyelitis oder Polyneuritis hindeuten könnten. Auch eine progressive neurale Muskelatrophie oder eine hypertrophische Neuritis seien denkbar. Pauschalierend faßt er daher zusammen: »Heine litt an einer Rückenmarkskrankheit von aufsteigendem Typ (Landry).« (134, S. 163) Ein sicherer Ausschluß einer syphilistischen Infektion erscheint Kolle möglich, da sich bei Heine eine doppelseitige Mydriasis mit Akkommodationslähmung entwickelte. Im Zusammenhang mit den anderen Hirnnervensymptomen spreche dies für Herde in der Vierhügelplatte. Bei einer Syphilis seien die Pupillen meist miotisch, die Entwicklung solcher Herde im Bereich der Vierhügelplatte ungewöhnlich. Eine über 24 Jahre progrediente Neurosyphilis mit frühem Befall der Hirnnervenkerne, aber ohne jegliche psychische Alteration, müßte als einzigartig gelten. Kolle gibt jedoch die Meinung seines Kollegen Bodechtel wieder, der eine Lues cerebrospinalis aus dem Kolle vorliegenden Material diagnostiziert: »Es dürfte sich um eine Lues cerebrospinalis mit Hirnnervensymptomen gehandelt haben. Eine degenerative Affektion im Sinne einer chronischen Ophthalmoplegie mit Bulbärparalyse kommt schon deswegen nicht in Frage, weil es dabei keine Pupillenstörung gibt. Außerdem kommen dabei keine Blasen-/Mastdarmstörungen vor.« (134, S. 163) Eine von Autoren wie Kohut, Mauthner, Rahmer u. a. erwogene, heredodegenerative Krankheit sei jedoch nicht auszuschließen. Dies gelte jedoch nicht für die oft diskutierte Paralyse, da Heines Psyche und seine mentalen Fähigkeiten vom Krankheitsgeschehen ausgeschlossen blieben. In dieser Diagnose sieht Kolle den Versuch, den ungeliebten Gesellschaftskritiker jüdischer Abstammung zu diskriminieren. »Aber da wurde geschmäht: »dieser Jude ist zudem noch Syphilitiker, Paralytiker. [...] Solchen Werturteilen muß der Garaus gemacht werden. Geistig hochstehende Menschen, die in die Kulturgeschichte als Gestalter eingehen, sind besonders gefährdet, im Zwielicht zu erscheinen. Werden solche erlauchten Gestalten von einer Krankheit des Nervensystems überwältigt, erspähen die Angreifer sogleich die Achillesferse, in die sie ihre giftigen Pfeile bohren möchten.« (134, S. 164)

»This desease, apart from its intrinsic interest, is of importance with regard to the issue of whether or not its had anything to do with Heine's creative ability and artistic talent. That it played a part in the shaping of his personality is without doubt« (207, S. 90), schrieb 1969 der Psychiater Nathan Roth und fand damit als Psychiater einen neuen Ansatzpunkt in der Bewertung der Krankheit Heines. Er sah einen Zusammenhang in dem körperlichen Leiden, der dadurch bedingten psychischen Veränderung, der Lebensweise und den Werken Heines. Angesichts der Schwierigkeit, medizinisch exakte Aussagen aus dem vorhandenen Quellenmaterial zu konstruieren, kritisiert Roth die oft gefühlsbetonten Wertungen seiner medizinischen Kollegen, die vor ihm eine Diagnose versuchten. Besondere Bedeutung weist Roth den von Jugend an auftretenden Kopfschmerzen zu, die Heine zwar oft in den Ruf eines Hypochonders brachten, im Zusammenhang mit der Nervosität und den bald gleichzeitig auftretenden schweren Krankheitserscheinungen aber ein wichtiges Symptom in der Anamnese Heines darstellen. 1832 kam es zu einer Schwäche der linken Hand, später entwickelten sich weitere Paresen und Paralysen. Es fällt Roth auf, daß diese von sehr wechselhafter Natur waren, einzig aber die Beeinträchtigung der muskulären Kontrolle zweier Finger der linken Hand nicht mehr schwand. Besonders in der psychischen Verarbeitung dieses Symptoms stellt Roth psychosomatische Besonderheiten fest: »At this stage of the development of the illness, surely an observer would think of conversion hysteria.« (207, S. 91)

Ab 1835 stellten sich schwerwiegende ophthalmologische Symptome ein, ab 1837 kam es nach Roth zu Mydriasis der rechten Pupille, für eine kurze Zeit sogar zum völligen Sehverlust auf dem rechten Auge und zur Beeinträchtigung des linken. Nach wechselvollem Krankheitsgeschehen sei die Sehkraft 1848 wohl wiederhergestellt gewesen, die Augen jedoch schwach geblieben. Für das gleiche Jahr diagnostiziert Roth einen Blepharospasmus. Die Augensymptomatik wertet der Autor als Mydriasis, Ptosis, Blepharospasmus im Zusammenhang mit einer gewissen Prädisposition zur Atrophie des N. opticus. Heines Haltung gegenüber dieser, einen Dichter so sehr schwer beeinträchtigenden Augenstörung kennzeichnet Roth: »Much of the time Heine's attitude toward his visual impairment was one of a stoicism that itself appears pathologic, and reminds one of the belle indifférence of hysteria.« (207, S. 92)

Betreffs der Darstellung der fortschreitenden Atrophie der quergestreiften Muskulatur folgt Roth der Darstellung Rahmers, wie er auch die Hirnnervensymptomatik als Bulbärparalyse wertet. In der Zeit, in der sich diese Symptomatik entwickelte, sei besonders hingewiesen auf den Gewichtsverlust, die allgemeine Schwäche und Trübsinnigkeit sowie die häufig auftretenden Synkopen. In der Erklärung der respiratorischen Schwierigkeiten als Folge eines neuromuskulären Prozesses im Bereich der Atemmuskulatur und der Charakterisierung der Lähmungserscheinung als zentralen Prozeß von absteigendem Typ gibt Roth jedoch Mauthner recht.

Ab 1848 seien schmerzhafte Krämpfe des Rumpfes und der Extremitäten festzustellen, die mit Kontrakturen speziell der unteren Extremität assoziiert waren. Ab 1850 habe Heine unter Obstipation, respiratorische Obstruction mit Anfällen von Apnoe und Hustenattacken gelitten. 1856 sei unstillbares Erbrechen hinzugetreten, das schließlich den Tod herbeigeführt habe. Nach Roths Ansicht sei bei der Darstellung und Beurteilung der Krankengeschichte Heines bisher ein sehr wesentliches Symptom außer acht gelassen worden. Im Jahre 1836 habe Heine unter einer Gelbsucht, Erbrechen und Krämpfen gelitten. Die Gelbsucht sei ebenso wie das Erbrechen bisher allenfalls als Folge der Medikation erklärt worden. Da weder Heine selbst noch von seinen Ärzten oder Bekannten eine Verfärbung der Haut oder Skleren beschrieben wurde, bedürfe der Begriff »Gelbsucht« einiger Erklärung. Die Tatsache, daß bis auf wenige Ausnahmen Heine sich im nördlichen und kalten Klima wohler gefühlt habe, erscheint Roth bedeutsam. Heines sensorische Überempfindlichkeit, seine Nervosität und lebhafte Phantasie wertet Roth als hysterisch. Roth diskutiert die bisher gestellten Diagnosen, unter denen eine durch syphilistische Infektion bedingte Erkrankung zweifellos vorherrscht. Er verwirft Rahmers Diagnose einer progressiven spinalen Muskelatrophie, da diese Diagnose weder die ernsthafte Augensymptomatik noch die intestinale und recto-vesicale Symptomatik sowie die schweren Schmerzen erklären könne. Gegen einen degenerativen Prozeß spreche vor allem der erstmals von Cohn beschriebene charakteristische Krankheitsverlauf mit der Konstanz der Ptosis und Progredienz der Lähmung der unteren Extremität, dem Wechsel zwischen Exazerbation und Remission, besonders der Augensymptomatik, und schließlich dem vollständigen Schwinden der Lähmung der Gesichts-, Sprach- und Kaumuskulatur. Die Ansicht Cohns, dieser spezifische Krankheitsverlauf könne nur eine entzündliche Ursache haben, erscheine logisch. Dies impliziere die Annahme einer Lues schon allein wegen ihrer Häufigkeit. Ebenso sei man geneigt, Mauthner zuzustimmen, der die Aussparung der Großhirnrinde aus einem Krankheitsprozeß, der sonst fast sämtliche zentralnervösen Strukturen erfaßte, als ein Unikum darstellt. Gerade deswegen aber und wegen des sehr lange dauernden Krankheitsprozesses verwirft Roth die Diagnose »Lues«. »There is one clinical syndrom into which Heine's signs and symptoms fit quite precisely, and of which his disease is quite typical, and that is acute intermittent porphyria.« (207, S. 96)

Als Beweis für seine These führt Roth an: Die frühesten Erscheinungen einer akuten intermittierenden Porphyrie seien häufig als hysterisch zu deuten. Ein Fortschreiten dieser Symptome zeige jedoch bald deren organische Ursache. Gleichfalls charakteristisch sei das Auftreten einer Paralyse, die oft mehrere Körperregionen befalle und keinen einheitlichen Verlauf zeige. Das Überwiegen von motorischen Störungen über sensorische sowie das Auftreten der von Heine beschriebenen Schmerzen seien Besonderheiten gerade dieser Form der Porphyrie. Betreffs der Augensymptomatik stellt Roth fest: »Attacks ob blindness and of impaired vision without any clearly demonstrable pathologic changes in the eyes are amongst the most puzzling sign peculiar to porphyria.« (207, S. 96) Gleichfalls typisch seien die obstruktiven Atemstörungen, die Beeinträchtigung der Sprache, die Synkopen und besonders das Erbrechen und die Kopfschmerzen. Häufig stelle sich bei an dieser Krankheit leidenden Patienten eine Obstipation und eine Lähmung der Blase ein, die eine Katheterisierung notwendig mache. Besonders der Verlauf der Erkrankung Heines sei hinweisend auf intermittierende Porphyrie. Ein protrahiertes Leiden ohne Beeinträchtigung mentaler Kapazitäten sei nicht ungewöhnlich. Die akute intermittierende Porphyrie führe zu einigen psychopathologischen Besonderheiten, die vor den akuten Attacken auftreten und als Porphyrismus bezeichnet werden. Es sind dies Lärmempfindlichkeit, eine ungewöhnlich starke Phantasie, Hysterie und Kopfschmerzen, Erscheinungen, die man als Psychasthenie zusammenfaßt. Gerade dieser Porphyrismus sei für die Persönlichkeit Heines charakteristisch. Ein besonders auffälliges Symptom dieser Krankheit ist die dunkelrote Verfärbung des Urins, wenn dieser einige Zeit im Sonnenlicht gestanden hat. Ein direkter Hinweis auf dieses auffällige Symptom findet sich in der Krankengeschichte Heines jedoch nicht. Dieses Manko mag mit Roth dadurch erklärt werden, daß in der gesamten Krankengeschichte sich nur spärliche Hinweise auf die Miktion und den Urin insgesamt finden lassen. Einen Hinweis auf die charakteristische Urinverfärbung glaubt Roth dennoch ausmachen zu können. Die von Heine erwähnte Gelbsucht, die offensichtlich ohne die typische ikterische Verfärbung an Haut und Skleren auftrat, bezeichne eigentlich die Verfärbung des Urins. Der medizinische Laie Heine habe wegen eines burgunderrot bis braun verfärbten Urins an eine Gelbsucht geglaubt, die bekanntlich auch zu einer Verfärbung des Urins führe. Die Besserung des Gesundheitszustandes Heines im Winter, das Auftreten der heftigen Beschwerden im Sommer lassen an eine Photosensivität denken, wie sie bei der Porphyria cutanea tarda und der kongenital erythropoetischen zu finden ist. Nach Roth ist auch eine Kombination von Porphyria cutanea tarda und akuter intermittierenden Porphyrie nicht selten. Als kutane Manifestation dieser Erkrankung wertet Roth das von Heine beschriebene Ekzem und die Schmerzhaftigkeit des Gesichtes beim Waschen und Rasieren. Heines Vorliebe für den Aufenthalt in abgedunkelten Räumen könne in diesem Sinne sogar lebensverlängernd gewirkt haben. Es ist bekannt, daß Heine bis auf das Morphium bald jedes Medikament ablehnte, eine Haltung, die von seiner Frau vehement unterstützt wurde. Bei der großen Empfindlichkeit der an Porphyrie erkrankten Patienten gegenüber Medikamenten habe sich Heine unbewußt vor einer iatrogenen Verschlechterung seines Leidens geschützt. Hinweise auf eine familiäre Belastung für die Erbkrankheit Porphyrie glaubt Roth in der väterlichen Linie festzustellen.

Als Psychiater widmet Roth besondere Aufmerksamkeit den Beziehungen zwischen Heines Krankheit, seiner Kreativität und seiner psychischen Entwicklung. Er stellt fest, daß die Entwicklung seiner hysterischen Persönlichkeit vor der Ausbildung organischer Symptome für die Porphyrie chrakteristisch ist. Psychoanalytisch betrachtet sei die libidinöse Position vorwiegend in der ödipalen Phase fixiert. Dies führe zwangsläufig zur sexuellen Frustration. Auch Heine habe unter dieser sexuellen Fehlhaltung gelitten, wie die innige Zuwendung zu seiner Mutter, seine vielen Briefe mit der mehr oder weniger offen ausgesprochenen Forderung nach mütterlichen Liebesäußerungen zeigen. Ein Teil dieses Liebesbedürfnisses habe Heine sogar auf seine Schwester Charlotte übertragen. Das Verhältnis zu seinen Brüdern sei hingegen eher kühl gewesen, die Zuneigung zu seinem Vater reaktiv. Die inzestuöse Motivation bei der Wahl seiner Liebesobjekte sei zum zweiten Mal in der enttäuschten Liebe für seine Cousine ersten Grades, Amalie, zum Tragen gekommen. Auch hier habe Heine Enttäuschung und Frustration erleben müssen, ein Trauma, dessen Kompensation und Verarbeitung einen starken Antrieb für sein literarisches Schaffen darstellten. Amalie selbst stellte nach Roth jedoch nur ein Surrogat für die Mutter dar, das nach dem Scheitern der Beziehung durch die jüngere Cousine Therese ersetzt wurde. Heines aufopfernde Pflege des Bruders dieser Cousinen, Carl Heine, und sein Verhältnis zu dessen zukünftiger Frau Cécile Furtado wertet Roth: »[...] here we see the oedipal striving for the mother acted out on a more regressive and homosexual plane.« (207, S. 100)

Ein weiterer Ausdruck von Heines frustrierten ödipalen Wünschen seien seine beständigen Versuche, sich in die Intimsphäre anderer einzumischen und sich über deren Sexualleben zu verbreiten. Als Beispiel führt Roth die boshafte Entlarvung des Verhältnisses Ludwig Börne mit der verheirateten Jeanette Strauss an. Heines Bemühen, das wahre Datum seiner Geburt zu verschweigen, wertet Roth als den Versuch, die Illegitimität seiner Geburt zu verschleiern, wurde doch Heine am 13. Dezember 1797 geboren, nach Roths Ansicht seine Eltern aber erst am 6. Januar 1798 getraut. »Heine must have used his knowledge of his illegitimacy to build fantasies about illustrious forebears, for he was no modest man. It probably also gave him unconscious justification for the maintaining his tie with his mother to assiduously, as though he had to establish his relationship to her with the greatest certainty.« (207, S. 100)

Heines Heirat mit Mathilde stelle den Versuch einer Abwehr seiner auf die Mutter fixierten Wünsche dar, war doch Mathilde in Charakter, Aussehen und Begabung denkbar verschieden von der Mutter und den unglücklich geliebten Cousinen. Allerdings führt Roth die eigenständigen Namensgebung »Mathilde« für Crescentia Eugenie Mirat als das unter Psychoanalytikern bekannte Phänomen an, mit der Wahl eines Namens, der mit der Silbe »Ma« beginnt, ein besonderes Verhältnis zur Mutter auszudrücken. So war Heines Bindung an Mathilde nicht allein durch deren weibliche Reize verursacht, sondern stellte für Heine eine wichtige Hilfe dar, seine sexuellen Wünsche in bezug auf seine Mutter zu unterdrücken und seine homosexuellen Neigungen zu verleugnen. So beobachtet Roth gerade in den Phasen besonderer Anhänglichkeit an die Mutter, etwa bei den Besuchen in Hamburg, eine nahezu krankhaft gesteigerte Eifersucht betreffs Mathilde. Heines Bekenntnis, nur das Niedrigste lieben zu können, verdeutlicht die starke Position seines Über-Ichs in diesem Konflikt, in der Heines Liebe für Elise Krinitz die einzige Ausnahme darstellt. Aber während dieser letzten Liebe konnte er bereits den sekundären Krankheitsgewinn für sich nutzen, seine offensichtliche Impotenz nicht mehr verbergen zu müssen und seinem Über-Ich die Abwehr sexueller Begierden wegen krankheitsbedinger Unfähigkeit leicht zu machen. Als eine Auswirkung dieser Unfähigkeit, Sexualität und Gefühlsleben in einem Liebesobjekt zu konzentrieren, sieht Roth Heines Unfähigkeit, zu organisieren, Handlungsabläufe zu koordinieren und planvolle Tätigkeit für eine längere Zeit auszuüben. So sei Heines Begabung eher lyrischer Natur, als Dramatiker und Romancier habe er große Schwierigkeiten gehabt. Auch Heines politische Ansichten blieben nach Roth von seinem psychischen Grundkonflikt nicht unbeeinflußt. Es überrascht Roth nicht, daß eheliche und sexuelle Frustration bei dem eifrigen Verfechter von Freiheit und Menschenrechten zu finden sind. Heine habe jedoch nicht realisiert, daß sein Kampf gegen Tyrannei das ödipale Aufbegehren gegen den Vater darstelle. Die wegen seiner politischen Ansichten notwendig gewordene Emigration habe aber auch die notwendige räumliche Distanz von seiner Mutter geschaffen, die eine Zuneigung zu einer anderen Frau erst ermöglichte. Die erfolgreiche Trennung von Hamburg sei auch ein Grund für das Nachlassen der politischen Aktivität Heines nach seiner Emigration.

Heines Fähigkeit, sich mit anderen Personen zu identifizieren, könne gleichfalls als typisch für hysterische Persönlichkeiten angesehen werden. So sei in Heines Großonkel Simon van Geldern sein großes Vorbild zu erkennen und in der Identifikation mit der Scharfrichtertochter Josepha ein weiterer Hinweis auf Heines latente Homosexualität gegeben. Heine konnte nach eigener Aussage zeitweilig seine eigene Persönlichkeit nicht mehr abgrenzen von der Simon van Gelderns oder der der Scharfrichtertochter. »Heine always believed himself to be very courageous and manly, and never thought of himself as possessing homosexual qualities, but it may safely be understood that identification such as that with Josepha played a part in his unconscious homosexual striving. When he could not permit himself to form quick identifications he could not function freely.« (207, S. 103)

Weitere Hinweise auf diesen alles bestimmenden Konflikt, den Ödipus-Komplex und die unbewußte homosexuelle Veranlagung, sieht Roth in Heines Attacken auf Platen und das besondere Verhältnis zu seinem Jugendfreund Christian Sethe. Auch das besondere Verhältnis zu seinem Hamburger Onkel, die selbstverschuldete Abhängigkeit, der Wunsch, dessen Tochter zu heiraten, erklärt Roth mit dieser Veranlagung und Heines abhängiger Natur. Roth faßt zusammen: »His illness, [...], is to be understood as a case of acute intermittent porphyria, is seen to have an intimate relationship with his personality structure and his creative literary talents. He had the typical hysterical personality of the porphyric. The sexual frustration occasioned by his hysteria let to his efforts to assimilate the trauma in poetic productions.« (207, S. 104)

Macdonald Critchley veröffentlichte 1969 einen Artikel über vier berühmte Neuroluetiker (42). Besonders charakteristisch für eine Neurolues hielt er die Krankheit von Heinrich Heine. Differentialdiagnostisch erwähnt er auch den Verdacht auf Multiple Sklerose. Den Beginn der Krankheitserscheinungen verlegt er in das Jahr 1840, erwähnt aber auch die bereits 1837 auftretende Augensymptomatik, deren Ursache eine Optikusatrophie gewesen sein könnte. Der Autor beschreibt Heines Hirnnervensymptomatik und die ab 1846 auftretende Lähmung der Extremitäten, ohne jedoch eine weitere diagnostische Zuordnung vorzunehmen. Der mit einigen Zitaten ausgeschmückte Artikel enthält jedoch keine eingehende Analyse und diagnostische Diskussion.

1978 erschien der Artikel »Limits in the therapeutic effect of the act of creation« (226) des Psychiaters Segal, der ausschließlich den psychopathologischen Einfluß der jüdischen Abstammung Heines beschreibt. Der Akt künstlerischen Schaffens erzeuge ein psychisches Gleichgewicht, in dem nach kathartischer Auflösung persönliche Konflikte des Künstlers ausgeglichen sind. Die Möglichkeit der Befreiung von intrapsychischen Spannungen durch künstlerisches Schaffen habe Heine jedoch nicht gehabt. Heine wurde als jüdischem Künstler die Anerkennung für seine Person und seine Werke versagt. Außerdem sei Heine in seinem Bemühen, seine jüdische Herkunft zu verdrängen, um akzeptiert zu werden, sehr verletzlich gegenüber den Vorurteilen seiner Abstammung gewesen. Diese Verleugnung erzeugte zusätzlich Schuldgefühle. Nach Segal konnte es Heine daher nicht gelingen, sich durch seine Arbeit zu befreien, da einerseits die Tradition seiner Abstammung eine notwendige Voraussetzung für seinen Schaffensprozeß, aber andererseits gleichzeitig auch die Ursache der persönlichen Ablehnung bildeten. Für Segal tat sich ein Zwiespalt auf zwischen dem Verlangen nach Zugehörigkeit und Akzeptanz durch die gesellschaftliche Mehrheit und der Rechtfertigung vor der gesellschaftlichen Randgruppe, die er verlassen wollte. Als Beispiel für die Auswirkungen dieses unlösbaren Konfliktes führt der Autor das Romanfragment »Der Rabbi von Bacharach« an, das unvollendet bleiben mußte, weil Heine nicht gleichzeitig ein großes jüdisches Werk schaffen und auf dessen würdige Aufnahme in der Gesellschaft hoffen konnte. Der Konflikt wurde durch die Schuldgefühle verstärkt, welche die noch während der Arbeit an diesem Buch erfolgte Konversion auslöste. Zwar ist für Segal Heines Suche nach Zugehörigkeit nicht der einzige pathogenetische Faktor in seine Biographie, doch stellt Segal fest: »Nevertheless, we think that it played a central role in Heine's live and limited the opportunities he had for adaption and psychological equilibrium, through his immortal work.« (226, S. 186)

Als erster ungarischer Medizinhistoriker beschäftigte sich aus Anlaß des 125. Todestages 1981 Heines J. Kenéz mit der Krankheit von Heinrich Heine »H. Heine betegsége« (130). Kenéz erwähnt die 1823 auftretenden Kopfschmerzen und die oft in Betracht gezogene Möglichkeit, daß Heine sich 1824 eine venerische Infektion zuzog. Da nähere Angaben fehlten, könne es sich aber auch um eine Gonorrhoe handeln, für die außerdem die Kinderlosigkeit Heines spreche. Im gleichen Jahr habe Heine unter schwer heilenden Hautausschlägen gelitten. Die Kopfschmerzen dauerten bis 1826 an, danach sei eine Phase des gesundheitlichen Wohlbefindens eingetragen. 1832 kam es zur Lähmung von zwei Fingern der linken Hand; 1837 sei die Hand bereits deutlich abgemagert, und es stellten sich erste Augenbeschwerden ein, eine hochgradige Mydriasis und Akkommodationsstörungen. Ursache soll nach Kenéz eine partielle Okulomotoriuslähmung gewesen sein, eine Schädigung des N. opticus sei auszuschließen. Charakteristisch sei die Periodizität der Augensymptomatik. Eine deutliche Verschlechterung des Gesundheitszustandes sei während des Erbschaftsstreites eingetreten, und Heine habe vor allem an Störungen der Muskulatur im Kopfbereich gelitten. Für 1846 weist der Autor auf Bulbärbeschwerden hin. Auch sei eine rapide Gewichtsabnahme zu verzeichnen, die als Störung der trophischen Nerven erklärt wird. 1847 habe Heine eine Kräuterkur mit recht zufriedenstellendem Erfolg angewendet, nach vorübergehender Besserung sei es jedoch zur Paraplegie der Beine gekommen. Trotz allem sei Heines Stimmung eher euphorisch gewesen. Gegen die seit 1850 besonders schweren nächtlichen Schmerzen habe Heine die Moxabustion gebraucht. Im gleichen Jahr verzeichnet Kenéz weitere Krankheitssymptome: Verstopfung, Koliken, Hämorrhoiden, Miktionsbeschwerden als Folge einer Störung des Detrusor, sowie zeitweilig auftretende Blutungen und Singultus. Die zu Krämpfen führende Übererregbarkeit der motorischen und sensiblen Nerven machte die Anwendung von Morpium notwendig, das als Klysma, als über eine Brandwunde applizierte Salbe oder oral verabreicht wurde.

1851 sei für einige Wochen eine Besserung eingetreten, die Beschwerden hätten sich aber bald wieder verschlimmert. Auffälligerweise vermerkt Kenéz in seiner Chronologie der Krankheitssymptome auch die ab 1852 zu beobachtende neue Religiösität Heines. 1854 seien die Bulbärbeschwerden verstärkt aufgetreten, es sei zu einem Dekubitus über dem Kreuzbein gekommen. Ein Jahr später stellten sich Krämpfe des Larynx ein, 1856 dann unstillbares Erbrechen, das zum Tode führte. Nach Kenéz habe der an Heines Krankenbett gerufene Dr. Gruby bereits an Tabes gedacht, eine Diagnose, die noch heute von vielen für die wahrscheinlichste gehalten werde. In seiner diagnostischen Einordnung folgt Kenéz jedoch der Darstellung Kolles. So setzt er den eigentlichen Beginn der Erkrankung für das 35. Lebensjahr fest. Es habe sich um eine Affektion des Halsmarkes gehandelt, speziell im Vorderhorn. Nach weiteren fünf Jahren seien die ersten Hirnnervensymptome aufgetreten. Während eines 15jährigen Krankheitsverlaufes seien alle Hirnnerven erkrankt. In dieser Zeit habe sich auch eine Lähmung der Extremitäten eingestellt, sowie rectovesikale Beschwerden und trophische Veränderungen. Das Endstadium sei gekennzeichnet durch eine torpide Tetraplegie und eine Bulbärparalyse. Diese Symptomatik weise deutlich auf eine progressive, spinale Muskelatrophie hin. Auch sei an eine chronische Poliomyelitis oder chronische Polioneuritis zu denken. Nicht einordnen lasse sich jedoch das Symptom der starken Muskelkrämpfe, die gegen die progressive spinale Muskelatrophie, aber für eine Neurolues sprechen. Allgemein könne die Lähmung als vom aszendierenden Typ (Landry) bezeichnet werden, die jedoch eigentlich in akuter Form auftreten.

Zwar führt Kenéz Kolles weitere Argumente gegen die Lues, die Mydriasis und die Verschonung der grauen Substanz auf und nennt als weitere mögliche Differentialdiagnose die amyotrophische Lateralsklerose. Doch er kommt zu dem Schluß, daß trotz sorgfältiger Analyse der Krankengeschichte eine abschließende Diagnose nicht getroffen werden kann. Kenéz stellt fest, daß die Argumentation gegen eine syphilitische Infektion vor allem Heines Ansehen schützen soll. Der unbequeme Kritiker der Deutschen werde auch nach dem Nationalsozialismus mit einer syphilitischen Infektion diskrediert und seine berechtigte Kritik als Auswüchse einer Geisteskrankheit abgetan.

Eine ausführliche und präzise Pathographie Heines findet sich bei Lange-Eichbaum, »Genie, Irrsinn und Ruhm«. 1987 erschien die 7. Auflage in der Neubearbeitung von Wolfgang Ritter (150, S. 165), die bezüglich Heine der von Wolfram Kurth bearbeiteten Auflage (149, S. 314) im wesentlichen entspricht. Lange-Eichbaum/Kurth konzediert Heine mit hoher Wahrscheinlichkeit eine angeborene neuropathische Konstitution, gekennzeichnet durch Geräuschempfindlichkeit, Nervosität, Reizbarkeit und Sensibilität. Der schüchterne Heine bewies schon in seiner Kindheit eine rasche Auffassungsgabe und ungewöhnliche Begabung. Er habe seinen Vater geliebt, der von zurückhaltender, toleranter und lebensfroher Natur war. Entgegen anders lautenden Darstellungen sei Heines Liebe zu seiner Mutter, die sich lebhaft, selbstbewußt und gebildet zeigte, nicht übermäßig stark gewesen. Die Mutter habe Leben und Erziehung ihrer Kinder bestimmt. Von seiner Zuneigung zu der Nichte des Scharfrichters, Josepha, und einigen Schulfreunden sei Heine eher bestimmt worden, als seine Mutter sein Fühlen und Denken habe beeinflussen können. »Mit dem Ende der unglücklichen Liebe zu seiner Kusine Amalie wurde er ›geradezu süchtig nach legendären Liebesabenteuern‹, weil er wußte, daß er dieses Jugendideal nie mehr erreichen konnte.« (150, S. 165)

Heine sei ein starker Individualist gewesen, der depressiv-hypochondrisch veranlagt und häufig sehr nervös gewesen sei. Heine war »zugleich Bonvivant und idealistischer Kämpfer, er trat für ein orthodoxes Judentum ein und blieb doch ein dionysischer Dandy« (150, S. 165). Seit seiner Jugend habe er unter starken Kopfschmerzen, evtl. Migräne, Ängsten und Depressionen gelitten, jedoch häufig versucht, seine Krankheiten zu ignorieren. Als Dichter habe er frühzeitig seinen Ruhm genossen und sich vor allem für einen großen Kritiker gehalten. Häufig habe er seine Selbstverherrlichung mit Ironie kaschiert. Er sei kein beschränkter Phantast gewesen, habe sich vieles hart erarbeitet und sei von kurzfristigen Inspirationen begünstigt worden. Er sei freundlich und höflich aufgetreten, habe sich jedoch auch boshaft gebärdet. Zu Deutschland habe er eine Haß-Liebe gehabt. Seine eigene Häßlichkeit und seinen körperlichen Verfall habe er verachtet. Die psychopathographische Wertung durch Lange-Eichbaum/Kurth wird von diesen Positionen aus verständlich: »Klein und schlank; leptosomer Typus; aber nicht rein schizothym (bzw. in der Nähe des Schizoiden), da die Erkrankung miteinzubeziehen ist, sondern auch zyklothome Züge. – Charakter- bzw. Wesenszüge: Nervosität, Reizbarkeit, Sensibilität, innere Einsamkeit, exaltiert, Satire, Humor, leidenschaftlich, sinnlich, erotisch, lebensunpraktisch, empfindsam, grüblerisch, Spott, provokativ, depressiv, witzig, charmant, liebenswürdig, offen, unbequem, Angst, eitel, ehrgeizig, atheistisch, Selbstvertrauen, freundlich, Liebe, Haß, aufbrausend, nicht ungesellig, träumerisch, Stimmungslabilität. – Psychodynamisch dominant: Melancholie, Ehrgeiz und Eitelkeit. – Funktionstypologisch: introvertierter Fühl- bis Intuitionstypus. – Dominante Temperamentsfaktoren: Selbstvertrauen, Stimmungslabilität, Kritiksucht und Oszillation. – Intelligenz: überdurchschnittlich. – Begabungstypus: produktiv – literarisches Talent (Frühbegabung) – Produktionsprozeß: zähflüssig. – Grundstimmung: lyrisch.« (150, S. 169)

In seinem Pathogramm beschreibt Lange-Eichbaum/Kurth Heine als »von frühauf äußerst reizbar, weich, stark erotisch, schwermütig« mit einem »Hang zum Unheimlichen und Grausigen«, »träumerisch, starke Phantasie«, »Neigung zum Übersinnlichen und Visionären«. Die Identifikation mit dem Großonkel wird nur erwähnt, jedoch nicht weiter psychopathologisch gedeutet. Der gegen Sinneseindrücke, vor allem gegen Geräusche, sehr empfindliche und nervöse Student sei schon sehr früh in ärztlicher Behandlung gewesen; sein Vater sei mit 64 Jahren »anscheinend an Erkrankung des zentralen Nervensystems (Nervenschlag, aber nicht im Wahnsinn)« verstorben (150, S. 167) Mit 35 Jahren habe sich »eine neurologische Erkrankung« mit Lähmungserscheinungen im linken Arm (150, S. 166) manifestiert. 1837 seien die ersten Symptome einer Augenerkrankung mit Mydriasis und Akkomodationslähmung rechts sowie einer Ophthalmoplegia interna aufgetreten. Ab 1846 habe dieser Prozeß allmählich zur Lähmung sämtlicher Hirnnverven geführt, später sei eine Erkrankung des Rückenmarkes mit progressivem Muskelschwund hinzugetreten.« Ausdrücklich stellt der Autor fest, daß die Erkrankung des zentralen Nervensystems somit nicht 1837, sondern bereits im Sommer 1832 mit der »Lahmheit, Schwäche, Abmagerung der Hände, besonders der linken« (150, S. 168) begonnen habe. Obwohl Heine schon früh hochgradig kurzsichtig gewesen sei, sei die 1837 einsetzende Augenerkrankung wohl eine selbständige Erkrankung des inneren Auges, der Netzhaut oder des Glaskörpers, aber mit Sicherheit keine luische Augenerkrankung. In diesen Jahren habe Heine des öfteren unter Katarrhen, Grippe, Magen-/Darmstörungen und einer Gelbsucht gelitten. Von 1832 bis 1848 sei die Lähmung aller Muskeln des Körpers langsam fortgeschritten, zunehmend habe Heine an Kräften und Gewicht verloren. 1846 seien akute Bulbärsymptome aufgetreten, zwei Jahre später seien beide Beine völlig gelähmt gewesen. Kontrakturen in Gliedern und Gelenken hätten starke Schmerzen verursacht, daher sei Heines Morphium- und Opiumkonsum recht hoch gewesen, 1848 schon 0,42 Gramm Morphium täglich. Es habe eine akute schmerzhafte Entzündung der Rückenmarkhäute vorgelegen, der Tod sei nach heftigem Erbrechen infolge Schwäche eingetreten.

Lange-Eichbaum/Kurth nennt folgende Differentialdiagnosen: Tabes, spinale progressive Muskelatrophie, zuletzt Bulbärparalyse mit angeborener Disposition. Die populäre Meinung sei ein Rückenmarksleiden nach sexuellen Ausschweifungen gewesen. Die Diagnose »Paralyse« dürfe als längst überholt gelten. Als eigene Diagnose führt der Autor an: »Wahrscheinlich angeborene spinale Form der progressiven Muskelatrophie. Lues. Tabes. Bis zum letzten Augenblick geisteskräftig. Später Morphinismus. Bionegative Struktur, im wesentlichen auf dem Boden organischer Erkrankung; evtl. Lues. Tabes.« (150, S. 168) »Die Paralyse Heines ist eine Legende, doch erscheinen Kulturgestalter oft in einem solchen Zwielicht. Heine litt vielmehr mit ziemlicher Sicherheit an einer Rückenmarkskrankheit vom aufsteigenden Typ (wahrscheinlich eine heredogenerative Krankheit).« (150, S. 169)

Es wird als eine medizinische Rarität bezeichnet, daß Heines Erkrankung Geist und Psyche intakt ließ. Zwar erwähnt er die Störungen des Persönlichkeitsbewußtseins und die an das Pathologische grenzende Sexualität, betont aber ausdrücklich: »Gerade, daß er so viel Gemeines (!) in sich trug, gehörte mit zur Gesundheit.« (150, S. 168) In seiner abschließenden Wertung wird besonders Heines eigene Einstellung zu seiner Erkrankung herausgestellt: »Heine gehört zu den organisch kranken Hochtalenten, wobei nachdrücklich betont werden muß, daß Heine keine Syphilis hatte. Sein Leben war im erheblichen Maße biogravitiv durchsetzt. Heine gab sich seinem Leiden wie Manet oder Gorki stumm hin, obwohl er die Krankheit haßte. Diesen Haß hat er zweifellos nach außen projiziert, denn sonst hätte ihn dieser sicher innerlich zerstört. Eine psychopathologische Entwicklung lag bei ihm allerdings nicht vor.« (150, S. 169)

1990 veröffentlichte E. H. Jellinek einen Artikel über die Krankheit Heinrich Heines und stellt fest: »Heine's prolific works and published correspondance fortunately allow a good reconstruction of his medical history.« (272) Der Autor geht von der Arbeitshypothese aus, daß Heine zwar an einer neurologischen Erkrankung litt und starb, die wahrscheinliche Ursache seines Leidens aber entgegen einer vielfach geäußerten Ansicht nicht eine Neurolues war.

Die bereits in Heines Jugend einsetzenden Kopfschmerzen hält Jellinek für eine Migräne, die Heine durch Seebäder zu therapieren suchte. Möglicherweise habe sich Heine eine venerische Infektion in London 1827 zugezogen, wie aus erst 1849 gegenüber seinem Bruder Maximilian gemachten Andeutungen hervorginge. Der eigentliche Krankheitsprozeß habe 1832 mit einer zeitlebens nicht mehr zurückgebildeten Lähmung von zwei Fingern der linken Hand begonnen. 1834 habe Heine an einer Depression gelitten. 1837 seien erstmals Augensymptome aufgetreten. Innerhalb von wenigen Stunden sei es zu einer Amaurose des rechten Auges und zu einer starken Visusverschlechterung des linken Auges gekommen. Nach zwei Wochen sei zwar eine Restitutio eingetreten, im Dezember jedoch eine erneute Verschlechterung mit Tendenz zur Besserung Anfang des neuen Jahres. Für den Juni 1838 konstatiert Jellinek eine drei Wochen anhaltende Diplopie, der eine bis zum Ende des Jahres dauernde Visuseinschränkung gefolgt sei.

Heines Beschreibung von oszillierenden Farbwahrnehmungen im Juli 1839 sieht Jellinek als typische Symptome einer Optikusneuritis an. Nach der Behandlung mit Blutegeln durch Dr. Sichel habe Heine zunächst eine Besserung seiner Augensymptomatik verspürt, doch 1841 sei wieder eine Verschlechterung eingetreten. 1842 habe Heine erneut unter einer Depression gelitten. Auch habe sich in dieser Zeit eine linksseitige Fazialisparese manifestiert. Eine fortbestehende Fazialisschwäche und Hemianaesthesie wird für 1843 konstatiert. 1844 seien erneut Beeinträchtigungen des Visus eingetreten. Seit Juli 1845 sei Heine wegen einer Paraparese bettlägerig gewesen. Jellinek erwähnt die 1846 wiederholt aufgetretene Fazialisparese und die im Sommer desselben Jahres einsetzenden Bulbärsymptome. Obwohl Heine durch einen Kuraufenthalt in den Pyrenäen Erholung suchte, sei es zu einer Verschlechterung mit Ausbildung einer Inkontinenz gekommen. Zu Beginn des Jahres 1848 habe sich eine komplette und anhaltende Paraplegie ausgebildet und die achtjährige Bettlägerigkeit Heines verursacht. Da diese Lähmung sich im Juni 1848 auf die rechte obere Extremität ausgedehnt habe, habe Heine einen Sekretär benötigt und seinen Bruder Maximilian um Rat gebeten. Als wesentliche Bestandteile der Therapie werden Abführmittel, Blutegel, Aderlässe und große Mengen Opium zur Linderung der Krämpfe genannt. Es sei besonders bemerkenswert, daß Heine noch acht Jahre nach kompletter Ausbildung seiner Rückenmarkslähmung überlebt habe. Jellinek zitiert einige Briefe Heines zur Darstellung von Heines Krankheitseinstellung, seines Morphingebrauchs und der in der Folgezeit auftretenden Symptome. Der Autor geht kurz auf Heines Verhältnis zu Dr. Wertheim und Dr. Gruby ein. Nur ein einziger der berühmten Pariser Ärzte habe Heine behandelt, dies sei der Augenarzt Julius Sichel gewesen, bei dem Heine seit 1837 Hilfe gesucht habe. Als bedeutendste wissenschaftliche Erkenntnis Sichels wird die Darstellung vom Zusammenhang einiger Augensymptome mit spinalen Erkrankungen herausgestellt. »His ›Traite d'Ophthalmie‹ of 1837 [...] recognized the connection between some kinds of blindness and spinal cord disease: ›Espèces d'amaurose spinale torpide‹, and blames prolonged breastfeeding, a nervous constitution, ›déterminé par la débauche et l'onanisme‹.« (272, S. 518) Auch Sichels »Iconographie Ophthalmologique« mit den zahlreichen Fallbeschreibungen und Darstellungen auch von Augenhintergrundveränderungen wird erwähnt. Jellinek spekuliert, eine in diesem Werk enthaltene Abbildung einer Optikusatrophie sei ein Befund, den Sichel bei seinem Patienten Heine erhoben haben könnte: »An appearance of optic disc atrophy was compatible with recovery of sight and the 45-year-old patient could have been Heine.« (272, S. 518)

Jellinek faßt den Krankheitsverlauf zusammen: »Various diagnosis have been proposed for this illness which extendend over 24 years: it started in the left hand in 1832, and was followed by at least 12 separate episodes of remitting visual failure or diplopia between 1837 und 1855, two attacks of depression, brain stem trouble in 1843, paraparesis in 1845, bulbar symptoms in 1846, and complete paraplegia from 1848 until his death in 1856.« (272, S. 518) In seiner differentialdiagnostischen Wertung verwirft Jellinek die Diagnosen der hereditären Erkrankungen wie Poryphyrie und myatrophische Lateralsklerose, da hier keine Augensymptome beobachtet werden. Zwar erscheine auch eine Sarkoidose als Erklärung der Kombination von zerebralen und von den Hirnnerven ausgehenden Symptomen als möglich, doch spreche die visuelle und spinale Symptomatik gegen eine solche Erkrankung. Zur Neurolues bemerkt der Autor: »Neurosyphilis has, of course, been the favourite diagnosis from the start, in particular a combination of tabes dorsalis and meningo-vascular lues.« (272, S. 518) Charakteristisch sei bei dieser Erkrankung das Auftreten einer oft beidseitigen Ptosis, wie der Autor auch mit der Wiedergabe des Portraits eines an Tabes dorsalis und beidseitiger Ptosis leidenden Patientin von Charcot demonstriert. Bei einer Neurolues seien die aufretenden Augensymptome jedoch stets irreversibel. So könne eine Neurolues als Erkrankung Heines ausgeschlossen werden.

In seiner eigenen diagnostischen Wertung stellt Jellinek fest: »Surely the dissemination of lesions in time and in space (optic nerves, brain stem and cord) makes multiple sclerosis (MS) much the likeliest cause.« (275, S. 519) Jellinek stützt sich auch hier auf schon besprochene (s. o.) Arbeiten von Schachter und Putnam und erwähnt auch die eine Multiple Sklerose verwerfende, hingegen Neurolues propagierende Arbeit von Critchley. Eine früher durchgemachte venerische Erkrankung scheine für Heines späteres Leiden irrelevant. Jellinek argumentiert, daß nur eine geringe Minderheit von Patienten mit positiver Wassermannreaktion tatsächlich später eine Neurolues entwickeln würde. Es sei einzugestehen, daß wiederholte Paresen der Hirnnerven und eine Ptosis seltene Symptome einer Multiple Sklerose seien, isolierte Lähmungen des V., VII. und VIII. Hirnnerven kämen hingegen häufiger vor. Auch habe der Autor selbst einen Fall von Multipler Sklerose mit Ptosis beobachtet. In der Literatur werde von einem autoptisch gesicherten Fall der Multiplen Sklerose mit Ptosis durch Demyelinisierung im Stammhirn berichtet. Jellinek referiert abschließend die Krankengeschichte von Augsut D'Este, einem Sohn des Duke of Sussex, bei dem im Jahr 1822 erste Augensymptome aufgetreten seien, der seine letzten Jahre im Rollstuhl verbracht, nie eine Beeinträchtigung seiner intellektuellen Fähigkeiten gezeigt habe und 1848 gestoren sei. August D'Este habe mit seinen eigenen Tagebuchaufzeichnungen die erste Beschreibung einer Multiplen Sklerose überliefert. »At least Heine remained creative almost to the end. He ist the second recorded, and certainly the almost eminent, victim of multiple sclerosis.« (275, S. 519) Jellinek stützt sich bei seiner Anamnese offensichtlich auf Heines eigene Beschreibung der Krankheitssymptome in seinen Briefen. Die diagnostische Beurteilung referiert vor allem die Meinungen von Schachter und Putnam.

Der Autor äußert sich auch zu Therapie und Diagnostik durch Heines Ärzte. Hier erscheint allerdings der Einfluß von Julius Sichel vor allem im Vergleich zur eher lapidaren Erwähnung von Koreff als überbewertet. Das Verdienst des Autors ist aber zweifellos die Darstellung der besonderen Bedeutung von Verlauf und Natur des Augenleidens für die diagnostische Beurteilung. Es wird durch die Beschreibung der Augensymptome deutlich und mit zum Teil medizinhistorisch bedeutsamen Fallbeispielen belegt, daß gerade die Augensymptomatik ein wichtiges Argument gegen eine Tabes dorsalis und für eine heute besser Encephalomyelitis disseminata genannte Multiple Sklerose als Ursache des Leidens Heines ist.

15. Die Krankheiten Heinrich Heines aus der Sicht medizinischer Laien

In den »Causerien« von Otto Spielberg »Discretes und Indiscretes«, erschienen 1870 (233, S. 41 ff.), wird darauf hingewiesen, daß Heine schon während der ersten Jahre in Paris immer mißgestimmter und unruhiger, seine Gedanken sprunghaft und seine nervöse Reizbarkeit stärker geworden seien. Oft habe er bei dem geringsten Anlaß suicidale Absichten geäußert. Im finalen Stadium habe auch seine intellektuelle Leistungsfähigkeit nachgelassen. »In seinem letzten Lebensjahre wurde seine Kraft, auch die geistige, immer schwächer. Alle Briefe aus 1855 athmen eine erzwungene Heiterkeit; der Witz wird geleckt und seine Geistesblitze thun sich nur in krankhaften Zuckungen kund. Eine verzehrende Unruhe plagt ihn Tag und Nacht, [...]« (233, S. 49)

1881 veröffentlichte Heines Nichte Maria Embden-Heine, die Tochter von Charlotte, ihre Erinnerungen an Heinrich Heine (56). Diese Erinnerungen sind jedoch als Quelle zur Krankengeschichte Heines nur mit Vorsicht zu werten, da Heines Nichte vieles nicht aus eigenem Erleben schildern kann. Die Darstellungen sind aus familiären Gründen und aus Stolz auf ihren berühmten Onkel schönfärberisch verfälscht. Obwohl diese Tatsache bekannt sein müßte, wurden die »Erinnerungen« dennoch zu einem bedeutenden Zeugnis, haben doch viele Heine-Biographen viele Irrtümer kritiklos oder mangels besseren Wissens aus dieser Quelle übernommen. So besteht Heines Nichte auf dem Geburtstag 1800 und gibt als Datum der Eheschließung ihrer Großeltern den 6. Januar 1789 an. An familienanamnestischen relevanten Fakten wird mitgeteilt, daß Heines Vater offensichtlich an einem apoplektischen Insult verstarb. Heines Bruder Maximilian soll am 6. November 1879 an einer »Herzlähmung« (56, S. 16) verstorben sein. Heines Cousin Carl sei im Juni 1865 »vom Schlage gerührt« worden (56, S. 18). Will man der Darstellung der Jugendzeit Heinrich Heines in den Erinnerungen seiner Nichte Glauben schenken, so zeigte Heine bereits als Kind jenes ironische Lächeln, die Verziehung der Mundwinkel, die später so oft beschrieben wurde. Auch soll Heine als Kind bereits sehr kälteempfindlich und aufgrund seiner Nervosität durch laute Geräusche oft beeinträchtigt gewesen sein. Als einzige Kinderkrankheit wird von seiner Nichte Masern genannt. Die unglückliche Liebe zu seiner Cousine Amalie habe ihn jedoch nicht so stark wie immer angegeben beeinträchtigt. Bereits bald nach dem unglücklichen Ausgang dieser Liaison habe sich Heine in Berlin wieder recht gut amüsiert. Bemerkenswert ist dann die Feststellung der Autorin, daß Heine zwar offensichtlich außerordentlich kinderlieb war, jedoch selbst kinderlos blieb. Für Heines Studienjahre merkt Maria Embden an, daß ihr Onkel sich weder besonderen Ausschweifungen noch Trinkgelagen hingab. So sei der Grund für seine Zwangsextramikulation ein Duell gewesen. Auffällig sei der Kontrast zwischen Heines gepflegtem Äußeren und der später durch Krankheit erschlafften Gesichtszüge gewesen. Auch seine Handschrift sei zunächst so reinlich wie die eines Kaufmannes gewesen und der Unterschied zu den später mit zittriger Hand und nur mit Bleistift geschriebenen Briefen denkbar groß. Die Familie habe sich gern in den Glanz ihres schon früh berühmt gewordenen Verwandten gestellt, sie sei jedoch auch bemüht gewesen, nicht gleichfalls unter der Kritik und der Ablehnung Heines leiden zu müssen. Breiten Raum nimmt die Darstellung des Verhältnisses von Heinrich Heine zu seiner Frau Mathilde in den Erinnerungen ein. Die Autorin glaubt, Heine habe sich zu der ungebildeten Mathilde nur wegen ihrer Sinnlichkeit hingezogen gefühlt und später mehrfach Ehebruch begangen. Den häufigen Wechsel seiner Pariser Wohnungen erklärt sie mit seiner großen Empfindlichkeit gegenüber akustischen Belästigungen. In diesem Zusammenhang sei noch erwähnt, daß nach der Darstellung von Marie Embden auch Heines Mutter auffallend geräuschempfindlich und ruhebedürftig gewesen sei.

Die Autorin berichtet über die Krankheit: Lange Zeit habe Heine nur unter beständigen und sehr heftigen Kopfschmerzen gelitten, bis sich sein Gesundheitszustand während des Erbschaftsstreites dramatisch verschlechterte. Heines Nichte geht davon aus, daß sich erst 1845 Lähmungen einstellten, die es ihm unmöglich machten, auf seinem letzten Spaziergang durch die Pariser Straßen den Louvre überhaupt zu erreichen. Sie kann sich des Vorwurfes nicht enthalten, daß die Therapie der Pariser Ärzte mit Aderlässen und Abführmitteln seinen Zustand verschlechtert und seine Kopfschmerzen vermehrt habe. Hohe Opiumdosen seien das allein wirksame Medikament gewesen. Nur Dr. Gruby, der Heine bei seinem ersten Besuch zusammengekrümmt und einer Bewegung unfähig auf dem Boden liegen sah, sei es gelungen, einige Besserung zu erreichen. Durch seine Therapie habe Heine den Gesichtssinn und die Fähigkeit, seine Arme zu bewegen, wiedererlangt. Während des langen Krankenlagers seien einige Charakterzüge verschärft hervorgetreten. Heine habe sich als Doppelnatur von freundlichem und sanftem Wesen, aber auch von vernichtender Ironie, zu einem böswilligen Witz stets bereit und als rechthaberisch und nachtragend erwiesen. Marie Embden gibt die Beobachtung weiter, daß Heines Krämpfe durch Berührungen und unsachte Bewegungen ausgelöst werden konnten. Sie macht Mathilde den Vorwurf, kein Verständnis für den Kranken aufgebracht und sich nicht ausreichend um ihn gekümmert zu haben. Aus ihrer negativen Beurteilung von Mathildes Verhalten wird deutlich, daß Heines Frau nur zu seinen Lebzeiten von der Familie geduldet wurde, damit sich aus der angeblichen Mesalliance kein gesellschaftlicher Skandal entwickelte. Heines Verwandte waren überrascht, als Mathilde nach Heines Tod die Vorstellungen ihres Mannes von seinem Begräbnis durchzusetzen wußte und die Manuskripte aus dem Nachlaß der Familie nicht aushändigte. Heines Nichte geht davon aus, daß Heine sich in Italien 1828 venerisch infizierte: »Nur Kindespflicht konnte ihn dem üppigen italienischen Leben entreißen, und mit Schmerz trennte er sich von dem schönen, blauen Himmel, dem lieblichen Klima, dem sanft rauschenden Meere, den üppigen Fluren und vorzüglich von den schönen Frauen. Hier hatte er in Liebe und Wonne geschwelgt und sich auch den Keim seiner Krankheit geholt, denn wie eine emsige Biene flog er von der Einen zur Anderen und war nie liebessatt.« (56, S. 81)

Mit den Worten »Das Publikum hatte sich also deutlich für die Märtyrer-Pose und für den Grabgeruch entschieden, [...]« und »Das Publikum wollte also Heine durchaus als Sterbenden festhalten« (184), kennzeichnete Oskar Panniza 1897 das vorherrschende Heinebild. Er stellte fest, daß das literarisch interessierte Publikum mit Heine immer dessen Krankheit assoziierte und gewohnt war, ihn als leidenden Poeten in der »Matratzengruft« zu stilisieren. Panizza hielt die Erkrankung Heines für eine ›regelrechte Tabes dorsalis, eine Sklerose der Hinterstränge des Rückenmarks, das Gegenbild des Rückenmarks, der Erweichung des Gehirns, das bei Heine typisch mit der Lähmung der Augennerven und der Pupillendifferenz begann, [...].« (184)

Allerdings hatte Panizza eine andere Vorstellung von den Ursachen der Tabes dorsalis als wir sie heute mit der genauen pathophysiologischen Kenntnis dieser Verlaufsform einer syphilischen Infektion haben. Panizza referiert 1897 den volkstümlichen Glauben, sexuelle Exzesse seien die Ursache der Rückenmarksschwindsucht. Seit 10 Jahren etwa bestünde aber die neue Hypothese, die Tabes dorsalis sei auf eine »geschlechtliche Infizierung im jugendlichen Alter zurückzuführen« (184). Bei der Auswertung der Statistiken über diese Erkrankung habe sich fast immer eine Syphilis in der Anamnese gefunden. Da aber die pathologische Anatomie des Rückenmarkes bei der Tabes dorsalis keine Ähnlichkeit mit den spezifischen Gewebsveränderungen der Lues im allgemeinen zeigte, antisyphilitische Kuren bei der Tabes dorsalis erfolglos blieben und ferner die Statistiken ein Überwiegen der männlichen Patienten ergaben, kommt Panizza zu dem Schluß, daß eine syphilitische Infektion nicht die Ursache der Tabes dorsalis sein könne. Vielmehr nimmt er an, daß einerseits ererbte Konstitutionsmerkmale eine Überempfindlichkeit und Übererregbarkeit des Nervensystems bedingten und so zur Tabes dorsalis führen könnten, andererseits die gesteigerte Triebhaftigkeit als Ursache für die gehäuften venerischen Infektionen bei diesem Patienten einleuchtend sei. »Es scheint in der Tat, als ob bei bestimmten neuropathischen Individuen der geschlechtliche Ekzeß nicht etwa eine Laune, sondern ein Zwang ist, und daß dieser Zwang – um von psychischen Ursachen zunächst zu schweigen – neben dem Gehirn in einer erhöhten Reizbarkeit des Rückenmarks seinen Grund findet, jenes Teiles des Nervenzentralorgans, in dem die Auslösung der geschlechtlichen Funkzionen ihren Sitz hat. [...] Wir werden uns also nicht wundern, wenn wir bei solch' neuropathischen Menschen mit erhöhter Rückenmarks-Disposizion auf der einen Seite eine große Zahl sexueller Infekzionen finden, und außerdem auch, in spätern Jahren ein so spezifisches Rückenmarksleiden, wie Tabes dorsalis. [...] Und die erhöhte Frequenz des Mannes an der Tabes hat ihre Ursache in den –, wie auch die im geschlechtlichen Leben ihm zugewiesene attakirende Rolle zeigt, – erhöhten

Zumutungen, die auch außerhalb der sexuellen Sfäre an sein Rückenmark gestellt werden.« (184)

Panizza weist auch nach, daß Heines intensive Kopfschmerzen, seine häufigen Depressionen und rapiden Stimmungswechsel, seine erotischen Phantasien und seine recht starke Libido deutliche Hinweise auf seine neuropathische Konstitution seien. Er unternimmt den Versuch, Heines Sexualität vor dem Vorwurf der Unmoral durch »Antisemiten, Pfaffen und ähnliche kulturfeindliche Schreier« (185) zu schützen. Panizza hält es für denkbar, daß Heines Bemerkungen über den Ausschlag oder seine Hamburger Liebesabenteuer Hinweise auf eine mögliche venerische Infektion sein könnten. Doch erklärt er auch, daß Heines Bemerkung, er habe sich einen ärgerlichen Ausschlag durch die Lektüre des Korans zugezogen, vielleicht nur Ausdruck einer unter Juden üblichen Frivolität war, die wahrscheinlich einer alten Antipathie gegen den Islam entsprang und etwas Sexuelles unter Religiösem verbergen sollte. Heines Hamburger Reputation sei im wesentlichen von seinem zum Teil mißgünstigen Verwandten geprägt worden. Es bleibe jedoch festzuhalten, daß die 1836 von Wallace in die antisyphilitische Praxis eingeführte Jodkali-Medikation ein Hinweis auf eine syphilitische Erkrankung sei. 1837 habe sich mit der Lähmung der Augenmuskulatur ein erstes Symptom des Rückenmarksleidens gezeigt, dem zunehmende Sensibilitäts- und Mobilitätsstörungen folgten. Allgemein gehe zwar die Tabes dorsalis mit geistigem und psychischem Verfall, hervorgerufen durch die Mitbeteiligung des Großhirns, einher. Der durch die Tabes dorsalis bedingte körperliche Verfall habe aber im Gegenteil Heines Schaffenskraft erhöht. Sein Werk sei vielleicht nicht ohne die zersetzende Wirkung seiner Krankheit denkbar: »[...], das, was der Nervenpatologie und patologische Anatom bereits als depotenzirende Wirkung oder Zerfall bezeichnet, ist vielleicht für die Psyche und ihre inspiratorische Begabung die Bedingung des höchsten Flugs. Wenigstens Heine wurde, je kränker, je geistig reifer und beweglicher, ...« (184)

Panizza glaubt, die intellektuelle und künstlerische Leistungsfähigkeit Heines sei von der Mutter ererbt, während das väterliche Erbteil für Heines labile und neuropathische Konstitution verantwortlich gewesen sei. Der Vater sei eine degenerierte, geistig eher beschränkte und morbide Persönlichkeit gewesen, die im »idiotischen Siechtum« (185) geendet sei. Infolge dieser erblichen Belastung habe Heine schon in seiner frühen Jugend eine morbide Veranlagung erkennen lassen, die »sich in düstern Melancholien, traumartigen Zuständen, weltflüchtiger Neigung, tranzsluzenten, inspirazionsartigen Anwandlungen kundgab.« (185) Schon früh habe Heine die charakterliche Eigenart gezeigt, alle Erlebnisse zu erotisieren. »Damals legte er den Grund zu einem langjährigen Siechtum, währenddeßen sein beweglicher Geist die Kunst erlernte, aus tiefster Niedergeschlagenheit und elendster Körperverfaßung die köstlichsten Gedanken zu holen. [...] Das Wesen Heines, die biologisch-psichische Daseinsform des Organismus Heine, war Zerstörung, geniale Zerstörung, und den Einschmelzungs-Prozeß seines Rückenmarks mußte er an der Literatur seiner Zeit selbst ausüben.« (185)

In dem von Adolph Kohut 1906 herausgegebenen »Handbuch für Haus und Familie« unter dem Titel »Berühmte israelitische Männer und Frauen in der Kulturgeschichte der Menschheit« (133, S. 412ff.) finden sich einige Anmerkungen zu Heine. Heine wird dargestellt als großer Charakter und genialer Künstler, den es oft in die Niederungen des Vulgären und Triebhaften hinabzog. Dieser Zwiespalt sei auch bestimmend für seine Werke gewesen. Der Beginn seiner Erkrankung wird von Kohut auf das Jahr 1845 datiert und nur sehr pauschal als ›unheilbares Rückenmarksleiden‹ (133, S. 442) beschrieben.

In seinen 1920 veröffentlichten »Psychopathologischen Dokumenten« (13, S. 67) widmet sich Karl Birnbaum Heines besonderer Identifikation mit seinem Großonkel Simon van Geldern, der einen »überwertig-suggestiven seelischen Eindruck« auf den jungen Heine ausübte. Der Autor bewertet diese Identifikation als abnorm. Eine weitere psychopathologische Beurteilung Heines findet sich in dieser Monographie jedoch ebensowenig wie eine epikritische Diskussion der somatischen und psychischen Krankengeschichte Heines.

Die psychische Instabilität und Empfindlichkeit für die unterschiedlichsten Eindrücke wertet Gustav Jung in seinem 1924 erschienenen Artikel über den »Erotiker Heinrich Heine« (123, S. 13ff.), unter Berufung auf Rahmer, als frühen Ausdruck eines ererbten Nervenleidens. Ohne nähere Erläuterungen zu dieser These verwirft der Autor die Möglichkeit einer venerischen Infektion als Ursache der Krankheit Heines. Jung untersucht auch die möglichen Gelegenheiten Heines zu einer syphilitischen Infektion, und behauptet, daß es für eine solche Infektion keinen einzigen stichhaltigen Beweis gibt und auch trotz Heines Offenheit in der Darstellung seines Sexuallebens kein eindeutiger Hinweis auf eine venerische Erkrankung in seinen Werken zu finden ist.

Heine fand auch Aufnahme in Brunhold Springers Darstellung der »Genialen Syphilitiker« aus dem Jahre 1924(234). Die Einstellung des Autors wird deutlich, wenn er schreibt: »Das nächste Jahrhundert wird der Aufzucht, der Reinigung, der Wiedergeburt, der biologischen Hygiene gehören. Die Syphilis aber macht jede Hochzucht unmöglich. [...] Zivilisation ist Syphilisation, – so lange dies nicht anders wird, ist das Schicksal der Menschheit besiegelt.« (234, S. 2) Über Heines Charakter schreibt Springer: »Sein Wesen ist schwer zu fassen. Schon äußerlich – dieser rheinische Jude ist wohl das Blondeste unter allen deutschen Genies.« (234, S. 137) Ohne nähere Erläuterung stellt Springer die Diagnose: Rückenmarkschwindsucht, also Tabes dorsalis, gegen die sich Heine aber »heldenhaft« gewehrt habe und »das Leben weitergeliebt mit der ganzen Daseinsgläubigkeit und Erdenfreudigkeit seiner Rasse ...« (234, S. 138)

Ludwig Marcuse bezeichnet in seinem 1932 erschienenen »Heinrich Heine, Melancholiker, Arbeiter in Marx, Epikurer« Heine als einen Neurastheniker, dessen

Stimmungen rasch wechselten und der von Jugend an eine ungewöhnliche Reizbarkeit zeigte und über Kopfschmerzen und Migräne klagte (vgl. 162, S. 293). Gegen dieses Übel habe Heine mit Sturzbädern, Spaziergängen, Amüsements und Reisen, vor allem an die Nordsee, anzugehen versucht. Von quälenden Kopfschmerzen und Depressionen heimgesucht, seien seine »sogenannten erotischen Ausschweifungen [...] wohl nur literaturhistorische Zimperlichkeiten, Diagnosen hinterwäldlerischer Familienväter.« (162, S. 293) Mit der Lähmung der Finger, die im zweiten Jahr seines Aufenthaltes in Paris erstmals auftrat, und dem Augenleiden habe der langsame, aber stetige Fortschritt der zentralen Erkrankung, die vom Rückenmark ausging, eingesetzt. Weitere Lähmungserscheinungen, Neuralgien, häufige Anfälle von Katarrhen und grippalen Infekten, Magen- und Darmstörungen seien weitere Symptome der wechselhaften Krankheit. Später seien eine Ptosis und Störungen der Lippen-, Schlund- und Kehlkopfmuskulatur eingetreten. Auf seinem Krankenlager habe Heine viele Besuche erhalten, vor allem von Frauen. »Viele Damenbriefe erteilten ihm schriftliche Ratschläge: er solle den kranken Teil des Rückens mit stählernen Nadeln bestecken und durch diese Nadeln einen elektrischen Strom leiten lassen.« (162, S. 297) Später sei Heine jedoch mehr und mehr vereinsamt. Eine diagnostische Wertung der dargestellten Krankheitssymptome nimmt Marcuse nicht vor. Von Bedeutung ist seine Bewertung zweier charakteristischer Verhaltensmerkmale Heines. So stellt Marcuse fest, daß Heine in seiner Jugendzeit sehr eitel war und sich bemühte, sich das Image des an der Welt leidenden Poeten zuzulegen. Zu diesem Zweck habe er bestimmte Posen und eine Mimik geübt. Marcuse interpretiert diese Haltung: »Man glaubt dem Schmerz-Poseur den Schmerz nicht. Man hält ihn für die Maske eines Komödianten. Die wenigsten wissen, daß ein Schmerz gespielt – und trotzdem echt sein kann. Heines Schmerz war echt und gespielt: Er erlöste sich durch sein Schmerz-Getue von dem Druck des Schmerzes; er präsentierte ihn, so fühlte er ihn weniger stark. Und schon war dieser Mechanismus der Befreiung durch das Sich-Schauspielern verbunden mit dem anderen Mechanismus der Befreiung durch das Sich-Quälen: Indem er seine Schmerzen künstlich steigerte, dämpfte er sie; er machte aus dem Gequälten einen Quälenden, wenn auch einen Sich-Quälenden.« (162, S. 67) Marcuse nimmt auch kritisch Stellung zu Heines Haltung in der Platen-Affäre und wirft ihm vor: »So verlegte Heine den Kampfplatz vieler guter Kämpfe immer wieder – ins Schlafzimmer des Feindes. Diese Dessous- und Unterhosenkritik wurde ihm schließlich zur lieben Gewohnheit; auch dort, wo er seinen Gegner nur ritzen wollte.« (162, S. 330)

Die von Walter Victor 1947 erschienene Darstellung »Die letzten sechs Nächte Heinrich Heines« enthält keine medizinisch relevanten Angaben (243).

Unter der Kapitelüberschrift »Das Nein – Ausgliederung der Krankheit« behandelt Ida Cermak in ihrem Buch »Ich klage nicht« 1972 (29, S. 48 ff.) auch die Krankheit Heines. Sie stellt Nervosität, Kopfschmerzen und Migräne bei Heine fest, sieht jedoch den Beginn der Krankheit erst in dem Auftreten der Fingerlähmung, der Ptosis und der anfallsartigen Magen- und Darmstörungen. Die gesamte Krankheitsdauer beziffert sie auf 16 Jahre, als Diagnose wird Tabes dorsalis angegeben. Ohne näher auf die Krankengeschichte einzugehen, zitiert sie Heines Gedicht »Vermächtnis« als »eine Darstellung der Pathologie der Tabes dorsalis, in der kein Symptom ausgelassen worden ist« (29, S. 50). Sie stellt Heine als einen Menschen dar, der Zeit seines Lebens Schönheit, Gesundheit und Natürlichkeit geliebt habe, alles Kranke und Schwache aus seinem Leben jedoch verdrängen wollte. In seiner Frau habe er sein Gegenbild voll Frische und Gesundheit gefunden. Seine besondere Tragik sei es gewesen, an einer Krankheit mit langwierigem Leiden und stetem körperlichen Verfall zugrundezugehen und das Scheitern einer Idealvorstellung erfahren zu müssen.

In der 1976 von Ernst Bäumler herausgegebenen »Kulturgeschichte einer verschwiegenen Krankheit« (7) darf Heinrich Heine als angebliches Opfer einer syphilitischen Infektion nicht fehlen. Bäumler glaubt, Heine habe sich bei seinen angeblich so zahlreichen Liebesabenteuern mit Mädchen und Frauen aus sozial niederen Schichten eine syphilitische Infektion zugezogen. Diese führte nach Ansicht des Autors erst 1832 zu ersten Krankheitserscheinungen in Form von Lähmungen. Zwar bleiben die heftigen Kopfschmerzen nicht unerwähnt, doch werden sie auch von Bäumler diagnostisch nicht zugeordnet. Auch als 1843 die langsam progrediente Verschlechterung des körperlichen Zustandes eingesetzt habe, hätten gelegentliche Remissionen Heine noch Hoffnung auf Besserung gegeben. Bäumler stellt heraus, daß Heine sich zwar öffentlich über seine »Rückenmarksschwindsucht« äußerte, jedoch in seinen Werken verhältnismäßig wenig über diese Krankheit zu finden ist. Bäumler glaubt sich in Übereinstimmung mit der Mehrheit der Medizinhistoriker, wenn er als Krankheitsursache eine luische Tabes dorsalis feststellt. Er erwähnt jedoch auch die spinale progressive Muskelatrophie und die Möglichkeit eines nicht-infektiösen degenerativen Prozesses. »Professor Hans Schadewaldt, Direktor des Instituts für Geschichte und Medizin der Universität Düsseldorf, ist sich – wie er dem Verfasser mitteilte, hingegen sicher, daß Heine nicht an einer Tabes starb, sondern an einer degenerativen Systemerkrankung des Rückenmarks dahinsiechte.« (7, S. 259)

Die Dissertation »Ritter, Harlekin und Henker – Der junge Heine als romantischer Patriot und als Jude« von Jürgen Voigt (1982) untersucht den Einfluß, den Heines Krankheit auf seine ihm eigentümliche Anschauung von Körper und Geist hatte. Ohne eine Diagnose auch nur anzuführen, stellt Voigt fest, daß sich an Heine selbst die denkbar radikalste Spaltung von Geist und Körper vollzog. Mit dem körperlichen Verfall mußte Heine seine Körpersphäre als ein »dunkles desorientierendes, geistfeindliches, emanzipationshemmendes ›jüdisches‹ Substrat aufs neue erleben« (245). Aber gerade diese erneute Konfrontration und die aufgezwungene Auseinandersetzung mit dem Dualismus von Körper und Geist habe die schon immer bei Heine anzutreffende Spannung gesteigert und ihn zu höchsten geistig und produktiv schöpferischen Leistungen angeregt.

In Ludwig Rosenthals Abhandlung »Heinrich Heines Erbschaftsstreit – Hintergründe, Verlauf, Folgen« aus dem Jahr 1982 wird neben der Behandlung der Folgen des Erbschaftsstreites auch die von Stern gestellte Diagnose einer Lues cerebrospinalis erwähnt. Es sei nicht zu bezweifeln, daß die unbestreitbarer »Rückenmarkslähmung« (295, S. 107), welcher Ursache sie auch immer sein mag, Heines Nervensystem stark angegriffen habe. So mußte der langwierige Erbschaftsstreit mit all seinen Kränkungen, Aufregungen und existentiellen Verunsicherungen sich nachteilig auf Heines Gesundheit auswirken. Zwar seien Heines geistige Fähigkeiten durch den Krankheitsprozeß unbeeinträchtigt gewesen, doch bei Heines besorgniserregener körperlicher Verfassung und der sowohl materiellen als auch vitalen Bedrohung habe eine Auseinandersetzung wie der Erbschaftsstreit die nachteiligsten Wirkungen haben müssen. Zwar sei die Frage, ob dieser Zwist eine direkt lebensverkürzende Wirkung gehabt haben könnte, rein spekulativ, jedoch sei die Tatsache für jeden Heine-Biographen von Bedeutung, daß aufgrund des zwischen Heine und seinem Vetter Carl geschlossenen Abkommens Aussagen des Dichters zu seiner Familie unterblieben oder vernichtet wurden. Vor allem Heines Bruder Maximilian habe aus persönlicher Eitelkeit und aus familiären Rücksichten aufschlußreiches Material unterschlagen. So stellt der Autor fest, daß eine besondere, in Heines Familie vorherrschende Eitelkeit nicht nur bei dem Dichter selbst, sondern auch bei seiner Mutter und seinen Geschwistern zu finden war, die die Beurteilung der Familiengeschichte erschwere.

In einer »Skizze zu einer Heine-Biographie« 1983 (143) bezeichnet J. A. Kruse die Erkrankung Heines als eine »fortschreitende myatrophische Lateralsklerose« (143, S. 35), obwohl nach weitverbreiteter Meinung und auch nach Heines eigener Vorstellung seine Erkrankung die Folge einer syphilitischen Infektion gewesen sei.

Kruse beschreibt in »Heine in Paris«, 1981, in »Private Lebensumstände«, den 1831 nach Paris emigrierenden Heine als einen sensiblen und von Migräne geplagten Mann, der in den Seebädern vergeblich Heilung gesucht habe und nun lebensüberdrüssig nach Paris gekommen sei. Dort habe er schnell eine gesundheitliche Besserung erfahren, und auch die psychische Situation habe sich aufgehellt. Kruse stellt eine Verschlechterung der gesundheitlichen Situation Heines fest, als Heine auch in Paris Widerstand und Feindseligkeiten entgegengebracht worden seien. So habe sich sein Zustand rapide während der Strauss-Affäre verschlechtert und einen Höhepunkt während des existentiell bedrohlichen Erbschaftsstreites im Jahre 1845 erreicht. Im Hinblick auf die Krankheitsgeschichte Heines ist Kruses Vermutung von Bedeutung: »Heine litt wahrscheinlich nicht, wie er selbst und seine Mit- und Nachwelt annahmen, an den Spätfolgen einer Syphilis. Wahrscheinlicher ist, daß es sich bei seiner schleichenden Krankheit um eine myatrophische Lateralsklerose handelte, ...« (141, S. 81) Nach Kruse erreichte während des nun beginnenden Siechtums Heines Schaffenskraft einen Höhepunkt. Gerade wegen der für Heine typischen Subjektivität, der Bereitschaft, seine eigene Person zum Gegenstand seines literarischen Schaffens zu machen, weist Kruse der Krankheit im Werk Heines eine besondere Bedeutung zu. Auch Heines Zeitgenossen, Freunde, Bekannte und nicht zuletzt seine Leserschaft, hätten ihn zum »geistsprühenden Kranken und schließlich sterbenden Aristophanes« stilisiert. Doch habe die Krankheit Heine auch ein übermäßiges Durchhaltevermögen abgefordert. »Nur die Sorge um seine Frau und das Andenken an seine Mutter und an seine Schwester in Hamburg ließen Heine den gelegentlichen verzweifelten Vorsatz zum Selbstmord wieder verwerfen« (141, S. 82).

In seiner 1985 erschienenen Arbeit über »Heine's sterfbed« geht van Amerongen auch der Frage nach, ob Heine an einer »maladie honteuse« (2, S.25) litt. Er stellt bei Heine eine allgemeine psychische Labilität fest, die ihren Ausdruck in Nervosität, Überempfindlichkeit, überschwenglicher Phantasie und Neigung zu Träumereien finde. Von Jugend an sei er körperlich nie ganz gesund gewesen. Besonders seine chronischen Kopfschmerzen beeinträchtigten sein Befinden zeitlebens. Sie seien auch der Grund für seine Abneigung gegen Genußmittel wie Tabak und Alkohol gewesen. Die Erstmanifestation der Erkrankung sieht Amerongen in den 1832 auftretenden Lähmungserscheinungen der linken Hand, denen bald eine sehr wechselhafte Augensymptomatik folgte. Zunächst seien bei Heine noch einige hoffnungsvolle Episoden relativer Genesung aufgetreten, doch ab 1844 vermehrten sich die alarmierenden Berichte. Vor allem sein Sehvermögen sei mehr und mehr beeinträchtigt worden. Zwei Jahre später seien Krämpfe und Kontrakturen im rechten Arm und im Rückgrat aufgetreten. Der Autor berichtet von Hörverlust, Sprachschwierigkeiten sowie Beeinträchtigung des Kauens, Schluckens und Küssens. Nach Berichten von Zeitgenossen habe Heines Stimme den Klang eines metallischen Tenors angenommen. Ab 1848 seien auch Blasen- und Mastdarmbeschwerden, eine Lähmung der Beine und ein zunehmender Gewichtsverlust zu verzeichnen gewesen. Auch die rechte Hand sei nun in das Krankheitsgeschehen miteinbezogen worden. Das linke Bein sei fast wie abgestorben gewesen. Die Leidenszeit der »Matratzengruft« habe Heine in zusammengekrümmter, grotesker Haltung zugebracht. Besonders gelitten habe er unter den nach Ansicht des Autors fragwürdigen und sehr quälenden Behandlungsmethoden seiner Zeit.

Heine selbst habe zwar an eine venerische Infektion als Ursache seines Leidens geglaubt. Auch sei die Syphilis mit allen Varianten ihrer Folgestadien eine sehr verbreitete Erkrankung gewesen. In der kritischen Würdigung der Literatur zur Erkrankung Heines stellt Amerongen besonders die Arbeit von Stern heraus. Große Bedeutung mißt Amerongen der Tatsache zu, daß ein mit so zahlreichen neurologischen Ausfällen einhergehender Prozeß Intellekt und Psyche des Dichters vollkommen unbeeinträchtigt ließ. Daß eine Lues cerebrospinalis für dieses Krankheitsbild verantwortlich sein könne, müsse als medizinisches Kuriosum gelten. So hält Amerongen im Bewußtsein, daß das Krankheitsbild Heines endgültig diagnostisch nicht geklärt werden könne, die Diagnose einer Poliomyelitis, einer Multiplen-Sklerose oder einer myatrophischen Lateralsklerose für wahrscheinlich. Amerongen argumentiert, daß Heine eine syphilitische Infektion sicher auf seine Lebensgefährtin übertragen hätte, mit der ihn weder charakterliche Übereinstimmung noch intellektuelles Niveau verbanden, sondern allein Sinnlichkeit und Erotik. Als medizinischer Laie berücksichtigt Amerongen hierbei nicht die Tatsache, daß eine Lues cerebrospinalis zu einem luischen Krankheitsstadium zu rechnen ist, in dem keine Ansteckungsgefahr mehr besteht. Doch Amerongen stellt ausdrücklich fest, daß die Art und der Verlauf der Leiden Heinrich Heines für die Beurteilung seiner Person, seines Lebens und seiner Werke wesentlicher als die diagnostische Klärung. Doch sei gerade die hypothetische Diagnose einer venerischen Infektion mißbraucht worden, um den jüdischen Dichter zu diskriminieren: Die Syphilis als Strafe für die »Orientaalse Wellust«. (2, S. 33)

Auch die Unterhaltungs- und Tagespresse befaßte sich bis zur Jahrhundertwende mehrfach mit Heines Krankheit.

So erschien 1866 in der Zeitschrift »Die Gartenlaube« ein Artikel über »Heines's Krankheit« (2267, S. 7759 ff.), in dem Heines Bruder Maximilian mit seiner Ansicht zitiert wird, die Behandlung der französischen Ärzte mit Aderlässen, Blutegeln und Abführmitteln hätten Heines Zustand zusätzlich geschwächt. Ausdrücklich wird darauf hingewiesen, daß zwar Heines Füße und Augenlider gelähmt waren, die Sehkraft aber nicht beeinträchtigt gewesen sei. Heines Frau Mathilde wird gegenüber den oft geäußerten Vorwürfen gerechtfertigt. Es wird ihr attestiert, sie habe ihren Mann aufopfernd gepflegt und ihm mit ihrem liebevollen Verständnis in seinem Leiden oft zur Seite gestanden.

1901 erschien in der »Wiener Abendpost« eine kritische Rezension der Studie Rahmers von Georg Reimer (194). Reimer bezweifelt, daß auch die penible Sammlung aller biographischen Fakten und der Aussagen Heines und seiner Zeitgenossen zu seiner Erkrankung die Rekonstruktion seines komplexen neurologischen Krankheitsbildes gestatten. Der Autor spekuliert, die von Heine als »Lähmungen« bezeichneten Krankheitssymptome könnten Ausdruck einer hochgradigen Ataxie gewesen sein, die zur Gebrauchsunfähigkeit der Extremitäten führte und daher vom medizinischen Laien als Lähmung angesehen wurde. Auch die von Rahmer konstruierte hereditäre Belastung erschien dem Rezensenten nicht ganz nachvollziehbar und damit ungeeignet, eine hereditäre neurologische Erkrankung zu beweisen. Sicher sei jedoch die hochgradig neuropathische Veranlagung Heines. Die ersten Krankheitssymptome seien 1824 aufgetreten. Diese Kopfschmerzen hätten die Symptomatik der zentralen Erkrankung eingeleitet. Die 1832 auftretende Lähmung der linken Hand sei jedoch beweisbar durch die fortschreitende Atrophie der Handmuskulatur. Reimer verwirft die Rahmer'sche Hypothese, die

Augenerkrankung sei ein eigenständiges Krankheitsbild gewesen, und verweist auf die Diagnose Mauthners. Auffallend sei die außerordentlich langsame Progredienz der Symptomatik, die 1848 zu einer anscheinend komplexen Parese geführt habe. Später seien auch schwerwiegende vegetative Funktionsstörungen hinzugetreten. Diese Symptomatik gestatte nicht eine gesicherte Diagnose der spinalen Form der progressiven Muskelatrophie. Um das Krankheitsbild zu erklären, müßte zu dieser Erkrankung eine Polioencephalitis chronica des Gehirns und Rückenmarkes angenommen werden. Auch die heftigen krampfartigen Schmerzen seien nicht zu erklären. Allerdings spreche das Einsetzen der Lähmung an der oberen Extremität gegen die populäre Deutung der Erkrankung Heines als »Rückenmarksschwindsucht«, die allerdings die intensiven Schmerzen am ehesten aufkläre. Eine infektiöse Ursache sei nicht sicher auszuschließen.

Zu einer ganz anderen Bewertung der Arbeit Rahmers kommt das »Prager Tageblatt« vom 13. Mai 1902 in seinem Feuilleton zu »Heines Krankheit und Leidensgeschichte«. Das Blatt stellt heraus, daß die medizinische und literarische Forschung durch die präzise Anamneseerhebung mittels Quellenstudium in der Lage sei, retrospektiv ein Krankheitsbild zu rekonstruieren. Es wird darauf verwiesen, daß Heine »in Paris in den Händen von Kurpfuschern und Scharlatanen gewesen« (263) sei. Seine als Migräne gedeuteten Kopfschmerzen und seine nervöse Reizbarkeit werden gleichfalls erwähnt. Diese seien im Kindesalter bereits aufgetreten und hätten sich später zum »ausgesprochenen Bilde der Nervenschwäche, Nervosität und männlicher Hysterie« gesteigert. Dem Neurastheniker Heine sei selbst der Zusammenhang zwischen seinen jahrelangen Kopfschmerzen und der Erkrankung des zentralen Nervensystems bewußt gewesen. Diese zentrale Erkrankung habe 1832 sich mit Lähmungserscheinungen als schwerwiegendes Krankheitsbild manifestiert und über 24 Jahre angedauert. Heines Augenleiden wird getreu der Ansicht Rahmers als Affektion des inneren Auges, der Netzhaut oder des Glaskörpers angesehen. Ptosis, genereller Muskelschwund und vollständige Paralyse seien die vorherrschenden Symptome gewesen, bis Ende der 50er Jahre sich auch eine schwerwiegende Störung der vegetativen Funktionen eingestellt habe. Eine dramatische Verschlechterung habe die Krankheit während des Erbschaftsstreites genommen. Als Todesursache wird heftiges Erbrechen infolge der nur noch in höchsten Dosen wirksamen Narkotika angesehen. Dies alles weise auf das Vollbild der spinalen Form der progressiven Muskelatrophie hin. Bemerkenswert sind die biographische Wertung und Zuordnung dieser Erkrankung: »So ist denn das volle Verständniß des Dichters, der Motive seines Denkens und Fühlens, immer mit Rücksicht auf sein jeweiliges psychisches Befinden zu betrachten. Ein tieferes psychologisches Eingehen auf sein Selbst hat zur Voraussetzung die Kenntniß seines pathologischen Zustandes.« (263)

Landsberg referiert 1903 die Arbeit Rahmers und stellt sie als erste wissenschaftliche Arbeit zur Diagnosefindung vor: »Fachmännische Stimmen haben über das Leiden Heinrich Heines bisher nicht gesprochen. Um so bequemer konnte der Laiendilettantismus von Jugendsünden, ausschweifendem Lebenswandel u. dergl. fabeln.« (148, S. 316)

Wenn Landsberg auch die Arbeit Rahmers irrtümlich für die erste wissenschaftliche Veröffentlichung über Heines Krankheit hält, so ist sein Urteil über den Mangel an zuverlässigem Quellenstudium und kritischer Diskussion biographischer Daten in der Beurteilung der Krankengeschichte durch medizinische Laien nicht falsch.

Heine-Biographien

Auch Heines Biographen beschäftigen sich mit Ursache und Art der Erkrankung Heines, sammelten Material, stellten Vermutungen an, überlieferten Bekanntes und brachten neue Argumente. Die mannigfaltigen Versuche, das Kapitel der Krankheit Heinrich Heines biographisch zu bearbeiten, seien hier am Beispiel einiger Biographien dargestellt.

1867 erschien die Biographie von Adolf Strodtmann, der sich der Spekulationen über die Ursachen der Erkrankung Heines weitgehend enthält. Er spricht von den »Qualen der fortschreitenden Rückenmarkserweichung« (239, S. 528, B 2), die sich besonders in den Jahren 1848 bis 1849 rasch vermehrten. Lähmungen und Krämpfe der Kaumuskulatur seien aufgetreten und hätten die Nahrungsaufnahme stark eingeschränkt, so daß Heine zusehends körperlich verfiel. Strodtmann erwähnt auch die Lähmungen der rechten Hand, den Zusammenbruch bei Heines letztem Ausgang, die Einschränkungen der Sehkraft und betont besonders Heines nervöse und überreizte Stimmung, seine immer wieder mit Rücksicht auf Mathilde verworfenen Selbstmordabsichten und den häufig geäußerten Wunsch, seine letzten Tage in Hamburg bei der Familie verbringen zu können. Ein Grund für den Wunsch zur Rückkehr nach Deutschland mag nach Strodtmann auch die unbefriedigende medizinische Versorgung in Paris gewesen sein. Nach Strodtmann vertraute Heine einzig dem ungarischen Arzt Dr. Gruby. Der Biograph berichtet, daß Heine als Medikament nur Jodkali eingenommen habe; er weist aber ausdrücklich darauf hin, daß dieses Medikament bei Heine keine Wirkung gezeigt habe (239, S. 530, B2). Etwas besser wirksam, aber auch ohne durchschlagenden und dauerhaften Erfolg, seien die von Dr. Schlesinger im August 1855 verschriebenen »Waschungen mit Schwefeläther gegen die heftigen Krampfanfälle« gewesen. Von Strodtmann stammt auch eine ausführliche Beschreibung der Lebensgewohnheiten des Tagesablaufes des bettlägerigen Heines. Es wird vom Autor besonders herausgestellt, daß nach Wiederherstellung des Geschmackes etwa ab dem Jahre 1855 Heine gerne und besonders gut aß. Auch wenn Strodtmann berichtet, Heine habe etwa in der Zeit von 12.00 Uhr mittags bis 6.00 Uhr abends Besuche empfangen, so stellt er doch eine große Vereinsamung des Kranken fest. Viele neugierige und sensationslüsterne Besuche seien ihm eher lästig gewesen. Gern habe er jedoch auf seinem Krankenlager mit Kindern gespielt und gesprochen. Heine habe nur seine Briefe diktiert, seine Verse jedoch stets selbst in großen Buchstaben mit Bleistift auf die Blätter eines steifgebundenen Buches oder einzelne Foliobögen geschrieben. Strodtmann stellt besonders Heines »ungeschwächte Geisteskraft« und »Schärfe des logischen Denkens« trotz heftiger Krankheitserscheinungen und hoher Opiatdosen heraus (239, S. 541, B2). Nach Strodtmann war die Ursache der im Winter 1854 bis 55 auftretenden zu Diagnose führenden heftigen Brust- und Kehlkopfkrämpfe ein durch die Nachlässigkeit der Krankenwärterin verursachter Katarrh. Zur gleichen Zeit sei das rechte Auge fast erblindet und ein unstillbares Erbrechen aufgetreten. Letzteres habe schließlich zum vom Patienten wie auch seinem Arzt. Dr. Gruby, zu dieser Zeit noch nicht erwarteten Exitus geführt.

In der von Gustav Karpeles 1899 herausgegebenen Heine-Biographie wird als Todesursache für Heinrichs Vater ein ›Nervenschlag‹ angegeben. Karpeles beschreibt die bei Heine schon in der Jugend ausgeprägte Labilität und Nervosität sowie seine häufig sehr heftigen Kopfschmerzen, die ihm besonders während seiner Studienjahre hart zusetzten. Er erwähnt auch Heines Neigung zu amourösen Abenteuern, versucht aber den von Goedeke in den Burschenschaftlichen Blättern (70) geäußerten Verdacht zu entkräften, Heine sei wegen Verletzung des Keuschheitsgebotes und des Sittlichkeitsprinzipes aus der Göttinger Burschenschaft ausgeschlossen worden. Trotz wiederholter Aufforderung durch Karpeles konnte oder wollte Goedeke keine Beweise für diese Vermutung beibringen. Den Darstellungen von einigen Bekannten Heines entnimmt Karpeles auch, daß Heine sehr häufig auffallend ungleich sprach, zum Teil im Satz stockte, als ob er keinen Gedanken finden könne, dann wieder sehr fließend und unterhaltend sprach (128, S. 305). An der »Matratzengruft« interessiert Karpeles nur die geistig-künstlerische Entwicklung Heines in dieser Zeit. Der Darstellung der Krankheitssymptome und des Verlaufs dieses Leidens widmet er sich nicht. Bei Karpeles finden sich keine Spekulationen über die Ursache der Erkrankung.

Auch in der 1922 von Max Wolf herausgegebenen Heine-Biographie wird die Ansicht vieler Mediziner referiert, Heine habe an einer »Rückenmarkerweichung« gelitten, »die nach dem Urteil der heutigen Wissenschaft nur auf luetischer Basis vorkommen kann. Ob damit das letzte Wort gesprochen ist, oder ob eine spätere Zeit wieder anders denken wird, kann dahingestellt bleiben.« (254, S. 33) Wolff merkt an, daß die Freunde Heines sich bisher vergeblich bemühten, den Verdacht einer venerischen Erkrankung zu entkräften. Der Autor nennt auch die Arbeit von Rahmer und dessen medizinisch begründete Zweifel. So stellt Wolff fest: »Man muß danach annehmen, daß Heine das unglückliche Opfer einer ererbten Krankheit war.« (254, S. 187) Ohne eine diagnostische Einordnung vorzunehmen, zählt

Wolff die wichtigen Symptome auf. Heines von Kindheit an stark ausgeprägte Nervosität hält er für eine bestimmende Charaktereigenschaft, die einerseits typisch für den Großstädter und modernen Menschen, andererseits aber durch die traditionelle Lebensform der Juden geprägt sei. Der Biograph glaubt den Worten Heines, der seinen Aufenthalt in Göttingen nach seiner Relegation von der Universität mit Krankheit zu entschuldigen und zu verlängern suchte, »und es scheint, daß dieses Leiden durch den Bruch seines burschenschaftlichen Keuschheitsgelübdes verursacht war, [...]« (254, S. 567) Obwohl medizinischer Laie, erkennt Wolff doch die psychische Komponente der Erkrankung Heines. Er berichtet von Heines beständigen Kopfschmerzen, seinen Angstgefühlen und Depressionen, die zwar nur vorübergehend auftraten, aber doch auf eine labile Gesundheit des 25jährigen hinweisen. Wolff berichtet auch, daß Heine unfähig zu tief empfundener Liebe war und aufgrund seiner überaus starken sinnlichen Veranlagung viele amouröse Abenteuer suchte. »Das Weib war ihm in der Hauptsache Genußmittel.« (254, S. 441) Dies sei auch bei Mathilde nicht anders gewesen, und zu etwas anderem habe Mathilde auch nicht getaugt. Das Auftreten erster Lähmungserscheinungen an der Hand und die Beeinträchtigung der Sehkraft sieht Wolff als den Beginn des progredienten Leidens an, das somit in den 30er Jahren einsetzte. Besonders den Bemühungen Dr. Sichels sei es zu verdanken gewesen, daß sich Heines Sehkraft wieder besserte. Den Erbschaftsstreit macht Wolff verantwortlich für das schlagartige Einsetzen einer Lähmung, die nun auch beide Augen und den Oberkörper ergriffen habe. Vorübergehend sei noch einmal eine leichte Besserung aufgetreten, aber seit der erschütternden Wirkung der 1846 veröffentlichten, falschen Todesnachricht sei Heine mehr und mehr verfallen. Zwei Jahre später schon zum Skelett abgemagert und mit einem völlig geschlossenen Auge, habe Heine seinen letzten Spaziergang angetreten. Die Lähmung habe sich dann auf die Beine und Füße ausgebreitet, die bald völlig ohne Gefühl und »bewegungslos wie zwei Lappen aus Baumwolle von dem Oberkörper herabhingen« (254, S. 567). Die Paralyse habe auch die inneren Organe ergriffen. Als Folge von Störung der Magen- und Darmmotorik seien Koliken und Obstipationen aufgetreten. »Das Rückenmark zog sich häufig unter den grausigsten Krämpfen wie eine Spiralfeder zusammen, so daß der Patient aufgerichtet werden mußte, weil er nicht liegen konnte.« (254, S. 564) Die Bemühungen Dr. Grubys hätten Ende 1849 zu einer leichten Besserung geführt. Ab 1852 habe Heine durch nachlässige Krankenpflege an häufigen und sehr quälenden Erkältungskrankheiten gelitten, die bis zu Stunden andauernden Erstickungsanfällen geführt haben sollen. Im Winter 1855/56 habe eine solche ›Erkältung‹ und ›Halsentzündung‹ das Ende eingeleitet. Die Krämpfe seien nun so heftig geworden, daß auch höchste Dosen Morphium keine Linderung mehr gebracht haben. Heine habe nun auch des öfteren das Bewußtsein verloren. Als neues Symptom sei ein sehr heftiges Erbrechen aufgetreten, und der Tod sei daher für keinen, der diese dramatische Verschlimmerung des Leidens miterlebt hatte, unerwartet gewesen.

1960 erschien von Carl Brinitzer eine Heine-Biographie, in der Heines uneheliche Geburt festgestellt wird. Aus Heines Jugendzeit wird berichtet, daß der mit einem ungewöhnlichen Gehör und Geruchssinn begabte Knabe sehr reizbar war. Die vielen durchwachten Nächte seiner Kindheit, bei schlechtem Licht in die Lektüre abenteuerlicher Geschichten vertieft, würden von vielen für die Ursache seiner beständigen Kopfschmerzen gehalten (22, S. 53) Die Stimmung im Elternhaus sei trübe gewesen. Vor allem seien die häufigen, zum Teil sehr heftigen Anfälle der Epilepsie des Vaters, »die nach einem ärztlichen Bericht aus jener Zeit mit apoplektischen Zufällen verbunden war« (22, S. 82), sehr belastend gewesen.

Betreffs der jugendlichen Liebesabenteuer Heines stellt Brinitzer fest, keine einzige dieser amourösen Vergnügungen lasse sich biographisch belegen. Auch der Ausschluß aus der Göttinger Burschenschaft sei nur durch eine einzige Quelle, nämlich durch den 1896 in den Burschenschaftlichen Blättern erschienenen Aufsatz von Heinrich Bender nicht sicher belegt. Für rein spekulativ sieht Brinitzer die Behauptung Goedekes an, der Grund für die Ausstoßung sei eine venerische Krankheit gewesen. Der Autor folgt hier der Argumentation von Karpeles (22, S. 109).

1821 habe sich der Zustand von Samson Heine verschlechtert, epileptische Anfälle hätten sich mit »Starrsucht« abgewechselt, und Heines Vater sei bald in einen Zustand von Apathie und Blödsinn verfallen. Brinitzer glaubt also an eine echte »Gemütskrankheit« von Samson Heine. Er stellt auch fest: »Seine Mutter litt an Migräne« (22, S. 113), zumindest im Jahre 1821. In den folgenden Jahren verstärkten sich auch die Kopfschmerzen des Sohnes und waren vor allen Dingen während seiner Berliner Zeit besonders heftig. Diesen versuchte der junge Dichter mit den damals sehr beliebten Kuren der Hydropathen beizukommen. Doch es stellte sich nur ein mäßiger Erfolg ein. Brinitzer glaubt in diesen Kopfschmerzen die wesentliche Ursache dafür zu erkennen, daß Heine nicht in der Lage war, den »Rabbi von Bacharach« zu vollenden. Migräne und äußerste nervöse Reizbarkeit ließen ihn auch das Examen aufschieben. Nach bestandenem Examen habe Heine sich durch eine Italien-Reise zu erholen und zu zerstreuen gesucht, habe den Aufenthalt jedoch wegen des Todes seines Vaters abbrechen müssen. Todesursache sei ein ›Nervenschlag‹ gewesen. Brinitzer stellt fest: »Vielleicht war dieser ›Nervenschlag‹ mehr, als Bruder Max, der Mediziner in der Familie, wahrhaben wollte. Max hat immer, und diesmal aus begreiflichen Gründen, den [...] Behauptungen widersprochen, der Vater sei im Wahnsinn gestorben. Wir können natürlich heute die wahre Todesursache nicht mehr feststellen. Aber es ist anzunehmen, daß die epileptische Neurose, an der Samson Heine schon seit Jahren litt, schwere psychische Störungen hervorgerufen und schließlich zu einem akuten epileptischen Delirium geführt hat.« (22, S. 53)

Den Beginn der Erkrankung, die Heine schließlich ans Lager der »Matratzengruft« fesselte, datiert Brinitzer auf die ersten Jahre in Paris. Zunächst sei eine Lähmung der linken Hand aufgetreten und ein Augenleiden, das nur durch die konsequente Behandlung von Dr. Sichel trotz heftiger Rezidive nicht weiter fortschritt und sich sogar besserte. Schon damals habe der konsilarisch hinzugezogene Pariser Arzt Dr. Gruby die Ursache in einer Erkrankung des Rückenmarks vermutet. Auch die damals modernen und neuen Rezepturen und Methoden der Homöopathie konnten einen kontinuierlichen Fortschritt der Erkrankung nicht verhindern. Heines Vertrauen in die Pariser Ärzte sei mehr und mehr geschwunden, und er habe große Hoffnungen in seinen Jugendfreund Dieffenbach gesetzt, den er aus politischen Gründen jedoch in Berlin nicht aufsuchen durfte. Im Laufe der Zeit stellten sich Lähmungen und Krämpfe in verschiedenen Körperregionen ein, Funktionen der Hirnnerven fielen aus. Auch der homöopathische Arzt Dr. Roth und der Augenarzt Dr. Sichel hätten die Hoffnung auf Heilung aufgegeben.

Die Öffentlichkeit habe Notiz von Heines Krankheit genommen, Journalisten streuten das Gerücht aus, Heine sei geisteskrank; 1846 habe man die Nachricht von seinem Tod verbreitet. Ab 1848, so berichtet Brinitzer, sei Heine völlig gelähmt gewesen. Die Kopfschmerzen seien wieder heftiger geworden und zum Teil auch eine Folge der beständigen Bettlägerigkeit, die ebenso wie die Opiate zu Benommenheit führte. Brinitzer berichtet von dem palliativ angebrachten Haarseil, von der Brandwunde, in die man eine Erbse legte, um die Wunde offen und in beständiger Eiterung zu halten, um »die Krankheitsstoffe aus dem Körper entfernen oder zumindest einen gefährlichen Säfteandrang von den bedrohten Organen nach der Haut ableiten« zu können (22, S. 560).

Die verabreichten Opiate seien kaum in der Lage gewesen, die qualvollen Krämpfe und Schmerzen zu lindern. So habe Heine sich in Erinnerung und phantasievolle Vorstellung geflüchtet und sich durch Arbeit abzulenken versucht. Die Konzeptionen seiner Gedichte und Werke seien in durchwachten Nächten entstanden. Heine habe sie nur mühsam mit zittriger und großer Schrift festhalten können. Durch widrige Umstände, ein kaltes und feuchtes Haus und ein strenger Herbst und Winter, habe sich Heine eine Halsentzündung zugezogen, die sehr heftig und hartnäckig die Atmungsorgane ergriff. Heftige Kopfschmerzen und immer quälendere Schmerzen und Krämpfe hätten eingesetzt, höhere Opiatdosen mußten verabreicht werden und schließlich setzte ein unstillbares Erbrechen ein, das zum Tode führte. In Brinitzers Biographie findet sich eine Zusammenstellung der angeblich letzten Worte Heines. Für authentisch hält der Autor die Überlieferung durch die letzte Pflegerin Heines und stellt fest: »Dies waren seine letzten Worte: ›Die Arzneien helfen nichts mehr.‹« (22, S. 498)

Nach Brinitzer führte Heine selbst seine Erkrankung auf sein liederliches Leben zurück, seine Ärzte hielten sie für eine Rückenmarksdarre. Doch Brinitzer zieht generell in Zweifel, daß Heines Leben wirklich so unmoralisch, wie oftmals angenommen, gewesen sei. So stellt auch er die Frage: War also Heines Krankheit die Folge seiner Ausschweifung, eine venerische Infektion die Ursache seiner Leiden? »Die Beantwortung dieser Frage hat den Ärzten keine Ruhe gelassen. Im Laufe der letzten Jahrzehnte wurden immer wieder neue Diagnosen gestellt: Syphilis, Tabes, spinale progressive Muskelatrophie, Tumor im Kleinhirn. Welche Diagnose ist die richtige?« (22, S. 499)

In dieser Frage konsultierte Brinitzer den Neurologen Ludwig Beyer, der insbesondere prüfte, ob Heines Leiden tatsächlich Folge einer Lues gewesen sein könne. Beyer stellt fest, daß die Krankengeschichte Heines für die Diagnose spätsyphilitischer Erkrankungen wie Tabes dorsalis, progressive Paralyse oder Lues cerebrospinalis wenig beweiskräftige Fakten biete. Heines geistige Leistungsfähigkeit spreche ebenso gegen Paralyse wie gegen eine Tabes, da der Verlauf der Erkrankung und die Symptomatik für diese Krankheiten nicht typisch seien. Allerdings schränkt Beyer ein, daß ohne einen exakten neurologischen Befund die Differentialdiagnose kaum möglich sei. Erschwerend käme hinzu, daß in der heutigen Zeit der Verlauf einer unbehandelten Lues kaum noch bekannt sei, die Erkrankung Heines heute daher schwer nachvollziehbar oder vergleichbar sei. Allerdings sei die Lues zur damaligen Zeit zweifellos die häufigste Erkrankung überhaupt gewesen. Besonders die Lues cerebrospinalis könne eine Vielzahl von neurologischen Erkrankungen wie etwa chronisch entzündliche und auch degenerative imitieren und sei daher mit Sicherheit nur autoptisch oder serologisch auszuschließen. Die Beeinträchtigung der Hirnnerven und der Befall des Rückenmarkes lege den Verdacht nahe, »daß eine Erkrankung der Hirnbasisnerven zusätzlich bestanden hat, wie es bei einer ganzen Reihe von Erkrankungen zu beobachten ist« (22, S. 499). Beyer folgt der Darstellung von Lange-Eichbaum, daß es sich bei der Augensymptomatik um keine luische Erkrankung, sondern um eine primäre Folge der Myopie gehandelt habe. Für einen Tumor des Gehirns oder Kleinhirns gebe es ebenfalls keine Anhaltspunkte, im übrigen sprächen die Atrophien der Extremitäten dagegen. »Es bleibt also nur zu sagen, daß bei Heine eine entzündliche, chronisch verlaufende progrediente Erkrankung am zentralen Nervensystem vorgelegen hat, bei der es zwar möglich ist, daß es eine luetische gewesen sei. Ein Beweis dafür läßt sich aber nicht erbringen.« (22, S. 500)

Brinitzer stellt fest, daß auch eine exakte Diagnose Heine nicht viel geholfen hätte, seien doch Ursache, Verlauf und Therapie der zur Diskussion stehenden Erkrankungen zur damaligen Zeit nicht ausreichend bekannt oder überhaupt nicht erforscht gewesen. So sei der vielfach geäußerte Vorwurf gegen Heines Pariser Ärzte nicht immer gerecht. »Natürlich hatten die französischen Ärzte dieses Verdammungsurteil nicht verdient. Es war nicht ihre Schuld, daß seine Krankheit nach dem Stande der damaligen medizinischen Wissenschaft unheilbar war. Im übrigen waren seine Pariser Ärzte auch keine Franzosen. Sie waren deutschen und ungarischen Ursprungs. Nur ein oder zwei Mal wurden berühmte französische Spezialisten hinzugezogen.« (22, S. 501)

Brinitzers Biographie wurde nicht zuletzt deswegen von der Literaturkritik positiv aufgenommen, weil er Ursache und Art der Erkrankung Heines durch einen medizinischen Sachverständigen klären ließ. Der Neurologe Beyer schloß »einen Gehirntumor und eine syphilitische Paralyse mit Sicherheit, eine andere spätsyphilitische Erkrankung, die Rückenmarsdarre (Tabes dorsalis), bedingt aus. Eher könnte nach Ansicht des Mediziners eine dritte spätsyphilitische Form (Lues cerebrospinalis) in Frage kommen. – [...].« (261, S. 48) Dieses unter Medizinern schon lange als akzeptabler Kompromiß angesehene diagnostische Urteil wurde durch Brinitzer öffentlich und unter medizinischen Laien bekannt.

Helge Hultberg geht in seiner 1974 in Kopenhagen erschienenen Biographie davon aus, daß die »furchtbare Krankheit« (117, S. 54) Heine ab 1830 mehr und mehr beeinflußte. Hultberg stellt fest, daß eine Syphilis zwar nicht absolut sicher nachweisbar sei, diese Krankheit jedoch »Mitte des vorigen Jahrhunderts einfach die meistverbreitete Todesursache in Europa war« (117, S. 39). Aus diesem Grunde sei es verständlich, daß sehr häufig die Diagnose Syphilis auch für Heine gestellt wurde. Aus dem überlieferten Material ließe sich jedoch lediglich eine »entzündliche, chronisch verlaufende, fortschreitende Erkrankung des zentralen Nervensystems« (74, S. 42) ableiten. Auch die von A. Stern nachgewiesene Behandlung mit Schwefelbädern und Jodkali spreche für eine Syphilis, speziell eine Lues cerebrospinalis. Dennoch müsse Heines Krankheit, die ohne jegliche Beeinträchtigung der intellektuellen Leistungsfähigkeit verlief, als medizinische Rarität gelten. In jedem Falle sei die Krankheit Heines auch in literaturhistorischer Hinsicht bedeutungsvoll, habe sie doch in hohem Maße Heines psychische und geistige Entwicklung beeinflußt und seine Lebensauffassung und seine religiös-geistige Orientierung bestimmt.

Auch die 4. Auflage von Eberhard Galleys Darstellungen zu »Heines Leben«, 1976, geht davon aus, daß Heines körperliche Anfälligkeit auf eine erbliche Belastung väterlicherseits zurückzuführen ist. Schon in seinen Studienjahren habe Heine unter Kopfschmerzen gelitten, »vielleicht Migräneanfällen« (74, S. 42). Seit 1830 seien Heines Klagen häufiger geworden, insbesondere habe ihn eine beginnende Augenschwäche heimgesucht. Ohne nähere Angaben faßt Galley zusammen, daß die unterschiedlichen Symptome der sich stetig verschlechternden Erkrankung auf eine Affektion des zentralen Nervensystems zurückzuführen seien. »Ob es sich dabei um Folgeerscheinungen einer frühen venerischen Ansteckung oder, wie neuerdings vermutet wird, um eine multiple Sklerose gehandelt hat, ist heute wohl kaum noch eindeutig zu klären.« (74, S. 43) Doch habe Heines Krankheit ihn zusehends in persönliche Isolierung getrieben und ihn gehindert, aktiv am Geschehen seiner Zeit teilzunehmen. Die Sorgen um seine eigene Existenz und die Sicherstellung seiner Frau seien verantwortlich für die Verschlimmerung der Augenerkrankung und der Lähmungserscheinungen. Eine besondere Bedeutung komme in dieser Hinsicht dem sogenannten Erbschaftsstreit zu.

Auch Jeffrey L. Sammons datiert in seiner 1979 in Princeton erschienenen Biographie den Ausbruch der Erkrankung Heines auf die 30er Jahre, berücksichtigt jedoch als einziger Biograph auch die 1836 auftretende Gelbsucht bei der Aufzählung der initialen Symptome (215, S. 219). Sammons schildert den wechselhaften Verlauf der Erkrankung, die Lähmung der linken Hand und die Augensymptomatik. Sammons wertet die Augensymptomatik: »That sounds a little like incipient glaucoma but is probably one of the signals of the secret debilitation in his body.« (215, S. 219)

Heines eigene Darstellung von seinem Zusammenbruch im Louvre hält Sammons für eine Selbstallegorisierung, die sehr treffend Heines Abkehr vom Hellenismus ausdrücke. Ab 1848 verschlechterte sich Heines Zustand zunehmend, auch wenn einige Remissionen aufgetreten seien. Sammons schildert die Krämpfe und die Beeinträchtigung der Sehkraft und stellt die im wesentlichen von Wertheim und Gruby geprägte Therapie dar, widmet aber seine besondere Aufmerksamkeit der psychischen Verarbeitung der Erkrankung durch Heine selbst. Auch er stellt fest, daß Heines intellektuelle Fähigkeiten von der Krankheit unberührt blieben. Auch wenn viele der Werke in durchwachten Nächten, im Halbschlaf oder doch unter der betäubenden Wirkung der Opiate entstanden seien, so befinde sich doch nichts Halluzinatorisches oder Irrationales in Heines letzten Schriften. Strukturelle Klarheit und logische Ordnung ließ keines seiner Werke vermissen. Dennoch sei Heine psychisch von seinem Leiden beeinträchtigt worden, habe es doch dem masochistisch veranlagten Dichter einen realen Grund für sein Leiden gegeben. Heine habe in seinem eigenen Leiden eine Bestätigung für seine latent morbide Lebensauffassung und das Bewußtsein der Todesnähe gefunden und sich durch seine Krankheit bestätigt gefühlt. Dies habe ihm geholfen, sein eigenes Schicksal zu ertragen. In der Abgeschiedenheit der »Matratzengruft« habe Heine in alten Erinnerungen gelebt; auch die längst überwundene Bitterkeit der frühen unerfüllten Liebe sei zurückgekehrt. Mehr und mehr habe sich Heine auf sich selbst konzentriert und all sein Denken und Schaffen personalisiert. Auch habe Heines Krankheit dem aus vielerlei Gründen angefeindeten Dichter Sympathie, zuweilen auch Mitgefühl verschafft und so seine Position beim literarischen Publikum und in der Gesellschaft gestärkt. Sammons stellt also einen Einfluß der Erkrankung sowohl auf Heines Produktivität als auch auf seine Rezeption fest. 1855 seien Heines vitale Funktionen schwer beeinträchtigt gewesen, heftige Kehlkopfkrämpfe und Erbrechen hätten den Tod herbeigeführt. Der Biograph stellt fest, daß eine retrospektive Diagnose der Erkrankung sehr schwierig und im Fall Heines nicht absolut sicher sei. Es bestehe aber der moderne Konsens, daß Heine an einer venerischen Erkrankung des Rückenmarks gelitten habe, obwohl auch der Versuch gemacht worden sei, dieses Leiden als eine akute intermittierende Porphyrie zu identifizieren. Heine selbst sei wohl überzeugt gewesen, an den Folgen einer venerischen Infektion zu leiden (215, S. 295). Doch stellt Sammons auch fest, daß gesicherte Fakten über Heines Liebesleben relativ spärlich überliefert seien. Gelegentlich habe es vor allem in seinem Studentenleben sexuelle Eskapaden gegeben, doch seien Ausschweifungen sicher nicht Heines Gewohnheit gewesen. Nach dem Zeugnis von Zeitgenossen und eigenen Äußerungen habe Heine in Paris sexuelle Kontakte mit Grisetten und Frauen von zweifelhafter Tugend gehabt. Eine dauerhafte Liebesbeziehung zu einer ihm gleichwertigen Frau habe er nicht eingehen können. Zum Teil mag dies auf Heines unattraktives Äußeres zurückzuführen sein. Sammons stellt jedoch auch fest: »But, as is often pointed out, the primary sex organ is located in the head. The overall mediocrity of his love life is doubtless owing to his incapacity for intimacy, for genuine involvement with another self on more or less equal terms.« (215, S. 198) Diese Tatsache begründe auch Heines ›aggressiven Sensualismus‹. Beachtenswert sei auch, daß nach Heines Heirat Heines Libido offensichtlich nicht sehr stark gewesen sei, und Sexualität in seiner Ehe kaum eine Rolle gespielt habe (215).

Auf die 1981 herausgegebene Heine-Biographie von Lew Kopelev ist bereits eingegangen worden. Eine diagnostische Klärung der Erkrankung Heines findet sich hier jedoch nicht (135).

In der Heine-Biographie von Christoph Trilse, Leipzig 1984 (241), wird als Ursache der Erkrankung eine syphilitische Infektion angegeben. Diese habe Heine sich in Göttingen 1824 zugezogen. Belege für diese beiden Thesen finden sich in der Arbeit Trilses jedoch nicht. Der Autor stellt heraus, daß Heines Geist, sein Interesse an gesellschaftlichen und politischen Ereignissen sowie seine literarische Schaffenskraft in keiner Weise durch die Erkrankung Schaden nahmen.

Wolfgang Hädecke unterstellt in seiner 1985 erschienenen Heine-Biographie Heine eine angeborene neuropathische Konstitution, die sich schon in seiner Jugend durch große Sensibilität und Reizbarkeit, Überempfindlichkeit gegen Lärm und für ein Jahr, in dem sich Heine traumhaft mit seinem Großonkel identifizierte, in einem an Bewußtseinsspaltung grenzenden Zustand ausdrückte. Später seien die beständigen migräneartigen Kopfschmerzen und die oft daraus resultierenden Depressionen direkte Folge dieser Konstitution gewesen. Seit 1820 schritt die Erkrankung Heines schleichend fort, 1832 stellt Hädecke erste Lähmungssymptome fest und wertet sie im Zusammenhang mit den anderen Krankheitserscheinungen. »Seine Krankheit war eigentlich ein Komplex von Symptomen, die einander teilweise bedingten und verstärkten, am meisten quälten ihn das Kopfübel, das Augenübel und die Rückenmarkserkrankung, die schwere Lähmungen hervorrief.« (90) Die seit 1837 anhaltende Augenerkrankung führt Hädecke trotz der vorbestehenden Kurzsichtigkeit auf neurologische Ursachen zurück. Ausdrücklich nennt der Autor Begleiterscheinungen der Sehstörungen, wie gerötete Augenlider, Entzündung der Lidbänder, starke Lichtempfindlichkeit und seit 1843 Ptosis. »Diese Krankheitssymptome deuten auf einen Zusammenhang mit Heines Hauptleiden, das er »Rückenmarksdarre« nannte.« (90, S. 475)

Ab 1832 seien die Lähmungserscheinungen weiter fortgeschritten. Zwar habe es immer wieder kurzfristige Besserungen gegeben, doch sei der stetige Verfall nicht mehr aufzuhalten gewesen. An therapeutischen Maßnahmen nennt Hädecke die anläßlich eines Konsils Anfang 1852 verordneten Fontanellen längs der Wirbelsäule, die Einreibungen des Rückgrats mit neapolitanischer Seife, die innerliche Anwendung einer jodhaltigen Pottaschenlösung, den Gebrauch von Laxantien, Diät und das oral, percutan oder per Klistier applizierte Morphium. Die Anwendungen von Sturzbädern, Aderlässen, Haarseilen und im Epigastrium angesetzten

Blutegeln nach dem Broussaismus-Verfahren seien von nur zweifelhaftem Nutzen gewesen. Auch die therapeutischen Maßnahmen selbst, wie das Anbringen von brennenden Dochten im Rücken, den Gebrauch eines gymnastischen Gerätes für den rechten Arm und einer schmerzhaften Operation am Unterrücken hätten den Patienten zusätzlich geschwächt. Hädecke repetiert die wichtigsten Argumente der Befürworter einer syphilitischen Infektion als Ursache dieser Erkrankung. Das Krankheitsbild weise auf eine infektiöse Erkrankung, am ehesten eine Lues cerebrospinalis hin, die disseminiert das zentrale Nervensystem, Hirnnerven und Rückenmarkshäute befallen habe. Primär und Sekundärstadium der Lues seien latent verlaufen. Daher sei die Erkrankung auch nicht rechtzeitig diagnostiziert worden. Ein von Heine selbst 1824 berichteter Ausschlag könne jedoch durchaus ein Hinweis auf ein Primärsymptom sein. Der anfängliche Gebrauch von Schwefelbädern in den Pyrenäen sei gleichermaßen verdächtig. Hädecke zitiert Reifenberg und muß konzedieren, daß der in dieser Dissertation unternommende Vergleich von Heine mit einer Patientin mit gesicherter luischer Infektion eindrucksvoll sei. Doch enthalte das Argument des Neurologen Stern besonderes Gewicht, der die Ungewöhnlichkeit einer schweren Erkrankung des zentralen Nervensystems auf syphilitischer Basis festgestellt, die jedoch die psychischen und mentalen Fähigkeiten des Patienten vollkommen intakt gelassen habe. Die schon im 19. Jahrhundert erstmals diskutierte Hypothese einer heredodegenerativen Erkrankung wurde von dem Neurologen Kolle erneut propagiert, der die beidseitige Mydriasis mit Akkomodationslähmungen und die übrigen Hirnnervensymptome als Hinweis für Herde im Gebiet der Vierhügelplatte ansah. Ein solches Herdgeschehen sei für eine Syphilis ebenso ungewöhnlich wie die Mydriasis und das Fehlen psychischer Symptome. Hädecke stellt fest: »[...] am plausibelsten ist die Auffassung des Medizinhistorikers Hans Schadewaldt, daß Heine an einer myatrophischen Lateralsklerose litt, einer mit Muskelschwund verbundenen Entartung der Seitenstränge und der Vorderhornzellen des Rückenmarks.« (90, S. 476 ff.)

Nach Auffassung des Autors ist die Klärung der Krankheitsursache unerheblich, »[...] von Belang ist das außerordentliche Leiden Heines, ist seine Tapferkeit im achtjährigen Sterben, die geistige Klarheit, ja Heiterkeit, die er immer wieder hervorhob, die ihm in besseren Stunden zu arbeiten erlaubte.« (90, S. 478 ff.)

16. Übersicht über die besprochenen Veröffentlichungen zu Heines Krankheiten

Nr.	Autor:	Nicht-medi-ziner	Medi-ziner	Jahr der Veröffent-lichung	Diagnose
1	anonym, Gartenlaube	N		1866	keine
2	Strodtmann	N		1867	fortschreitende RM-Erweichung
3	Maximilian Heine		M	1868	keine
4	Spielberg	N		1870	keine
5	Marie Embden-Heine	N		1881	RM-Erweichung nach sexuellen Exzessen
6	Conan Doyle		M	1885	syphilitische Tabes dorsalis
7	Mauthner		M	1889	theoretisches Krankheitsbild
8	Vierordt		M	1896	chronische Polioencephalitis
9	Panizza	N		1897	nicht infektiöse Tabes dorsalis nach sexuellen Exzessen
10/1	Cabanès		M	1899	Tabes, Ataxie locomotrice
11	Karpeles	N		1899	keine
12	Rahmer		M	1901	spinale Form der progr. Muskelatrophie, evtl. Meningitis d. RM
13	Reimer	N		1901	Polioencephalitis des RM und des Gehirns
14	Rijkens		M	1901	spinale Form der progressiven Muskelatrophie
15	Landsberg	N		1901	keine
16	anonym, Prager Tageblatt	N		1902	spinale Form der progressiven Muskelatrophie
17	Baudouin		M	1902	Ataxie locomotrice
18	Kohut	N		1906	unheilbares RM-Leiden
19	Birnbaum	N		1920	keine
20/1	Braun		M	1920	syphilitische Tabes dorsalis
21	Wolff	N		1922	RM-Erweichung auf luischer Basis
22	Reifenberg		M	1922	luische Tabes dorsalis
23	Jung	N		1924	ererbtes Nervenleiden
24	Springer	N		1926	Tabes dorsalis

Nr.	Autor:	Nicht-medi-ziner	Medi-ziner	Jahr der Veröffent-lichung	Diagnose
25/1	Cohn		M	1930	Tabes dorsalis
25/2	Cohn		M	1930	Tabes dorsalis
25/3	Cohn		M	1931	Tabes dorsalis
25/4	Cohn		M	1931	Tabes dorsalis
25/5	Cohn		M	1931	Tabes dorsalis
26/1	Bastard		M	1930	Tabes dorsalis mit cerebromedullären Komplikationen
26/1	Bastard		M	1931	Tabes dorsalis mit cerebromedullären Komplikationen
27	Marcuse	N		1932	zentrale, vom Rückenmark ausgehende Krankheit
28/1	Schachter		M	1933	Multiple Sklerose
10/2	Cabanès		M	1935	Tabes, Ataxie locomotrice
29	Putnam		M	1938	Multiple Sklerose
30	Biechteler		M	1938	Lues spinales et cerebromedullaris und Meningitis syphilitica
20/2	Braun		M	1940	syphilitische Tabes dorsalis
31	Victor	N		1947	keine
28/1	Schachter		M	1956	Multiple Sklerose
32/1	Stern		M	1956	typische Lues cerebrospinalis
33	Bett		M	1956	Lues
34	Seide		M	1956	Tabes dorsalis, Neurosyphilis (DD z. B. Multiple Sklerose)
35	Brinitzer/ Beyer	N	M	1960	chronisch entzündliche progrediente Erkrankung des ZNS
36/1	Lange-Eichbaum/Kurth		M	1961	Lues, spinale progressive Muskelatrophie, kombinierte Systemerkrankung
32/2	Stern		M	1964	Lues cerebrospinalis
37	Kolle		M	1964	RM-Erkrankung vom aufsteigenden Typ Landry
38	Roth		M	1969	akute intermittierende Porphyrie
39	Chritchley		M	1969	Neurolues
40	Cermak	N		1972	Tabes dorsalis
41	Hultberg	N		1972	chronische, entzündliche, progrediente Erkrankung des ZNS

Nr.	Autor:	Nicht-medi-ziner	Medi-ziner	Jahr der Veröffent-lichung	Diagnose
42	Galley	N		1976	Folge früherer venerischer Infektion oder Multiple Sklerose
43	Bäumler	N		1976	Neurolues
44	Segal		M(?)	1978	keine (Darstellung der Psychopathologie)
45	Sammons	N		1979	venerische Erkrankung des RM oder akute intermittierende Porphyrie
46	Kopelew	N		1981	keine
47	Kenéz		M	1981	progressive spinale Muskelatrophie, endgültige Diagnose jedoch nicht möglich
48	Rosenthal	N		1982	RM-Lähmung
49	Voigt	N		1982	keine
50/1	Kruse	N		1983	myatrophische Lateralsklerose
50/21	Kruse	N		1984	keine
51	Trilse	N		1984	syphilitische Infektion, Lues cerebrospinalis
52	Amerongen	N		1985	Multiple Sklerose, myatrophische Lateralsklerose, Poliomyelitis
53	Hädecke	N		1985	Lues cerebrospinalis, myatrophische Lateralsklerose
36/2	Lange-Eichbaum	M		1987	wahrscheinlich angeborene Form der progressiven Muskelatrophie, Lues, Tabes
	Richter, Kurth				heredodegenerative Erkrankung, mit Sicherheit Erkrankung vom aufsteigenden Typ
54	Jellinek		M	1990	Multiple Sklerose

Summe: 65 Veröffentlichungen, 54 Autoren, davon 29 Nichtmediziner und 35 Mediziner

Anmerkung: RM = Rückenmark, ZNS = Zentralnervensystem, N = Nichtmediziner, M = Mediziner, Nr. = nach Reihenfolge der ersten Veröffentlichung zu Heines Krankheit geordnete Zählung der Autoren.

17. Zusammenfassende Beurteilung der Literatur zu den Krankheiten Heinrich Heines

Es wurden insgesamt 65 Arbeiten von 54 Autoren, 29 Nicht-Medizinern und 35 Medizinern recherchiert, zusammengefaßt und kommentiert. Die Arbeiten der Nicht-Mediziner über die Krankheit Heines, insbesondere die Biographien, sollen nur eine möglichst repräsentative Auswahl darstellen. Hingegen erhebt die Sammlung der medizinischen Veröffentlichungen Anspruch auf Vollständigkeit. In der chronologischen Ordnung aller Arbeiten ist festzustellen, daß bis einschließlich des Jahres 1900 11 Veröffentlichungen (6 von Nicht-Medizinern und 5 von Medizinern), von 1901 bis 1933 22 Veröffentlichungen (je 9 von Nicht-Medizinern und Medizinern), für den Zeitraum 1934 bis 1945 nur 4 Veröffentlichungen (4 von Medizinern und 2 von Nicht-Medizinern), von 1961 bis 1970 5 Veröffentlichungen (von 5 Medizinern), von 1971 bis 1980 6 Veröffentlichungen (5 von Nicht-Medizinern und 1 von einem Mediziner) und schließlich von 1981 bis 1990 11 Veröffentlichungen (8 von Nicht-Medizinern und 3 von Medizinern) vorliegen. Das stärkste Interesse an der Krankheit Heinrich Heines hat demnach in den Jahren 1901 bis 1933 bestanden. Aber auch unmittelbar nach Heines Tod bis zu Beginn des 20. Jahrhunderts fand die Krankheit des populären Dichters große Beachtung. In der Zeit des Nationalsozialismus von 1934 bis 1946 sind nur 4 Veröffentlichungen zu zählen. In diesen nur von Medizinern verfaßten Arbeiten wird die Diagnose Tabes dorsalis oder Lues cerebrospinalis gestellt. Nur ein englischer Arzt diagnostiziert eine Multiple Sklerose. Es fällt auf, daß zwei in diesem Zeitraum veröffentlichte Arbeiten von Autoren stammen, die sich bereits an der Diskussion um die Krankheit Heines mit ihrer Diagnose Tabes dorsalis in den Jahren vor 1933 beteiligten. Zwei Arbeiten sind von deutschsprachigen Autoren, die ihre Diagnose im Rahmen einer Sammlung von Pathographien mitteilen. Eine weitere Arbeit ist französischer Herkunft. Es ist zu vermuten, daß das Interesse am als entartet eingestuften Dichter Heinrich Heine z. Z. des Nationalsozialismus erlosch. In einer Sammlung von Pathographien kulturgeschichtlich bedeutender Persönlichkeiten konnte Heine wegen seiner Berühmtheit jedoch nicht fehlen. Gerade die Arbeit von Braun belegt sehr deutlich, daß die Diagnose »syphilitische Tabes dorsalis« polemisch und diskreditierend gegen Heine gebraucht wurde. Für die Häufung der Veröffentlichungen in den Jahren 1901 bis 1933 mag als Erklärung gelten, daß das Interesse an der Krankheit Heines seit seinem Tode bestand, jedoch die erst nach der Jahrhundertwende präzise beschriebenen neurologischen Erkrankungen eine differentialdiagnostische Diskussion auf breiter und fundierter Basis zuließen. Als Beleg hierfür kann dienen, daß bis auf die myatrophische Lateralsklerose und die akute intermittierende Porphyrie in dieser Zeit alle bisher diskutierten Differentialdiagnosen erstmalig gestellt wurden. Wie an einem Beispiel zu zeigen war, fanden die Überlegungen der Mediziner in der Öffentlichkeit großes Interesse und wurden in bekannten überregionalen Tageszeitungen und Periodika vorgestellt. Die Arbeiten aus der Zeit vor der Jahrhundertwende widmen sich in den frühen Jahren nach Heines Tod zunächst der reinen Beschreibung der Erkrankung Heines, und erst ab 1885 werden von Medizinern diagnostische Überlegungen angestellt. Die Veröffentlichungen der Nachkriegszeit beeinhalten die gesamte Breite der veröffentlichten Differentialdiagnostik zur Erkrankung Heines, die Diagnose Tabes dorsalis oder Lues cerebrospinalis wird in diesem Zeitraum insgesamt seltener gestellt. Meist werden zusätzliche Differentialdiagnosen nicht-venerischer Genese ebenfalls erwähnt. Geordnet nach der Häufigkeit der Diagnosestellung inklusive der Berücksichtigung als Differentialdiagnose wird die Tabes dorsalis mit ungefähr 26%, die Lues cerebrospinalis mit 19%, zusammen insgesamt 45% für eine neurologische Komplikation einer Lues, am häufigsten erwähnt. In knapp 15% wird keine Diagnose gestellt. Die Diagnose chronisch entzündliche Polioencephalitis, -myelitis oder -radiculitis wird in ebenfalls 9% postuliert. Die progressive spinale Muskelatrophie wird in 9% der Arbeiten diagnostiziert, Heines Krankheit als unklassifiziertes Rückenmarksleiden in 10% dargestellt. 9% der Arbeiten diagnostizieren eine Multiple Sklerose, eine myotrophische Lateralsklerose wird in 5% der Arbeiten, jedoch als Erstdiagnose nur einmal beschrieben. Eine »Ataxie locomotrice« wird in 5% der Arbeiten, aber nur einmal als Hauptdiagnose angeführt. Diese Ataxie soll sich nach Meinung des Autors auch auf dem Boden einer venerischen Infektion, einer Syphilis, entwickelt haben. Die akute intermittierende Porphyrie wird gleich häufig mit der Diagnose eines ererbten Nervenleidens oder einer heredodegenerativen Erkrankung in knapp 2% der Veröffentlichungen angenommen. Nur ein Autor konstruiert ein theoretisches Krankheitsbild mit neurologischer Lokalisationsdiagnostik. Zusammenfassend läßt sich feststellen, daß eine venerische Infektion mit der neurologischen Folgeerkrankung einer Tabes dorsalis oder Lues cerebrospinalis in mehr als der Hälfte der Fälle angenommen wird. Rechnet man die Arbeiten hinzu, die nur ein chronisch entzündliches Geschehen an Gehirn, Rückenmark und den entsprechenden Häuten als Folge von Auszehrung nach sexuellen Exzessen oder bei nicht sicher nachgewiesener venerischer Infektion annehmen, so erfaßt man mehr als 50% der Veröffentlichungen.

In den frühen nicht-medizinischen Veröffentlichungen wird dreimal eine Rückenmarkserweichung nach sexuellen Exzessen angenommen. Die Mehrheit der Mediziner und Nicht-Mediziner behauptet also bei zum Teil überholten Vorstellungen über die Genese venerischer Krankheiten einen ursächlichen Zusammenhang mit Heines Sexualleben. Die übrigen Diagnosen verteilen sich auf weniger als die Hälfte der Veröffentlichungen und stammen dabei zumeist aus der Nachkriegszeit. Mediziner und Nicht-Mediziner diagnostizieren etwa gleich häufig eine Folgeerkrankung der syphilitischen Infektion. Die Diagnose der syphilitischen Tabes dorsalis wird jedoch zuerst von dem Arzt und Schriftsteller Conan Doyle gestellt. Die erste deutschsprachige Arbeit eines Mediziners verwirft diese

Diagnose zugunsten eines theoretischen Krankheitsbildes. In der Folge entstehen deutschsprachige Publikationen, die die Diagnose einer Tabes dorsalis anzweifeln. Die umfassende Arbeit von Rahmer setzt dagegen die spinale Form der progressiven Muskelatrophie. Erst 1922 versucht Reifenberg in seiner Dissertation eine Tabes dorsalis nachzuweisen. Diese Diagnose wird bekräftigt von Cohn, einem jüdischen Autor, der sich sehr eingehend mit der Krankheit Heines beschäftigt und nach Veröffentlichung seiner Ansicht die Diskussion über die Erkrankung Heines für abgeschlossen hält. Zwar wird häufig gerade in letzter Zeit der Verdacht geäußert, die Diagnose der Tabes dorsalis habe auch der Bekräftigung einer antisemitisch motivierten Ablehnung Heines gedient. Dieses etwas pauschalisierende Urteil wird durch die Tatsache eingeschränkt, daß vor 1933 deutschsprachige Mediziner versuchten, die Tabes dorsalis zugunsten eines anderen neurologischen Krankheitsbildes als Differentialdiagnose zu verwerfen. Erst durch die Arbeit von Reifenberg und die umfangreichen Arbeiten von Cohn wurde die Diagnose Tabes dorsalis wieder prolongiert. Aber gerade Cohn kann aufgrund seiner Herkunft und seiner Publikationen in den der jüdischen Kultur verbundenen Zeitschriften nicht der Vorwurf des Antisemitismus gemacht werden. Diese Feststellung gilt nicht mehr für die Zeit nach 1933. Zur Zeit des Nationalsozialismus stand jedoch nicht die Diskreditierung des jüdischen Dichters im Vordergrund. Die geringe Zahl der zwischen 1933 und 1945 zu Heine veröffentlichten Arbeiten läßt vielmehr den Schluß zu, daß Heine insgesamt aus der literarischen Diskussion eliminiert werden sollte.

Bei den Arbeiten aus der Nachkriegszeit fällt auf, daß Nicht-Mediziner in der Behandlung der Krankheit Heines sich sehr häufig auf medizinische Sachverständige berufen oder sehr komplexe neurologische Krankheitsbilder wie amyotrophische Lateralsklerose präferieren, ohne jedoch auf die Symptomatik und die diagnostischen Überlegungen näher einzugehen. In den letzten Arbeiten seit 1979 zeigt sich klar die Tendenz, ein breites Spektrum an Differentialdiagnosen zu erwähnen, ohne sich eindeutig festzulegen. So beinhalten drei Arbeiten das gesamte Spektrum der diskutierten Differentialdiagnose.

Eine detaillierte Krankengeschichte findet sich in den Arbeiten von Mauthner, Vierordt, Rahmer, Rijkens, Reifenberg, Cohn, Bastard, Schachter, Stern, Kolle, Roth und Kenéz. Besonders Rahmer orientiert sich am Quellenmaterial und entwickelt anhand der von Zeitgenossen und von Heine selbst mitgeteilten Krankheitserscheinungen eine Symptomatik, die im wesentlichen Grundlage aller weiteren medizinischen Betrachtungen auch anderer Autoren ist. So erklärt sich die Tatsache, daß trotz unterschiedlicher Diagnosen sich eine einheitliche Darstellung der Symptomatik findet. Unterschiede bestehen nur in der Datierung des Krankheitsbeginns, in der Einordnung der Kopfschmerzen und der Augensymptomatik, der Psychopathologie und der hereditären Belastung. Rahmer bezieht die Kopfschmerzen, Heines Überempfindlichkeit und Psychasthenie als Frühsymptom in seine diagnostische Wertung mit ein. Dieser Auffassung schließen sich die Autoren an, die ebenso wie Rahmer die luische Genese der Erkrankung Heines negieren. Im

Gegensatz dazu datieren nahezu alle Autoren, die eine Folgeerkrankung einer Lues für die Ursache der Leiden Heines halten, die Erkrankung auf das Jahr 1832 mit dem Einsatz der ersten Lähmungserscheinungen. Wie Reifenberg stellen sie heraus, daß das primäre und sekundäre Stadium der Lues latent geblieben sein muß. Als Zeitpunkt der Infektion werden die »Hamburger Zeit«, die Studentenjahre, also zumeist das 17. bis 25. Lebensjahr Heines angegeben. Es besteht bei diesen Autoren Einigkeit darüber, daß sich eine Infektion nicht sicher nachweisen läßt. Die Diagnose einer Lues ist also nur durch die Rekonstruktion der neurologischen Symptomatik und Klassifizierung als Metalues möglich. Kopfschmerzen und psychische Auffälligkeiten werden als neuropathische Veranlagung erklärt und damit als eigenständiges Krankheitsbild abgetrennt. Zur Stützung dieser These wird eine hereditäre Belastung angenommen. So werden in den Arbeiten der Anhänger der Luesthese dem Vater Heines psychopathologische Auffälligkeiten, Epilepsie oder gar Wahnsinn nachgesagt. Eine befriedigende Erklärung für die Persistenz dieser Beschwerden aus der Jugendzeit Heines und für ihre Verschlimmerung nach Einsetzen weiterer neurologischer Ausfälle wird von diesen Autoren nicht gegeben. Die Diagnose von Hirnnervenausfällen und bulbärer Symptomatik findet sich nahezu bei allen Autoren.

Uneinigkeit besteht über die Wertung und Einordnung der Augensymptomatik. Rahmer versucht die Augensymptomatik vom eigentlichen Krankheitsbild abzutrennen und als Folge der starken Myopie zu erklären. Diese Ansicht setzte sich jedoch nicht durch, vielmehr berufen sich viele Autoren auf den Ophthalmologen Mauthner, der eine Mydriasis, eine Akkommodationslähmung rechts für das Jahr 1837 und im Jahr 1845 eine Ophthalmoplegia interna und externa diagnostiziert. Nach der Ansicht der meisten Autoren datiert Mauthner jedoch den Beginn der Erkrankung mit dem Einsetzen der Augensymptomatik zu spät. Es gelingt jedoch keinem Autor, aus dem vorhandenen Quellenmaterial die typische Symptomatik einer Augenbeteiligung bei Neurolues zu konstruieren. Cohn glaubt jedoch, gerade wegen dieser auch bei der Lues cerebri häufig anzutreffenden Augensymptomatik eine spinale Muskelatrophie ausschließen zu können.

Die Lähmungen werden von fast allen Autoren als sowohl von spastischer als auch schlaffer Natur beschrieben. Das Quellenmaterial legt aber auch den Verdacht nahe, schmerzhafte Kontrakturen könnten als »Krämpfe« beschrieben worden sein. So gelingt der eindeutige Nachweis von spastischen Paresen nicht.

Als Todesursache wird zumeist unstillbares Erbrechen nach Gebrauch zu hoher Dosen an Opiaten festgestellt. Nur wenige Autoren nehmen eine Opiatsucht bei Heine an. Gleichfalls besteht Einigkeit in der Bewertung der Therapie, der guten Betreuung durch Dr. Sichel und Dr. Gruby, dem völligen Versagen kausaler Therapiemaßnahmen, auch wenn von einigen bei einer Neurolues ein Erfolg zu erwarten gewesen wäre, dem guten Erfolg palliativer Maßnahmen wie der ausreichenden Analgesie sowie dem schädlichen Einfluß der therapeutischen Maßnahmen nach dem System von Broussais. Erstaunlicherweise ist eine genaue Darstellung der psychopathologischen Symptomatik Heines nicht häufig zu finden, wird aber in wenigen neueren Arbeiten diskutiert. Eine Einordnung der Psychopathologie in das Krankheitsbild findet sich nur in den Arbeiten, die Heines Erkrankung als eine Multiple Sklerose oder akute intermittierende Porphyrie ansehen.

Zuammenfassend ist festzustellen, nicht in der Darstellung der Symptomatik, sondern in der Bewertung der einzelnen Symptome und ihrer differentialdiagnostischen Einordnung unterscheiden sich die einzelnen Arbeiten. Psychopathologie, Kopfschmerzen und Augensymptomatik werden zum Teil als eigenständige Krankheitsbilder gesehen, zum Teil als wesentliche Symptome der neurologischen Grunderkrankung klassifiziert.

Ebenfalls herrscht Unklarheit über den Beginn der eigentlichen Erkrankung. Eine eingehende Beschäftigung mit dem vorliegenden Quellenmaterial findet sich nur in sehr wenigen Arbeiten, die meisten Autoren stützen sich auf diese Recherchen in ihrer Anamnese. In neueren Arbeiten wird die Schwierigkeit der ungesicherten Quellenlage und die Problematik beschrieben, in ihrer neurologischen Symptomatik einander sehr ähnliche Krankheitsbilder aufgrund der vorliegenden Fakten sicher gegeneinander abzugrenzen. Dementsprechend findet sich hier eine breitere Darstellung der Differentialdiagnostik zumeist ohne eindeutige Festlegung. Es wird hervorgehoben, daß Lues cerebrospinalis und Tabes dorsalis nicht wahrscheinlicher als andere neurologische Erkrankungen sind. Insgesamt gelingt es keinem Autor, unwidersprochen alle biographischen Fakten in die Anamnese einzuordnen und bei ihrer differentialdiagnostischen Bewertung auf Spekulationen zu verzichten. Obwohl sich die retrospektive Diagnose einer Erkrankung nur auf eine sorgfältig erhobene und genaue, detaillierte Anamnese stützen kann, muß vielen Autoren der Vorwurf gemacht werden, hier offensichtlich zu häufig auf eigene Recherchen verzichtet und dabei die Chancen vertan zu haben, ihre Diagnose durch akribische Verlaufsbeobachtung der Erkrankung Heines überprüfen zu können.

18. Darstellung der diagnostizierten Erkrankungen, epikritische Überlegungen und differentialdiagnostische Diskussion der Krankheiten Heinrich Heines

18.1 Syphilis – Zur Geschichte der Syphilis

Ende des 15. Jahrhunderts sind zwei historische Ereignisse in Europa von Bedeutung: Am 7. Mai 1495 kehrte Christoph Columbus von seiner Entdeckungsfahrt nach Barcelona zurück, und im September 1494 führte der französische König Carl VIII. seine Armee über die Alpen in das Mailänder Gebiet bis nach Süd-Italien gegen den König von Neapel. Weniger das militärische Ergebnis dieses Kriegszuges war für Europa entscheidend, sondern die Tatsache, daß die Soldaten dieser französischen Armee eine bisher unbekannte Krankheit begleitete, die auf sie von den portugiesischen Seefahrern übertragen worden war und von ihnen in Europa ausgebreitet wurde, der »morbus gallicus«.

Es war eine Krankheit, die offensichtlich sexuell übertragbar war, zu Geschwüren, später zu Ausschlägen und Papeln, körperlichem und geistigem Verfall und schließlich zum Tode führte. Bis zum Ende des 19. Jahrhunderts war die Theorie von der amerikanischen Herkunft der Syphilis unerschüttert und wurde noch einmal 1911 von Ivan Bloch in der zweiten Auflage seines Werkes »Der Ursprung der Syphilis« (148) bekräftigt. 1912 wurde diese Ansicht von Karl Sudhoff der zur allgemeinen Überraschung in zwei norditalienischen Rezepten aus der Zeit von 1440 den Ausdruck »mal franzoso« entdeckte, angezweifelt. Sudhoff analysierte mehrere Schriften aus der Zeit vor der Rückkehr des Columbus und stellte die These auf, die später »Syphilis« genannte Krankheit existierte in Europa schon lange, breitete sich jedoch gegen Ende des 15. Jahrhunderts besonders stark aus und war zu dieser Zeit auch besser bekannt. Doch konnte der Pathologe Ludwig Aschoff Sudhoff Irrtümer in der Auslegung seiner Quellen nachweisen. Auch gelang es ihm, die Beweiskraft von Schädelfunden mit angeblich syphilitischen Veränderungen bezüglich des Knochenalters zu erschüttern. So gibt es bis heute keine ausreichenden Argumente, die These von der amerikanischen Herkunft dieser Infektionskrankheit anzuzweifeln. Ihren Namen erhielt die Krankheit nach »Syphilys«, dem Hirten aus dem Lehrgedicht des Girolamo Fracastoro, der während einer Dürre der göttlichen Sonne abtrünnig wurde und seinen König zum Gott erhob. Wegen dieser Häresie wurde er mit einer neuen Krankheit bestraft.

»Gleich auf der gottlosen Erd' erzeugt sich die noch nie geseh'ne / Krankheit. Und zwar zuerst der von dem vergossenen Blute / Hatte dem Könige Opfer gebracht auf Bergesaltären, / Syphilus zeiget den Leib bedecket mit garst'gen Geschwüren. / Schlaflose Nächte voll Schmerz und zuckende Glieder erduldet / Er zuerst: es empfängt von ihm die Krankheit den Namen / Syphilis, nach ihm benannt die Menschen nun auch die Seuche.« (14, S. 97)

Den Namen »Lues« gab der französische Arzt Béthencourt im Jahre 1527 der neuen Erkrankung: »Lues venera« (die »Lustseuche«, die »venerische Krankheit«) (11, S. 31). Behandelt wurde die grassierende und in der Vielfalt ihrer Symptome schon bald recht genau beschriebene Erkrankung mit Quecksilberpräparaten und -kuren sowie mit dem gegen viele andere Krankheiten ebenfalls eingesetzten Guajakholz, mit dessen Import und Verkauf die Augsburger Bankiersfamilie Fugger ihr Vermögen erwarb. Über die Ursache der Erkrankung, ihre sexuelle Übertragbarkeit, ihre Manifestationsformen und ihre Beziehung zu anderen Krankheiten wurde noch lange Zeit gestritten. 1837 wurde in Straßburg ein Lehrstuhl für Dermatologie geschaffen, dessen erster Chefarzt der außerordentliche Professor Charles Schützenberger war, der zwischen Syphilis und der häufig mit dieser Krankheit verwechselten Gonorrhöe unterschied, die Sekundäraffekte der Syphilis für ansteckend hielt und syphilitische Organerkrankungen entdeckte. 1786 erkannte Cirillo die Existenz der Gehirnsyphilis, 1874 fand Dittrich entzündliche Veränderungen in den Cerebralarterien, die zu einer Nekrobiose des Gehirns führte und 1850 veröffentlichte Schützenberger einen Artikel über die Syphilis als Ursache funktioneller Störungen des Gehirns, die primäre Gehirnleiden vortäuschen. Ende des 19. Jahrhunderts forschte in Paris Alfred Fournier und führte den Begriff »Parasyphilis« ein für die Nervensyphilis mit ihren wichtigsten Lokalisationen, dem Befall des Rückenmarks, der zur Rückenmarks- und Gehirnschwindsucht führt und die progressive Paralyse verursacht. Auch die Affektion des Rückenmarkes wurde beschrieben und mit dem Begriff »Tabes dorsalis« belegt, den Hippokrates ursprünglich dem zum Tode führenden fortschreitenden Kräfteverfall nach unwillkürlichen Samenergüssen gegeben hatte. Für den interindividuell sehr unterschiedlichen Verlauf der Erkrankung wurden verschiedene Faktoren als ursächlich angesehen. Man postulierte zwei Erregerstämme, einen neurotropen und einen dermatropen, und glaubte, geistige Tätigkeit, nervliche Erschöpfung und Gifte wie Alkohol und Tabak disponierten zur Entwicklung einer Neuro-Syphilis. Erst im 20. Jahrhundert wurde der Erreger der Syphilis entdeckt. 1903 gelang es Roux und Metschnikow in Paris, bei einem Schimpansen einen Initialschanker hervorzurufen und die experimentellen Erforschungen der Syphilis zu ermöglichen. Wenige Jahre später gelang es Fritz Schaudinn und seinem Kollegen Hoffmann 1905 in Berlin, einen spiralförmig gewundenen Erreger zu isolieren, den sie »Treponema pallidum« nannten. 1906 wurde von August Wassermann, Albert Neisser und Carl Brücke die serologische Komplementbindungsreaktion in die Syphilisdiagnostik eingeführt. 1911 konnte Hideyo Noguchi das Treponema unter anaeroben Verhältnissen in Fragmenten lebenden Gewebes züchten. In den Jahren 1909 bis 1913 wurden von Paul Ehrlich und Sachachiro Hata die anorganischen Bestandteile des dreiwertigen Arsenix, die Arsenobenzene, als Mittel gegen die Syphilis entdeckt. Es gelang, diese Verbindungen im Labor zu synthetisieren und zur Steigerung der Wirksamkeit mit Silberatomen zu versetzen. Das wirksame Medikament »Silbersalvarsan« war entdeckt. Am 20. September 1910 veröffentlichte Ehrlich seine Entdeckung, daß das 606. Präparat, das er erprobt hatte, die Syphilis kurieren konnte. Eine gesteigerte Wirkung fand Ehrlich in seinem 940. Präparat, dem »Neo-Salvarsan«. Von Ehrlichs Entdeckung wurden viele neue Präparate etwa in Kombination mit Schwefel- oder Natronverbindungen entwickelt. So wurde z. B. Natron Stovarsol gegen Neurolues eingesetzt. Der Wiener Psychiater Wagner von Jauregg konnte erfolgreich nach langen Versuchen mit künstlich erzeugtem Fieber die Nervensyphilis behandeln. So erhielt er für seinen gewagten Therapievorschlag, die Einimpfung von Malaria-Erregern zur Behandlung der progressiven Paralyse, 1927 den Nobelpreis.

Ihren Schrecken verlor die Syphilis mit der Einführung des Penizillins als sichere und nebenwirkungsarme Therapie durch Mahoney, Arnold und Harref 1943. In den folgenden Jahren wurden serologische Tests zur sicheren Diagnostik entwickelt. Aber schon 1938 konnte Jausion seine »Geschichte der Geschlechtskrankheiten« mit den Worten abschließen: »Die Syphilis, dieser echte Proteus, sucht die Menschen nun schon seit der Renaissance heim. Auch berühmte Opfer forderte sie, wie z. B. Ludwig XV., den Vielgeliebten. Man betrachtete sie als folgerichtige Strafe für die Verletzung des sexuellen Tabus, an das die Menschen aufgrund christlicher Mythen so sehr gewohnt waren. Obwohl eine vollständige Heilung noch lange nicht immer möglich ist, hat der menschliche Verstand auf diesem Gebiet doch erhebliche Erfolge erzielt.« (232, S. 1545)

Zur Geschichte der Tabes dorsalis

Der Begriff »Tabes« bedeutet Abmagerung, Schwindsucht. So wurde die Tabes nach der Lokalisation unterschieden, eine Tabes abdominalis als Abmagerung des Unterleibes, sog. »Unterleibsdarre«; von einer Tabes mesenterica, der Eingeweide-Schwindsucht, und von einer Tabes dorsalis, der Myelophthisis, abgegrenzt. In der Namensgebung fand auch die Genese Berücksichtigung: Tabes senum, Auszehrung der Alten, Tabes nutricum sive lactea, die Abmagerung Stillender, Tabes metallica bei Vergiftung durch Metalle und Tabes exhaustorum nach starken Ausleerungen. Die Vorstellungen über die Ätiologie der Tabes dorsalis beruhten noch auf der hippokratischen Überlieferung von der Rückenmarksdarre nach sexuellen Ausschweifungen. Das Rückenmark als mutmaßlicher Produktionsort des Sperma erfahre durch häufige Ejakulationen einen Substanzverlust. Diese Vorstellung war noch zu Lebzeiten Heines verbreitet und bestimmte, wie schon gezeigt werden konnte, die Vorstellungen über den Ursprung seiner Erkrankung. Eine Verbindung von Tabes dorsalis und luischer Infektion wurde von Heine und seinen Ärzten sicher nicht hergestellt, da noch im medizinisch-etymologischen Lexikon von 1844 nur die oben angeführten Bedeutungen der Tabes bekannt waren (138).

Die Diagnose einer Tabes dorsalis, die von medizinischen Laien und Fachleuten post mortem gestellt wurde, beruht also auf der historisch überlieferten, sachlich falschen Vorstellung über die Genese der Tabes dorsalis als Auszehrung des Rückenmarkes bei sexueller Überaktivität.

Erst Ende des 19. Jahrhunderts setzte sich die Vorstellung von der Lues als infektiöser Ursache der Tabes dorsalis durch.

Erste diagnostische Überlegungen zur Erkrankung Heines stammen ebenfalls aus dieser Zeit und vereinen neue medizinische Erkenntnisse mit einer überlieferten Vorstellung. Es bleibt jedoch festzuhalten, daß Heines Zeitgenossen allein die sexuelle Aktivität, nicht aber eine Infektion für die Ursache seines Leidens hielten.

Von Loewenhardt wurden 1817 die Symptome der »Myelophthisis«, der chronischen Rückenmarksschwindsucht, beschrieben (158). Die dabei auftretende ataktische Gangstörung beobachtete Romberg 1846 und fand das nach ihm benannte Zeichen (203). Duchenne de Boulogne schuf mit seiner eingehenden Beschreibung der Symptomatik der Ataxie eine Grundlage für weitere Forschungen (53). Weitere wichtige Beobachtungen stammten von Charcot, der die lanzinierenden Schmerzen 1866 und die nach ihm benannte tabische Arthropathie 1868 beschrieb (35; 30). Die bei der Tabes auftretenden gastrischen Krisen wurden 1866 von Delamarre beobachtet. Eine umfassende Darstellung der Symptomatik lieferte Charcot nach eigenen Beobachtungen an der Salpêtrière in den 70er Jahren des 19. Jahrhunderts. Typische Reflexanomalien wurden von Erb (59) und Westphal (251) 1875 beschrieben. Dejerine stellte 1887 den Fall eines Tabeskranken vor mit schwerer peripherer Neuritis, die wie bei Heine die hochdosierte und kontinuierliche Verabreichung von Morphinen notwendig machte (47). Von Dejerine stammen auch Beobachtungen der muskulären Atrophie bei Tabes (46). Einen akuten Verlauf der Tabes stellte Leyden 1891 dar (155). Die Augenkrisen bei Tabes dorsalis wurden 1898 von Pel mitgeteilt (276). Kenntnisse über die morphologische Pathologie der Tabes dorsalis bestanden seit den Mitteilungen von Gull aus den Jahren 1856 und 1858 (81).

Über die Ätiologie der Erkrankung war man lange Zeit im unklaren. Zwar wurden bereits 1857 Vermutungen über den Zusammenhang von Syphilis und Geistesstörung angestellt (60), anhand sorgfältiger klinischer Beobachtungen Symptome der progressiven Paralyse und Tabes dorsalis beobachtet und in Zusammenhang mit einer Luesinfektion gebracht, doch erst Fournier führte 1876 die Tabes dorsalis auf eine syphilitische Infektion zurück (69). Diese Ansicht wurde lange Zeit heftig diskutiert und bestritten. Eine endgültige Klärung ergab sich erst durch die Einführung der Wassermannreaktion. Eine zusammenfassende Darstellung von Klinik, Pathologie und Ätiologie gab Nonne 1902 (278).

Zu Klinik, Stadien und Verlaufsformen der Syphilis

Die Syphilis ist eine durch Treponema pallidum ausgelöste, hoch chronische Infektionskrankheit, die am häufigsten durch direkten Sexualkontakt übertragen wird und unbehandelt einen jahrzehntelangen Verlauf nehmen kann. Eine spontane Abheilung der Syphilis ist möglich, jedoch kommen tödlich endende Verläufe gleichermaßen vor. Besonders charakteristisch für die Syphilis ist die große Variabilität ihrer Symptome, die ihr den Ruf des Chamäleons unter den Krankheiten einbrachte. Der Erreger ist eine Spirochäte. Das Treponema pallidum ist aber zum Unterschied ihrer Artgenossen kein Blut-, sondern ein Gewebeparasit, der langsame, steife, typische Knickbewegungen sowie Rotationen um die Längsachse ausführt, an denen er bei mikroskopischer Betrachtung im Dunkelfeld erkannt werden kann. Übertragen wird Treponema pallidum meist durch mikroskopisch kleine Hautläsionen, Verletzungen der Hautumschlagfalten zur Schleimhaut unter der oberflächennahen Schleimhaut. Eintrittspforte kann grundsätzliche jede Körperstelle sein, die häufigsten Infektionsstellen bei Syphilitikern sind der Genital- und Mundbereich. Übertragung durch Gebrauchsgegenstände spielt eine untergeordnete Rolle gegenüber der durch Geschlechtsverkehr, weil Treponema pallidum sehr empfindlich gegen Austrocknung, Temperaturschwankungen, Sauerstoffveränderungen und pH-Verschiebungen ist. Hochinfektiös ist nur das Stadium der Frühsyphilis. Mit zunehmendem Krankheitsverlauf sinkt die Kontagiosität ab. Fehlen die Symptome der Syphilis, ist sie auch nicht mehr ansteckend. Auch bei den schweren Krankheitsbildern der tertiären Syphilis ist eine Erregerübertragung nicht mehr möglich. Noch heute gilt die von Ricord 1837 aufgestellte Einteilung der Syphilis in drei Stadien: Die primäre Lues (Lues I) ist das Stadium des Primäreffektes. Das sekundäre Stadium (Lues II) ist geprägt durch die Generalisation der syphilitischen Erscheinungen. Lues I und Lues II werden als Frühsyphilis zusammengefaßt. Der Generalisation der Lues folgt ein etwa 2 bis 3 Jahre dauernder Zeitraum klinischer Erscheinungsfreiheit, die sogenannte Frühlatenz, in der jedoch die diagnostisch beweisenden Seroreaktionen positiv sind: Lues latens seropositiva. Nach diesem Zeitraum, meist nach 3 bis 5 Jahren, tritt die Syphilis in das Stadium der sogenannten »Spätsyphilis« ein mit dem tertiären Stadium (Lues III) und der Metalues (Lues IV).

Im Stadium der Lues I tritt nach Ablauf der ersten Inkubationszeit die typische klinische Einheit von Primäraffekt und indolenter Lymphknotenschwellung im Lymphabflußgebiet, »Bubo« genannt, auf. Der Primäreffekt ist meist asymmetrisch lokalisiert, schmerzlos und meist induriert. Der auch als »Schanker« bezeichnete Primäraffekt beginnt mit einer Primärpapel, die schließlich ulzeriert. Sonderformen der Primäraffekte kommen ebenso wie seltene Lokalisationen vor. Am häufigsten findet man den Primäraffekt an den Genitalien. Die mit dem Primäraffekt assoziierte, indolente Lymphknotenschwellung sitzt immer im zugehörigen Lymphabflußgebiet. Bei Lokalisation des Primäraffektes am äußeren

Genitale schwellen die Leistenlymphknoten an. Das Lymphknotenpaket ist hart (syphilitische Skleradenitis), mit der Haut nicht verbacken, jedoch kommen Einschmelzungen vor. Unbehandelt bilden sich syphilitischer Bubo und Primäraffekt im Laufe von Wochen bis Monaten mit klinischer Rückbildung der Lues I zurück.

Das Sekundärstadium der Lues II beginnt etwa in der 9. bis 10. Woche nach der Infektion und beruht auf einer generalisierten Spirochätose bei mangelhafter Abwehrleistung des Organismus gegen den Erreger. Die in diesem Stadium auftretenden Haut- und Schleimhautveränderungen sind sehr variabel in Aussehen und Lokalisation. Bevorzugt treten sie an den Berührungsflächen der Schleimhäute und der Haut auf. Die spezifischen Exantheme und Enantheme werden »Syphilide« genannt. Sie jucken fast nie, heilen ohne Narben oder Atrophie ab. Besonders nässende Haut- oder Schleimhautveränderungen sind sehr infektiös, da sie reich an Erregern sind. Im fortgeschrittenen Stadium der Lues II sind die Exantheme und Enantheme nicht mehr so erregerreich. Vesikulöse, bullöse oder urtikarielle Veränderungen werden nicht beobachtet. Die häufigste Erscheinung der Lues II ist das makulöse Syphilid, die Roseola, welches meist symmetrisch mit häufigstem Sitz am Stamm, auf der Stirn und als besonders charakteristisch an Handflächen und Fußsohlen vorkommt. Das papulöse-papulosquamöse Syphilid der Lues II ist druckschmerzhaft, erregerreich und zumeist symmetrisch am Stamm lokalisiert. Finden sich papulöse Syphilide in intertriginösen Arealen, können die Papeln erodieren und mazerieren. Diese Papeln nässen. Das Sekret regt eine Wucherung der Papeln an, und es bilden sich breite Beete aus – die sogenannten Condylomata lata mit charakteristisch süßlichem Geruch. Sonderformen des papulösen Syphilids sind die Corona veneris, eine seborrhoise Veränderung an der Haargrenze, das Palmoplantarsyphilid mit luischen Papeln an Handflächen und Fußsohlen, Nagelveränderungen und Keratosen. Das pustulöse und ulzeröse Syphilid sind Seltenheiten. Als Sonderform ist die Lues maligna beschrieben, die zwar selten ist, aber ein schweres konsumierendes Krankheitsbild mit einem ulzerierenden Exanthem darstellt. Hier wird ein geschwüriger Zerfall des Exanthems und Enanthems beobachtet. Auch wenn sich die Veränderungen der Lues II zurückbilden, so können Depigmentierungen als Ausdruck einer postinflammatorischen Störung im Melaninstoffwechsel vorkommen. Herdförmiger Haarausfall wird ebenso beobachtet wie spezifische Mundschleimhautveränderungen und spezifische Angina. Häufig finden sich Lymphknotenschwellungen, die nicht schmerzen und nie einschmelzen. Allgemeinerscheinungen sind bei der Lues II selten oder geringfügig ausgeprägt. Treten sie auf, so klagen die Patienten über Müdigkeit, Abgeschlagenheit, Myalgien, polyarthritische Beschwerden sowie Knochenschmerzen. Relativ charakteristisch ist der nächtliche Kopfschmerz, der besonders im Hinterkopf oder bahnenförmig um den Kopf herumziehend als Ausdruck einer frühsyphilitischen Meningitis cerebrospinalis auftritt. Miterkrankungen der inneren Organe kommen vor, meist eine einseitige Iritis, eine Nephritis sowie Phlebitiden. Die klinischen Erscheinungen der Lues II bilden sich zurück, verschwinden schließlich völlig, können jedoch modifiziert rezidivieren. Perioden unterschiedlich langer Latenz folgen. Während der Latenzzeit bleiben die serologischen Reaktionen positiv. Man bezeichnet dieses Stadium als Lues latens seropositiva, die Frühlatenz. Die Lues kann in diesem Stadium abheilen. Die Häufigkeit dieser spontanen Gesundung wird mit bis zu 60% angegeben. Es kann jedoch auch zu einer langjährigen Latenz kommen; Jahrzehnte vergehen, bis die Lues wieder zu Krankheitserscheinungen führt.

Der weitere Verlauf der Lues ist von der sich entwickelnden zellulären Immunitätslage abhängig. Entwickelt der Wirt eine zelluläre allergische Reaktion vom Tuberkulintyp (Typ IV Reaktion), so kommt es zum Tertiärstadium der Syphilis, der Lues III. Im allgemeinen entwickelt sich das Tertiärstadium der Syphilis etwa 3 bis 5 Jahre nach der Frühsyphilis (Lues I und Lues II). Typisch für dieses Stadium ist die meist nekrotisch zerfallende, granulomatöse, spezifische Entzündung, das syphilitische Granulom. Die klinischen Erscheinungen sind meist asymmetrisch und gruppiert lokalisiert, neigen zur Einschmelzung bei Nekrose und hinterlassen Narben oder Atrophie. Nach der Lokalisation in den Schichten der Haut wird die Lues III eingeteilt. Man spricht von der Lues tuberosa beim Auftreten von tuberösen Syphiliden mit kutanem und von der Lues gummosa mit subkutanem Sitz. Das subkutane Syphilid, das sogenannte Gumma, kann überall an der Haut auftreten und entsteht aus einem etwa zunächst nur bohnengroßen Knoten in der Subkutis. Dieser Knoten wächst und ist schließlich mit Haut und Unterlage verbacken. Darüber zeigt sich eine livide, rötliche Färbung. Die Konsistenz ist zunächst derb und gummiartig, wird jedoch infolge zentraler Nekrose in Wochen und Monaten fluktuierend. Es kommt zur Perforation, die ein schmerzhaftes Ulkus hinterläßt. Lymphknotenschwellungen fehlen. Nach ausgeprägten Gewebszerstörungen heilen die Gummen nach mehreren Wochen ab. Sie können in allen Schichten zwischen Haut und Knochen auftreten, bevorzugt in Subkutis, Muskel, Periost oder Knochen.

Im Rahmen der tertiären Lues erkranken meist nur einzelne innere Organe, zumeist Leber, Lunge oder Gehirn. Es kann auch am Auge zum Auftreten von Gummata, besonders an der Iris oder im Glaskörper, kommen. Charakteristisch ist auch die luische Optikusatrophie. Diese entsteht als Folge einer Neuritis oder durch Druck luischer Veränderungen auf den Sehnerv. Auch Augenmuskellähmungen, die ein- oder doppelseitig auftreten können, sind keine Seltenheit. Bekannt ist das luische Aortenaneurysma, der Befall der Koronargefäße oder das Auftreten von Gummata im Herzen. Häufig finden sich auch Gummata in Lunge, Leber, Intestinaltrakt, Milz und Urogenitalapparat. Relativ häufig ist die Hodenlues mit Auftreten von Gummata. Osteosklerose und Osteoporose sind die charakteristischen Folgen einer Knochenlues mit zumeist Unterschenkelulzerationen. Syphilitische Gelenkerkrankungen hingegen sind selten.

Als differentialdiagnostischer Aspekt sei noch erwähnt, daß sich Gummata unter innerlicher Gabe von Jodkali zurückbilden. Nach der Gabe von Jodkali kommt es innerhalb von 5 Tagen zu einer auffälligen Säuberung und Heilungstendenz tertiär luischer Erscheinungen.

Die Lues cerebrospinalis tritt im Sekundärstadium als Meningitis syphilitica non gummosa auf, im Tertiärstadium bildet sich die echte Lues cerebrospinalis aus. Je nach Lokalisation werden eine Lues cerebri, eine Lues spinali oder in der kombinierten Form eine Lues cerebrospinalis unterschieden. Nach der vorherrschenden Pathogenese differenziert man in die meningitische, vaskuläre oder gummöse Form. Pathogenetisch liegen ein intrakranieller Druckanstieg oder Hydrocephalus bei Verschluß der Liquorflußwege, eine lokale Druckschädigung durch proliferative Entzündung sowie Gefäß- und Hirnnervenschädigungen als Ausdruck einer luischen Polyneuropathie zugrunde. Für die Lues cerebrospinalis des Spätstadiums gilt, daß ein typisches, allen Fällen gemeinsames Symptom nicht anzugeben ist. Dies gilt insbesondere für das Verhalten der Pupillen. Hier finden sich oft nur eine Anisokorie oder eine absolute oder reflektorische Pupillenstarre. Die meningeale Form der Lues cerebrospinalis führt zur intrakraniellen Drucksteigerung und bewirkt heftige Kopfschmerzen, Schwindel, Erbrechen, Antriebsverlust, affektive Auffälligkeiten und als erstes Zeichen häufig Hirnnervensymptome. Der N. opticus ist am häufigsten betroffen. Auch eine Arachnoiditis optico-chiasmatica wird beschrieben. Es resultieren eine Einengung des Gesichtsfeldes, eine Hemianopsie und ein Visusverlust innerhalb weniger Tage. Aber auch Hörstörungen bis zur Ertaubung, Augenmuskelparesen und periphere Facialislähmungen treten auf. Es kann zu endokrinen Störungen durch Befall der Hypophysen und Zwischenhirnregion kommen, Krampfanfälle, Monoparesen, Hemiparesen und Aphasien sind nicht selten.

Charakteristisch für die vaskuläre Form ist das oft schlagartige Auftreten. Es kommt zu Bewußtseinsstörungen, epileptischen Anfällen, es können jedoch auch durch vaskuläre Schäden im Bereich des Hirnstammes schwerste Krankheitsbilder mit Tetraparesen, Streckkrämpfen und erheblicher Bewußtseinstrübung resultieren. Diese schweren Verläufe sind jedoch selten. Häufiger kommt es zu relativ günstig verlaufenden, basalen, luischen Gefäßprozessen mit nuklearen Ausfällen einzelner Hirnnerven. Es resultieren zumeist eine isolierte vertikale Blickparese, paramediale oder laterale Brücken- oder Oblongatasyndrome oder uncharakteristische bulbäre Störungen. Doch nicht immer tritt die vaskuläre Form so rasch wie ein Apoplex in Erscheinung, sondern zeigt als Prodrom über längere Zeit anhaltende Kopfschmerzen, Schwindel, Schlaflosigkeit und Leistungsminderung.

Auch die gummöse Form führt zur intrakraniellen Drucksteigerung mit typischen Folgen, zur fortschreitenden Hemiparese und psychischen Veränderungen mit oder ohne Eintrübungen des Bewußtseins. Typisch ist, daß bei einer unbehandelten Lues cerebri mit einer mehr oder weniger schnellen Progredienz der Erscheinungen mit schließlich ungünstigen, d.h. zumeist letalem Ausgang zu rechnen ist.

Auch die Lues spinalis führt sehr schnell zu schweren neurologischen Ausfällen mit vollständigen Querschnittssyndromen, schlaffer Lähmung und radikulären Schmerzen. Sehr häufig bleibt es bei einer unvollständigen Schädigung des Rückenmarkquerschnittes. Es treten eine spastische Para- oder Tetraparese mit beidseitiger, dissozierter Sensibilitätsstörung und Blasen- und Mastdarmstörungen als Folge einer schweren Schädigung zumal der Seitenstränge auf. Die Hinterstrangfunktionen sind oft erhalten. Dieses neurologische Bild spricht für eine Minderdurchblutung der Arteria spinalis anterior. Gelegentlich führt die Lues aber auch zu einer Spastik der Gliedmaßen mit atrophischen Paresen meist an den Händen oder am Schultergürtel. Faszikuläre Zuckungen sind dann nachweisbar. W. Erb beschrieb 1892 die syphilitische spastische Spinalparalyse, ein spastisches Syndrom mit Blasenstörungen und unbedeutender Beteiligung der Sensibilität (57). Ferner werden schlaffe Paresen der unteren oder oberen Extremitäten ohne streng segmentale Anordnung beschrieben. Radikuläre Ausfälle im Bereich der Cauda equina mit Blasen- und Rectumbeteiligung sind möglich.

Das Quartärstadium der Syphilis, die sogenannte Metalues, umfaßt die Syndrome der Tabes dorsalis und progressiven Paralyse. Man geht davon aus, daß sich eine Metalues als Weiterentwicklung der Lues III bei anergischer Reaktionslage des Erkrankten entwickelt.

Morphologisch finden sich bei der Tabes dorsalis zumeist im Lumbosakralmark, seltener in Höhe der zervikalen Segmente einsetzende, degenerative Erscheinungen. Zunächst sind meist nur die Fasciculi graciles geschädigt, mit Fortschreiten des Leidens aber auch die lateral gelegenen Fasciculi cuneati. Es kommt zu einem Untergang der Markscheiden und auch der Achsenzylinder. Als Narbe entsteht eine Fasergliose. Die Hinterstränge erscheinen grau und geschrumpft, die weichen, dorsal gelegenen Rückenmarkshäute sind häufig verdickt. Die Hirnnerven sind häufig in den Krankheitsprozeß einbezogen, die Degeneration ist zumeist am ausgeprägtesten im N. opticus. Interessanterweise ist nur durch die Veränderungen in den weichen Rückenmarkshäuten ein Hinweis auf einen entzündlichen Prozeß zu finden. Die Veränderungen am Rückenmark sind degenerativ und untypisch für eine chronische Infektionskrankheit. Dies mag der Grund sein, warum der Zusammenhang zwischen Lues und Tabes dorsalis so lange unklar bleiben mußte, bis man den Erreger Treponema pallidum bei Tabikern nachweisen konnte.

Die Tabes ist bei Männern und Frauen etwa gleich häufig und entwickelt sich im allgemeinen erst viele Jahre nach der Luesinfektion, etwa nach einem Intervall von 8 bis 20 Jahren. Häufig ist vielen Tabikern nichts über die vorausgegangene Infektion bekannt. Besonders charakteristisch für die Tabes ist ihr wechselhafter Verlauf und das stark variierende Entwicklungstempo. Viele Patienten klagen zu Beginn der Erkrankung über mannigfaltige Schmerzzustände unterschiedlicher Lokalisation. Häufig tritt zuerst eine Gangunsicherheit auf, seltener sind Klagen über ein Nachlassen des Sehvermögens oder über Doppelbilder. Zuweilen findet man auch eine Überempfindlichkeit besonders des Rumpfes gegenüber kaltem Wasser oder eine Beeinträchtigung der Blasenfunktion. Manche Kranke klagen aber auch nur über eine allgemeine Schwäche oder ein Schwindelgefühl. Ein besonders häufig anzutreffendes Symptom der Tabes sind Pupillenstörungen. Oft besteht eine Anisokorie oder Entrundung der Pupillen. Dann läßt sich fast regelmäßig eine reflektorische oder absolute Pupillenstarre feststellen. Eine reflektorische Pupillenstarre ist gekennzeichnet durch miotische Pupillen, hingegen wird eine absolute

Pupillenstare von einer Mydriasis begleitet. Zu Beginn scheint zunächst nur ein Auge betroffen zu sein und die Reaktion der Pupille nicht völlig aufgehoben, sondern nur eingeschränkt und verlangsamt. Besonders gefürchtet ist die tabische Optikusatrophie als ein recht typisches Hirnnervensymptom. Diese beginnt zumeist mit einer Störung der Dunkeladaption, es kommt dann zu einem weitgehend konzentrischen Verfall des Gesichtsfeldes mit allmählichem Visusverlust. An der Pupille findet sich eine blande Atrophie. Auch wenn der Prozeß meistens einseitig beginnt, wird später fast immer auch das andere Auge beteiligt. Die Erkrankung schreitet innerhalb von Monaten bis zur Amaurose fort. Nur selten bleibt ein Funktionsrest über längere Zeit erhalten. Hingegen sind Lähmungen der äußeren Augenmuskeln bei Tabes eher selten. Häufig ist das Versorgungsgebiet mehrerer Nerven betroffen, manchmal jedoch auch nur einzelne äußere Augenmuskeln. Im Verlauf der Tabes kann häufig der Befund der erloschenen Eigenreflexe erhoben werden. Seit 1875 wird das Fehlen das Patellarreflexes als nach Westphal wichtiges Symptom der Tabes, als sogenanntes »Westphal'sches Zeichen« benannt. Doch noch häufiger fehlen die Achillessehnenreflexe. Die Eigenreflexe der oberen Extremität sind meist gut erhalten. Ihr Fehlen weist bei erhaltenen Reflexen der unteren Extremität auf eine atypische Lokalisation des Prozesses mit frühem Befall des Halsmarks hin. Diese Form der Tabes dorsalis wird als Tabes superior in Abgrenzung zur gewöhnlichen Tabes inferior bezeichnet. Die vielfältigen Schmerzphänomene als Ausdruck der gestörten Sensibilität sind ein weiteres wichtiges Symptom. Es handelt sich hierbei zumeist um sogenannte »lanzinierende« Schmerzen, die als »Blitz« in Wade, Fuß, Oberschenkel, Gesäß, Rücken, seltener in Arm und Schulter einschießen. Zuweilen ist der blitzartige Schmerz streng begrenzt auf das Ausbreitungsgebiet des N. ischiadicus oder des N. ulnaris und hinterläßt nach seinem Abklingen eine Hyperästhesie für leichteste Oberflächenreize im betroffenen Ausbreitungsgebiet. Manche Kranke klagen über Schmerzen wie ›glühender Draht‹ oder ›Nadelstiche‹. Diese unvermittelt einsetzenden und heftigen Schmerzanfälle klingen nach wenigen Sekunden langsam ab und können sich gleich darauf wiederholen. Sie können, unterbrochen von kurzen Phasen der Schmerzfreiheit, sich über Stunden oder Tage hinziehen. Dann endet die Schmerzperiode, um nach kurzer Zeit oder erst nach Monten oder gar Jahren sich erneut einzustellen. Als Sonderform ist die »Tabes dolorosa« bekannt, deren Schmerzen ununterbrochen anhalten. Es gibt auch Formen, in der die Schmerzen eher rheumatischen Charakter haben. Ferner sind »Gürtelschmerzen« als häufiges Schmerzphänomen zu erwähnen, die vom Rücken ausgehen und beiderseits den Brustkorb oder den ganzen Rumpf umgreifen. Dieser Schmerz wird beschrieben als ›eiserner Reif‹, ›Panzer‹ oder ›zu enges Kleidungsstück‹. Zuweilen sind die Schmerzanfälle so heftig, daß der Kranke sich zusammenkrümmt. Die sogenannten »Organkrisen« der Tabikers sind gekennzeichnet durch äußerst heftige Schmerzen und zugleich häufig auch sekretorische und motorische Begleiterscheinungen. Am längsten bekannt sind gastrische Krisen, die von W. W. Gull 1858 und J. M. Charcot 1858 beschrieben wurden.

Weiterhin kann es zu Larynx-, Gallenblasen-, Nieren-, Ureter-, Blasenkrisen und anderen Krisen kommen. Die gastrischen Krisen werden meist beschrieben als heftige Schmerzen im Oberbauch, als ›Wühlen‹, ›Brennen‹, ›Reißen‹ oder ›Stechen‹. Dabei kommt es gelegentlich zu wiederholtem oder sogar pausenlosem Erbrechen überraschend großer Mengen wässrigen, schleimigen, gelegentlich auch gallig-verfärbten Sekretes. Die moderne Diagnostik konnte aufdecken, daß Patienten mit gastrischen Krisen meist auch an einem Ulcus ventriculi oder duodeni, Gastritis oder Cholezystitis leiden. Die Beteiligung der Neuropathologie an solchen Krisen wird dadurch deutlich, daß die typischen Symptome dieser die Tabes begleitenden Krankheiten verfälscht werden und eben meistens unter dem Bild der ›lanzinierenden‹ Schmerzen auftreten. Umschriebene lanzinierende Schmerzen auch ohne sekundäre Organerkrankung können auch durch Wurzelkompression auftreten.

Ebenso typisch für Tabes ist die Störung der Oberflächensensibilität durch den Hinterwurzel-, Hinterstrang-Prozeß. Es kommt zu Parästhesien, die Extremitätenabschnitte betreffen, sich aber auch an das Areal bestimmter Wurzeln oder Nerven halten. Häufig findet man diese Störungen im Gebiet des N. trigeminus oder des N. ulnaris. Die Hyperästhesie und Hypalgesie sind häufig gleichmäßig ausgebreitet. Sie können aber ebenso segmental oder auf das Versorgungsgebiet peripherer Nerven begrenzt sein wie die Störung der Schmerzleitung. Hier findet sich das Phänomen des verzögert geleiteten Schmerzes, der nach Aufhebung des Schmerzreizes einsetzt und sich danach sogar steigern kann. Auf die Kältehyperästhesie ist schon eingegangen worden. Seltener sind Wärme- und taktile Hyperästhesie. Häufig kommt es auch zu einer Analgesie besonders der inneren Organe. Anomalien der Tiefensensibilität sind häufig. Auch Tiefenallästhesien werden angegeben. Die Kranken klagen dann zumeist über den Verlust des Gefühls für die Bodenbeschaffenheit. Die Störungen des Lage- und Bewegungsempfindens bevorzugen die unteren Extremitäten und distalen Gelenke. Die Ataxie als bekanntestes Symptom der Tabes wird durch die Hinterstrangdegeneration verursacht. Häufig ist nur das Gehen im Dunklen zunächst erschwert, später wird das Gehen auch mit Blickkontrolle unsicher. Die Bewegungen der unteren Exremität werden ungezügelt und ausfahrend. Die Füße können nicht mehr zielgenau gesetzt werden. Bei hochgradiger Ataxie ist der Patient nicht mehr in der Lage, ein paar Schritte zu gehen oder sich auf die Füße zu stellen. Zwar handelt es sich hier nicht um eine echte Lähmung, dennoch wird von »ataktisch-paretischen« Erscheinungen gesprochen. Im Verlauf der Tabes stellen sich häufig Blasenstörungen ein, als Inkontinenz oder Retentio urinae. Häufig ist die Sexualfunktion beeinträchtigt, anfangs gelegentlich als Libido-Steigerung, später als Impotenz. Im Krankheitsverlauf kommt es zu Arthropathien mit Deformierung vor allem der Gelenke der unteren Extremität mit zuweilen grotesken Formveränderungen. Aus den häufigen Arthropathien der Wirbelsäule resultiert eine Kyphose oder Skoliose. Selbst schwerste Veränderungen rufen meist nur geringe Beschwerden hervor. Gleiches gilt für die Knochenabsprengungen, Frakturen und Luxationen. Ausfälle der Sensibilität als Schutzmechanismus vor Überlastungen sowie unphysiologische Belastung durch Ataxie werden für diese Veränderungen des Skelettsystems verantwortlich gemacht. Auch trophische Störungen werden beobachtet. Als typisch gilt das »Mal perforant du pied«, ein schmerzloses, wie ausgestanztes Geschwür an der Fußsohle. Umschriebene Muskelatrophien und atrophische Paresen vor allem des Schultergürtels, der Hände oder Unterschenkel sind meist Folge einer Wurzelschädigung durch tabische Arthropathie, nicht aber Ausdruck eines zusätzlichen degenerativen Vorderhornprozese. Der Verlauf der Erkrankung ist vielgestaltig. Gewöhnlich weisen schon verhältnismäßig früh unklare Schmerzzustände, Koordinationsstörungen, ein Nachlassen des Sehvermögens oder die Folgen einer Blasenlähmung auf eine neurologische Erkrankung hin. Manchmal entwickelt sich die Tabes jedoch schleichend und vom Patienten unbemerkt. Der Prozeß kann zum Stillstand kommen, auf einer oligosymptomatischen Stufe verharren oder mehr oder minder progredient sich entwickeln. Doch fast immer bleiben neurologische Ausfälle, sind sie einmal aufgetreten, auch erhalten. Die meisten Symptome, vor allem aber die Pupillenstörung und Reflexausfälle sind irreversibel. Nahezu gesetzmäßig ist die Progredienz der Optikusathropie, die bis zur Amaurose fortschreitet. Irreversibel sind auch häufig die Störungen der Blasenfunktion. Auch ist kaum mit einem Nachlassen oder Sistieren der wechselhaften Schmerzen zu rechnen. Anders verhält es sich mit der Ataxie, die häufig sehr plötzlich einsetzt, aber auch wieder völlig schwinden kann.

Die ersten Symptome der Neurosyphilis manifestieren sich im Mittel bei Männern im 44. Lebensjahr. Die Lebenserwartung unbehandelter Syphilispatienten ist um 20% reduziert, für Tabiker wird die längste Lebenserwartung mit 68 Jahren angegeben. Die häufigste Verlaufsform der Neurosyphilis ist mit 28% die Lues cerebrospinalis, die Tabes dorsalis wird in 20% der Fälle diagnostiziert.

Zum Vollbild der Tabes dorsalis gehören: Sensible Reiz- und Ausfallerscheinungen, Reflexanomalien, herabgesetzter Muskeltonus, Ataxie, Pupillenstörungen, Optikusatrophie, Beeinträchtigung der Blasen-, Mastdarm- und Sexualfunktion, trophische Störungen und andere Funktionsstörungen.

Sensible Reiz- und Ausfallerscheinungen gehören zu den häufigsten Symptomen der Tabes überhaupt. Es finden sich sockenförmige Parästhesien, ziehende Gliederschmerzen, submamilläres Gürtelgefühl, Kältehyperpathie am Rumpf, lanzinierende Schmerzen, besonders in der unteren Extremität, eine beinbetonte Palllästhesie, fleck- und gürtelförmige Sensibilitätsstörungen, besonders im Gesichts-, Hals-, Thorakal- und Perinealbereich, eine Störung der Schmerzleitung, eine herabgesetzte viscerale Sensibilität, tabische Krisen besonders im Oberbauch, über Tage anhaltende Singultuskrisen, Oblongatakrisen als lebensbedrohlicher Notfall mit Apnoe, Bewußtlosigkeit, Tachykardie oder Krampfanfällen.

Es gibt einige seltene spinale Verlaufsformen der Tabes dorsalis, die in der Literatur mit einer Häufigkeit von 2 bis 3% angegeben werden (186, S.43ff.). Diese spinalen Verlaufsformen zeigen meist ein invariables, oligosymptomatisches Bild und sind häufig mit Pupillenstörungen kombiniert. Es seien hier die spinalen Verlaufsformen erwähnt, die typischerweise zu einer Muskelatrophie der Hand führen.

Die syphilitische Amyotrophie »Ballett«, auch bezeichnet als »syphilitische Poliomyelitis anterior«, führt zu einer mehr oder weniger symmetrischen Muskelatrophie an Thenar, Hypothenar, ggf. auch an den übrigen kleinen Handmuskeln. Sie tritt oft auf bei jüngeren Patienten. Vollremissionen sind nicht bekannt.

Die »Pachymeningitis cervicalis hyperplastica« führt wie die zervikale Myelopathie zur Atrophie der Hand-, Arm- und Schultermuskulatur, zu segmentalen sensiblen Störungen, zu einer Herabsetzung des Lage- und Vibrationsempfindens besonders an den Beinen, zu Pyramidenbahnzeichen und radikulären Schmerzen und Parästhesien besonders der unteren Segmente der Halswirbelsäule.

Es ist darauf hinzuweisen, daß die Atrophie der kleinen Handmuskeln, wie sie offensichtlich auch bei Heine beobachtet werden kann, nicht generell ein typisches Symptom der Tabes dorsalis ist, sondern speziellen Verlaufsformen dieser Form der Neurosyphilis zuzuordnen ist. Diese Verlaufsformen sind aber gerade dadurch gekennzeichnet, daß sie oligosymptomatisch verlaufen und nicht die Vielfalt der von Heine gebotenen Symptome aufweisen. Schon die Namensgebung dieser besonderen Verlaufsformen der Tabes dorsalis zeigt, daß sie andere neurologische Krankheitsbilder nachahmen, die natürlich in der Differentialdiagnose auch berücksichtigt werden müssen. Wegen der Seltenheit dieser Erscheinungsformen der Tabes ist die bei Heine zu beobachtende Atrophie der Hand- und Armmuskulatur sicherlich nicht als Leitsymptom zu bewerten. Eine Einordnung dieses Symptoms in das Krankheitsbild der Tabes dorsalis ist zwar möglich, ein Beweis für das tatsächliche Vorliegen einer Tabes dorsalis als Grunderkrankung gelingt jedoch nicht. Ein Befall der Sinnesorgane bei Tabes dorsalis ist relativ häufig. Schon im Stadium der Frühsyphilis, Wochen und Monate nach der Infektion, sind besonders Auge und Ohr beeinträchtigt. Als Frühsymptome gelten eine juxtapapilliäre Chorioretinitis, eine Neuroretinitis, eine akute Optikusatrophie sowie eine Neurolabyrinthitis mit chochleären und vestibulären Symptomen.

Bei der Lues kommt es nicht selten zu chronischen, meist schleichend verlaufenden Iritiden auf einem oder beiden Augen. Sie rufen meist keine akuten Beschwerden hervor, weil nur eine wechselnde Trübung des Kammerwassers besteht. Die subjektiven Symptome wie Schmerzen, Schleier vor den Augen, Lichtscheuigkeit und Tränen des Auges sind daher ebenso wie die Rötung des Auges bei luischer Genese nicht sehr ausgeprägt. Relativ häufig kommt es auch im zweiten Stadium der Lues zu einer diffusen Chorioretinitis, die frühzeitig zu einer Pigmentverklumpung und grau-weißen Tabulierung des Augenhintergrundes führt. Da hierbei der Augenfundus grau-schwarz gesprenkelt erscheint, wird er als »Pfeffer- und Salz-Fundus« bezeichnet. Häufig sind eine Optikusatrophie assoziiert und die Funktion des Auges erheblich gemindert. Der atrophische Prozeß der Sehnerven kann sich über Monate und Jahre hinziehen und zu einem zentrozökalem Skotom mit Gesichtsfeldeinschränkung und Verschlechterung der Sehschärfe führen, bis schließlich das Auge erblindet. Diese irreversible Amaurose tritt bei der tabischen

Optikusatrophie relativ rasch ein, nur selten bleibt ein Funktionsrest über längere Zeit erhalten. Die tabische Optikusatrophie beginnt mit Störung der Dunkeladaption und führt dann zu einem konzentrischen Verfall des Gesichtsfeldes mit Visusverlust. Sie ist anfangs oft einseitig, greift aber später auf beide Augen über. Gerade bei der Tabes dorsalis findet man häufige Pupillenstörungen wie Anisokorie, Entrundung der Pupillen, reflektorische oder absolute Pupillenstarre kommen nahezu immer vor. Oft beginnt die Pupillenstarre einseitig und zeigt anfangs nur eine Verlangsamung der Pupillenreaktion. Bei voll ausgebildeter reflektorischer Pupillenstarre tritt eine Miosis, bei absoluter Pupillenstarre eine Mydriasis auf. Im weiteren Verlauf treten häufig Störungen des N. oculomotorius, des N. trochlearis und N. abducens auf. Aber auch Ausfälle von N. trigeminus und des N. hypoglossus finden sich. Multiple Ausfälle der unteren Hirnnervengruppe können zum bulbärparalytischen Symptomenkomplex der Tabes dorsalis führen.

Die Schädigung der N. opticus besteht im Frühstadium der Tabes, häufig als erstes Symptom überhaupt, in einer Optikusatrophie und zeigt sich zunächst in einer gestörten Dunkeladaption. Diese Optikusatrophie ist noch heute therapeutisch schwer zu beeinflussen. Unter Therapie rückbildungsfähig ist hingegen die in etwa 5% der Fälle auftretende Okulomotoriusparese, manchmal bleibt eine Ptosis bestehen. Für die Pupillenstörungen werden Häufigkeiten von 13 bis 62% angegeben (186, S. 45). Es finden sich eine absolute oder reflektorische Pupillenstarre, eine Anisokorie, eine Pupillenentrundung oder eine springende Pupille (Hippus). Störungen der Pupillenmotorik sind besonders bei der Tabes dorsalis häufig und werden bei 60 bis 80% der Tabiker angetroffen. Hierbei sind die Pupillen meist beidseits eng und entrundet, gelegentlich aber auch beidseits weit. Die Lichtreaktion ist verzögert oder fehlt, Akkommodations- und Konvergenzreaktion sind in der Regel erhalten. Das klassische Argyll-Robertson-Phänomen ist eher selten. Die Optikusatrophie kann in 5 bis 11% der Fälle diagnostiziert werden, sie hat eine ungünstige Prognose und ist meist irreversibel. Die Optikusatrophie führt meist zu einer konzentrischen Gesichtsfeldeinschränkung, da die Schädigung in der Regel marginal beginnt und langsam zum Zentrum fortschreitet. Trotz dieser vielfältigen ophthalmologischen Befunde bei der Tabes dorsalis kann bei einem systematisch untersuchten Patientengut eine gewisse Regelmäßigkeit erkannt werden: »Bemerkenswert war die »Dissoziation«, d. h. die geringe Korrelation der ophthalmologischen Einzelbefunde untereinander. Die Kombination von Läsionen in zwei Funktionsbereichen lag in der Regel nicht höher als 25 bis 40%. [...] Diese Dissoziation der Einzelbefunde kann nur dahingehend erklärt werden, daß die Funktionsstörungen im Sehorgan und zentralen Anteilen des optischen Systems polytoper Natur sind. Sie werden in ihrer Gesamtheit überhaupt nur erfaßt, wenn eine breit angelegte Augendiagnostik stattfindet. Die Zahl von 56% pathologischer Befunde ist unerwartet hoch.« (186, S. 96) Gerade für die Erkrankung Heines sind jedoch die Vielfältigkeit und die Tendenz zu Remissionen und Rezidiv typisch. Bei der Tabes dorsalis sind aber selbst unter adäquater Behandlung vollständige Remissionen ausgeschlossen.

Eine Schädigung des Gehör- und Gleichgewichtssinnes ist bei der Tabes dorsalis ein ebenfalls häufig anzutreffendes Symptom. Meist ist die Ursache eine vom Os temporale ausgehender syphilitischer Ohrbefall oder eine obliterierende Arteriitis. Typische Symptome sind progredienter oder akuter Hörverlust, Ohrgeräusche, Gleichgewichtsstörungen und Drehschwindel, zusammengefaßt als »syphilitisches Menière-Syndrom« bezeichnet. Die Hörstörungen treten bei Tabes dorsalis nahezu immer beidseitig auf und sind charakteristisch für einen fast immer hohe, gelegentlich zusätzlich tiefe Frequenzen betreffenden Hörverlust. Dieser zeigt eine schleichende, zunächst vom Patienten unbemerkte Entwicklung und dürfte primär vaskulärer Genese sein. Eine Schädigung des Innenohres und VIII. Hirnnerven findet sich in rund 50% der Fälle von Neurosyphilis.

Als wichtigste Differentialdiagnose zur Tabes dorsalis gilt die Encephalomyelitis disseminata, auch als Multiple Sklerose bezeichnet. Gleichfalls zu diskutieren sind die Syringomyelie und myatrophe Lateralskerose, die häufig von der Tabes dorsalis nur serologisch zu differenzieren sind.

Bei der epikritischen Beurteilung der Krankengeschichte Heinrich Heines muß angemerkt werden, daß eine Infektion oder typische Erscheinungen der Lues I und II nicht nachweisbar sind. Zwar wird über kurzfristig auftretende Hauterscheinungen berichtet. Diese werden jedoch nicht näher beschrieben, sondern von Heine als »Krätze« oder »Gelbsucht« bezeichnet. Auch wenn diese Diagnose im Einzelfall falsch sein mag, so ist die Annahme eines Syphilids nicht gerechtfertigt. Hingegen ist die Wahrscheinlichkeit sehr hoch, daß Heine während seines Lebens wie fast jeder Mensch gelegentlich unter diversen Veränderungen der Haut ohne dauerhafte krankhafte Bedeutung litt.

Anders sind die bei der Lues vorkommenden allgemeinen Erscheinungen zu bewerten. Heine litt tatsächlich – besonders während seiner Jugend – unter den auch bei der Lues beschriebenen nächtlichen Kopfschmerzen, die vom Hinterkopf ausgehen oder wie ein Reif den Kopf umziehen. Müdigkeit, Abgeschlagenheit und fahle Gesichtsfarbe sind gleichfalls beschrieben. Eine diagnostische Wertung als Allgemeinerscheinung bei Lues II ist jedoch so ohne weiteres nicht möglich, da der Kopfschmerz kein spezifisches Symptom darstellt und die geschilderten Allgemeinerscheinungen bei sehr vielen Erkrankungen vorkommen. Diese Symptome sprechen zwar nicht gegen eine Lues, jedoch muß der Verlauf zeigen, ob eine Lues cerebrospinalis als Ursache des Kopfschmerzes angenommen werden kann.

Auch für das Tertiärstadium der Lues gilt, daß in der Krankengeschichte Heinrich Heines keine spezifischen Symptome sicher nachgewiesen werden können. Über das Auftreten von Gummata liegen ebensowenig Berichte vor wie über tuberöse Syphilide. Dieser Tatsache muß besondere Bedeutung beigemessen werden, weil diese Erscheinungen für eine Lues charakteristisch sind und bei der weiten Verbreitung diese Erkrankung vielleicht von Heine selbst, sicher aber von einigen Zeitgenossen und seinen Ärzten hätten erkannt werden müssen. Zwar wurde Heine mit Jodkali behandelt, jedoch erfolglos und zu einem so späten Zeitpunkt, daß bei der Diagnose einer Syphilis als der Erkrankung Heines bereits vom Stadium der Metalues hätte ausgegangen werden müssen. Die granulomatöse, spezifische Entzündung des Tertiärstadiums der Lues ist also ebenfalls in der Anamnese Heines nicht beweisbar. Zwar könnte bei sehr freier Interpretation der Quellen die bereits bei der Darstellung der Krankengeschichte beschriebene und hier mit hoher Wahrscheinlichkeit zutreffender als Erysipel gedeutete Entzündung des Beines (September 1825) auch als syphilitisches Granulom gedeutet werden. Doch sprechen singuläres Auftreten und folgenlose Abheilung gegen eine solche Diagnose. Die eindrückliche Schilderung dieser Hauterscheinung unterstützt vielmehr die These, dem aufmerksamen Beobachter und mitteilsamen Kranken Heinrich Heine wären die augenfälligen Syphilide nicht entgangen und von ihm in vielleicht zu unterstellender Unkenntnis ihrer diagnostischen Bedeutung auch nicht verschwiegen worden. Die Lokalisation der syphilitischen Granulome in inneren Organen hat jedoch bei Heine mit Sicherheit nicht zu eindeutigen Symtpomen geführt, so daß ihr Nachweis nicht gelingt. Bei der Analyse des Krankheitsverlaufes muß also festgestellt werden, daß typische Symptome der Lues I, der Lues II und der Lues III bei Heine nicht nachweisbar sind. Mag auch ein Primäraffekt mit Bubo eine zu flüchtiges und meist an intimen Stellen lokalisiertes Symptom sein und sich so der Diagnose entziehen, oder die Lues das sekundäre Erkrankungsstadium im Sinne einer dekapitierten Lues überspringen, so spricht doch das Fehlen von Krankheitserscheinungen der Lues I bis Lues III schon stark gegen eine Syphilis, stellte doch ein solcher Verlauf zumindest eine große medizinische Rarität dar, falls er überhaupt beobachtet werden kann. Es ist jedoch zu konzedieren, daß Heine neurologische Symptome zeigte, die eine differentialdiagnostische Erwägung der Lues erfordern. Bei der seltenen, frühsyphilitischen Meningitis des Sekundärstadiums werden quälende Kopfschmerzen, zerebrale Reiz- und Ausfallserscheinungen sowie Hirnnervenlähmungen als sogenannte Meningoneuritis beschrieben, die den N. opticus, den N. oculomotorius sowie den N. vestibulocochlearis betreffen. Eine leichte meningeale Reaktion tritt bei fast jedem Infizierten auf. So gilt noch heute, daß bei Kopfschmerzen ungeklärter Herkunft auch an eine Lues zu denken ist. Charakteristisch für diese neurologischen Erscheinungen des Sekundärstadiums ist, daß sie einerseits meist wenig stark und eher flüchtig auftreten, andererseits ein langjähriger Verlauf, in dem sie die Hauptsymptome der syphilitischen Infektion darstellen, sehr selten ist. Typische, zum Teil sehr früh einsetzende Symptome der Neurosyphilis Kopf- und Gliederschmerzen, leichtes Fieber und allgemeines Krankheitsgefühl. Der intensive und diffuse Kopfschmerz gilt als häufiges Frühsymptom des ZNS-Befalls. Er tritt besonders nachts auf, führt zu Schlafstörungen, Nausea, Vomitus, Schwindel und psychovegetativen Symptomen, wie Reizbarkeit, Affektlabilität, Herzklopfen, Zittrigkeit, Schreckhaftigkeit (186, S. 26).

Tatsächlich litt Heine im Juli 1820 unter Kopfschmerzen dieses Typs, klagte über depressive Verstimmung, befand sich im reduzierten Allgemeinzustand und bemerkte einen Gewichtsverlust. Es finden sich auch neurologische Normabweichungen der Hirnnerven III, VI und VIII sowie eine Störung des N. opticus mit mono-

oder binokulärem Papillenödem und einer Anisokorie. Typisch ist auch ein plötzlicher Hörverlust, während kombinierte Hirnnervenausfälle als selten anzusehen sind. Im September 1822 berichtet Heine über eine Überempfindlichkeit für akustische Reize, eine Konjunktivitis, im Frühjahr 1824 über Schlaflosigkeit, Nervosität, depressive Stimmung, Kopfschmerzen und Geräuschempfindlichkeit. Auch diese Beschwerden sind als Symptome des in der Regel zwei Jahre anhaltenden Sekundärstadiums möglich. Allerdings ist der häufige Befall des N. vestibulocochlearis als schleichende Hörminderung im Bereich höherer und mittlerer Frequenzen und nicht als Geräuschüberempfindlichkeit beschrieben. Die von Heinrich Heine geklagten, bisher als »Cephalgien« bezeichneten dumpfen, frontalen, okzipitalen oder reifförmigen Kopfschmerzen finden sich auch im Vorstadium der meningovaskulären Neurosyphilis. Auch hier werden Vertigo, Krankheitsgefühl und neurasthenische Beschwerden als Symptome genannt. Eine Schädigung des Sehnerves resultiert aus einer vom perivaskulären und pialen Bindegewebe ausgehenden interstitiellen Neuritis oder chiasmanahen spezifischen Arachnoiditis. Es kommt zu temporalen oder homonymen Hemianopsien. Diese Symptome finden sich in der Krankengeschichte von Heine mit Sicherheit nicht. Die quälenden Kopfschmerzen Heines, seine Überempfindlichkeit gegen akustische Reize, seine labile Stimmungslage erfordern also nur die differentialdiagnostische Erwähnung einer Meningitis syphilitica, sind jedoch keinesfalls beweisend für diese Erkrankung. Gleiches gilt für die Lues cerebrospinalis des Tertiärstadiums. Bereits ab 1822, also einem viel zu frühen Zeitpunkt für die Entwicklung von Krankheitserscheinungen des Tertiärstadiums litt Heine unter Cephalgien. 1829 beschrieb er Störungen der Akkommodation, eine Ptosis erwähnte er erstmalig und klagte über Konzentrations- und Denkstörungen. Weiterhin finden sich Angaben über Hirnnervensymptome erst wieder ab 1836, als auch die Handlähmung auftrat. Hier ist zu bemerken, daß die in den 20er und 30er Jahren des 19. Jahrhunderts geschilderten Symptome durchaus Ausdruck einer menginealen Form der Lues cerebrospinalis sein können. Auch die ab 1837 aggravierende Augensymptomatik läßt sich in dieses Krankheitsbild einordnen. Bei der Betrachtung des Krankheitsverlaufes fällt auf, daß diese Symptome sich in wenigen Jahren in heftiger Ausprägung entwickeln, und dann über mehr als zwei Jahrzehnte anhalten oder rezidivieren. Dieses anamnetische Faktum schließt eine Lues cerebrospinalis nahezu mit Sicherheit aus. Auch eine abortive Form dieser Erkrankung kann angesichts der auf weite Ausbreitung der entzündlichen Prozesse hinweisenden Vielfalt der Symptome ausgeschlossen werden. Die Lues cerebrospinalis ist ein schweres Krankheitsbild mit häufig letalem Ausgang nach wenigen Jahren. Krankheitsverläufe über mehrere Jahrzehnte mit der Vielfalt der Heineschen Symptome sind nicht beschrieben.

Hinweisend auf eine Lues cerebri ist jedoch der positive Nachweis von Pupillenstörungen mit absoluter, vor allem reflektorischer Pupillenstarre und Pupillotonie. Diese Störungen sind jedoch keineswegs, wie zuweilen angegeben, typisch für eine Lues cerebrospinalis. Ebenso schließt ein normales Verhalten der Pupillen eine Lues cerebri nicht aus.

Bei der Lues cerebri des Spätstadiums werden – wie in der Krankengeschichte Heines schon aufgezeigt – heftige Kopfschmerzen mit Schwindel und Erbrechen und Hirnnervensymptome als besonders charakteristische Zeichen beschrieben. Hier ist sogar der N. opticus am häufigsten betroffen. Typisch ist der Visusverfall innerhalb weniger Tage. Tatsächlich stehen gerade diese Symptome lange Jahre im Mittelpunkt der Beschwerden Heines. Sie könnten auf die meningeale Form der Lues cerebri mit den Folgen einer intrakraniellen Drucksteigerung ebenso hinweisen wie auf die vaskuläre Form, bei der über längere Zeit Kopfschmerzen, Schwindel, Leistungsminderung und Schlaflosigkeit als führende Symptome angegeben werden. Auch die gummöse Form der Lues cerebri, die mit ähnmlichen Symptomen einhergeht, oder gar eine Kombination aus all diesen Prozessen, erscheinen möglich. Es ist jedoch zu berücksichtigen, daß hier keine für die Lues cerebri typischen Erscheinungen beschrieben werden. Es sind vielmehr Symptome, die durch einen Prozeß mit sehr vielfältiger Pathogenese ausgelöst werden. Die angegebenen Symptome sind die Folgen einer neuritischen, vaskulären oder zur Hirndrucksteigerung führenden Erkrankung, können also außer der Lues noch viele andere Ursachen haben. Was zunächst wie ein deutlicher Hinweis auf das Vorliegen einer syphilitischen Infektion aussieht, verliert an Beweiskraft bei der Betrachtung des Krankheitsverlaufes. Für die Lues cerebri ist es gerade charakteristisch, daß bei einer unbehandelten Lues cerebri mit einer mehr oder weniger schnellen Progredienz der Erscheinungen zu rechnen ist, die nach nicht allzu langer Zeit einen ungünstigen Ausgang nimmt. Besonders bei der vaskulären Form wird ein oft schlagartiges Auftreten festgestellt, das rasch zu apoplektischen Syndromen führt. Die Vielfalt der bei Heine gefundenen neurologischen Symptome kann nur durch multizentrische Schädigungen erklärt werden. Eine solche Ausbreitung des Krankheitsgeschehens würde doch den in der Regel raschen Verlauf der Lues cerebri begünstigen. Es erscheint daher unwahrscheinlich, daß eine Lues cerebri von solcher Ausdehnung und Aggressivität für einen mehrere Jahrzehnte dauernden Krankheitsprozeß mit vielen, auch länger anhaltenden Remissionen verantwortlich zu machen ist.

Gleiches gilt für die Lues spinalis, bei der es ebenfalls sehr schnell zu schweren neurologischen Ausfällen mit vollständigem Querschnittssyndrom und schlaffer Lähmung sowie radikulären Schmerzen kommt. Gegen das Vorliegen einer Lues spinalis bei Heinrich Heine spricht wieder die langsame Entwicklung der neurologischen Symptomatik. Recht gut zur Diagnose einer Lues spinalis passen dagegen die unvollständige Schädigung des Rückenmarkquerschnittes mit beidseitig dissoziierter Sensibilitätsstörung, die Blasen- und Mastdarmstörungen sowie die Spastik der Gliedmaßen. Diese Symptome können im fortgeschrittenen Krankheitsstadium Heines beobachtet werden. Erinnert sei auch daran, daß die Lähmungserscheinungen mit einer atrophischen Lähmung der Hand einsetzten und Hinweise auf faszikuläre Zuckungen in Heines Krankheitsgeschichte vorhanden sind.

Differentialdiagnostisch erwogen werden müssen arteriosklerotische Veränderungen, raumfordernde Prozesse, Myelitis, Polyomyelitis, Encephalomyelitis disseminata sowie die myatrophische Lateralsklerose mit einer Kombination motorischer Störungen, spastischer Erscheinungen und atrophischer Paresen.

Die Krankheitserscheinungen Heines veranlassen unter Annahme einer syphilitischen Infektion zu einer differentialdiagnostischen Diskussion der Metalues. Kann eine progressive Paralyse wegen des bis zum Todedstag unbeeinträchtigten Intellekts ausgeschlossen werden, erfordert die Tabes dorsalis doch besondere Überlegungen.

Es ist festzustellen, daß die Tabes dorsalis als mögliche Erkrankung Heines sich sehr früh manifestiert und dann sicher auch zu einer überdurchschnittlichen Verkürzung der Lebenserwartung geführt haben müßte. Als Frühsymptome der Tabes dorsalis gelten lanzinierende Schmerzen, Schwindel, Ermüdungsgefühl in den Beinen, Unsicherheit beim Treppengehen, abgeschwächtes Vibrationsgefühl, Blasenstörungen mit Pollakisurie und flüchtige Doppelbilder sowie Gesichtsfeldeinengungen. Eine Störung der Miktion ist bei Heine erst im August 1846 nachweisbar. Unter »Krämpfen«, die als lanzinierende Schmerzen zu deuten wären, litt Heine ab Juni 1848. Zu diesem Zeitpunkt war die Augensyptomatik weit fortgeschritten, periphere Lähmungen hatten sich eingestellt, und Heine war seit Jahren ein schwerkranker Mann. Eine Tabes dorsalis hat sich also nicht mit ihren typischen Frühsymptomen angekündigt.

Am 5. August 1837 berichtete Heine über einen neurologischen Ausfall an der linken Hand, der einer schlaffen Parese oder einem strumpfförmig bis zum Ellenbogen reichendem Sensibilitätsausfall der linken Hand entsprechen könnte. Anfang Januar 1846 spricht er von einer ›Lähmung wie ein eisener Reif um die Brust‹, was als Hinweis auf ein submamilläres Gürtelgefühl angesehen werden kann. Am 7. August 1845 berichtet er über einen Verlust des Geschmackes und eine Hyperästhesie am Kinn, im Januar 1847 leidet er sehr unter Kälte. Für den Februar 1847 gibt er Oberbauchschmerzen an, die als tabische Krisen bewertet werden könnten. Im Frühjahr des Jahres 1847 ist sein Gang unsicher, ebenfalls ein häufiges Symptom bei Tabes dorsalis. Dyspnoe ist ein weiteres Symptom im Sommer dieses Jahres. Im Dezember 1847 klagt er über Magen-/Darmkoliken, ebenfalls evtl. tabische Krisen. Im April 1848 beschreibt er Parästhesien an Rücken und Armen sowie krampfartige, evtl. lanzinierende Schmerzen. Diese Beschwerden erreichen einen weiteren Höhepunkt im Juni desselben Jahres und im Sommer und Herbst 1848. Zur gleichen Zeit sind weitere sensible Ausfallerscheinungen dokumentiert. In den folgenden Jahren bestimmten die vorwiegend im Rücken, Abdomen und an der unteren Extremität lokalisierten, häufig durch Bewegung ausgelösten und nachts besonders starken Krämpfen das Leiden Heines. Explizit wird über Magen-/Darmkoliken, Meteorismus und Flatulenz im Dezember 1853 berichtet. In der Krankengesichte Heines finden sich also Symptome, die als typische sensible Reiz- und Ausfallerscheinungen der Tabes dorsalis beschrieben sind.

Reflexanomalien sind natürlich retrospektiv nicht mehr nachweisbar, hingegen finden sich Hinweise auf eine u.a. auch bei Tabes dorsalis vorkommende muskuläre Hypotonie. So ist nicht auszuschließen, daß es sich bei den von Heine beschriebenen Lähmungen besonders der unteren Extremität nur um eine schwere muskuläre Hypotonie handelte. Die Gang- und Standataxie als typische Krankheitserscheinung der Tabes dorsalis fehlt jedoch offensichtlich in der Krankengeschichte Heines. Diese Ataxie beginnt meist zunächst nur mit einer raschen Ermüdung der Beine, eine Unsicherheit beim Gehen vor allem im dunklen. Die klassische ataktische Gangstörung entwickelt sich oft erst im Spätstadium und zeigt das typische Gangbild mit Heben der Beine, Seitwärtsschleudern, Aufstampfen der Füße und Schwanken des Rumpfes. Diese auffällige Gangstörung wäre sicher von Heine selbst und vor allem von seinen Zeitgenosen bemerkt worden. Das Fehlen dieser Ataxie kann zwar eine Tabes dorsalis nicht ausschließen, die Gangataxie ist aber ein sehr häufiges Symptom der Tabes dorsalis und wird in annähernd 50% der Fälle gefunden. Mit dieser Gangstörung assoziierte Symptome wie ein positives Romberg-Zeichen finden sich bei der Hälfte, ein pathologischer Zielblindgang bei über 70% der Patienten (186, S. 37). Die Gang- und Standataxie kann als typisches Symptom der Tabes dorsalis gelten. Ihr Fehlen im Fall Heine spricht gegen die Diagnose einer Tabes dorsalis.

Als typische Blasen- und Mastdarmstörungen werden eine deafferenzierte, große und areflektorische Blase mit Restharnbildung und Ischuria paradoxa, ein ungenügender Sphinkterschluß und Pollakisurie diagnostiziert. Weiterhin finden sich bei Tabes dorsalis Obstipationen oder Neigung zu Diarrhöe, selten eine Incontinentia alvi. Häufig stellt sich auch eine Impotentia coeundi ein (186, S. 41). 1846 trat auch bei Heine eine Harn- und Stuhlinkontinenz auf, die sicher mehrere Monate anhielt. Im September 1847 und Oktober 1848 finden sich diesbezüglich weitere Klagen. 1850 erwähnt Heine zwar eine hartnäckige Obstipation und erhält im Mai 1850 auch eine Therapie mit Rhabarber und Pilnaer-Wasser, über Inkontinenz klagt er hingegen nicht mehr. Da im weiteren Verlauf Klagen über Mastdarm- und Blasenstörungen fehlen, ist davon auszugehen, daß es sich hier nur um gering ausgeprägte Symptome, jedenfalls nur um eine Pollasikurie gehandelt haben mag. Später litt Heine jedoch offensichtlich unter Miktionsstörungen, da ihn die Unbekümmertheit eines an einen Laternenpfahl urinierenden Hundes mit Bitterkeit und Neid erfüllte. Andeutungen auf eine Impotenz finden sich im Juli 1855. Es kann also festgestellt werden, daß Heine tatsächlich unter einigen Blasen- und Mastdarmstörungen litt, wie sie auch bei der Tabes dorsalis vorkommen. Wiederum ist es der Verlauf der Krankheitserscheinungen, der gegen eine tabische Genese spricht. Die Störungen des Sakralmarkes treten bei Heine in großen zeitlichen Abständen auf und zeigen vollständige Remissionen. Ein solcher Verlauf ist jedoch für die Funktionsstörungen der Tabes dorsalis völlig untypisch, da es zu irreversiblen Läsionen der peripheren, zentralen oder vegetativen Innervation kommt.

Im Verlauf der Tabes treten sehr häufig trophische Störungen auf, meist schmerzlos und bevorzugt an Haut, Knochen und Gelenken der Extremitäten, Arthropathien und Pruritus. Arthropathien und Fehlstellungen der unteren Extremität, besonders der Füße, werden von Zeitgenossen, die Heine in der »Matratzengruft« besuchten, beschrieben. Mehrfach berichtet Heine über Dekubitalgeschwüre und ihre Behandlung (z. B. Dezember 1848). Diese Erscheinungen mögen als trophische Störung bei Tabes dorsalis beschrieben werden, sind für diese Erkrankung jedoch nicht von typischer, differentialdiagnostischer Bedeutung und treten bei langjährig bettlägrigen Patienten nahezu zwangsläufig auf. Es ist vielmehr verwunderlich, daß der jahrelang ständig bettlägrige, von Laien gepflegte Heine nur so wenig Schwierigkeiten mit diesen Sekundärerscheinungen hatte.

Heine klagte bereits am 18. Mai 1829 über Störung der Akkommodation. Am 6. September 1837 kamen stechende Schmerzen der Pupille hinzu, nach anfänglicher Besserung kann für das Jahr 1838 etwa im Mai/Juni ein Rezidiv der Augenerkrankung mit Diplopie, Akkommodationsstörung und Ophthalmoplegia interna et externa angenommen werden. 1839 wird für Juli eine Lichtempfindlichkeit durch ständige Mydriasis als Ausdruck einer Konjunktivitis. Das rechte Auge ist in seiner Sehkraft sehr eingeschränkt. Bei der Schilderung dieser gravierenden Symptome, Konjunktivitis, Schmerzen als Ausdruck einer Iritis, Akkommodationsschwäche, Mydriasis als Ausdruck einer absoluten Pupillenstarre und intermittierenden Visuseinschränkung bis zum temporären Visusverlust fällt besonders der wechselhafte und langjährige Verlauf auf. Dieser ist jedoch gerade nicht typisch für die luische Augensymptomatik. Heine ist nie vollständig auf beiden Augen erblindet, obwohl auf beiden Augen Visuseinschränkungen beschrieben wurden. Eine tabische Optikusatrophie kann also nicht für diese Symptomatik verantwortlich gemacht werden.

Die von Heine beklagten Hörstörungen im Sinne einer Geräuschüberempfindlichkeit sind nicht typisch für die sensorischen Frühsymptome einer Neurolues. Zwar klagte Heine auch über Schwindel, jedoch erst zu einem späteren Zeitpunkt der Erkrankung. Angaben über ein gleichzeitiges Auftreten von Gleichgewichtsstörungen und Ohrgeräuschen fehlen. Heine klagte jedoch nicht über einen Hörverlust, sondern seine Überempfindlichkeit für leise, monotone Geräusche ist in seiner Krankengeschichte mehrfach dokumentiert. Es bleibt also festzuhalten, daß bei Heine nicht die typischen Symptome eines syphilitischen Befalls des Gehörs und Gleichgewichtssinnes anzutreffen sind.

So kann festgestellt werden, daß Krankheitsverlauf und Symptomatik Heines in wesentlichen Punkten gegen eine Tabes dorsalis sprechen.

18.2 Embolische Encephalomyelitis / Encephaloradiculomyelitis

Die Vielfalt der bei Heine zu beobachtenden Symptome, ihr wechselhafter Verlauf, das Nebeneinander von zentralen und peripheren Ausfällen erfordern auch die differentialdiagnostische Erwägung einer Encephaloradiculomyelitis, die z. B.

auf dem Boden einer chronischen Endokarditis evtl. Endocarditis lenta entstanden sein könnte.

Die subakute bakterielle Endokarditis oder Endokarditis lenta wurde zuerst von Osler 1885 (181) und 1909 (182) beschrieben. Über die Endokarditis lenta und ihr typisches Erregerspektrum wurde von Schottmüller 1910 berichtet (223). Wichtige klinische Beobachtungen und Mitteilungen zum Verlauf stammen von Libman (156). Eine Endokarditis ist eine mikrobielle Infektion der Herzklappen oder des Endokards. An Stellen des gestörten Blutflusses und sonstiger Abweichungen von der normalen Struktur des Herzens oder des Gefäßsystems können Veränderungen im Endothel auftreten. Hier kann es zur Bildung einer sterilen Vegetation aus Thrombozyten und Fibrin kommen. Diese Vegetation wird zum Herd, in dem sich Mikroorganismen ansiedeln können. Die Endokarditis entsteht am häufigsten durch eine passagere Bakteriämie, in deren Rahmen veränderte Endothelien besiedelt werden. Folgen der Endokarditis sind Klappenzerstörungen, Ausbildung eines mykotischen Aneurysmas, eines Myokardabszesses, eine Zerstörung des Reizleitungssystems, Beeinträchtigung der Klappenfunktion, eine von den Vegetationen unterhaltene Bakteriämie, eine Splenomegalie oder Embolien als besonders charakteristisches Symptom. Typische klinische Zeichen einer Endokarditis sind schnelle Ermüdbarkeit, Schwächegefühl, Gewichtsverlust, Fieber, Nachtschweiß, Appetitlosigkeit und Arthralgien. Besonders charakteristisch sind die Läsionen an Haut und Schleimhäuten, Petechien, »Splinter«-Blutungen, Osler-Knötchen, Trommelschlegelfinger, Roth- und Janeway-Flecke, ein leichter Ikterus (185, S. 1140 ff.).

Im Rahmen der Embolien kommt es zur embolischen Hirnenzephalitis. Folge der Embolien sind ischämische Gewebeschäden und Verschleppung von Mikroorganismen in das Nervensystem. Eine gestörte Sauerstoffversorgung und die bakterielle Metastasierung bestimmten die Symptomatik. Chemische Gewebeschäden im Sinne einer Enzephalomalazie bestehen neben einer Meningitis oder den Folgen der von verschleppten Erregern verursachten embolisch-mykotischen Aneurysmen der größeren Hirnartieren, die bei Ruptur zu intracerebralen Hämatomen und einer Subarachnoidealblutung führen können. Zuweilen entstehen solche Aneurysmen auch erst aufgrund einer durch verschleppte Erreger verursachten Arteriitis. Aneurysmen dieser Art finden sich vorwiegend in den peripheren Anteilen der Hirnarterien.

Verschlüsse der Hirnarterien können auch durch blande Embolisation des erregerfreien Klappenmaterials entstehen. Besonders typisch für die embolische Herdencephalitis sind jedoch die pathologischen Veränderungen der kleinen Gefäße und ihrer Umgebung. In den Arteriolen und Kapillaren findet man zuweilen hyalinisierte, thrombosierte, nekrotische oder entzündlich infiltrierte Gefäßabschnitte. Die ischämischen Ausfälle beschränken sich meist auf kleinere Areale, es kann zu miliaren Abszessen kommen. Unvollständige Nekrosen im Sinne von »Erbleichungsherden« mit elektiver Parenchymnekrose der gegenüber Sauerstoffmangel besonders empfindlichen Ganglienzellen sowie kleinere Blutungen werden beobachtet.

Die Symptome der embolischen Herdenzephalitis sind zuweilen flüchtig und unspezifisch. Mitunter ist der Kopfschmerz das erste Symptom. Es kann jedoch auch zu Ohnmachten, Bewußtseinstrübungen, Dämmerzuständen, psychischen Auffälligkeiten und Krampfanfällen kommen. Die Folgen des cerebralen Gefäßprozesses können das Krankheitsbild bestimmen und zu Lähmungserscheinungen, Aphasien und einer Hemianopsie führen. In einigen Fällen führt die Encephalitits zu schleppend verlaufenden, paranoid-halluzinatorischen Psychosen, Durchgangssyndromen, zu einer Wesensänderung oder einem Abbau der Intelligenz. Neben diesen neurologischen Symptomen bestehen die Zeichen der Grundkrankheit. Charakteristisch ist der wechselhafte und langwierige Verlauf der Erkrankung, der vor Einführung der Antibiotika-Therapie ein jahrelanges Siechtum mit letalem Ausgang nach sich zog. Charakteristischerweise bilden sich die Ausfälle häufig schon nach Stunden oder Tagen zurück, es kommt zu wiederholten Schüben mit gleicher oder wechselnder Symptomatik, deren Symptome bei Wiederauftreten gewöhnlich länger anhalten. Die neurologischen Ausfälle lassen keine typischen Verteilungsmuster erkennen, Beteiligungen des Rückenmarks und peripheren Nervensystems sind möglich, jedoch eher selten. In wenigen Fällen wird eine Pseudo-Bulbärparalyse beobachtet (219, S. 518 ff.).

Die unspezifischen, allgemeinen Symptome sowohl der Endokarditis als auch der embolischen Herdenzephalitis können in der Krankengeschichte Heines nachvollzogen werden. Diese Symptome sind jedoch nicht für eine Erkrankung charakteristisch, sondern kennzeichnen ein chronisches Leiden. Über die typischen Symptome der Endokarditis wie Herzgeräusch, Fieber, Blutsenkungsbeschleunigung etc. liegen naturgemäß keine Angaben der Heine behandelnden Ärzte vor, waren doch diese Symptome und ihr Zusammenhang mit der Grunderkrankung zu Heines Lebzeiten noch unbekannt. Der Nachweis einer Infektion gelingt nicht, dieses ist jedoch nicht ungewöhnlich für die Krankengeschichte einer Endocarditis lenta. Die Endocarditis lenta und die embolische Herdenzephalitis als ihre Folge waren besonders zu Heines Lebzeiten ein häufiges Krankheitsbild, ein viele Jahre dauernder Verlauf in der vorantibiotischen Ära nicht ungewöhnlich. Neurologische Ausfälle werden als häufigste Manifestation thromboembolischer Komplikationen bei 20 bis 40% der Patienten beobachtet. Am häufigsten ist das Versorgungsgebiet der A. cerebri media betroffen. Embolien im Rückenmark und in peripheren Nerven treten seltener auf, werden jedoch beschrieben (71, S. 24, 47). Entsprechend der wahrscheinlichen Ätiologie unterscheidet Ziment sieben Gruppen neurologischer Symptome (279), auf die es Hinweise in der Anamnese Heines gibt:

1. Toxische Symptome wie Kopfschmerzen, Konzentrationsstörungen, Schwindel und Schlafstörungen, die in ihrer Gesamtheit das Krankheitsbild Heines prägen.
2. Psychische Auffälligkeiten wie Verwirrtheit, Desorientierung bis Delirium, auditive und visuelle Störungen, Apathie und Persönlichkeitsveränderungen, für die es in der Anamnese Heines einige, schon beschriebene Anhaltspunkte gibt.

3. Größere zerebral-vaskuläre Insulte mit mehr oder weniger ausgeprägten Paresen, die gerade die unregelmäßigen Verteilungsmuster der bei Heine nachzuweisenden Lähmungen erklären könnten. Die den größeren Embolien vorausgehenden transitorisch ischämischen Attacken können mit wechselhaften und flüchtigen Lähmungserscheinungen, Sehstörungen und sensorischen Ausfällen korrelieren.
4. Für die Meningoenzephalitis mit Nackensteifigkeit fehlen konkrete Anhaltspunkte in der Anamnese Heines.
5. Für Hirnnervenfunktionsstörungen, Hemianopsie, Diplopie, Strabismus, partieller oder totaler Gesichtsfeldausfall, Fazialis-, Gaumensegel- und Zungen- und Larynxlähmungen finden sich mannigfaltige Hinweise in der Anamnese Heines.
6. Die Stamm- oder Kleinhirnschädigungen mit Dyskinesien als Folge von Mikroembolien könnten die Ataxie, die Sprachstörungen ebenso bewirkt haben wie den zum Tode führenden Vomitus, die Schluckstörungen und Störungen der Atemregulation.
7. Spinalmark- und periphere Nervenfunktionsstörungen infolge von Mikroembolien sind zwar selten, könnten aber die über differentialdiagnostisch diskutierten Krankheitsbilder nur schwer einzubeziehenden schlaffen motorischen Paresen verursacht haben. Diese Mikroembolien führen auch zu Paraplegien und gürtelförmig oder lokalisierten Schmerzen, Zeichen peripherer Neuropathien, Sensibilitätsstörungen und Myalgien, die in Verbindung mit der aufgrund zentraler Ausfälle entstandenen Spastik und den Embolisationen innerer Organe die Schmerzsymptomatik und die Krämpfe Heines erklären können.

Die Augensymptome sind zu deuten als eine Neuritis nervi optici, ein reversibles Papillenödem, Visusstörungen infolge zerebraler Ausfälle, Hirndrucksteigerungen und Embolisationen oder hämorrhagischen Diathesen der Retina (218, S. 851). Die Symptome von Seiten des Respirationstraktes können erklärt werden durch interkurrente Infektionen, jedoch stellen auch embolische Komplikationen im Rahmen einer Embolisation und Bakteriämie eine häufige Ursache dar.

Hier sei einschränkend festgestellt, daß ein derart langjähriger, schubförmiger Verlauf mit vorübergehender Restitutio und vielen Rezidiven, wie er bei Heine beobachtet werden kann, zumindest als sehr ungewöhnlich angesehen werden muß.

18.3 Tuberkulose und tuberkulöse basale Meningitis / Meningoenzephalitis

Die Tuberkulose ist eine der ältesten und verbreitetesten Infektionskrankheiten. Beschreibungen dieser Seuche finden sich schon in den Schriften der Antike, und ihr Vorkommen seit der Urgeschichte der Menschheit wird durch Knochenfunde bestätigt. Ihr Erreger, das Mykobakterium tuberkulosis, wurde 1882 von Robert Koch (1843–1910) entdeckt.

Die Primärinfektion mit dem Mykobakterium tuberkulosis verläuft gewöhnlich asymptomatisch, erzeugt jedoch typischerweise den Primärkomplex: Parenchymherd der Lunge mit hilärer Lymphknotenvergrößerung. Es kann jedoch auch direkt zur Primärtuberkulose mit Einschmelzung des Parenchymherdes in eine Primärkaverne kommen, welche dann bronchogen streut. Fakultative Symptome der Primärtuberkulose sind subfebrile Temperaturen, Nachtschweiß, Appetitverlust, ein Erythema nodosum, eine exsudative Pleuritis und auch okuläre Symptome in Form einer Keratokonjunktivitis oder Periphlebitis werden beobachtet. Die Krankheitserscheinungen des subprimären Stadiums gehen von den Parenchymherden oder Hilusveränderungen aus. Besondes hingewiesen sei hier auf die Entstehung der Miliartuberkulose durch hämatogene Generalisation, von der Lunge, Meningen, Leber und Milz am häufigsten betroffen sind. Die postprimäre Tuberkulose entsteht meist durch Reaktivierung alter Organherde, die in der primären oder subprimären Phase entstanden sind, und betrifft meist als kavernöse Lungentuberkulose die Lunge.

Bei Heine ist seit 1828 ein anhaltendes »Brustleiden« bekannt, welches im September 1829 zu anhaltender pulmonaler Symptomatik mit Husten, wahrscheinlich auch febrilen Temperaturen und deutlicher Beeinträchtigung des Allgemeinzustandes führte. Im November 1829 kann eine Pleuritis diagnostiziert werden. In den Wintermonaten des Jahres 1830 kam es zur Hämoptoe oder zu Hämoptysen. Wie für die Tuberkulose gewöhnlich, verlief der Beginn der Lungensymptomatik vom Patienten relativ unbemerkt und zunächst symptomarm. Typische Komplikationen des subprimären Stadiums treten auch bei Heine in zeitgerechter Folge auf: eine Pleuritis und eine Lungenblutung, wahrscheinlich aus einer Lungenkaverne, deren Ausbildung bei fehlender Therapie gewöhnlich ist. Für lange Zeit stehen jedoch relativ unspezifische respiratorische Symptome, wie chronischer Husten, Gewichtsverlust und Schwäche im Vordergrund der Beschwerden, die auch Heine für die Jahre 1828 bis 1837 angibt. 1836 berichtete er über Lähmungserscheinungen an der Hand, die als eindeutige Läsion des peripheren, motorischen Neurons gewertet werden müssen und wahrscheinlich typischerweise durch Druckschaden eines Lungenspitzenherdes verursacht wurden. In den Zeugnissen des Jahres 1837 finden sich Hinweise auf eine extrapulmonale Generalisation der Tuberkulose mit abdominellem Befall und Ikterus. Die in diesem Jahr auftretenden Augensymptome sind hingegen eher Ausdruck der begleitenden Keratokonjunktivitis oder Periphlebitis. 1843 kam es bei fortschreitender Lungenerkrankung zu einer deutlichen und anhaltenden Verschlechterung der respiratorischen Funktion. Selbst Hinweise auf eine mögliche Kehlkopftuberkulose fehlen nicht in der Krankengeschichte Heinrich Heines. Spätestens Ende 1844 muß eine basale Meningitis als klassische zentralnervöse Lokalisation nach nunmehr erfolgter miliarer Aussaat angenommen werden.

Die eindrucksvollsten Veränderungen der Meningitis tuberkulosa finden sich im

Bereich der Hirnbasis, der Zisternen, des Chiasma opticum und der Medulla oblongata. Der Subarachnoidalraum wird von einer sulzig-festen Schicht ausgefüllt, die auch die Hirnnerven einmauert. Oft sind miliare Knötchen eingestreut. Auch die Rückenmarkshäute sind betroffen. Die entzündlichen Verklebungen der Liquorabflußwege verursachen einen Hydrozephalus. Ein Übergreifen des entzündlichen Prozesses auf die dem Liquorraum benachbarten Areale des Gehirns und des Rückenmarkes ist möglich. Größere Tuberkel im Spinalraum führen gelegentlich zur Kompression des Rückenmarkes. In den das ZNS versorgenden Gefäßen kann sich eine Endangitis obliterans ausbilden, die zu ischämischen Gewebsschäden führt.

Die Meningitis tuberculosa führt zunächst zu unspezifischen psychischen Veränderungen, Schlafbedürfnis, Appetitlosigkeit, Gewichtsabnahme und Leibschmerzen. Zu den wichtigsten Frühsymptomen gehören Kopfschmerzen, allgemeines Krankheitsgefühl, gelegentlich Fieber. Die typischen meningealen Symptome sind Nackensteifigkeit, Erbrechen, Opisthotonus, eingezogener Leib, allgemeine Hyperästhesie und Hyperpathie sowie die Zeichen einer vegetativen Überregbarkeit. Die vorwiegend basal lokalisierte Meningitis führt zu Hirnnervenstörungen, vor allem Lähmungen der äußeren Augenmuskeln. Es finden sich ein Strabismus, eine Anisokorie, Mydriasis, Verlust der Pupillenreaktionen, gelegentlich eine Optikusatrophie sowie Lähmungen der übrigen Hirnnerven. Gelegentlich entwickeln sich eine Halbseitenlähmung oder zerebrale Herdsymptome.

Nach katamnestischen Untersuchungen wird am häufigsten über Kopfschmerzen geklagt. Hör- und Sehstörungen werden beschrieben, letztere oft als Minderung des Sehvermögens mit einer blanden, postneuritischen, aus einer Stauungspapille hervorgegangenen Papillenatrophie. Vereinzelt werden auch Spastik, spastische Hemiparesen oder Koordinationsstörungen gesehen. Die seltene Querschnittslähmung ist eine der schwersten Dauerschäden. Wesensänderungen können beobachtet werden (219, S. 522 ff.).

Wichtigste und auffallendste Krankheitserscheinungen Heines sind die gut dokumentierten Hirnnervenstörungen, die eindeutig und in klassischer Weise durch die basale Meningitis erklärt werden können. Lähmungen der Augenmuskeln, eine Mydriasis mit Verlust der Pupillenreaktion durch Okulomotoriusschädigung gehören ebenso wie Fazialisparesen zu den häufigsten Hirnnervenausfällen. Das Auftreten einer blanden Optikusatrophie in Folge einer Stauungspapille bietet zusätzliche Möglichkeiten, die ophthalmologischen Beschwerden Heines zu erklären. Beeinträchtigungen und Ausfälle des N. trigeminus und der kaudalen Hirnnervengruppe gelten wie die Entwicklung einer Bulbärparalyse als seltener, sind aber im Fall Heine eindeutig und mit Sicherheit anzunehmen. Hirnorganische Anfälle sind ungewöhnlich, aber besonders als Spätsymptome möglich. Hier kommt es zu oft rasch wieder schwindenden, plötzlichen Halbseitenlähmungen, Aphasien oder einseitigen Reflexsteigerungen, vereinzelt auch zu einer homonymen Hemianopsie, Blickparesen oder zu einem extrapyramidalen Syndrom. Bei einer Beteiligung des Rückenmarkes finden sich halbseitig spastische Zeichen, auch ein Querschnittssyndrom variablen Ausprägungsgrades kann sich entwickeln. Eine Schädigung der Wurzeln führt zum Erlöschen der Eigenreflexe, eine weitere Beteiligung der peripheren Nervensystems gehört zu den extremen Raritäten. Es kann sich aber auch ein Kaudasyndrom mit Kontrollverlust für Blase und Mastdarm entwickeln.

Die häufigen, leidvollen Krämpfe Heines, seine Lähmungserscheinung, die Hinweise auf eine Spastik und die zu unterstellende Inkontinenz finden in diesen Symptomen der tuberkulösen Meningoenzephaphilitis ihre einleuchtende Erklärung. Als einzige Differentialdiagnose bietet die tuberkulöse Meningoenzephalitis die Möglichkeit, das terminal unstillbare Erbrechen als Hirndruckzeichen bei Verschluß der Liquorwege zu erklären. Damit kann nur unter der Annahme einer basalen Meningitis im Rahmen einer Tuberkulose die unmittelbare Todesursache direkt durch die Grunderkrankung gedeutet werden.

Die neurologische Symptomatik Heines wird so umfassend erklärt. Doch auch bei der hervorragenden Bedeutung der neurologischen Symptome für die Krankheit Heinrich Heines dürfen nicht-neurologische Krankheitserscheinungen in den differentialdiagnostischen Überlegungen nicht wie von Heine selbst vernachlässigt werden, bieten sie doch den Schlüssel zur wahrscheinlichsten Diagnose: Nur die Tuberkulose kann ohne Annahme von Raritäten alle Krankheitserscheinungen zwanglos erklären, die pulmonale Symptomatik, die Augensymptome, alle neurologischen Ausfälle und die Todesursache. Einzig der protrahierte Verlauf trotz der in Heines letzten Lebensjahren ausgeprägten Schädigung durch die basale Meningitis/Meningoenzephalitis ist ungewöhnlich.

Heinrich Heine litt mit höchster Wahrscheinlichkeit an der häufigsten und verbreitesten Krankheit seiner Zeit, der Tuberkulose.

Somit ist die Tuberkulose mit basaler Meningitis/Meningoenzephalitis die wahrscheinliche, gut belegte Differentialdiagnose.

18.4 Encephalomyelitis disseminata

Die Encephalomyelitis disseminata (E. d.) gehört zu den häufigsten organischen Nervenleiden. Sie ist erst seit dem 19. Jahrhundert Thema der medizinischen Literatur. Davor wurde sie weder von klinisch tätigen Ärzten noch Pathologen oder Anatomen beschrieben. So stellt sich die bisher unbeantwortete Frage, ob sie vorher nicht bekannt war oder erst im 19. Jahrhundert in Europa auftrat. Die pathologischen Merkmale der E. d. wurden vor den klinischen Symptomen beschrieben, etwa zur gleichen Zeit 1838 von Carswell (172, S. 96f.) und 1842 von Creuveilhier (43). Cruveilhier bezeichnete die typische Veränderungen als »sclérose en taches en îles par massiv disséminées«. Erste klinische Beobachtungen wurden von dem deutschen Internisten Frerichs 1849 (66, S. 334ff.) mitgeteilt und durch 15 klinische Fallbeobachtungen seines Schülers Valentiner ergänzt. Als klassische Beschreibung der E. d. gilt die von Charcot 1868 publizierte Zusammenfassung von Klinik und Pathologie (33). Charcot beobachtete die nach ihm benannte klassische Symptomtrias von Intentionstremor, skandierender Sprache und Nystagmus. Marburg beschrieb 1906 das sogenannte »Marburgsche Achsensyndrom« mit temporaler Abblassung der Papillen, Fehlen oder zumindest Abschwächung der Bauchdeckenreflexe und spastische Zeichen (161). Von Müller stammten die charakteristischen Symptomgruppierungen mit Einschluß von Sehstörungen und Reflexanomalien (172).

Anfang der 20er Jahre dieses Jahrhunderts wurden die ersten typischen und diagnostisch richtungsweisenden Liquorbefunde mit dem Nachweis einer mononukleären Pleozytose und eines Linksausfalles der Kolloidkurve erhoben (168, S. 56f.).

Über die Genese der E. d. wurden und werden bis heute vielfältige Spekulationen angestellt. Charcot betonte den Einfluß akuter Erkrankungen wie vorausgegangener Typhus- oder Cholerainfektionen auf die Entwicklung einer E. d., Müller unterschied eine endogene, »echte« E. d., für die er eine Dysplasie der Glia mit sekundärer Markscheidenatrophie verantwortlich machte, von der heterogenen Gruppe sekundärer E. d.-Fälle, bei denen er einen ursächlichen Zusammenhang mit verschiedenen Noxen, primären Gefäßerkrankungen, exogen-toxischen oder infektiösen Prozessen annahm (172).

Curschmann (44) und Curtius (45) sahen die E. d. 1920 und 1933 als heredodegenerative Erkrankung an. 1906 postulierte Marburg Myelintoxin, ein lipolytisches Enzym, neben einem entzündlichen Agens als Ursache und initiierte damit umfangreiche biochemische Forschungen (161).

Der Gedanke einer toxischen Genese der E. d. war dennoch nicht neu, sondern wurde von Oppenheim 1887 erstmals geäußert (180). Es wurde an eine Vergiftung mit Blei, Quecksilber, Zink, Mangan und Zyaniden gedacht. Auch ein Mangel an Spurenelementen wie Kobalt oder Kupfer sowie ein Defizit an essentiellen Vitaminen sollten die Ursache sein. Andere vermuteten endogene Toxine aufgrund von Erkrankungen der Tonsillen und der Zähne. Einigen Untersuchern war aufgefallen, daß die Plaques in unmittelbarer Nachbarschaft zu kleinen Gefäßen, insbesondere Venen lokalisiert sind. Putnam vertrat 1933 die Theorie von venösen Thrombosen (188). Franklin und Brickner stellten 1947 die Theorie von Vasospasmen mit konsekutiven Schäden im Nervengewebe des Versorgungsgebietes auf (65). Viele Autoren fanden Hinweise auf eine Infektion als Ursache der E. d. So wurde E. d. als Spätkomplikation einer Syphilis oder einer Tuberkulose, als sogenannte »Metatuberkulose« betrachtet. Kuhn und Steinert fanden als mutmaßlichen Erreger eine Spirochäte, mit der die Erkrankung auf Tiere übertragen werden konnte (144). Auch Ichilson berichtete 1957 über Spirochäten im Liquor cerebrospinalis bei Kranken mit E. d. (120). Dieser Befund konnte von Nachuntersuchern nicht bestätigt werden. Nachdem für einige andere Erkrankungen des Nervensystems eine Slow-virus-Infektion nachgewiesen wurde, wurde eine gleichartige

Ätiologie für die E. d. postuliert (72). Noch heute wird ein Zusammenhang mit allgemeinen Virusinfektionen, insbesondere Myxoviren, Masern und Mumps diskutiert. Eine Übertragung der Krankheit ist bisher ebensowenig wie ein sicherer Nachweis eines Erregers gelungen. In neuerer Zeit wird die Hypothese der neuroallergischen Genese aufgestellt, die mit den Erkenntnissen der experimentellen allergischen Enzephalomyelitis gestützt wird. Die auffallenden Unterschiede in der geographischen Verteilung sind derzeit Gegenstand epidemiologischer Forschung. Zur Nomenklatur der E. d. sei angemerkt, daß im deutschen Sprachraum zunächst die Bezeichnung »Multiple Sklerose« gebraucht wurde, während die französische Klinik von einer »sclérose en plaques disséminées« sprach. Schon Marburg wies darauf hin, daß die Krankheit eigentlich nicht so sehr eine Sklerosierung als vielmehr eine entzündliche Entmarkung, eine »disseminierte Encephalomyelitis« darstelle. So ist es heute angebracht, von einer Encephalomyelitis disseminata zu sprechen, da dies einerseits die histopathologisch korrektere Bezeichnung darstellte und andererseits die negative Konnotation des Begriffes »Multiple Sklerose« in der Öffentlichkeit vermieden werden kann (219).

Pathologisch-anatomisch ist die E. d. charakterisiert durch zahlreiche, gut voneinander abgrenzbaren Entmarkungsherde, die als »Plaques« bezeichnet werden. Diese können überall in der weißen Substanz vorkommen, finden sich aber am häufigsten in der Umgebung der Ventrikel unter der Pia mater, im Hirnstamm und im Rückenmark. Ihre topographische Verteilung folgt dem venösen Abflußgebiet im Gehirn und Rückenmark, sie sind perivenös angeordnet. Typischerweise finden sich Plaques in verschiedenen Alters- und Entwicklungsstufen, Zeichen frischer Aktivität neben alten Herden. Ein aktiver Plaque weist Ansammlungen von T-Lymphozyten und Monozyten-Makrophagen perivenös und am Rand des Herdes auf. Hier erfolgt die Markscheidenzerstörung durch Makrophagen (Mikroglia). Eine etablierte und inaktivierte Läsion zeigt eine faserreiche Glianarbe im entmarkten Bezirk. Innerhalb der Plaque ist die Zahl der Oligodendrozyten vermindert. Dies weist darauf hin, daß möglicherweise der Tod dieser Zellen das primäre pathogenetische Ereignis ist. Die Nervenfasern selbst bleiben meist ausgespart, können allerdings in akuten Läsionen gelegentlich nekrotisch sein. Die erstaunliche Erholungsfähigkeit nach neurologischen Ausfällen beruht wahrscheinlich u.a. auf einer Resorption des Ödems und der Entzündung mit Wiederherstellung der saltatorischen Nervenleitung entlang partiell demyelinisierter Axone. Auch eine Neubildung von Kaliumkanälen in den Markscheidenaxonen wird diskutiert. Die für die E. d. charakteristischen Schwankungen in Ausprägungsgrad und Anzahl der Symptome, die häufig innerhalb weniger Stunden extrem differieren können, lassen sich durch diese pathologisch-anatomischen Befunde allein nicht erklären. Zusammenfassend läßt sich die pathologische Anatomie des Demyelinisierungsprozesses bei E. d. einteilen in I – entzündliche Veränderungen, II – Entmarkung, III – Markscheidenabbau und IV – gliöse Organisation mit Narbenbildung. Die E. d. stellt also eine primär entzündliche Erkrankung dar (3, Bd. 2, S. 2350 ff.; 210, Bd. 3, 465 ff.).

Die Ätiologie der E. d. ist bislang ungeklärt. Diskutiert werden eine Virusinfektion im Kindesalter mit einem Slow-Virus, eine neuroallergische Reaktion, eine erhöhte Myelinvulnerabilität durch eine abnorme Lipidzusammensetzung, möglicherweise auch auf dem Boden einer genetischen Enzymyopathie, sowie genetische Faktoren (49, S. 173 ff.).

Das Manifestationsalter liegt bei über 60% der Patienten zwischen dem 20. und 40. Lebensjahr. Früh- oder Spätformen kommen vor, sind jedoch selten. Von einigen Autoren wird ein leichtes Überwiegen des weiblichen Geschlechtes unter den Patienten beobachtet (240, S. 7 ff.).

Der Verlauf der E. d. kann schubförmig, zuerst schubförmig, dann chronisch-progredient und primär chronisch progredient sein. Der Schub ist definiert als ein relativ plötzliches Auftreten alter oder neuer Symptome mit deutlicher Remission in unterschiedlich langen Zeiträumen bis zu Monaten. Symptomverschlimmerungen aufgrund äußerer Einflüsse gelten nicht als neuer Schub. Ein neuer Schub wird festgestellt, wenn das zeitliche Intervall zum alten Schub mindestens 4 Wochen beträgt. In den Zeiträumen zwischen den Schüben dürfen sich die Symptome nicht verschlimmern, sollten stationär bleiben oder remittieren (67, S. 39).

Die Diagnose der E. d. wird auch heute noch intra vitam überwiegend klinisch gestellt, bewiesen werden kann die E. d. nur pathologisch-anatomisch. Es gibt kein Symptom, das spezifisch für eine E. d. wäre. Nur die Kombination und zeitliche Entwicklung der Symptome ergeben ein auf die E. d. hinweisendes Muster. Als typisch gelten multilokuläre Ausfälle mit Beteiligung von Hirnnerven, Pyramidenbahnen, sensiblem System und Kleinhirn, sowie Beeinträchtigung der Blasenfunktionen und Potenz. Auf ein Frühstadium der E. d. hinweisende Symptome sind flüchtige Sehstörungen, Schleiersehen, Doppelbilder, lästige Mißempfindungen, ungeklärter Schwindel, Energieverlust, Ermüdbarkeit, Kopfschmerzen, deutliche Beeinträchtigung des Allgemeinbefindens und vage Schmerzen über Wochen und Monate. Vor Manifestation der ersten neurologischen Ausfälle stellen sich häufig mit Reizbarkeit, Konzentrationsschwäche, Inappetenz und Gewichtsverlust einhergehende Allgemeinstörungen ein, die auch als ›pseudoneurasthenisch‹ angesehen werden. Die Häufigkeit der Initialsymptome verteilt sich wie folgt: »Dabei finden sich in etwa 50% motorische Störungen und auch Parästhesien, in 10 bis 20% eine Optikusneuritis, in 10 bis 15% zerebellare Störungen. Die monosymptomatischen Fälle zeigen einen höheren Anteil mit Optikusneuritis (36%), motorische Schwäche und Parästhesien kommen in 26% und 33% der Fälle vor.« (67, S. 23).

Von 1820 bis 1828 klagte Heine vor allem über depressive Stimmung, einen reduzierten Allgemeinzustand, Kopfschmerzen, Nervosität, Schlaflosigkeit, nervöse Überempfindlichkeit, Konzentrationsstörungen und Antriebsarmut. Eine auffällige psychische Alteration mit Verfolgungsideen und einer affektiven Störung mit wahnhafter Krankheitsidee und Depression beginnt ebenfalls in diesen Jahren. Erste Augensymptome zeigen sich im Mai 1829 mit Störung der Akkommodation und beginnender Ptosis. Die von Heine geklagten Beschwerden finden sich auch bei gezielter Befragung in der Anamnese von E. d.-Patienten.

Zu den häufigsten, besonders im Frühstadium, aber auch im weiteren Krankheitsverlauf zu beobachtenden Symptomen gehört die Optikusneuritis. Die Optikusneuritis kann einseitig oder doppelseitig auftreten, dabei gleichzeitig oder mit einem freien Intervall. Da Rezidive häufig sind, entsteht ein rekurrierender Verlauf. Histologisch finden sich typische Herde im N. opticus am Eintritt in die Retina und stellen sich in der Fundoskopie als »Papillitis« dar. Liegen die Herde hinter der Retina, so resultiert eine Retrobulbärneuritis, für die der diagnostische Leitspruch gilt: »Der Patient sieht nichts und der Arzt auch nicht.« Die Symptome beginnen in der Regel akut, führen oft dramatisch zu einem schnellen Visusverlust. Gleichzeitig besteht häufig ein Retrobulbärschmerz am betroffenen Auge, der sich bei Augapfelbewegungen verstärkt. Die Sehstörung wird als Schleier- oder Verschwommensehen beschrieben. Es kann in seltenen Fällen zur völligen Amaurose kommen. Gewöhnlich ist die Pupille am erkrankten Auge etwas erweitert, die Pupillenreaktion verlangsamt, oszillierend oder hippusartig. Gesichtsfeldeinschränkungen unterschiedlichen Ausmaßes kommen vor. Die Optikusneuritis hat im allgemeinen eine gute Prognose, die Krankheitserscheinungen bilden sich häufig innerhalb von nur 2 Monaten zurück, der Visus bleibt kaum je beeinträchtigt. Als Residuen finden sich häufig temporal betonte Ablassungen und Farbskotome. Von der akuten Optikusneuritis ist zunächst überwiegend nur ein Auge betroffen. Später ist ein gleiches Geschehen auch kontralateral möglich. Eine gleichzeitig beidseitig ausgeprägte und dauerhafte Amaurose ist sehr ungewöhnlich. Eine chronische Optikusneuritis tritt nur sehr selten auf, ist in der Regel beidseitig ausgeprägt und hat eine schlechte Prognose, bei der ein bleibender, erheblicher Visusverlust zu erwarten ist. Die Optikusneuritis gilt als häufiges Intialsymptom der E. d., dessen Häufigkeit mit 20 bis 30% angegeben wird. Schäden im weiteren Verlauf der Sehbahn kommen gleichfalls vor und können zur akuten Hemianopsie mit meist guter Rückbildungstendenz führen. Bei der Fundoskopie wird häufig eine Periphlebitis retinae festgestellt. Eine Uveitis wird ebenfalls mit der E. d. in Verbindung gebracht.

Zur diagnostischen Abklärung der Optikusneuritis findet sich in der Literatur die Empfehlung, die Beeinflußbarkeit der E. d.-Symptome durch äußere Faktoren wie Temperaturschwankungen auszunutzen und Visusverschlechterungen z. B. durch ein heißes Bad zu provozieren. Mit diesem Test soll es auch gelingen, den polysymptomatischen Charakter der Erkrankung durch Provokation neuer Symptome auch bei zunächst primär monosymptomatischem Verlauf zu beweisen. Beim akuten Auftreten einer Optikusneuritis ist immer an das Vorliegen einer E. d. zu denken, eine isolierte »Neuromyelitis optica« ist zwar von Dévic bereits 1894 beschrieben worden, ihr eigenständiger Charakter wird jedoch in Frage gestellt. Sie wird häufig als forme fruste der E. d. oder diffusen Sklerose angesehen (67, S. 13 f.; 214, S. 452 ff.; 196 S. 324 ff.).

Die Augensymptomatik in der Krankengeschichte Heinrich Heines weist ein charakteristisches Merkmal auf: Die wiederholten Rezidive mit nahezu vollständiger Remission im freien Intervall. Auch wenn im Krankheitsschub eine zuweilen nahezu komplette Amaurose besteht, so etwa 1845, 1846, 1847, 1848, 1849, 1850 und 1855, so sind diese Krankheitsschübe doch immer wieder von Phasen vollständiger Erholung oder gering ausgeprägter persistierender Symptome unterbrochen. Ein solcher Verlauf findet sich aber eigentlich nur bei der Optikusneuritis, deren pathologisches Substrat zumeist eine E. d. ist. Wiederholt berichtet Heine über Schmerzen der Augen. So klagt er am 6. September 1837 über stechende Schmerzen der Pupille. Diese Angabe kann aber, da das Symptom von einem medizinischen Laien geschildert wurde, durchaus auch als Retrobulbärschmerz gewertet werden. Der verschwommene Seheindruck und das Schleier-Sehen wurden von Heine vielfältig beschrieben, sind zwar in der Anamnese pauschalisierend als »Akkommodationsstörungen« beschrieben worden, können aber durchaus als typisches Symptom der Optikusneuritis gelten. Heine selbst macht im August 1855 die sommerliche Hitze für die erneute Einschränkung des Visus verantwortlich. Eine erweiterte Pupille des erkrankten Auges und die daraus resultierende Lichtempfindlichkeit werden von Heine gerade im Zusammenhang mit der übrigen, auf eine Optikusneuritis hinweisenden Symptomatik geklagt. Gleichfalls kann sich hinter den gelegentlich beschriebenen, ›konjunktivitischen‹ Reizsymptomen auch die Manifestation einer Uveitis verbergen. In Paris beklagte sich Heine, daß die Hitze des Sommers sein Augenleiden verschlimmere. Bei gleichzeitig bestehender Mydriasis mag der schädliche Einfluß des Sommers in dem besonders hellen Licht bestehen. Es ist jedoch möglich, daß Heine die oft beobachtete und gelegentlich als klinischen Test benutzte Tendenz zur Verschlechterung der Optikusneuritis durch Temperaturerhöhung beschrieb. Gerade die Augensymptomatik stellte also in Ausprägung und Verlauf einen wesentlichen Hinweis auf das Vorliegen einer E. d. als Erkrankung Heines dar. Gleiches gilt für die Hirnnervenausfälle. Die Symptomatologie der Hirnnervenläsionen ist komplex und beruht weniger auf einer Läsion im Verlauf der Nerven als auf einer Schädigung im Hirnstamm in Höhe der Hirnnervenkerne oder supranuklear in den Verbindungsbahnen zum Cortex. Als sehr häufiges Symptom, in der Literatur finden sich Angaben von 30 bis 40%, werden Augenmuskelparesen bei Hirnstammerkrankungen auf dem Boden der E. d. beschrieben. Sie zeigen eine gute Remissionstendenz. Am häufigsten beteiligt ist der N. abducens, dicht gefolgt vom N. oculomotorius sowie dem N. trochlearis. Pupillenstörungen sind ein eher seltenes Symptom, ein zentrales Hornersyndrom kommt vor. Doppelbilder aufgrund einer sogenannten »internuklearen Ophthalmoplegia« sind für die E. d. relativ typisch. Hier liegt die Läsion im Bereich des die Augenmuskelkerne miteinander verbindenden, medialen hinteren Längsbündels. Bei extremem Blick zur kontralateralen Seite der Schädigung kann das ipsilaterale Auge nicht über die Mittellinie hinaus bewegt werden, ein dissoziierter, kontralateral betonter Nystagmus wird sichtbar. Recht häufig sind auch horizontal ausgeprägte Blickparesen. Im Bereich des N. trigeminus finden sich eine Hypoästhesie, oft in Verbindung mit Mißempfindungen, Kribbeln und Kältegefühl, selten eine Hyperästhesie und Herabsetzung des Kornealreflexes. Auch das Geschmacksvermögen kann beeinträchtigt sein. Trigeminus-Läsionen führen meist nur zu sporadischen Ausfällen. In ein bis zwei Prozent der Fälle kommt es zu einer Trigeminus-Neuralgie mit allen Zeichen des Tic doloureuse. Häufiger wird der N. facialis beeinträchtigt. Eine Störung dieser Nerven stellt ein häufiges Initialsymptom dar. Im Unterschied zur idiopathischen Facialisparese fehlen Schmerzen oder Geschmacksstörungen, und die Lähmung ist meist gut rückbildungsfähig. Typische Reizerscheinungen im Facialisbereich sind die sogenannten Myokymien, bei denen es sich um ein meist einseitig, meist im Bereich des M. orbicularis oris beginnendes und sich allmählich ausbreitendes, unwillkürliches, feines, faszikuläres Muskelwogen im Gesicht handelt. Die Beeinträchtigung des N. cochlearis zeigt ein jedoch nur audiometrisch faßbares Verteilungsmuster.

Klinisch manifeste Hörstörungen sind selten. Dreh- und Schwankschwindel finden sich häufig und können ebenso wie der bereits von Charcot beschriebene Nystagmus auf eine Störung des N. vestibularis zurückgeführt werden. Eine Glossopharyngikusneuralgie ist bei der E. d. sehr selten. Ausfälle der Nn. vagus, accessorius und hypoglossus sind nur bei einer kleinen Patientengruppe beschrieben. Hingegen häufig sind bulbäre Symptome, im frühen Krankheitsstadium als dysarthrische Sprachstörung; bulbäre Schluckstörungen, nasale Sprache und Heiserkeit manfestierten sich ebenso wie zentrale Atemstörungen oft erst präfinal. Hirnstammsymptome mit paroxysmalem Charakter kommen praktisch nur bei der E. d. vor: anfallsweise auftretende, rezidivierende Dysarthrien, Schwindelattacken vom zerebellaren Typ, Doppelsehen und Schluckauf. Durch Bewegung, Lagewechsel oder Hyperventilation ausgelöste tonische Hirnstammanfälle führen zu schmerzhaften Kontraktionen der Muskeln einer Körperseite. Die Anfälle dauern meist nur wenige Minuten, können jedoch sehr häufig am gleichen Tag rezidivieren. Gelegentlich kommt es zusätzlich zu sensiblen Störungen der gleichen Körperseite: sensomotorische Hirnstammanfälle.

In der Krankengeschichte Heines finden sich Pupillenstörungen mit Mydriasis und Pupillotonie. Auf die sicher nachweisbare und vollausgeprägte Okulomotoriusparese ist schon dezidiert eingegangen worden. Bei der Okulomotoriusparese fällt der wechselhafte Verlauf besonders auf. Mehrfach klagte Heine über Doppelbilder. So etwa April 1834 und Oktober 1845. Ob es sich hierbei um primäre Störungen der die Augenmuskeln versorgenden Hirnnerven handelte oder um eine internukleäre Ophthalmoplegie, kann anhand der von Heine gegebenen Beschreibungen nicht entschieden werden. Da aber Heine Naharbeit noch möglich war und hierbei von ihm nicht über doppelt gesehene Schriftzüge geklagt wurde, mag sich bei erhaltener Konvergenzreaktion ein diskreter Hinweis auf eine internukleäre Ophthalmoplegie finden, die somit zumindest nicht gänzlich unwahrscheinlich ist. Störungen der N. trigeminus lagen u.a. dann vor, wenn Heine über eine Hyperästhesie beim Rasieren klagte. Der transitorische Charakter dieses Symptoms paßt sehr gut zur Beeinträchtigung des N. trigeminus bei E. d. Trigeminus-Hyperästhesien schildert Heine auch, wenn er etwa berichtet, keine Küsse mehr spüren zu können.

Bei der E. d. tritt typischerweise durch die Neuritis des N. opticus ein Zentralskotom auf, das dem Patienten zunächst als »Blindheit« imponiert, im Laufe einiger Wochen sich jedoch wieder zurückbildet. Gewöhnlich treten zwei bis drei Schübe dieser Neuritis im Verlauf einer E. d. auf, ohne jedoch dauerhaft den Patienten so schwer in seinem Sehvermögen zu beeinträchtigen, wie das bei Heine über lange Jahre der Fall gewesen ist. Die von Heine beschriebenen Störungen der Pupillomotorik kommen zwar bei der E. d. unter Umständen vor, müssen jedoch als Rarität gelten. Gleichfalls müßte man unter der Annahme einer E. d. als Erkrankung Heines den Verlust des Geschmackssinnes und den vorübergehenden Verlust der Kaufähigkeit hinzufügen. Das bei Heine in jungen Jahren oft beobachtete Zucken des Mundwinkels kann als nervös, affektiert oder Nachahmung des manirierten Gesichtsausdruckes von Heines Vorbild Lord Byron gelten. Eine medizinische Erklärung findet dieses Symptom aber bei der Einordnung als Reizerscheinung im Fazialisgebiet, als sogenannte Myokymie. Der Beginn im Bereich des M. orbicularis oris mit Ausbreitung zu einem meist einseitigen Beben des Gesichtes ist vielen Zeitgenossen Heines aufgefallen und stellt somit in seiner diagnostischen Wertung einen wesentlichen Hinweis auf das Vorliegen einer E. d. dar.

Am 16. November 1849 klagte Heine über eine langsam einsetzende Schwerhörigkeit, Beeinträchtigungen des Gehörs werden von Heine eigentlich nur als Hyperakusis für monotone, leise Geräusche geschildert und sind somit so vieldeutig, daß eine zwanglose Einordnung in E.-d.-Symptome nicht ohne weiteres gelingt.

Sensible Symptome mit Taubheitsgefühl sind gleichfalls überliefert. Hyperästhesie an Kinn und Wangen wird von Heine im März 1847 berichtet. Hingegen finden sich vereinzelt Klagen über Schwindelerscheinungen, die auf eine Beeinträchtigung des vestibulären Systems hinweisen. Dysarthrische Sprachstörungen, eine skandierende Sprache sind bei Heine nicht eindeutig nachweisbar. Dennoch berichten einige Besucher der Matratzengruft über Heines mühsame Artikulation, die oft erst im Verlauf des Gespräches flüssiger wurde, gelegentlich aber auch matt, tonlos und angestrengt blieb. Gleichfalls nicht eindeutig belegbar sind die paroxysmalen Hirnstammsymptome. Hingegen können die tonischen Hirnstammanfälle als die von Heine häufig beschriebenen und sein späteres Leiden bestimmenden, durch Lagewechsel und Bewegung ausgelösten Krämpfe mit schmerzhaften Kontraktionen der Muskeln und einer Körperseite identifiziert werden. Im präfinalen Krankheitsstadium sind bei Heine bulbäre Störungen des Schluckaktes, der Atmung, eine anhaltende Heiserkeit und Dyspnoe nachweisbar. Kurz vor seinem Tod wurde die Sprache auch undeutlich. Diese präfinalen Symptome finden sich in gleicher Weise bei der E. d.. Zusammenfassend kann festgestellt werden, daß die bei Heine zu diagnostizierende Hirnnervensymptomatik sich zwanglos in das Krankheitsbild einer E. d. einordnen läßt.

Rasche muskuläre Ermüdbarkeit, ein Schwere- und Spannungsgefühl in den Beinen und häufiges Stolpern kündigen die durch Pyramidenbahnläsionen hervorgerufenen motorischen Symptome an. Diese weisen ein bestimmtes Verteilungsmuster auf, zumeist sind die Beine zuerst und am stärksten betroffen, bilaterale, teils seitendifferente Ausfälle sind die Regel. Die Arme werden später und auch leichter befallen. Hier zeigen sich Unsicherheit, Ungeschicklichkeit und Ermüdbarkeit beim Schreiben, Fallenlassen von Gegenständen und allgemeine Ungeschicklichkeit. Heines progressive Hemiplegie ist bei der E. d. nicht selten. Neben den Paresen findet sich eine spastische Tonuserhöhung. An den Beinen kann sich recht frühzeitig eine Spitzfußstellung entwickeln, bei Inaktivität treten rasch Kontrakturen auf. Schmerzhafte tonische Muskelspasmen werden häufig durch sensible Reize, Berührung, Druck und Schmerz ausgelöst. Die Muskeleigenreflexe sind zum Teil klonisch gesteigert. Ein klassisches Zeichen ist das Fehlen der Bauchhautreflexe. Eine Muskelatrophie entwickelt sich durch Inaktivität. Als sehr selten gelten Vorderhornläsionen mit Paresen und nachfolgende Atrophie einzelner Muskelgruppen.

Bereits 1829 ist eine flüchtige Gangstörung in der Krankengeschichte Heines dokumentiert. Ein direkter Zusammenhang mit der Grunderkrankung Heines ist jedoch fraglich. Doch am 17. März 1840 beklagte Heine ein Fußleiden mit motorischer Schwäche, evtl. Parese des Beines. Eine weitere Erwähnung findet dieses Symptom nicht, so daß es wohl nur sehr flüchtig gewesen ist. Zur gleichen Zeit war aber die Augensymptomatik voll ausgeprägt. Im August 1832 beschrieb Heine eine motorische Parese von zwei Fingern der linken Hand. Im Juli 1841 führte eine motorische Schwäche der linken Hand zur Veränderung der Handschrift, und beide Symptome erfuhren eine gute Besserung ohne bleibenden Funktionsverlust. Berichte über passagere motorische Schwächen oder Lähmungen finden sich in der Krankengeschichte Heines ebenso wie Hinweise auf Störungen der Motorik der Handmuskulatur (so etwa 10. Februar und 23. April 1846), eine Parese der unteren Extremität im Februar 1848, Lähmungen im Bereich des Kopfes und Halses im Frühjahr 1848, verbunden mit krampfartigen Schmerzen, im Juni 1848 vollständige schlaffe Parese der unteren Extremität mit anfallsartig auftretenden Spasmen, Krämpfe und Kontrakturen im Herbst 1848, November 1849 und ab Januar 1850 beständige Klagen über Lähmungen, Krämpfe und Kontrakturen. Im Juli 1850 hatte sich die Lähmung der rechten Hand nahezu vollständig zurückgebildet, im September des gleichen Jahres kann Heine bereits nicht mehr eigenhändig schreiben, im Juli 1851 ist die Beweglichkeit der rechten Hand wieder normal. Am 10. November 1844 bestand offensichtlich eine linksseitige Hemiparese. Obwohl Muskelatrophien bei der E. d. selten sind, weil die Achsenzylinder meist verschont werden, werden sie dennoch beschrieben. Krankheitsverläufe mit Hinweisen auf Vorderhornläsionen, die trotz gesicherter E. d. an die myatrophische Lateralsklerose erinnern, sind in der Literatur bekannt. Bei diesen Verläufen findet sich eine Atrophie der kleinen Handmuskeln neben weiteren Muskelatrophien. Diese Verläufe sind jedoch ebenso ungewöhnlich, wie die E. d. mit vorherrschend bulbärer Symptomatik (76, S. 7 und 9).

Eine Deformität der Füße wahrscheinlich im Sinne einer Spitzfußstellung wird von mehreren Beobachtern berichtet. Vergegenwärtigt man sich, daß Heine gerade wegen der Lähmung der unteren Extremität 8 Jahre in der »Matratzengruft« verbringen mußte, so sind die beschriebenen Lähmungen, Krämpfe, Kontrakturen und die erstaunlichen Remissionen gut in Einklang zu bringen mit dem charakteristischen Verlauf einer E. d. . Die von Heine geklagten heftigen Schmerzen und Krämpfe können also durch tonische Hirnstammanfälle und schmerzhafte tonische Muskelspannungen bei E. d. erklärt werden.

Am 15. November 1840 wird explizit dargestellt, daß die geringste Bewegung Krampfanfälle auslösen kann. Diese Triggerung ist bei E. d. häufig. Neben den motorischen Ausfällen gelten Sensibilitätsstörungen als Initialsymptom der E. d.. Es finden sich Klagen über Parästhesien, Pelzigkeitsgefühl, Kribbeln, Prickeln, Ameisenlaufen, Gefühl des Eingeschlafenseins, Juckreiz, Spannungs- und Gürtelgefühl, brennende Mißempfindungen, Hitze- und Kältegefühl. Auch die Sensibilitätsstörungen sind bevorzugt an der unteren Extremität lokalisiert und zeigen das Verteilungsmuster einer Polyneuropathie. Die Hinterstränge sind am stärksten geschädigt. Es finden sich eine Beeinträchtigung des Vibrationssinnes und des Lagegefühls. Zu den ungewöhnlichen, aber bei der E. d. nicht selten anzutreffenden Störungen des Lagegefühls gehört das Syndrom der »nutzlosen Hand«. Hierbei sind grobe Kraft, Reflexe und Hautsensibilität erhalten, jedoch können Gegenstände bei geschlossenen Augen nicht erkannt werden, und das Schreiben ist beeinträchtigt. Es kommt zu unkontrollierten spontanen Bewegungen der Hand im Sinne einer Pseudoathetose. Bei einigen seltenen Verläufen können diese Symptome das Krankheitsbild anfänglich beherrschen und so sehr einer Tabes dorsalis ähneln, daß von der »pseudotabischen Verlaufsform« der E. d. gesprochen wird (76, S. 5).

Im Januar 1856 beschrieb Heine eine »Lähmung wie ein eisener Reif um die Brust«. Klagen über Störungen der Feinmotorik der Hand sind bei Heine häufig.

Die Handschrift der E. d.-Kranken ist bei zerebellarer Beteiligung zittrig und groß. Auch Heines Schrift war besonders in den letzten Jahren seines Lebens groß und etwas zittrig. Will man diese Schriftveränderung nicht allein auf seine Sehstörungen zurückführen, so findet sich hier ein weiteres auf die E. d. hinweisendes Symptom. Diese Ansicht wird unterstützt durch die Tatsache, daß Heine sich häufig über schlechtes Schreibgerät und damit manuelle Schwierigkeiten beim Schreiben beklagte.

Auf die von den Befürwortern der Tabes dorsalis als Erkrankung Heines besonders herausgestellte Hinterstrangsymptomatik ist bereits ausführlich eingegangen worden. Es bleibt jedoch festzustellen, daß sich gerade diese Symptome auch bei der E. d. finden. Kleinhirnsymptome gelten als das dritthäufigste Krankheitszeichen bei E. d. Es werden genannt Dysmetrie bei Zeigeversuchen mit Armen und Beinen, Intentionstremor, Dysdiadochokinese, Rebound-Phänomene, Hypotonie, Rumpfataxie, zerebellartaktischer, breitbeiniger Gang und ein Nystagmus. Die skandierende Sprache gilt als typisch für die E. d. . Die Sprache wirkt verlangsamt und falsch betont.

Im Juni 1846 hatte Heine Artikulationsstörungen, im März 1847 war sein Gang unsicher. Im April/Mai 1848 kam es zu einer Stimmbandlähmung und einer Beeinträchtigung der Sprache, wahrscheinlich durch Parese. Im Januar 1849 klagte Heine über Zittern der Hand, ein Symptom, das durchaus als Intentionstremor gewertet werden kann. Im November 1849 kann Heine wieder nur mit Mühe sprechen, im Juli 1850 wird seine Artikulation als abgerissen und mühsam beschrieben. Gleiches gilt für den Dezember 1850. Im September 1852 fallen besonders Anlaufschwierigkeiten bei der Artikulation auf. Während der gesamten Zeit der »Matratzengruft« werden Heines Körperhaltung und der Tonus der Extremitäten von mehreren Besuchern als hypoton beschrieben. In der Krankengeschichte Heines finden sich also genügend Hinweise auf eine Kleinhirnbeteiligung, bei der der wechselhafte Verlauf der Symptomatik insbesondere für das Vorliegen einer E. d. spricht.

Unter vegetativen Symptomen werden Blasenstörungen als besonders häufig und eng korreliert mit dem Schweregrad der E. d. angegeben. Es finden sich im Frühstadium häufig eine hyperaktive Blase mit imperativem Harndrang, Pollakisurie aufgrund einer geringen Blasenkapazität und eine relative Inkontinenz, in späteren Stadien eine atone Blasenstörung mit Retention und Restharnbildung. Entzündungen der Harnwege, Pyelonephritiden und Nephrolithiasis sind die Folgen. Unter den Störungen der Mastdarmfunktion überwiegt eine hartnäckige, chronische Obstipation, die auch Folge der Immobilisation sein kann. Eine Stuhlinkontinenz ist eher selten. Sexuelle Störungen finden sich recht häufig, geklagt werden Errektionsschwäche und Libidoverlust. Störungen der Schweißsekretion und vasomotorisch-trophische Störungen kommen vor. Klagen über Obstipation sind in der Krankengeschichte Heines häufig, seltener finden sich Hinweise auf eine Urininkontinenz. Letztere kann aber im Zusammenhang mit einer Inkontinentia alvi passager beobachtet werden. Sichere Hinweise auf sexuelle Störungen sind bis auf die in einem Brief an Elise Krinitz kurz vor seinem Tod offen eingestandene Impotentia coeundi schwer zu erbringen. Auf die These ›Heinrich Heine als Verbalerotiker aus Unvermögen‹ ist bereits eingegangen worden.

Kopfschmerzen gelten insgesamt als seltenes Symptom der E. d., ihr direkter Zusammenhang mit dieser Erkrankung ist schwierig zu bestimmen. Dennoch leiden bis zu 20% aller E. d.-Kranken zu Beginn eines neues Schubes initial unter Kopfschmerzen. Unter die von Heine geklagten Kopfschmerzen können ferner subsummiert werden Trigeminus-Neuralgie, Retrobulbärschmerz, Kopfschmerz nach Überanstrengung der in Mitleidenschaft gezogenen Augen und der nicht im Zusammenhang mit der Grunderkrankung stehende, aus vegetativer Labilität resultierende Kopfschmerz. So bieten sich ausreichende Erklärungsmöglichkeiten für Heines Kopfschmerzen an.

Über die Häufigkeit von psychischen Störungen bei E. d. finden sich unterschiedliche Angaben. Es finden sich eine emotionale Labilität, eine ängstliche Grundhandlung hinsichtlich des weiteren Krankheitsverlaufes und reaktiv depressive Symptome. Eine schwere Depression zu Krankheitsbeginn ist ebenso selten wie ein dementiver Abbau. Dennoch herrschen unter den affektiven Störungen die depressiven Symptome vor. Gelegentlich zeigt sich eine euphorische Verstimmung.

Diese ebenfalls in unterschiedlicher Häufigkeit gefundene psychische Auffälligkeit ist häufig verbunden mit einem organischen Abbau. Zwangslachen und Zwangsweinen gelten ebenfalls als typische Symptome. Akute Psychosen mit paranoiden, hypomanischen oder depressiven Zügen sind im Krankheitsbeginn der E. d. beobachtet worden. Suizidgedanken kommen wohl häufig vor, während Suizide bei E. d.-Kranken selten sind.

Auch bei Heine findet sich eine emotionale Labilität mit depressiver Grundstimmung. Dies ist besonders ausgeprägt zu Beginn der Manifestation und während der Schübe mit vorherrschender Augensymptomatik. Gedächtnis- und Konzentrationsstörungen sind für die E. d. . belegt (178; 240, S. 55ff.). Am 18. Mai 1829 klagte Heine über Konzentrations- und Denkstörungen. Eine wie von Heine zeitweilig beschriebene unbekümmerte, fast euphorische Grundstimmung trotz gravierender Krankheitssymptome findet sich ebenfalls bei der E. d.. Suizidgedanken äußerte Heine häufig, einen Suizidversuch unternahm er nie. Ein stetiger dementiver Abbau läßt sich bei ihm nicht feststellen.

Im Spätstadium seiner Erkrankung litt Heine unter Dekubitalgeschwüren, Bronchopneumonien und Gelenkkontrakturen, Muskelspastik, die als häufige Komplikationen der E. d. beschrieben sind. Zunächst zeigte die Erkrankung Heines einen für die E. d. typischen, schubweisen Verlauf, der mit dem Beginn der »Matratzengruft« in ein chronisch-progredientes Leiden überging. Im Unterschied zur Tabes dorsalis sind Krankheitsdauer, Verlauf und Progredienz sowie die Dauer der Invalidität gut mit der Diagnose einer E. d. zu vereinbaren. Für eine E. d. als Erkrankung Heines sprechen Verlauf und Symptomatik. Die Diagnose ergibt sich zwanglos ohne Ausklammerung wichtiger Symptome, ohne eine Zweiterkrankung zu postulieren.

Die trotz langem Verlauf klinisch inapparenten oder fehlenden Symptome einer Großhirnbeteiligung müssen bei der Diagnose E. d. als Rarität gewertet werden. Die E. d. als Erkrankung Heines ist generell differentialdiagnostisch sehr gut belegt. Die neurologischen Symptome lassen sich durch dieses Krankheitsbild schlüssig erklären.

18.5 Amyotrophische Lateralskerose

Die amyotrophische Lateralskerose (ALS) oder besser myatrophische Lateralsklerose wird als weiteres Krankheitsbild im Fall Heinrich Heines differentialdiagnostisch diskutiert. Heute gelten die progressive spinale Muskelatrophie des Erwachsenen und die ALS als Unterarten derselben Krankheit. Die spinale Muskelatrophie ist durch atrophische Paresen gekennzeichnet und wurde erstmals von F. A. Aran 1850 beschrieben. Weitere wichtige Beiträge stammen 1853 von G. D. A. Duchenne. Duchenne berichtete auch im Jahre 1860 über einen Kranken, der einen fortschreitenden Muskelschwund im Versorgungsbereich der Hirnnerven aufwies. Für diese Krankheitsform wurde von A. Wachsmuth 1864 der Begriff »progressive Bulbärparalyse« geprägt. Von Charcot stammt die erste und noch heute Gültigkeit besitzende klinische Schilderung der ALS: »1. Parese der Oberextremitäten ohne Anästhesie, mit gleichzeitiger rapider Atrophie der Muskelmassen in toto, hie und da unter Vorausgang von Eingeschlafensein und Ameisenkriechen in diesen Gliedmaßen. Im weiteren Verlauf geraten die gelähmten, atrophisch gewordenen Muskeln in einen Zustand von spasmodischer Rigidität, welche durch Contractur zu permanenten Deformationen führt.

2. Weiterhin werden auch Unterextremitäten ergriffen. In erster Linie kommt es hier, ohne daß Anästhesie eintritt, zu einer Parese, welche durch rasches Fortschreiten das Stehen und Gehen bald unmöglich macht. Zu diesen Symptomen gesellt sich eine anfangs aussetzende, später permanent werdende spasmodische Rigidität, welche sich manchmal mit tonischer Spinalepilepsie complicirt. [...] Blase und Mastdarm bleiben vollkommen frei, ...

3. Die dritte Periode characterisiert sich durch Verschlimmerung der bisher bestehenden Symptome und durch das Auftreten der Bulbärsymptome.

Diese drei Stadien folgen rasch aufeinander. Sechs Monate, ein Jahr nach Beginn der Krankheit sind schon alle Symptome zur Entwicklung gelangt und mehr oder weniger stark ausgesprochen. Der Tod tritt durchschnittlich nach zwei bis drei Jahren ein und wird durch eine Bulbäraffection herbeigeführt.« (32, S. 232 ff.)

Pathologisch-anatomisch ist die Erkrankung charakterisiert durch einen progressiven Untergang von Motoneuronen im cerebralen Cortex, in den motorischen Kernen des Hirnstammes und den Vorderhörnern des Rückenmarkes. Typischerweise sind sowohl das erste als auch das zweite motorische Neuron befallen. Bei im englichen Sprachgebrauch als »motor neuron disease« bezeichneten Krankheitsentität von spinaler Muskelatrophie, Bulbärparalyse und ALS zeigt sich pathologisch, daß bei Bulbärparalyse und spinaler Muskelatrophie das zweite Neuron im Hirnstamm und Rückenmark stärker befallen, während bei Pseudo-Bulbärparalyse und ALS hauptsächlich das zum Hirnstamm und Rückenmark führende erste motorische Neuron betroffen ist. Es wird angenommen, daß die Desintegration der Neurone an ihrem distalen Ende beginnt und zentripetal fortschreitet. Dieses Phänomen wird als »dying back« bezeichnet. Mit zunehmender Denervation schrumpft die Muskulatur, die Muskelfaseratrophie ist nachweisbar. Der Faserverlust in den Seitensträngen führt zusammen mit einer fibrillären Gliose zu einer Verhärtung, einer Sklerose der Seitenstränge. So erklärt sich der Name ›amyotrophische‹ oder besser ›myatrophische Lateralsklerose‹. Als charakteristisches Merkmal dieser Erkrankung gilt die Selektivität des Neuronenunterganges, bei dem das gesamte sensorische System, die Regulationsmechanismen für Kontrolle und Koordination der Bewegungen, die Gehirnleistungen für Intellekt und Denken sowie die parasympathischen Neurone im Sakralmark mit Kontrolle über die Schließmuskeln von Darm und Blase erhalten bleiben (219, S. 696; 198, S. 2383 f.; 210, Bd. 3, S. 23 ff.).

Die Ätiologie ist unklar. Es wird eine familiäre Form von einer sporadischen Erkrankung abgetrennt. Vorausgehende Infektionskrankheiten, Intoxikationen, Eiweißmangelschäden, Störungen im Elektrolythaushalt, Rückenmarkstraumen und Starkstromverletzungen werden als Ursachen diskutiert.

Die ALS manifestiert sich im allgemeinen erst im mittleren bis höheren Lebensalter (40 bis 70 Jahre). Erkrankungen jüngerer Patienten sind selten (219, S. 696; 177, S. 20 ff.). Die Dauer der Erkrankung mit tödlichem Ausgang beträgt im Mittel drei Jahre. Als ungewöhnlich gelten Fälle mit einer Erkrankungsdauer von 5 Jahren (177, S. 20 ff.).

Schon aus diesen Daten ist ersichtlich, daß die ALS als wahrscheinliche Differentialdiagnose der Erkrankung Heines nicht in Frage kommt. Der gleichzeitige Befall von erstem und zweitem motorischen Neuron kennzeichnet die Symptomatik der ALS mit ihrem Nebeneinander von atrophischen Lähmungen und spastischen Erscheinungen bis hin zu spastischen Paresen. Die Symptomatik der progressiven spinalen Muskelatrophie besteht aus schlaffen Paresen mit faszikulären Zuckungen bei erloschenen Eigenreflexen. Die Ausbreitung der atrophischen Paresen erfolgt nach typischen Verteilungsmustern. Bei dem Verteilungstyp nach Aran-Duchenne sind zunächst die distalen Muskelgruppen der oberen Extremitäten betroffen. Charakteristisch ist eine Atrophie im Gebiet des M. abductor pollicis. Im späteren Verlauf kommt es zum Bild der sogenannten »Affenhand«. Eine Frühatrophie des Deltamuskels wird gefolgt von ausgeprägtem Muskelschwund im Bereich des Schultergürtels und führt zu Scapulae alatae. Erst spät greift der Prozeß auf die Halsmuskeln über. Durch Ausfall der Mm. intercostales treten Atemstörungen auf, schließlich werden auch Becken und Beinmuskulatur betroffen. Seltener ist der Verteilungstyp nach Vulpian-Bernhardt mit Atrophien im zerviko-skapulo-humeralen Gebiet. Hier beginnt der Prozeß meist an den Deltamuskeln, greift auf die Ober- und Unterarme und schließlich auf die kleinen Handmuskeln über. In einem relativ späten Stadium werden dann die Rumpfmuskulatur und das bulbäre Gebiet in den Krankheitsprozeß mit einbezogen. Bei einem weiteren Verteilungstyp beginnen die Paresen zunächst an den Fuß- und Zehenextensoren. Hier wird vom »Peroneus-Typ« gesprochen. Zwar ist im Spätstadium der »motor neuron disease« so gut wie immer das bulbäre Gebiet mit einbezogen, dennoch gibt es einen Erkrankungstyp, bei dem die ersten Erscheinungen im Kerngebiet der kaudalen Hirnnerven auftreten. Hier wird von der »chronischen progressiven Bulbärparalyse« gesprochen, die Duchenne 1860 erstmals beschrieb. Die Kranken klagen zunächst über Schwierigkeiten beim Sprechen, die Artikulation wird undeutlich, eine Schwäche der mimischen Muskulatur tritt auf. Charakteristisch sind atrophische Paresen der Zunge mit deutlich faszikulären Zuckungen. Der Schluckakt ist gestört durch Ausfälle der Schluckmuskulatur. Es tritt eine Hypersalivation auf. Durch Beteiligung der Kehlkopfmuskulatur ist die Gefahr der Aspiration gegeben. Sind diese durch Schädigung des zweiten Motoneurons verursachten Ausfälle kombiniert mit spastischen Erscheinungen als Zeichen einer Schädigung auch des ersten Motoneurons, wird von der typischen ALS gesprochen. Die hierbei auftretenden spastischen Paresen können den atrophischen vorausgehen. Häufig überwiegen an den oberen Extremitäten die atrophischen Paresen vom Typus Aran-Duchenne oder Vulpian-Bernhardt, an den unteren Extremitäten zeigen sich spastische Lähmungen. Nur selten entwickelt sich durch starke Beteiligung des Tractus corticonuclearis das Bild der »supranuklearen Pseudobulbärparalyse«. Hier sind Sprech- und Schluckakt gestört, ohne daß eine atrophische Parese der Zungenmuskulatur nachweisbar wäre. Das Verhalten der Eigenreflexe ist sehr different, sie sind manchmal trotz erheblicher Atrophien gesteigert, in anderen Fällen jedoch erloschen. Spontanschmerzen kommen bei dieser Form recht häufig vor. Betroffen sind die von den Paresen befallenen Gebiete oder ihre Nachbarschaft. Körperliche Anstrengung fördert die Schmerzen, so daß eine Überbelastung der von dem beginnenden oder bereits fortgeschrittenen Prozeß betroffenen Muskelgruppen als Ursache denkbar ist. Jedoch stehen diese Beschwerden nicht im Vordergrund der Patientenklagen. Relativ selten wird von den Patienten über Parästhesien berichtet, Kribbeln an den Extremitätenenden, Brennen, Druckgefühl, Kältegefühl, Sensibilitätsausfälle gehören nicht zum typischen Bild der motorische Neurone befallenden Erkrankungen, dennoch wird gelegentlich über sie berichtet (219, S. 800). Die Senisibilitätsstörungen sind eher dem vegetativen Typ zuzurechnen. Nach anderen Autoren werden bei der ALS Sensibilitätsstörungen nie beobachtet (28, S. 8 f.). Gleichfalls unbeeinträchtigt bleiben bei der typischen Verschonung des Sakralmarkes die Blasen- und Mastdarmfunktionen. Eine Beeinträchtigung der sexuellen Funktionen wird ebenfalls nicht beobachtet. Zum typischen Bild der ALS gehören die vom primären Krankheitsprozeß unbeeinträchtigte Psyche und der intakte Intellekt. Das zuweilen beobachtete Zwangsweinen und -lachen werden nicht auf einen psychischen Defekt zurückgeführt, sondern auf einen Verlust hemmender Impulse im Reflexbogen des Weinens und Lachens. Angstgefühle, Depression und Schlaflosigkeit sind Folgezustände der chronischen Erkrankung. Die lange Immobilisation kann zur Obstipation führen (204).

Der Verdacht der ALS als Erkrankung Heines ergibt sich besonders bei der Beurteilung der zu Atrophien führenden Lähmungen der Hand und des Unterarmes. Tatsächlich schritten die Lähmungen Heines in zentripetaler Richtung fort, bis sie die untere Extremität soweit erfaßten, daß Heine beständig bettlägerig in der »Matratzengruft« war. Die andauernden Schmerzen könnten als ein durch die bei der ALS typische Spastik verursachtes Leiden erklärt werden. Dennoch zeigt der Krankheitsverlauf überwiegend Symptome, die zum differentialdiagnostischen Ausschluß der ALS als Erkrankung Heines führen müssen. Zwar werden auch bei der ALS protahierte Krankheitsverläufe beobachtet, eine Krankheitsdauer von über 20 Jahren ist bei der ALS jedoch nicht beschrieben. Ebenfalls nicht zum typischen Verlauf einer ALS passend ist das Manifestationsalter der Erkrankung Heines. Das gewichtigste Argument gegen eine ALS ist jedoch das Vorliegen von Störungen der Blasen- und Mastdarmfunktion sowie von sensiblen Ausfällen, die bei der ALS nie beobachtet werden. Auch Sehstörungen gehören nicht zum Krankheitsbild der ALS. Zwar wird über Diplopie, starke Schielstellung und Sehverschlechterung bei einzelnen Patienten mit ALS berichtet (275; 159, S. 84), ein kausaler Zusammenhang mit der Grunderkrankung wurde jedoch nicht gesichert. Diese Augensymptome traten bei Patienten mit bulbären Ausfällen auf. Es sei eingestanden, daß die bulbäre Symptomatik Heines ohne Berücksichtigung des Zusammenhanges mit Krankheitsverlauf und der weiteren Symptomatik zu einer ALS passen würde, doch die langjährige, wechselhafte, vielfältige und ausgeprägte Augensymptomatik stellt ein weiteres Ausschlußkriterium für die ALS dar. Kopfschmerzen und depressive Verstimmung lassen sich nach Ansicht einiger Autoren in das Krankheitsbild der ALS einordnen, für das ein »psychopathisches Vorstadium« postuliert wird. Im allgemeinen wird jedoch eine Remission dieser Symptome bei Manifestation der neurologischen Ausfälle beobachtet. Ausgenommen hiervon sind reaktive psychische Beeinträchtigungen (105).

Auch schließt die Diagnose einer ALS eine luische Infektion als kausalen Faktor nicht aus. Die syphilitische Amyotrophie »Ballet« ahmt in ihrem oligosymptomatischen Verlauf die mehr oder weniger symmetrischen Muskelatrophien an den kleinen Handmuskeln mit Kraftlosigkeit, Faszikulationen und Reflexabschwächung nach. ALS wurde nicht nur nach seronegativer Lues latens beobachtet (85, S. 10), sondern es wurden auch Krankheitsbilder beschrieben, die klinisch nicht von einer typischen ALS zu differenzieren waren, jedoch eine sicher nachgewiesene luische Genese aufwiesen. Auch diese Krankheitsbilder werden gelegentlich als »amyotrophische Tabes dorsalis« bezeichnet (85, S. 10).

Es muß also festgestellt werden, daß eine ALS als Erkrankung Heines unwahrscheinlich ist. Eine isolierte progressive spinale Muskelatrophie kann nicht diagnostiziert werden. Zwar könnten die Muskelatrophien und ihre allmähliche Progredienz in das Krankheitsbild des adulten Manifestationstypes nach Aran-Duchenne eingeordnet werden, die Augensymptomatik, Kopfschmerzen, Sensibilitätsstörungen und die Krämpfe jedoch nicht. Zudem gibt es diese Form der Muskelatrophie u. a. bei Lues und Poliomyelitis. Die spinale Muskelatrophie stellt also keine Differentialdiagnose zur Lues im Fall Heine dar.

18.6 Landry-Paralyse

J. B. O. Landry berichtete 1859 über 10 Fälle, darunter 2 glücklich endende Verläufe, mit akuten aufsteigenden Lähmungen (147). Guillain, Barré und Strohl wiesen 1916 auf eine isolierte Eiweißvermehrung im Liquor ohne Zellvermehrung als wesentliches Merkmal dieses Leidens hin. Sie nannten diesen Liquorbefund »Dissociation albumino-cytologique«. Seither sind zu dieser Krankheitsgruppe gehörende Krankheitsbilder auch mit ihrem Namen verknüpft. Die grundlegende

Darstellung der pathologisch-anatomischen Veränderungen stammen von Haymaker und Kerohan 1949 (88).

Von einer Landry-Paralyse wird im allgemeinen bei subakuter bis akuter Entwicklung eines monophasischen, meist symmetrischen Polyneuropathiesyndroms gesprochen, bei dem motorische Ausfälle mit Bevorzugung der Gliedmaßen überwiegen. Eine neurogene Störung der Rumpf-, speziell Atemmuskulatur ist häufig. Zusätzliche oder isolierte Beteiligung der Hirnnervengebiete kommen vor. Die bereits von Guillain-Barré gefundenen Liquorveränderungen entsprechen einer zytoalbuminären Dissoziation mit Eiweißvermehrung vom Typ der Schrankenstörung. Eine diskontinuierliche, segmentale Entmarkung auf dem Boden herdförmiger, meist perivenös lokalisierter, mononuklearer Zellinfiltrate und einer intrafaszikulären Entzündung bestimmt das morphologische Bild. Charakteristisch ist die wahllose Verteilung im Längsverlauf der Nervenfasern. Es kommt zu segmentalen Entmarkungen. Ein Axonuntergang ist nur im Bereich stärkster entzündicher Infiltrate zu beobachten. Entsprechende Veränderungen können auch im Bereich der Hirnnervenkerne, der Vorderhornzellen, im Gehirn und Rückenmark vorkommen. Eine Beteiligung der Meningen ist beschrieben. Physiologisches Charakteristikum ist die Minderung der Nervenleitgeschwindigkeit.

Die Ätiologie der Erkrankung ist unklar. Man spricht von einer idiopathischen, postinfektiösen und serogenetischen Polyneuritis. Mechanische Einwirkungen, »Stress« und Fieber werden ebenso diskutiert wie Infektionen, z. B. mit Viren, und Störungen des Immunsystems.

Männer erkranken etwas häufiger. Es ergeben sich zwei Erkrankungsgipfel zwischen dem 20. und 30. bzw. 50. und 60. Lebensjahr. Eine jahreszeitliche Häufung wird mit Frühsommer und Herbst angegeben. Häufig treten zunächst sensible Reizerscheinungen meist an den Füßen, später auch an den Händen auf. Gelegentlich gehen auch dumpfe, zuweilen reißende Schmerzen im Rücken und in den Extremitäten den motorischen Lähmungserscheinungen voraus. Diese zeigen ein asymmetrisches Verteilungsmuster. Im Verlauf von wenigen Stunden, Tagen oder Wochen werden weitere motorische und sensible Ausfälle beobachtet, bis das Vollbild der Polyneuritis ausgeprägt ist. Die schlaffen Muskellähmungen mit unterschiedlichem Verteilungsmuster an den Extremitäten führen zur Gangunsicherheit. Eine mehr oder minder hochgradige Parese der Bauch- und Atemmuskulatur führt zur Beeinträchtigung der Bauchpresse bei Urin- und Stuhlentleerung sowie zur muskulären Insuffizienz. Eine Atrophie der Muskulatur entwickelt sich eher im Sinne einer Inaktivitätsatrophie, da es zwangsläufig zur Denervierung kommen muß. Steht die Muskelatrophie im Vordergrund, so wird auch von einer »amyotrophischen Polyneuritis« gesprochen. Die Eigenreflexe sind abgeschwächt oder erloschen, an Störungen der Oberflächensensiblität finden sich mit meist distaler Betonung Hyperästhesien und gelegentliche Reizerscheinungen wie Parästhesien, Allästhesien und Dysästhesien. Vibrationsempfinden und Tiefensensibilität sowie Bewegungsempfinden sind gestört und führen zur Ataxie. Häufig ist das Hirnnervengebiet in den Krankheitsprozeß einbezogen. Man findet eine meist beidseitige, oft asymmetrische Fazialisparese, sensible Ausfälle des N. trigeminus, Störungen der kausalen Hirnnerven, besonders Nn. glossopharyngeus und vagus. Schluckstörungen, Aphonie und vegetative Erscheinungen sind die Folge. Lähmungen der Augenmuskeln und des N. hypoglossus gelten als Seltenheiten. Dennoch kann es in schweren Fällen zuweilen zu einer Ophthalmoplegia totalis kommen. Vegetative Symptome durch Beeinträchtigung des vegetativen Nervensystems sind Hyperhidrosis, Ödeme, Störungen der Vasomotoreninnervation, Lähmung von Blase und Mastdarm. Durch Störung sympathischer Neurone und kardiovakuslärer Reflexe kann es zur bedrohlichen Hypotonie, Bradykardie, aber auch zu Hypertonie und Tachykardien kommen. Rhythmusstörungen und ST-Senkung sind Ausdruck einer Myokardschädigung. Ein plötzlicher Herzstillstand kann die Folge sein. Eine Minderung der Motilität des Bronchialbaumes sowie die Störung der Atemmuskulatur begünstigen Atelektasen, Infektionen und respiratorische Insuffizienz. Auch Anomalien des Kohlenhydratstoffwechsels sind nachweisbar. Selten bildet sich ein Papillenödem aus, das bei starkem Anstieg der Liquoreiweißkörper als Stauungspapille zu werten ist. Es kann sich jedoch auch um eine Neuritis N. optici mit Visuseinschränkung und Gesichtsfelddefekt handeln. Diese ist Ausdruck eines Übergreifens des Krankheitsprozesses auf zentrale Strukturen.

Die Krankheit kann unterschiedliche Schweregrade erreichen. Ihr Maximalstadium ist meistens bereits nach zwei bis drei Wochen erreicht. Die durch Entmarkung bedingten Ausfälle sind nach Wochen regenerationsfähig, eine Restitutio der durch Denervierung entstandenen Schäden ist nach Monaten bis Jahren möglich. Die weitaus meisten Erkrankungen verlaufen entsprechend dieser raschen Dynamik (192).

Dennoch gibt es rezidivierende Polyneuritiden mit im Abstand von Monaten oder Jahren zu beobachtenden Symptomen einer Landry-Paralyse mit Remission im freien Intervall. Chronisch-progrediente Formen und chronisch-monophasische Erkrankungen mit schleichender Entwicklung werden beschrieben. Hier entwickeln sich die klinischen Erscheinungen über viele Monate, ohne daß es zu der erwarteten Besserung kommt (219, S. 906 ff.).

Eine Landry-Paralyse kann als Erkrankung Heines ausgeschlossen werden, da ein sich über mehrere Jahrzehnte erstreckender Verlauf mit langsamer Entwicklung der Symptome, Remission und Rezidiv bei dieser Erkrankung nicht bekannt ist. Da es sich bei der Landry-Paralyse um einen progredienten entzündlichen Vorgang handelt, wird im allgemeinen eine akute, in seltenen Fällen auch protrahierte Verschlechterung des Krankheitsbildes erwartet, während die Erkrankung Heines ein vielfältiges Nebeneinander von Symptomen unterschiedlichen Schweregrades und unterschiedlicher zeitlicher Entwicklung aufweist. Eine Einteilung der Lähmungserscheinungen Heines in einen aufsteigenden oder absteigenden Prozeß gelingt ebenfalls nicht ohne weiteres. Die in der Krankengeschichte Heines sicher nachweisbare Geräuschüberempfindlichkeit, der Verlauf der Augenerkrankung, die Kopfschmerzen und die depressive Verstimmung als führendes Symptom noch vor Ausbruch weiterer neurologischer Krankheitserscheinungen sprechen gegen eine Landry-Paralyse. Die von Heine beschriebene Spastik kann als Ausschlußkriterium für das Landry-Guillain-Barré-Syndrom angesehen werden.

18.7 Syringomyelie

Als Syringomyelie wird ein Krankheitsbild bezeichnet, bei der eine langgestreckte Höhle im Rückenmarksgrau besteht. 1862 beschrieb Gull eine progressive Atrophie der Handmuskeln, der eine Höhlenbildung im Rückenmarksgrau zugrunde lag (82). Nach dieser Erstmitteilung folgte 1867 ein weiterer bedeutender Beitrag von Clarke (36). Die erste wirklich vollständige Darstellung der Syringomeyelie lieferte Kahler 1888 (125).

Je nach Vorliegen eines Anschlusses an das Ventrikelsystem unterscheidet man eine kommunizierende von einer nicht-kommunizierenden Form. Von diesen wird eine idiopathische Form abgetrennt, bei der eine spinale Gliose im Vordergrund steht. Bei kommunizierenden Syringomyelien kommuniziert der erweiterte Zentralkanal mit dem 4. Ventrikel. Eine Verlegung der physiologischen Liquourabflußwege des 4. Ventrikels durch Entwicklungsstörungen im Bereich der hinteren Schädelgrube, hier wird etwa das von J. Arnold 1894 und H. Chiari 1895 beschriebene Syndrom mit Hemmungsmißbildung und Kaudalverlagerung des Kleinhirns und des Hirnstammes angeschuldigt, oder durch raumfordernde Prozesse sowie entzündliche Veränderungen im Rahmen einer Arachnitis an der Hirnbasis führen zu einer Störung der Liquordynamik. Eine Verbindung zwischen dem 4. Ventrikel und dem noch nicht verschlossenen Zentralkanal bleibt bestehen und führt zu einer allmählichen Erweiterung des Zentralkanals nach Art der Hydromyelie. Bei der nicht-kommunizierenden Form entstehen die Höhlen durch traumatische Querschnittslähmung, bei intramedullären Tumoren oder infolge einer spinalen Arachnitis. Bei der idiopathischen Syringomyelie dominiert die spinale Gliose, der möglicherweise Entwicklungsstörungen im Bereich des Neuralrohres oder blastomatöse Veränderungen zugrunde liegen. Von einer echten Syringomyelie sollte nur dann gesprochen werden, wenn sich die divertikelartigen Ausstülpungen des erweiterten Zentralkanals in das Rückenmarksgrau erstrecken. So finden sich zentral oder parazentral gelegene, langgestreckte Höhlen im Rückenmarksgrau, die durch progressive Einschmelzungsvorgänge entstanden sind und eine gliöse oder mesodermale Reaktion zeigen. Diese Höhlen erstrecken sich vorwiegend in die Basis der Hinterhörner, aber auch hintere und vordere Kommissur und Vorderhörner sind betroffen, bei fortgeschrittenen Stadien sogar die gesamte graue Substanz. Die langen Rückenmarksbahnen bleiben meist verschont. Am ehesten einbezogen in den pathologischen Prozeß sind die Hinterstränge. Sekundäre Störungen der Bahnen durch Druck und mangelhafte Durchblutung werden beobachtet. Die wechselhafte Entwicklung von zentralen Nekrosen und begleitendem Ödem erklärt die schubförmige Progredienz. Aus der Pathogenese ergeben sich für die Lokalisation charakteristische Prädilektionsstellen. Die kommunizierende Form betrifft immer das Halsmark, kann jedoch bis ins Brustmark und in seltenen Fällen sogar bis ins Lumbalmark fortreichen. Eine Ausdehnung in Richtung des 4. Ventrikels führt zur Syringobulbie. Die Lokalisation der nicht-kommunizierenden Form wird von der Höhe des pathogenetischen Prozesses bestimmt. Die Hohlraumbildung dehnt sich meist kranialwärts aus.

Erste klinische Erscheinungen dieser Erkrankung manifestieren sich meist zwischen dem 20. und 50. Lebensjahr. Es werden folgene Symptome gefunden: Die Unterbrechung der spinothalamischen Fasern führt zu einer dissoziierten Sensibilitätsstörung mit Ausfall des Schmerz- und Temperaturempfindens bei erhaltener Berührungswahrnehmung. Nukleäre Muskelatrophien und Paresen entstehen infolge einer Vorderhornbeteiligung. Vegetativ trophische Störungen können auf eine Beteiligung der Intermediärzone und des Seitenhorns zurückgeführt werden. Schmerzen und Parästhesien wie Kribbeln, Ameisenlaufen, bevorzugt an der oberen Extremität und dem Schultergürtel sowie Panzergefühl des Rumpfes gelten als Frühsymptome und geben Hinweise auf die Aktivität der Erkrankung. Auch die segmentalen, dissoziierten Empfindungsstörungen werden vorwiegend an Armen, Schultern, Hals und oberem Thorax gefunden. Sie können auf eine Körperhälfte beschränkt bleiben, beidseits sind sie meist asymmetrisch ausgeprägt. Ausfälle der Tiefensensibilität und eine spinale Ataxie deuten auf eine Schädigung der Hinterstränge hin. Die atrophischen Paresen finden sich am häufigsten an kleinen Handmuskeln, Muskulatur des Ober- und Unterarmes sowie der Schulter. Faszikuläre Zuckungen der betroffenen Muskelgruppen treten durch Vorderhornbeteiligung auf. Spastische Erscheinungen vor allem der unteren Extremitäten werden bei Einbeziehung der kortikospinalen Bahnen in den Krankheitsprozeß beobachtet. Die den befallenen Vorderhornabschnitten zuzuordnenden Eigenreflexe sind erloschen, während die Beteiligung der kortikospinalen Bahnen zu einer Reflexsteigerung mit Spastik unterhalb der Läsionsstelle führt. Eine Beteiligung des sympathischen Systems drückt sich meist durch ein Horner-Syndrom aus, es kommt zu Blasenstörungen, Störungen der Trophik, der Schweißsekretion und zu Knochenentkalkungen und Arthropathien. Charakteristisch sind eine zervikale Arthropathie oder eine Kyphoskoliose. Im Rahmen der Syringobulbie kommt es meist zu sensiblen Reiz- und Ausfallserscheinungen des N. trigeminus; N. accessorius und N. abducens sind ebenfalls beteiligt. Atrophische Paresen von Zungenmuskulatur, Gaumensegel- und Kehlkopflähmungen werden beobachtet. Vital bedrohlich können bulbäre Atemstörungen, Änderungen des Herzrhythmus und unstillbares Erbrechen sein. Die Erkrankung verläuft chronisch, gelegentlich auch schubweise und führt zu Siechtum. Todesursache sind Aspirationspneumonie, Atemlähmung, interkurrente Infekte und nichtheilende, trophische Geschwüre. Als Frühsymptome gelten Muskelatrophien und nukleäre Paresen sowie Schmerzen, Parästhesien und Sensibilitätsausfälle, die zu schweren Verletzungen und Verbrennungen führen können. Krankheitsfälle, bei denen zuerst eine Spastik der unteren Extremitäten vor dem Auftreten atrophischer Paresen beobachtet wird, müssen auch an die Encephalomyelitis disseminata denken lassen. Auch die Tabes dorsalis ist eine wichtige Differentialdiagnose, jedoch kommen Pupillenstörungen und lanzinierende Schmerzen bei der Syringomyelie nicht vor. Weiterführende serologische und radiologische Diagnostik bewahrt vor der Fehldiagnose einer Lues spinalis. Die Syringobulbie ist mit der degenerativen Bulbärparalyse im Verlauf der amyotrophischen Lateralsklerose zu verwechseln (219, S. 832).

Eine Syringomyelie erscheint als Erkrankung Heines unwahrscheinlich. Eine Einordnung führender Symptome der Erkrankung Heines in dieses Krankheitsbild gelingt nicht. So werden die bei Heine gefundenen Augenstörungen bei der Syringomyelie nicht beobachtet. Die Pupillenstörungen gelten sogar als differentialdiagnostisches Entscheidungskriterium gegen Syringomyelie und für das Vorliegen einer Tabes dorsalis. Die Heine zeit seines Lebens beeinträchtigenden Kopfschmerzen können ebenfalls nicht durch Syringomyelie erklärt werden. Zwar kommen gerade bei einer Arnold-Chiari-Mißbildung Kopf- und Nackenschmerzen vor, diese sind jedoch typischerweise verstärkt bei Steigerungen des Liquordruckes, so z.B. bei Hustenanfällen. Die typische Anamnese läßt sich bei Heine jedoch nicht eruieren. Zwar läßt sich bei Heine auch eine Atrophie der Hand- und Unterarmmuskulatur diagnostizieren, diese war jedoch reversibel. Weitere, bei einer Syringomyelie im Vordergrund stehende Beschwerden im Bereich des Schultergürtels und der oberen Extremität finden sich bei Heine nicht. Gleichfalls fehlen Beschreibungen von Kyphoskoliose und anamnestische Hinweise auf eine dissoziierte Empfindungsstörung. Zwar sind in der Krankengeschichte Heines Arthropathien und Deformitäten besonders der unteren Extremität zu vermuten, doch entspricht ihr Ausmaß nicht dem bei Syringomyelie zu erwartenden Umfang. Die Zeichen der Bulbärparalyse, die Dyspnoe, Hustenanfälle und der Exitus nach unstillbarem Vomitus lassen sich in das Krankheitsbild einer Syringomyelie einordnen. Doch besitzt die Bulbärparalyse eine untergeordnete diagnostische Wertigkeit, werden gleiche Symptome u.a. auch bei der myatrophischen Lateralsklerose und bei der Neurolues beobachtet. Es sei also festgestellt, daß eine Syringomyelie als Erkrankung Heines auszuschließen ist.

18.8 Akute intermittierende Porphyrie

1911 beschrieb Günther die Krankheitsbilder, die durch Störungen des Porphyrinstoffwechsels hervorgerufen werden, 1925 nahm er eine ätiologische Einteilung vor (84).

Die Porphyrien sind eine Gruppe von Krankheiten, denen vererbte oder erworbene Störungen der Häm-Biosynthese zugrunde liegen. Jede Porphyrie ist gekennzeichnet durch ein für sie spezifisches Muster an Überproduktion, Anhäufung und Ausscheidung von Intermediärsubstanzen der Häm-Biosynthese. Mangel an spezifischen Enzymen der Häm-Synthese ist Ursache dieser gestörten Stoffwechselwege. Porphyrien werden in erythropoetische und hepatische Formen, entsprechend den wichtigsten Orten der Häm-Synthese eingeteilt. Die als Erkrankung Heines diskutierte akute intermittierende Porphyrie (AIP) gehört zu den hepatischen Porphyrien und wird autosomal dominant verebt. Für die Erkrankung charakteristisch ist das rezidivierende Auftreten von Attacken einer neurologischen und psychiatrischen Dysfunktion. Eine Photosensibilität kommt bei dieser Porphyrie nicht vor. Der enzymatische Defekt besteht in einem meist partiellen Mangel der Porphobilinogendiaminase, ein Enzym, welches Porphobilinogen zur Uroporphyrinogen I konvertiert. In der Leber führt der Mangel dieses Enzyms zu einer gesteigerten Aktivität und Induzierbarkeit der Delta-Aminolävulinsäure-Synthese durch Medikamente und andere Faktoren. Es kommt zu einer gesteigerten Bildung und Ausscheidung von Delta-Aminolävulinsäure und Porphobilinogenen im Urin. Eine Akkumulation präformierter Porphyrine entsteht nicht, deswegen tritt keine Photosensibilität auf. Bei akuten Attacken werden im Urin die Porphyrinvorstufen Delta-Aminolävulinsäure und Porphobilinogen vermehrt ausgeschieden. Frischer Urin ist gewöhnlich farblos, dunkelt bei längerem Stehen unter Lichteinwirkung jedoch nach, weil Porphobilinogen spontan zu den dunkelbraunen Pigmenten Uroporphyren und Porphobilin polymerisiert. Akute Attacken können Tage bis Monate dauern. Sie rezidivieren häufig und variieren in Häufigkeit und Schweregrad. In den Remissionsperioden können Symptome ganz fehlen oder sind nur geringfügig ausgeprägt. Abdominalschmerzen, kolikartig, meist im Mittelbauch lokalisiert oder diffus, mit oder ohne Ausstrahlung in den Rücken oder die Lumbalregion, häufig ohne Abwehrspannung oder Meteorismus, bilden das hervorstechendste Symptom. Der Abdominalschmerz ist häufig von einer Leukozytose und von Fieber begleitet. Schweres, zum Teil unstillbares Erbrechen kann auftreten. Eine persistierende Obstipation ist häufiger als Diarrhöe. Als Ursache der Abdominalschmerzen wird eine autonome Neuropathie angenommen. Weitere Symptome können Hypertonie, Tachykardie, Hyperhidrose, Urinretention und später Inkontinenz sein (169, S. 1933 ff.), ebenso Schlaflosigkeit, migräneartige Beschwerden, Halsschmerzen, Schmerzen in Lenden- und Nierengegend. Weiterhin charakteristisch für eine Porphyrie-Attacke sind psychiatrische und neurologische Symptome.

Als Ursache der Porphyrie-Polyneuropathie wird eine gestörte Häm-Synthese im Neuron verantwortlich gemacht. Am peripheren Nerven findet man eine distal betonte, primär axonale Degeneration mit sekundärer Markscheidenbeteiligung als Ausdruck eines »dying-back«-Prozesses. Die ersten neurologischen Symptome stellen sich zumeist mit den abdominalen Erscheinungen ein. Die Patienten klagen über Parästhesien, Allästhesien, Hyperpathien und Spontanschmerzen. Diese sensiblen Reizerscheinungen zeigen ein meist symmetrisches Verteilungsmuster mit Betonung der distalen Gliedmaßenabchnitte, die Spontanschmerzen sind proximal und rumpfnah lokalisiert. Die auffälligste neurologische Erscheinung bilden jedoch die Paresen, die meist in den proximalen Extremitätenabschnitten lokalisiert sind. Meist sind nur die unteren Extremitäten, zuweilen aber auch die oberen oder alle vier betroffen. Selten kann sich eine aufsteigende Paralyse vom Landry-Typ entwickeln (183). Sensible Störungen sind selten. Beeinträchtigung der taktilen Ästhesie überwiegen vor Ausfällen des Schmerz- und Temperatursinns. Eine Minderung des Lage- und Bewegungsempfindens ist sehr selten sicher nachweisbar, das Vibrationsempfinden ist bevorzugt an den Beinen erloschen. Eine Beteiligung des Hirnnervengebietes ist häufig. Hier werden Lähmungen der Gesichts- und Schluckmuskulatur ebenso beobachtet wie Ausfälle von Seiten sämtlicher Hirnnerven vorkommen. Pupillenstörungen, sogar ein klassisches Argyll-Robertson-Phänomen oder eine Amaurose können vorkommen. Gefäßveränderungen am Augenhintergrund oder eine Stauungspapille stellen Raritäten dar. Die anfänglich häufig vorhandene Harn- und Stuhlverhaltung weicht im späteren Stadium häufig einer Harn- und Stuhlinkontinenz. Als Beteiligung des Zentralnervensystems können epileptische Anfälle sowie spastische Zeichen an den Extremitäten gewertet werden. Aphasische, ataktische und zerebellare Syndrome gehören zu den Seltenheiten. Zwar schließt sich an das innerhalb weniger Tage oder Wochen erreichte Vollbild der Erkrankung eine oft Monate dauernde Rückbildungsphase an, jedoch verbleiben in schweren Fällen regelmäßig Restsymptome (219, S. 973 ff.).

Die neuropsychiatrische Beeinträchtigung der Porphyrie-Patienten zeigt sich auch im freien Intervall durch eine Nervosität, Übererregbarkeit, häufige depressive Verstimmung und Schlaflosigkeit. Im akuten Anfall können sich zusätzlich Lähmungen einstellen, die zunächst durch Willensanstrengung überwunden werden können. Es treten Krämpfe auf, vorübergehende Erblindung, heftige Kopfschmerzen und Schlaflosigkeit. So verwundert es nicht, daß bei vielen Patienten das Krankheitsbild als hysterisch fehlgedeutet wird. Ferner können sich manisch-depressive oder schizophrene Zustände ausbilden. Häufig findet man bei Porphyrie-Patienten eine ängstlich-unzufriedene Lebenseinstellung. Porphyrie-Attacken sollen auch durch psychische Belastung auslösbar sein (206). Die an dieser Stoffwechselstörung leidenden Patienten gelten als psychisch minimal belastbar. Die neuropathischen und hysterischen Persönlichkeitsmerkmale werden in der akuten Attacke aggraviert (208). Neben den hysterischen Reaktionen werden von anderen Autoren hypochondrische und neurasthenische Symptome, so z.B. Angstgefühle und eine generelle Überempfindlichkeit besonders für Geräusche und Lärm bei Porphyrie-Patienten gefunden (170).

Vergegenwärtigt man sich die bereits eingehend beschriebenen Persönlichkeitsmerkmale Heines, so ist eine gewisse Übereinstimmung mit den pathologischen Persönlichkeitsmerkmalen der Porphyrie-Patienten evident. Auch die Auslösbarkeit akuter Krankheitserscheinung durch psychische Belastungen, wie z.B. während des Erbschaftsstreites, der Auseinandersetzungen mit Kritikern, Verlegern und der Familie besteht ebenso wie eine relative Symptomfreiheit in Zeiten psychischer Ausgeglichenheit, z.B. während der ersten hoffnungsvollen Jahre in

Paris. Es sei ausdrücklich darauf hingewiesen, daß die Geräuschempfindlichkeit als Krankheitssymptom nur bei der neuropsychiatrischen Diskussion der Porphyrie erwähnt ist. Somit gelingt eine sichere Einordnung dieses Symptoms in das Krankheitsbild der AIP. Auch die Kopfschmerzen stellen ein häufiges Symptom der Porphyrie-Patienten dar, wie dies Waldenström in seinen 100 Kasuistiken zeigen konnte. Auch fand er eine überdurchschnittliche Häufung von Migränepatienten ohne weitere charakteristische Stoffwechselstörungen in der Familie der Porphyrie-Patienten (247). Die beschriebenen Kopfschmerzen entsprechen in Intensität, Dauer und Häufigkeit den von Heine beschriebenen. Während der akuten Attacken werden bei Porphyrie-Patienten Augensymptome wie Visusverlust, Störungen der Pupillomotorik, Miosis, Mydriasis, Diplopie und Ptosis beobachtet (183; 206; 247; 246; 209). Meist trat nach Wochen oder Monaten eine Remisson ein, und insbesondere wurde eine dauerhafte Amaurose nicht beschrieben. Die Augensymptomatik Heines ist also durchaus mit den ophthalmologischen Erscheinungen bei AIP vereinbar.

Eine häufige motorische Parese bei Porphyrie-Polyneuropoathie ist die schlaffe Parese mit konsekutiver Atrophie der kleinen Handmuskeln, insbesondere von Thenar- und Hypothenargruppen (206; 247). Auch dieses Symptom findet sich in der Krankengeschichte Heines.

Abdominale Koliken und die im Verlauf der Neuropathie auftretende Spastik können die von Heine häufig geklagten Krämpfe erklären. Eine wie aus der Krankengeschichte Heines überlieferte, aufsteigende Lähmung ist auch bei der Porphyrie-Neuropathie als seltene Manifestation bekannt, führt jedoch relativ rasch durch Beteiligung der Atemmuskulatur zum Tode. Hingegen ist die bei Porphyrie beschriebene Hirnnervensymptomatik in Einklang zu bringen mit den bei Heine gefundenen Bulbärsymptomen. Unstillbares Erbrechen tritt bei einigen Patienten mit AIP auf. Die Manifestation erster AIP-Symptome findet gewöhnlich nicht vor der Pubertät, meistens vom 20. bis 30. Lebensjahr statt, also in einem Lebensalter, in dem auch die Krankheit Heines begann. Typischerweise zeigen sich die Symptome der AIP in rezidivierenden Attacken. Zwischen den Attacken besteht nach langsamer Rückbildung der meisten Symptome relative Symptomfreiheit. Dieser Krankheitsverlauf ist nicht kongruent mit dem Heines. In der Krankengeschichte Heines finden sich zwar in den ersten Jahren der Krankheit akute Krisen mit nachfolgender Erholung, doch im weiteren Verlauf ist das Leiden bei zuweilen wechselnder Symptomatik eher kontinuierlich als attackenförmig.

Die AIP ist eine autosomal dominant vererbte Erkrankung. Über eine Erkrankung der Eltern, die an AIP denken ließe, ist nichts bekannt. Über die von Heines Großonkel Simon van Geldern geklagten, nicht näher erläuterten krampfartigen Schmerzen und passageren Lähmungen des Beines ist bereits berichtet worden. Ob sie als Manifestation eines hereditären Leidens gelten können, muß fraglich bleiben.

So kann festgestellt werden, daß viele Krankheitssymptome Heines sich auch bei der AIP finden. Die Krankengeschichte Heines weist kein Symptom auf, das sicher gegen eine AIP spricht. Allerdings gibt es bei der AIP auch keine charakteristischen Leitsymptome, die die diskutierten Differentialdiagnosen zur Erkrankung Heines ausschließen könnten. Zwar ist der Krankheitsverlauf Heines nicht unbedingt typisch für eine AIP, eine AIP kann aber für die Symptomatik Heines verantwortlich sein.

18.9 Periarteriitis nodosa

Die Periarteriitis nodosa (PAN) wurde zuerst von Adolf Kussmaul und Rudolf Maier 1866 beschrieben. Es handelt sich um eine nekrotisierende Multiorganvaskulitis, die kleine und mittelgroße Arterien des muskulären Typs befällt, charakteristischerweise die Nieren- und viszeralen Arterien. Die Läsionen sind segmental angeordnet. Prädelektionsstellen sind Bifurkationen und Verzweigungen der Arterien. Im akuten Stadium infiltrieren neutrophile Leukozyten alle Gefäßschichten und das perivaskuläre Gebiet. Degenerative Veränderungen der Gefäßwand und Proliferation der Intima sind die Folge. Im subakuten und chronischen Stadium der Erkrankung infiltrieren mononukleare Zellen, dies führt zu fibrinoiden Nekrose der Gefäße mit konsekutiver Lumeneinengung, Thrombosebildung und Infarzierung im von diesem Gefäß versorgten Areal, in einigen Fällen treten Blutungen auf. Bei Abheilung der Läsion kommt es zur Kollagenbildung, die zur weiteren Okklusion des Gefäßlumen beiträgt. Aneurysmatische Ausweitungen bis 1 cm Durchmesser reihen sich perlschnurartig entlang der betroffenen Arterien auf. Zahlreiche Organsysteme werden befallen.

Zwar ist die PAN eine Erkrankung des mittleren Lebensalters, jedoch sind Erkrankungen vom 7. Lebenstag bis zum 87. Lebensjahr bekannt. Bei einer Auswertung von 750 Erkrankungsfällen zeigte sich sogar ein Häufigkeitsgipfel für das 20. bis 25. Lebensjahr (235, S. 70).

Die Erkrankung beginnt zumeist mit Schmerzen und Parästhesien, zum Teil findet man Muskelatrophien als Frühsymptom. Meist tritt dann eine relativ plötzlich einsetzende Lähmung auf, die schnell ihr Maximum erreicht, jedoch dann oft stationär bleibt. Ferner finden sich Sensibilitätsstörungen. Charakteristisch für den Beginn der Erkrankung sind das asymmetrische Auftreten der Krankheitserscheinung und ihre schnelle Entwicklung. Jedoch findet man auch eine langsame Progredienz der Symptome. Die Krankheitserscheinungen können nach Erreichen ihres ersten Höhepunktes stationär bleiben oder sich über Wochen und Monate wieder zurückbilden. Nach wenigen Tagen oder nach Wochen treten in beliebiger Verteilung an deren Gliedmaßen Lähmungen und Sensibilitätsstörungen auf, das typische, für die PAN fast charakteristische Syndrom der Mononeuritis multiplex entsteht. Meist treten zu den ersten einseitig oder symmetrisch angeordneten Ausfallerscheinungen weitere hinzu. Ein schubförmiger oder langsam progredienter Verlauf führt zu einem para- oder tetraplegischen Verteilungstyp. Zuweilen wird ein schneller Wechsel der Symptome beobachtet mit passagerer Rückbildung oder Progredienz (235, S. 49ff. und 74).

Die Altersverteilung schließt also die PAN als Erkrankung Heines nicht aus. Der Verlauf der PAN läßt sich mit dem Verlauf der Erkrankung Heines in Einklang bringen. Im Spätstadium der Erkrankung kommt es jedoch häufig zu einer Wandlung des klinischen Bildes, denn die Folgen der Nieren- und Herzbeteiligung gewinnen an Bedeutung. Dieser Wandel ist in der Erkrankung Heines nicht festzustellen, jedoch dürften die Symptome dieser Organsysteme wahrscheinlich den diagnostischen Möglichkeiten der Heine behandelnden Ärzte entgangen sein.

Die ersten Symptome der PAN sind unspezifische Allgemeinsymptome wie Fieber, Gewichtsverlust, Malaise, Kopf- und Abdominalschmerzen, Myalgie, Polyarthritis, Polyneuropathie und Hautveränderungen. Die Gefäße des Auges und des Gehirns werden meist in den Krankheitsprozeß einbezogen. Es kommt zu zerebralen Herderscheinungen mit Hemiplegien, Tetraplegien, bulbären Symptomen, Koordinationsstörungen, Hemianopsien und Aphasien. Diese Herdsymptome können relativ schnell reversibel sein und sind klinisch oft nur durch ihre Rückbildungstendenz von den durch Blutungen verursachten Ausfallerscheinungen zu unterscheiden. Epileptische Anfälle und eine Stauungspapille durch Hirndrucksteigerung werden ebenso beobachtet wie psychopathologische Syndrome (61; 157, S. 643ff.). Spinale Beteiligungen sind eine Rarität, werden jedoch in Einzelfällen beschrieben (8).

Die bei der PAN beobachteten Augensymptome wie Doppelbilder, Ptosis, Anisokorie, reflektorische Pupillenstarre, konjunktivale Reizungen, Neuritis nervi optici mit sekundärer Atrophie, Verschluß der Zentralarterie, Hemianopsie, allgemeine Sehverschlechterung und Erblindung vermögen auch die Augensymptome Heines zu erklären (235, S. 39f.).

Die durch Befall der Vasa nervorum ausgelöste Polyneuropathie der PAN führt zu asymmetrischen und symmetrischen Verteilungsmustern mit akuter oder schleichender Entwicklung, atrophischen Paresen und Sensibilitätsstörungen. Die Ausfälle sind meist distal an Armen und Beinen lokalisiert, können jedoch auch Nerven des Rumpfes und Hirnnervengebietes erfassen. Rasch aufretende und gut rückbildungsfähige Paresen und Atrophien der kleinen Handmuskeln, wie sie bei Heine beobachtet werden, sind bei der PAN nicht ungewöhnlich. Die durch die Polyneuropathie ausgelösten heftigen Schmerzzustände sind für die Patienten besonders quälend. Sie werden als reißend, bohrend, krampfartig oder brennend und stechend beschrieben. Sie erinnern an die lanzinierenden Schmerzen der Tabiker. Diese spontan in den Gliedmaßen auftretenden Schmerzen sind besonders typisch (235, S. 39ff.).

Par- und Allästhesien wie Kribbelgefühl, Hautbrennen, Stechen sind erste Hinweise auf Alteration eines peripheren Neurons und sind auch in der Krankengeschichte Heines vorhanden. Klagen über Körper- und Gliederschwäche sind häufig, atrophische, schlaffe Paresen oder mit heftigen Schmerzen einhergehende

Muskelatrophien weisen in der Krankengeschichte Heines auf eine PAN hin, die am plausibelsten in der Reihe der differentialdiagnostisch diskutierten Krankheitsbilder die auf Schäden des peripheren Nervensystems zurückzuführenden Ausfälle erklären kann.

Zwar wird über Geruchs- und Geschmacksstörungen durch Schädigung des peripheren Neurons bei PAN nicht berichtet, jedoch kommen in seltenen Fällen periphere Hirnnervenstörungen vor. Die Abgrenzung von einem bulbären Syndrom mit isolierten Kernschädigungen ist mitunter schwierig (235, S. 43). Die Hirnnervensymptomatik Heines läßt sich also auch in das Krankheitsbild der PAN einordnen. Ebenfalls erklärt werden können die abdominalen Beschwerden Heines als Befall innerer Organe. Die Beeinträchtigung der Muskulatur des Rumpfes wie bei Heine ist bei der PAN zwar selten, jedoch beschrieben (235, S. 44).

Zusammenfassend ist also festzustellen, daß eine Einordnung der Symptome Heines in das Krankheitsbild der PAN gelingt. Besonders der Beginn mit unspezifischen Allgemeinsymptomen, das Auftreten einer Mononeuritis multiplex in typischer Lokalisation an den kleinen Handmuskeln mit guter Remissionstendenz zu Beginn der Erkrankung, die Ausbreitung auf zentranervöse Anteile und periphere Nerven, die Beteiligung innerer Organe sowie die schmerzhafte Polyneuropathie lenken den Verdacht auf diese Erkrankung. Zwar ist eine Rückenmarksbeteiligung bei der PAN selten, jedoch muß einschränkend angemerkt werden, daß die als Symptome einer Rückenmarksschädigung erklärten neurologischen Ausfälle Heines im Rahmen der PAN auch als Schädigungen des peripheren Nervensystems gedeutet werden können. Es sei angemerkt, daß die PAN als Beispiel einer autoimmunen Vaskulitis die Krankheitserscheinungen Heines erklärt. Andere Erkrankungen dieses Formenkreises wie etwa der Lupus erythematodes führen zu gleichartigen Krankheitsbildern und können durch Auswertung der Anamnese Heines nicht ausgeschlossen werden.

19. Zusammenfassung: Diagnose der Erkrankung Heinrich Heines

Die diagnostische Bewertung der in der Biographie Heinrich Heines recherchierten Daten und Ereignisse bereitet spezifische Probleme. Es liegen überwiegend nur Überlieferungen medizinischer Laien vor, deren Formulierungen zumeist diagnostisch mehrdeutig sind und interpretiert werden müssen. Auch die Darstellungen der Ärzte Heines und der medizinisch gebildeten Beobachter sind von zeitgenössischen Vorstellungen und einem zeitgemäß eingeschränktem Erkenntnisstand geprägt und daher diskussionsbedürftig. Hier ergibt sich eine anamnestische Unschärfe, die eine exakte diagnostische Bewertung des einzelnen Symptoms nicht zuläßt.

Es sei darauf hingewiesen, daß in der modernen Medizin die diskutierten Krankheitsbilder so lange Differentialdiagnosen bleiben müssen, bis sie durch die heute zur Verfügung stehenden, umfangreichen diagnostischen Möglichkeiten bewiesen oder ausgeschlossen werden können. Eine Festlegung auf ein einziges Krankheitsbild oder sogar ein definierter Ausschluß von Differentialdiagnosen ist aus medizinischer Sicht nicht gerechtfertigt, und so ist eine Sicherung der Diagnose der Krankheit Heines auf der Grundlage moderner medizinischer Kenntnisse nicht möglich. Dies beruht auf einem Fehlen hierfür essentieller Daten. Befunde eingehender klinischer Untersuchungen sind nicht überliefert, ein Obduktionsbefund liegt nicht vor, eine mikrobiologische Erregerbestimmung gab es gebensowenig wie den serologischen Nachweis venerischer Erkrankungen.

Durch sorgfältige und genaue Anamnese aber wird aus den zur Verfügung stehenden Quellen eine solche Fülle von Daten und Fakten gewonnen, daß sie einen differentialdiagnostischen Entscheidungsprozeß ermöglichen, eine definitive Festlegung auf eine Diagnose wegen ihrer methodisch bedingten und individuellen Variabilität jedoch nicht zulassen. Die Anamnese bleibt so das wichtigste Instrument zur primären differentialdiagnostischen Auswahl und ermöglicht auch retrospektiv im Fall Heinrich Heines die Eingrenzung auf wenige Krankheitsbilder infektiöser, entzündlicher und immunologischer Genese.

Die gut dokumentierte und nahezu für jedes Datum belegbare Quellenlage der Krankengeschichte Heinrich Heines läßt bei akribischer Auswertung eine lückenlose Rekonstruktion des Krankheitsverlaufes zu. Dieser erhält so die hervorragende Bedeutung bei der Diagnosefindung im Vergleich zum einzelnen Symptom, weil letzteres oft eher unscharf und diskutabel ist.

Für den Krankheitsverlauf Heines ist festzustellen, daß die chronisch rezidivierende Erkrankung Heines mit ihren Kardinalsymptomen der Beeinträchtigung des Allgemeinbefindens, der Kopfschmerzen und der psychischen Auffälligkeiten mit großer Wahrscheinlichkeit bereits in den zwanziger Jahren des 19. Jahrhunderts begann. Bei der zeitlichen Übersicht der Pathographie stellt sich die Frage, ob der

Ausbruch der Erkrankung bei vorbestehender hysterisch-hypochondrischer Persönlichkeit etwa erst ab 1844 datiert werden kann und frühere Krankheitserscheinungen als unspezifisch oder psychopathologisch interpretiert werden müssen. Das frühe und häufig wiederkehrende Auftreten führender Symptome spricht allerdings gegen einen solch späten Krankheitsbeginn.

Insgesamt ergibt sich kein chronisch progredienter, sondern ein rezidivierender Verlauf der Erkrankung. Dies spricht mit großer Wahrscheinlichkeit für das Vorliegen einer entzündlich abszedierenden Erkrankung mit unbekanntem Erreger. Der Verlauf der dominanten Schmerzsymptomatik, die sicheren Remissionen selbst führender und schwerer Symptome wie etwa der Lähmungen und der Augensymptomatik schließen ein Tumorleiden ebenso wie eine chronisch progrediente entzündliche oder degenerative Erkrankung aus.

Leider gibt die Anamnese der Krankheit Heinrich Heines keine Auskunft über so differentialdiagnostisch wichtige Befunde wie Licht- und Konvergenzreaktion der Pupillen, Veränderung der Eigenreflexe und Pyramidenbahnzeichen.

Die Übersicht über die diagnostischen Überlegungen der Ärzte Heinrich Heines und ihre therapeutischen Bemühungen sowie die Auswertung der bisher von Medizinern und medizinischen Laien diskutierten Krankheitsbilder lassen eine Favorisierung der Lues als Tabes dorsalis, als luische basale Meningitis sowie einiger degenerativer Erkrankungen wie etwa der ALS oder der akuten intermittierenden Porphyrie erkennen. Es konnte gezeigt werden, daß bei der retrospektiven diagnostischen Beurteilung der Krankheit Heines von vielen Autoren zumeist in Unkenntnis der Vielzahl der zur Verfügung stehenden anamnestischen Daten, aus weltanschaulichen Vorurteilen, im Mißverständnis biographischer Daten, unter Verkennung der auf dem medizinhistorischem Hintergrund zu wertenden, zeitgenössischen Nomenklatur von Symptomen und Krankheiten oder bei zu autobiographisch orientierter Werkinterpretation Diagnosen konstruiert wurden, deren Wahrscheinlichkeit und deren häufig postulierter Anspruch auf ausschließliche Gültigkeit bei einer literatur- und medizinisch-historischen Diskussion und exakten differentialdiagnostischen Überprüfung nicht bestehen können.

Bei der systematischen diagnostischen Einordnung der in der akribisch verfolgten Krankengeschichte Heinrich Heines gefundenen Symptome kristallisieren sich Erkrankungen heraus, die unter Berücksichtigung der dargestellten methodischen Problematik einer Pathographie Heines als die Differentialdiagnosen anzusehen sind:

1. Lues cerebrospinalis mit Übergang zur Tabes dorsalis und basal meningitischen und vaskulitischen Prozessen
2. basale Meningitis/Meningoenzephalitis bei Tuberkulose
3. embolische Herdenzephalitis als Ausdruck einer chronisch rezidivierenden Erkrankung mit unbekanntem Erreger
4. Autoimmunvaskulitits, z. B. unter dem Bild einer Panarteriitis nodosa
5. Encephalomyelitis disseminata
6. akute intermittierende Porphyrie

Vieles aus der in der Krankengeschichte Heines evaluierten Symptomatik deutet auf eine luische Genese der Erkrankung hin. Bei der Betrachtung des Krankheitsverlaufes und der einzelnen Symptome in ihrer Gesamtheit muß jedoch unter der Annahme einer solchen Genese ein ungewöhnlicher Verlauf mit vielen konstruiert erscheinenden Besonderheiten eines Syndroms aus Lues cerebrospinals und Übergängen in Tabes dorsalis festgestellt werden. Hier gilt es besonders zu berücksichtigen, daß die diagnostische Wertung von Symptomen Heines als luische Folgeschäden in der Literatur vielfach aus dem semantischen Irrtum heraus erfolgt, ein Folgestadium der Syphilis bei Heine diagnostizieren zu müssen wegen der Erwähnung einer »Rückenmarksdarre« als Krankheitsursache durch Heine selbst und der Feststellung einer Rückenmarksschwindsucht durch Ärzte mit zeitgenössischen Vorstellungen zur Genese und Entwicklung einer Tabes dorsalis ohne Kenntnis eines Zusammenhanges dieses Syndroms mit einer luischen Infektion.

Die »Lues cerebrospinalis mit Übergang in eine Tabes dorsalis und basal meningitischen und vaskulitischen Prozessen« erscheint als Krankheitsursache mit Einschränkungen möglich, jedoch insgesamt als weniger wahrscheinlich.

Der phasenhafte Verlauf der Krankheit Heinrich Heines mit unspezifischen Allgemeinsymptomen und einer deutlichen, später gravierenden pulmonalen und respiratorischen Symptomatik lenkt den dringenden Verdacht auf eine Tuberkulose. In typischer Weise ist es zur extrapulmonalen Generalisation der unbehandelten Erkrankung gekommen. Die nun das Krankheitsgeschehen dominierende basale Meningitis/Meningoencephalitis tuberculosa führt eindrucksvoll zu den typischen neurologischen Symptomen und deutet so mit an Sicherheit grenzender Wahrscheinlichkeit die Krankheitserscheinungen der Matratzengruft. Nach ungewöhnlich protrahiertem Verlauf führt die basale, tuberkulöse Meningitis durch Hirndruck zum Tode und erklärt damit als einzige diskutierte Differentialdiagnose auch folgerichtig die Todesursache Heinrich Heines.

Die Tuberkulose mit Multiorganbeteiligung, also pulmonaler und auch viszeraler, besonders aber spinaler und zerebraler Manifestation, gegebenenfalls auch unter Beteiligung der Wirbelkörper und praefinal im Vordergrund stehender, basaler Meningitis/Meningoencephalitis tuberculosa kann bei den zur Verfügung stehenden, nur anamnestischen Hinweisen, Daten und Fakten als eine von allen differential-diagnostischen Kriterien ausreichend sicher unterstützte Krankheitsursache gelten.

Als differentialdiagnostische Alternative zu diesen Erkrankungen kann die embolische Herdenzephalitis gelten. Alle Symptome Heines lassen sich unter dieses Krankheitsbild subsummieren, und ihr Verlauf ist befriedigend erklärt, weil eine solche Krankheitsentwicklung in der vorantibiotischen Ära und bei verpaßter Diagnose nicht ungewöhnlich ist. Gerade das kombinierte Auftreten von peripheren und zentralen neurologischen Läsionen ist charakteristisch. Jedoch erfährt diese Diagnose eine Einschränkung durch das Fehlen oder erst sehr späte Auftreten von anderen typischen Organmanifestationen bei Heine trotz des offensichtlich über viele Jahre sehr aktiven Streuherdes. Jede entzündliche und abszedierende Erkrankung anderer Ätiologie mit unbekanntem Erreger ist möglich. Von eher untergeordneter Bedeutung ist die Unkenntnis des Herdes selbst, der durchaus klinisch stumm und unbedeutend oder bei der Dominanz der neurologischen Symptome unerkannt geblieben sein kann.

Auch eine »embolische Herdenzephalitis als Ausdruck einer chronisch rezidivierenden Erkrankung mit unbekanntem Erreger« ist also differentialdiagnostisch zu diskutieren, aber dennoch als ein eher unwahrscheinliches Krankheitsbild anzusehen.

Die Periarteriitis nodosa als Beispiel einer Autoimmunvaskulitis vermag sehr gut den wechselhaften Verlauf und die vielfältige Symptomatik der Krankengeschichte Heines zu erklären, da die einzelnen Syndrome dieser Krankheitsgruppe sich im Sinne eines »overlap« in ihrer Symptomatik häufig überschneiden und eine große intraindividuelle Variabilität aufweisen können. Es gibt daher in der Anamnese Heines kein Symptom, das nicht mit einer Autoimmunvaskulitis, die am ehesten unter dem Bild einer Periateriitis nodosa verlief, zu vereinbaren wäre. Zudem stellen die bei diesem Syndrom besonders häufig gefundenen und meist besonders ausgeprägten Symptome auch die Kardinalsymptome in der Erkrankung Heines. Aber die ungewöhnlich lange Dauer der Erkrankung Heines limitiert den differentialdiagnostischen Wert dieser Krankheitsgruppe.

So stellt die Autoimmunvaskulitis mit überwiegendem Verlauf unter dem Bild einer Periateriitis nodosa eine wichtige Differentialdiagnose der Krankheit Heines dar, die Dauer und Verlauf des vorliegenden Krankheitsbildes nicht erklärt.

Die Kombination von peripheren und zentralen neurologischen Läsionen gilt auch als typisch für die Encephalomyelitis disseminata. Für dieses Krankheitsbild ist ein wechselhafter und schubförmiger Verlauf mit Progression, Remission und Rezidiv multipler Symptome geradezu pathognomonisch. Alle Krankheitserscheinungen Heines können in diese Symptomatik eingeordnet werden. So erklärt die Encephalomyelitis disseminata widerspruchsfrei die Anamnese Heines. Insbesondere wegen dieser Übereinstimmung von Symptomatik und Verlauf erhält die E. d. besonderes differentialdiagnostisches Gewicht. Die Augensymptomatik Heines bereitet Probleme bei der Beurteilung des Verlaufes. Diese Einschränkung wird relativiert, vergegenwärtigt man sich die unpräzise, rein subjektive und oft emotionale Darstellung dieser Symptome durch einen medizinischen Laien. Das Fehlen objektiver Befunde schränkt hier die diagnostische Wertigkeit besonders ein, würden doch auch bei einem heute lebenden Patienten auf eine Neuritis optica verdächtige, anamnestische Klagen nicht als »Beweis« für oder gegen E. d. gewertet werden, sondern weitergehende, ophthalmologische und neurologische Untersuchungen erforderlich machen. Besonders aber das völlige Fehlen von anamnestischen Hinweisen auf die bei einem solch langen Verlauf wahrscheinlich nachweisbaren E. d.-Herde im Großhirn mit intellektuellen Einbußen und psychischen Veränderungen limitiert eine E. d. in ihrem differential-diagnostischen Wert.

Die akute intermittierende Porphyrie stellt als Stoffwechselerkrankung eine überlegenswerte Differentialdiagnose dar, da sie zu neurologischen und anderen organischen Symptomen führt, wie sie auch in der Anamnese Heines zu finden sind.

Dieses Krankheitsbild erklärt damit die auch von medizinischen Laien immer wieder diskutierten, besonderen, zum Teil abnormen Persönlichkeitsmerkmale Heines und weist als Charakteristikum die in Heines Anamnese oft festgestellte, aber bisher nicht erklärte zeitliche Koinzidenz von psychischer Belastung und organischen Symptomen auf. Ferner sind es gerade die von Heine immer wieder als besonders leidvoll geschilderten Krankheitserscheinungen, die als quasi Leitsymptome dieser Stoffwechselstörung beschrieben werden. Nur lassen die Augensymptome sich nicht in dieses Krankheitsbild einpassen. Vor allem das Fehlen abdomineller Symptome als Ausdruck der fast obligaten autonomen Polyneuropathie trotz stark ausgeprägter anderer neurologischer Symptome und der langjährige Verlauf der Erkrankung auch nach der Ausbildung der aufsteigenden Lähmung als Ausdruck der bei Porphyrie in dieser Form insgesamt seltenen, aber meist bis zum letalen Ende rasch progredienten Neuropathie begründen die Zweifel an der akuten intermittierenden Porphyrie als Erkrankung Heines. Die akute intermittierende Porphyrie stellt damit nur eine mit Einschränkungen mögliche Differentialdiagnose dar und ist daher wenig wahrscheinlich.

Entzündliche, autoimmunologische und pathobiochemische Krankheiten mit chronisch rezidivierendem Verlauf sind differentialdiagnostisch als Erkrankung Heinrich Heines zu berücksichtigen. Eine nach den wissenschaftlichen Maßstäben der modernen Medizin definitive diagnostische Festlegung auf eines der diskutierten Krankheitsbilder gelingt wegen der anamnetischen Unschärfe und des Fehlens objektiver Befunde nur mit Einschränkungen.

Der Krankheitsverlauf belegt eindeutig eine chronisch rezidivierende Erkrankung.

Als mögliche Differentialdiagnose kann daher mit wesentlichen Vorbehalten eine Autoimmunvaskulitis erwogen werden.

Die Encephalitis disseminata als neurologische Erkrankung ist trotz einiger Vorbehalte wahrscheinlicher, erklärt aber allein nicht die extraneuralen Organmanifestationen. Unter dem Postulat einer zusätzlichen Zweiterkrankung oder interkurrenten Leiden ist die E. d. als Erkrankung Heines nicht auszuschließen.

Auch eine infektiöse Erkrankung mit unbekanntem Erreger im Sinne einer embolischen Herdenzephalitis mit unbekanntem Primärherd sollte diskutiert werden.

Denkbar ist auch eine Neurolues mit zu unterstellendem, zum Teil atypischem Verlauf, die jedoch einige, in der Krankengeschichte Heines anamnestisch nachgewiesene Symptome nicht erklären kann.

Die evaluierten Allgemeinbeschwerden, die internistischen und zentralnervösen Symptome, der Krankheitsverlauf und die Todesursache weisen ohne Einschränkung auf eine tuberkulöse Infektion als Ursache aller Krankheitserscheinungen hin. Insbesondere aber die basale Meningitis/Meningoenzephalitis mit jedoch ungewöhnlich protrahiertem Verlauf erklärt die in Heines letzten Lebensjahren dominierende neurologische Symptomatik und als einzige Erkrankung auch die Todesursache des Dichters. Die Tuberkulose erscheint daher als Erkrankung Heines sehr wahrscheinlich.

20. Quellenverzeichnis

Heinrich Heines Briefe, Zitate aus HSA
HSA = Heinrich Heine Säkularausgabe
Werke – Briefwechsel – Lebenszeugnisse
Herausgegeben von den nationalen Forschungs-Gedenkstätten in Weimar und dem Centre de la Recherche Scièntifique in Paris, Akademie-Verlag Berlin, Editions und CRNS Paris, 1970.

HSA 20/2	H. Heine an Christian Sethe, Hamburg, 6. 7. 1815
HSA 20/8	H. Heine an Friedrich von Beughem, Bonn, 15. 7. 1820
HSA 20/17	H. Heine an Heinrich Straube, Oldesloe, Anfang März 1821
HSA 20/34	H. Heine an Ernst Christian August Keller, Gnesen, 1. 9. 1822
HSA 20/37	H. Heine an Karl Immermann, Berlin, 24. 12. 1822
HSA 20/40	H. Heine an Immanuel Wohlwill, Berlin, 24. 4. 1823
HSA 20/41	H. Heine an Karl August Varnhagen van Ense, Berlin, 9. 1. 1823, (Inhaltsangabe)
HSA 20/44	H. Heine an Karl Immermann, Berlin, 21. 1. 1823
HSA 20/45	H. Heine an Christian Sethe, Berlin, 21. 1. 1823
HSA 20/46	H. Heine an Moritz Embden, Berlin, 2. 2. 1823
HSA 20/48	H. Heine an Immanuel Wohlwill, Berlin, 1. 4. 1823
HSA 20/49	H. Heine Friedrich Steinmann, Berlin, 10. 4. 1823
HSA 20/50	H. Heine an Rahel Varnhagen van Ense, Berlin, 12. 4. 1823
HSA 20/51	H. Heine an Karl Immermann, Berlin, 15. 4. 1823
HSA 20/55	H. Heine an Moritz Embden, Berlin, 3. 5. 1823
HSA 20/56	H. Heine an Maximilian Schottley, Berlin, 4. 5. 1823
HSA 20/59	H. Heine an Moses Moser, Lüneburg, 23. 5. 1823
HSA 20/63	H. Heine an Friedrich de la Motte Fouquée, Lüneburg, 10. 6. 1823
HSA 20/64	H. Heine an Karl Immermann, Lüneburg, 10. 6. 1823
HSA 20/65	H. Heine an Karl August Varnhagen van Ense, Lüneburg, 17. 6. 1823
HSA 20/66	H. Heine an Moses Moser, Lüneburg, 18. 6. 1823
HSA 20/68	H. Heine an Joseph Lehmann, Lüneburg, 26. 6. 1823
HSA 20/71	H. Heine an Moses Moser, Hamburg, 11. 7. 1823
HSA 20/72	H. Heine an Charlotte Embden, Ritzebüttel, 28. 7. 1823
HSA 20/75	H. Heine an Moses Moser, Ritzebüttel, 23. 8. 1823
HSA 20/77	H. Heine an Moses Moser, Lüneburg, 30. 9. 1823
HSA 20/78	H. Heine an Joseph Lehmann, Lüneburg, 3. 10. 1823
HSA 20/79	H. Heine an Charlotte Embden, Lüneburg, 12. 10. 1823
HSA 20/80	H. Heine an Friedrich Wilhelm Gubitz, Lüneburg, 21. 10. 1823
HSA 20/81	H. Heine an Charlotte Embden, Lüneburg, 6. 11. 1823
HSA 20/82	H. Heine an Moses Moser, Lüneburg, 6. 11. 1823
HSA 20/83	H. Heine an Ludwig Robert, Lüneburg, 27. 11. 1823
HSA 20/85	H. Heine an Moses Moser, Lüneburg, 28. 11. 1823
HSA 20/86	H. Heine an Moses Moser, Lüneburg, 1. 12. 1823
HSA 20/89	H. Heine an Moses Moser, Lüneburg, 9. 1. 1824
HSA 20/90	H. Heine an Charlotte Embden, Lüneburg, 11. 1. 1824
HSA 20/91	H. Heine an Moses Moser, Hannover, 21. 1. 1824
HSA 20/92	H. Heine an Rudolf Christiani, Göttingen, 26. 1. 1824

HSA 20/93	H. Heine an Charlotte Embden, Göttingen, 31. 1. 1824
HSA 20/94	H. Heine an Moses Moser, Göttingen, 2. 2. 1824
HSA 20/96	H. Heine an Moses Moser, Göttingen, 25. 2. 1824
HSA 20/97	H. Heine an Rudolf Christiani, Göttingen, 29. 2. 1824
HSA 20/98	H. Heine an Rudolf Christiani, Göttingen, 7. 3. 1824
HSA 20/99	H. Heine an Friedrich Bouterwek, Göttingen, 8. 3. 1824
HSA 20/100	H. Heine an Friedrich Wilhelm Gubitz, Berlin, 9. 3. 1824
HSA 20/101	H. Heine an Moses Moser, Göttingen, 19. 3. 1824
HSA 20/103	H. Heine an Charlotte Embden, Göttingen, 30. 3. 1824
HSA 20/104	H. Heine an Moses Moser, Magdeburg, 4. 4. 1824
HSA 20/106	H. Heine an Karl Immermann, Berlin, 11. 4. 1824, (vgl.)
HSA 20/106	H. Heine an Karl August Varnhagen van Ense, Berlin, 1. 4. 1824
HSA 20/108	H. Heine an Charlotte Embden, Göttingen, 8. 5. 1824
HSA 20/110	H. Heine an Moses Moser, Göttingen, 17. 5. 1824
HSA 20/111	H. Heine an Rudolf Christiani, Göttingen, 24. 5. 1824
HSA 20/112	H. Heine an Friederike und Ludwig Robert, Göttingen, 27. 5. 1824
HSA 20/113	H. Heine an Moses Moser, Göttingen, 25. 6. 1824
HSA 20/114	H. Heine an Moses Moser, Göttingen, 20. 6. 1824
HSA 20/115	H. Heine an Moritz Embden, Göttingen, 9. 8. 1824
HSA 20/116	H. Heine an Rudolf Christiani, Göttingen, 4. 9. 1824
HSA 20/117	H. Heine an Johann Wolfgang Goethe, Weimar, 1. 10. 1824
HSA 20/118	H. Heine an Moses Moser, Göttingen, 25. 10. 1824
HSA 20/120	H. Heine an Friedrich Wilhelm Gubitz, Göttingen, 30. 11. 1824
HSA 20/122	H. Heine an Moses Moser, Göttingen, 11. 1. 1825
HSA 20/123	H. Heine an Karl Immermann, Göttingen, 24. 2. 1825
HSA 20/125	H. Heine an Ludwig Robert, Göttingen, 4. 3. 1825
HSA 20/128	H. Heine an Julius Eduard Hitzig, Göttingen, März 1825
HSA 20/131	H. Heine an Moses Moser, Göttingen, 1. 4. 1825
HSA 20/132	H. Heine an Gustav Hugo, Göttingen, 16. 4. 1825
HSA 20/133	H. Heine an Friederike Robert, Göttingen, 15. 5. 1825
HSA 20/136	H. Heine an Rudolf Christiani, Göttingen, 26. 5. 1825
HSA 20/137	H. Heine an Gottlob Christian Grimm, Göttingen, 14. 6. 1825
HSA 20/138	H. Heine an Moses Moser, Göttingen, 1. 7. 1825
HSA 20/139	H. Heine an Moses Moser, Göttingen, 22. 7. 1825
HSA 20/141	H. Heine an Charlotte Embden, Göttingen, 31. 7. 1825
HSA 20/147	H. Heine an Ferdinand Oesterley, Norderney, 14. 8. 1825
HSA 20/148	H. Heine an Christian Sethe, Norderney, Ende August 1825
HSA 20/149	H. Heine an Christian Ethe, Norderney, 1. 9. 1825
HSA 20/150	H. Heine an Moses Moser, Lüneburg, 8. 10. 1825
HSA 20/151	H. Heine an Rudolf Christiani, Lüneburg, 10. 10. 1825
HSA 20/152	H. Heine an Friederike Robert, Lüneburg, 12. 10. 1825
HSA 20/153	H. Heine an Rudolf Christiani, Lüneburg, 14. 10. 1825
HSA 20/154	H. Heine an Joseph Lehmann, Lüneburg, 23. 10. 1825
HSA 20/155	H. Heine an Christian Sethe, Lüneburg, 12. 11. 1825
HSA 20/156	H. Heine an Friedrich Wilhelm Gubitz, Hamburg, 23. 11. 1825
HSA 20/157	H. Heine an Rudolf Christiani, Hamburg, 6. 12. 1825
HSA 20/158	H. Heine an Moses Moser, Göttingen, Hamburg, 14. 12. 1825
HSA 20/159	H. Heine an Joseph Klein, Hamburg, Weihnacht 1825
HSA 20/160	H. Heine an Karl Simrock, Hamburg, 30. 12. 1825
HSA 20/162	H. Heine an Moses Moser, Hamburg, 9. 1. 1826
HSA 20/163	H. Heine an Moses Moser, Hamburg, 14. 2. 1826
HSA 20/164	H. Heine an Moses Moser, Hamburg, 24. 2. 1826

HSA 20/165	H. Heine an Moses Moser, Hamburg, 28. 2. 1826
HSA 20/167	H. Heine an Moses Moser, Hamburg, 23. 4. 1826
HSA 20/168	H. Heine an Karl August Varnhagen van Ense, Hamburg, 14. 5. 1826
HSA 20/169	H. Heine an Julius Eduard Hitzig, Hamburg, 22. 5. 1826
HSA 20/170	H. Heine an Joseph Lehmann, Hamburg, 26. 5. 1826
HSA 20/177	H. Heine an Wilhelm Müller, Hamburg, 7. 6. 1826
HSA 20/179	H. Heine an Friedrich Merckel, Norderney, 28. 7. 1826
HSA 20/182	H. Heine an Friedrich Merckel, Norderney, 4. 8. 1826
HSA 20/185	H. Heine an Friedrich Merckel, Norderney, 16(?). 7. 1826
HSA 20/186	H. Heine an Friedrich Merckel, Norderney, 21. 8. 1826
HSA 20/187	H. Heine an Friedrich Merckel, Norderney, 28. 8. 1826
HSA 20/190	H. Heine an Friedrich Merckel, Lüneburg, 6. 10. 1826
HSA 20/192	H. Heine an Karl Immermann, Lüneburg, 14. 10. 1826
HSA 20/193	H. Heine an Moses Moser, Lüneburg, 14. 10. 1826, und Norderney, 8. 7. (= 8.) 1826
HSA 20/195	H. Heine an Friedrich Merckel, Lüneburg, 17. 10. 1826
HSA 20/196	H. Heine an Karl August Varnhagen van Ense, Lüneburg, 24. 10. 1826
HSA 20/200	H. Heine an Friedrich Merckel, Lüneburg, 16. 11. 1826
HSA 20/201	H. Heine an Rudolf Christiani, Lüneburg, 29. 11. 1826
HSA 20/202	H. Heine an Julius Campe, Lüneburg, Anfang Dezember 1826
HSA 20/203	H. Heine an Friedrich Merckel, Lüneburg, 9. 12. 1826
HSA 20/205	H. Heine an Joseph Lehmann, Lüneburg, 16. 12. 1826
HSA 20/207	H. Heine an Friedrich Merckel, Lüneburg, 1. 1. 1827
HSA 20/210	H. Heine an Jeanette Goldschmidt, Hamburg, 7. 2. 1827
HSA 20/218	H. Heine an Friedrich Merckel, London, 23. 4. 1827
HSA 20/219	H. Heine an Karl August Varnhagen van Ense, London, 1. 5. 1827
HSA 20/220	H. Heine an Friedrich Merckel, London, 17. 5. 1827
HSA 20/221	H. Heine an Friedrich Merckel, London, 1. 6. 1827
HSA 20/222	H. Heine an Moses Moser, London, 9. 6. 1827
HSA 20/223	H. Heine an Julius Campe, Brighton, Mitte Juni 1827
HSA 20/230	H. Heine an Rudolf Christiani, Wangerooge, 7./8. 9. 1827
HSA 20/231	H. Heine an Friedrich Merckel, Wangerooge, 11. 9. 1827
HSA 20/236	H. Heine an Moses Moser, Lüneburg, 30. 10. 1827
HSA 20/237	H. Heine an Karl August Varnhagen van Ense, Lüneburg, 30. 10. 1827
HSA 20/243	H. Heine an Friedrich Merckel, Kassel, 7. 11. 1827
HSA 20/245	H. Heine an Karl August Varnhagen van Ense, München, ca. 28. 11. 1827
HSA 20/248	H. Heine an Friedrich Merckel, München, 1. 12. 1827
HSA 20/249	H. Heine an Johannes Wit (gen.) v. Dörring, Braunschweig, München, 12. 12. 1827
HSA 20/251	H. Heine an Friedrich Merckel, München, 30. 12. 1827
HSA 20/252	H. Heine an Wolfgang Menzel, München, 12. 1. 1828
HSA 20/253	H. Heine an Ferdinand Johannes Wit (gen.) v. Dörring, München, 23. 1. 1828
HSA 20/256	H. Heine an Johann Hermann Detmold, München, 15. 2. 1828
HSA 20/258	H. Heine an Friedrich Merckel, München, 1. 3. 1828
HSA 20/259	H. Heine an Johann Friedrich von Cotta, München, 14. 3. 1828
HSA 20/260	H. Heine an Karl August Varnhagen van Ense, München, 1. 4. 1828
HSA 20/264	H. Heine an Friedrich Merckel, München, 11. 4. 1828
HSA 20/265	H. Heine an Friedrich Merckel, München, 14. 4. 1828
HSA 20/266	H. Heine an Moses Moser, München, 14. 4. 1828
HSA 20/267	H. Heine an Wolfgang Menzel, München, 16. 4. 1828
HSA 20/268	H. Heine an an unbekannten Adressaten, München, 19. 4. 1828

HSA 20/269	H. Heine an Wolfgang Menzel, München, 2. 5. 1828
HSA 20/272	H. Heine an Karl August Varnhagen van Ense, München, 6. 6. 1828
HSA 20/281	H. Heine an Eduard von Schenk, Bagni di Lucca, Anfang September 1828
HSA 20/282	H. Heine an Moses Moser, Bagni di Lucca, 6. 9. 1828
HSA 20/283	H. Heine an Salomon Heine, Lucca, 15. 9. 1828
HSA 20/284	H. Heine an Julius Campe, Florenz, 1. 10. 1828
HSA 20/284	K Kommentar zu Brief H. Heine an Julius Campe, Florenz, 1. 10. 1828, HSA, Bd. 20 K (Kommentarband), Kommentar zu Brief 20/284
HSA 20/285	H. Heine an Eduard von Schenk, Florenz, 1. 10. 1828
HSA 20/288	H. Heine an Johann Friedrich von Cotta, Florenz, 11. 11. 1828
HSA 20/291	H. Heine an Friederike Robert, Berlin, 11. 3. 1829
HSA 20/301	H. Heine an Moses Moser, Potsdam, 22. 4. 1829
HSA 20/302	H. Heine an Friederike Robert, Potsdam, 29. 4. 1829
HSA 20/304	H. Heine an Moses Moser, Potsdam, 18. 5. 1829
HSA 20/305	H. Heine an Moses Moser, Potsdam, 30. 5. 1829
HSA 20/306	H. Heine an Friederike Robert, Potsdam, 30. 5. 1829
HSA 20/307	H. Heine an Friederike Robert, Potsdam, Mai 1829
HSA 20/308	H. Heine an Moses Moser, Potsdam, 5. 6. 1829
HSA 20/309	H. Heine an Johann Friedrich von Cotta, Potsdam, 7. 6. 1829
HSA 20/310	H. Heine an Moses Moser, Potsdam, 15. 6. 1829
HSA 20/312	H. Heine an Moses Moser, Helgoland, 6. 8. 1829
HSA 20/313	H. Heine an Johann Gustav Droysen, Helgoland, 6. 9. 1829
HSA 20/314	H. Heine an Friedrich Merckel, Hamburg, 13. 10. 1829
HSA 20/315	H. Heine an Moses Moser, Hamburg, 13. 10. 1829
HSA 20/316	H. Heine an Friedrich Merckel, Hamburg, 24. 10. 1829
HSA 20/317	H. Heine an Friedrich Merckel, Hamburg, 29. 10. 1829
HSA 20/318	H. Heine an Karl Immermann, Hamburg, 17. 11. 1829
HSA 20/319	H. Heine an Julius Campe, Hamburg, 25. 11. 1829
HSA 20/320	H. Heine an an Amalie Friedländer, Hamburg, 29. 11. 1829
HSA 20/325	H. Heine an Friedrich Merckel, Hamburg, Weihnachten 1829
HSA 20/327	H. Heine an Friederike Robert, Hamburg, 26. 12. 1829
HSA 20/328	H. Heine an Moses Moser, Hamburg, 30. 12. 1829
HSA 20/329	H. Heine an Karl August Varnhagen van Ense, Hamburg, 3. 1. 1830
HSA 20/332	H. Heine an Friederike Robert, Hamburg, 15. 1. 1830
HSA 20/333	H. Heine an Karl Immermann, Hamburg, 3. 2. 1830
HSA 20/334	H. Heine an Karl August Varnhagen van Ense, Hamburg, 4. 2. 1830
HSA 20/335	H. Heine an Karl August Varnhagen van Ense, Hamburg, 28. 2. 1830
HSA 20/340	H. Heine an Karl August Varnhagen van Ense, Wandsbek, 5. 4. 1830
HSA 20/345	H. Heine an Karl August Varnhagen van Ense, Wandsbek, 16. 6. 1830
HSA 20/346	H. Heine an Karl August Varnhagen van Ense, Wandsbek, 22. 6. 1830
HSA 20/347	H. Heine an Charlotte Embden, Helgoland, 28. 7. 1830
HSA 20/350	H. Heine an Charlotte Embden, Helgoland, 10. 8. 1830
HSA 20/351	H. Heine an Karl Immermann, Helgoland, 10. 8. 1830
HSA 20/354	H. Heine an Theodor von Kobbe, Hamburg, 8. 10. 1830
HSA 20/357	H. Heine an Karl August Varnhagen van Ense, Hamburg, 19. 11. 1830
HSA 20/358	H. Heine an Johann Hermann Detmold, Hamburg, 30. 11. 1830
HSA 20/359	H. Heine an Karl August Varnhagen van Ense, Hamburg, 30. 11. 1830
HSA 21/380	H. Heine an Karl August Varnhagen van Ense, Paris, 27. 6. 1831
HSA 21/403	H. Heine an Karl August Varnhagen van Ense, Paris, Mitte Mai 1832
HSA 21/407	H. Heine an Friedrich Merckel, Dieppe, 24. 8. 1832
HSA 21/409	H. Heine an Ferdinand Hiller, Paris, 24. 10. 1832
HSA 21/421	H. Heine an Carl Heine, Paris, Anfang Febr. 1833

HSA 21/426	H. Heine an Karl August Varnhagen van Ense, Paris, 28. 3. 1833
HSA 21/434	H. Heine an Heinrich Laube, Paris, 10. 7. 1833
HSA 21/436	H. Heine an Rudolf Christiani, Paris, 15(?). 7. 1833
HSA 20/437	H. Heine an Karl August Varnhagen van Ense, Paris, 16. 7. 1833
HSA 21/443	H. Heine an die Hennesche Buchhandlung in Stuttgart, Paris, 14. 8. 1833
HSA 21/450	H. Heine an Betty Heine, Paris, 25. 10. 1833
HSA 21/454	H. Heine an Carl Heine, Paris, 13. 11. 1833
HSA 21/460	H. Heine an Julius Campe, Paris, 28. 11. 1833
HSA 21/472	H. Heine an François Buloz, Paris, 6. 2. 1834
HSA 21/473	H. Heine an Eduard de la Grange, Paris, 7. 2. 1834
HSA 21/480	H. Heine an Betty Heine, Paris, 4. 3. 1834
HSA 21/513	H. Heine an Philaréte Chasles, Paris, 15. 1. 1835
HSA 21/523	H. Heine an Johann Hermann Detmold, Paris, 22. 3. 1835
HSA 21/524	H. Heine an Caroline Jaubert, Paris, 22. 4. 1835
HSA 21/531	H. Heine an August Lewald, Paris, 11. 4. 1835
HSA 21/534	H. Heine an Julius Campe, Jounchère, 2. 7. 1845
HSA 21/547	H. Heine an Eugen v. Breza, Boulogne sur mer, 30. 8. 1835
HSA 21/550	H. Heine an Carl Heine, Boulogne sur mer, 4. 10. 1835
HSA 21/555	H. Heine an Julius Campe, Boulogne sur mer, 4. 12. 1835
HSA 21/558	H. Heine an Julius Campe, Paris, 12. 1. 1836
HSA 21/566	H. Heine an Julius Campe, Paris, 4. 2. 1836
HSA 21/572	H. Heine an Henry Heine, Paris, 14. 3. 1836
HSA 21/573	H. Heine an Julius Campe, Paris, 22. 5. 1836
HSA 21/577	H. Heine an unbekannte Adressatin, Paris, Ende März 1836
HSA 21/578	H. Heine an George Sand, Paris, März 1836
HSA 21/584	H. Heine an August Lewald, Coudry, 3. 5. 1836
HSA 21/588	H. Heine an Julius Campe, Coudry, 25. 7. 1836
HSA 21/596	H. Heine an Julius Campe, Marseille, 7. 10. 1836
HSA 21/597	H. Heine an Franz Liszt, Marseille, 12. 10. 1836
HSA 21/598	H. Heine an Christine di Belgiojoso, Aix, 30. 10. 1836
HSA 21/599	H. Heine an Julius Campe, Aix, 5. 11. 1836
HSA 21/600	H. Heine an August Lewald, Aix, 5. 11. 1836
HSA 21/601	H. Heine an Moses Moser, Avignon, 8. 11. 1836
HSA 21/606	H. Heine an Julius Campe, Paris, 20. 12. 1836
HSA 21/613	H. Heine an Johann Georg von Cotta, Paris, 29. 1. 1837
HSA 21/615	H. Heine an August Lewald, Paris, 1. 2. 1837
HSA 21/617	H. Heine an August Lewald, Paris, 11. 2. 1837
HSA 21/619	H. Heine an Adolf Fritz Hvass, Paris, 24. 2. 1837
HSA 21/622	H. Heine an Julius Campe, Paris, 1. 3. 1837
HSA 21/623	H. Heine an Adolf Fritz Hvass, Paris, 13. 4. 1837
HSA 21/625	H. Heine an Julius Campe, Paris, 27. 3. 1837
HSA 21/635	H. Heine an Julius Campe, Paris, 3. 5. 1837
HSA 21/637	H. Heine an Julius Campe, Paris, 10. 5. 1837
HSA 21/651	H. Heine an Julius Campe, Paris, 18. 7. 1837
HSA 21/652	H. Heine an Johann Georg von Cotta, Paris, 29. 7. 1837
HSA 21/653	H. Heine an Johann Hermann Detmold, Paris, 29. 7. 1837
HSA 21/654	H. Heine an Maximilian Heine, Hâvre, 5(?). 8. 1837
HSA 21/655	H. Heine an Maximilian Heine, Hâvre de Grace, 25. 8. 1837
HSA 21/657	H. Heine an Maximilian Heine, Hâvre de Grace, 29. 8. 1837
HSA 21/658	H. Heine an Salomon Heine, Hâvre de Grace, 1. 9. 1837
HSA 21/659	H. Heine an Julius Campe, Paris, 6. 9. 1837
HSA 21/660	H. Heine an Julius Campe, Paris, 15. 9. 1837

HSA 21/661	H. Heine an Johann Hermann Detmold, Paris, 17. 9. 1837
HSA 21/662	H. Heine an August Lewald, Paris, 18. 9. 1837
HSA 21/663	H. Heine an Jakob Venedey, Paris, 18. 9. 1837
HSA 21/664	H. Heine an Julius Campe, Paris, 20. 9. 1837
HSA 21/665	H. Heine an Julius Campe, Paris, 3. 10. 1837
HSA 21/666	H. Heine an Johann Hermann Detmold, Paris, 3. 10. 1837
HSA 21/671	H. Heine an August Lewald, Paris, 4. 12. 1837
HSA 21/672	H. Heine an Julius Campe, Paris, 23. 12. 1837
HSA 21/681	H. Heine an Johann Hermann Detmold, Paris, 16. 1. 1838
HSA 21/692	H. Heine an August Lewald, Paris, 1. 3. 1838
HSA 21/698	H. Heine an Giacomo Meyerbeer, Paris, 24. 3. 1838 (richtiges Datum: 4. 3. 1838)
HSA 21/699	H. Heine an Julius Campe, Paris, 30. 3. 1838
HSA 21/700	H. Heine an Heinrich Laube, Paris, 31. 3. 1838
HSA 21/704	H. Heine an Gottschalk Eduard Guhrauer, (Paris, Frühjahr 1838)
HSA 21/706	H. Heine an August Lewald, Paris, 2. 4. 1838
HSA 21/709	H. Heine an Julius Campe, Paris, 27. 4. 1838
HSA 21/713	H. Heine an Charles Nisard, paris, 5. 6. 1838 (?)
HSA 21/714	H. Heine an Julius Campe, Paris, 16. 6. 1838
HSA 21/715	H. Heine an Heinrich Laube, Paris, 18. 6. 1838
HSA 21/716	H. Heine an Julius Campe, Paris, 7. 7. 1838
HSA 21/717	H. Heine an Stéphanie Du Motet, Paris, 8. 7. 1838
HSA 21/718	H. Heine an Carl Heine, Paris, 12. 7. 1838
HSA 21/719	H. Heine an Ferdinand Friedland, Paris, 18. 7. 1838
HSA 21/720	H. Heine an Julius Campe, Paris, 23. 7. 1838
HSA 21/721	H. Heine an Gustav Kolb, Paris, 27. 7. 1838
HSA 21/723	H. Heine an Giacomo Meyerbeer, Paris, Juli 1838
HSA 21/727	H. Heine an George Sand, Granvill, 17. 8. 1838
HSA 21/729	H. Heine an Gustav Kolb, Granvill, 18. 8. 1838
HSA 21/732	H. Heine an Carl Heine, Granvill, Anfang September 1838
HSA 21/734	H. Heine an Julius Campe, Paris, 18. 9. 1838
HSA 21/737	H. Heine an George Sand, Paris, Herbst 1838
HSA 21/738	H. Heine an Salomon Heine, Paris, ca. 22. 10. 1838
HSA 21/739	H. Heine an Julius Campe, Paris, 19. 9. 1838
HSA 21/743	H. Heine an Heinrich Laube, Paris, 7. 1. 1839
HSA 21/746	H. Heine an Julius Campe, Paris, 20. 2. 1839
HSA 21/747	H. Heine an Cécile Heine, Paris, Anfang März 1839
HSA 21/764	H. Heine an Heinrich Laube, Granville, 24. 6. 1839
HSA 21/765	H. Heine an Rose Furtado, Granville, 8. 7. 1839
HSA 21/787	H. Heine an Heinrich Laube, Paris, 15. 1. 1840
HSA 21/795	H. Heine an Julius Campe, Paris, 18. 2. 1840
HSA 21/798	H. Heine an George Sand, Paris, 17. 3. 1840
HSA 21/799	H. Heine an Cécile Heine, Paris, 24. 3. 1840
HSA 21/800	H. Heine an an unbekannte Adressatin, Paris, 25. 3. 1840
HSA 21/803	H. Heine an Julius Campe, Paris, 18. 4. 1840
HSA 21/819	H. Heine an Cécile Hine, Paris, ca. Juli 1840
HSA 21/821	H. Heine an Julius Campe, Paris, 8. 8. 1840
HSA 21/822	H. Heine an Heinrich Laube, Paris, 26. 8. 1840
HSA 21/827	H. Heine an Heinrich Laube, Saint-Lo, 9. 9. 1840
HSA 21/835	H. Heine an Gustav Kolb, Paris, 1. 12. 1840
HSA 21/841	H. Heine an Gustav Kolb, Paris, 27. 1. 1841
HSA 21/844	H. Heine an Julius Campe, Paris, 11. 3. 1841

HSA 21/853 H. Heine an Cécile Heine, Paris, April 1841 (?)
HSA 21/855 H. Heine an Cécile Heine, Cauterets, 28. 6. 1841
HSA 21/858 H. Heine an Gustav Kolb, Cauterets, 3. 7. 1841
HSA 21/862 H. Heine an Gustav Kolb, Cauterets, 8. 7. 1840 (richtiges Datum: 1841)
HSA 21/871 H. Heine an Alexandre Weill, Paris, 19. 8. 1841
HSA 21/879 H. Heine an Julius Campe, Paris, 5. 9. 1841
HSA 21/880 H. Heine an Julius Campe, Paris, 9. 9. 1840 (richtiges Datum: 1841)
HSA 21/883 H. Heine an Ignaz Kuranda, Paris, 17. 9. 1841
HSA 21/884 H. Heine an Julius Campe, Paris, 4. 10. 1841
HSA 21/886 H. Heine an August Lewald, Paris, 13. 10. 1841
HSA 21/890 H. Heine an Julius Campe, Paris, 1. 12. 1841
HSA 22/894 H. Heine an Julius Campe, Paris, 28. 2. 1842
HSA 22/896 H. Heine an Betty Heine, Paris, 8. 3. 1842
HSA 21/899 H. Heine an Betty Heine und Charlotte Embden, Paris, 13. 3. 1842
HSA 22/901 H. Heine an Henry Heine, Paris, 16. 5. 1842
HSA 22/902 H. Heine an Julius Campe, Paris, 17. 5. 1842
HSA 22/903 H. Heine an Betty Heine und Charlotte Embden, Paris, 17. 5. 1842
HSA 22/906 H. Heine an Charlotte Embden, Paris, 23. 6. 1842
HSA 22/912 H. Heine an Gustav Kolb, Paris, 13. 10. 1842
HSA 22/916 H. Heine an Heinrich Laube, Paris, 7. 11. 1842
HSA 22/918 H. Heine an Charlotte Embden, Paris, 28. 11. 1842
HSA 22/929 H. Heine an Henry Heine, Paris, 11. 2. 1843
HSA 22/930 H. Heine an Heinrich Laube, Paris, 11. 2. 1843
HSA 22/931 H. Heine an Betty Heine, Paris, 21. 2. 1843
HSA 22/934 H. Heine an Betty Heine, Paris, 22. 3. 1843
HSA 22/935 H. Heine an Dolores Royer, Paris, Frühjahr 1843
HSA 22/937 H. Heine an Charlotte Embden, Paris, 8. 4. 1843
HSA 22/938 H. Heine an Maximilian Heine, Paris, 12. 4. 1843
HSA 22/939 H. Heine an Julius Campe, Paris, 27. 4. 1843
HSA 22/944 H. Heine an Betty Heine, Paris, 23. 5. 1843
HSA 22/946 H. Heine an Betty Heine, Paris, 18. 6. 1843
HSA 22/951 H. Heine an Betty Heine, Paris, 5. 8. 1843
HSA 22/954 H. Heine an Betty Heine, Paris, 18. 9. 1843
HSA 22/957 H. Heine an Betty Heine, Paris, 21. 10. 1843
HSA 22/958 H. Heine an Betty Heine, Paris, 28. 10. 1843
HSA 22/959 H. Heine an Mathilde Heine, Bremen, 28. 10. 1843
HSA 22/962 H. Heine an Mathilde Heine, Bremen, 2. 11. 1843
HSA 22/969 H. Heine an Mathilde Heine, Hamburg, 13. 11. 1843
HSA 21/970 H. Heine an Mathilde Heine, Hamburg, 19. 11. 1843
HSA 22/974 H. Heine an Therese Halle, Hamburg, 3. 12. 1843
HSA 22/976 H. Heine an Mathilde Heine, Hamburg, 6. 12. 1843
HSA 22/977 H. Heine an Johann Hermann Detmold, Hamburg, 7. 12. 1843
HSA 22/978 H. Heine an Betty Heine, Hannover, 9. 12. 1843
HSA 22/980 H. Heine an Betty Heine, Köln, 14. 12. 1843
HSA 22/981 H. Heine an Betty Heine, Paris, 16. 12. 1843
HSA 22/984 H. Heine an Julius Campe, Paris, 29. 12. 1843
HSA 22/988 H. Heine an Charlotte Embden, Paris, 23. 1. 1844
HSA 22/992 H. Heine an Julius Campe, Paris, 20. 2. 1844
HSA 22/993 H. Heine an Betty Heine, Paris, 20. 2. 1844
HSA 22/994 H. Heine an Betty Heine, Paris, 4. 3. 1844
HSA 22/996 H. Heine an Gustav Kolb, Paris, 12. 4. 1844
HSA 22/998 H. Heine an Julius Campe, Paris, 17. 4. 1844

HSA 22/1001 H. Heine an Gustav Kolb, Paris, Ende April 1844
HSA 22/1002 H. Heine an Julius Campe, Paris, 3. 5. 1844
HSA 22/1003 H. Heine an Giacomo Meyerbeer, Paris, 13. 5. 1844
HSA 22/1004 H. Heine an Julius Campe, Paris, 5. 6. 1844
HSA 22/1005 H. Heine an Salomon Heine, Paris, 10. 6. 1844
HSA 22/1006 H. Heine an Giacomo Meyerbeer, Paris, 10. 6. 1844
HSA 22/1011 H. Heine an Charlotte Embden, Paris, 13. 7. 1844
HSA 22/1013 H. Heine an Mathilde Heine, Hamburg, 12. 8. 1844
HSA 22/1014 H. Heine an Mathilde Heine, Hamburg, 16. 8. 1844
HSA 22/1015 H. Heine an Mathilde Heine, Hamburg, 20. 8. 1844
HSA 22/1016 H. Heine an Johann Hermann Detmold, Hamburg, 23. 8. 1844
HSA 22/1019 H. Heine an Mathilde Heine, Hamburg, 30. 8. 1844
HSA 22/1020 H. Heine an Mathilde Heine, Hamburg, 2. 9. 1844
HSA 22/1022 H. Heine an Mathilde Heine, Hamburg, 11. 9. 1844
HSA 22/1023 H. Heine an Johann Hermann Detmold, Hamburg, 14. 9. 1844
HSA 22/1025 H. Heine an Mathilde Heine, Hamburg, 19. 9. 1844
HSA 22/1026 H. Heine an Johann Hermann Detmold, Hamburg, 20. 9. 1844
HSA 22/1027 H. Heine an Karl Marx, Hamburg, 21. 9. 1844
HSA 22/1037 H. Heine an Mathilde Heine, Hamburg, 1. 10. 1844
HSA 22/1043 H. Heine an Betty Heine, Hamburg, 17. 10. 1844
HSA 22/1045 H. Heine an Julius Campe, Paris, 24. 10. 1844
HSA 22/1046 H. Heine an Betty Heine, Paris, 24. 10. 1844
HSA 22/1047 H. Heine an Julius Campe, Paris, 4. 11. 1844
HSA 22/1049 H. Heine an Julius Sichel, Paris, 21. 11. 1844
HSA 22/1050 H. Heine an Charlotte Embden, Paris, 28. 11. 1844
HSA 22/1051 H. Heine an Betty Heine, Paris, 28. 11. 1844
HSA 22/1055 H. Heine an Julius Campe, Paris, 19. 12. 1844
HSA 22/1058 H. Heine an Gustav Kolb, Paris, 27. 12. 1844
HSA 22/1059 H. Heine an George Sand, Paris, 28. 12. 1844
HSA 22/1060 H. Heine an Charlotte Embden, Paris, 29. 12. 1844
HSA 22/1063 H. Heine an Julius Campe, Paris, 8. 1. 1845
HSA 22/1066 H. Heine an Julius Campe, Paris, 13. 1. 1845
HSA 22/1067 H. Heine an Johann Hermann Detmold, Paris, 13. 1. 1845
HSA 22/1069 H. Heine an Johann Hermann Detmold, Paris, 23. 1. 1845
HSA 22/1071 H. Heine an Heinrich Laube, Paris, 1. 2. 1845
HSA 22/1072 H. Heine an Julius Campe, Paris, 4.(?) 2. 1845
HSA 22/1076 H. Heine an Julius Campe, Paris, 28. 3. 1845
HSA 22/1077 H. Heine an Heinrich Laube, Paris, 5. 5. 1845
HSA 22/1078 H. Heine an Heinrich Laube, Paris, 24. 5. 1845
HSA 22/1080 H. Heine an August Kunze, Paris, 14. 6. 1845
HSA 22/1081 H. Heine an Betty Heine, Paris, 24. 6. 1845
HSA 22/1084 H. Heine an Julius Campe, Paris, 21. 6. 1845
HSA 22/1087 H. Heine an Julius Campe, Paris, 31. 10. 1845
HSA 22/1088 H. Heine an Betty Heine, Paris, 31. 10. 1845
HSA 22/1094 H. Heine an Giacomo Meyerbeer, Paris, 24. 12. 1845
HSA 22/1099 H. Heine an Karl August Varnhagen van Ense, Paris, 3. 1. 1846
HSA 22/1101 H. Heine an Johann Friedrich Dieffenbach, Paris, 10. 1. 1846
HSA 22/1102 H. Heine an Alexander von Humboldt, Paris, 11. 1. 1846
HSA 22/1103 H. Heine an Carl Grün, Paris, 31. 1. 1846
HSA 22/1106 H. Heine an Gustav Heine, Paris, 1. 2. 1846
HSA 22/1107 H. Heine an Emma Kaan de Albest, Paris, 1. 2. 1846
HSA 22/1109 H. Heine an Ignacio Bauer, Paris, 5. 2. 1846

HSA 22/1110	H. Heine an Julius Campe, Paris, 5. 2. 1846
HSA 22/1113	H. Heine an Theodor Creizenach, Paris, 6. 2. 1846
HSA 22/1114	H. Heine an Caroline Jaubert, Paris, 6. 2. 1846
HSA 22/1116	H. Heine an Ferdinand Lassalle, Paris, 10. 2. 1846
HSA 22/1118	H. Heine an Ferdinand Lassalle, Paris, 11. 2. 1846
HSA 22/1119	H. Heine an Ferdinand Lassalle, Paris, (13. 2.) 1846
HSA 22/1120	H. Heine an Ferdinand Friedland, Paris, 15. 2. 1846
HSA 22/1121	H. Heine an Karl August Varnhagen van Ense, Paris, 16. 2. 1846
HSA 22/1122	H. Heine an Karl August Varnhagen van Ense, Paris 24. 2. 1846
HSA 22/1125	H. Heine an Ferdinand Lassalle, Paris, 27. 2. 1846
HSA 22/1127	H. Heine an Julius Campe, Paris, 2. 3. 1846
HSA 22/1129	H. Heine an Carl Grün, Paris, 3. 3. 1846
HSA 22/1130	H. Heine an Ferdinand Lassalle, Paris, 7. 3. 1846
HSA 22/1131	H. Heine an Carl Grün, Paris, 11. 3. 1846
HSA 22/1137	H. Heine an Betty Heine, Paris, 23. 4. 1846
HSA 22/1142	H. Heine an Leopold Wertheim, Paris, 21. 6. 1846
HSA 22/1143	H. Heine an Alexandre Weill, Paris, 25. 6. 1846
HSA 22/1145	H. Heine an Pauline Rogue, Paris, 15. 7. 1846
HSA 22/1146	H. Heine an Alexandre Weill, Paris, 25. 7. 1846
HSA 22/1147	H. Heine an Gustav Kolb, Barèges, 26. 7. 1846
HSA 22/1148	H. Heine an Alexandre Weill, Barèges, 28. 7. 1846
HSA 22/1150	H. Heine an Julius Campe, Tarbes, 1. 9. 1846
HSA 22/1151	H. Heine an unbekannten Adressaten, Paris, 10. 9. 1846
HSA 22/1152	H. Heine an Ferdinand Friedland, Paris, »14. 8. 1846« (= 14. 9. 1846)
HSA 22/1157	H. Heine an Heinrich Laube, Paris, 19. 10. 1846
HSA 22/1159	H. Heine an Julius Campe, Paris, 12. 11. 1846
HSA 22/1161	H. Heine an Arnold Mendelssohn, Paris, 12. 12. 1846
HSA 22/1162	H. Heine an Julius Campe, Paris, 14. 12. 1846
HSA 22/1163	H. Heine an Julius Campe, Paris, 19. 12. 1846
HSA 22/1164	H. Heine an Julius Campe, Paris, 26. 12. 1846
HSA 22/1165	H. Heine an Betty Heine, Paris, 26. 12. 1846
HSA 22/1167	H. Heine an Julius Campe, Paris, 3. 1. 1847
HSA 22/1168	H. Heine an Gustav Kolb, Paris, 24. 1. 1847
HSA 22/1168	H. Heine an Gustav Kolb, Paris, 7. 2. 1847
HSA 22/1173	H. Heine, Testament, Paris, 27. 9. 1846–26. 2. 1847
HSA 22/1175	H. Heine an Betty Heine, Paris, 28. 2. 1847
HSA 22/1176	H. Heine an Betty Heine, Paris, 27. 3. 1847
HSA 22/1177	H. Heine an Heinrich Laube, Paris, 3. 4. 1847
HSA 22/1178	H. Heine an Heinrich Laube, Paris, 4. 4. 1847
HSA 22/1179	H. Heine an Heinrich Laube, Paris, 5. 4. 1847
HSA 22/1180	H. Heine an Alexandre Weill, Paris, Anfang April 1847
HSA 22/1183	H. Heine an Moritz Carrière, Paris, 13. 4. 1847
HSA 22/1184	H. Heine an Caroline Jaubert, Paris, 13. 4. 1847
HSA 22/1185	H. Heine an Betty Heine, Paris, 19. 4. 1847
HSA 22/1186	H. Heine an Benjamin Lumley, Paris, 3. 5. 1847
HSA 22/1187	H. Heine an Gustav Heine, Paris, 4. 5. 1847
HSA 22/1188	H. Heine an Karl August Varnhagen van Ense, Paris, 4. 5. 1847
HSA 22/1191	H. Heine an Betty Heine, Paris, 8. 5. 1847
HSA 22/1194	H. Heine an Betty Heine, Montmorency, 7. 6. 1847
HSA 22/1195	H. Heine an Julius Campe, Montmorency, 20. 6. 1847
HSA 22/1196	H. Heine an Betty Heine, Montmorency, 22. 6. 1847
HSA 22/1197	H. Heine an Alfred Meissner, Montmorency, 22. 6. 1847

HSA 22/1198 H. Heine an Betty Heine, Montmorency, 27. 7. 1847
HSA 22/1199 H. Heine an Alexandre Weill, Montmorency, Juli/August 1847
HSA 22/1200 H. Heine an Betty Heine, Montmorency, »28. 8. 1847« (= 5. 9. 1847)
HSA 22/1201 H. Heine an Christine di Belgiojoso, Montmorency, 20. 9. 1847
HSA 22/1202 H. Heine an Leopold Wertheim, Montmorency, »25. 9. 1847« (= 20. 9. 1847)
HSA 22/1203 H. Heine an Betty Heine, Montmorency, 21. 9. 1847
HSA 22/1204 H. Heine an Alexandre Weill, Montmorency, 22. 9. 1847
HSA 22/1207 H. Heine an Betty Heine, Paris, 18. 10. 1847
HSA 22/1210 H. Heine an Betty Heine, Paris, 29. 12. 1847
HSA 22/1211 H. Heine an Betty Heine, Paris, 19. 1. 1848
HSA 22/1212 H. Heine an Betty Heine, Paris, 27. 1. 1848
HSA 22/1213 H. Heine an Leopold Wertheim, Paris, 16. 2. 1848
HSA 22/1214 H. Heine an Gustav Kolb, Paris, 10. 3. 1848
HSA 22/1215 H. Heine an Betty Heine, Paris, 30. 3. 1848
HSA 22/1216 H. Heine an Alfred Meissner, Paris, 12. 4. 1848
HSA 22/1217 H. Heine an Julius Campe, Paris, 26. 4. 1848
HSA 22/1218 H. Heine an Julius Campe, Paris, 12. 5. 1848
HSA 22/1219 H. Heine an Gustav Kolb, Paris, 15. 5. 1848
HSA 22/1221 H. Heine an Betty Heine, Passy, 27. 5. 1848
HSA 22/1222 H. Heine an Julius Campe, Passy, 7. 6. 1848
HSA 22/1223 H. Heine an Julius Sichel, Passy, 8. 6. 1848
HSA 22/1225 H. Heine an Julius Campe, Passy, 10. 6. 1848
HSA 22/1227 H. Heine an Charlotte Embden, Passy, 12. 6. 1848
HSA 22/1228 H. Heine an Léon ud Marie Escudier, Passy, 16. 6. 1848
HSA 22/1229 H. Heine an Caroline Jaubert, Passy, 16. 6. 1848
HSA 22/1230 H. Heine an Betty Heine, Passy, 17. 6. 1848
HSA 22/1231 H. Heine an Eduoard de la Grange, Passy, 25. 6. 1848
HSA 22/1234 H. Heine an Julius Campe, Passy, 9. 7. 1848
HSA 22/1236 H. Heine an Charlotte Embden, Passy, 10. 8. 1848
HSA 22/1237 H. Heine an Maximilian Heine, Passy, Mitte August 1848
HSA 22/1238 H. Heine an Jacques-Julien Dubochet, Passy, 29. 8. 1848
HSA 22/1239 H. Heine an Charlotte Embden, Passy, 6. 9. 1848
HSA 22/1240 H. Heine an Betty Heine, Passy, 6. 9. 1848
HSA 22/1242 H. Heine an Maximilian Heine, Passy, 10. 9. 1848
HSA 22/1243 H. Heine an Maximilian Heine, Passy, 12. 9. 1848
HSA 22/1244 H. Heine an Louis-Désiré Véron, Passy, 15. 9. 1848
HSA 22/1247 H. Heine an Caroline Jaubert, Passy, 19. 9. 1848
HSA 22/1249 H. Heine an Gemmy Brandus, Paris, 3. 10. 1848
HSA 22/1250 H. Heine an Betty Heine und Charlotte Embden, Paris, 19. 10. 1848
HSA 22/1251 H. Heine an Gustav Kolb, Paris, 19. 10. 1848
HSA 22/1254 H. Heine an Maximilian Heine, Paris, 3. 12. 1848
HSA 22/1256 H. Heine an Julius Campe, Paris, 15. 1. 1849
HSA 22/1257 H. Heine an François Buloz, Paris, 17. 1. 1849
HSA 22/1259 H. Heine an François Mignet, Paris, 17. 1. 1849
HSA 22/1261 H. Heine an Leopold Wertheim, Paris, 5. 4. 1849
HSA 22/1262 H. Heine an Gustav Kolb, Paris, 17. 4. 1849
HSA 22/1263 H. Heine, Berichtigung: »Deutsche Blätter, namentlich die Berliner Haude- und Spener'sche Zeitung ...«, Paris, 15. 4. 1849
HSA 22/1264 H. Heine an Betty Heine, Paris, 21. 4. 1849
HSA 22/1265 H. Heine an Julius Campe, Paris, 30. 4. 1849
HSA 22/1266 H. Heine an Maximilian Heine, Paris, 3. 5. 1849

HSA 22/1267	H. Heine an Betty de Rothschild, Paris, 16. 5. 1849
HSA 22/1268	H. Heine an Karl Maria Kertbeny, Paris, 25. 5. 1849
HSA 22/1269	H. Heine an Benjamin Lumley, Paris, Anfang Juni 1849
HSA 22/1271	H. Heine an Julius Campe, Paris, 30. 6. 1849
HSA 22/1273	H. Heine an Betty Heine, Paris, 7. 8. 1849
HSA 22/1277	H. Heine an Betty Heine, Paris, 24. 10. 1849
HSA 22/1278	H. Heine an Julius Campe, Paris, 16. 11. 1849
HSA 22/1279	H. Heine an Betty Heine, Paris, 14. 6. 1849
HSA 22/1295	H. Heine an Betty Heine und Charlotte Embden, Paris, 6. 5. 1850
HSA 22/	Anhang: j) H. Heine an H. Heine an Charlotte Embden (?), Paris, Mai/Juni 1842 (?), Quelle zweifelhaft
HSA 23/1279	H. Heine an Maximilian Heine, Paris, August, 1850
HSA 23/1280	H. Heine an Betty Heine, Paris, 21. 1. 1850
HSA 23/1281	H. Heine an Heinrich Laube, Paris, 25. 1. 1850
HSA 23/1282	H. Heine an Heinrich Laube, Paris, 7. 2. 1850
HSA 23/1283	H. Heine an Betty Heine, Paris, 15. 3. 1850
HSA 23/1284	H. Heine an Leopold Wertheim, Paris, 15. 5. 1850
HSA 23/1285	H. Heine an Leopold Wertheim, Paris, 21. 3. 1850
HSA 23/1286	H. Heine an Maximilian Heine, Paris, 22. 3. 1850
HSA 23/1287	H. Heine an Maximilian Heine, Paris, 23. 3. 1850
HSA 23/1288	H. Heine an Maximilian Heine, Paris, 23. 3. 1850
HSA 23/1290	H. Heine an Heymann Lassalle, Paris, 16. 4. 1850
HSA 23/1291	H. Heine an Leopold Wertheim, Paris, 19. 4. 1850
HSA 23/1292	H. Heine an Heymann Lassalle, Paris, 30. 4. 1850
HSA 23/1293	H. Heine an Leopold Wertheim, Paris, 30. 4. 1850
HSA 23/1294	H. Heine an Heymann Lassalle, Paris, Anfang Mai 1850
HSA 23/1297	H. Heine an Julius Campe, Paris, 1. 6. 1850
HSA 23/1298	H. Heine an Betty Heine, Paris, 15. 6. 1850
HSA 23/1299	H. Heine an Betty Heine, Paris, 18. 6. 1850
HSA 23/1300	H. Heine an Betty Heine, Paris, 25. 6. 1850
HSA 23/1301	H. Heine an Betty Heine, Paris, 3. 8. 1850
HSA 23/1303	H. Heine an Betty Heine und Charlotte Embden, Paris, 26. 9. 1850
HSA 23/1304	H. Heine an Julius Campe, Paris, 28. 9. 1850
HSA 23/1305	H. Heine an Heinrich Laube, Paris, 12. 10. 1850
HSA 23/1306	H. Heine an Karl Hillebrand, Paris, Mitte Oktober 1850
HSA 23/1309	H. Heine an Alfred Meissner, Paris, 1. 11. 1850
HSA 23/1310	H. Heine an Gustav Heine, Paris, 15. 11. 1850
HSA 23/1312	H. Heine an Betty Heine, Paris, 23. 11. 1850
HSA 23/1313	H. Heine an Heinrich Laube, Paris, 30. 11. 1850
HSA 23/1314	H. Heine an Betty Heine, Paris, 2. 12. 1850
HSA 23/1315	H. Heine an Gustav Heine, Paris, 17. 12. 1850
HSA 23/1316	H. Heine an James de Rothschild, Paris, 25. 12. 1850
HSA 23/1318	H. Heine an Gustav Heine, Paris, 21. 1. 1851
HSA 23/1320	H. Heine an Betty Heine, Paris, 5. 2. 1851
HSA 23/1321	H. Heine an Gustav Heine, Paris, 7. 2. 1851
HSA 23/1323	H. Heine an Leopold Wertheim, Paris, 15. 2. 1851
HSA 23/1324	H. Heine an Betty Heine, Paris, 12. 3. 1851
HSA 23/1326	H. Heine an Gustav Heine, Paris, 21. 3. 1851
HSA 23/1328	H. Heine an Gustav Kolb, Paris, 21. 4. 1851
HSA 23/1329	H. Heine an Bettys Heine, Paris, 12. 3. 1851
HSA 23/1333	H. Heine an Betty Heine, Paris, 7. 6. 1851

HSA 23/1335 H. Heine an Betty Heine und Charlotte Embden, Paris, 9. 7. 1851
HSA 23/1336 H. Heine an Gustav Heine, Paris, 15. 7. 1851
HSA 23/1340 H. Heine an Gustav Heine, Paris, 1. 8. 1851
HSA 23/1342 H. Heine an Julius Campe, Paris, 21. 8. 1851
HSA 23/1343 H. Heine an Betty eine, Paris, 21. 8. 1851
HSA 23/1346 H. Heine an Johann Hermann Detmold, Paris, 26. 8. 1851
HSA 23/1353 H. Heine an Julius Campe, Paris, 28. 8. 1851
HSA 23/1355 H. Heine an Julius Campe, Paris, 23. 9. 1851
HSA 23/1356 H. Heine an Julius Campe, Paris, 24. 9. 1851
HSA 23/1357 H. Heine an Julius Campe, Paris, 26. 9. 1851
HSA 23/1358 H. Heine an Julius Campe, Paris, 1. 10. 1851
HSA 23/1361 H. Heine an Julius Campe, Paris. 8. 10. 1851
HSA 23/1362 H. Heine an Julius Campe, Paris, 13. 10. 1851
HSA 23/1363 H. Heine an Julius Campe, Paris, 15. 10. 1851
HSA 23/1366 H. Heine an Eduard Fichte, Paris, 24. 10. 1851
HSA 23/1367 H. Heine an Immanuel Hermann Fichte, Paris, 24. 10. 1851
HSA 23/1379 H. Heine an Gustav Kolb, Paris, 14. 11. 1851
HSA 22/1380 H. Heine an Gustav Heine, Paris, 15. 11. 1851
HSA 22/1381 H. Heine an Julius Campe, Paris, 17. 11. 1851
HSA 23/1382 H. Heine an Saint-René Taillandier, Paris, 21. 11. 1851
HSA 23/1383 H. Heine an Julius Campe, Paris, 24. 11. 1851
HSA 23/1384 H. Heine an Betty Heine, Paris, 5. 12. 1851
HSA 23/1385 H. Heine an Julius Campe, Paris, 8. 12. 1851
HSA 23/1397 H. Heine an Sigmund Engländer, Paris, 8. 1. 1851
HSA 23/1402 H. Heine an Julius Campe, Paris, 8. 1. 1852
HSA 23/1403 H. Heine an Betty Heine, Paris, 28. 1. 1852
HSA 23/1408 H. Heine an Gustav Heine, Paris, 11. 2. 1852
HSA 23/1411 H. Heine an Gustav Kolb, Paris, 13. 2. 1852
HSA 23/1412 H. Heine an Christian Heinrich von Wöhrmann, Paris, 13. 2. 1852
HSA 23/1414 H. Heine an Egon Obermayer, Paris, 26. 2. 1852
HSA 23/1416 H. Heine an Julius Campe, Paris, »18. 3.« (= 22. 3.) 1852
HSA 23/1417 H. Heine an Johann Georg von Cotta, Paris, 26. 3. 1852
HSA 23/1418 H. Heine an Julius Campe, Paris, 31. 3. 1852
HSA 23/1419 H. Heine an Julius Campe, Paris, 6. 4. 1852
HSA 23/1420 H. Heine an Betty Heine, Paris, 12. 4. 1852
HSA 23/1422 H. Heine an Julius Campe, Paris, 14. 4. 1852
HSA 23/1423 H. Heine an Gustav Heine, Paris, 17. 4. 1852
HSA 23/1424 H. Heine an Leopold Wertheim, Paris, 19. 4. 1852
HSA 23/1429 H. Heine an Julius Campe, Paris, 11. 5. 1852
HSA 23/1434 H. Heine an Gustav Heine, Paris, 7. 6. 1852
HSA 23/1435 H. Heine an Leopold Wertheim, Paris, 7. 6. 1852
HSA 23/1436 H. Heine an Betty Heine und Charlotte Embden, Paris, 12. 6. 1852
HSA 23/1440 H. Heine an Gustav Heine, Paris, 23. 7. 1852
HSA 23/1441 H. Heine an Betty Heine und Charlotte Embden, Paris 2. 8. 1852
HSA 23/1442 H. Heine an Gustav Kolb, Paris, 3. 8. 1852
HSA 23/1444 H. Heine an Julius Campe, Paris, 12. 8. 1852
HSA 23/1445 H. Heine an Maximilian Heine, Paris, 12. 8. 1852
HSA 23/1448 H. Heine an Maximilian Heine, Paris, 25. 8. 1852
HSA 23/1449 H. Heine an Maximilian Heine, Paris, 31. 8. 1852
HSA 23/1450 H. Heine an Maximlian Heine, Paris, 3. 9. 1852
HSA 23/1452 H. Heine an Gustav Heine, Paris, 8. 9. 1852
HSA 23/1453 H. Heine an Julius Campe, Paris, 11. 5. 1852

HSA 23/1453	H. Heine an Gustav Heine, Paris, 10. 9. 1852
HSA 23/1454	H. Heine an Maximilian Heine, Paris, 10. 9. 1852
HSA 23/1455	H. Heine an Julius Campe, Paris, 12. 9. 1852
HSA 23/1456	H. Heine an Maximilian Heine, Paris, 21. 9. 1852
HSA 23/1457	H. Heine an Betty Heine, Paris, 30. 9. 1852
HSA 23/1458	H. Heine an Leopold Wertheim, Paris, 8. 10. 1852
HSA 23/1460	H. Heine an Gustav Heine, Paris, 14. 10. 1852
HSA 23/1461	H. Heine an Julius Campe, Paris, 15. 10. 1852
HSA 23/1463	H. Heine an an Saint-René Taillandier, Paris, 25. 10. 1852
HSA 23/1464	H. Heine an an Gustav Heine, Paris, 26. 10. 1852
HSA 23/1466	H. Heine an Julius Campe, Paris, 23. 11. 1852
HSA 23/1469	H. Heine an Julius Campe, Paris, 14. 12. 1852
HSA 23/1477	H. Heine an Betty Heine, paris, 29. 12. 1852
HSA 23/1478	H. Heine an Henri Julia, Paris, Ende Dezember 1852
HSA 23/1487	H. Heine an Betty Heine, Paris, 18. 3. 1853
HSA 23/1490	H. Heine an Gustav Kolb, Paris, 22. 3. 1853
HSA 23/1492	H. Heine an Heinrich Brockhaus (Entwurf), Paris, 7. 4. 1853
HSA 23/1493	H. Heine an Christian Schad, Paris, 26. 4. 1853
HSA 23/1494	H. Heine an Julius Campe, Paris, 30. 4. 1853
HSA 23/1496	H. Heine an Betty Heine, Paris, 7. 5. 1853
HSA 23/1501	H. Heine an Christian Schad, Paris, 7. 6. 1853
HSA 23/1503	H. Heine an Betty Heine, Paris 21. 6. 1853
HSA 23/1504	H. Heine an Christian Schad, Paris, 22. 6. 1853
HSA 23/1505	H. Heine an Charles Magnin, Paris, 7. 7. 1853
HSA 23/1506	H. Heine an Charlotte Embden, Paris, 16. 7. 1853
HSA 23/1520	H. Heine an Charlotte Embden, Paris, Anfang November 1853 (Inhaltsangabe)
HSA 23/1523	H. Heine an Betty Heine, Paris, 3. 12. 1853
HSA 23/1526	H. Heine an Betty Heine, Paris, 26. 2. 1854
HSA 23/1527	H. Heine an Julius Campe, Paris, 7. 3. 1854
HSA 23/1528	H. Heine an Julius Campe, Paris, 10. 3. 1854
HSA 23/1531	H. Heine an Alexandre Dumas, Paris, 28. 3. 1854
HSA 23/1533	H. Heine an Hermann von Pückler-Muskau, Paris, 3. 4. 1854
HSA 23/1538	H. Heine an Julius Campe, Paris, 15. 4. 1854
HSA 23/1540	H. Heine an Julius Campe, Paris, 21. 4. 1854
HSA 23/1542	H. Heine an Julius Campe, Paris, 2. 5. 1854
HSA 23/1544	H. Heine an Alfred Meissner, Paris, 4. 5. 1854
HSA 23/1545	H. Heine an Michael Schloss, Paris, 4. 5. 1854
HSA 23/1551	H. Heine an Giacomo Meyerbeer, Paris, 9. 6. 1854
HSA 23/1553	H. Heine an Michael Schloss, Paris, 10. 6. 1854
HSA 23/1555	H. Heine an Julius Campe, Paris, 26. 6. 1854
HSA 23/1556	H. Heine an Charlotte Embden, Paris, 26. 6. 1854
HSA 23/1557	H. Heine an Julius Campe, Paris, 1. 7. 1854
HSA 23/1562	H. Heine an Julius Campe, Paris, 13. 7. 1854
HSA 23/1563	H. Heine an Julius Campe, Paris, 18. 7. 1854
HSA 23/1564	H. Heine an Gustav Heine, Paris, 20. 7. 1854
HSA 23/1568	H. Heine an Julius Campe, Paris, 1. 8. 1854
HSA 23/1569	H. Heine an Julius Campe, Paris, 3. 8. 1854
HSA 23/1572	H. Heine an Julius Campe, Paris, 10. 8. 1854
HSA 23/1573	H. Heine an Julius Campe, Paris, 21. 8. 1854
HSA 23/1575	H. Heine an Michael Schloss, Paris, 25. 8. 1854
HSA 23/1576	H. Heine an Betty Heine, Paris, 31. 8. 1854

HSA 23/1577 H. Heine an Julius Campe, Paris, 3. 9. 1854
HSA 23/1579 H. Heine an Julius Campe, Paris, 7. 9. 1854
HSA 23/1580 H. Heine an Julius Campe, Paris, 14. 9. 1854
HSA 23/1582 H. Heine an Julius Campe, Paris, 16. 9. 1854
HSA 23/1583 H. Heine an Julius Campe, Paris, 21. 9. 1854
HSA 23/1584 H. Heine an Julius Campe, Paris, 3. 10. 1854
HSA 23/1585 H. Heine an Johann Hermann Detmold, Paris, 3. 10. 1854
HSA 23/1586 H. Heine an Julius Campe, Paris, 5. 10. 1854
HSA 23/1587 H. Heine an Joseph Lehmann, Paris, 5. 10. 1854
HSA 23/1591 H. Heine an Julius Campe, Paris, 12. 10. 1854
HSA 23/1593 H. Heine an Hermann von Pückler-Muskau, Paris, 17. 10. 1854
HSA 23/1594 H. Heine an Julius Campe, Paris, 24. 10. 1854
HSA 23/1598 H. Heine an Betty Heine, Paris, 7. 11. 1854
HSA 23/1600 H. Heine an Julius Campe, Paris, »8. 11.« (= 9. 11.) 1854
HSA 23/1602 H. Heine an Michael Schloss, Paris, 9. 11. 1854
HSA 23/1604 H. Heine an Julius Campe, Paris, 14. 11. 1854
HSA 23/1605 H. Heine an Saint-René Taillandier, Paris, 14. 11. 1854
HSA 23/1607 H. Heine an Ferdinand Friedland, Paris, 24. 11. 1854, Entwurf
HSA 23/1611 H. Heine an Betty Heine, Paris, 15. 12. 1854
HSA 23/1612 H. Heine an Hector Berlioz, Paris 18. oder 19. 12. 1854
HSA 23/1614 H. Heine an Betty Heine, Paris, 27. 12. 1854
HSA 23/1617 H. Heine an L. Engel, Paris, 4. 1. 1855
HSA 23/1620 H. Heine an James de Rothschild, Paris, 13. 1. 1855 (Entwurf)
HSA 23/1622 H. Heine an Caroline Jaubert, Paris, 3. 2. 1855
HSA 23/1626 H. Heine an Betty Heine, Paris, 10. 2. 1855
HSA 23/1627 H. Heine an Alexandre de Brenier, Paris, 14. 2. 1855 (Inhaltsangabe)
HSA 23/1630 H. Heine an Michel Chevalier, Paris, 16. 2. 1855
HSA 23/1632 H. Heine an Michael Schloss, Paris, 19. 2. 1855
HSA 23/1634 H. Heine an Charlotte Embden, Paris, 20. 3. 1855
HSA 23/1635 H. Heine an Michel Lévy, Paris, März 1855 (?)
HSA 23/1637 H. Heine an François Guizot, Paris, ca. 10. 4. 1855
HSA 23/1639 H. Heine an Adolphe Thiers, Paris, 14. 4. 1855
HSA 23/1641 H. Heine an Leopold Wertheim, Paris, 28. 4. 1855
HSA 23/1647 H. Heine an Julius Campe, Paris, 30. 5. 1855
HSA 23/1648 H. Heine an Elise Krinitz, Paris, 20. 6. 1855
HSA 23/1650 H. Heine an Michel Lévy, Paris, 23. 6. 1855
HSA 23/1651 H. Heine an Elise Krinitz, Paris, 28. 6. 1855
HSA 23/1653 H. Heine an Michel Lévy, Paris, 3. 7. 1855
HSA 23/1658 H. Heine an Betty Heine, Paris, 8. 7. 1855
HSA 23/1661 H. Heine an Elise Krinitz, Paris, 20. 7. 1855
HSA 23/1674 H. Heine an Michel Lévy, Paris, 3. 8. 1855
HSA 23/1679 H. Heine an Elise Krinitz, Paris, 15. 8. 1855
HSA 23/1680 H. Heine an Gustav Heine, Paris, 17. 8. 1855
HSA 23/1681 H. Heine an Gustav Heine, Paris, 17. 8. 1855
HSA 23/1683 H. Heine an Julius Campe, Paris, 26. 8. 1855
HSA 23/1685 H. Heine an Elise Krinitz, Paris, 28. (?) 8. 1855
HSA 23/1688 H. Heine an Elise Krinitz, Paris, Anfang September 1855
HSA 23/1703 H. Heine an Elise Krinitz, Paris, 4. 10. (?) 1855
HSA 23/1705 H. Heine an Elise Krinitz, Paris, 7. 10. (?) 1855
HSA 23/1706 H. Heine an Adolf Stahr, Paris, 7. 10. 1855
HSA 23/1707 H. Heine an Elise Krinitz, Paris, 8. 10. 1855 (?)
HSA 23/1709 H. Heine an Gustav Heine, Paris, Mitte Oktober 1855

HSA 23/1715 H. Heine an Julius Campe, Paris, 1. 11. 1855
HSA 23/1717 H. Heine an Emile Montégut, Paris, 3. 11. 1855
HSA 23/1720 H. Heine an Elise Krinitz, Paris, 10. 11. 1855
HSA 23/1721 H. Heine an Hermann Heine, Paris, 19. 11. 1855
HSA 23/1722 H. Heine an Elise Krinitz, Paris, 20. 11. 1855
HSA 23/1724 H. Heine an Michel Lévy, Paris, November 1855
HSA 23/1728 H. Heine an Betty Heine, Paris, 30. 12. 1855
HSA 23/1730 H. Heine an Elise Krinitz, Paris, Ende Dezember 1855
HSA 23/1732 H. Heine an Elise Krinitz, Paris, 1. 1. 1856
HSA 23/1733 H. Heine an Elise Krinitz, Paris, 2. 1. (?) 1856
HSA 23/1735 H. Heine an Elise Krinitz, Paris 11. 1. 1856
HSA 23/1736 H. Heine an Elise Krinitz, Paris, 13. 1. 1856
HSA 23/1737 H. Heine an Elise Krinitz, Paris, 15. 1. 1856
HSA 23/1738 H. Heine an Elise Krinitz, Paris, 22. 1. 1856
HSA 23/1739 H. Heine an Elise Krinitz, Paris, 23. 1. 1856
HSA 23/1740 H. Heine an Betty Heine, Paris, 24. 1. 1856
HSA 23/1741 H. Heine an Elise Krinitz, Paris, 24. 1.1856
HSA 23/1746 H. Heine an Elise Krinitz, Paris, 14. 2. (?) 1856
HSA 23/1747 H. Heine an Alexander von Humboldt, Paris, Februar 1856

Zitate von Zeitgenossen aus Z

Z = Begegnungen mit Heine / Berichte der Zeitgenossen
Herausgegeben von Michael Werner. In Fortführung von H. H. Houbens »Gespräche mit Heine« Bd. 1 1747–1846, Bd. 2 1847–1856, Hamburg, 1973
(* = Datum der Veröffentlichung)

Z 1/307B; Charlotte Embden, 1802, Familienüberlieferung (*ca. 1866)
Z 1/16; Adolf Strodtmann, nach Mitteilungen von Joseph Neunzig (* 1867)
Z 1/30; Maximilian Heine, 1819/20, Heine-Erinnerungen (* 1868)
Z 1/21; Friedrich Steinmann, Herbst 1819, Heine-Erinnerungen (* 1857)
Z 1/22; Johann Baptist Rousseau, 1819/20, Artikel über Heine (* 11. 2. 1840)
Z 1/24; Wolfgang Menzel, 1819/20, Memoiren (* 1877, posthum)
Z 1/115; Eduard Wedekind, 15. 6. 1824, Tagebuch, Göttingen, 15. 6. 1824
Z 1/43; Friederike von Hohenhausen, 1821–23, nach Mitteilungen ihrer Mutter Elise von Hohenhausen (* 19. 3. 1853)
Z 1/46; Eduard Fichte, 1821–23, nach Mitteilungen von Immanuel Hermann Fichte (* Dezember 1858)
Z 1/48/; Hermann Schiff, 1822/23, Mitteilung an Adolf Strodtmann, ca. 1865/1866 (* 1867)
Z 1/39; Friedrich Wilhelm Gubitz, Ende April/Anfang Mai 1821, Memoiren (* 1868)
Z 1/52; Adolf Strodtmann, Sommer 1822, nach Mitteilungen von Hermann Schiff, (* 1867)
Z 1/63; Hermann Schiff, Winter 1822/23, Mitteilung an Adolf Strodtmann, ca. 1865/1866 (* 1867)
Z 1/49; Hermann Schiff, 1822, Heine-Erinnerungen (* 1866)
Z 1/40; Friedrich Wilhelm Gubitz, Herbst 1821, Frühjahr 1822, Memoiren (* 1868)

Z 1/93; Appolonius von Maltitz, 1821/23, an K. A. Varnhagen van Ense, Weimar, 26. 3. 1854
Z 1/61; Friedrich von Uechtritz an Friedrich Hebbel, Düseldorf, 3. 5. 1853
Z 1/60; Levin Braunhardt, Herbst 1822, Mitteilung an Gustav Kapeles, (* 1899)
Z 1/40; Wilhelm von Chezy, 1821–1823, Memoiren (* 1863)
Z 1/74; Max Löwenthal, Anfang 1823, Tagebuch Wien, 31. März 1841
Z 1/83; Protokoll der Sitzung des »Vereins für Cultur und Wissenschaft der Juden«, 16. März 1823, Berlin, 16. März 1823
Z 1/98; Karl August Varnhagen van Ense an Rahel Varnhagen van Ense, 22. Juli 1823, Hamburg, 20. Juli 1823
Z 1/110; Moses Moser, April/Mai 1824, an Immanuel Wohlwill, Berlin, 3./4. Mai 1824
Z 1/116; Eduard Wedekind, 16. Juni 1824, Tagebuch, Göttingen, 16. Juni 1824
Z 1/121; Eduard Wedekind, 20. Juni 1824, Tagebuch, Göttingen, 20. Juni 1824
Z 1/122; Eduard Wedekind, 21. Juni 1824, Tagebuch, Göttingen, 21. Juni 1824
Z 1/124; Eduard Wedekind, 1824/25, an Adolf Strodtmann, Uslar, 30. 9. 1876
Z 1/127; Eduard Wedekind, 26. Juni 1824, Tagebuch, Göttingen, 26. Juni 1824
Z 1/128; Eduard Wedekind, 27. Juni 1824, Tagebuch, Göttingen, 27. Juni 1824
Z 1/154; Eduard Wedekind, Juni 1824–Ostern 1825, Artikel über Heine (* 2. Juni 1839)
Z 1/148; Ludwig Emil Grimm, Aug./Okt. (?) 1824, an Ferdinand Grimm, Kassel, 1824
Z 1/155; Eduard Wedekind, 31. Dez. 1824, Tagebuch, Göttingen, 31. Dez. 1824
Z 1/106; Georg Knille, 1824/25, Mitteilung an Adolf Strodtmann (* 1873)
Z 1/159; Zeugnisse, die Heine bei der Taufe vorgelegt hat
Z 1/178; Ludwig Wienberg, 1826, nach Mitteilungen von Julius Campe, (* 13. September 1869)
Z 1/179; Adolf Strodtmann, Sommer 1826, nach Mitteilungen von Julius Campe, (* 1869)
Z 1/184; Ludwig von Diepenbrock-Grüter, 20. Nov. 1826, Tagebuch Lüneburg, 20. November 1826
Z 1/189; Hermann Schiff, Jan./Febr. 1827, Heine-Erinnerungen (* 1866)
Z 1/190; Hermann Schiff, 1827, Heine-Erinnerugen (* 1866)
Z 1/201; Eduard Wedekind, Mitte Sept. 1827, Artikel über Heine (* 2. 6. 1839)
Z 1/207; Wilhelm Grimm, 6.–9. November 1827, an Ferdinand Grimm, Kassel, 16. Dezember 1827
Z 1/122; Maximilian Heine, Juli 1828, Heine Erinnerugen (* 1868)
Z 1/239; Adolf Bernhard Marx, ca. März 1829, Memoiren (* 1865)
Z 1/238; Fanny Mendelssohn, März 1829, an August Klingemann, Berlin, 2. März 1829
Z 1/235; Rahel Varnhagen van Ense, 11. März 1829, an Karl August Varnhagen van Ense, Berlin 11. März 1829
Z 1/255; Immanuel Wohlwill, 7. 11. 1829, an Leopold Zunz, Hamburg, 7. 11. 1829
Z 1/256; Rosa Maria Assing, 4. 2. 1830, Tageburg, Hamburg, 4. Februar 1830
Z 1/261; Ludolf Wienbarg, Frühj. 1830, Artikel über Heine (* 6./13. 9. 1857)
Z 1/239; Adolf Bernhard Marx, ca. März 1829, Memoiren (* 1865)
Z 1/257; August Lewald, 1830, Heine-Erinnerungen (* 1836)
Z 1/291; August Lewald, Ende April 1831, Heine-Erinnerungen (* 1836)
Z 1/292; Aloys Clemens, 9./5. Mai 1831, Artikel über Heine in Frankfurt, 29. Oktober 1854
Z 1/318; Hermann Franck (»Le Petit«), 1831, Einleitung zu einem Gedicht über Heine (* 1834)
Z 1/311; August Lewald, Herbst 1831, Bericht über Paris Aufenthalt (* 1832)
Z 1/278; Ludolf Wienbarg, 1839/31, Artikel über Heine (* 13. Sept. 1857)
Z 1/339; Ludwig Börne, Jan./Febr. 1832, an Jeanette Wohl, Paris, 13. 2. 1832
Z 1/324; Ludwig Börne, 30. Oktober 1831, an Jeanette Wohl, Paris, 2. 11. 1831

Z 1/316; Ludwig Börne, 12. Oktober 1831, an Jeanette Wohl, Paris, 13. 10. 1831
Z 1/327; Ludwig Börne, 8. Dezember 1831, an Jeanette Wohl, Paris, 4. und 7. Dezember 1831
Z 1/322; August Lewald, Winter 1831/32, Heine-Erinnerungen (* 1836)
Z 1/315; Gustav Kolb an Johann Friedrich von Cotta, Paris, 11. 10. 1831
Z 1/342; August Lewald, Febr. 1832, Heine-Erinnerungen (* 1836)
Z 1/342; August Lewald, 7.–12. April 1832, Heine-Erinnerungen (* 1836)
Z 1/358; Philarète Chasles, 1833, Artikel über Heine (* 1. Februar 1835)
Z 1/389; Oskar Ludwig Bernhard Wolff, Frühjahr 1835, Ariktel über Heine (* 15. Mai 1835)
Z 1/404; Emmanuel Arago, Anf. Januar 1836, an George Sand, Paris, Anfang Januar 1836
Z 1/408; August Lewald, ca. 20. März 1836, Bericht über Parisaufenthalt (* 2. Juni 1836)
Z 1/415; Franz Grillparzer, Tagebuch Paris, 27. April 1836
Z 1/416; Franz Grillparzer, 27. April/6. Mai 1836, Autobiographie (* 1872)
Z 1/420; Friedrich Wilhelm Rogge (»Paul Welf«), Ende April 1836, Memoiren (* 1877)
Z 1/424; Xavier Marmier, Dez. 1836, an Edouard de la Grange, Paris, 13. Dezember 1836
Z 1/433; Theodor Mundt, April 1837, an K. A. Varnhagen van Ense, 7. 4. 1837
Z 1/450; Ludwig Wihl, Okt. 1837, Artikel über Heine in Paris (* Juli 1838)
Z 1/453; Anton Alexander von Auersperg (»Anastasius Grün«), November 1837, an Eduard von Bauernfeld, Paris, 4. Dezember 1837
Z 1/454; Anton Alexander von Auersperg (»Anastasius Grün«), 1837/38, an Adolf Strodtmann, Thurn am Hard, 16. August 1868
Z 1/460; Ludwig Wihl, Oktober 1837 – Frühjahr 1838, Artikel über Heine in Paris (* Juli 1838)
Z 1/461; Heinrich Künzell, Ende 1837/Anfang 1838, an August Nodnagel, Resümee seiner Erinnerungen an Heine, 1832
Z 1/488; Gottschalk Eduard Guhrauer, März 1839, an Karl August Varnhagen van Ense, Paris, 2. April 1839
Z 1/489; Clara Wieck, 28. März 1839, Tagebuch, Paris, 28. März 1839
Z 1/493; Joseph Mendelssohn, Mai (?) 1839, Korrespondenz aus Paris (* 26. Februar 1841)
Z 1/503; Rudolph Theodor Seeliger, 2. 6. 1839, Tagebuch, Paris, 2. Juni 1839
Z 1/508; Heinrich Laube, Juni 1839, Nachträge zu Memoiren (* 3. April 1883)
Z 1/520; Heinrich Laube, Ende Mai 1839 – Januar 1840, Nekrolog auf Heine, Leipzig, 4. August 1846
Z 1/524; Heinrich Laube, Dez. 1839/Jan. 1840, Memoiren, (* 1875)
Z 1/533; Heinrich Laube, 1839/49, Heine-Erinnerungen (* Januar 1868)
Z 1/539; Friedrich Pecht, Dez. 1839 – Febr. 1840, Memoiren (* 1894)
Z 1/542; Marie d'Agouit, Jan. 1840, an Franz Liszt, Paris, 21. Januar 1840
Z 1/547; Richard Monckton Milnes, 1840, Artikel über Heine (* 1873)
Z 1/549; (John Mitchell), ca. 1840, Artikel über Heine, (* Dezember 1842)
Z 1/553; Franz Wallner, Juni (?) 1840, Memoiren (* April 1862)
Z 1/554; Franz Wallner, Juni (?) 1840, Memoiren (* April 1862)
Z 1/561; Caroline Jaubert, Dezember 1840, an Christine de Belgiojoso, Paris, 14. Dezember 1840
Z 1/558; Anonym, 6. September 1841, Pressenotiz (* 8. September 1841)
Z 1/598; Friedrich Szarvady, 1842, nach Mitteilungen von David Gruby (* 23. Februar 1856)
Z 1/596; Edouard Grenier, 1842 (?), Heine-Erinnerungen (* August 1892)

Z 1/603; Gustav Adolph Vogel, Frühjahr 1842, Artikel über Besuch bei Heine (* 13./16. August 1843)
Z 1/618; Hans Christian Andersen, März-Mai 1843, Memoiren (* 1855)
Z 1/633; Friedrich Hebbel, 6. 10. 1843, an Elise Lensing, Paris, 6. 10. 1843
Z 1/649; Georg Schirges, Ende November/Anfang Dezember 1843, an Ludmilla Assing, Hamburg, 4. Dezember 1843
Z 1/664; Friedrich Hebbel, April/Mai 1844, an Elise Lensing, Paris, 17./18. Mai 1844
Z 1/694; Alexandre Weill, Okt. 1844/Anf. Jan. 1845, Heine-Erinnerungen (* 1883)
Z 1/697; Franz Wallner, Jan. (?) 1845, Heine-Erinnerungen (* April 1862)
Z 1/704; Eduard von Bauernfeld, 5. 6. 1845, Tagebuch, Paris, 8. Juni 1845
Z 1/706; Felix Bamberg, Sept. 1845, an Friedrich Hebbel, Paris, 29. 9. 1845
Z 1/707; Anonym, Herbst 1845, Korrespondenz aus Paris, (* ca. 14. 11. 1845)
Z 1/712; Ferdinand Meyer, Anfang 1846, Artikel über seine Begegnungen mit Heine (28. November 1849)
Z 1/714; Felix Bamberg, Januar/Februar 1846, an Friedrich Hebbel, Paris, 9. Februar 1846
Z 1/715; Hermann v. Pückler-Muskau, Jan. 1846, an Carl Heine, 28. 1. 1846
Z 1/718; Giacomo Meyerbeer, 1838/1846, an Carl Heine, Berlin, 14. Juni 1846
Z 1/722; Ferdinand von Strantz, Frühjahr 1846, Memoiren (* 1901)
Z 1/724; Josef Samuel Tauber, Ende Februar/Ende April 1846, Artikel über Besuch bei Heine
Z 1/728; Levin Schücking, 15. 4. 1846, an Luise Schücking, Paris, 20. 4. 1846
Z 1/733; Levin Schücking, April/Mai 1846, Memoiren, 1868 (* 1869/1883)
Z 1/736; Alexandre Weill, 1846, Heine-Erinnerungen (* 1883)
Z 1/737; Alexandre Weill, ca. 27. 5. 1846, Pressenotiz (* 29. Mai 1846)
Z 1/739; Friedrich Engels, September 1846, an das kommunistische Korrespondent-Komitee, Paris, 16. September 1846
Z 1/740; Felix Bamberg, Anfang Oktober 1846, an Friedrich Hebbel, Paris, 5. Oktober 1846
Z 1/741; Heinrich Börnstein, Herbst 1846, Korrespondenz aus Paris, Paris, 8. Oktober 1846 (* 13. Oktober 1846)
Z 1/746; Caroline Jaubert, Ende 1846, an Christine de Belgiojoso, Paris, Ende 1846
Z 2/747; A. Martin, 5. Jan. 1847, an seine Braut, Paris, 7. Januar (1847)
Z 2/750; Karl Maria Kertbeny (K. M. Benkert), Anfang Februar 1847, Heine-Erinnerungen (* 21. Februar 1856)
Z 2/753; Alfred Meissner, Februar 1847ff., Heine-Erinnerungen (* 1856)
Z 2/756; Alfred Meissner, Februar 1847 (?), Nachtrag zu den Heine-Erinnerungen (* 1862)
Z 2/760; Heinrich Laube, Mitte März 1847, Bericht über Parisaufenthalt (* 21./22. April 1847)
Z 2/780; Karl Maria Kertbeny (K. M. Benkert), April 1847, Heine-Erinnerungen (* 21. Februar 1856)
Z 2/781; Ludmilla Assing, März/April 1847, an Karl August Varnhagen van Ense, Dölitz, 19. Juli 1847, (nach Mitteilungen Heinrich Laubes)
Z 2/785; Heinrich Laube, Ende April 1847, Heine-Erinnerungen (* Jan. 1868)
Z 2/791; Stephan Born, Jan. – Herbst 1847, Memoiren (* 1898)
Z 2/795; Caroline Jaubert, (1845–1847, Heine-Erinnerungen (* 1879)
Z 2/802; Levin Schücking, 20. September 1847, Memoiren, 1868 (* 1869/1880)
Z 2/806; Wolfgang Müller von Königswinter, November 1847, Heine-Erinnerungen (* August 1859)
Z 2/808; Friedrich Engels, ca. 1. und 13. Januar 1848, an Karl Marx, Paris, 14. Januar 1848

Z 2/809; Caroline Jaubert, Anfang Januar 1848, Heine-Erinnerungen (* 1879)
Z 2/814; Fanny Lewald, 14. oder 17. März 1848, Bericht über Parisaufenthalt, Fassung 1849 (* 16./17. Jan. 1849), Fassung 1886 (* Oktober 1886)
Z 2/820; Giacomo Meyerbeer, Oktober 1848, an Amalie Beer, Paris, 10. 10. 1848
Z 2/822; Friedrich Szavardy, Ende 1848(–1856), Mitteilungen von David Gruby (* 23. Februar 1856)
Z 2/823; Edmond de Goncourt, (1842/) 1848, Tagebuch, Paris, 6. Dez. 1892
Z 2/836; Alexandre Weill, Ende 1848, Heine-Erinnerungen (* 1883)
Z 2/824; Alfred Meissner, Januar 1849, Bericht über Parisaufenthalt, Paris, 21. Januar 1849 (* 1849)
Z 2/825; Alfred Meissner, Januar/Februar 1849, an Ferdinand Hiller, Paris, 26. Februar (1849)
Z 2/826; Alfred Meissner, Januar 1849, Bericht über Parisaufenthalt, 21. Januar 1849 (* 1849)
Z 2/828; Alfred Meissner, Januar 1849, Bericht über Parisaufenthalt, 21. Januar 1849 (* 1849)
Z 2/829; Felix Bamberg, Febr. 1849, an Friedrich Hebbel, Paris, 12. 2. 1849
Z 2/834; Ferdinand Meyer, September 1849, Artikel über seine Begegnung mit Heine (* 28. November 1849)
Z 2/838; Elisa von Asztalos, Oktober/November 1849, nach Mitteilungen von Alexander von Asztalos (* 1901)
Z 2/839; Caroline Jaubert, 1849/1851, Heine-Erinnerungen (* 1879)
Z 2/841; Carl Hillebrand, Spätherbst 1849 – Frühjahr 1850, an Hermann Hüffner, Florenz, 7. Januar 1876
Z 2/843; Ludwig Kalisch, 11. Nov. 1849, Heine-Erinnerungen (* Nov. 1874)
Z 2/844; Ludwig Kalisch, 20. Jan. 1850, Heine-Erinnerungen (* Nov. 1874)
Z 2/845; Carl Heine, März/April 1850, an Maximilian Heine, Paris, 16. 4. 1850
Z 2/846; Alfred Meissner, Mai – Sept. 1850 (/August 1854), Memoiren (* 1884)
Z 2/850; Ludwig Wihl, (1838/) Mai 1850, an Ferdinand Friedland, Paris, Ende Mai 1850
Z 2/852; Alexandre Weill, (1849/) 1850, Heine-Erinnerungen (* 1883)
Z 2/854; Alexandre Weill, 1850?, Heine-Erinnerungen (* 1883)
Z 2/855; Christine de Belgiojoso, 1849/50, an Caroline Jaubert, Malta 1849/1850 (* 8. September 1850)
Z 2/856; Christine de Belgiojoso, 1850, an Caroline Jaubert, Athen 1850 (* 15. September 1850)
Z 2/857; Meir Aron Goldschmidt, Juli 1850, Artikel über Heine (* Ende 1851)
Z 2/858; Eduard Schmidt-Weissenfels, Sommer 1850, Heine-Erinnerungen (* 1857)
Z 2/861; Adolf Stahr/Fanny Lewald, September 1850, Heine-Erinnerungen, Fassung A. Stahrs (* 1851); Fassung F. Lewalds (* Oktober 1886)
Z 2/864; Adolf Stahr/Fanny Lewald, 26.(?) September 1850, Heine-Erinnerungen, Fassung A. Stahrs (* 1851); Fassung F. Lewalds (* April 1887)
Z 2/866; Adolf Stahr/Fanny Lewald, Oktober 1850, Heine-Erinnerungen, Fassung A. Stahrs (* 1851); Fassung F. Lewalds (* April 1887)
Z 2/867; Adolf Stahr, Oktober 1850, Heine-Erinnerungen, (* 1851)
Z 2/868; Adolf Stahr/Fanny Lewald, September/Oktober 1850, Heine-Erinnerungen, Fassung A. Stahrs (* 1851); Fassung F. Lewalds (* April 1887)
Z 2/869; Caroline Jaubert, 1850(– 1855), Heine-Erinnerungen, (* 1879)
Z 2/870; Martin Cohn (»A. Mels«) Oktober (?) 1850, Heine-Erinnerungen, (* Januar 1865)
Z 2/872; Fanny Lewald, Mitte Okt. 1850, Heine-Erinnerungen, (* April 1887)
Z 2/876; Adolf Stahr/Fanny Lewald, 23. Oktober 1850, Heine-Erinnerungen, Fassung A. Stahrs (* 1851); Fassung F. Lewalds (* Mai 1887)

Z 2/871; Karl August Varnhagen van Ense, Oktober 1850, Notiz, Berlin, 24. Oktober 1950, (nach Mitteilungen von Hermann Franck)
Z 2/877; Alexandre Weill, Okt. 1850, Pressenotiz (* 2./3. November 1850)
Z 2/880; Hector Berlioz, 1850/1851, an Vesque von Püttlingen, Paris, 31. März 1851
Z 2/881; Adolf Strodtmann, 1851, nach Mitteilungen von M. Etienne (* 1869)
Z 2/882; Georg Weerth, Anfang Februar 1851, an seine Mutter, Februar 1851
Z 2/883; Ferdinand Hiller, 15. Februar 1851, Artikel über Paris-Aufenthalt (* 19. April 1851)
Z 2/884; Heinrich Rohlfs, Frühjahr 1851, Heine-Erinnerungen, (* Juli/August 1862)
Z 2/885; Heinrich Rohlfs, Frühjahr 1851, Heine-Erinnerungen, (* Juli/August 1862)
Z 2/889; Heinrich Rohlfs, Frühjahr 1851, Heine-Erinnerungen, (* Juli/August 1862)
Z 2/890; Karl Schorn, März 1851, Memoiren (* 1898)
Z 2/896; (Georg Spiller v. Hauenschild) 20. – ca. 28. Juli 1851, nach Mitteilungen von Julius Campe, (* 3. September 1851)
Z 2/897; Gustav Heine, 17.–27. August 1851, Artikel über Besuch bei Heine (* 17.–20. September 1851)
Z 2/898; August Gathy, August 1851, an Julius Campe, Paris, 26. August 1851
Z 2/899; Immanuel Hermann Fichte, Aug. 1851, Tagebuch, Paris, 31. 8. 1851
Z 2/900; (Eduard Fichte), 31. August 1851, Artikel über Besuch bei Heine (* Dezember 1858)
Z 2/902; Moritz Carriere, Ende September/Anfang Oktober 1851, an Karl August Varnhagen van Ense, Gießen, 11. Oktober 1851
Z 2/903; Rudolf von Gottschall, 12. Oktober 1851, Memoiren (* 1898)
Z 2/905; Caroline Jaubert, November 1851, Heine-Erinnerungen, (* 1879)
Z 2/911; Adolf Ebeling, März (?) 1852, Heine-Erinnerungen, (* 1880)
Z 2/912; Ferdinand Hiller, Frühjahr 1852, an Wolfgang Müller von Königswinter, Paris, 4. April 1852
Z 2/914; Eduard Vehse, Mai 1852, an Julius Campe, Dresden, 1852
Z 2/915–918; Maximilian Heine, zweite Junihälfte, Heine-Erinnerungen (* 1868)
Z 2/920; Elise von Hohenhausen, August 1852, an Karl August Varnhagen van Ense, Preußisch-Münden, 24. Oktober 1852
Z 2/921; Friederike von Hohenhausen, August 1852, Artikel über Besuch bei Heine (* 19. März 1853)
Z 2/922; Caroline Jaubert, zwischen 1849 und 1855, Heine-Erinnerungen (* 1879)
Z 2/929; Lucie Duff-Gordon, 1853, Mitteilung an R. M. Milnes, ca. 1856
Z 2/930; Emma von Suckow (»Emma Niendorf«), Sommer 1853, Bericht über Parisaufenthalt (* 1854)
Z 2/931; Maria Embden-Heine, Sept. 1853, Heine-Erinnerungen (* 1881)
Z 2/932; August Gathy, 12. Sept. 1853, an Julius Campe, Paris, 12. 9. 1853
Z 2/935; Alphons Trittau, 1. Febr. 1854, an Julius Campe, Paris, 21. 2. 1854
Z 2/936; Alphons Trittau, 7. Febr. 1854, an Julius Campe, Paris, 8. 2. 1854
Z 2/938; Philibert Audebrand, Anf. April 1854, Artikel über Heine (* 1892)
Z 2/939; August Gathy, ca. 10. 4. 1854, an Julius Campe, Paris, 11. 4. 1854
Z 2/940; (Ernst Kossak), Juni 1854, Bericht über Besuch bei Heine (* 17. Juli 1854)
Z 2/941; Joseph Lehmann, Ende Juni 1854, Artikel über Besuch bei Heine (* 13. Juli 1854)
Z 2/942; Alfred Meissner, Anfang August 1854, Heine-Erinnerungen (* 1856)
Z 2/943; Alfred Meissner, Anfang August 1854, Heine-Erinnerungen (* 1856)
Z 2/944; Alfred Meissner, August 1854(?), Heine-Erinnerungen (* 1862)
Z 2/946; Richard Reinhardt, 7. 10. 1854, an Julius Campe, Paris, 7. 10. 1854
Z 2/947; Richard Reinhardt, 10. 10. 1854, an Julius Campe, Paris, 10. 10. 1854

Z 2/948; Richard Reinhardt, 26. 10. 1854, an Julius Campe, Paris, 26. 10. 1854
Z 2/949; Richard Reinhardt, 27./28. Oktober 1854, an Julius Campe, Paris, 28. Oktober 1854
Z 2/950; Richard Reinhardt, Oktober/November 1854, an Julius Campe, Paris, 3. November 1854
Z 2/951; Richard Reinhardt, Ende November 1854, an Julius Campe, Paris, 1. Dezember 1854
Z 2/952; Richard Reinhardt, Mitte Dezember 1854, an Julius Campe, Paris, 21. Dezember 1854
Z 2/953; Richard Reinhardt, Januar/Februar 1854, an Julius Campe, Paris, 8. Februar 1854
Z 2/954; Caroline Jaubert, Frühjahr 1855, Heine-Erinnerungen (* 1879)
Z 2/955; Richard Reinhardt, März/April 1855, an Julius Campe, Paris, 14. April 1855
Z 2/956; Julius Campe, 20. 4. 1855, an Luise Campe, Paris, 21. April 1855
Z 2/958; Henry Julia, (1853?)1855, Heine-Erinnerungen (* 9. Januar 1882)
Z 2/959; Henry Julia, (1853?)1855, Heine-Erinnerungen (* ca. 1883)
Z 2/960; Henry Julia, 1855, Heine-Erinnerungen (* 15. Oktober 1882)
Z 2/963; Henry Julia (1841?)1855, Heine-Erinnerungen, ca. 1883
Z 2/964; Elise Krinitz (»Camille Selden«), Juni 1855, Artikel über Heine (* 1. April 1855)
Z 2/970; Adelheid Zunz, 26. 6. 1855, an Moritz Kirchstein, Paris, 28. 6. 1855
Z 2/971; Adelheid Zunz, 26. und 28. Juni 1855, an Julie Ehrenberg, Berlin, 31. Juli 1855
Z 2/972; Ferdinand Lassalle, Anfang Juli 1855, an Karl Marx, Paris, Anfang Juli 1855
Z 2/974; Moritz Gottlob Saphir, zweite Hälfte Juli 1855, Artikel über Besuch bei Börnes Grab und bei Heine, Paris, 28. Juli 1855
Z 2/976; Heinrich Laube, Anf. Aug. 1855, Heine-Erinnerungen (* Jan. 1868)
Z 2/977; Dr. Schlesinger, 24. August 1855, Mitteilung über Begegnung mit Heine (* ca. 23. Februar 1856)
Z 2/982; Elise Krinitz (»Camille Selden«), August 1855 – Februar 1856, Heine-Erinnerungen (* 1884)
Z 2/990; Adolf Stahr/Fanny Lewald, September/Oktober 1855, Heine-Erinnerungen, Fassung A. Stahrs (* 27. Februar 1856); Fassung F. Lewalds (* Mai 1887)
Z 2/991; Fanny Lewald, 15. 10. 1885, Heine-Erinnerungen, (* Mai 1887)
Z 2/995; Karl August Varnhagen van Ense, Ende Oktober 1855, Tagebuch, Berlin, 1. November 1855
Z 2/996; Adolf Stahr/Fanny Lewald, Oktober/November 1855, Heine-Erinnerungen, Fassung A. Stahrs (* 1857); Fassung F. Lewalds (* Mai 1887)
Z 2/997; Elise Krinitz (»Camilla Selden«), Oktober (?) 1855, Artikel über Heine (* 1. April 1867)
Z 2/998; Elise Krinitz (»Camilla Selden«), Oktober (?) 1855, Artikel über Heine (* 1. April 1867)
Z 2/999; Elise Krinitz (»Camilla Selden«), Herbst (?) 1855, Heine-Erinnerungen (* 1884)
Z 2/1000; Elise Krinitz (»Camilla Selden«), Herbst (?) 1855, Heine-Erinnerungen (* 1884)
Z 2/1001; Elise Krinitz (»Camilla Selden«), Herbst (?) 1855, Heine-Erinnerungen (* 1884)
Z 2/1002; Gustav Heine, 5.–13. 11. 1855, Artikel über Heine (* 5./6. 4. 1856)
Z 2/1003; Charlotte Embden, ca. 5. November – Anfang Dezember 1855, Mitteilung an Ludwig van Embden (* 1892)
Z 2/1007; Adolf Stahr, Mitte Nov. 1855, Heine-Erinnerungen, (* 1857)
Z 2/1011; Theophile Gautier, Jan. 1856, Artikel über Heine (* 1856)
Z 2/1012; Caroline Jaubert, Anf. Februar 1856, Heine-Erinnerungen (* 1879)
Z 2/1013; Elise Krinitz (»Camilla Selden«), Februar 1856, Heine-Erinnerungen (* 1884)
Z 2/1014; Alfred Meissner, Februar 1856, nach Mitteilungen Mathilde Heines (* 1862)

Z 2/1015; Friedrich Szavardy, ca. 12. Februar 1856, nach Mitteilungen von David Gruby (* 23. Februar 1856)

Z 2/1017; Friedrich Szavardy, 15./16. Februar 1856, nach Mitteilungen von David Gruby (* 23. Februar 1856)

Z 2/1018; Catherine Bourlois, 13.–17. Februar 1856, an Gustav Heine, Paris, Februar/März 1856

Z 2/1018; Catherine Bourlois, 13.–17. Februar 1856, an Charlotte Embden, Paris, 11. März 1856

Z 2/1021; Elise Krinitz (»Camilla Selden«), (Juni 1855–)17. Februar 1856, an Alfred Meissner, Paris, 2. März 1856

21. Literaturverzeichnis

(1) Ackerknecht, Erwin H.: Broussais or a forgotten medical revolution. Bull. Hist. Med. *27* (1953) 320–343

(2) Amerongen, M. van: Het matrassengraf – Heine's sterfbed 1848–1856. Amsterdam 1985

(3) Antel, Jack P.; Arnarson, Barry G. W.: Demyelinisierende Erkrankungen. In: Harrison Prinzipien der Inneren Medizin. Vollst. Übersetzung d. 11. Auflg. von Harrison's Principles of Internal Medicine, hrsg. v. P. W. Straub, Bd. 2, Basel 1989, 2350–2356

(4) Bastard, Jean: Henry Heine – Malade de Génie. L'esprit médical *3* (1902) 1–2

(5) Bastard, Jean: Un malade de talent Henry Heine. Diss. med. Fak. Lyon 1930

(6) Baudoin, Marcel: Quelques données sur la maladie et la mort d'Heinrich Heine. Gaz. méd. Paris *73* (1902) 49–50

(7) Bäumler, Ernst: Armors vergifteter Pfeil. Hamburg 1976

(8) Becker, J.: Arteriitis und Endangitis. In: Entzündungen und degenerative Erkrankungen des Nervensystems, Vorträge, gehalten auf dem 17. Neurologischen Fortbildungskongreß in Düsseldorf am 29. und 30. Mai 1976. Sonderheft: Die Medizinische Welt, Stuttgart, New York 1976, 49

(9) Bender, H.: Warum ist die Deutsche Burschenschaft antisemitisch geworden? – Burschenschaftliche Blätter 7 (1896) Nr. 11 s.p.

(10) Bett, W. R.: Heinrich Heine (1799–1856), poet and patient. Med. Press *235* (1956) 166–167

(11) Béthencourt, Jacques: Noveau Carême de Pénitence et Purgatoire d'Expiation à l'usage des malades affectés du mal françois ou mal vénérien. Paris 1871, 31 ff.

(12) Biechteler, Walter: Krankheiten und Todesursachen berühmter Männer. Diss. med. Fak. München 1938

(13) Birnbaum, Karl: Psychopathologische Dokumente – Selbstbekenntnisse und Fremdzeugnisse aus dem seelischen Grenzlande. Berlin 1920

(14) Bloch, Ivan: Der Ursprung der Syphilis. Jena 1901, 1. Aufl.

(15) Bloch, Ivan: Der Ursprung der Syphilis. Jena 1911, 2. Aufl.

(16) Bodi, Leslie: Kopflos – ein Leitmotiv in Heines Werk. In: Heine-Studien. Internationaler Heine-Kongreß 1972. Hrsg. v. M. Windfuhr, Hamburg 1973, 227–244

(17) Boysen, Friedrich Eberhard: Übersetzung des Koran. Halle 1773

(18) Braun, Adolf H.: Heinrich Heines Krankheit. Klin. ther. Wschr. 27 (1920) 76–79

(19) Braun, Adolf H.: Krankheit und Tod im Schicksal bedeutender Menschen. Stuttgart 1940, 2. Aufl.

(20) Brera, Valerin Aloys: Anatripsologie oder: die Lehre von den Einreibungen. (In der 4. Aufl. aus dem Italienischen übersetzt von Eyerel, J.), Bd. 1 u. 2, Wien 1800–1801

(21) Brera, Valerin Aloys: Über die Einreibungen der mit Speichel oder anderen thierischen Säften verbundenen innerlichen Arzneimittel und ihre Wirkung auf den thierischen Körper. Sammlung auserlesener Abhandlungen zum Gebrauche prakt. Ärzte *17* (1796) 453–470

(22) Brinitzer, Karl: Heinrich Heine – Roman seines Lebens. Hamburg 1960

(23) Brown, John: John Brown's System der Heilkunde. Nach der letzten vom Verfasser sehr vermehrten und mit Anmerkungen bereicherten englischen Ausgabe seiner Elements of Medicine übersetzt und mit einer kritischen Abhandlung über die Brown-

schen Grundsätze begleitet von C. H. Pfaff. Nebst einer tabellarischen Übersicht des Brownischen Systems von Samuel Lynch. Kopenhagen 1798
(24) Brown, John: Anfangsgründe der Medizin. Frankfurt/Main 1806
(25) Cabanès, Augustin: A propos du centième anniversaire de la naissance de H. Heine. Chron. méd. Paris *24* (1899) 579–780
(26) Cabanès, Augustin: Grands Névropathes. Bd. III. Paris 1935
(27) Callisen, Adolph Carl Peter: Medicinisches Schriftsteller-Lexikon der jetzt lebenden Ärzte, Wundaerzte, Geburtshelfer, Apotheker und Naturforscher aller gebildeten Völker. Copenhagen 1832, 291–293
(28) Caroscio, James T.: Amyotrophic Lateral Sklerosis – A Guide to Patient Care. Stuttgart, New York 1986
(29) Cermak, Ida: Ich klage nicht – Begegnung mit der Krankheit in Selbstzeugnissen schöpferischer Menschen. Wien 1972
(30) Charcot, Jean Martin: Sur quelques arthropathies, qui paraissent dépendre d'une lésion du cerveau ou de la moelle épinière. Arch. Physiol. norm. path *1* (1868) 161–178
(31) Charcot, Jean Martin: Leçons sur les maladies du système nerveux faites à La Salpêtrière. Bd. 1, 2 u. 3. Paris 1872–87
(32) Charcot, Jean Martin: Vorträge über Krankheiten des Nervensystems. (deutsch. Übersetzung), Stuttgart 1878
(33) Charcot, Jean Martin: Histologie de la sclérose en plaques, Gaz. Hôp. *41* (1868) 554–555, 557–558, 566
(34) Charcot, Jean Martin: Des amyotrophies spinales chroniques. Progr. méd. *2* (1874) 573–574
(35) Charcot, Jean Martin; Bouchard, Abel: Douleurs fulgurantes de l'ataxie sans incoordination des mouvements; sclérose commencante des cordons postérieur de la moelle épinière. Gaz. méd. *21* (1866) 122–124
(36) Clarke, Jacob Augustus Lockhardt; Jackson, John Hughlings: On a case of muscular atrophy, with disease of the spinal cord and medulla oblongata. Med.- Chir. Trans. *50* (1867) 489–96
(37) Cohn, Michael: Die Augenstörungen Heinrich Heines. Klin. Mbl. Augenheilk. *86* (1931) 370–374
(38) Cohn, Michael: Die Krankheit Heinrich Heines. Dtsch. med. Wschr. *42* (1930) 1793–1795
(39) Cohn, Michael: Heinrich Heine und die Heilkunde. Die Medizinische Welt *4* (1930) 1124–1135
(40) Cohn, Michael: Heinrich Heines Tic. Dtsch. med. Wschr. *57* (1931) 1524
(41) Cohn, Michael: War Heinrich Heine infiziert? Z. Sex.-Wiss. *17* (1931) 431–437
(42) Chritchley, Mcdonald: Four Illustrious Neuroluetics. Proc. Roy. Soc. Med. *62* (1969) 669–673
(43) Cruveilhier, Jean: Anatomie pathologique du corps humain. Bd. 1 u. 2, Paris 1829–1842
(44) Curschmann, H.: Über familiäre multiple Sklerose. Dtsch. Z. Nervenheilkd. *66* (1920) 225–230
(45) Curtius, F.: Multiple Sklerose und Erbanlage. Leipzig 1933
(46) Dejerine, Joseph Jules: Sur l'atrophy musculaire des ataxiques. Paris 1889
(47) Dejerine, Joseph Jules: Sur un cas de paraplegie par névrites périphériques, chez un ataxique morphiomane. C. R. Soc. Biol. (Paris) *4* (1887) 137–43
(48) Delamarre, Georges: De troubles gatriques dans l'ataxie locomotrice progressive. Diss. med. Fak. Paris 1860
(49) Delank, Hans Walter: Neurologie. Stuttgart 1985
(50) Dictionnaire de médicine. Bd. 22, Paris 1840 2. Aufl.

(51) Dictionnaire des sciences médicales. Bd. 37, Paris 1819

(52) Doyle, Arthur Conan: An Essay Upon the Vasomotor Changes in Tabes Dorsalis. Diss. med. Fak. Edinburgh 1885 (Original in der Universitätsbibliothek Edinburg, University of Edinburgh)

(53) Duchenne De Boulogne, Guillaume Benjamin Armand: De l'ataxie locomotrice progessive. Arch. gén. Méd. *12* (1858) 64–152: *13* (1859) 36–63, 158–81, 417–51

(54) Ebstein, Erich: David Gruby (1810–1898) als Forscher und Arzt Heinrich Heines – Ein Gedenkblatt zu seinem 30. Todestag. Derm. Wschr. *88* (1929) 507–510

(55) Ebstein, Erich: Zur Geschichte der venerischen Krankheiten in Göttingen. Janus *10* (1905) 178–196

(56) Embden Heine, Maris Principessa della Rocca: Erinnerungen an Heinrich Heine von seiner Nichte. Hamburg 1881

(57) Erb, Wilhelm Heinrich: Ueber syphilitische Spinalparalyse. Neurol. Zbl. *11* (1892) 161–68

(58) Erb, Wilhelm Heinrich: Die Aetiologie der Tabes. Samml. klin. Vorträge (N.F.) *53* (Innere Medizin Nr. 18) (1892) 515–592

(59) Erb, Wilhelm Heinrich: Ueber Sehnenreflexe bei Gesunden und Rückenmarkskranken. Arch. Psychiat. Nervenkr. *5* (1875) 792–802

(60) Esmarch, Fr.; Jessen, W.: Syphilis und Geistesstörung. Allg. Z. Psychiat. *14* (1857) 20–36

(61) Fauci, Anthony S.: Vaskulitiden. In: Harrison Prinzipien der Inneren Medizin. Vollst. Übersetzung d. 11. Aufl. von Harrison's Principles of Internal Medicine, hrsg. v. P. W. Straub, Bd. 2, Basel 1989, 1696–1697

(62) Fendi, Mounir: Halbmond, Kreuz und Schibboleth – Heinrich Heine und der islamische Orient. Hamburg 1980

(63) Fournier, Jean Alfred: De l'ataxie locomotrice d'origine syphilitique. Paris 1876

(64) Fraenkel, Maimon: Trifolium, Hamburg 1832

(65) Franklin, C. R.; Brickner, R. M.: Vasospasm associated with multiple sclerosis. Arch. Neurol. Psychiatry *58* (1947) 152–162

(66) Frerichs, F. Th.: Über Hirnsklerose. Arch. Gesamte Med. *10* (1849) 334–347

(67) Frick, Ewald: Multiple Sklerose. Praktische Neurologie. Bd. 3, hrsg. v. Neundörfer, B.; Soyka, D.; Schimrigk, K., Weinheim 1987

(68) Frick, Johannes v.; Richter, Paul; Spitzer, Rudolf: Geschichte der Dermatologie, Geographische Verteilung der Hautkrankheiten, Nomenklatur. Berlin 1928

(69) Friderich, Johanna: Über die amyotrophische Tabes dorsalis. Diss. med. Fak. Basel 1949

(70) Fries, J. F.: Über die Gefährdung des Wohlstandes und Charakters der Deutschen durch die Juden. Heidelberg 1816

(71) Gahl, Klaus (ed); Bart, H. G. et al.: Infektiöse Endokarditis: Klinik, Diagnostik und Therapie. Darmstadt 1984

(72) Gajdusek, D. C.; Gibbs, G. J.; Alpers, M.: Slow latent and temperature virus infections. Washington 1965

(73) Galley, Eberhard: Heine und die Burschenschaft – Ein Kapitel aus Heines politischem Werdegang zwischen 1829 und 1830. In: Heine-Jahrbuch 1972. Hrsg. v. Galley, Eberhard, Hamburg 1972, 66–95

(74) Galley, Eberhard: Heinrich Heine. Stuttgart 1976, 4. Aufl.

(75) Goedeke, Karl: Grundrisz zur Geschichte der deutschen Dichtung – Aus den Quellen von Karl Goedeke. Bd. 3, Hannover 1859–1881, 437–465

(76) Green, Louis: Atypische Formen der Multiplen Sklerose. Diss. med. Fak. Basel 1937

(77) Grmek, A. Rosseau: L'oeuvre cardiologique de Léon Rostan. Rev. Hist. Scien. et de leurs Application *19* (1966) 29–52

(78) Gruber, Georg B.: Karl Friedrich Heinrich Marx (1796–1877). Med. Klin. *49/2* (1954) 1187–1189

(79) Gruby, David: David Gruby and Maximilian Heine, Paris, 17. Febr. 1856. Orig. im Heinrich-Heine-Institut Düsseldorf. Erstveröff. in Gartenlaube Nr. 48, 1866, (6. Auflage) s. a. Karpeles, G.: Heinrich Heine. Leipzig 1899, 760

(80) Guillain, G.; Barré, A.; Strohl, A.: Sur un syndrome de radiculo-névrite avec hyperalbuminose du liquide céphalorachidien sans reaction cellulaire. Remarques sur le caractères cliniques et graphiques des réflexes tendineux. Bull. Soc. méd. Hôp. Paris *40* (1916) 1462–70

(81) Gull, Sir William Withey: Cases of paraplegia (with autopsies of ataxic cases, showing lesions in the posterior columns of the spinal cord) Guy's Hosp. Rep. *2* (1856) 143–90; *4* (1858) 169–216

(82) Gull, Sir William Withey: Case of progressive atrophy of the muscles of the hand: enlargement of the ventricle of the cord in cervical region, with atrophy of the grey matter. Guy's Hosp. Rep. *12* (1862) 244–250

(83) Guy, Irene: Sexualität im Gedicht. Heinrich Heines Spätlyrik. Bonn 1984

(84) Günther, H.: Die Bedeutung der Hämatoporphyrine in Physiologie und Pathologie. München 1922

(85) Haberlandt, W. F.: Amyotrophische Lateralsklerose – Klinisch-pathologische und genetisch-demographische Studie. Stuttgart 1964

(86) Haberling, Wilhelm: Heinrich Heine's Medical Ancestors and Relatives. Med. Life *1* (1934) 42–56

(87) Hahnemann, Samuel: Die chronischen Krankheiten, ihre eigentümliche Natur und homöopathische Heilung. Bd. 1–2, Dresden, Leipzig 1828; Bd. 3–5, Düsseldorf 1938–1939

(88) Haymaker, W.; Kerohan, J.: The Landry-Guillain-Barré Syndrom. A clinicopathological report of fifty cases and a critique of the literature. Medicine *28* (1949) 59–141

(89) Hayter, Aletha: Opium and the Romantic Imagination. Berkeley/Los Angeles 1970, 2. Aufl.

(90) Hädecke, Wolfgang: Heinrich Heine. Eine Biographie. München, Wien 1985

(91) Heer, S.; Bunsow, H.: Die alte Göttinger Burschenschaft 1815–1834. Zitiert nach: Galley, E., Heine und die Burschenschaft *13* (1932) 209–339

(92) Heine, Heinrich: Heinrich Heine Säkularausgabe. Werke – Briefwechsel – Lebenszeugnisse. Hrsg. von den nationalen Forschungs- und Gedenkstätten der klassischen deutschen Literatur in Weimar und dem Centre de la Recherche Scientifique in Paris. Bearbeiter Fritz H. Eisner, Berlin, Paris 1970

(93) Heine, Heinrich: An die hohe Bundesversammlung, 28. 1. 1836. In: Heinrich Heine. Historisch-kritische Gesamtausgabe der Werke. Hrsg. M. Windfuhr. Bd. 11, Hamburg 1978, 148

(94) Heine, Heinrich: Buch der Lieder. In: Heinrich Heine. Werke und Briefe. Hrsg. H. Kaufmann. Bd. 1, Berlin, Weimar 1980, 3. Aufl., 144–145

(95) Heine, Heinrich: Klagelied eines Altdeutschen Jünglings. In: Heinrich Heine. Werke und Briefe. Hrsg. H. Kaufmann. Bd. 1, Berlin, Weimar 1980, 3. Aufl., 298

(96) Heine, Heinrich: Lazarus, 2. »Rückschau«. In: Heinrich Heine. Werke und Briefe. Hrsg. H. Kaufmann. Bd. 2, Berlin, Weimar 1980, 3. Aufl., 108

(97) Heine, Heinrich: Lutetia, Aus den Pyrenäen I. In: Heinrich Heine. Werke und Briefe. Hrsg. H. Kaufmann. Bd. 6, Berlin, Weimar 1980 3. Aufl. 554–555

(98) Heine, Heinrich: Lutetia, Aus den Pyrenäen II. In: Heinrich Heine. Werke und Briefe. Hrsg. H. Kaufmann. Bd. 6, Berlin, Weimar 1980 3. Aufl., 557

(99) Heine, Heinrich: Memoiren. Hrsg. G. Karpeles, Berlin 1909, 4. Aufl.

(100) Heine, Heinrich: Memoiren. In: Heinrich Heine. Werke und Briefe. Hrsg. H. Kaufmann. Bd. 7, Berlin, Weimar 1980, 3. Aufl., 216
(101) Heine, Heinrich: Nachlese zu den Reisebildern. In: Heinrich Heine. Werke und Briefe. Hrsg. H. Kaufmann. Bd. 3, Berlin, Weimar 1980, 3. Aufl., 512–513
(102) Heine, Heinrich: Romanzero, Nachwort. In: Heinrich Heine. Werke und Briefe. Hrsg. H. Kaufmann. Bd. 2, Berlin, Weimar 1980, 3. Aufl., 185–186
(103) Heine, Maximilian: Erinnerungen an Heinrich Heine und seine Familie. Berlin 1868
(104) Heine, Maximilian: Maximilian Heine an Heinrich Heine (10. 3. 1834). Slg. Strauß, Heinrich-Heine-Institut Düsseldorf
(105) Hess, R.: Kasuistischer Beitrag zur Diagnose ungewöhnlicher Formen der ALS. Schweiz. Arch. Neurol. u. Psychiat. *59* (1947) 152
(106) Hesse, Karl: Heinrich Heine und die Burschenschaft. Burschenschaftliche Blätter *2* (1888) 146
(107) Heymann, Fritz: Heines Bruder Max. Unterhaltungsblatt der Voss. Zeitg., Nr. 237, 9. 10. 1927
(108) Heymann, Fritz: Der Chevalier von Geldern – Eine Chronik der Juden. Köln 1963
(109) Hillberger, ?.: Das Meerbad als Heilmittel. Z. d. Verhan. Ärzte Österr. (1855) 489
(110) Hirth, Friedrich: Heinrich Heine. Briefe Bd. 4, Mainz 1951, 74
(111) Hoeber, Karl: Heinrich Heine als Student. Kölnische Volkszeitung, 5. Februar 1923. (Heinrich-Heine-Institut, Heine Slg. 1923)
(112) Hoffmann von Fallersleben, August Heinrich: Mein Leben. In: Hoffmann von Fallersleben. Auswahl in drei Teilen. Hrsg. v. A. Welder-Steinberg, Bd. 2, Hildesheim, New York 1973
(113) Hohenhausen, Elise v.: Berühmte Liebespaare. Leipzig 1876
(114) Hufeland, Christoph Wilhelm: Bemerkungen über die Brownsche Praxis, besonders die Wirkungen von Wärme und Kälte. Journal der practischen Arzneykunde und Wundarzneykunst *4.1.* (1797) 125 –150
(115) Hufeland, Christoph Wilhelm: Bemerkungen über die Brownsche Praxis, besonders die Wirkungen von Wärme und Kälte. Journal der practischen Arzneykunde und Wundarzneykunst *6.4.* (1797) 863 –879
(116) Hufeland, Christoph Wilhelm: Enchiridion medicum oder Anleitung zur medizinischen Praxis. Vermächtnis einer fünfzigjährigen Erfahrung. Berlin 1836 2. Aufl.
(117) Hultberg, Helge: Heine. Leben, Ansichten, Bücher. Kopenhagener germanistische Studien, Bd. 4, Kopenhagen 1974
(118) Humboldt, Wilhelm von: Ueber die Aufgabe des Geschichtsschreibers. In Wilhelm von Humboldt. Werke. Hrsg. v. A. Leitzmann. Bd. 4 (1820–1823) Berlin 1905, 37–38
(119) Hunnius, Curt: Hunnius Pharmazeutisches Wörterbuch. 6. Aufl., völlig neu bearbeitet und stark erweitert von Arthur Burger und Helmut Wachter. Berlin, New York 1986
(120) Ichelson, R. R.: Cultivation of spirochaetes from spinal fluids of multiple sclerosis cases and negative control. Proc. Soc. Exp. Biol. Med. *95* (1957) 57–58
(121) Jadassohn, J.: Handbuch der Haut- und Geschlechtskrankheiten. Bd. 14/2, Berlin 1928, 217–218
(122) Jahr, G. H. G.: Die venerischen Krankheiten. Ihre patholog. Natur, richtige Erkenntnis und homöopathische Behandlung, s.l. 1867
(123) Jung, Gustav: Der Erotiker Heinrich Heine. Z. Sex.-Wiss. *11* (1924) 113–128
(124) Jung, Gustav: Die Darstellung des Weibes in Heinrich Heines Werken. Leipzig 1920
(125) Kahler, Otto: Ueber die Diagnose der Syringomyelie. Prag. med. Wschr. *13* (1888) 45, 63

(126) Kampmeier, R. H.: The introduction of iodine in the treatment of syphilis: the writings of William Wallace. Sexually Transmitted Diseases *7* (1980) 26–28
(127) Kanowsky, Walter: Heine als Benutzer der Bibliotheken in Bonn und Göttingen. In: Heine-Jahrbuch *12* (1973) Hamburg 1973, 131–153
(128) Karpeles, Gustav: Heinrich Heine. Aus seinem Leben und aus seiner Zeit. Leipzig 1899
(129) Kaufmann, Max: Heines Liebesleben. Zürich 1897
(130) Kenéz, Jánoz: H. Heine betegsége. Egy vita, mely a költö halálának 125. évfordulója után sem zárult le. Heinrich-Heine-Institut Düsseldorf, HS 1981/73, Mss, 1981, 105. (Die Krankheit von Heinrich Heine. Eine Diskussion, welche nicht einmal nach dem 125. Jahrestag des Dichtertodes zu Ende ging)
(131) Koelbing, Huldrych M.: Julius Sichel aus Frankfurt (1802–1868), ein Pionier der modernen französischen Augenheilkunde. Ophth. *161* (1970) 83–89
(132) Koelbing, Huldrych M.: Medizinische Gesichtspunkte zum Problem der Drogenabhängigkeit. Bull. Schweiz. Akad. med. Wiss. *27* (1971) 58–66
(133) Kohut, Adolph: Berühmte israelitische Männer und Frauen in der Kulturgeschichte der Menschheit. Bd. 1, Leipzig, Reudnitz 1900, 412–421
(134) Kolle, Kurt: Die Krankheit von Heinrich Heine. Der Hautarzt *15* (1964) 162–164
(135) Kopelew, Lew: Ein Dichter kam vom Rhein. Heinrich Heines Leben und Leiden. Berlin 1981
(136) Koreff, Johann Ferdinand: Affection de la moelle épinière, suivie de quelques observations. Journal de Physiologie experimentale et pathologique *4* (1824) 372–398
(137) Koreff, Johann Ferdinand: Amaurose. Magazin für die gesamte Heilkunde *35* (1831) 187
(138) Kraus, Ludwig August: Kritisch-etymologisches medicinisches Lexikon oder Erklärung des Ursprungs der aus dem Griechischen, dem Lateinischen und aus dem Oriental. Sprachen in die Medicin und in die zunächst damit verwandten Wissenschaften aufgenommenen Kunstausdrücke, zugleich also Beispielsammlung für jede Physiologie der Sprache. Göttingen 1844, 3. Aufl.
(139) Kreutel, Margit: Die Opiumsucht. In: Quellen und Studien zur Geschichte der Pharmazie. Hrsg. v. Rudolf Schmitz. Bd. 41, Stuttgart 1988
(140) Kristeva, Julia: Zu einer Semiologie der Paragramme. In: Struktualismus als interpretatives Verfahren. Hrsg. v. M. Gallas, Darmstadt, Neuwied 1972
(141) Kruse, Joseph A.: Heine in Paris. Düsseldorf 1984
(142) Kruse, Joseph A.: Heines Hamburger Zeit. Hamburg 1972, 143
(143) Kruse, Joseph A.: Heinrich Heine. Leben und Werk in Daten und Bildern. Frankfurt a. M. 1983
(144) Kuhn, P.; Steiner, G.: Über die Ursache der multiplen Sklerose. Med. Klin. *13* (1917) 1007–1009
(145) Kussmaul, Adolf; Maier, Rudolf: Ueber eine bisher noch nicht beschriebene eigenthümliche Arterienerkrankung (Periarteriitis nodosa), die mit Morbus Brightii und rapid fortschreitender allgemeiner Muskellähmung einhergeht. Dtsch. Arch. klin. Med. *1* (1866) 484–518
(146) Lancereaux, E.: Treatise on Syphilis: Historical and Practical. Bd. 2, London 1869
(147) Landry, J. B. O.: Note sur la paralysie ascendante aigue. Gaz. hebd. Sci. med. Bordeaux *6* (1859) 472–474
(148) Landsberg, Hans: Heinrich Heines Leiden. Die Nation *18* (1901) 315–316
(149) Lange-Eichbaum, Wilhelm: Genie, Irrsinn und Ruhm. Eine Pathographie des Genies. Neu bearbeitet von Wolfram Kurth, München, Basel 1961 5. Aufl.
(150) Lange-Eichbaum, Wilhelm; Kurth, Wolfram: Genie, Irrsinn und Ruhm. Eine Pathographie des Genies. Neu bearbeitet von Wolfgang Ritter, Bd. 4, »Die Dichter und Schriftsteller, 1«, München, Basel 1987, 7. Aufl., 164–170

(151) Lankhard, F. C.: Leben und Schicksal. Teil I. Halle 1792

(152) Leibbrand, Annemaria; Leibbrand, Werner: Formen des Eros. Kultur- und Geistesgeschichte der Liebe, Bd. 1. Vom antiken Mythos bis zum Hexenglauben. München 1950

(153) Lenk, Emil: Das Liebesleben der Genies. Radeburg 1926

(154) Leonhardt, Rudolf Walter: Das Weib, das ich geliebet hab – Heines Mädchen und Frauen –. Hamburg 1975

(155) Leyden, Ernst von: Ueber acute Ataxie. Z. klin. Med. *18* (1891) 576–87

(156) Libman, Emanuel: A Study of the endocardial lesions of subacute bacterial endocarditis (with particular reference to healing or healed lesions; with clinical notes). Amer. J. med. Sci. *144* (1912) 313

(157) Locksley, Richard M.: Infektionen durch Staphylokokken. In: Harrison Prinzipien der Inneren Medizin. Vollst. Übersetzung d. 11. Auflg. von Harrison's Principles of Internal Medicine, hrsg. v. P. W. Straub, Bd. 1, Basel 1989, 643–644

(158) Loewenhardt, Sigismund Eduard: De myelophthisi chronica vera et notha. Berolina 1817

(159) Luther, Ulrich: Klinische Untersuchungen bei amyotrophischer Lateralsklerose. Diss. med. Fak. Gießen 1979

(160) Magendie, François: Formulaire pour la préparation et l'emploi de plusieurs noveaux médicaments, tels que la noix vomique, la morphine (etc.). Paris 1821

(161) Marburg, O.: Die sogenannte akute multiple Sklerose. (Encephalomyelitis periaxillaris scleroticans). Zentralbl. Psychiatr. Neurol. *27* (1906) 211–312

(162) Marcuse, Ludwig: Heinrich Heine. Melancholiker, Steiter in Marx, Epikureer. Rothenburg o.d.T. 1977

(163) Marx, Karl F. H.: Göttingen in medizinischer usw. Hinsicht geschildert. Göttingen 1824

(164) Mauthner, Ludwig: Vorträge aus dem Gesamtgebiete der Augenheilkunde, Bd. 2, Wiesbaden 1889, 356–358

(165) Meiner, C.: Über die Verfassung und Verwaltung deutscher Universitäten, Bd. 2, Göttingen 1802, 262 ff.

(166) Meissner, Alfred: Heinrich Heine. Erinnerungen. Hamburg 1856

(167) Mende, Fritz: Heine-Chronik. Daten zu Leben und Werk. München, Wien 1984

(168) Merritt, H. H.: The cerebrospinal fluid in multiple sclerosis. Brain *1* (1904) 56–68

(169) Meyer, Urs A.: Die Porphyrien. In: Harrison Prinzipien der Inneren Medizin. Vollst. Übersetzung d. 11. Auflg. von Harrison's Principles of Internal Medicine, hrsg. v. P. W. Straub, Bd. 2, Basel 1989, 1933–1938

(170) Meyer-Rienecker, H.: Neurologische und psychische Störungen bei Porphyrie. Psychiat. Neurol. Med. Psychol. *16* (1964) 5–13

(171) Meyers Großes Universallexikon, Bd. 13, Leipzig, Wien 1909, 6. Aufl., 560

(172) Müller, E. (Hrsg.): Die Multiple Sklerose des Gehirns und des Rückenmarks. Jena 1904

(173) Müller, Johann Martin: Briefwechsel dreyer akademischer Freunde. Bd. 1, Ulm 1776

(174) Müller-Dietz, Heinz u. Waltraud: Der russische Hofrat Dr. med. Maximilian von Heine. In: XXX Congrès International d'Histoire de la Médicin Düsseldorf – 31-VIII–5-IX-1986. Actes Proceedings, Düsseldorf 1988, 1152–1159

(175) Nicklas, D.: Zum Krankheitsbild der Amyotrophischen Lateralsklerose im Saarland. Diss. med. Fak. Saarbrücken 1967

(176) Noguchi, Hideyo; Moore, Joseph Waldron: A demonstration of Treponema pallidum in the brain in cases of general paralysis. J. exp. Med. *17* (1913) 232–238

(177) Norris, Forbes H. jun.; Kurland, Leonhard T., (ed): Motor Neuron Diseases: Rese-

arch on Amyotrophic Sclerosis and Related Disorders. Contemporary Neurologia Symposia, Bd. 2, New York, London 1969
(178) Oberhoff-Looden, Irmgard: Psychopathologie der Multiplen Sklerose. In: Beiträge zur klinischen Psychologie. Hrsg. v. W. J. Revers, Salzburg 1978
(179) Oepen, Irmgard: An den Grenzen der Schulmedizin. Eine Analyse umstrittener Methoden. Köln 1985
(180) Oppenheim, J.: Zur Pathologie der disseminierten Sklerose. Berl. Klin. Wsch. *24* (1887) 904–907
(181) Osler, Sir William: Gulstonian lectures in malignant endocarditis. Lancet *1* (1885) (I) 415, 459, 504
(182) Osler, Sir William: Chronic infectious endocarditis. Quart. J. Med. *2* (1909) 219
(183) Palmer, Harald W.: A case of acute idiopathic hematoporphyrie with acute ascending paralyses. Ann. intern. Med. *13* (1940) 1500–1508
(184) Panizza, Oskar: Die Krankheit Heines. Zürcher Diskussionen, 1 (1897–1898), hier 1897, s. p.
(185) Pelletier, Jr.; Lawrence, L.; Petersdorf, Robert G.: Infektiöse Endokarditis. In: Harrison Prinzipien der Inneren Medizin. Vollst. Übersetzung d. 11. Auflg. von Harrison's Principles of Internal Medicine, hrsg. v. P. W. Straub, Bd. 1, Basel 1989, 1148–1155
(186) Prange, Hilmar: Neurosyphilis. In: Praktische Neurologie 4. Hrsg. v. Neundörfer, B.; Schimrigk, K.; Soyka, D., Weinheim 1987
(187) Prawer, Siegbert Salomon: Heines Stimme, In: Heine-Jahrbuch 1964, Hamburg 1964, 56–62
(188) Putnam, Tracy J.: The pathogenesis of multiple sclerosis: a possible vascular factor. N. Engl. J. Med. *209* (1933) 786–790
(189) Quincey, Thomas de: Bekenntnisse eines englischen Opiumessers. Hrsg. v. Wolfgang Wicht, Leipzig/Weimar 1981, Wien/Berlin 1982
(190) Raddatz, Fritz: Heine. Ein deutsches Märchen. Hamburg 1977
(191) Rahmer, S.: Heinrich Heines Krankheit und Leidensgeschichte. Eine kritische Studie. Berlin 1901
(192) Rayn, Henrik: The Landry-Guillain-Barré-Syndrom. A survey and a clinical Report of 127 Cases. Acta neurol. scan. *43* Suppl. (1967)
(193) Rechenberg, Luzius von; Koelbing, Huldrych M.: Hufelands Opiumtherapie im zeitgenössischen Vergleich. Gesnerus *42* (1985) 97–119
(194) Regöly-Mérei, G.: Der Einfluß von David Gruby auf die Entwicklung der wissenschaftlichen Medizin. Ther. Hung. *19* (1971) 143–146
(195) Reifenberg, Hugo: Ueber die Krankheit Heinrich Heines unter Zugrundelegung eines ähnlichen Falles. Diss. med. Fak. Köln 1922
(196) Reim, Martin: Augenheilkunde, Stuttgart 1985
(197) Reiser, Georg: Der kranke Heine. (Heinrich Heine's Krankheit und Leidensgeschichte. Eine kritische Studie von S. Rahmer, Dr. med., Berlin). Wiener Abendpost Nr. 146, 1901
(198) Richardson Jr.; Edward P.; Beal, M. Flint; Martin, Joseph B.: Degenerative Krankheiten des Nervensystems. In: Harrison Prinzipien der Inneren Medizin. Vollst. Übersetzung d. 11. Auflg. von Harrison's Principles of Internal Medicine, hrsg. v. P. W. Straub, Bd. 2, Basel 1989, 2383–2384
(199) Rijkens, R. G.: De Zietke En Lijdensgeschiedenis Van Heinrich Heine. Vragen van den Dag, Nr. 10, 1901, 609–626
(200) Rille, J. J.: David Gruby. Derm. Wschr. *82* (1926) 512–526
(201) Rocca, Maria Principessa della: Erinnerungen an Heinrich Heine von seiner Nichte. Hamburg 1881

(202) Rodin, Alvin E.; Key, Jack D.: Medical Casebook Of Doctor Arthur Conan Doyle from Practitioner to Sherlock Holmes and Beyond. Malabar (Florida) 1984

(203) Romberg, Moritz Heinrich: Lehrbuch der Nervenkrankheiten des Menschen. Bd. 1, Berlin 1846

(204) Rose, F. C.: The management in Motor Neuron Disease. In: Amyotrophic Lateral Sclerosis – Therapeutical, Psychological and Research Aspects. Hrsg. v. Cosi, V.; Kato, Ann C.; Parlette, W.; New York 1987, 167–174

(205) Rosenthal, Ludwig: Heinrich Heines Erbschaftsstreit. Hintergründe, Verlauf, Folgen. In: Abhandlungen zur Kunst-, Musik- und Literaturwissenschaft, Bd. 323, Bonn 1982

(206) Roth, Nathan: The Neuropsychiatric Aspects of Porphyria. Psychosom. Med. *7* (1945) 291–301

(207) Roth, Nathan: The Porphyria of Heinrich Heine. Comprehens. Psychiat. *10* (1969) 98–99

(208) Roth, Nathan: The Psychiatric Syndroms of Porphyria. Int. J. Neuropsychiat. (1968) 32–44

(209) Roth, Nathan; Friedmann, Irving; Tonsich, Rosa: Further Remarks on Porphyria and Report of Prolonged Observation Of a Case.
J. Nov. N. dis. *129* (1959) 296–301

(210) Rotter, W. (Hrsg.): Lehrbuch der Pathologie, Stuttgart, New York 1983, 2. Aufl.

(211) Ruge, Arnold: Aus früher Zeit. Berlin 1862

(212) Russel, Richard: A dissertation concerning the use of seawater in diseases of the glands. Diss. med. Fak. Oxford 1753

(213) Rühs, F.: Über die Ansprüche der Juden an das deutsche Bürgerrecht. Berlin 1816

(214) Sachsenweger, Rudolf (Hrsg): Neuroophthalmologie. Leipzig 1977, 2. Aufl.

(215) Sammons, Jeffrey L.: Heinrich Heine. A modern biography.
Princeton (New Jersey) 1979

(216) Schachter, M.: La maladie de Heinrich Heine.
Rev. Hist. Méd. hébr. *32* (1956) 163–168

(217) Schachter, M.: Un illustre malade, le poète Henry Heine. Paris méd. (1933) 415–417

(218) Schaub, Frank: Klinik der subakuten bakteriellen Endokarditis (Endokarditis lenta). Berlin, Göttingen, Heidelberg 1960

(219) Scheid, Werner (Hrsg.): Lehrbuch der Neurologie. Stuttgart, New York 1983, 5. Aufl.

(220) Scheurer, Oskar Franz: Heine als Student. Aus dem Studentenleben berühmter Männer. Bonn 1922

(221) Schipperges, Heinrich: Aphorismen eines Mediziners über Kunst und Leben (1844) (K. F. H. Marx). Heilkunst *69* (1976) 5. Aufl., 3ff.

(222) Schnierle, Herbert; Wetzel, Christoph: Die großen Klassiker. Literatur der Welt in Bildern, Texten, Daten. Heinrich Heine. Salzburg 1980 (darin: Friedrich Engels an Karl Marx, September 1846, 84–85)

(223) Schottmüller, Hugo: Endocarditis lenta. Zugleich ein Beitrag der Artunterscheidung der pathogenen Streptokokken. Münch. med. Wschr. *57* (1910) 617, 697

(224) Schwanitz, Hans Joachim: Homöopathie und Brownianismus 1795–1844. Zwei wissenschaftliche Fallstudien aus der praktischen Medizin. In: Medizin in Geschichte und Kultur. Hrsg. Rothschuh, Toellner, Stuttgart, New York 1983

(225) Seefelder, Matthias: Opium: eine Kulturgeschichte. Frankfurt a.M. 1987

(226) Segal, Dov.: Limits in the therapeutic effect of creation. The case of the jewish poet Heinrich Heine. Confinia psychiat. *21* (1978) 184–186

(227) Seide, J.: The doctors and the illness of Heinrich Heine.
Dappim Refuiim. *15* (1956) 4. Aufl., s.p.

(228) Sertürner, F. W. A.: Darstellung der reinen Mohnsäure (Opiumsäure); nebst einer chemischen Untersuchung auf einen darin neu entdeckten Stoff. J. Pharm., Leipzig, *14* (1805) 47–93

(229) Sichel, Julius: Iconographie ophthalmologique. Paris 1852–1859

(230) Sohni, Hans: Die Medizin der Frühromantik. Freiburger Forschungen zur Medizingeschichte, N. F. 2 (1973). Freiburg i. Br. 1973

(231) Sonntag, Susan: Krankheit als Metapher. München 1978

(232) Sournia, Jean-Charles; Poulet, Jacques; Martiny, Marcel: Illustrierte Geschichte der Medizin. Salzburg 1980

(233) Spielberg, Otto: Discretes und Indiscretes. Berlin 1870

(234) Springer, Brunhold: Die genialen Syphilitiker. Berlin 1926

(235) Stammler, Albrecht: Klinik, Pathologie und Probleme der Periarteriitis nodosa des Nervensystems. In: Medizin, Theorie u. Klinik in Einzeldarstellungen. Hrsg. v. H. Schäfer. Universitätsklinik Köln, Heidelberg 1958

(236) Stern, Arthur: Heinrich Heines Krankheit. Praxis *45* (1956) *561–565*

(237) Stern, Arthur: Heinrich Heines Krankheit und seine Ärzte (aus Anlaß der 100. Wiederkehr seines Sterbetages am 17. 2. 1956) Rundschau f. Med., Bern *45* (1956) 357–364

(238) Sternberger, Dolf: Heinrich Heine und die Abschaffung der Sünde. Frankfurt a.M. 1976

(239) Strodtmann, Adolf: H. Heines Leben und Werke. Bd. 2, Berlin 1869

(240) Strohfeld, Peter: Symptome und Verlaufsformen bei der multiplen Sklerose. Diss. med. Fak. Homburg/Saar 1964

(241) Trilse, Christoph: Heinrich Heine. Leipzig 1984

(242) Tuchel, E.: Repititorium der Arzneiverordnungslehre und Toxokologie einschließlich der klinischen Physiologie mit Versuchen, ausgewählten Rezepten, leicht erlernbarer Tabelle der wichtigsten Maximaldosen. Hrsg. v. F. Wassermann, München 1919

(243) Victor, Walter: Die letzten sechs Nächte des Heinrich Heine. Hamburg 1947

(244) Vierordt, Hermann: Medizinisches aus der Geschichte. Tübingen 1896, 2. Aufl.

(245) Voigt, Jürgen: Ritter, Harlekin und Henker. Der junge Heine als romantischer Patriot und als Jude – Ein Versuch. In: Europäische Hochschulschriften. Reihe I, Deutsche Sprache und Literatur, Bd. 454, Frankfurt 1982

(246) Waldenström, Jan: Neurological Symptoms Caused by so called Acute Porphyria. Acta psychiat. (Kbh.) *14* (1939) 375–383

(247) Waldenström, Jan: Studien über Porphyrie. Acta med. scan., Suppl. LXXXII, Stockholm 1937

(248) Wallace, William: Treatment of the veneral disease by the hydriodate of potash, or iodide of potassium. Lancet 2 (1836) 5–11

(249) Wariomante, Evariste: Jules Sichel. An. Oculist. *61* (1869) 91–111

(250) Werner, Michael: Begegnungen mit Heine / Berichte der Zeitgenossen. Hrsg. v. Michael Werner. In Fortführung von H. H. Houbens »Gespräche mit Heine«, Bd. 1: 1797–1846, Bd. 2: 1847–1856, Hamburg 1973

(251) Westphal, Carl Friedrich Otto: Ueber einige durch mechanische Einwirkung auf Sehnen und Muskeln hervorgebrachte Erscheinungen. Arch. Psychiat. Nervenkr. *5* (1875) 803–34

(252) Widdess, J. D. H.: William Wallace (1791–1837). Brit. J. vener. Dis. *41* (1965) 9–11

(253) Wohlfahrt, Paul: Ein vergessener Arzt der Romantikerzeit. Med. Mschr. *13* (1959) 657–660

(254) Wolff, Max Joseph: Heinrich Heine. München 1922

(255) Wurzbach, Constant von: Biographisches Lexikon des Kaiserthums Oesterreich,

enthaltend die Lebenskizzen der denkwürdigen Personen, welche von 1750 bis 1850 im Kaiserstaate und seinen Kronländern gelebt haben, fünfter Theil. Wien 1858
(256) Wülfing, Wulf: Junges Deutschland. Texte – Kontexte, Abbildungen, Kommentare. München 1978
(257) (anonym) Akten über die Krankheit von Heinrich Heines Vater. Mitteilungen der Wissenschaftlichen Gesellschaft für Literatur und Theater. Kiel *6* (1928) 2–5
(258) (anonym) Der Arzt Dr. Gruby in Paris. Wiener Blätter, Beiblatt Nr. 3 und 4 (Dr. Letteria) 1850
(259) (anonym) (Meissner, Alfred) Die Matratzengruft. Meissner's Besuche bei Heine im Wortlaut, Baden-Baden 1947
(260) (anonym) Dr. Wertheim und Heinrich Heine. Leipziger Zeitung. Nr. 81 (10. 4. 1890), erste Beilage 1890
(261) (anonym) Heine verbrinitzert. Der Spiegel, Nr. 5, 25. 1. 1961, 48
(262) (anonym) Heine's Krankheit. Die Gartenlaube, Nr. 48. Leipzig 1866, 759–760
(263) (anonym) Heines Krankheit und Leidensgeschichte. Prager Tageblatt, 13. Mai 1902, Nr. 131
(264) (anonym) Heinrich Heine, seit längerer Zeit auf einem Auge blind. Gesellschafter, 1846, Nr. 132, 17. 8. 1846
(265) (anonym) Deutsche Allgemeine Zeitung, Nr. 195, 14. 7. 1846
(266) (anonym) Deutsche Allgemeine Zeitung, Nr. 219, 7. 8. 1846
(267) (anonym) Frankfurter Konversationsblatt, Nr. 232, 23. 8. 1846
(268) (anonym) Frankfurter Konversationsblatt, Nr. 273, 3. 10. 1846
(260) (anonym) Frankfurter Konversationsblatt, Nr. 106, 17. 4. 1847
(270) (anonym) Grenzbote, 1846, Jg. 5, Bd. 3, S. 264
(271) (anonym) Magazin für Literatur des Auslandes. 1848, Bd. 33, Nr. 59, 18. 5. 1848
(272) (anonym) Magazin für Literatur des Auslandes. 1848, Bd. 33, Nr. 69, 10. 6. 1848
(273) (anonym) Jahreszeiten, Hamburger Neue Mode Zeitung, *9*, Bd. 1, Januar–Juni 1850, 757
(274) (anonym) (= List, G. C. H.) Beiträge zur Statistik von Göttingen. Berlin 1785
(275) Jellineck, E. H.: Heine's illness: the case for multiple sclerosis. J. Roy. Soc. Med. *83* (1990), 516–519
(276) Pel, Pieter K.: Augenkrisen bei Tabes Dorsalis. Berl. Klin. Wschr. *35* (1898) 25–27
(277) Putnam, Tracy J.: The centenary of multiple sclerosis. Arch. Neurol. Psych. *40* (1938) 806–813
(278) Nonne, Max: Syphilis and Nervensystem. Berlin 1902
(279) Ziment, J.: Nervous system complications in bacterial endocarditis. Amer. J. Med. *47* (1969) 593–607

22. Verzeichnis der abgebildeten Autographen

Abb. Nr. A1
Reinschrift der Wünnebergiade, eines Spottgedichtes auf einen Mitschüler Heines aus dem Jahr 1815
Eigenhändiges Manuskript, um 1815, Original im Heinrich-Heine-Institut Düsseldorf

Abb. Nr. A2
Manuskript eines Gedichtes aus der Zeit um 1822
Eigenhändiges Manuskript, um 1822, Original im Heinrich-Heine-Institut Düsseldorf

Abb. Nr. A3
Manuskript der französischen Fassung des offenen Briefes an die Frankfurter Bundesversammlung, den das »Journal de debats« am 20. Januar 1836 veröffentlichte.
Eigenhändiges Manuskript, 1836, Original im Heinrich-Heine-Institut Düsseldorf

Abb. Nr. A4
Reinschrift des Gedichtes ›Loreley‹
Eigenhändige Reinschrift, 1838, Original im Heinrich-Heine-Institut Düsseldorf

Abb. Nr. A5
Brief Heinrich Heines an Johann Friedrich Dieffenbach, Paris, 10. Januar 1946
Original im Heinrich-Heine-Institut Düsseldorf

Abb. Nr. A6
Manuskript aus den Lazarus-Liedern
Eigenhändiges Manuskript, um 1853, Original im Heinrich-Heine-Institut Düsseldorf

Abb. Nr. A6
Manuskript aus den Lazarus-Liedern
Eigenhändiges Manuskript, um 1853, Original im Heinrich-Heine-Institut Düsseldorf

Verzeichnis der Faksimilierten Quellen

Abb. Nr. Q1:
Ärztliches Gutachten für Heinrich Heine, am 9. Oktober 1848 erstellt von den Ärzten Chomel, Gruby, Rostan und Wertheim, Original im Heinrich-Heine-Institut Düsseldorf

Abb. Nr. Q2:
Morphiumrezept für Heinrich Heine, verordnet von Dr. Gruby am 4. März 1850,
Original im Heinrich-Heine-Institut Düsseldorf

Abb. Nr. Q3:
Brief des Hausarztes Dr. Gruby an Maximilian Heine, in dem er den Tod Heines mitteilt (siehe Text), Original im Heinrich-Heine-Institut Düsseldorf

Abbildungen und Porträts

von Heinrich Heine, seinem Grab, von seiner Mutter, seiner Schwester und seinen Brüdern

Abb. Nr. H 1
Heines Mutter Betty (Peire), geborene van Geldern
Unbekannter Künstler, Öl auf Leinwand, um 1840, Düsseldorf, Stadtgeschichtliches Museum

Abb. Nr. H 2
Heines Schwester Charlotte, die den Kaufmann Moritz Embden heiratete
Unbekannter Künstler, Öl auf Leinwand, Verbleib des Originals nicht bekannt,
Foto im Heinrich-Heine-Institut Düsseldorf.

Abb. Nr. H 3
Heines Bruder Gustav in der Uniform eines österreichischen Offiziers
Unbekannter Künstler, Öl auf Leinwand, Verbleib des Originals nicht bekannt,
Foto im Heinrich-Heine-Institut Düsseldorf.

Abb. Nr. H 4
Heines jüngerer Bruder Maximilian, russischer Staatsrat und Leibarzt des Zaren
Unbekannter Künstler, Öl auf Leinwand, Verbleib des Originals nicht bekannt,
Foto im Heinrich-Heine-Institut Düsseldorf.

Abb. Nr. H 5
Heines Grab auf dem Montmatre-Friedhof in Paris
Ursprünglicher Zustand des Grabes mit Illustrationen zu Gedichten Heines:
links oben: »Ich weiß nicht, was soll es bedeuten«
Mitte oben: »Ein Fichtenbaum steht einsam«
rechts oben: »Die Wallfahrt nach Kevlaar«
darüber Inschriften der Heine-Titel:
»Reisebilder«, »Buch der Lieder«, »Romancero«
Zeitgenössische Farblithographie des Lithographischen Instituts A. Werl, Leipzig, nach einer Zeichnung von K. Abeille, Paris, Heinrich-Heine-Institut Düsseldorf

Abb. Nr. HP 1
Heinrich Heine um 1820
C. Colla, Öl auf Leinwand, um 1820, Wien, Baronin Heine-Geldern

Abb. Nr. HP 2
Heinrich Heine um 1825
Cäcilie Brandt, Lithographie, um 1825, Heinrich-Heine-Institut Düsseldorf

Abb. Nr. HP 3
Ludwig Emil Grimm zeichnet Heine am 9. November 1827 in Kassel
L. E. Grimm, Radierung, 1827, Heinrich-Heine-Institut Düsseldorf

Abb. Nr. HP 4
Heinrich Heine um 1828
Gottlieb Gassen, Bleistiftvorzeichnung, April 1828, Heinrich-Heine-Institut Düsseldorf

Abb. Nr. HP 5
Heinrich Heine um 1828
Gottlieb Gassen, Öl auf Leinwand, April 1828
Santiago, Leihgabe von H. Engel, Heinrich-Heine-Institut Düsseldorf

Abb. Nr. HP 6
Heinrich Heine
Radierung von Eduar Mandel, 1854, nach einer Zeichnung von Franz Kugler, Berlin 1829, mit faksimilierten Zeilen und Unterschrift Heines: »So sah ich aus, heute Morgen, den 6ten April 1829 H. Heine« Original im Heinrich-Heine-Institut Düsseldorf

Abb. Nr. HP 7
Heinrich Heine, 1829, Bleistiftzeichnung von Wilhelm Hensel mit eigenhändiger Zeile und Unterschrift Heines: »Eh bien, cet homme c'est moi! H. Heine« Bez. oben rechts: »1829 WH Berlin«, Staatliche Museen, Preußischer Kulturbesitz, Nationalgalerie, Berlin

Abb. Nr. HP 8
Illustration von Johann Peter Lyser zu dem Gedicht »Bergidylle« aus der »Harzreise« mit einem Porträt Heines
J. P. Lyser, Silberstiftzeichnung, 1829, Frankfurt am Main, Freies Deutsches Hochstift

Abb. Nr. HP 9
Porträt des etwa dreißigjährigen Dichters
Unbekannter Künstler, Stahlstich, vor 1830, Heinrich-Heine-Institut Düsseldorf

Abb. Nr. HP 10
Moritz Oppenheim porträtierte Heinrich Heine 1831 in Mainz
M. Oppenheim, Öl auf Leinwand, 1831, Hamburg, Kunsthalle

Abb. Nr. HP 11
Heinrich Heine. Porträt im Profil nach rechts,
Bronzerelief aus der Werkstatt von Pierre-Jean David d'Angers, 1834, Heinrich-Heine-Institut Düsseldorf

Abb. Nr. HP 12
Frontispiz: Heinrich Heine
Kupferstich von Georg Jacob Felsing nach einer Zeichnung von Tony Johannot in: »Deutscher Musenalmanach für das Jahr 1837. Herausgegeben von Adalbert von Chamisso. Achter Jahrgang. Mit Heine's Bildniß. Leipzig: Waidmann'sche Buchhandlung« A1837Ü
Heine schickte das Porträt am 1. März 1836 an die Waidmann'sche Buchhandlung. Heinrich-Heine-Institut Düsseldorf

Abb. Nr. HP 13
Heinrich Heine
Lithographie von Paul Rohrbach aus dem Jahre 1868 nach einer Zeichnung von Friedrich Pecht, Paris, Januar 1840, Heinrich-Heine-Institut Düsseldorf

Abb. Nr. HP 14
Porträt Heines aus dem Jahr 1842
Samuel Diez, Lithographie, 1842, Heinrich-Heine-Institut Düsseldorf

Abb. Nr. HP 15
Isidor Popper porträtierte Heine im Herbst 1843
I. Popper, Öl auf Leinwand, 1843, Heinrich-Heine-Institut Düsseldorf

Abb. Nr. HP 16
Heinrich Heine, 1847
Unbekannter Künstler, Kreideskizze, 19. Februar 1847, Heinrich-Heine-Institut Düsseldorf

Abb. Nr. HP 17
Heinrich Heine
Porträt von Ary Scheffer, Öl auf Holz, um 1847, Heinrich-Heine-Institut Düsseldorf

Abb. Nr. HP 18
Mathilde Heine liest ihrem kranken Gatten vor
Ernst Benedikt Kietz(?), Öl auf Leinwand, vor 1848, Heinrich-Heine-Institut Düsseldorf

Abb. Nr. HP 19
Heinrich Heine auf dem Krankenlager
F. Chalupa nach C. G. Gleyre, Lithographie, Heinrich-Heine-Institut Düsseldorf

Abb. Nr. HP 20
Darstellung des kranken Heines, 1851
E. B. Kietz, Bleistiftskizze, um 1852, Heinrich-Heine-Institut Düsseldorf

Abb. Nr. HP 21
Heinrich Heine
Lithographie von Friedrich Adolf Hornemann, 1851
Hamburg Hoffmann und Campe, 1851
Nach einer Zeichnung von Ernst Benedikt Kietz vom 27. Juli 1851 mit faksimilierter Unterschrift Heines und einer Strophe aus »Jehuda ben Halevy« (3. Buch des »Romanzero«), Heinrich-Heine-Institut Düsseldorf

Abb. Nr. HP 22
Heinrich Heine
Marcellin-Gilbert Desboutin, Bleistiftzeichnung, Paris nach 1853, Heinrich-Heine-Institut Düsseldorf

Abb. Nr. HP 23
Heinrich Heine auf dem Totenbett
Seligmann, Tusch-, Feder- und Bleistiftzeichnung, 1856, Heinrich-Heine-Institut Düsseldorf

Abb. Nr. HP 24
Totenmaske Heinrich Heines
Totenmaske abgenommen von Joseph Fontana, 1856, Heinrich-Heine-Institut Düsseldorf

23. Namensverzeichnis

Danksagung

Zu besonderem Dank bin ich verpflichtet Herrn Prof. Dr. med. H. Schadewaldt für die Überlassung des Themas und Betreuung der Arbeit, Herrn Prof. Dr. med. Freund für die neurologische Beratung, Herrn Prof. Dr. med. Pau für die Hilfe zur diagnostischen Wertung der Augensymptomatik sowie Herrn Prof. Dr. phil. Kruse für die freundliche Prüfung der literarischen und biographischen Fakten.

Dank sagen möchte ich auch den Mitarbeitern des Heinrich-Heine-Institutes Düsseldorf für die fachkundige Hilfe bei der Beschaffung der Quellen, Originalien, Handschriften und Bilder.

Mein Dank gilt auch der Bibliothéque National, Manuscrits, Paris.

Für die Unterstützung durch die Anton-Betz-Stiftung der Rheinischen Post und insbesondere für das persönliche Engagement von Frau Dr. Ester Betz bin ich zu besonderem Dank verpflichtet.

Die dankenswerte Zuwendung der »van Meeteren-Stiftung« Düsseldorf ermöglichte die Drucklegung.

Meine größte Dankbarkeit und Anerkennung gilt aber meinen Eltern, Dr. phil. Reinhard und Dr. phil. Christa Montanus für die vielfache kritische Durchsicht des Manuskripts und tatkräftige, organisatorische Hilfe.

Heinrich Heine
Deutschland. Ein Wintermärchen
Bilder und Texte

Bearbeitet von Ursula Roth und Heidemarie Vahl
Heinrich-Heine-Institut, Düsseldorf
Archiv-Bibliothek-Museum, Band 4
1995. 227 Seiten, 86 Abb., kartoniert
ISBN 3 - 476 - 01314 - 6

»Es ist ein gereimtes Gedicht, welches ... die ganze Gärung unserer deutschen Gegenwart, in der kecksten, persönlichsten Weise anspricht« – so Heine über sein »Wintermärchen«, dessen Radikalität bei seinem Verleger Campe größte Bedenken hervorruft. »Sie werden sehr viel für dieses Gedicht zu leiden haben! Es ist durchaus unpopulär und nur für Männer zugänglich« – warnt er seinen Erfolgsautor, bringt aber trotz aller Einwände den Text im September 1844 heraus. Bereits im Oktober wird das Werk in Preußen verboten. Dieser Band bringt neben einführendem Beitrag, Text und Kurzkommentaren zu »Deutschland. Ein Wintermärchen« eine umfangreiche illustrierende und erläuternde Bilddokumentation.